系统性疾病皮肤表现

Dermatological Signs of Systemic Disease

第 5 版

主　编　**Jeffrey P. Callen　Joseph L. Jorizzo**
　　　　John J. Zone　Warren W. Piette
　　　　Misha A. Rosenbach　Ruth Ann Vleugels

主　译　张锡宝　杨　斌

副主译　陈永锋　朱慧兰　薛汝曾　罗　权

人民卫生出版社

图书在版编目（CIP）数据

系统性疾病皮肤表现 /（美）杰弗里·P. 卡伦
（Jeffrey P.Callen）主编；张锡宝，杨斌主译. —北京：人民卫生出版社，2019
ISBN 978-7-117-28641-1

Ⅰ.①系⋯　Ⅱ.①杰⋯②张⋯③杨⋯　Ⅲ.①全身性疾病–皮肤–症状　Ⅳ.①R590.4

中国版本图书馆 CIP 数据核字（2019）第 133936 号

人卫智网	www.ipmph.com	医学教育、学术、考试、健康，购书智慧智能综合服务平台
人卫官网	www.pmph.com	人卫官方资讯发布平台

版权所有，侵权必究！

图字号：01-2019-3431

系统性疾病皮肤表现

主　　译：张锡宝　杨　斌
出版发行：人民卫生出版社（中继线 010-59780011）
地　　址：北京市朝阳区潘家园南里 19 号
邮　　编：100021
E - mail：pmph @ pmph.com
购书热线：010-59787592　010-59787584　010-65264830
印　　刷：人卫印务（北京）有限公司
经　　销：新华书店
开　　本：889×1194　1/16　印张：31
字　　数：917 千字
版　　次：2019 年 9 月第 1 版　2020 年 8 月第 1 版第 2 次印刷
标准书号：ISBN 978-7-117-28641-1
定　　价：339.00 元

打击盗版举报电话：010-59787491　E-mail：WQ @ pmph.com
（凡属印装质量问题请与本社市场营销中心联系退换）

系统性疾病皮肤表现

Dermatological Signs of Systemic Disease

第 5 版

主　编　Jeffrey P. Callen　Joseph L. Jorizzo
　　　　John J. Zone　Warren W. Piette
　　　　Misha A. Rosenbach　Ruth Ann Vleugels

主　译　张锡宝　杨　斌

副主译　陈永锋　朱慧兰　薛汝曾　罗　权

译　者（按姓氏笔画排序）

王　宇　南方医科大学皮肤病医院	陈平姣　南方医科大学南方医院
文　玮　南方医科大学皮肤病医院	陈俊溢　南方医科大学皮肤病医院
丘文苑　广东省泗安医院	陈慧姮　东莞市第五人民医院
吉苏云　南方医科大学皮肤病医院	罗　权　广州市皮肤病防治所/
朱慧兰　广州市皮肤病防治所/	广州医科大学皮肤病研究所
广州医科大学皮肤病研究所	周志明　惠东县人民医院
刘红芳　南方医科大学皮肤病医院	赵敏玲　南方医科大学皮肤病医院
刘应辉　南方医科大学皮肤病医院	袁立燕　南方医科大学皮肤病医院
刘炜钰　广州医科大学皮肤病研究所	高歆婧　广州市妇女儿童医疗中心
刘振锋　南方医科大学皮肤病医院	梁云生　南方医科大学皮肤病医院
刘慧洁　南方医科大学皮肤病医院	梁晓冬　广州医科大学皮肤病研究所
李雪梅　广州市妇女儿童医疗中心	曾菁莘　广州医科大学皮肤病研究所
李常兴　南方医科大学南方医院	裴小平　南方医科大学皮肤病医院
杨　斌　南方医科大学皮肤病医院	薛如君　广州市皮肤病防治所/
张　娇　南方医科大学皮肤病医院	广州医科大学皮肤病研究所
张丽丹　广州医科大学附属第三医院	薛汝曾　南方医科大学皮肤病医院
张晓辉　南方医科大学皮肤病医院	
张锡宝　广州市皮肤病防治所/	
广州医科大学皮肤病研究所	

人民卫生出版社

ELSEVIER

Elsevier (Singapore) Pte Ltd.
3 Killiney Road
#08-01 Winsland House I
Singapore 239519
Tel: (65) 6349-0200
Fax: (65) 6733-1817

Dermatological Signs of Systemic Disease, 5th edition
Copyright © 2017, Elsevier Inc. All rights reserved.
First edition 1988
Second edition 1995
Third edition 2003
Fourth edition 2009
Chapters 32, Bacterial and Rickettsial diseases and 34, Protozoal Diseases are in the public domain.
ISBN-13: 978-0-323-35829-3

This translation of Dermatological Signs of Systemic Disease, 5th edition by Jeffrey P. Callen, Joseph L. Jorizzo, John J. Zone, Warren W. Piette, Misha A. Rosenbach, and Ruth Ann Vleugels was undertaken by People's Medical Publishing House and is published by arrangement with Elsevier (Singapore) Pte Ltd.

Dermatological Signs of Systemic Disease, 5th edition by Jeffrey P. Callen, Joseph L. Jorizzo, John J. Zone, Warren W. Piette, Misha A. Rosenbach, and Ruth Ann Vleugels 由人民卫生出版社进行翻译，并根据人民卫生出版社与爱思唯尔（新加坡）私人有限公司的协议约定出版。

《系统性疾病皮肤表现》（第5版）（张锡宝　杨斌　主译）
ISBN: 978-7-117-28641-1
Copyright ©2019 by Elsevier (Singapore) Pte Ltd.and People's Medical Publishing House.
All rights reserved. No part of this publication may be reproduced or transmitted in any form or by any means, electronic or mechanical, including photocopying, recording, or any information storage and retrieval system, without permission in writing from Elsevier (Singapore) Pte Ltd. and People's Medical Publishing House.

注　意

本译本由 Elsevier（Singapore）Pte Ltd. 和人民卫生出版社完成。相关从业及研究人员必须凭借其自身经验和知识对文中描述的信息数据、方法策略、搭配组合、实验操作进行评估和使用。由于医学科学发展迅速，临床诊断和给药剂量尤其需要经过独立验证。在法律允许的最大范围内，爱思唯尔、译文的原文作者、原文编辑及原文内容提供者均不对译文或因产品责任、疏忽或其他操作造成的人身及/或财产伤害及/或损失承担责任，亦不对由于使用文中提到的方法、产品、说明或思想而导致的人身及/或财产伤害及/或损失承担责任。

Printed in China by People's Medical Publishing House under special arrangement with Elsevier (Singapore) Pte Ltd. This edition is authorized for sale in the People's Republic of China only, excluding Hong Kong SAR, Macau SAR and Taiwan. Unauthorized export of this edition is a violation of the contract.

主译简介

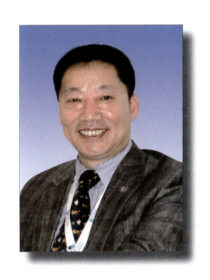

张锡宝，教授，主任医师，广州市皮肤病防治所首席专家，广州医科大学皮肤病研究所所长，广州医科大学皮肤性病学系主任、博士研究生导师。国务院政府特殊津贴专家，全国优秀科技工作者，广州市优秀专家，广州市医药卫生高层次人才。

中国麻风防治协会副会长，中华医学会医疗鉴定专家库专家，中华医学会皮肤性病学分会十二、十三届全国委员、全国银屑病学组副组长，中国医师协会皮肤科医师分会常务委员、2018年全国年会秘书长，中国中西医结合学会皮肤性病专业委员会常务委员，全国环境与职业皮肤病学组副组长，国际皮肤病协会（IAD）会员，欧洲皮肤病协会（JEADV）会员，亚洲银屑病协会（APS）理事。广东省医师协会皮肤性病专业委员会主任委员，广东省医学会皮肤性病专业委员会副主任委员，广东省麻风防治协会副会长，广东省中西医结合学会皮肤性病专业委员会副主任委员，广州市委保健专家。

主要从事银屑病、遗传角化性皮肤病遗传机制、致病基因、发病机制及维甲酸治疗遗传角化性皮肤病，以及红斑鳞屑性皮肤病作用机制和临床疗效方面的研究。先后主持20余项国家及省级科研基金课题。国内外发表论文220余篇，SCI收录50余篇。主编及参编专著15部；任《中华皮肤科杂志》等多种专业杂志编委，《皮肤性病诊疗学杂志》编辑部主任、副主编。获省部以上科学技术二等及三等奖12项。先后荣获广州市医学会先进工作者，广东省医学会优秀工作者，全国医药卫生系统先进个人，广州市劳动模范，广东省劳动模范，2009年马海德奖，2010年首届广州医师奖，2018年首届广东医师奖。

主译简介

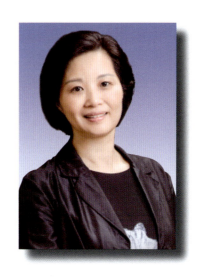

杨斌，教授，医学博士，主任医师，博士生导师，国务院政府特殊津贴专家。毕业于中南大学湘雅医学院，从事皮肤病性病医教研20余年。曾于2001年赴英国伦敦大学热带病公共卫生学院做访问学者，2007年至今任南方医科大学皮肤病医院（原广东省皮肤病医院）院长，美国北卡罗来纳大学客座教授。

中华医学会皮肤性病分会全国委员，中国医师学会皮肤科医师分会免疫学组成员，中国整形美容协会皮肤美容分会副主任委员、微创与皮肤美容分会常委，广东省医学会皮肤性病学分会副主任委员，广东省医师协会皮肤科医师分会副主任委员，广东省整形美容协会副会长，《中国麻风皮肤病杂志》及《皮肤性病学诊疗学杂志》副主编，《中华皮肤科杂志》《国际皮肤性病学杂志》杂志编委等。

主要临床与研究方向为免疫性皮肤病、损容性皮肤病及性传播疾病，近年来重点聚焦银屑病与胰岛素抵抗相关机制研究以及皮肤淀粉样变的遗传易感性和分子机制。主持多项国家、省级科研课题及国际合作项目，获省科技进步二等奖及三等奖各一项。目前在研国自然基金1项、省级科研课题5项。主编及参编著作5本，以第一作者或通讯作者发表论文80余篇，SCI收录20篇。曾荣获全国优秀中青年医师，全国先进工作者。

编者名单

Christine S. Ahn, MD
Resident Physician
Department of Dermatology
Wake Forest School of Medicine
Winston-Salem, NC, USA

Eseosa Asemota, MD, MPH
Clinical Research Fellow
Department of Dermatology
Perelman School of Medicine
University of Pennsylvania
Philadelphia, PA, USA

Andrew Avarbock, MD, PhD
Assistant Professor of Dermatology
Department of Dermatology
Weill Cornell Medical College
New York, NY, USA

Katherine L. Baquerizo Nole, MD
Resident Physician
Department of Medicine
Nassau University Medical Center
Long Island, NY, USA

Terry L. Barrett, MD
Director, ProPath Dermatopathology
Clinical Professor of Dermatology and Pathology
University of Texas Southwestern Medical Center
Dallas, TX, USA

Viswanath Reddy Belum, MD
Research Associate
Dermatology Service
Department of Medicine
Memorial Sloan Kettering Cancer Center
New York, NY, USA

Jean L. Bolognia, MD
Professor of Dermatology
Department of Dermatology
Yale School of Medicine
New Haven, CT, USA

Anneli R. Bowen, MD
Associate Professor of Dermatology
Department of Dermatology
University of Utah
Salt Lake City, UT, USA

Joshua R. Bradish, MD
Director of Dermatopathology
Midwestern Pathology;
Clinical Assistant Professor of Pathology
Western Michigan University
Kalamazoo, MI, USA

Inbal Braunstein, MD
Assistant Professor
Department of Dermatology and Pathology
Johns Hopkins School of Medicine
Baltimore, MD, USA

Jeffrey P. Callen, MD, FACP
Professor of Medicine (Dermatology)
Chief, Division of Dermatology
Department of Medicine
University of Louisville
Louisville, KY, USA

Charles Camisa, MD
Affiliate Associate Professor
Department of Dermatology and Cutaneous Surgery
University of South Florida School of Medicine
Tampa, FL, USA;
Director
Department of Phototherapy
Riverchase Dermatology and Cosmetic Surgery
Naples, FL, USA

Lorenzo Cerroni, MD
Associate Professor of Dermatology
Director of Dermatopathology
Department of Dermatology
Medical University of Graz
Graz, Austria

Sarah D. Cipriano, MD, MPH, MS
Visiting Instructor
Department of Dermatology
University of Utah School of Medicine
Salt Lake City, UT, USA

Dennis L. Cooper, MD
Professor of Medicine
Robert Wood Johnson Medical School
New Brunswick, NJ, USA

Edward W. Cowen, MD, MHSc
Senior Clinician and Head
Dermatology Consultation Service
Center for Cancer Research
National Cancer Institute
National Institutes of Health
Bethesda, MD, USA

Dirk M. Elston, MD
Professor and Chairman
Department of Dermatology and Dermatologic
 Surgery
Medical University of South Carolina
Charleston, SC, USA

Joseph C. English III, MD
Professor of Dermatology
Department of Dermatology
University of Pittsburgh
Pittsburgh, PA, USA

Alisa Femia, MD
Assistant Professor
Director of Inpatient Dermatology
The Ronald O. Perelman Department of Dermatology
New York University Langone Medical Center
New York, NY, USA

Nicole Fett, MD, MSCE
Associate Professor
Department of Dermatology
Oregon Health and Science University
Portland, OR, USA

Elizabeth Ghazi, MD
Chief Resident of Dermatology
Department of Dermatology
Cooper University Hospital
Camden, NJ, USA

Miguel A. González-Gay, MD, PhD
Professor of Medicine
University of Cantabria
Rheumatology Division
Hospital Universitario Marqués de Valdecilla
Santander, Cantabria, Spain

Warren T. Goodman, MD
Medical Director of Dermatopathology
Regions Hospital;
Clinical Assistant Professor of Dermatology and
 Laboratory Medicine and Pathology
University of Minnesota
Saint Paul, MN, USA

Kenneth E. Greer, MD
Rick A. Moore Professor of the University of Virginia
 School of Medicine;
Professor of Dermatology
Chairman Emeritus (1993-2008)
University of Virginia
Charlottesville, VA, USA

Johann E. Gudjonsson, MD, PhD
Assistant Professor
Department of Dermatology
University of Michigan
Ann Arbor, MI, USA

Anna Haemel, MD
Assistant Professor
Department of Dermatology
University of California, San Francisco
San Francisco, CA, USA

Christopher B. Hansen, MD
Assistant Professor
Department of Dermatology
University of Utah School of Medicine
Salt Lake City, UT, USA

Joanna Harp, MD
Assistant Professor of Dermatology
Department of Dermatology
Weill Cornell Medical College
New York, NY, USA

Kara Heelan, MBBChBAO, MRCPI
Clinical Fellow
Department of Dermatology
University College London Hospital
London, UK

Mark D. Herron, MD
Private Practice
Montgomery, AL, USA

Warren R. Heymann, MD
Professor of Medicine and Pediatrics
Head, Division of Dermatology
Cooper Medical School of Rowan University
Camden, NJ;
Clinical Professor of Dermatology
Perelman School of Medicine
University of Pennsylvania
Philadelphia, PA, USA

Zhe Hou, MD, PhD
Resident Physician
Department of Dermatology
University of California at San Diego
San Diego, CA, USA

William W. Huang, MD, MPH
Assistant Professor and Residency Program Director
Department of Dermatology
Wake Forest University School of Medicine
Winston-Salem, NC, USA

J. Mark Jackson, MD
Clinical Professor of Medicine (Dermatology)
Division of Dermatology
Department of Medicine
University of Louisville
Louisville, KY, USA

Joseph L. Jorizzo, MD
Professor and Former (Founding) Chair
Department of Dermatology
Wake Forest University
Winston-Salem, NC;
Professor of Clinical Dermatology
Weill Cornell Medical College
New York, NY, USA

Robert S. Kirsner, MD, PhD
Chairman (Interim) and Harvey Blank Professor
Department of Dermatology and Cutaneous Surgery
University of Miami Miller School of Medicine
Miami, FL, USA

Ramya Kollipara, MD
Dermatology Resident
Texas Tech University Health Sciences Center
Lubbock, TX, USA

Carrie Kovarik, MD
Associate Professor
Departments of Dermatology and Medicine
Perelman School of Medicine
University of Pennsylvania
Philadelphia, PA, USA

Mario E. Lacouture, MD
Associate Professor
Director, Oncodermatology Program
Dermatology Service
Department of Medicine
Memorial Sloan Kettering Cancer Center
New York, NY, USA

Stephanie T. Le, MS
Eastern Virginia Medical School
Norfolk, VA, USA

Kristin M. Leiferman, MD
Professor of Dermatology
Department of Dermatology
University of Utah School of Medicine
Salt Lake City, UT, USA

Kieron S. Leslie, MB BS, FRCP
Associate Professor of Dermatology,
Department of Dermatology,
University of California
San Francisco, CA, USA

Shari R. Lipner, MD, PhD
Assistant Professor,
Department of Dermatology
Weill Cornell Medical College
New York, NY, USA

Manisha J. Loss, MD
Assistant Professor
Department of Dermatology
Johns Hopkins School of Medicine
Baltimore, MD, USA

Mary P. Maiberger, MD
Chief of Dermatology
Veterans Affairs Medical Center;
Assistant Professor of Dermatology
Howard University Hospital
Washington, DC, USA

Amy McMichael, MD
Professor and Chair
Department of Dermatology
Wake Forest School of Medicine
Winston-Salem, NC, USA

Joseph F. Merola, MD, MMSc
Assistant Professor
Departments of Dermatology and Medicine
Division of Rheumatology
Brigham and Women's Hospital
Harvard Medical School
Boston, MA, USA

Robert G. Micheletti, MD
Assistant Professor of Dermatology and Medicine
Perelman School of Medicine
University of Pennsylvania
Philadelphia, PA, USA

Ana M. Molina-Ruiz, MD, PhD
Associate Professor
Department of Dermatology
Fundación Jiménez Díaz
Universidad Autónoma
Madrid, Spain

Megan H. Noe, MD, MPH
Clinical Instructor and Post-Doctoral Fellow
Department of Dermatology
University of Pennsylvania
Philadelphia, PA, USA

Scott A. Norton, MD, MPH, MSc
Chief of Dermatology
Children's National Medical Center;
Professor of Dermatology and Pediatrics
George Washington University School of Medicine
    and Health Sciences
Washington, DC, USA

Julia R. Nunley, MD
Professor, Dermatology
Program Director, Dermatology
Medical College of Virginia Hospitals
Virginia Commonwealth University
Richmond, VA, USA

Cindy England Owen, MD, MS
Assistant Professor of Dermatology
University of Louisville
Louisville, KY, USA

Warren W. Piette, MD
Chair, Division Dermatology
John H. Stroger Jr. Hospital of Cook County
Professor, Department of Dermatology
Rush University Medical Center
Chicago, IL, USA

Trinitario Pina, MD, PhD
Rheumatologist
Rheumatology Division
Hospital Universitario
Marques de Valdecilla
Santander, Spain

Maureen B. Poh-Fitzpatrick, MD
Professor Emerita and Special Lecturer
Department of Dermatology
Columbia University College of Physicians and Surgeons
New York, NY, USA

Luis Requena, MD, PhD
Professor of Dermatology and Head
Department of Dermatology
Fundación Jiménez Díaz, Universidad Autónoma
Madrid, Spain

Ted Rosen, MD
Professor of Dermatology
Department of Dermatology
Baylor College of Medicine
Houston, TX, USA

Misha A. Rosenbach, MD
Assistant Professor
Department of Dermatology and Internal Medicine
Perelman School of Medicine
University of Pennsylvania
Philadelphia, PA, USA

Kimberly S. Salkey, MD
Assistant Professor
Department of Dermatology
Eastern Virginia Medical School
Norfolk, VA, USA

Courtney R. Schadt, MD
Assistant Professor of Medicine
Reisdency Program Director
Division of Dermatology
University of Louisville School of Medicine
Louisville, KY, USA

Julie V. Schaffer, MD
Pediatric Dermatology Program Director
Division of Pediatric Dermatology
Hackensack University Medical Center
Hackensack, NJ, USA

Richard K. Scher, MD, FACP
Clinical Professor
Department of Dermatology
Weill Cornell Medical College
New York, NY, USA

Bethanee J. Schlosser, MD, PhD
Assistant Professor
Departments of Dermatology and Obstetrics/Gynecology
Northwestern University Feinberg School of Medicine
Chicago, IL, USA

Kathryn Schwarzenberger, MD
Amonette-Rosenberg Chair and Professor of Dermatology
Kaplan-Amonette Department of Dermatology
University of Tennessee Health Science Center
Memphis, TN, USA

Sheevam Shah, BS
Texas A&M Health Science Center
College of Medicine
Temple, TX, USA

Neil H. Shear, MD, FRCP
Professor and Chief of Dermatology
University of Toronto
Toronto, ON, Canada

Michael D. Tharp, MD
The Clark W. Finnerud, MD Professor and Chair
Department of Dermatology
Rush University Medical Center
Chicago, IL, USA

Stephen K. Tyring, MD, PhD
Medical Director
Center for Clinical Stuies and Clinical Professor
Department of Dermatology
University of Texas Health Sciences Center at Houston
Houston, TX, USA

Ruth Ann Vleugels, MD, MPH
Director, Autoimmune Skin Disease Program
Brigham and Women's Hospital
Department of Dermatology;
Co-Director, Rheumatology-Dermatology Clinic
Boston Children's Hospital;
Associate Professor of Dermatology
Harvard Medical School
Boston, MA, USA

Karolyn A. Wanat, MD
Clinical Assistant Professor
Department of Dermatology and Pathology
University of Iowa Hospitals and Clinics
Iowa City, IA, USA

Stephen E. Wolverton, MD
Theodore Arlook Professor of Clinical Dermatology
Department of Dermatology
Indiana University School of Medicine
Indianapolis, IN, USA

Natalie A. Wright, MD
Dermatology-Rheumatology Fellow
Department of Dermatology
Brigham and Women's Hospital
Harvard Medical School
Boston, MA, USA

Jashin J. Wu, MD
Director of Dermatology Research
Kaiser Permanente Los Angeles Medical Center
Los Angeles, CA, USA

Gil Yosipovitch, MD
Professor and Chair
Department of Dermatology and Itch Center
Temple University School of Medicine
Philadelphia, PA, USA

Julie B. Zang, MD, PhD
Assistant Professor
Department of Dermatology
Weill Cornell Medical College
New York, NY, USA

John J. Zone, MD
Professor and Chairman
Department of Dermatology
University of Utah School of Medicine
Salt Lake City, UT, USA

Fiona Zwald, MD, MRCPI
Staff Physician
Piedmont Transplant Institute
Dermatology Consultants, P.C.
Atlanta, GA, USA

序 一

皮肤是人体最大的器官,其重量与排名"老二、老三"的肠道与肺,其相加的重量只占皮肤的63%。既然是"老大",就不可能是孤立的,与各个"弟弟妹妹"器官间的联系只会更密切,"弟弟妹妹"的很多问题都会通过皮肤这个"大兄长"反应。因此,"皮肤是人体各器官的镜影"之说就形成了。

现代医学诊断疾病最早是从对皮疹的认知开始的,因为现代医学的起源始于诊治危及生命的传染性疾病。医师是从皮疹的形态诊断天花、梅毒等烈性传染病。在20世纪以前,不会辨别皮疹是不能称之为"医师"的。即使进入了21世纪,免疫诊断学、影像诊断学、内(腔)镜诊断学的发展不再要求所有各科的医师都会识别皮疹,但是作为一个皮肤科医师通过"皮肤是人体各器官的镜影"之说去窥一斑而知全豹,如从同是表现为"蝶形红斑"的皮损特征上去判断是否会伴有神经精神性狼疮;从同是戈登征(Gottron Sign)的皮肌炎皮疹中去判断是否会出现急进性致死性间质性肺炎;从皮疹形态的分布、种类与数量的差异去辨别是单纯的皮肤血管炎还是系统性血管炎;从皮疹的不同特征去诊断某种"综合征";从形态、颜色、触诊的特点去判断是否是肿瘤性疾病,如是,是实体瘤还是骨髓源性或淋巴源性肿瘤,是肿瘤自身还是皮肤的反应性表现。因此,学习、了解乃至掌握系统疾病的皮疹特点是一个好的皮肤科医师应具备的能力。

欣闻张锡宝教授和杨斌教授组织国内皮肤科优秀医师,历时1年,《系统性疾病的皮肤表现》(第5版)与我们相见了。本书由Callen教授为首的6位主编,以及其他来自美国、英国、加拿大和西班牙的内科、外科、妇产科、肿瘤科、儿科、风湿科与皮肤科医师共同携手完成,是一部全面反映系统性疾病皮肤表现的跨学科临床著作。此版在前几版基础上进一步完善,内容更加丰富。自出版后,深受国际皮肤科同道的欢迎。张锡宝、杨斌教授等为此书的全文翻译付出了辛勤劳动,特借此向他们表示敬意与感谢!

已如前述,皮肤是系统性疾病的一面"镜子",皮疹往往与系统性疾病有密不可分的联系。该专著为皮肤性病科及相关学科的临床医生提供了很好的参考与借鉴。该专著的论述既简明又系统,涵盖发病机制、诊断要素及鉴别诊断,能满足临床需要。另一特点是将皮疹这一直观而重要的临床信息恰当的与心血管、肾脏、内分泌、妇科、传染、消化、风湿等多学科疾病相联系,帮助临床医师进行整体、系统的考虑。除了文字描述还配备清晰图片,帮助专业人士使之过目不忘。

我相信该专著会受到临床医师特别是皮肤科同行的喜爱,会成为案头的必备之书。

郑 捷
上海交通大学医学院附属瑞金医院皮肤科

序 二

《系统性疾病皮肤表现》出版以来，深受各科医生喜爱，不断再版，第5版《系统性疾病皮肤表现》，该专著共分48章，涵盖人体各系统疾病的皮肤表现。感谢以张锡宝、杨斌教授为核心的专业团队为使本书的中文版早日与读者见面所做出的努力，其团队历时1年，高效完成全书从翻译到审校的所有工作，高质量的完成，意味着辛勤的付出。

新版与第4版相比，首先将书名由《内科疾病皮肤表现》，更换为《系统性疾病皮肤表现》，更为贴切地表达了本书的出版意愿。大部分皮肤表现，不仅是单纯的皮肤症状，可能涉及不同的内脏器官。因此，皮肤症状虽然表现在皮肤，但其内在与内科、外科、妇产科、儿科、传染科、内分泌、肿瘤等多个学科具有广泛的联系。随着不同年龄、性别，皮肤病与系统性疾病的联系可能各有不同。本书将皮肤疾病与整个机体作为一个系统，综合加以描述，不仅仅对皮肤科医师，对其他各相关学科以及全科医生也是一部不可多得的临床医学参考书目。

该版的特点有以下几个方面：第一，不仅从皮肤科专业医生视野出发，对皮肤科的临床表现做了详尽的描述，并且在内科基础上阐述疾病的发病原因及机制，简明扼要地以图表方式表述了诊断流程，即使非皮肤科专业医生也能一目了然，具有很强的临床指导性和可操作性；第二，每一章节都列有需要掌握的知识要点，明确地表达了本章所有描述的主要内容。正文配以大量精美的临床图片，结合文章描述更加便于读者的理解和记忆；第三，本书在每一章节的末尾，均推荐了所需要进一步阅读的文献，这些文献都是近年来在该领域的最新研究进展，便于读者查找和把握与其相关的研究现状；第四，新书的再版由于米莎·罗森巴赫和露丝·尼恩的加入而更加丰富，他们对皮肤疾病与药物治疗有着深入研究，使得对皮肤病药物治疗研究进展的表述更加全面，丰富和充实了皮肤疾病与系统性疾病的内科基础及内在联系。

本书实用性强，适用面广，不仅对皮肤科专科医生有参考价值，同时对临床医学研究生、住院医生、全科医生及各相关专科医师也有很好的参考价值，是一本对临床实践有重要指导的参考书籍。认真地阅读本书，相信对于皮肤科及各相关学科年轻医生的临床实践会有良好的指导，将从该书的详尽描述中受益良多。也希望我们在不久将来拥有我们国家自己的专家编写的更多专著被国外的同行认同和接受。

陆前进
中南大学湘雅二医院皮肤科

译者序

我们有幸获得授权,全文翻译 Callen 教授近期修订的第 5 版《系统性疾病皮肤表现》一书。本书由以 Callen 教授为首的 6 位主编,以及来自美国、英国、加拿大和西班牙的 72 位内科、外科、妇产科、肿瘤科、儿科、风湿科及皮肤科的专家共同携手完成。本书是一部全面反映各科系统性疾病与皮肤表现的跨学科宏观巨作,适用于从事临床实践的各学科医师。

本书的特点是先由皮肤病开始,然后系统及全面地介绍与各系统性疾病的关系,以及发生机制和多样化的临床表现、诊断及鉴别诊断。分别根据不同病原如细菌、真菌、病毒、寄生虫、原虫;根据不同部位如毛发、指甲、黏膜、皮肤;甚至根据不同细胞来源如肥大细胞、组织细胞、淋巴细胞、中性粒细胞、酸性粒细胞等多种原因引起的皮肤表现与系统性疾病之间的相互影响及联系进行了全面与详尽的描述。将皮肤表现作为重要的临床信息,探讨与心血管内科、肾内科、内分泌、妇产科、传染科、消化科、风湿科等多学科系统性疾病的相互联系及影响,将疾病和人体作为整体系统全面考虑。本书不仅有全面、详尽的文字描述,同时配有 527 幅清晰精美的临床图片,进一步丰富和加强了文字描述的生动性,对于认识和理解各类疾病产生了画龙点睛的作用。本书的整体化思维方式对开拓各科临床医师的系统化思维,探索疾病的发生本源及各系统器官之间的相互联系和影响及临床表现,及时准确诊断和精准治疗提供了十分有效及便捷的重要参考,对于广大的临床皮肤科及相关科室医师的临床实践具有十分重要的指导作用。

经过近一年的努力终于完成了本书的全部翻译工作,我们坚持忠实于原文,尽可能让读者感受到原著的意愿和想法,让读者体会到原著严谨的逻辑性、科学性和精炼的语言表达,为临床相关学科的医师提供有用的参考及工具。但由于中英文之间的语言表达及结构上的差异,译者的知识积累和临床经验不尽相同,对原文存在各自迥异的认识及理解,虽经多次认真的核查和校对也很难达到尽善尽美,必然有疏忽遗漏和意外的谬误,我们诚恳地希望广大的读者给予批评指正,帮助我们纠正谬误,完善译作。

张锡宝　杨　斌

Callen 博士将这本书献给他的妻子 Susan、孩子 Amy Maidenberg 和 David Callen 及他们的妻子 Dan 和 Laura，以及他们的孩子 Judah、Noa Callen、Aviva、Eden Maidenberg 和 Liam Sondreal。

Jorizzo 博士将他对本书的贡献献给 Irene Carros、John、Michael、Melina，已故的 Joseph 和 Margaret，以及 Johanna 和 Paul。

Zone 博士将本书献给妻子 Judy 及孩子 Joe、Sara 和 Stephanie。Stephanie 从事皮肤病学工作，也是对他的一种表彰。

Piette 博士将这本书献给他的妻子 Michelle、儿子 Evan 和女儿 Lauren，并感谢他们的耐心和支持。

Rosenbach 博士把这本书献给 Anna、Lara 和 Jake，并感谢他们的耐心和支持。

Vleugels 博士将本书献给一直支持她的丈夫 Keith 和家人。

原著前言

本书至今已出版至第 5 版。在 20 世纪 80 年代中期，我们认识到临床皮肤科与内科医师在疾病认识上存在的隔阂，我们试图让这本书以及每一次更新起到一个相互沟通的桥梁作用。在新版出版之际，我们不得不遗憾地与前任主编 Jean Bolognia 道别，同时热烈欢迎两位新任主编 Misha A. Rosenbach 和 Ruth Ann Vleugels。Misha 是美国首先将皮肤科及内科结合在一起进行住院医师联合培养的发起人之一，并创立了致力于肉芽肿相关疾病的医学研究方向。Ruth Ann 创办并成功地运营了美国风湿 - 皮肤科诊所，并成功地实施了多学科住院医师的培训。我们也一直与 Warren W. Piette 和 John J. Zone 保持着长期持续的良好合作。

在这次修订版中，我们增加了部分章节，并增加了部分新的作者及合作者，对原版的大部分章节也做了修订与更新。我们一直致力于为从事临床和研究的医师提供皮肤与内科疾病之间关系的最新探讨。本书新版中的每一个章节都经过副主编及主编的共同更新及修订。我们一直保持在每一个章节之后，提供推荐阅读的文献，而不是罗列冗长的参考文献。对于这些推荐阅读的文献也做了及时更新，使有兴趣的读者可以阅读到目前最新的文献。在本书的全部内容中，我们一直坚持使用彩色图片，其中不少的病例中增加了新的图片。

原著致谢

Callen 博士诚恳感谢以下的支持者们：Carol L. Kulp-Shorten，MD，Jyoti B. Burruss，MD，Kristin O. Donovan，MD，Shannon M. McAllister，MD，Alfred L. Knable，MD，Timothy S. Brown，MD，Janine Malone，MD，Anna Hayden，MD，Soon Bahrami，MD，Cindy E. Owen，MD，Courtney R. Schadt，MD，Sonya Burton，MD，Michael W. McCall，Jr.。是他们腾出时间写作，并照顾患者。此外，还感谢路易斯维尔大学的所有同事和工作人员对他的学术鼓励，以及来自患者及其家属的帮助。

Jorizzo 博士诚恳感谢威克森林大学医学院和威尔康奈尔大学医学院皮肤科教职员工的持续支持。

Zone 博士感谢犹他大学皮肤科教职员工的支持。

Piette 博士感谢库克县和拉什医疗中心所有皮肤科教职员工对他的学术鼓励以及患者及家属的支持。

Rosenbach 博士感谢他的教职员工和导师。

Vleugels 博士感谢布里格姆女子医院皮肤科的持续支持，并感谢她的患者以及导师、同事、工作人员、居民和其他研究人员。

目 录

第1章 红斑狼疮 ⋯⋯ 1
第2章 皮肌炎 ⋯⋯⋯ 13
第3章 硬皮病、雷诺现象及相关疾病 ⋯⋯⋯⋯⋯⋯⋯⋯⋯⋯⋯⋯⋯⋯⋯⋯⋯⋯⋯⋯⋯⋯⋯⋯⋯⋯⋯⋯⋯⋯ 22
第4章 血管炎 ⋯⋯⋯ 31
第5章 中性粒细胞性皮肤病 ⋯⋯⋯⋯⋯⋯⋯⋯⋯⋯⋯⋯⋯⋯⋯⋯⋯⋯⋯⋯⋯⋯⋯⋯⋯⋯⋯⋯⋯⋯⋯⋯⋯⋯⋯ 39
第6章 银屑病与系统性疾病 ⋯⋯⋯⋯⋯⋯⋯⋯⋯⋯⋯⋯⋯⋯⋯⋯⋯⋯⋯⋯⋯⋯⋯⋯⋯⋯⋯⋯⋯⋯⋯⋯⋯⋯⋯ 45
第7章 其他风湿性皮肤病 ⋯⋯⋯⋯⋯⋯⋯⋯⋯⋯⋯⋯⋯⋯⋯⋯⋯⋯⋯⋯⋯⋯⋯⋯⋯⋯⋯⋯⋯⋯⋯⋯⋯⋯⋯⋯ 51
第8章 自身炎症性疾病 ⋯⋯⋯⋯⋯⋯⋯⋯⋯⋯⋯⋯⋯⋯⋯⋯⋯⋯⋯⋯⋯⋯⋯⋯⋯⋯⋯⋯⋯⋯⋯⋯⋯⋯⋯⋯⋯ 59
第9章 嗜酸性粒细胞相关疾病的皮肤表现 ⋯⋯⋯⋯⋯⋯⋯⋯⋯⋯⋯⋯⋯⋯⋯⋯⋯⋯⋯⋯⋯⋯⋯⋯⋯⋯⋯⋯ 69
第10章 荨麻疹 ⋯⋯⋯ 78
第11章 多形性红斑、Stevens-Johnson综合征和中毒性表皮坏死松解症 ⋯⋯⋯⋯⋯⋯⋯⋯⋯⋯⋯⋯⋯⋯ 90
第12章 脂膜炎 ⋯⋯⋯ 97
第13章 瘙痒症 ⋯⋯ 102
第14章 红皮病 ⋯⋯ 107
第15章 紫癜 ⋯⋯⋯ 112
第16章 大疱性皮肤病 ⋯⋯⋯⋯⋯⋯⋯⋯⋯⋯⋯⋯⋯⋯⋯⋯⋯⋯⋯⋯⋯⋯⋯⋯⋯⋯⋯⋯⋯⋯⋯⋯⋯⋯⋯⋯⋯ 120
第17章 内脏恶性肿瘤的皮肤表现 ⋯⋯⋯⋯⋯⋯⋯⋯⋯⋯⋯⋯⋯⋯⋯⋯⋯⋯⋯⋯⋯⋯⋯⋯⋯⋯⋯⋯⋯⋯⋯ 134
第18章 抗肿瘤治疗的皮肤不良反应 ⋯⋯⋯⋯⋯⋯⋯⋯⋯⋯⋯⋯⋯⋯⋯⋯⋯⋯⋯⋯⋯⋯⋯⋯⋯⋯⋯⋯⋯⋯ 144
第19章 转移性肿瘤 ⋯⋯⋯⋯⋯⋯⋯⋯⋯⋯⋯⋯⋯⋯⋯⋯⋯⋯⋯⋯⋯⋯⋯⋯⋯⋯⋯⋯⋯⋯⋯⋯⋯⋯⋯⋯⋯⋯ 161
第20章 皮肤淋巴瘤和系统性皮肤症状淋巴瘤 ⋯⋯⋯⋯⋯⋯⋯⋯⋯⋯⋯⋯⋯⋯⋯⋯⋯⋯⋯⋯⋯⋯⋯⋯⋯⋯ 165
第21章 蛋白异常血症、浆细胞紊乱、淀粉样变性 ⋯⋯⋯⋯⋯⋯⋯⋯⋯⋯⋯⋯⋯⋯⋯⋯⋯⋯⋯⋯⋯⋯⋯⋯ 177
第22章 组织细胞增生性疾病的皮肤表现 ⋯⋯⋯⋯⋯⋯⋯⋯⋯⋯⋯⋯⋯⋯⋯⋯⋯⋯⋯⋯⋯⋯⋯⋯⋯⋯⋯⋯ 190
第23章 血管肿瘤和畸形 ⋯⋯⋯⋯⋯⋯⋯⋯⋯⋯⋯⋯⋯⋯⋯⋯⋯⋯⋯⋯⋯⋯⋯⋯⋯⋯⋯⋯⋯⋯⋯⋯⋯⋯⋯⋯ 199
第24章 糖尿病和皮肤 ⋯⋯⋯⋯⋯⋯⋯⋯⋯⋯⋯⋯⋯⋯⋯⋯⋯⋯⋯⋯⋯⋯⋯⋯⋯⋯⋯⋯⋯⋯⋯⋯⋯⋯⋯⋯⋯ 213
第25章 甲状腺与皮肤 ⋯⋯⋯⋯⋯⋯⋯⋯⋯⋯⋯⋯⋯⋯⋯⋯⋯⋯⋯⋯⋯⋯⋯⋯⋯⋯⋯⋯⋯⋯⋯⋯⋯⋯⋯⋯⋯ 223
第26章 脂质紊乱的皮肤表现 ⋯⋯⋯⋯⋯⋯⋯⋯⋯⋯⋯⋯⋯⋯⋯⋯⋯⋯⋯⋯⋯⋯⋯⋯⋯⋯⋯⋯⋯⋯⋯⋯⋯⋯ 231
第27章 肾上腺、雄激素相关性与垂体疾病 ⋯⋯⋯⋯⋯⋯⋯⋯⋯⋯⋯⋯⋯⋯⋯⋯⋯⋯⋯⋯⋯⋯⋯⋯⋯⋯⋯ 237
第28章 卟啉病 ⋯⋯ 244
第29章 与胃肠疾病相关的皮肤病 ⋯⋯⋯⋯⋯⋯⋯⋯⋯⋯⋯⋯⋯⋯⋯⋯⋯⋯⋯⋯⋯⋯⋯⋯⋯⋯⋯⋯⋯⋯⋯ 253
第30章 皮肤与肝脏疾病 ⋯⋯⋯⋯⋯⋯⋯⋯⋯⋯⋯⋯⋯⋯⋯⋯⋯⋯⋯⋯⋯⋯⋯⋯⋯⋯⋯⋯⋯⋯⋯⋯⋯⋯⋯⋯ 265
第31章 病毒性疾病 ⋯⋯⋯⋯⋯⋯⋯⋯⋯⋯⋯⋯⋯⋯⋯⋯⋯⋯⋯⋯⋯⋯⋯⋯⋯⋯⋯⋯⋯⋯⋯⋯⋯⋯⋯⋯⋯⋯ 272
第32章 细菌和立克次体疾病 ⋯⋯⋯⋯⋯⋯⋯⋯⋯⋯⋯⋯⋯⋯⋯⋯⋯⋯⋯⋯⋯⋯⋯⋯⋯⋯⋯⋯⋯⋯⋯⋯⋯⋯ 281

第33章	真菌病	287
第34章	原虫病	295
第35章	获得性免疫缺陷综合征与性传播感染	299
第36章	结节病	314
第37章	心血管疾病与皮肤	324
第38章	肾脏疾病与皮肤	333
第39章	移植相关性皮肤病	341
第40章	神经皮肤疾病	356
第41章	妊娠	370
第42章	肥大细胞疾病	382
第43章	系统性疾病的毛发异常	389
第44章	系统性疾病的甲异常	400
第45章	口腔疾病	411
第46章	腿部溃疡	416
第47章	皮肤药疹	441
第48章	系统用药的原则	453
索引		459

第 1 章

红 斑 狼 疮

Christopher B.Hansen · Jeffrey P.Callen

要点

- 红斑狼疮是一种多系统疾病，常有皮肤损害。
- 基于临床以及实验室特征，红斑狼疮特异性皮肤表现可分为急性皮肤红斑狼疮、亚急性皮肤红斑狼疮和慢性皮肤红斑狼疮。
- 在红斑狼疮患者中，非特异性皮肤表现以皮肤血管炎性疾病、雷诺现象较为常见。
- 预防措施包括紫外线辐射防护、戒烟。
- 对轻微或局部类型的红斑狼疮，局部或皮损内使用糖皮质激素、局部使用免疫调节剂有一定疗效。
- 抗疟药是系统治疗的一线用药，与其他系统药物用于治疗严重或顽固型的红斑狼疮。

红斑狼疮是一种多系统损害疾病，其范围包括相对良性、自限性的皮疹到严重的、有时甚至致命的全身性疾病。在 Hargraves 发现红斑狼疮细胞之前，红斑狼疮被诊断为一系列具有相似临床表现的疾病。最后，美国风湿学会（American College of Rheumatology，ACR）定义了一套标准，用于对系统性红斑狼疮（systemic lupus erythematosus，SLE）进行分类，这套标准于 1982 年重新修订（表 1-1）。当患者在观察的任何期间，同时或连续满足 4 条或 4 条以上 ACR 标准时，可以诊断为红斑狼疮。

在 20 世纪 40 年代至 50 年代，皮肤科医生首先认为皮损表现为慢性的、瘢痕性的盘状红斑狼疮（discoid lupus erythematosus，DLE）极少伴发系统性疾病，而皮损表现为蝶形红斑和/或具有光敏性的常伴有系统性疾病。同时皮肤科医生认为基于两者之间的中间组别，其皮损表现比 DLE 短暂，其预后比 SLE 良好。这一类患者随后归类为亚急性皮肤红斑狼疮（subacute cutaneous LE，SCLE）。Gilliam 及其同事强调了这种分类的亚型，提出根据临床特征，三分之一的皮肤表现以界面皮炎为特征，这是红斑狼疮组织病理学特征。一个红斑狼疮患者可以表现出多种亚型。Gilliam 同时还提出狼疮患者可以仅有皮损损害而不满足组织病理学（表 1-2）。尽管表 1-2 中罗列出所有亚型的预测结果，但是需要清楚的是每一位狼疮患者均有可能会发生器官损害。

表 1-1 美国风湿学会修订的 SLE 诊断标准

同时或连续满足 4 条或 4 条以上 ACR 标准时，可以诊断为红斑狼疮：
1. 面部蝶形红斑
2. 盘状红斑
3. 光敏感，既往患有或现患。预防措施包括紫外线辐射防护、戒烟
4. 口腔溃疡，常为无痛性，通过医生发现
5. 关节炎：非侵蚀性关节炎，累计 2 个或 2 个以上的关节
6. 浆膜炎（胸膜炎或心包炎）
7. 肾损害：尿蛋白 > 500mg/d 或管型尿
8. 中枢神经系统损害：癫痫或者精神症状
9. 血液系统损害：如溶血性贫血，白细胞减少症（<4 000/mm^3），或血小板减少症（<100 000/mm^3）
10. 免疫学异常：抗 dsDNA 抗体阳性或抗 Sm 抗体阳性；性病研究实验室抗原（VDRL）假阳性或快速血浆反应素环状卡片试验 (RPR) 假阳性
11. 抗核抗体阳性

引自 Tan EM，Cohen AS，Fries JF，et al.The 1982 revised criteria for the classification of systemic lupus erythematosus.Arthritis Rheum 1982；25：1271-7，with permission.

据报道，SLE 的患病率是 17/100 000~48/100 000，而皮肤狼疮的患病率不甚确切，但与 SLE 类似。SLE 好发于女性，育龄男女比例为 1∶12。皮肤红斑狼疮同样好发于女性，男女比例为 1∶3，与 SLE 相比，皮肤红斑狼疮在男性与老年人的发生率更高。

表 1-2 红斑狼疮皮肤黏膜损害的 Gilliam 分类

Ⅰ. LE 特异性皮损
  A. 慢性皮肤红斑狼疮 (CCLE)
    1. 盘状红斑狼疮（DLE）
    2. 肥厚型 / 疣状红斑狼疮

续表

3. 掌/跖红斑狼疮
4. 口腔盘状红斑狼疮
5. 狼疮性脂膜炎
6. 肿胀性狼疮
B. 亚急性皮肤红斑狼疮（SCLE）
1. 多形性、光敏性皮疹
2. 环状皮疹（常见于亚洲SCLE人群，也可为干燥综合征原始损害）
3. 丘疹鳞屑性皮疹
4. 新生儿LE
5. C2缺失类LE综合征
6. 药物诱发型SCLE
C. 急性皮肤红斑狼疮（ACLE）
1. 颧部红斑
2. 光敏性皮炎
3. 泛发性红斑
Ⅱ.非LE特异性皮损
A. 血管病变
1. 荨麻疹
2. 血管炎
3. 网状青斑/葡萄状青斑/表现为小腿溃疡的坏疽性脓皮病
B. 黏膜损害
C. 非瘢痕性脱发
D. 大疱性LE或获得性大疱性表皮松解症
E. 与皮肤黏膜相关的问题：
1. 黏蛋白渗出
2. 卟啉症
3. 扁平苔藓
4. 银屑病
5. 干燥综合征
6. 鳞状细胞癌

慢性皮肤红斑狼疮

慢性皮肤红斑狼疮有大量的临床表现，最常见的亚型是盘状红斑狼疮（discoid lupus erythematosus，DLE）。盘状红斑狼疮患者可以表现为局限性盘状红斑狼疮，皮损分布以头部、颈部为主，也可表现为播散性盘状红斑狼疮，除了头部、颈部皮损以外，其他部位也有皮损。大约20%的DLE患者可以发展为SLE。其他少见的慢性皮肤红斑狼疮包括肥厚型红斑狼疮，肿胀性红斑狼疮，狼疮性脂膜炎（lupus erythematosus panniculitis，LEP）或深在性红斑狼疮，口腔盘状红斑狼疮，以及掌跖红斑狼疮。

盘状红斑狼疮

盘状红斑狼疮的皮损特点是红斑、毛细血管扩张、细薄或肥厚黏附性鳞屑、毛囊角栓、色素脱失、萎缩以及瘢痕形成（图1-1）。皮损边界清晰，常为圆盘状，从而称为"盘状"（或"类盘状"）。瘢痕形成以及萎缩等特征可区别于亚急性红斑狼疮。鉴别诊断有丘疹鳞屑性疾病如银屑病、扁平苔藓、二期梅毒、浅部真菌感染以及皮肤结节病。组织病理学检查有助于鉴别诊断，少数病例需要使用免疫荧光检查。

局限性盘状红斑狼疮的患者仅在头部、颈部或以上两个部位同时发生。这类病例在盘状红斑狼疮当中占大多数。这种类型不同于泛发性盘状红斑狼疮，很少有系统性疾病的表现，如抗核抗体（antinuclear antibody，ANA）常为阴性，也很少出现白细胞减少症，这种亚型的局限性盘状红斑狼疮极少会发展为系统性红斑狼疮。局限性盘状红斑狼疮，皮损局限于头部、颈部，约有50%可自然消退。泛发性盘状红斑狼疮临床发生低于10%，且抗疟药物治疗效果不佳。因此，对两者进行区分有助于判断疾病预后。

肥厚型盘状红斑狼疮

肥厚型/疣状盘状红斑狼疮（hypertrophic or verrucous DLE，HLE）是一种特殊的类型，表现为肥厚角化斑块、细薄、黏附性的鳞屑，因此其皮损类似于病毒疣或鳞状细胞癌（图1-2）。此类皮损常发生在典型的DLE皮损之上。肥厚型/疣状盘状红斑狼疮患者常伴有慢性疾病，少见系统性症状或异常的实验室检查。传统治疗方法无效，口服维A酸类药物有一定疗效。

掌跖盘状红斑狼疮

盘状红斑狼疮可以发生于掌跖部位（图1-3），这种类型发病率低，没有临床特征性以及血液学相关性。掌跖盘状红斑狼疮患者常有慢性皮肤疾病，或者此类皮损可发生于SLE患者。掌和/或跖部位的皮损难治性高。

口腔盘状红斑狼疮

口腔盘状红斑狼疮组织病理及临床皮损表现类似于红斑狼疮的皮肤盘状损害（图1-4）。口腔盘状红斑狼疮不同于SLE患者的口腔溃疡或鼻部

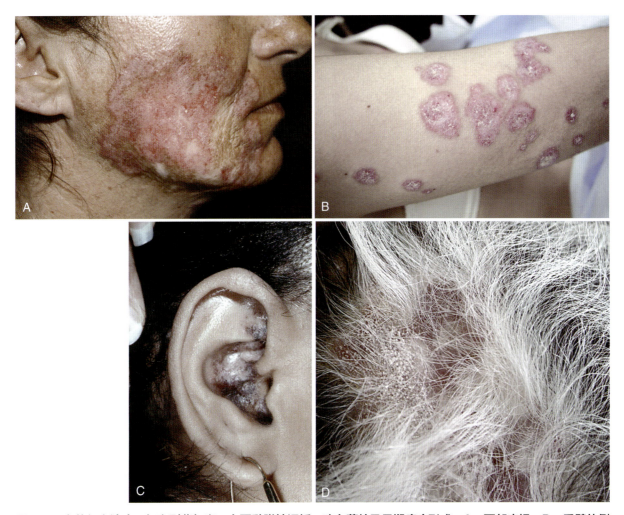

图1-1 盘状红斑狼疮。红斑到紫红斑，上覆黏附性污垢，略有萎缩及早期瘢痕形成。A，面部皮损。B，手臂伸侧表面病变皮损。C，耳廓内毛细血管扩张。D，头皮瘢痕形成

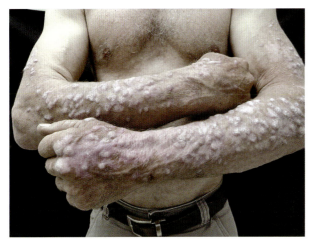

图1-2 肥厚型/疣状红斑狼疮皮损表现类似于疣、角化棘皮瘤或鳞状细胞癌

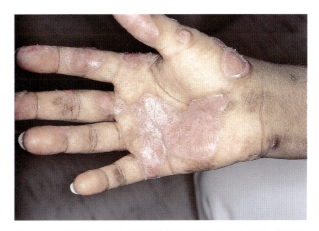

图1-3 手掌DLE侵蚀性盘状红斑狼疮。典型的表现在其他部位的盘状红斑狼疮皮损

溃疡，后者系统性疾病表现活跃，且组织病理缺乏特征性。皮损表现类似于局限性盘状红斑狼疮或泛发性盘状红斑狼疮的口腔黏膜的盘状皮损。

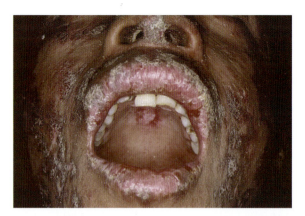

图 1-4　慢性皮肤红斑狼疮口腔皮损表现。口腔黏膜上见盘状红斑皮损

肿胀性红斑狼疮

肿胀性红斑狼疮（tumid lupus erythematosus，TLE）以光暴露部位的红斑、紫红色丘疹、斑块或结节为特征（图 1-5）。典型皮损没有表皮改变，预后不留瘢痕或没有萎缩。肿胀性红斑狼疮的患者有光敏性，极少有血清学异常，且极少符合系统性红斑狼疮的诊断标准。组织病理学示黏蛋白增多，真皮内附属器及血管周围淋巴细胞浸润，但在表皮-真皮连接处极少有病变，提示肿胀性红斑狼疮与网状红斑黏蛋白增多症在临床表现与组织病理上可能有重叠。

关于肿胀性红斑狼疮仍存在争议：部分学者认为肿胀性红斑狼疮不属于红斑狼疮一类，因其没有萎缩或瘢痕形成，与其他慢性皮肤红斑狼疮的皮损表现不一致。另有部分学者认为，肿胀性红斑狼疮更适合归类到亚急性皮肤红斑狼疮的亚型当中。光防护及抗疟药对肿胀性红斑狼疮患者有效。

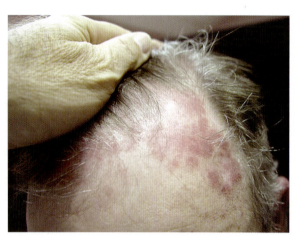

图 1-5　肿胀性狼疮患者仅在额部出现红斑，表面没有萎缩、瘢痕。组织病理示真皮内附属器及血管周围淋巴细胞浸润，黏蛋白增多，表皮-真皮连接处没有病变

狼疮性脂膜炎

狼疮性脂膜炎（lupus panniculitis），又名深在性红斑狼疮（lupus erythematosus panniculitis，LEP）是介于 DLE 与 SLE 之间的类型，表现为小叶间脂膜炎（图 1-6）。狼疮性脂膜炎组织病理学特征仍存在争议，有些学者认为，患者必须有 SLE 或 DLE 的表现，才能诊断为狼疮性脂膜炎。皮肤上覆盘状损害的深在性红斑狼疮，常与狼疮性脂膜炎这一

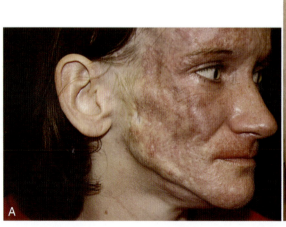
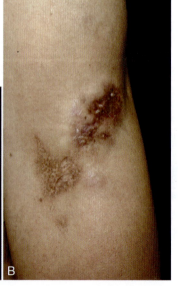

图 1-6　狼疮性脂膜炎。A，该女患者有炎症，皮下结节，导致面部严重的皮下萎缩。典型的盘状红斑狼疮病变出现在其他身体部位。B，皮下钙化、外侧结节和萎缩

术语同义。深在性红斑狼疮病程缓慢，可导致形成皮肤及皮下萎缩、钙化、偶见溃疡。皮损好发于面部以及其他突出部位如上臂、大腿、臀部等。没有伴发系统性疾病的狼疮性脂膜炎患者是伴发系统性疾病的狼疮性脂膜炎患者的两倍。目前有种推测认为，狼疮性脂膜炎患者极少发生肾脏损害，若发生肾脏损害，往往是良性的形式。

冻疮样狼疮

冻疮样狼疮是一种红斑狼疮的少见类型，表现为肢端暗红斑疹或斑块（图 1-7），寒冷可致症状加重，而温暖气候却常常不能缓解症状。临床表现常难以与冻疮区分开来，但组织病理符合红斑狼疮的改变，例如表皮真皮交界面的空泡化改变。冻疮样狼疮对皮肤红斑狼疮的经典药物治疗无效，如抗疟药。随着病情发展，逐渐发展为典型 DLE。过半患者仅以冻疮为唯一的临床表现。对患者进行长期随访以免累及系统。

DLE-SLE 亚型

约有 5%~15% 患者表现为 DLE-SLE 亚型，表现为系统性疾病与皮肤瘢痕相关。由泛发性 DLE 患者发展而来，除了有皮肤损害，还出现明显的甲周毛细血管扩张、红细胞沉降率升高、白细胞减少症、ANA 阳性。这种类型包括：最初仅有 DLE、DLE 伴有其他症状或体征、或仅表现为系统性疾病而没有皮损表现。其发展成 SLE 的时间不定，有文献指出，多数 DLE 患者在 1.3 年后发展为 SLE，而在最近文献指出，发展为 SLE 的平均时间为 8.2 年。此类型患者极少有肾脏损害，即使有，也常常是短暂性的或轻微的。其病程缓慢，但相对良性，是 LE 的一种特殊类型。

亚急性皮肤红斑狼疮

亚急性红斑狼疮的皮损符合 DLE 的大部分表现，但没有瘢痕和萎缩，且极少发生毛囊栓塞。SCLE 是 LE 的一种亚型，部分 SCLE 可出现类似于 DLE 的皮损，如瘢痕形成或与 SLE 相关，如蝶形红斑或血管炎病变。大多数患者满足 4 条或 4 条以上 SLE 的诊断标准，因此，一些学者不认为 SCLE 是另一种亚型。但 SCLE 与 DLE 或 SLE 患者不同的是，SCLE 的系统性疾病表现较轻。因此，一些学者认为 SCLE 应该归类于 LE 的一种亚型。

根据皮损表现不同，将 SCLE 分为两类：环状型和丘疹鳞屑型。环状型 SCLE（SCLE-A）的皮损特点是：环形红斑，中央消退，边缘覆鳞屑（图 1-8）。

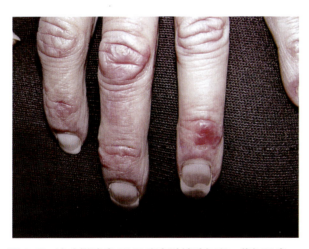

图 1-7 冻疮样狼疮 SLE 患者肢端暗红斑、紫红丘疹

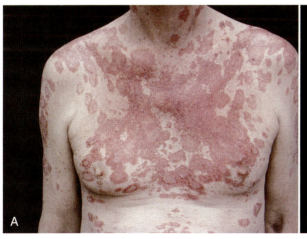
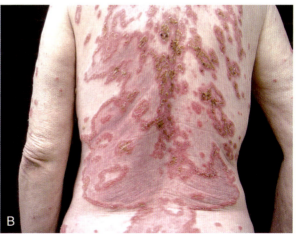

图 1-8 亚急性皮肤红斑狼疮广泛的环状鳞屑性皮损

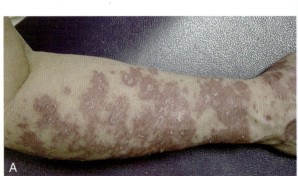

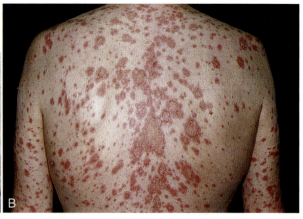

图1-9 亚急性皮肤红斑狼疮，丘疹鳞屑性病变该患者在最小日光照射后出现光敏性皮损

需与表现为环形红斑的疾病鉴别，如离心性环形红斑、体癣等。丘疹鳞屑型SCLE皮损表现为丘疹、斑块，伴有鳞屑（图1-9和图1-10）。鉴别诊断：银屑病、扁平苔藓。诊断为银屑病的患者在使用紫外线光疗后症状恶化，需考虑SCLE的可能性。环状型和丘疹鳞屑型的皮损常始发于曝光部位的红斑、丘疹、斑块。在疾病早期，难以与多形性日光疹区分开来，且不具有特征性的组织病理学。大多数患者仅表现为一种类型的SCLE，但也有约10%的患者同时表现为环状型和丘疹鳞屑型SCLE。DLE皮损数量有限，约有35%的患者可转变成SCLE的亚型。少数皮肤表现形式包括红皮病、毛发红糠疹、中毒性表皮松解性坏死（图1-11）、雷诺样红斑等。

血病减少症。约40%~50%的SCLE患者有关节痛症状或非畸形的关节炎。浆膜炎，中枢神经系统疾病和肾脏疾病可能存在，但在SCLE中不常见。两种临床皮肤病变的类型（环状型与丘疹鳞屑型）与特定器官系统无关。

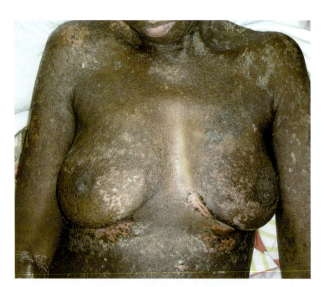

图1-11 伴有系统性红斑狼疮的中毒性表皮坏死松解样病变

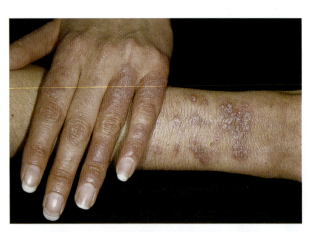

图1-10 亚急性皮肤红斑狼疮苔藓样皮损

约50%的SCLE患者满足4条或4条以上的SLE美国风湿学会诊断标准。皮损表现是诊断标准之一，光敏感是其二，超过90%的SCLE患者满足以上两条标准。SCLE患者常有血清学异常，尤其是抗Ro（SS-A）抗体的存在。部分患者有白

SCLE在其他疾病中有相关描述，包括干燥综合征，类风湿性关节炎，特发性血小板减少性紫癜，荨麻疹血管炎，其他皮肤血管炎综合征和/或第二部分的补充。在亚洲或波利尼西亚患有干燥综合征的患者中曾描述过环状红斑，作者认为这是SCLE的临床变异。

抗Ro（SS-A）抗体阳性的SCLE可由氢氯噻嗪，钙通道阻滞剂，特比萘芬，抗TNF（肿瘤坏死因子），血管紧张素转换酶（ACE）抑制剂，质子泵抑制剂和越来越多的其他药物诱发（表1-3）。药物诱导的SCLE（DI-SCLE）可能在新发SCLE

患者中占多达三分之一。DI-SCLE可能有一个延迟期，数周到数月后爆发。停药后病情是可逆的。但也有一些患者的病变在停药后持续不消。DI-SCLE与特发病例之间没有临床或组织病理学特征的区别。因此，临床上按照药物使用时间来进行区分。在55岁以上最初发病的患者应考虑DI-SCLE。值得注意的是，这些药物也可能加重原始SCLE患者的病情。

表1-3　诱发或加剧亚急性皮肤红斑狼疮的药物

噻嗪类——氯噻嗪，氢氯噻嗪，氨苯蝶啶
特比萘芬
生物治疗——依那西普，英夫利昔，阿达木单抗
钙通道阻断剂——地尔硫䓬，硝苯地平，维拉帕米，尼群地平
ACE抑制剂——卡托普利，西拉普利，依那普利，赖诺普利
质子泵抑制剂

新生儿红斑狼疮

新生儿红斑狼疮（neonatal lupus erythematosus, NLE）是一种以皮肤为表现的综合征。常出现先天性心脏病。此外，也有报道出现溶血性贫血，血小板减少症，白细胞减少症和肝炎。中枢神经系统少有累及。NLE常同时有皮肤损害和心脏传导阻滞，原因未明。而若某个家庭中有一个婴儿患有心脏传导阻滞，那么下一个婴儿可能是正常的，或者患有心脏病，又或是患有皮肤病。NLE表现为光敏性皮肤疾病（通常类似于SCLE-A）（图1-12），出生不久后出现，生后4至6个月可消退。另外，可伴有血细胞减少，肝炎和神经系统疾病。来自已知数据证明，NLE可延迟发病，这种情况则无法在1年内自行缓解。心脏传导阻滞往往永久性，且可能致命。

NLE与抗Ro（SS-A）抗体、抗La（SS-B）抗体相关，在少数情况下，与母亲或婴儿体内的抗-U₁RNP相关。但是，某些NLE患儿的抗Ro（SS-A）抗体也可以为正常，因此，抗体不是唯一的决定因素。NLE患儿的母亲可无症状，也可有光敏性感，或有结缔组织病（例如，LE，类风湿性关节炎或干燥综合征）。一项研究当中显示，一半NLE患儿的母亲最初是无症状的，随访当中发展成为结缔组织病（通常是SCLE或SLE）。具有抗Ro抗体的妇女，即使没有生过NLE的婴儿，仍然有大约1%的风险生下NLE婴儿。不过，一旦母亲生下一名NLE婴儿，随后怀孕NLE婴儿的风险是25%。患有以上抗体的患者可能导致NLE，应该由一个高危产科医生追踪；监控包括子宫内的胎儿超声心动图。NLE婴儿，晚年有发展胶原蛋白血管疾病的风险。

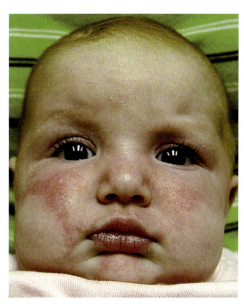

图1-12　新生儿红斑狼疮的面部红斑皮损

急性皮肤红斑狼疮

急性皮肤红斑狼疮（acute cutaneous lupus erythematosus，ACLE）表现为蝶形红斑。典型的蝶形红斑，由此得出狼疮（狼疮样红斑）这一术语（图1-13）。皮损可由日晒或者其他紫外线光源诱发。蝶形红斑患者常有系统性疾病，不过蝶形红斑与器官损害没有特定相关性。

美国风湿学会制定的SLE诊断标准在之前曾提出皮肤异常表现，但发现其特异性比光敏感还低。弥漫性脱发（秃头症）是原来的标准之一。SLE患者可以发展成弥散性头发稀疏，但这是最有可能的是与严重发作的全身性疾病相关。这种类型的脱发主要见于大手术后、全身感染或怀孕。静止期脱发是创伤相关性疾病迫使大部分头发循环进入相同周期，3~6个月后经历休止期（休息）阶段，在这一期间头发开始脱落。这种脱发与DLE引起的脱发不同。

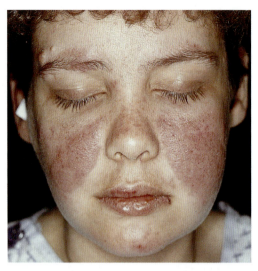

图 1-13　系统性红斑狼疮青年男性面部典型蝶形红斑，鼻唇突出

光敏感是所有皮肤红斑狼疮类型的主要因素。它是 11 条 ACR 标准之一。光敏感意味着对阳光的不正常反应，发生在所有 LE 患者中。不过，大多数 DLE 患者不具有"真正"的光敏感，尽管其临床疾病在春季和夏季恶化会发生恶化。几乎所有 SCLE 患者都是光敏感的，约 60%~75% 的 SLE 患者表现出光敏感。研究表明，UVB，UVA，或两者都可能加剧 LE 的皮损。此外，多形性日光疹更常发生在 LE 患者及其家属中。

与红斑狼疮相关的皮肤变现

红斑狼疮可累及任何黏膜表面（口腔、鼻腔或阴道）。有时病变具有组织病理学特征。约 5%~10% 的 SLE 患者没有或溃疡见于特征性的皮疹及溃疡。口腔溃疡可能与活动性系统性疾病相关。

雷诺现象是原始的 14 条诊断 SLE 标准之一，发生在健康患者、系统性硬化症、寒冷相关疾病或其他胶原血管疾病。已有研究表明雷诺现象的存在与良性 SLE 相关，但仍存在争议。

手掌红斑和甲周毛细血管扩张是 SLE 的非特异性表现。出现甲周毛细血管扩张的 DLE 患者更有可能发展成为 SLE。甲襞毛细血管检查提示病变，但用这个方法来区分 LE 和其他胶原血管疾病仍存在争议。

LE 可发生继发性干燥综合征，其发生率在不同类型 LE 中有所差别，慢性皮肤 LE 为 5% SCLE 和 SLE 为 10%~30%。干燥综合征 LE 患者的皮肤血管炎和中枢神经系统疾病相关。皮肤血管炎可使 LE 复杂化，既可表现为荨麻疹样皮损，甲襞梗塞或可触性紫癜。SCLE 患者发生血管炎，其抗 Ro（SS-A）抗体滴度阳性，但不表现为活动性系统性疾病。但 SLE 患者发生血管炎与活动性疾病和不良预后相关，据报道，尤其是活动性肾脏疾病或中枢神经系统。此外，约 50% 荨麻疹性血管炎（hypocomplementemic urticarial vasculitis，HUV）患者发生 SLE。与正常的充血性荨麻疹血管炎相比，HUV 患者通常具有更多的相关性症状，且治疗上更为困难。

网状青斑、葡萄状青斑和/或表现为小腿溃疡的坏疽性脓皮病患者可能存在抗磷脂抗体（抗心磷脂和狼疮抗凝剂）。多数患者有 LE，但是部分患者有抗磷脂抗体综合征（图 1-14）。这些患者可能有动脉闭塞，从而导致短暂性脑缺血发作、脑血管意外以及复发性流产；也可有静脉闭塞从而导致血栓性静脉炎、肾或肝静脉闭塞和/或肺栓塞、血小板减少症和心脏瓣膜赘生物和功能障碍。

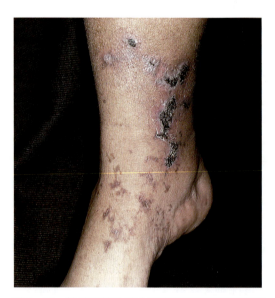

图 1-14　抗磷脂抗体综合征患者坏死性网状青斑

大疱（或水疱）的发生可使 LE 复杂化。通常，这些病变发生于患有活动性系统性疾病中。病变有如下分组（图 1-15），可能发生在光照和光照条件下以起到保护皮肤作用。大疱性 LE 的特征性表现为表皮下裂隙，中性粒细胞浸润，对氨苯砜的治疗敏感。大疱性 LE 和获得性大疱性表皮松解症（epidermolysis bullosa acquisita，EBA）两者都存在Ⅶ型胶原蛋白抗体，但 EBA 通常形成非炎症性

大疱，瘢痕化，以及在容易受创的区域形成粟丘疹，而大疱性 LE 为炎症性大疱，没有瘢痕形成，且不会在容易受创的区域形成粟丘疹。值得注意的是，EBA 患者可能发展成 SLE，且 EBA 可能提示更严重的系统性 LE，特别是狼疮性肾炎。

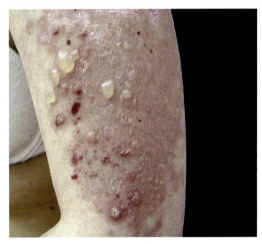

图 1-15 活动性系统性红斑狼疮患者在曝光部位出现红斑基础上分批的水疱

LE 患者的其他皮肤变化或疾病众多。鳞状细胞癌可使具有长期病程的 DLE 复杂化。LE 患者可发生皮肤黏蛋白沉积症，但部分患者可发生结节，黏液性斑块或网状红斑粘蛋白增多症。LE 患者还可发生各种卟啉症。扁平苔藓，银屑病和自身免疫性大疱性疾病发生频率也在增加。

实验室检查情况

SLE 系统性疾病表现可以发生在全部皮肤病患者中，因此每个个体均可存在一些或所有的实验室相关检查指标。LE 患者常见血清学异常，在仅有皮肤病变的 LE 类型中少见，如 DLE 或 HLE。血清学异常的患者可能与进行性疾病相关或符合 SLE 的诊断标准。

ANA 是指多种抗体。ANA 滴度阳性的频率与使用的底物相关。据报道 ANA 滴度的模式也可与特异性抗体相关，但除了专家解释之外，ANA 没有特定模式。表 1-4 列出了抗体亚群及其临床相关性。表 1-5 呈现这些抗体在各亚型中的频率。抗双链 DNA 抗体与 SLE 的活动性相关，特别是活动性肾脏疾病。不过，临床医师必须确定使用的测试方法没有检测反义链 DNA，因其在 SLE 中不具有特征性。

抗 Ro（SS-A）抗体最早是在 ANA 阴性的 LE 和干燥综合征有所描述，但也可存在于 SCLE、NLE、脉管炎和 C2 缺少类 LE 综合征中。因而没有特异性。抗体检测必须与之相关其他实验室发现和临床异常结合。诊断和治疗都不应该完全依据单一实验室异常。

表 1-4 狼疮抗体亚群

阳性 效价 / 发现	临床异常
抗核抗体	广泛的胶原血管疾病和一些正常患者
HEp-2（底物）	特异性低
小鼠肝脏（底物）	特异性较高
反义单链 DNA	非特异性，存在于皮肤红斑狼疮患者中，提示系统性疾病
抗 DNA 抗体	SLE，活动性肾炎
抗组蛋白抗体	药物诱导型 SLE
抗 U_1 RNP 抗体	混合性结缔组织病，低滴度也出现在一些 SLE 患者中
抗 Sm 抗体	SLE
抗 Ro（SS-A）抗体	SCLE，新生儿 LE，干燥综合征，血管炎，C2 缺失类 LE 综合征，药物诱导型 SCLE
抗 SS-B 抗体	干燥综合征
抗磷脂抗体	血栓形成（静脉或动脉）
抗心磷脂抗体	脑卒中
狼疮抗体	短暂脑缺血发作
抗凝剂	复发性胎儿流产、网状青斑、葡萄状青斑、表现为小腿溃疡的坏疽性脓皮病、皮肤坏死、心脏瓣膜赘生物、血小板减少症

循环系统免疫复合物常在 SLE 和 SCLE 患者中发现，却很少存在于仅有皮肤病变的 LE 类型中。循环免疫复合物可能与血管炎、活动性肾脏疾病、关节炎或浆膜炎有关。可能是血管炎，活

表1-5 红斑狼疮不同临床亚群中 抗核抗体和其他抗体的频率（%）

实验项目	DLE	HLE	DLE/SLE	SCLE	NLE	ACLE
ANA	5~10	5	75	50~75	60~90	95+
抗 ssDNA	35	25	75	20~50	?	90
抗 nDNA	5	5	10	10	10~50	70
抗 U$_1$RNP	<5	<5	?	10	?	40
抗 Sm 抗体	<5	<5	25	10	?	25
抗 Ro 抗体（抗 SS-A 抗体）	5	5~10	5	40~95	90	30
抗 La 抗体（抗 SS-B 抗体）	<5	<5	5	15	15~20	10

ANA，抗核抗体；ss，单链；n，原始；RNP，核糖核蛋白；DLE，盘状红斑狼疮；HLE，肥厚型狼疮；SLE，系统性红斑狼疮；SCLE，亚急性皮肤红斑狼疮；NLE，新生儿红斑狼疮；ACLE，急性皮肤红斑狼疮

动性肾脏疾病发病的重要机制，但与非血管炎皮肤病变的发病机制无关。补体激活也是 SLE 特征之一，低补体血症与活动性系统性疾病相关。持续性低补体血症应该评估补体成分的缺陷，其中 C2 缺陷是最常见的。

皮肤免疫荧光是诊断 LE 及判断其预后的重要手段。当临床和组织病理学诊断不清时，皮肤免疫荧光可作为重要辅助手段。不过，正常的面部皮肤可以有 10%~20% 的假阳性反应。正常皮损处的狼疮带实验阳性与活动性肾脏疾病相关。精准抗体实验出现以后，免疫荧光检测逐渐减少。

治 疗

首先要评估疾病进展为系统性疾病的风险，并向患者进行适当的咨询。表1-6 列出了一系列所需的检验项目。其价格昂贵，若全部检验结果均为阴性，对于确定疾病过程的良性本质有重要意义。

皮肤 LE 的管理目标是抑制疾病活动程度，改善患者外观，并防止发生变形性瘢痕，萎缩或色素沉着。少数随机临床试验已经开展，所有治疗手段的疗效主要是由全球主治医师评估决定。Werth 及其同事提出皮肤红斑狼疮疾病面积和严重程度指数（CLASI）作为一种检测皮肤红斑狼疮特征性的方法，可量化疾病活动和病情进展程度，并用来验证现有的和新颖的治疗手段的疗效。

表1-6 皮肤红斑狼疮患者病情评估

Ⅰ. 病史
Ⅱ. 体格检查
Ⅲ. 标准检查
  A. 常规的组织兵力活检
  B. 复杂的血细胞计数
  C. 肾功能检查
  D. 尿液分析
  E. 血清学检查：ANA，抗 nDNA，抗 Sm 抗体，抗 Ro（SS-A）抗体
  F. 总溶血补体（C2，C3，C4 补体水平）
  G. 血清蛋白电泳
Ⅳ. 选择性检查
  A. 免疫荧光技术
  B. 抗磷脂抗体

最重要的治疗预防措施（表1-7）是使用防晒剂、光防护衣物、宽边帽和避光。这种最基本的预防措施经常容易被忽视。每天要使用防晒系数至少为 30 的防晒霜。一些对 UVA 产生超敏反应的患者需要使用广谱防晒霜。医师应该鼓励患者每天早晨涂抹防晒霜才暴露在阳光下。忌日光浴。人造日光浴的化学物质是安全的。推荐穿防护衣物和制定智能计划（例如，清晨或下午晚些时候）接受日照。有一些公司生产的衣物已被证明具有光保护作用属性。另外，还有市售的抗氧化剂，如蕨类植物可防紫外线伤害，但目前未有对照研究实验证实。

表 1-7 皮肤红斑狼疮用药

标准疗法
防晒霜，防晒衣物，避免日晒
戒烟
外用糖皮质激素
皮损内注射糖皮质激素
抗疟药
　羟氯喹
　氯喹
　奎纳克林

替代疗法
外用药物：维 A 酸，他扎罗汀，他克莫司，吡美莫司
氨苯砜
奥拉诺夫
细胞毒性/免疫抑制剂：硫唑嘌呤，甲氨蝶呤，麦考酚酸吗乙酯
沙利度胺，来那度胺
系统应用糖皮质激素
静脉注射免疫球蛋白

实验证实外用糖皮质激素有效，但在临床诊所应用却疗效受限。原因可能有费用问题，或是使用方法及疗程上未遵医嘱。考虑到以上局限性，推荐其他外用制剂与糖皮质激素联合使用。根据皮损以及累及部位选择相应的外用制剂。长期使用糖皮质激素可引起皮肤萎缩，及其他病变。钙调磷酸酶抑制剂如他克莫司软膏和吡美莫司软膏也有较好疗效，尤其是在 ACLE 中。在长期治疗及面部治疗应用中，可避免皮肤萎缩、毛细血管扩张症和激素诱导性痤疮。

对外用药物无效的病变可以局部注射糖皮质激素，如曲安西龙（3~4mg/ml）。尤其适用于肥厚性皮损，头皮皮损，手掌皮损和顽固性 DLE 皮损。同样要认识到皮肤萎缩具有剂量依赖性，在有效性和并发症之间有界线。局部注射糖皮质激素部位少有发生继发性感染。

抗疟药是皮肤红斑狼疮系统性治疗的主要手段，其机制未明，可能与光保护和/或免疫调节有关。市面上已有制剂包括硫酸羟氯喹、磷酸氯喹和奎纳克林。在一些研究中发现抗疟药在吸烟患者中疗效欠佳。戒烟可改善个体疗效。吸烟是否导致 LE 恶化，是否使抗疟药失活或阻碍抗疟药疗效等尚未确切。氯喹和羟氯喹可能与视网膜病相关，而奎纳克林的主要副作用是骨髓抑制和皮肤可逆性的黄色病变。作者认为，首选羟氯喹，尽管疗效可能不足，但视觉毒副作用较氯喹轻。根据体重，建议羟氯喹口服剂量为 200~400mg/d。若疗效不满意，可每天加入奎纳克林 100mg 一次，或更换氯喹（250~500mg/d）。氯喹和羟氯喹发生视网膜病变的风险呈剂量依赖性，患者应进行检查常规视觉检查。老年人肾功能缺陷者可能存在更高风险。抗疟药对 DLE，SCLE，肿瘤性 LE，LEP 有效。关节炎，不适和疼痛相关与 LE 患者相关，但对于肥厚性 DLE，手掌 DLE，冻疮样 LE 或脉管炎病变等疗效差。DLE-SLE 亚型患者与没有系统性表现的患者对抗疟药治疗反应差。

皮肤红斑狼疮患者对抗疟药物的良好临床反应尚未得到系统的研究，估计要达到 75%~90%。但是，部分 LE 亚型特别顽固，对上述疗法反应差。对此已有推荐使用许多其他系统性药物。系统使用糖皮质激素对全身症状和体征有显著疗效，但对皮肤病变疗效不佳。控制皮肤病变糖皮质激素剂量，往往可导致相关的副作用，因此，系统使用糖皮质激素需要商榷。有报道显示免疫抑制剂如硫唑嘌呤、霉酚酸酯、甲氨蝶呤对这种顽固性 LE 有效。沙利度胺 50~150mg/d 也有较好疗效。沙利度胺需注意避孕（STEPS 流程）。此外，关于沙利度胺诱导的外周神经病变，一旦发生即使停药后可能无法逆转。且血栓形成的风险增加。有报道称沙利度胺类似物来那度胺对顽固性 LE 有效，并且可能降低神经病变。

此外，其他几种细胞毒素/免疫抑制剂在个别患者的使用中获得成功。有报道称氨苯砜 100~200mg/d 有效。这对罕见 LE 类型患者可能有效，如 SCLE、伴有皮肤血管炎症状的 LE、大疱性 LE。大剂量静脉注射免疫球蛋白疗效佳但效果短暂。阿普斯特已经批准用于银屑病和银屑病关节炎，有小规模研究显示其有望成为顽固性皮肤 LE 患者的替代药物。

一些生物制剂在 SLE 患者中经过批准或用于研究，但其对皮肤病变疗效未明。一些伴发类风湿关节炎、炎性肠病、银屑病的患者，使用 TNF-α 抑制剂治疗可诱发一些抗核抗体和狼疮样综合征，因此生物制剂未在 LE 中广泛使用。有些报道示优特克单抗，通过特异性阻断 IL-12/23，改善 LE 的皮肤病变，但是需要更大的研究。贝利木单抗对 SLE 有效，但对于皮肤病变的疗效仍未确切。

（陈慧姮、陈平姣　译，张锡宝、罗权　审校）

推荐阅读

Albrecht J, Berlin JA, Braverman IM, et al. Dermatology position paper on the revision of the 1982 ACR criteria for systemic lupus erythematosus. Lupus 2004;13:839–49.

Callen JP. Cutaneous lupus erythematosus: a personal approach to management. Australas J Dermatol 2006;47:13–27.

Jarukitsopa S, Hoganson DD, Crowson CS, et al. Epidemiology of systemic lupus erythematosus and cutaneous lupus in a predominately white population in the United States. Arthritis Care Res (Hoboken). http://dx.doi.org/10.1002/acr.22502, in press.

Krathen MS, Dunham J, Gaines E, et al. The cutaneous lupus erythematosus disease activity and severity index: expansion for rheumatology and dermatology. Arthritis Rheum 2008;59:338–44.

Kuhn A, Landmann A. The classification and diagnosis of cutaneous lupus erythematosus. J Autoimmun 2014;48–49:14–9.

Lowe GC, Henderson CL, Grau RH, et al. A systematic review of drug-induced subacute cutaneous lupus erythematosus. Br J Dermatol 2011;164:465–72.

Okon L, Rosenbach M, Krathen M, et al. Lenalidomide in treatment-refractory cutaneous lupus erythematosus: efficacy and safety in a 52-week trial. J Am Acad Dermatol 2014;70:583–4.

Petri M, Orbai AM, Alarcon GS, et al. Derivation and validation of the Systemic Lupus International Collaborating Clinics classification criteria for systemic lupus erythematosus. Arthritis Rheum 2012;64:2677–86.

Rothfield N, Sontheimer RD, Bernstein M. Lupus erythematosus: systemic and cutaneous manifestations. Clin Dermatol 2006;24:348–62.

Winchester D, Duffin KC, Hansen C. Response to ustekinumab in a patient with both severe psoriasis and hypertrophic cutaneous lupus. Lupus 2012;21:1007–10.

第 2 章

皮 肌 炎

Ruth Ann Vleugels · Jeffrey P.Callen

要点

- 皮肌炎表现为炎性肌病和近端肌群特征性皮疹。无肌病性皮肌炎仅有皮疹表现。
- 特征性皮损表现为紫红斑和Gottron丘疹，光照加剧。
- 成人皮肌炎不管是否有肌肉受累，均需要进行恶性肿瘤和肺癌等疾病筛查。
- 幼年型皮肌炎没有癌症的风险，但与皮肤钙质沉着增加及血管炎相关。
- 皮肌炎治疗中肌肉和皮损反应有异。无肌病性皮肌炎治疗困难，影响患者生活质量。

定义和分类

皮肌炎是一种以皮肤损害和肌炎为表现的疾病。多发性肌炎具有皮肌炎所有肌炎的临床特征，而缺乏皮肤损害的特征性表现。第三种特发性肌炎，包括包涵体肌炎，同样缺乏皮肤损害，但在手腕和手指屈肌和股四头肌具有独特性病变。目前仅清楚部分病因，免疫介导的肌肉损伤是其中一种重要的发病机制。皮肌炎与体内恶性肿瘤相关，而多发性肌炎伴有的恶性肿瘤往往难以治疗。女性与男性发病率比例约为2:1，50~60岁的发病率最高。幼年型皮肌炎也存在，与恶性肿瘤风险无关，但与皮肤钙质沉着增加及血管炎相关。因为皮肌炎和多发性肌炎与发病率和偶尔的死亡率有关，因此需要寻找及时和积极的治疗方法。

Bohan 和 Peter 首先提出使用五个标准来诊断皮肌炎，包括：①对称性近端肌无力，持续数周至数月；②血清肌酶水平升高；③肌电图异常；④肌肉活检异常；⑤典型的皮肌炎皮损。这些标准有助于评估患者病情，但不是所有具有特征性皮损表现的均要进行所有的肌肉检查，特别是那些有近端肌无力和肌酶增高的患者。

炎性肌病可以分成八组。有助于区分各组患者的预后、病程发展以及对各种疗法的反应。①皮肌炎；②多发性皮肌炎；③与恶性肿瘤相关的皮肌炎；④幼年皮肌炎（最常见于16岁以前）；⑤与其他结缔组织病相关的皮肌炎；⑥包涵体肌炎；⑦无肌病性皮肌炎（amyopathic dermatomyositis）；⑧药物诱导型皮肌炎。

鉴于无肌病性肌炎的发病率和患病率逐渐上升，Sontheimer 提出了一个更好的分组系统以掌握炎性肌病的皮肤表现（表 2-1）。

表 2-1　特发性炎性肌病

皮肌炎
　成人型皮肌炎
　　经典型皮肌炎
　　伴发恶性肿瘤性皮肌炎
　　结缔组织病性皮肌炎
　　无肌病性皮肌炎（也称为无肌炎性皮肌炎）
　幼年型皮肌炎
　　无肌病性幼年型皮肌炎
　　经典幼年型皮肌炎
多发性皮肌炎
包涵体肌炎

发病机制

特发性炎性肌病的发病机制尚未清晰。肌病的发病机制比涉及诱导皮肤损伤的发病机制要清晰。许多制剂和事件与皮肌炎的发生相关，包括：各种各样的感染（特别是病毒或寄生虫感染），疫苗，肿瘤，药物引起的疾病，各种类型的压力和创伤。另外，皮肌炎和多发性皮肌炎在免疫方面与各种疾病联系在一起。Jo-1抗体进一步支持病毒是肌炎患者的病因，因为Jo-1抗体的抗原具有与病毒和肌肉相类似的特征。活动性皮肌炎或多发性肌炎患者已经被证明有上调血液样本中Ⅰ型干扰素α/β的诱导基因，同时Ⅰ型干扰素的水平已被证明与疾病活动相关。尽管两者共同存在上调Ⅰ型干扰素，但皮肌炎和多发性肌炎的免疫致病机制不同。在多发性肌炎中，克隆扩大自身反应性CD8阳性T细胞侵入表达组织相容性复合体（MHC）Ⅰ类抗原的肌细胞及通过穿孔素途径导致坏死。在皮肌炎中，自体抗原激活体液免疫过程，其中补体沉积在毛细血管中，造成毛细血管坏死和局部缺血。有学者提出遗传倾向学说。因此，在免疫遗传学的适当情况下的易感患者，感染、药物、创伤或肿瘤可启动肌肉和皮肤的炎性反应。通过一组复杂的免疫学反应后出现肌肉损伤和皮肤损害。

临床表现

皮肤表现

皮肌炎的典型临床皮肤表现是紫红斑和Gottron丘疹（Gottron's papules）。皮肌炎还可发生其他的皮肤表现，但不是特征性的。包括面中部红斑（与狼疮中的颧红斑相反，红斑狼疮鼻唇明显）；在光敏区域，如前胸"V"字区或背部（披肩现象）出现皮肤异色病；伸肌表面紫红斑，伴有或不伴鳞屑性皮肤异色病的秃头症；大腿外侧（皮套现象）皮肤异色病丘疹；甲周和角质层改变。皮肌炎的皮肤表现是呈光分布且光加重。此外，瘙痒症可能是皮肌炎一个突出特点，有助于临床区分红斑狼疮。仅从皮肤损害来看，皮肌炎的生活质量损害比其他皮肤病要重，包括银屑病和特应性皮炎。值得注意的是，皮肌炎的皮肤表现可以遵循肌炎的过程或者可能与肌病活动程度不一致。皮肌炎的任何皮肤表现缓解后再发可能意味着肌炎复发。但是，大多数情况下，肌病的活动性不是由皮肤表现来反映。

眶周皮肤对称性暗红至紫红色斑，伴或不伴有水肿（图2-1）。通常只累及上眼睑。有时候这个标志是微妙的，可能只沿眼睑边缘出现淡红斑。Gottron丘疹是出现在骨性突起部位，特别是掌指关节，近端指间关节和/或远侧指间关节。也可能是出现在其他骨性突起部位，如肘、膝、足。病变由微隆起的红斑、紫红色丘疹和斑块组成（图2-2和图2-3），常有毛细血管扩张，色素过度和/或色素减退。这些病变在临床上容易与红斑狼疮混淆，有时需与丘疹鳞屑性疾病如银屑病或扁平苔藓鉴别。若从皮损表现进行鉴别比较困难时候需要进行活检；不过，皮肌炎的特征与皮肤红斑狼疮难以区分。Gottron征（Gottron's sign）通常是指Gottron丘疹好发部位出现的紫红色斑。

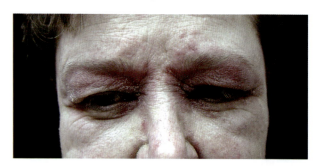

图2-1 上眼睑紫红斑、丘疹、鳞屑及轻度水肿

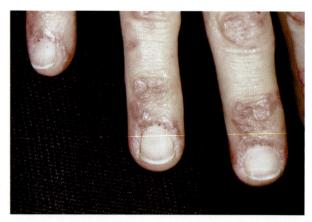

图2-2 Gottron结节：患者表现为典型的手背指指关节处紫色丘疹和斑块

甲襞微循环的变化包括甲周毛细血管扩张，由毛细血管袢和毛细血管扩张组成。表皮肥厚、点状出血、肥厚区域内梗塞（图2-4）。甲周毛细血管扩张可能临床表现明显或只有通过毛细血管显微镜才能观察得到。临床上，它们可能类似于其他结缔组织病。表皮过度增生类似于硬皮病。

皮肤异色病可以发生在任何曝光部位，典型表现是上胸部和颈部（V字区）和上背（披肩现象）（图2-5），但也发生在手臂伸肌表面和手背Gottron丘疹处。需与红斑狼疮及其他引起皮肤异色病的疾病进行鉴别。此外，皮肤异色病也可发生在大腿外侧，称为"皮套现象"（图2-6）。

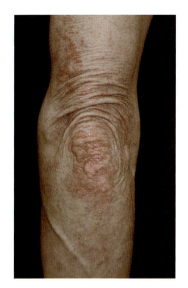

图2-3　Gottron丘疹和Gottron征。肘部紫红色丘疹、红斑

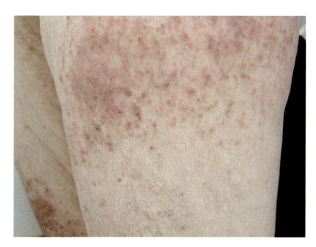

图2-6　大腿外侧的皮肤异色病样变，称为"皮套现象"

皮肌炎头皮受累是相对类似的。患者可发生轻度至中度非瘢痕性秃头症（图2-7）并常使疾病加重。另外，头皮往往弥漫分布鳞屑和红斑等皮肤异色病样改变，从而引起激烈的头皮瘙痒。该头皮瘙痒往往是严重的，症状比临床发现的可能要严重。临床上难以与脂溢性皮炎或银屑病区分开来，组织病理学评估有助于鉴别诊断。

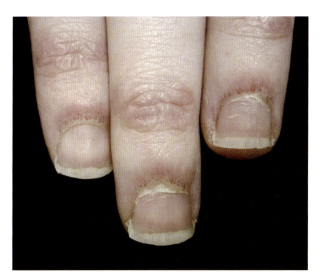

图2-4　皮肌炎患者指甲表面增厚，甲周毛细血管扩张（由毛细血管袢和毛细血管扩张组成）

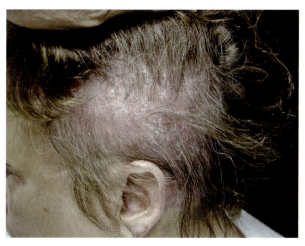

图2-7　皮肌炎患者头部红斑、皮肤异色病、银屑病样鳞屑和无瘢痕性脱发

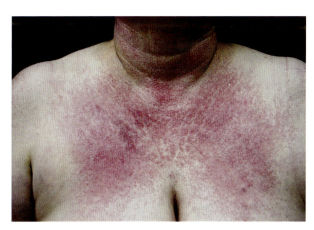

图2-5　患有恶性肿瘤和皮肌炎的妇女在曝光部位出现皮肤异色病样皮疹

少见的皮肤表现包括表皮剥脱性红皮病，以及水疱、糜烂及溃疡。肌病患者也可表现为其他

胶原血管疾病的病变。医师将具有这些类型的损害的患者分类为重叠类别。一般来说，硬皮病样病变最常见重叠综合征患者。不过，皮肤血管炎，盘状红斑狼疮和类风湿结节也可发生在皮肌炎患者中。

皮肤活检有助于鉴别皮肌炎和其他丘疹鳞屑性疾病湿疹性疾病，难以与红斑狼疮进行区分。直接免疫荧光显微镜区分两者。典型的皮肌炎皮肤活检显示空泡界面皮炎，真皮内黏蛋白沉积。没有典型界面病变的皮肌炎的皮肤表现典型的皮肤病变，如技工手（掌指侧缘过度角化）、脂膜炎、皮肤血管炎、荨麻疹、老年性红斑和汗孔角化病。

30%~56%典型皮肌炎患者中皮肤病变先于肌肉病变，在大多数情况下，肌炎在3~6个月内出现。部分患者经治疗后肌炎症状缓解，而皮肤病变依然存在，是迟发性皮肌炎（postmyopathic dermatomyositis）最显著的特征。无肌病性皮肌炎的诊断为除了典型的皮肤病变，至少6个月没有临床肌肉损害症状；血清肌酶水平多次正常；并排除在数月内系统使用糖皮质激素治疗或免疫调节剂治疗。无肌病性皮肌炎的诊断需满足皮肤损害在2年内没有肌肉受累。经典皮肌炎的预测因素没有证明发生在这种类型当中。

肌病

多发性肌炎的特征性表现是临床和实验室检查提示肌肉异常。即使最初只有皮肤病变，出现疾病时，大多数患者会随后出现肌炎。少于10%的患者肌炎先于皮肤病变出现。多发性肌炎和皮肌炎的临床和实验室评估没有区别。此外，当单独考虑时，个人肌炎特征不是皮肌炎或多发性肌炎的诊断；相反，诊断是一种排除法。

临床上，肌病主要影响肩部和骨盆带肌肉群的近端肌群。疾病严重时，进行性疾病可能会累及所有肌肉。通常是对称的。最初的主诉包括虚弱、疲劳，无力爬楼梯，无法举起发箍等动作或剃须，无法蹲起或坐下或联合出现这些症状。疾病进展可变，通常会发生数周或数月。肌肉酸痛是常见的主诉，触诊时有可变性压痛。吞咽困难和吸入症状反映出咽或上食管的横纹肌受累。吞咽困难常意味着快速进展过程，并可能提示预后差。

炎性肌病患者的肌酶水平经常升高。一般是肌酸激酶、醛缩酶、乳酸脱氢酶和/或血清转氨酶。对大部分患者来说，肌酸激酶最常用，可检测肌病活动情况。其他潜在的异常包括：肌电图（EMG）的电生理活动紊乱；组织病理学改变［肌肉活检的典型病变为Ⅱ型纤维萎缩、坏死、再生、核中央化和肌束周围和/或血管周围淋巴细胞浸润］；磁共振成像（MRI）或超声异常。MRI的使用提高了诊断效率，可在肌肉活检之前进行或可以证明临床上不显著的炎症。在儿童中，Ⅷ因子相关抗原或新蝶呤的水平可预测较严重的伴有血管病变的皮肌炎。

系统功能

皮肌炎和多发性肌炎是多系统疾病。这反映出患者高频出现与这些疾病相关的其他临床特征。

高达1/4的炎性肌病患者最常出现关节痛和/或关节炎。重叠综合征患者的这一比例更高。通常的情况之一是伴有晨僵的广泛的关节痛。对称性非变形的小关节炎可发生于手、腕及踝。伴有关节炎的患者发生恶性肿瘤的比例比那些没有关节炎的患者低。

高达1/4的炎性肌病患者的食管病变表现为吞咽困难。分为两种类型：近端型或远端型。近端吞咽困难是由于咽部或近端食道的横纹肌受累。其受累程度与肌疾的严重程度相关，糖皮质激素治疗有效。远端吞咽困难是由于平滑肌受累，在重叠综合征患者中常见。远端吞咽困难也可能也可能伴有反流性食管炎的症状。一般来说，吞咽困难预示着预后不良，往往与肺部受累有关。

15%~30%的皮肌炎和多发性肌炎患者会发生肺部疾病，其特征是原发性弥漫性间质性纤维化，表现在X线片上或肺功能测试异常。肺部疾病也可作为肌肉疾病的一种直接并发症，如通气不足或吸入性吞咽困难或可能是由于治疗引起的机会性感染或药物过敏性肺炎。值得注意的是，无肌病性皮肌炎患者即使在没有肌肉损害的情况下也可发生侵袭性的肺部疾病。总的来说，肺部并发症提示预后不良。有数据表明患有Jo-1抗体的肌炎患者，其肺部受累的风险更大。事实上，70%的患有Jo-1抗体的患者有间质性肺病。抗合成酶抗体综合征是肺间质性病变、肌炎、多发性关节炎、雷诺现象、发热和技工手的一个组合，抗Jo-1抗体常阳性。

患有炎性肌病的患者也可能发生心脏病，表

现为心肌炎或心包炎。心包炎更常见于伴有其他结缔组织病的重叠综合征患者。心肌炎可能导致传导缺陷、心律失常或严重时可发生充血性心力衰竭。

皮肤或肌肉的钙化症在成年人中是不常见的，但是可能发生在高达 40% 的儿童皮肌炎。皮肤钙质沉着症表现为坚硬、黄白色或肤色的结节，通常发生在骨性突起。有时会突出表面，从而引起继发性感染。肌肉钙化通常是无症状的，在放射学检查中才能看到。严重情况下，钙沉着症会导致功能丧失，极少情况下可引起骨生成。

妊娠对炎性肌病有影响。此外，炎性肌病可能对新生儿和/或母亲产生深远的影响。研究表明皮肌炎和/或多发性肌炎可能在怀孕期间被激活，或者，最初的表现可能会在妊娠时出现。此外，活动性肌炎患者常见出现多胎、早产、自发性流产、围产期死亡和病态妊娠。

无肌病性皮肌炎

目前，越来越多人认为皮肌炎是指只患或主要患有皮肤损害的疾病。部分患者仅有皮肤损害，类似于仅限于皮肤病变而没有累及系统的狼疮患者。这种认知与以前的观点发生了变化，以前认为所有皮肌炎患者均会有某种程度的肌肉病变，只要医师认真查找就能发现。在目前的命名中，无肌病性皮肌炎包括两种类型——无肌病性皮肌炎和低肌病性皮肌炎，根据最佳存在的流行病学数据显示，约占皮肌炎患者总数的 20%。

无肌病性皮肌炎是典型皮肌炎的一个亚型，仅有皮肤损害，至少 6 个月内无虚弱或肌酶检测异常。根据定义，在发现皮肤病变后的 6 个月内，这些患者不得连续两个月或更长时间接受全身免疫抑制疗法，以及必须没有接受会引起皮肌炎样皮肤变化的药物治疗，包括羟基脲和他汀类。这类患者称为暂时性无肌病性皮肌炎，直到 2 年后确诊为无肌病性皮肌炎。虽然无肌病性皮肌炎的皮肤病变难以与经典皮肌炎区分，但无肌病性皮肌炎是一个独特的类型，而不是一组肌肉异常尚无法检测的患者。大规模成人无肌病性皮肌炎分析显示大多数无肌病性皮肌炎患者肌电图、肌肉活检和/或肌肉 MRI 表现正常。

低肌病性皮肌炎包括皮肤病变和亚临床肌炎的肌电图、肌肉活检和/或 MRI 等实验室检查证据，但没有临床症状或肌肉压痛。重点是，这些发现不能用于预测随后可能发生的具有临床意义的肌肉疾病，因此不需要积极的治疗干预。Sontheimer 报道，平均病程 5.4 年内，没有任何低肌病性皮肌炎患者在随访时出现肌无力症状。

皮损表现和组织病理学无法与典型的皮肌炎区分开来。类似于经典的皮肌炎，无肌病性皮肌炎好发于女性，50~60 岁或是儿童期为发病高峰。实验室结果显示，除了抗 Jo-1 抗体相对缺乏，无肌病性皮肌炎患者类似于那些患有典型皮肌炎的患者，具有肺部疾病和抗黑色素瘤分化相关基因或 MDA-5 抗体（以前称为抗 CADM-140 抗体）升高。在美国的一项研究中，两者患者间质性肺疾病的患病率没有明显的差异。在亚洲东部人群，仅有皮肤病变和具有 MDA-5 自身抗体的患者快速进展为肺病的风险更高，尽管缺乏肌肉疾病，其预后不良。此外，最近在一个非亚洲人口中报道了 MDA-5 抗体相关的皮肤-肺综合征。最后，类似于经典皮肌炎，无肌病性皮肌炎也和恶性肿瘤有关，需要对这些患者的肺间质疾病和癌症表现进行追踪。

肌炎与恶性肿瘤

皮肌炎、多发性肌炎与恶性肿瘤目前已清晰。各种研究中发现，约有 6%~60% 皮肌炎患者患有恶心肿瘤。这种差异可能与不同的研究方法有关。最准确的数据显示 18%~32% 的皮肌炎患者已经或将要发展成恶性肿瘤。1992 年，瑞典人调查人员首先记录了在普通人群中皮肌炎患者发生恶性肿瘤的频率。尽管多发性肌炎患者患癌概率略有增加，但这个结果不是很重要，可以用更多的方法来解释侵袭性的癌症搜索引起的诊断偏差。其他的斯堪的纳维亚国家的后续研究证实了类似的发现。澳大利亚人研究显示在普通人群中皮肌炎患者发生恶性肿瘤的频率为 3~6 倍。虽然这种风险随着时间的推移而下降，但在诊断后的 3 年内最高，并且持续升高至少 5 年。从疾病一开始需加强对恶性肿瘤的监测，持续至少 3 年。

恶性肿瘤可能在皮肌炎发病前、发病时或发病后发生。此外，肌炎可能伴随着恶性肿瘤（一种副肿瘤）的发展过程或者遵循自己的发展过程，与恶性肿瘤的治疗独立开来。研究证明癌症治疗对肌炎的疗效无关。复发性肌肉炎和/或皮肌炎的皮肤表现可能提示癌症复发及需进行详细的检查。各种各样的恶性肿瘤在皮肌炎患者中有报道。如：妇科恶性肿瘤（尤其是卵巢癌）、肺癌、胰腺癌、结肠癌、非霍奇金淋巴瘤和乳腺癌等。此外，在东南亚人群中鼻咽癌的比例比较高。

尽管高龄已经被证明是一种皮肌炎患者发生恶性肿瘤的危险因素，但所有成人皮肌炎患者均有患癌症的风险。已有报告支持这一结论：年轻人患有恶性肿瘤相关性皮肌炎。低龄人群的恶性肿瘤发生在组织中，更常见的是没有肌病的恶性肿瘤（例如，一个30岁的男性，更有可能患睾丸肿瘤，而70岁的男性更有可能患结肠癌）。总之，成人皮肌炎患者，即使是年轻人，也要进行仔细的恶性肿瘤检查。儿童皮肌炎恶性肿瘤风险不高，对这类群体，不建议进行恶性肿瘤筛查。相对地，每一位患者均要进行完整的体格检查以及系统回顾。

使用免疫抑制剂药物治疗是否会增加肌炎患者继发恶性肿瘤的风险仍存在争议。在一些研究中，皮肌炎以及多发性肌炎患者在使用免疫抑制疗法时没有显示出增加恶性肿瘤的风险。另一方面，有一些全身性风湿病患者发生EB病毒相关淋巴瘤的报道，包括皮肌炎患者使用免疫抑制剂，如甲氨蝶呤。在其中一些病例中，停用免疫抑制，淋巴瘤会痊愈而不需要放疗或化疗。

对肌炎患者的评估

肌炎的诊断是排除性的（表2-2）。收集完整病史，特别是注意可能涉及的药物或毒素。包括既往恶性肿瘤史、既往外出史、饮食的改变，以及任何与之相关症状，如吞咽困难、呼吸困难或关节炎。系统回顾对皮肌炎患者患恶性肿瘤的评估尤为重要。

需要收集完整的病史和进行完整的体格检查。对女性来说，应该包括乳房和盆腔的仔细检查。这些检查不能推迟。如果检查者对这些部位不确定，有必要进行妇科会诊。同样，在男人身上，检查直肠及前列腺是必要的。

表2-2　皮肌炎的诊断标准

Ⅰ. 病史
　A. 既往恶性肿瘤史
　B. 相关症状
　C. 毒素、感染、旅游、疫苗接种或药物摄入史
Ⅱ. 体格检查
　A. 皮肤学检查
　B. 妇女：骨盆和乳房检查
　C. 男性：直肠和前列腺检查
Ⅲ. 肌病评估
　A. 肌酸激酶，醛缩酶
　B. 肌电图（如果A正常）
　C. 肌肉活检（如果A和B正常）
　D. 磁共振成像（特别是如果A正常，B和C下降）
Ⅳ. 皮肤疾病评估
　A. 病理活检用于常规组织病理学检测
　B. 选择性进行免疫荧光（指导意义不大）
Ⅴ. 常规检查
　A. 全血计数，综合代谢组及尿液分析
　B. 甲状腺功能
　C. 大便隐血试验检测
　D. 心电图
　E. 女性：巴氏涂片，CA-125
　F. CA 19-9
　G. 消化道内窥镜检查（适龄）
　H. 空腹血糖和血脂（儿童）
Ⅵ. 射线检查
　A. 胸部X线检查，考虑高分辨率胸部计算螺旋断层扫描（CT）
　B. 胸部/腹部/骨盆CT
　C. 女性：盆腔超声，乳房造影
Ⅶ. 肺功能测试（与扩散研究）
Ⅷ. 食管检查，如钡餐、测压或射线活动摄影术（患有肌病的患者建议进行）
Ⅸ. 选择性检查
　A. 动态心电图监测
　B. 超声心动图
　C. 自身抗体检测，例如Jo-1、Mi-2、MDA-5、TIF-1γ、NXP-2、PM、SRP等
Ⅹ. 当Ⅰ~Ⅶ检查异常时进行进一步检查。确诊时3年内每一年应该进行恶性肿瘤筛查

成人皮肌炎患者的常规检查包括完整的血液计数和综合代谢组、尿分析、大便隐血测试、甲状腺功能试验、CA19-9、心电图胸部X线，年龄合适者进行胃肠内镜检查、胸部、腹部和盆腔计算机断层摄影（CT）扫描，以及女性患者进行乳房X线摄像、经阴道盆腔超声、CA-125和巴氏涂片。儿童应进行空腹血糖及脂质筛查，因其可能

有胰岛素抵抗和脂肪萎缩的风险。在所有成人患者中,不管是否有症状或胸部X线是否异常,都要进行肺功能试验(PFTS)及扩散研究。PFT结果异常,特别是一氧化碳容量扩散(DL_{CO})减少,应采用高分辨率胸部CT扫描进行评估。所有患有肌肉疾病的患者中,出现运动障碍时需要进行食管检查。选择性研究包括动态心电图监测、超声心动图和血清学测试。除上述测试外,筛选还应包括年龄、种族以及有关的检测。例如,东南亚患者要进行耳、鼻、喉检查以进行鼻咽癌筛查。建议恶性肿瘤筛查每3年进行一次,除了仔细检查任何新的体征或症状,最重要的是,目前关于恶性肿瘤筛查是不断发展的,如果出现可靠的标记可用并已证明,则要更换筛选方法。

抗核抗体虽然在皮肌炎病例中可能是阳性的,但其检测在传统上不能预测疾病或其治疗作用。抗核抗体在大约三分之二的病例中是阳性的。较新血清学研究,包括肌炎特异性自身抗体,已经可以检测得到,包括Jo-1、Mi-2、PL-7、PL-12、EJ、OJ、KS、Zo、YRS和SRP。另外三种,U_1RNP、Ku和PM-Scl,在肌炎-重叠综合征中发现。抗MJ和PMS1与儿童皮肌炎相关,p155/140抗体在儿童中也可能与更广泛的皮肤累及相关。尽管这些检测与患者亚型相关,但其相关性是不完善的。例如,抗Jo-1抗体与肺部疾病和抗合成酶综合征有关,但不一定存在这种情况。临床上患有皮肌炎的患者,可能存在MDA-5或抗CADM-140、自身抗体。具有MDA-5自身抗体的患者其临床皮肤表现包括掌侧丘疹和溃疡。近来,已经证明大多数癌症相关性皮肌炎患者有抗转录中介因子的抗体1γ(TIF-1γ)或核基质蛋白NXP-2。这些新的自身抗体可能可以对特发性炎症性肌病重新定义分类。

目前,广泛使用的自身抗体检测并没有兴起,因其既不能明确诊断也不能排除诊断,对判断预后也不完善,而且对监测治疗没有帮助。新型自身抗体在未来可以帮助确诊侵袭性恶性肿瘤或肺部病变追踪。

治疗开始后,后续评估是必要的。重复检测每种异常项目。肌炎的随访一般包括临床检查与血清肌酶检查。必要时需复查肌肉活检或肌电图。生物力学评价在肌肉量化中的应用可能有助于追踪患者病程。每次随访时,均需仔细询问新发症状,若出现症状,需进行仔细评估。

病程与治疗

一般措施可帮助治疗皮肌炎和多发性肌炎患者。对那些进行性虚弱的患者建议卧床休息;但要被动进行运动训练以防止缺乏运动引起肌肉萎缩。任何有肌肉病变的患者均应进行适当的物理治疗方案和运动康复,这些已经证明是有益的,即使在疾病活动期间,也不会引起肌炎发作。考虑到炎性肌病存在的负氮平衡问题,因此补充营养也是关键,尤其是在儿童患者中。有吞咽困难症状的患者,床头要抬高,在休息前要避免进食。

总体治疗方案要根据是否存在肌炎或其他内部器官受累而定。治疗肌炎主要是系统使用糖皮质激素。关于小剂量治疗还是高剂量治疗以及交替治疗,仍存在争论。传统上,泼尼松初始治疗剂量为1~2mg/(kg·d),应持续治疗至少1个月,直至肌炎临床症状及肌酶不再活动。随之逐渐减少剂量,一般情况下,疗程是上一疗程的1.5~2倍时间。大约25%~30%皮肌炎及(或)多发性肌炎患者对系统使用糖皮质激素无反应或容易发展成显著的类固醇相关副作用。对这类患者,免疫抑制剂(甲氨蝶呤、硫唑嘌呤、霉酚酸酯、静脉注射免疫球蛋白、环磷酰胺、氯丁蓝或环孢素)是诱导或维持缓解的有效手段。此外,大多数患者在疾病发生时接受免疫抑制治疗以减少糖皮质激素的使用。大约三分之二接受免疫抑制治疗的患者,肌肉力量增加、肌酶水平降低或糖皮质激素剂量减少。

甲氨蝶呤可通过口服、皮下或静脉注射给药,每周1次,25~30mg的经验性剂量(口服剂量为15mg以上,应分成两次给药,以免药物剂量减少)。这种药通常在6~12周内起效,因此不建议用于控制暴发性疾病的过程。

一项硫唑嘌呤与泼尼松组、泼尼松与安慰剂组的双盲对照研究,在3个月的短期分析中,两组间无差异。不过,在3年后的随访中,显示接受过硫唑嘌呤治疗的人显著降低类固醇的用量且患者的肌肉力量更强。口服剂量1~2mg/(kg·d),根据噻嘌呤甲基转移酶结果而定以达到治疗效果而避免骨髓抑制。

霉酚酸酯对于难治性肌肉受累也显示了疗效,

通常剂量为 2~3g/d，分次服用。

使用免疫抑制剂需谨慎。在使用免疫抑制剂治疗之前需要进行完整评估，同样的也要对这些患者进行随访。

对上述药物无效者可通过其他措施进行治疗，个案报道及临床试验报道的疗效不错的有甲强龙冲击疗法、免疫抑制疗法联合治疗、氯丁酸、环孢素、他克莫司、西罗莫司、干细胞移植、鲁克索利替尼、全身光疗等。大剂量静脉免疫球蛋白（IVIG）和利妥昔单抗（Rituximab）是唯一已在随机安慰剂对照临床试验进行验证的。IVIG 证明有益于同时伴有肌炎和皮肤损害者，连续两天剂量 1g/（kg·d），每月一次。迄今为止使用利妥昔单抗治疗难治性皮肌炎的最大的随机临床试验涉及 200 例患者（成人或青少年）或多发性肌炎。这项研究没有满足肌肉标准的主要和次要终点。尽管如此，大多数患者肌炎改善和糖皮质激素减少。这些患者没有使用有效的皮肌炎皮肤指数做评判。

一项安慰剂对照研究表明血浆置换没有意义。尽管案例报告抗肿瘤坏死因子 α（抗 TNF-α）英夫利昔单抗治疗有效，但初步研究英夫利昔单抗可加剧难治性炎性肌病的放射学结果及临床症状，同时可激活一些 I 型干扰素系统。一些患者用依那西普治疗出现肌病恶化。此外，有报道显示抗肿瘤坏死因子可导致皮肌炎、多发性肌炎和抗合成酶综合征。

皮肌炎患者皮肤疾病的治疗往往很困难，即使肌炎可能对糖皮质激素和/或免疫抑制剂的治疗有效，皮肤病变常常持续存在。在一项研究中，50% 的患者使用免疫抑制治疗肌炎，皮肤表现无明显改善。虽然在爆发性肌炎患者中，皮肤病变可能并不重要，但多数患者的皮肤病变是疾病最重要的困扰。大多数患者皮肤病变是光敏性的；因此，类似于红斑狼疮患者，日常使用广谱防晒霜，防晒系数至少为 50，穿防晒衣物，戴宽边帽子，局部疗法包括糖皮质激素、他克莫司或吡美莫司。羟氯喹 200~400mg/d 对某些患者可有效控制皮肤病变并减少糖皮质激素的使用剂量。对羟氯喹反应欠佳者，可以更换成氯喹，250mg/d 或奎纳西林 100mg/d 以降低眼睛毒性。抗疟药物的使用需要进行常规预防措施，包括仔细地眼科检查及跟踪。皮肌炎患者比红斑狼疮患者更容易发生羟氯喹的麻疹样药物反应，因此尤其需要警惕。皮肌炎患者产生对羟基氯喹的皮肤反应可继续接受氯喹治疗。

研究证明甲氨蝶呤有效，剂量为 10~30mg/周。霉酚酸酯治疗皮肤损害也同样有效。关于维 A 酸、达普司酮、沙利度胺、佐剂来氟米特、抗雌激素、环孢素、他克莫司、吡美莫司、全身光疗、英利昔单抗、依那西普、鲁克索利替尼的治疗观察均未曾证实，但静脉注射免疫球蛋白可能是有效和安全的，但价格昂贵。虽然有案例报告和一次小规模的临床试验都表明利妥昔单抗可改善皮肌炎皮肤表现，但迄今为止最大的临床试验以及随机对照试验显示其疗效有限。此外，也有一些肿瘤坏死因子治疗诱发皮肌炎皮肤损害的报道。

虽然关于皮肤型皮肌炎的临床研究证据缺乏，许多专家使用抗疟药，随后甲氨蝶呤、霉酚酸酯之后到 IVIG 治疗顽固性皮肌炎的皮肤损害。

皮肌炎患者的瘙痒症尤其难治，影响睡眠和生活质量，因此应加以重视。若传统的止痒方法无效，考虑瘙痒症也是炎症性疾病的一部分，因此可选择免疫调节剂或免疫抑制方案。最后，研究表明没有肌炎症状的患者没有必要进行糖皮质激素治疗。因此，无症状性皮肌炎的治疗与经典的皮肌炎显著不同。

角膜炎治疗困难，但是对地尔硫䓬或手术切除的反应最好。其他的治疗方法多样，包括双膦酸盐、秋水仙碱、小剂量华法林、氢氧化铝、丙磺舒、IVIG、抗 TNF 治疗、钠硫代硫酸盐和电击碎石术等。偶尔，钙质沉着症会自行消退，不需要治疗。儿童型皮肌炎的早期积极治疗已经证明可以降低发展成儿童钙质沉着症的风险。

与肌炎相比，皮肤病变更难治，因此有必要对皮肤病变的严重程度进行评估以设计出正确的临床试验，能够可靠地评价治疗干预的效果。皮肌炎皮肤严重度指数作为一种皮肤损害严重程度的度量。也有另一个评价指标，皮肤型皮肌炎面积及严重程度指数。皮肤评估工具用于评价儿童型皮肌炎皮肤的受累情况。

不同皮肌炎和多发性肌炎患者的预后差异很大。影响预后的因素包括年龄、肌炎的类型和严重程度、是否存在吞咽困难、伴发恶性肿瘤、肺部疾病或临床上明显的心脏疾病和糖皮质激素治疗的反应。治疗改变预后的概念是通过糖皮质激素治疗和免疫抑制剂治疗的回顾性报告而确定。

（陈慧姮　译，张锡宝、罗权　审校）

推荐阅读

Bohan A, Peter JB, Bowman RL, Pearson CM. A computer-assisted analysis of 153 patients with polymyositis and dermatomyositis. Medicine 1977;56:255.

Callen JP, Wortmann RL. Dermatomyositis. Clin Dermatol 2006;24:363–73.

Chaisson NF, Paik J, Orbai AM, Casciola-Rosen L, Fiorentino D, Danoff S, et al. A novel dermato-pulmonary syndrome associated with MDA-5 antibodies: report of 2 cases and review of the literature. Medicine (Baltimore) July 2012;91(4):220-8.

Dalakas M, Hohlfeld R. Polymyositis and dermatomyositis. Lancet 2003;362:971–82.

Edge JC, Outland JD, Dempsey J, Callen JP. Mycophenolate mofetil as an effective corticosteroid-sparing therapy for recalcitrant dermatomyositis. Arch Dermatol 2006;142:65–9.

Femia AN, Vleugels RA, Callen JP. Cutaneous dermatomyositis: an updated review of treatment options and internal associations. Am J Clin Dermatol August 2013;14(4):291–313.

Fiorentino DF, Chung LS, Christopher-Stine L, Zaba L, Li S, Mammen AL, et al. Most patients with cancer-associated dermatomyositis have antibodies to nuclear matrix protein NXP-2 or transcription intermediary factor 1γ. Arthritis Rheum November 2013;65(11):2954–62.

Hill CL, Zhang Y, Sigurgeirsson B, et al. Frequency of specific cancer types in dermatomyositis and polymyositis: a population-based study. Lancet 2001;357:96–100.

Morganroth PA, Kreider ME, Okawa J, Taylor L, Werth VP. Interstitial lung disease in classic and skin-predominant dermatomyositis: a retrospective study with screening recommendations. Arch Dermatol July 2010;146(7):729–38.

Oddis CV, Reed AM, Aggarwal R, Rider LG, Ascherman DP, Levesque MC, et al. Rituximab in the treatment of refractory adult and juvenile dermatomyositis and adult polymyositis: a randomized, placebo-phase trial. Arthritis Rheum February 2013;65(2):314–24.

Sontheimer RD. Cutaneous features of classic dermatomyositis and amyopathic dermatomyositis. Curr Opin Rheumatol 1999;11:475–82.

Walsh R, Kong S, Yao Y, et al. Type I interferon-inducible gene expression in blood is present and reflects disease activity in dermatomyositis and polymyositis. Arthritis Rheum 2007;56:3784–92.

第3章

硬皮病、雷诺现象及相关疾病

Stephanie T.Le · Nicole Fett · Anna Haemel

> **要点**
>
> - 表现为"皮肤硬化"症状的范围很广泛，包括皮肤硬化症（结缔组织增多，成纤维细胞正常或下降）及皮肤纤维化（结缔组织和成纤维细胞增多）。
> - "皮肤硬化"的不同临床诊断可以分为两种主要类型：①硬斑病和硬斑病样症；②系统性硬皮病和硬皮病样症。
> - 硬斑病和硬斑病样症患者皮损表现往往是不对称、非连续性的，系统性硬皮病和硬皮病样症的皮损表现往往是对称的、远端的、连续性的。
> - 硬化、甲襞毛细血管变化和雷诺现象有助于区别系统性硬皮病和其他皮肤硬化性疾病。

硬 皮 病

"硬皮病"这一术语常常用在局限性硬皮病（硬斑病）和全身性硬皮病（系统性硬皮病）。虽然硬斑病与系统性硬皮病（systemic sclerosis，SSc）在组织病理特征存在相似之处，但它们的病理生理、自身抗体的特点和临床表现的差异性表明两者代表不同的疾病过程，而不是同一个病谱。重要的是，硬斑病不会发展成SSc，也不会像SSc一样累及内脏。通常，硬斑病皮损更倾向于不对称性、非连续性，SSc皮损更倾向于对称性、远端性、连续性。因此，"皮肤硬化"可分为两大类：①硬斑病和硬斑病样症；②系统性硬皮病和硬皮病样症。

硬斑病（局限性硬皮病）

临床表现

硬斑病可发生成人和儿童中，表现为一处至多处水肿、硬化、萎缩的斑块。在活跃期（或炎症期），典型表现为红斑或紫红色（图3-1）；在消退期（或非炎症期），皮损表现为象牙色或色素沉着。硬斑病与系统性硬皮病之间的区别在于是否有指端硬化，雷诺现象和甲襞毛细血管病变。"硬斑病"这一术语也可称为"局限性硬皮病"，以区别于SSc及其特殊的末端器官并发症。硬斑病的皮肤外表现包括基础结构受累，比如骨骼；在线状硬斑病的情况下，头部和中枢神经系统受累。关节也可能受累（例如，10%的儿童患者）（Fett，2013年）。在20%~80%的患者中可以观察到抗核抗体（ANA）阳性，但是一般不提示潜在的系统自身免疫性结缔组织病，如红斑狼疮或SSc。

关于硬斑病的分类一直存在争议，Laxer和Zulian提出根据临床表现不同，硬斑病可分为5种类型：局限性硬斑病、线性硬斑病、泛发性硬斑病、全硬化性硬斑病和混合性硬斑病。局限性硬斑病在成年患者中最常见，表现为不超过三处斑块。活动性病变表现为硬化的紫色环（图3-1），可扩大或消退，数年后发展成为象牙白色或色素沉着以及软化。浅表的局限性硬斑病（比较常见；仅限于表皮和真皮）和深部的局限性硬斑病（包括真皮深部及皮下组织）表现有所差异。

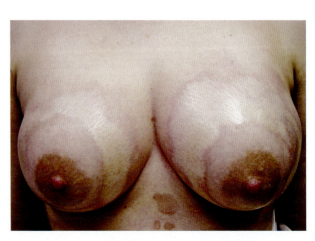

图 3-1　乳房硬化性斑块，红斑及紫色环

线性硬斑病表现为带状硬化、皮肤凹陷、通常上覆皮肤色素沉着。线性硬斑病是儿童最常见的类型，主要侵犯四肢、面部和/或头皮，皮损通常单个存在（图3-2）。在儿童中，由于生长板的断裂，肢体的线性硬斑病可导致局部生长停滞和肢体长度差异。当病变跨过关节时，需注意是否有关节挛缩。头部线性硬斑病包括两种亚型：类军刀伤（ECDS；额顶骨的硬斑病）、进行性半侧颜面萎缩（progressive hemifacial atrophy，PHA；Parry Romberg综合征）。类军刀伤（图3-3）最常表现为正中前额的凹陷的和/或色素沉着斑块；当病变扩展侵入头皮，可见明显脱发。在其发病早期，ECDS可表现出类似于葡萄酒色斑的红斑。相反，PHA主要侵犯皮下组织，在表皮上只有细微的病变。在同一患者重叠出现ECDS和PHA的特征并不少见。头部线性硬斑病与中枢神经系统和眼部异常相关。中枢神经系统表现包括癫痫发作和头痛，分别报道有13%以及9%的患者。皮损的严重程度无法预测中枢神经系统的异常。磁共振图像（MRI）的对比有助于此。3%的头部线性硬斑病患者可能出现眼部表现，共同特征包括附属器硬化和葡萄膜炎；系列的眼科检查可能有助于防止永久性视力丧失。牙齿异常也可能存在，特别是在PHA患者中。虽然线性硬斑病大多数见于儿童，但也可发生在成人。

别在于有无雷诺现象，甲襞毛细血管变化和指端硬化。

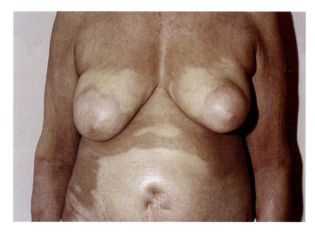

图3-3　泛发性硬斑病。病变广泛且相连

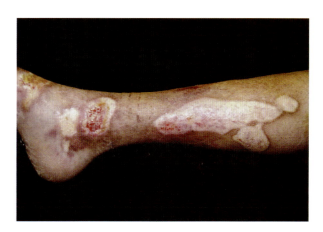

图3-4　小腿线性硬斑病

泛发性硬斑病是一种罕见的、有侵袭性的、定义不清的局限性硬斑病亚型。一些学者认为它是泛发性硬斑病的变异。儿童患者可能有周围神经和皮下组织受累，侵犯几乎整个躯体表面。全硬化性硬斑病也可能累及全层包括肌肉、肌腱和骨骼，伴有未愈合的溃疡和皮肤鳞状细胞癌。

高达15%的患者同时出现2个或多个亚型，或者混合性硬斑病。其他表现类型可能沿着硬斑病谱发生率下降，包括硬化苔藓和嗜酸细胞性筋膜炎（本章节后面介绍）。据报道，在有斑块型、线型和泛发性硬斑病的个体中，生殖器硬化的发生频率高于平均值；生殖器官检查最好包括在患者的护理中。硬化性苔藓是否包括在硬斑病的病谱中（图3-5）或是与之相关需要进一步研究。

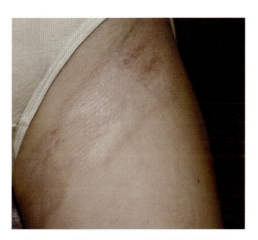

图3-2　线性硬斑病/硬斑病重叠的儿童

泛发性硬斑病表现为4个或4个以上的硬化斑块，每个大于3 cm，累及2个或更多区域（图3-4）。与其他类型相比，泛发性硬斑病更容易发生关节痛。泛发性硬斑病更有可能出现自身抗体阳性。严重的泛发性硬斑病与SSc之间的区

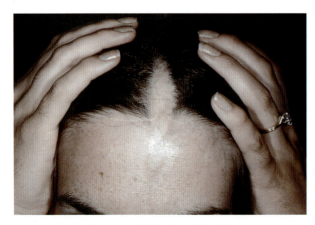

图 3-5　前额和头皮类军刀伤

诊断

硬斑病的诊断包括皮损表现的程度和侵犯的区域以及排除其他常见的类似于硬斑病或硬斑病样障碍（表 3-1）。硬斑病通常是通过临床表现诊断，在典型案例中，不需要进行皮肤活检。硬斑病和 SSc 在皮肤活检上是无法区分的。不过，当出现非典型皮损时和/或评估活动性炎症的严重程度来选择治疗方案时，皮肤活检还是有用的。皮肤活检标本应包括皮下组织，在组织学上呈方形（所谓的"方形活检"）。表皮可能正常或萎缩，真皮胶原纤维增厚且致密，皮肤附属器萎缩或缺失，附件分离，透明质胶原替代皮下脂肪。在硬斑病炎症早期，真皮和皮下可见以淋巴细胞为主的浸润，有或无浆细胞（图 3-6）。

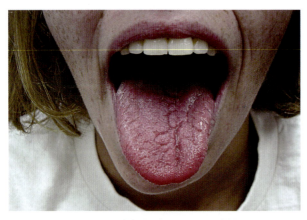

图 3-6　单面萎缩（Parry-Romberg 综合征），左下颌和舌头萎缩

鉴别诊断

硬斑病的鉴别诊断包括类似于硬斑病或硬斑病样疾病。临床上最常见的包括辐射诱发的硬斑病、皮肤恶性肿瘤、注射部位反应和脂性硬皮病（表 3-1）。

表 3-1　硬斑病鉴别诊断要点

硬斑病	类硬斑病
● 局限性	● 辐射诱导性硬斑病
● 线性	● 皮肤恶性肿瘤
● 泛发性	● 注射部位反应
● 全硬发性	● 脂性硬皮病
● 硬化性苔藓（可能是）	

改编自 Laxer, Ronald M., and Francesco Zulian. Localized scleroderma. Current Opinion in Rheumatology. 2006; 18 (6): 606-613.

辐射诱发的硬斑病可能是硬斑病的一个亚型，在受损的皮肤上出现辐射相关的免疫学紊乱。辐射诱发的硬斑病一般在放射治疗后 1 年内出现，虽然也可能会出现延迟的表现。辐射诱发的硬斑病在女性乳腺癌放射治疗后最为常见，需将受侵犯的乳房收缩与辐射性皮炎进行区分。皮肤活检是为了排除恶性肿瘤复发、原发恶性肿瘤（如基底细胞癌）和转移性疾病（如铠甲状癌）。

注射部位反应与脂性硬皮病也可出现类似于硬斑病的表现。有报道注射维生素 B_{12}、维生素 K、疫苗接种和其他注射剂后在注射部位出现皮肤硬化。病变往往在没有治疗的情况下缓慢消退。脂性硬皮病，或硬化性血管炎，是一种静脉功能不全的表现，小腿内侧下方的硬结和色素沉着，典型的"倒香槟酒瓶"样外观。可能是单边的，也可能是双边的，偶尔也可以类似于硬斑病或嗜酸性筋膜炎。脂性硬皮病通常是临床诊断；由于受损区域愈合不良，典型病例可能推迟活检。

管理

硬斑病有一些治疗原则，分别针对病情的活动、严重性、亚型以及潜在的功能和美观考虑。值得注意的是，几乎没有证据支持非活跃期硬斑病的治疗。针对硬斑病的亚型的治疗原则如下。

局限性硬斑病。 在临床实践中，常见初始治疗方法是局部使用糖皮质激素作为单一疗法，这种治疗方法确实有效，但目前仍缺乏具体数据支持。在一项小型随机对照实验中，局部使用他克莫司可改善皮肤厚度，可以作为另一种治疗手段。如果皮损没有反应，可以选择其他治疗手段，包括外用咪喹莫特、局部使用卡泊三醇、联合使用钙泊三醇和二丙酸倍他米松，或病灶局限性光疗

（NB-UVB，UVA，或 UVA-1）。对大多数患者来说，NB-UVB 的可及性及有限毒性使之成为一种良好的光疗方式。对那些病变侵犯更深、更顽固性的患者，UVA 准分子激光可能有益。

线性硬斑病。前瞻性和回顾性数据均支持甲氨蝶呤[如，成人 15~25mg/week，儿童 1mg/（kg·week）]联用系统性糖皮质激素的疗效（如泼尼松 1mg/kg，每日口服 1 次或静脉冲击，伴有或不伴有后续口服泼尼松（Fett 和 Werth，2011 b）。儿童线性硬斑病中，甲氨蝶呤联合系统性糖皮质激素是治疗的标准，且已经有随机安慰剂对照的数据支持。如果在 8~12 周后没有改善，增加或更换为光疗（UVA 或 PUVA 治疗深部病变，NB-UVB 治疗浅表性病变），或使用麦考酚乙酯治疗。儿童风湿科医生经常在难治性病例中，除了使用甲氨蝶呤外，还加入麦考酚乙酯。值得注意的是，评估线性硬斑病的治疗反应是比较困难的。适当的咨询是至关重要的，在这方面，治疗的首要目标是阻止疾病的进展；已经损坏的组织无法恢复正常，要避免给患者带来过度治疗。对静止多年的面部萎缩，可以考虑重建手术。在活跃期患者中使用外科干预可导致病情快速加剧。

泛发性硬斑病。如果患者没有出现功能受限，光疗通常是泛发性硬斑病的一线治疗方法。如果光疗 8 周后没有反应，联合使用甲氨蝶呤及系统性糖皮质激素。如果再经过 8~12 周后没有任何改善，可以考虑使用麦考酚乙酯。

系统性硬皮病

临床表现

系统性硬皮病（systemic sclerosis，SSc）是自身免疫性结缔组织病，特征是血管功能障碍、自身免疫以及包括皮肤在内的末端器官硬化。虽然 SSc 普遍好发于中年妇女，它也会发生于所有年龄和性别。发病机理可能涉及遗传和环境两方面因素。疾病亚型包括：①局限性皮肤系统性硬皮病（以前称为 CREST 综合征，即钙质沉着症、雷诺现象、食管运动功能障碍、指端硬化、毛细血管扩张）；②弥漫性皮肤系统性硬皮病；③重叠综合征，包括混合结缔组织病（本章末单独讨论）；④系统性硬化性硬皮病（缺乏皮肤受累）。

弥漫性皮肤系统性硬皮病（diffuse cutaneous systemic sclerosis，dSSc）和局限性皮肤系统性硬皮病（limitedcutaneous systemic sclerosis，LSSc）是最为公认的疾病模式，根据皮肤受累程度而有所区别。dSSc 的特征是由近端皮肤到肘部出现硬化，LSSc 的特征是仅有肘部远端皮肤受累，以及常局限于最远端肢体。在疾病早期的特征是患者出现水肿期，表现为"肿胀的手指"或"肿胀手"。随着疾病进展，肿胀区域发展成为硬结，从远端到近端发展（图 3-7）。在 dSSc，在雷诺现象首次出现不久后可见手和手指水肿。相反，LSSc 患者雷诺现象往往持续多年，才出现其他征状，反映出病程迁延。

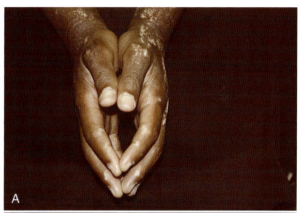
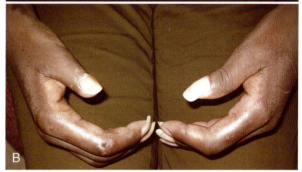

图 3-7 系统性硬皮病手指和手上皮肤紧绷、束缚感。手指对称受累有助于区分系统性硬皮病和嗜酸性筋膜炎。A，"祈祷征"；B，手指溃疡

SSc 的皮肤症状多种多样，不仅包括皮肤硬化，也有甲襞毛细血管病变、手掌毛细血管扩张（图 3-8）、角膜炎和色素沉着改变。SSc 的色素改变包括：弥漫性色素沉着，类似于艾迪生病；片状色素减退/色素沉着；或白斑病，表现为毛囊缺失的"椒盐样"外观（图 3-9）。躯体内部表现也各不相同，可能累及多个器官系统包括：胃肠道（如食管动力障碍、反流和胃窦血管扩张）、心脏和肺（如间质性肺病和肺动脉高压）及肾脏（如硬皮病肾脏危象）。SSc 的具体诊断标准如下。

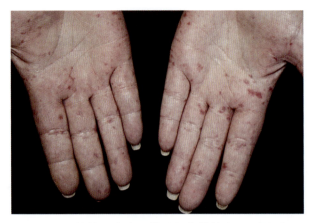

图 3-8 系统性硬皮病手掌毛细血管扩张——CREST 病变

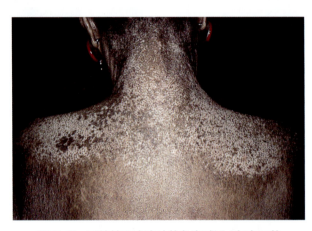

图 3-9 系统性硬皮病片状色素减退/色素沉着

诊断

为了鉴别硬皮病和硬皮病样症状以及其他类似于硬皮病的疾病（表3-2）（Fett 和 Werth，2011 a），美国风湿病学会于2013年公布新的诊断准则（表3-3）。临床皮肤表现尤为重要，需满足8种标准中的其中6项。皮肤硬化症是最重要的，近端掌指关节交界处皮肤增厚本身就是足够的诊断标准。其他与皮肤有关的诊断标准包括血管表现：雷诺现象、甲襞毛细血管异常、指尖皮损和手掌毛细血管扩张。

SSc 的心肺表现，动脉高压（pulmonary arterial hypertension，PAH）和间质性肺疾病（interstitial lung disease，ILD）也包括在2013年诊断标准中。目前这些重要的并发症造成 SSc 最大死亡率。在肺动脉高压中，肺血管床收缩使得右心房压力升高。达30% SSc 患者患有 PAH。

表 3-2 系统性硬皮病的鉴别诊断

系统性硬皮病	硬皮病样症状
• 局限性系统性硬皮病 • 弥漫性系统性硬皮病 • 混合性结缔组织病 • 重叠综合征	炎症性疾病 • 嗜酸性筋膜炎 • 硬化型 GVHD 黏蛋白相关性疾病 • 硬皮病 • 硬化性黏液水肿 副肿瘤性疾病 • POEMS 综合征 • 良性肿瘤 • 淀粉样变 遗传/代谢性疾病 • 早衰 • 卟啉症 • 其他 药物引起及既往中毒性疾病 • 肾源性系统性纤维化（NSF） • 嗜酸性粒细胞 - 肌痛综合征 • 毒油综合征

改编自 Connolly MK.Systemic sclerosis（scleroderma）and related disorders.In: Bologna J, Jorizzo JL, Rapini RP, editors. Dermatology.2nd ed.St.Louis，MO；2008.p.585–95.

表 3-3 系统性硬皮病 2013 年诊断标准

	主要标准	次要标准
皮肤硬化	双手手指增厚蔓延至近端皮肤增厚	• 手指肿胀 • 指端硬化（由远端向近端进展）
皮肤血管表现	雷诺现象 甲襞毛细血管异常 指尖皮损	• 手指溃疡 • 点蚀瘢痕
内科病	手掌毛细血管扩张 肺动脉高压 肺间质疾病	• 肺动脉高压 • 肺间质疾病
自身抗体	SSc 相关自身抗体	• 抗着丝点 • 抗局部异构酶Ⅰ（或 Scl-70） • RNA 聚合酶Ⅲ

改编自 Hoogen F van den, Khanna D, Fransen J, Johnson SR, Baron M, Tyndall A, et al.2013 Classification criteria for systemic sclerosis: an American College of Rheumatology/European League Against Rheumatism collaborative initiative.Ann Rheum Dis November 1, 2013; 72（11）: 1747-55.

在 SSc 相关死亡患者中占 26%。尽管所有 SSc 患者均有发生 PAH 的可能，但 PAH 在 lSSc 中较为常见，尤其是晚期并发症。在 ILD 中，炎症和/或肺间质瘢痕损害肺部生理功能与气体交换。30%~90% SSc 患者发生 ILD，其中达 35% 致死。ILD 在 dSSc 中更常见，往往发生在病程早期。ILD 引起的缺氧可导致肺动脉高压，难以与 SSc 本身所致的 PAH 进行区分。

诊断 SSc 的实验室标准包括 SSc 特异性自身抗体。超过 95% 的病例中 ANA 阳性，但患者往往只有一个没有 SSc 特异性自身抗体（抗着丝点，抗局部异构酶Ⅰ（或 Scl-70），或 RNA 聚合酶Ⅲ）。约 30% 患者有抗着丝点抗体，可能与 LSSc 及 PAH 相关。约 30% 患者有抗局部异构酶抗体，可能与 dSSc 相关，并且增加 ILD 的风险和死亡率。约 10% 的患者有 RNA 聚合酶Ⅲ抗体，与 dSSc、硬皮病肾脏危象和潜在的癌症相关。值得注意的是，临床检查支持诊断为硬皮病的情况下，SSc 特异性自身抗体阴性并能排除这一诊断。

皮肤活检可用于鉴别 SSc 和其他类似于硬皮病的疾病。大多数产生"硬皮"的情况可按组织学进行分类，无论是硬化症（结缔组织增多，成纤维细胞正常或减少，见于硬皮病和硬斑病）或皮肤纤维化（结缔组织增加和成纤维细胞增多，如硬化性黏液水肿和肾源性系统性纤维化）。

鉴别诊断

硬皮病的鉴别诊断包括其他主要表现为弥漫性和/或对称性的皮肤硬化、纤维化疾病（表 3-2 和表 3-4）（Fett 和 Werth，2011a）。硬皮病的鉴别诊断广泛多样，主要为如表 3-2 种所列的 6 类：炎症性疾病、黏蛋白相关性疾病、副肿瘤性疾病、遗传/代谢性疾病，药物引起及既往中毒性疾病；下面重点介绍了一些最具临床意义的代表。

炎症性硬皮病包括嗜酸性粒细胞筋膜炎（在下文单独讨论）和硬化型或硬皮病样的移植物抗宿主病（GVHD），一种慢性移植物抗宿主病。与 SSc 从远端到近端进展相反，硬化型 GVHD 很少累及远端，包括手指、脚趾和面部。雷诺现象与 PAH 通常不存在于 GVHD 患者中，尽管患者可能继发于肺部疾病而发展为肺纤维化和肺部高压。

表 3-4 系统性硬皮病/纤维化疾病的鉴别特征

特征	LM	SSc	EF	Sd	Sm	NSF
主要的儿童	++	-	-	+	-	-
主要的妇女	++	++	+	-	-	-
急速起病	-	-	++	-	-	+
对称性	-	++	++	+	+	+
四肢	+	+	++	-	-	++
面部	+	+	-	-	+	-
躯干	+	+	-	++	+	-
雷诺现象	-	++	-	-	-	-
指端硬化	-	++	-	-	-	-
色素改变	++	+	-	-	-	+
毛细血管扩张	-	+	-	-	-	-
钙质沉着症	+	+	-	-	-	-
系统性疾病	-	++	+	+	+	+
血嗜酸性粒细胞	-	-	++	-	-	-
筋膜受累	+	+	++	-	-	+/-
自身抗体	+	++	-	-	-	-
单克隆尖峰	-	-	+/-	-	++	-
甾体反应性	+	-	++	-	-	-
随时间好转	++	-	++	++	-	+/-

LM，局限性硬皮病；SSc，系统性硬皮病；EF，嗜酸细胞性筋膜炎；Sd，硬肿；Sm，硬化性黏液水肿；NSF，肾源性系统性纤维化；-，罕见；+，常见；++，非常普遍

硬皮病和硬化性黏液水肿均为黏蛋白沉积症，表现为硬皮病样特征。硬皮病通常界限不清的硬化斑块，发生在上背部或仅发生在双手/脚。皮肤活检显示黏液沉积在轻微扩张的胶原束之间。硬化性水肿可能发生在近期发生的发热病、蛋白血症或控制不良的糖尿病中。硬化性黏液水肿，亦称为黏液水肿性苔藓，表现为呈线性排列的细小、蜡状皮肤丘疹和皮肤增厚，好发于面部、耳朵、颈部、前臂和手部，手掌一般除外，并且不存在指端硬化，这些有助于鉴别硬化性黏

液水肿和 SSc。诊断主要根据典型的皮肤表现，单克隆丙种球蛋白病，没有甲状腺疾病，以及皮肤活检显示黏蛋白沉积，成纤维细胞增生和纤维化。还可发生皮肤外表现，包括严重的神经并发症。

其他硬皮样疾病包括：副肿瘤综合征，如多发性神经病、器官肿大、内分泌疾病、单克隆丙种球蛋白病和皮肤改变（统称为 POEMS）；类癌综合征，淀粉样变；遗传/代谢疾病包括早衰、血卟啉症以及其他；对药物的反应，包括博来霉素和紫杉烷类；以及与毒素有关的既往史，包括肾源性系统性纤维化（NSF）（本章后面有介绍）。

指端硬化是 SSc 的特征性表现，需与其他累及关节病变的疾病鉴别（如糖尿病性关节病、关节强直）或皮肤异常（如成纤维细胞性风湿病、卟啉症，接触药物如博来霉素）。糖尿病性关节病由于关节周围皮肤和皮下组织增厚，往往难以与指端硬化相鉴别，典型进展为尺侧发展至桡侧，最开始累及第五和第四手指，可能有助于鉴别。

当 SSc 仅表现为皮肤轻微硬化时，需注意与其他有类似皮肤表现的非皮肤硬化疾病进行鉴别。毛细血管扩张是常见的皮肤损害，与玫瑰痤疮、光老化和肝病表现不同。SSc 的毛细血管扩张，有特征性的平面、方形或似垫状，常累及口腔黏膜，有助于与其他疾病进行区分。遗传性出血性毛细血管扩张症与黏膜毛细血管扩张症相比，更圆且凸起。

管理

由于没有治愈硬皮病的方法，专家的建议及使用特定药物的治疗对阻止个体疾病表现进展有指导意义。

皮肤表现

目前与硬皮病相关的皮肤硬化试验成功性有限。在两种随机对照试验基础上，显示甲氨蝶呤能够提高早期 dSSc 皮肤评分，因此，欧洲风湿病联盟推荐甲氨蝶呤（15~25mg/week）为一线治疗。如果治疗反应不佳，专家建议增加或更换吗替麦考酚酯。也有试验数据支持口服或静脉注射环磷酰胺来治疗严重的疾病。PUVA 与 UVA-1 可以帮助改善硬皮病的皮肤硬化，因其深入组织，因此比 UVB 更优。手部光疗与作业疗法可能有助于在硬结的情况下维持手部功能。此外，许多硬皮病患者有严重的多因素瘙痒，特别是在病程早期；治疗考虑包括针对神经性疼痛的药物（如加巴喷丁），阿片受体拮抗剂（如纳曲酮），以及作为治疗皮肤硬化症的药物。

非硬皮病皮肤表现的治疗最好个体化。毛细血管扩张一般对血管激光反应良好。皮肤钙沉着症通常是治疗耐受。关于雷诺现象和难愈溃疡的管理见于本章后面部分。

全身表现

SSc 的心肺及其他内脏器官受累通常是跨学科管理。应当从所有治疗建议中筛选出合适患者的最优方案。筛查 ILD 是非常宝贵的，因为它是无症状的，往往直到病程的晚期出现，经过治疗（如吗替麦考酚酯）能提高生存率。对 ILD 的基本筛查包括每 6~12 个月检查肺一氧化碳弥散量（DL_{CO}）来测定肺功能试验（PFTs）。若发现 DLCO 降低和/或限制性通气应作进一步的 ILD 检查，包括高分辨率胸部电脑断层扫描（CT）。除了 PFTs 外，一些专家还主张采用基线高分辨率胸部 CT。同样地，PAH 直到疾病晚期也可能无症状，早期治疗可能改善预后。PAH 的适当筛查包括每年进行肺功能检查和心脏超声心动图；怀疑有 PAH 的患者，应参考心内科进行右心导管插入术以明确诊断和持续管理。虽然硬皮病肾脏危象不包括在 2013 年 SSc 的诊断标准中，在血管紧张素转换酶抑制剂的问世之前，却是死亡的主要原因，因而仍旧是重要的并发症。评估和治疗硬皮病肾脏危象，出现收缩压高于基线 20mmHg 或舒张压 10mmHg 以上。根据回顾性数据，SSc 患者泼尼松剂量通常 ≤ 10mg/d，对于硬皮病肾脏危象患者，建议剂量 ≥ 15mg/d。

嗜酸细胞性筋膜炎

嗜酸细胞性筋膜炎（eosinophilic fasciitis, EF）。一些学者认为嗜酸细胞性筋膜炎（EF）是一种硬斑病的疾病谱，并且高达 30% 的患者的局限性硬斑病可能发生在远端区域（例如，躯干）。与许多其他硬斑病亚型不同，EF 趋向于对称出现。因此，被认为是硬斑病的鉴别诊断（表 3-2）。

EF可与SSc进行区分,前者未累及的手指和脚趾,通常累及手和足,而没有雷诺现象及甲襞毛细血管变化。

EF最初可能伴有四肢突发性疼痛和水肿,偶发于剧烈运动后或者创伤,迅速发展成对称硬化,通常有酒窝状的橘皮样改变。患者可有特征性的"凹槽现象",包括沿静脉的线状凹陷,但四肢反重力抬高时加剧。EF的"凹槽现象"是由静脉栓及深部静脉受累导致,表皮和真皮常无症状。实验室特征包括红细胞沉降率提高或者外周血嗜酸性粒细胞缺失。在一些患者中有报道与之相关的病变蛋白血症。深层皮肤活检和/或MRI可能有助于界定筋膜受累。大剂量泼尼松(如1mg/kg)冲击数月有助于改善病情,特别是在疾病早期;但是,如果没有保类固醇的药物可能导致疾病复发。专家通常早期添加一种保类固醇的药物,如甲氨蝶呤可以提供额外的益处。与其他硬化性疾病患者一样,关节硬化需要进行物理治疗。

雷诺现象及相关疾病

雷诺现象(Raynaud's phenomenon),表现为指(趾)端颜色变化,通常是寒冷天气下反射性阵发性血管痉挛引起,通常对低温产生反应。而经典的雷诺现象是三相的(从白色变成蓝色再到红色),与双相(白色到蓝色)是一致的。雷诺现象分为原发(又称为特发性的,即"Raynaud病")和继发(与潜在疾病有关,包括SSc)。

原发性雷诺现象的标准包括ANA阴性或低滴度,既无临床症状(例如,指端硬化,钙化,脑组织损伤)也没有潜在结缔组织疾病的病史以及甲襞毛细血管正常。皮肤镜可观察甲襞毛细血管;硬皮病可观察到甲襞毛细血管异常和相关疾病可能包括毛细血管扩张、紊乱、出血、毛细血管溢出。这些病变提示SSc进展的风险或其他伴有雷诺现象的自身免疫结缔组织疾病。

雷诺现象的治疗包括生活方式调整(保持温暖减少咖啡因的摄入及戒烟)。SSc患者雷诺现象的治疗,二氢吡啶型钙通道阻断剂(如硝苯地平)是一线药物。如果疗效欠佳,可以考虑添加或更换到磷酸二酯酶5抑制剂(如西地那非)。前列腺素,如静脉注射伊洛前列素,可以作为严重缺血的一个暂时治疗措施,例如,在等待手术治疗时,如手指交感神经切除手术。氟西汀20~40mg/d可能是低血压下的替代或辅助剂。偶尔使用其他药物包括血管紧张素受体阻滞剂,α受体阻滞剂,己酮可可碱,与A型肉毒毒素。

在雷诺现象患者中,手指溃疡和/或凹陷性瘢痕预示有缺血性损伤(图3-10),预示可能存在结缔组织病如硬皮病。SSc患者手指溃疡往往是多因素造成的,包括缺血、硬化、创伤、愈合不良、钙质沉着症和/或感染等。检查包括血管多普勒检查、高凝状态和脉管炎的评估、拭子培养、X线片和血管成像和/或适当的咨询。伤口护理包括胶体和其他封闭敷料。手指溃疡的预防和治疗的步骤与雷诺现象类似。

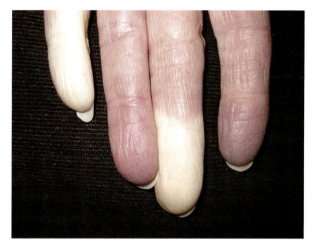

图3-10　雷诺现象

混合性结缔组织病

混合性结缔组织病(mixed connective tissue disease,MCTD)是两种或多种自身免疫性结缔组织病的重叠,致病性对抗U1小核核糖核蛋白抗原自身抗体呈高滴度。混合性结缔组织病患者的临床表现包括手指肿胀、雷诺现象、多发性关节炎、食管运动障碍和ILD。而初步报告表明这些患者的病情较轻,但最近数据表明,严重的内脏受累,包括PAH,可能是一种晚期表现,且预后不良。有些患者也可能演变成更清晰的SSc。重要的是,

MCTD 不同于未分化结缔组织病。后者有一些特征可能是潜在的自身免疫性结缔组织病，但是目前没有满足特定的诊断标准。

肾源性系统性纤维化（另见第 38 章）

肾源性系统性纤维化（nephrogenic systemic fibrosis，NSF）是一种系统性纤维化疾病，发生于接触钆造影剂（GBCAs）的患者，引起严重的急性或慢性肾损害。患者常同时发生炎症（如脓毒症）。三种因素（GBCA 暴露史，严重肾脏疾病，并发主要疾病）通常是肾源性系统性纤维化的必备条件。在 2000 年，"肾源性纤维化皮肤病"首次被描述为一种新的疾病，在 2006 年与 GBCAs 关联。在过去的几年里，大量新指南限制了 GBCA 在肾功能不全的高危患者的使用和限制剂量，导致新发案例的数量大幅减少。肾源性系统性纤维化的确切病机目前仍不清楚，但可能与不稳定的线性螯合物释放的有毒钆有关，如钆双胺。突发多个 NSF 病例，在确定相关暴露后，肾源性系统性纤维化的发病率急剧下降，这让人联想到与其他疾病的早期硬化性疾病流行相关的毒素史（如毒性油综合征、嗜酸细胞性肌痛综合征）。

NSF 的临床特征包括相对急性的，不规则的，剧烈的疼痛或瘙痒的硬化斑块，最常见的是四肢橘皮样或丘疹结节状外观，并伴有关节挛缩。相对于硬化性黏液水肿，NSF 不累及面部。皮肤活检提示纤维化，CD34 纺锤体细胞增多和黏液蛋白可变性增加。不过，肾源性系统性纤维化没有可靠有效治疗方法。治疗考虑包括光分离置换法，光疗，硫代硫酸钠，静脉注射免疫球蛋白和肾移植。最有效的方法就是预防，通过筛查和识别使用 GBCAs 前的高危患者，在用药后数小时内透析，以及只使用大环螯合含钆造影剂。

（陈慧姮、罗权　译，张锡宝、杨斌　审校）

推荐阅读

Chiu YE, Vora S, Kwon E-KM, Maheshwari M. A significant portion of children with morphea en coup de sabre and Parry-Romberg syndrome have neuroimaging findings. Pediatr Dermatol 2012;29(6): 738–48.

Daftari Besheli L, Aran S, Shaqdan K, Kay J, Abujudeh H. Current status of nephrogenic systemic fibrosis. Clin Radiol 2014;69(7): 661–8.

Fett N. Scleroderma: nomenclature, etiology, pathogenesis, prognosis, and treatments: facts and controversies. Clin Dermatol 2013;31(4):432–7.

Fett N, Werth VP. Update on morphea: part I. Epidemiology, clinical presentation, and pathogenesis. J Am Acad Dermatol 2011a;64(2):217–28.

Fett N, Werth VP. Update on morphea: part II. Outcome measures and treatment. J Am Acad Dermatol 2011b;64(2):231–42.

Frech TM, Shanmugam VK, Shah AA, Assassi S, Gordon JK, Hant FN, et al. Treatment of early diffuse systemic sclerosis skin disease. Clin Exp Rheumatol 2013;31(2 Suppl 76):166–71.

Kim A, Marinkovich N, Vasquez R, Jacobe HT. Clinical features of patients with morphea and the pansclerotic subtype: a cross-sectional study from the morphea in adults and children cohort. J Rheumatol 2014;41(1):106–12.

Lebeaux D, Francès C, Barete S, Wechsler B, Dubourg O, Renoux J, et al. Eosinophilic fasciitis (Shulman disease): new insights into the therapeutic management from a series of 34 patients. Rheumatology 2012;51(3):557–61.

Maverakis E, Patel F, Kronenberg DG, Chung L, Fiorentino D, Allanore Y, et al. International consensus criteria for the diagnosis of Raynaud's phenomenon. J Autoimmun 2014;48–49:60–5.

Nihtyanova SI, Brough GM, Black CM, Denton CP. Mycophenolate mofetil in diffuse cutaneous systemic sclerosis—a retrospective analysis. Rheumatology 2007;46(3):442–5.

Schlosser BJ. Missing genital lichen sclerosus in patients with morphea: don't ask? don't tell?: comment on "high frequency of genital lichen sclerosus in a prospective series of 76 patients with morphea". Arch Dermatol 2012;148(1):28–9.

Tani C, Carli L, Vagnani S, Talarico R, Baldini C, Mosca M, et al. The diagnosis and classification of mixed connective tissue disease. J Autoimmun 2014;48–49:46–9.

van den Hoogen F, Khanna D, Fransen J, Johnson SR, Baron M, Tyndall A, et al. 2013 Classification criteria for systemic sclerosis: an American College of Rheumatology/European League Against Rheumatism collaborative initiative. Ann Rheum Dis 2013;72(11):1747–55.

Yaqub A, Chung L, Rieger KE, Fiorentino DF. Localized cutaneous fibrosing disorders. Rheum Dis Clin N Am 2013;39(2):347–64.

Zulian F, Martini G, Vallongo C, Vittadello F, Falcini F, Patrizi A, et al. Methotrexate treatment in juvenile localized scleroderma: a randomized, double-blind, placebo-controlled trial. Arthritis Rheum 2011;63(7):1998–2006.

Zwischenberger BA, Jacobe HT. A systematic review of morphea treatments and therapeutic algorithm. J Am Acad Dermatol 2011;65(5):925–41.

第 4 章

血 管 炎

Miguel A.González-Gay · TrinitarioPina

> **要点**
>
> - 血管炎的进程或是特发性的，或与感染、药物、肿瘤及结缔组织疾病相关。
> - 药物和感染是成人皮肤型血管炎最常见的潜在病因。
> - IgA 型血管炎（亨-许氏紫癜）是儿童血管炎中最常见的类型。
> - 临床表现取决于受累血管的分布和大小。
> - 虽然教堂山共识会议建立了系统命名法，对血管炎的分类有一定的帮助，但在这个分类系统中对血管炎的定义和皮肤的临床表现仍存在争议。

引 言

血管炎是一类病谱性疾病，表现为血管的炎症反应和坏死。血管炎病程进展可能与感染、恶性肿瘤或者结缔组织病（CTDs）相关。因病因不明确，因此称为原发或特发性系统性血管炎。根据发病部位以及受累血管的大小，血管炎可表现出一系列不同的临床表现，且某些临床和病理学表现常常可以重叠。但皮肤血管受累时，称为皮肤血管炎（cutaneous vasculitis，CV）。皮肤血管炎可能是仅仅局限于皮肤的一种疾病，或是内脏广泛受累的一种皮肤表现。

命名和分类标准

血管炎的分类数十年来一直是一个具有挑战性的话题。能够被广泛接受的血管炎的诊断标准尚未建立。为了填补这个空白，分类标准开始逐步发展。为临床研究提供同质性的群体。目前已经提出了两种分类方案。一种是 20 世纪 90 年代由美国风湿病学会发展而来，另一种是在卡罗莱纳州教堂山由众多专家组成的会议上发展而来的，即教堂山共识会议（Chapel Hill Consensus Conference，CHCC）。CHCC 分类最早发表于 1994 年，2012 年修订版于 2013 年 1 月发表（表 4-1）。皮肤科医生并没有参与到这个分类系统的发展过程中，因此一些皮肤上的表现并没有囊括在内。皮肤科会看到受累皮肤的一些细微差别。CHCC 着手尝试定义非感染性血管炎。

纵观不同的分类和定义体系，已有各种与皮肤血管炎相关的命名术语被多次提及，过敏性血管炎、白细胞碎裂性血管炎及单器官皮肤型小血管炎（single-organ cutaneous small-vessel vasculites，SoCSVV）。涉及血管炎的 SoCSVV 定义为无系统性血管炎特征的一种局限性皮肤表现。

然而，在所有的分类体系里，系统性血管炎有三种主要的分组：大血管相关血管炎（巨细胞性动脉炎和大动脉炎）、中等大小血管相关的血管炎（结节性动脉炎和川崎病）和小血管相关的动脉炎。最后一组分类包括白细胞碎裂性血管炎（antineutrophil cytoplasmic antibody，ANCA）、免疫复合物沉积相关性疾病及以 IgA 为主要免疫沉积物为特征的亨-许氏紫癜。

流 行 病 学

在挪威和英国，每年报道的包括且大于 16 岁的经活检证实的血管炎为 38.6/1 000 000。在西班牙西北部，包括且大于 21 岁的为 55.2/1 000 000。在美国明尼苏达县奥姆斯特德，综合各年龄组考虑，发病率为 45/1 000 000。

在来自美国、马来西亚和科威特的报道中，男女发病比例相等。英国和新加坡的一系列报道得出女性数量多于男性，其比率为 2∶1。相反，西班牙西北部和澳大利亚的一系列研究显示男性数量多于女性，比率接近 2∶1。

从西班牙及科威特报告的成年患者中，CV 是一种局限于皮肤的特发性进程，病例数分别占 32% 和 36.8%。CV 相对于过敏性血管炎，更倾向于是初发性系统性血管炎（primary systemic vasculitis，PSV）的一种表现。在这些患者当中，西班牙和科威特患病比例分别为 22% 和 12.2%。在这两组中，亨-许氏紫癜是最常见的与 PSV 相联系的疾病，比例分别为 15% 和 8.8%。

表 4-1　2012 年教堂山共识会议采用的血管炎命名法

原发性血管炎
大血管血管炎
　多发性大动脉炎
　巨细胞性动脉炎
中等大小血管炎
　结节性多动脉炎
　川崎病
小血管血管炎
　抗中性粒细胞胞浆抗体相关性血管炎
　　显微镜下多血管炎
　　肉芽肿性多血管炎
　　嗜酸性肉芽肿性多血管炎
　　单器官 ANCA 相关的血管炎
　免疫复合物相关小血管炎
　　IgA 血管炎
　　冷球蛋白血症性血管炎
　　低补体血症荨麻疹性血管炎
　　抗肾小球基底膜病
变应性血管炎
　白塞病
　Cogan 综合征
单器官血管炎
　皮肤白细胞碎裂性血管炎
　皮肤动脉炎
　原发性中枢神经系统血管炎
　孤立性主动脉炎
　其他
继发性血管炎
血管炎相关的系统性疾病
　红斑狼疮
　类风湿性血管炎
　结节病性血管炎
　其他
与血管炎相关的可能的病因
　肿瘤相关血管炎
　丙型肝炎病毒相关冷球蛋白血症性血管炎
　乙型肝炎病毒相关性血管炎
　梅毒相关性主动脉炎
　药物相关 ANCA 血管炎
　药物相关免疫复合物血管炎
　其他

改编自 Jennette et al.（2013）

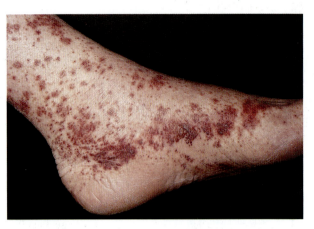

图 4-1　过敏性血管炎／小血管炎患者典型的可触及的紫癜性皮损

在西班牙继发性 CV 患者当中，CTDs 是最常见的疾病（30%）。其后依次为马来西亚（16.5%）、比利时（15.8%）、科威特（12.1%）和澳大利亚（8.6%）。类风湿性关节炎是与 CV 相关的最常见的 CTD。

总体来说，药物和感染是最常见的致病因素。在多数患者中，革兰氏阳性菌（链球菌属和葡萄球菌属）以及奈瑟菌属是常见的致病菌。然而，革兰氏阴性菌、厌氧菌、分枝杆菌和布氏杆菌也牵涉到 CV 的发展中来。在澳大利亚和马来西亚的患者中，感染导致的分别占 25.8% 和 20.2%。在科威特和西班牙其百分比较低（分别为 14% 和 11%）。药物已经被报道是 CV 患者发病的可疑因素，约为 8.7%~28.2%。抗生素和非甾体类抗炎药是这些药物中最常见的。

肿瘤相关的 CV 并不常见。来自科威特、澳大利亚、马来西亚和西班牙的报道比例为 1.7%、2.2%、2.4% 和 4%。血液学异常是最常见的与 CV 相关的肿瘤性疾病的表现。

CV 可累及各个年龄组。值得注意的是，在成年人中，CV 临床病谱是较为广泛的。Blanco 等人回顾分析了 303 名 CV 患者，其中包括 172 名成人和 131 名儿童（≤ 20 岁）。14 名儿童被诊断为过敏性血管炎（10.7%），116 名患有亨-许氏紫癜（88.5%）。这两种疾病涵盖此年龄组最常见的 CV 相关性疾病。因此，几乎 100% 的 CV 患儿患有这两种疾病中的一种。

临床表现

一般概念

血管炎的皮肤表现与受累血管的大小有关。小血管一般包括毛细血管，毛细血管后微静脉和非肌型小动脉（直径 <50μm）。这些血管主要位于较为表浅的真皮乳头层。上皮小血管受累时的皮肤表现为斑丘疹基础上较为明显的紫癜（图 4-1），红细胞通过受损的血管壁外渗到真皮内。这些皮损不同于单纯的紫癜，施压后并不会消退。其他一些皮损如可触及的斑疹或者斑片、荨麻疹、大疱性皮损、囊泡、脓疱、裂片状出血和溃疡也可看到（图 4-2）。此外几种不同的皮损同时出现也是较为常见的。由于存在较高的静脉压，因此皮损最常见于腿部和臀部。中等大小的血管（直径在 50~150μm）存在肌壁结构，并且位于真皮网状层深部，接近真皮和皮下组织交接处。当累及中等大小血管时临床表现为皮下结节、溃疡、网状青斑、指端梗死及丘疹坏死性病变（图 4-3 和图 4-4）。大血管在皮肤中一般见不到。

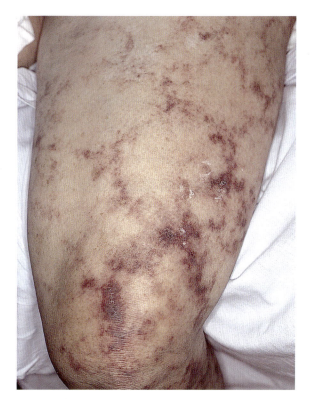

图 4-3 皮肤结节性多动脉炎表现为网状青斑，伴有瘙痒及溃疡性皮损

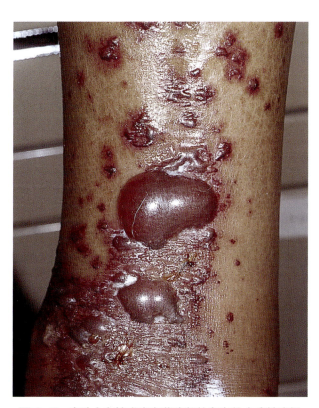

图 4-2 皮肤小血管炎患者紫癜部位存在的大疱性皮损

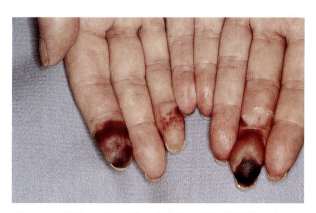

图 4-4 继发乙型肝炎抗原血症的多发性结节性动脉炎患者指尖缺血性坏死

皮肤血管炎可能表现为小血管炎和中等大小血管同时受累的临床表现。另外，其他可表现为色素性紫癜性皮疹的疾病，严重的血小板减少性紫癜和坏血病均可模拟皮肤血管炎的临床表现。这就是为什么需要进行活组织病理检查来确定是否存在血管炎。可触及的紫癜是皮肤血管炎患者中最为常见的皮损类型，见于约 70% 的患者当中。结节、溃疡和不能触及的紫癜也是观察到的较为常见的病变。下肢受累存在于 100% 的患者当中。

单纯下肢受累发生在 50%~68% 的患者当中。腰部以上局限性皮损或全身泛发的皮损也可以见到。

皮肤外受累存在于 39.8%~56.1% 的皮肤血管炎患者当中。皮肤外受累的主要表现是关节炎/关节痛（21%~50%），肾病（15%~38%），胃肠道受累（7%~14%）。肺部受累仅占不到 10% 的病例，眼部及神经系统受累占比小于 5%。

伴不同于皮肤的、有明显器官受累的血管炎病谱

多发性大动脉炎

多发性大动脉炎虽然是主要以大血管受累为主的血管炎，但也能影响小动脉。皮肤受累患者有报道占 2.8%~28%。皮肤表现主要为雷诺现象、坏疽性脓皮病样溃疡、红斑结节样皮损、坏死或溃疡性结节、网状青斑及紫癜。红斑结节样皮损是欧洲及北美人群中报道的最为常见的皮损。

结节性多动脉炎

有两种不同的结节性多动脉炎变型，一种是系统性疾病，另一种被称为皮肤良性结节性多动脉炎（BCPAN，参见下述"结节性多动脉炎的变型"）。系统性结节性多动脉炎包括如毛细血管的小动脉在内的中小动脉坏死性血管炎。系统性结节性多动脉炎与抗中性粒细胞胞浆抗体（ANCA）无相关性。系统性结节性动脉炎患者存在皮肤受累是有争议的。在法国的研究中，超过 50% 的患者都有皮肤表现。此外，在这些患者当中，皮肤受累多与非乙型肝炎病毒相关的系统性结节性多动脉炎密切相关（57.8%vs 35%）。研究报道中最常见的皮损为紫癜，其次是结节和网状青斑。结节通常在 0.5~5cm 之间，位于下肢或足部。诊断本病时若存在皮肤损害可能提示与疾病复发风险增高有关。

ANCA 相关的血管炎

ANCA 相关的血管炎（ANCA-associated vasculitis, AAV）被定义为免疫复合物参与的累及小中血管的坏死性血管炎。AAV 有三种不同的类型，即显微镜下多血管炎（microscopic polyangiitis, MPA）、肉芽肿性血管炎（granulomatosis with polyangiitis, GPA）和嗜酸性粒细胞性血管炎（eosinophilic granulomatosis with polyangiitis, EGPA）。AAV 患者伴随有复杂的临床表现及组织病理学病谱，从而表现出血管炎和非血管炎的皮肤表现。皮肤血管性皮损通常表现下肢远端为可触及的紫癜。少数情况下，网状青斑，结节性红斑或者皮下结节等皮肤表现也可见到。

MPA 并不像 GPA 那样，没有肉芽肿性炎症形成。MPA 患者中，坏死性肾小球肾炎最常见，肺毛细血管炎也可发生。皮肤受累常见（60%）。可触及的紫癜是主要的皮肤表现（40%），其次是青斑和结节（各 13%），以及荨麻疹（3.5%）。

GPA，以往称为 Wegener 肉芽肿，是以上下消化道受累为主的肉芽肿性炎症。血管外炎症（肉芽肿或非肉芽肿）和坏死性肾小球肾炎在 GPA 中是最为常见的。肺毛细血管炎也有见到。有报道存在皮肤和黏膜受累的患者比例在 15%~46% 之间不等。10%~21% 患者存在皮肤损害。有学者推测血管性皮肤损害可能与疾病的活动程度和病程相关。由此看出，GPA 患者伴有皮肤白细胞碎裂性血管炎时似乎可较早出现病情快速进展及蔓延。

EGPA，又称作变应性血管炎，以嗜酸性细胞聚集、坏死性肉芽肿性炎症形成为表现，常累及呼吸道。本病与哮喘和嗜酸性粒细胞增多相关，鼻息肉也较为常见。40%~81% 的患者存在皮肤损害，其中 14% 的患者皮肤损害是其特征性的表现。下肢可触及的紫癜是最长常见的临床表现，约占到皮肤受累患者的 50%。荨麻疹样皮疹不常见（12%~31%）。其他不常见的临床表现为丘疹、结节性皮损、网状青斑、溃疡、大疱性皮损、皮肤梗死、雷诺现象、小囊泡和无菌性脓疱。

中性粒细胞性血管炎（LCV 以显著的中性粒细胞浸润伴有核尘为特点），是 MPA 和 GPA 最常见的组织病理类型。在 EGPA 的患者中，最常见的病理类型是血管外坏死性肉芽肿，符合 LCV。另外，EGPA 患者血管性皮损表现为中性粒细胞或嗜酸性粒细胞性血管炎，多数患者可表现为中性粒细胞和嗜酸性细胞同时浸润。中性粒细胞性血管炎的 EGPA 患者髓过氧化物酶（myeloperoxidase, MPO）-ANCA 阳性及肾脏受累的程度往往较嗜酸性粒细胞性血管炎常见，后者 MPO-ANCA 阴性，并且不伴有肾脏受累。

免疫复合性小血管炎

IgA 血管炎更多地被称为亨－许氏紫癜，主

要影响小血管，以IgA-1免疫沉积为主。这种类型的血管炎在儿童中最为常见，通常累及皮肤、肠道和关节，同时伴随肾脏受累时表明临床症状较为严重。本病的儿童型被认为是良性的、自限性疾病。然而在成人也较少见到不良预后。皮肤损害存在于100%的患者当中，其特征为臀部和下肢突发的对称性红斑丘疹，以后发展成可触及的紫癜。其他一些皮肤表现，如斑点、丘疹或较为少见的荨麻疹及水疱，可见于44%的儿童当中。紫癜性皮损的组织学分析表现为小血管的中性粒细胞性血管炎，直接免疫荧光显示IgA-1沉积为主。有几个研究评估了在IgA血管炎中肾脏受累及复发的可预测因素。紫癜若持续超过1个月在儿童肾病的进展和复发中是一个重要的独立的预后因素。在成人，紫癜持续超过1个月，存在严重的中性粒细胞性血管炎，直接免疫荧光下伴有明显的IgA沉积，无IgM沉积与疾病复发有关。特别注意的是，无复发的患者更倾向于同时存在IgA和IgM的沉积。同样地，在成人当中，皮肤活检中嗜酸性粒细胞与肾脏受累与否呈负性相关也有报道，提示伴有LCV的成年患者组织病理中缺乏嗜酸性粒细胞时更容易出现肾脏受累。此外，LCV患者组织病理中缺乏组织细胞可使胃肠道受累的机会增加。

冷球蛋白血症性血管炎是一种小血管炎性血管炎，伴有免疫性冷球蛋白沉积和血清中出现冷球蛋白。根据其克隆性，可将本病分为三种基本类型：Ⅰ型（单克隆）、Ⅱ型（单克隆和多克隆）和Ⅲ型（多克隆）。因为同时由IgG和IgA两种成分组成，因此Ⅱ型和Ⅲ型被称为混合性冷球蛋白血症。Ⅰ型冷球蛋白血症占冷球蛋白血症患者的10%~15%，且可存在于B淋巴细胞增殖性疾病的患者中。Ⅱ型和Ⅲ型通常与感染（60%~90%为丙型病毒肝炎感染），自身免疫（主要是原发性干燥综合征和系统性红斑狼疮［SLE］），或者肿瘤性疾病相关。接近10%的混合性冷球蛋白血症的病例是特发的。发展为有症状的循环冷球蛋白血症的患者比例2%~50%不等。在这部分出现临床症状的患者中，起初最常见的是皮肤表现（24%），其中又以可触及的紫癜为最常见的皮肤表现（54%~82%）。典型的表现是出现在下肢的间歇发作、可以触及的小瘀点。冷沉淀比容>5%，补体C4降低，以及类风湿因子阳性是出现可触及性紫癜的高危因素。在非感染的混合性冷球蛋白血管炎的患者当中，皮肤受累约占83%。与Ⅲ型冷球蛋白血症患者相比，Ⅱ型患者更容易出现紫癜，补体C3和C4降低，冷球蛋白水平升高。Ⅰ型患者被认为较少出现皮肤受累，主要是高黏血症相关的血管病变。然而，Terrier（2013年）等报道了64位Ⅰ型冷球蛋白性血管炎的一系列患者，显示与混合性冷球蛋白血症性血管炎相比，严重皮肤受累是后者的2倍。确诊的皮肤表现包括紫癜占69%，手足发绀占30%，皮肤坏死占28%以及皮肤溃疡占27%。

低补体血症荨麻疹性血管炎是一类较为少见的系统性血管炎，伴随有多种临床表现。本病包括在荨麻疹性血管炎的范畴内，其主要的临床病理学特点是真皮乳头层和毛细血管后微静脉的炎症性损伤。虽然皮肤表现与荨麻疹相似，但本病皮损疼痛较瘙痒更为常见，皮损通常持续超过24小时，消退后可遗留轻微的色素沉着（图4-5）。

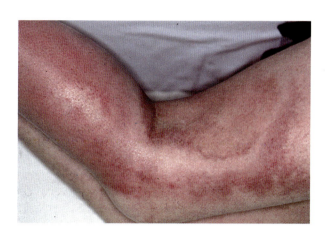

图4-5 低补体血症荨麻疹性血管炎呈现出荨麻疹样粉红色斑块。(Courtesy of Dr.Pujol RM.Headof the dermatology division.Department of Dermatology; Hospitaldel Mar-Parc de Salut Mar, Barcelona, Spain.)

低补体血症荨麻疹性血管炎的中位发病年龄为40岁，且以女性居多。临床上，血管性水肿、关节痛、眼周围炎出现在至少50%的患者当中，系统表现可见于三分之二的患者中。典型的患者表现为补体C1q降低但C1抑制剂水平正常，有接近50%患者存在抗补体C1q抗体阳性。

伴有自身免疫性疾病的皮肤血管炎种类

血管炎常发生在许多自身免疫性疾病的患者当中，通常主要累及小血管。类风湿性关节炎是一种慢性系统性疾病，首先累及滑膜关节，但也可能与异质性血管外表现相关。在类风湿性关节炎患者中，皮肤是最常见的血管外受累的部位，类风湿结节是最常见的皮损。尸检报告提示类风湿性关节炎患者中有15%~31%的患者存在系统性血管炎。然而临床上类风湿性关节炎患者有明显血管炎的临床表现还是较为少见的。类风湿性血管炎通常影响重度类风湿性关节炎中的中年患者，一般在出现类风湿性关节炎后平均14年左右发病。累及的血管范围从皮肤小血管到主动脉根部。皮肤血管受累见于90%的患者当中，其次是外周神经的滋养血管，占40%。皮肤血管炎在类风湿性关节炎的患者中并不常见。欧洲国家类风湿性关节炎伴发皮肤血管炎的发病率依次为比利时5.4%、西班牙4.5%、意大利3.7%及瑞士3.6%。相同的结果在日本也有被报道（3.8%）。土耳其的发病率相对较低，占类风湿性关节炎患者的0.9%。下肢可触及的紫癜是最常见的皮肤表现。其他表现包括：出现在下肢部位的深在性溃疡（主要位于足背和小腿上方），肢端局灶性缺血坏死性皮损，红斑丘疹，出血性水疱，持久性隆起性红斑和网状青斑，皮下结节，以及白色萎缩。在类风湿性关节炎的患者中，皮肤血管炎有三种不同的组织病理学特点：①皮肤静脉的白细胞碎裂性血管炎性坏死；②类似于结节性多动脉炎的动脉炎；③在同一切片中可见到动脉炎和静脉炎同时存在。

系统性红斑狼疮是一种较为严重的系统性自身免疫性疾病，其临床和血清学表现变化多样。几乎10%左右的SLE会发展为血管炎，且后者为其主要的临床表现（达90%）。接下来常见的皮肤表现为：手指及手掌点状红斑样皮损（36%），可触及的紫癜（25%），缺血/溃疡性皮损（14%），红斑丘疹/斑疹（14%），荨麻疹样皮损（11%），以及结节型皮损（5%）。两种及以上皮损同时存在见于30%的患者。伴有CV的SLE患者最常见的组织学改变是LCV。中等大小的血管炎也可见到。伴有抗Ro抗体阳性的SLE患者发展为CV的风险较大。

原发性干燥综合征（primary Sjören syndrome，PPS）是一种自身免疫性炎症性疾病，最先影响外分泌腺，但多伴有系统表现。CV发生在4%~10%的PPS患者中。常见的组织学表现同上述SLE，为小血管的LCV。

血管炎的其他表现形式

值得一提的是，有一种少见的皮肤血管炎综合征，即持久性隆起性红斑（图4-6）。

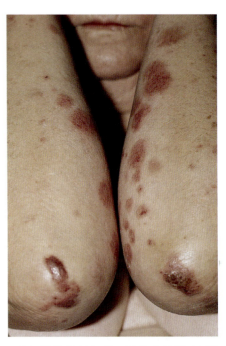

图4-6 持久性隆起性红斑。这种在伸肌表面和关节凸起部位出现的紫罗兰色的结节型皮损是一种局限性白细胞碎裂性血管炎。（Courtesy of Dr.Neil A.Fenske, Tampa, FL, USA.）

本病虽是一种罕见疾病，但其主要临床特征仍在皮肤表现上。皮损初期为紫红色斑块，逐渐融合成黄红色斑块。最常见出现在容易受伤的部位，如肘部，膝盖，手背和臀部。全身性受累罕见。持久性隆起性红斑被认为是对抗麻风药物氨苯酚的一种反应，而大多数其他皮肤血管炎与此种药物关系甚微。

BCPAN可有多种皮肤表现，但最常见的是围绕在网状青斑周围的结节或者溃疡。虽然有学者认为本病有发展为经典的、系统性PAN的可能，但大多数学者统计发现并没有进一步的发展。这些患者可能伴随有神经病变，发热和/或不适，但BCPAN从不累及肾脏、肺脏和消化系统。这些皮损活检发现皮下脂肪内受累的动脉。BCPAN的治疗包括病程初期给予泼尼松，以后可使用氨苯酚、霉酚酸酯、硫唑嘌呤或者甲氨蝶呤作为间歇期药物使用。

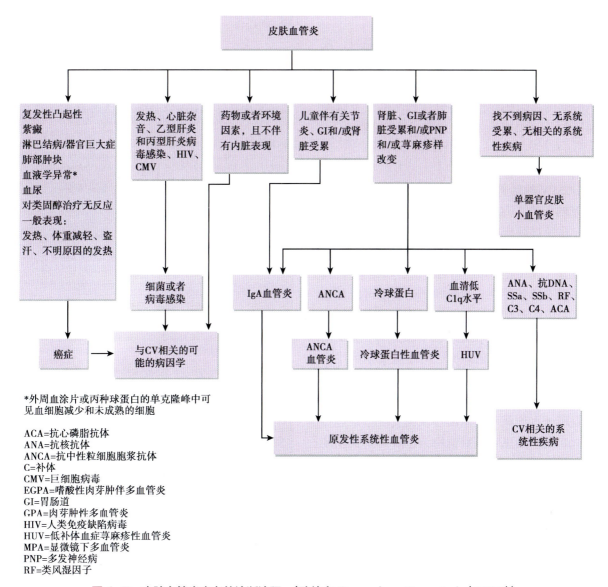

图 4-7 皮肤血管炎患者的诊断流程。(改编自 Gonzalez-Gay et al. (2005))

诊 断

皮肤活检是诊断 CV 的金标准，且应首先考虑。准确的组织学分类是关键，在我们的诊断过程中应当建立这种分类。出于这个原因，关于活检的众多因素也应当被考虑进去。

从多数较轻的、红色的、紫癜样的皮损处进行环钻或切除活检时应到皮下组织。对于溃疡性皮损，标本包括溃疡中心区域时，受累血管的数量将会大大增加。当取材网状青斑时，要高度重视圆形青斑的白色中心，因受累动脉引起静脉淤血，进而形成红斑。

取材的最佳时间是出现血管性损害的 48 小时内。24 小时后血管壁浸润的中性粒细胞逐渐由淋巴细胞和巨噬细胞代替。因此不管是否存在血管炎，超过 48 小时的陈旧性皮损存在明显的淋巴细胞浸润。尽管直接免疫荧光不能确诊本病，但检查是必需的，并可以指导我们向正确的方向进行。时间的掌控至关重要。皮损时间越长，免疫球蛋白越难被发现。72 小时后，只有 C3 可以检测到。

血管炎的组织学诊断必须与临床病史相结合（近期药物暴露，感染等），体格检查、实验室以及影像学检查主要为了确认是否存在系统受累。常规的互补检查应当包括胸片、全血细胞计数分析、红细胞沉降率、C-反应蛋白、肝肾功能监测、尿液分析、类风湿因子、抗核抗体、ANCA、血清 IgA、冷球蛋白、补体水平（C3，C4）和乙型及丙型肝炎病毒测定。

在一些已诊断明确的患者中存有疑虑时，或许可以解释有存在 CV 的可能，这时一些特殊的检查应考虑到（HIV 和其他病毒测定、血培养、超声心动图、结肠镜检查、肾穿刺活检以及腰椎穿刺等）。图 4-7 显示了 CV 患者的诊断流程。

治疗

SoCSVV 的治疗主要是经验性的，缺乏大规模可控的研究。尽管如此，SoCSVV 可迅速被预测到，并通过卧床，部分患者给予低剂量的泼尼松后得到完全的缓解。任何引起或加重血管炎的因素均应当治疗或去除。患者应被告知穿紧身裤、暴露在较冷的条件中、长时间的站立均可以加重本病。非甾体类抗炎药推荐用于轻度患者，但缺乏明确的证据。尽管在几乎所有被推荐的 CV 治疗中缺乏大的、可控的研究，对于进展期的中重度皮肤型患者，特别是皮损持续存在、复发、或者结节、溃疡的一些病例研究和个案报道中，仍支持应用秋水仙碱和氨苯砜替代糖皮质激素进行治疗。如果重症患者或病情持续患者需要长期使用糖皮质激素治疗，或治疗反应一般，甲氨蝶呤、硫唑嘌呤或者霉酸酚酯的加入可作为激素替代治疗较为有效的推荐药物。

对于部分患者，CV 仅是系统性血管炎或某些结缔组织病的表现，治疗必须个体化且将重点放在系统性疾病的管理上。在这部分患者中，应考虑如甲氨蝶呤、硫唑嘌呤、霉酸酚酯、环磷酰胺和利妥昔单抗等药物。另外，若 CV 发生在伴有肿瘤或者感染的背景下，对于潜在性疾病的治疗可有效地改善皮肤的表现。

（李雪梅、陈平姣译，张锡宝、罗权审校）

推荐阅读

Arora A, Wetter DA, Gonzalez-Santiago TM, Davis MDP, Lohse CM. Incidence of leukocytoclastic vasculitis, 1996 to 2010: a population based study in Olmsted County, Minnesota. Mayo Clin Proc 2014;89(11):1515–24.

Blanco R, Martinez-Taboada VM, Rodriguez-Valverde V, Garcia-Fuentes M. Cutaneous vasculitis in children and adults. Associated diseases and etiologic factors in 303 patients. Medicine 1998;77:403–18.

Bloch DA, Michel BA, Hunder GG, McShane DJ, Arend WP, Calabrese LH, et al. The American College of Rheumatology 1990 criteria for the classification of vasculitis. Patients and methods. Arthritis Rheum 1990;33:1068–73.

Callen JP. Cutaneous vasculitis: what we have learned in the past 20 years? Arch Dermatol 1998;134:355–7.

Carlson JA. The histological assessment of cutaneous vasculitis. Histopathology 2010;56:3–23.

Chen KR, Carlson JA. Clinical approach to cutaneous vasculitis. Am J Clin Dermatol 2008;9(2):71–92.

Gonzalez-Gay MA, García-Porrua C, Pujol RM. Clinical approach to cutaneous vasculitis. Curr Opin Rheumatol 2005;17:56–61.

Gonzalez-Gay MA, Garcia-Porrua C. Epidemiology of the vasculitides. Rheum Dis Clin North Am 2001;27(4):729–49.

Hodge SJ, Callen JP, Ekenstam E. Cutaneous leukocytoclastic vasculitis: correlation of histopathological changes with clinical severity and course. J Cutan Pathol 1987;14:279–84.

Jachiet M, Flageul B, Deroux A, Le Quellec A, Maurier F, Cordoliani F, et al. The clinical spectrum and therapeutic management of hypocomplementemic urticarial vasculitis: data from a French nationwide study of fifty-seven patients. Arthritis Rheumatol February 2015;67(2):527–34.

Jennette JC, Falk RJ, Bacon PA, Basu N, Cid MC, Ferrario F, et al. 2012 Revised International Chapel Hill consensus conference nomenclature of vasculitides. Arthritis Rheum 2013;65(1):1–11.

Kinney MA, Jorizzo JL. Small-vessel vasculitis. Dermatol Therapy 2012;25(2):148–57.

Pina T, Gonzalez-Gay MA. Cutaneous vasculitis: a rheumatologist perspective. Curr Allergy Asthma Rep 2013;13:545–54.

Rocha LK, Romitti R, Shinjo S, Neto ML, Carvalho J, Criado PR. Cutaneous manifestations and comorbidities in 60 cases of Takayasu arteritis. J Rheumatol May 2013;40(5):734–8.

Stone JH, Nousari HC. "Essential" cutaneous vasculitis: what every rheumatologist should know about vasculitis of the skin. Curr Opin Rheumatol 2001;13:23–34.

Terrier B, Karras A, Kahn JE, Le Guenno G, Marie I, Benarous L, et al. The spectrum of type I cryoglobulinemia vasculitis. New insights based on 64 cases. Medicine (Baltimore) 2013;92(2):61–8.

Watts RA, Jolliffe VA, Grattan CE, Elliott J, Lockwood M, Scott DG. Cutaneous vasculitis in a defined population. Clinical and epidemiological associations. J Rheumatol 1998;25:920–4.

第5章

中性粒细胞性皮肤病

Joanna Harp · Joseph L.Jorizzo

要点

- 中性粒细胞性皮肤病包括了一系列疾病，其特点是皮损在组织学上主要表现为以致密的中性粒细胞为主的炎症。
- 白塞病是一种中性粒细胞性皮肤病，其特征为小、中及大血管的闭塞性血管炎，与皮肤及系统的一系列表现相关。
- Sweet综合征是典型的真皮及皮下中性粒细胞浸润性皮肤病，常伴有发热。本病常与一系列基础疾病或药物相关。
- 坏疽性脓皮病是一种以溃疡性皮损为特征的中性粒细胞性皮病。本病是一种排他性诊断，需要排除其他引起皮肤溃疡的病因。
- 短肠综合征，后被称为肠相关皮肤病–关节炎综合征，是一种典型的中性粒细胞性皮肤病，在肠外科手术或炎症性肠病的情况下出现典型的皮损表现。

白 塞 病

临床表现

白塞病是一种复杂的多系统血管炎，于20世纪30年代后期由土耳其皮肤病学家 Hulusi Behçet 提出。其临床特点为反复发作的口腔和生殖器溃疡，伴有眼、关节、血管、肠道和神经系统的表现。尽管本病在中东及亚洲相对较为常见，但在欧洲北部，大不列颠以及美国少见。白塞病男女均可发病，主要人群为青年人。

由于没有特殊的实验室检测，本病的诊断基于临床标准（表5-1）。患有口腔溃疡的患者同那些单纯溃疡病的患者相似（例如溃疡病）。常常为多发的，疼痛的，成簇发生的（图5-1）。除了较为少见，生殖器溃疡是相似的，但发作频率较前者低（图5-2和图5-3）。在皮肤受到创伤后24小时内，过敏反应发展为皮肤的脓疱性皮损（例如针刺反应和皮内注射）。这是白塞病的一个特征，见于多数患者当中。皮肤表现包括：丘疹脓疱型皮损，可触及的紫癜，Sweet综合征样水肿型丘疹，以及PG样的溃疡性改变。较深的皮损类似红斑结节性皮损也可见到。

白塞病是一种多系统疾病。虽然各种其他的眼周疾病曾有发生过，但葡萄膜炎（例如视网膜血管炎）是最常见的眼周病灶。白塞病患者关节炎多是非侵蚀性和炎症性的，可累及大小关节。神经系统表现在本病中发生较迟，且存在较大的个体差异。滋养血管的血管炎，且伴有影响大动脉和静脉的倾向时，可能是导致患者死亡的原因。血栓形成和动脉瘤可能是由于慢性血管损伤引起，通常被认为是本病较晚期的临床表现。与其他类型的系统性血管炎相比，白塞病的患者肾脏一般不受累。

发病机制

白塞病目前被认为是一种自身免疫性疾病，是由免疫介导的累及动脉和静脉循环系统中小、中及大血管的闭塞性血管炎。白塞病的病因仍不明确，但有部分研究揭示遗传因素、环境污染、病毒、细菌和免疫学因素在本病中的作用。白塞病已明确与人类白细胞抗原（HLAs）密切相关，如HLA-B51。对病毒或其他感染的遗传易感性，触发了免疫性疾病的发生，是疾病的发病机制之一。研究显示相关的病原菌包括链球菌、幽门螺杆菌、单纯疱疹病毒和细小病毒B19。

表5-1 白塞病的临床标准

反复发作的口腔溃疡（1年内至少3次）
和
至少以下两条：
　反复发作的生殖器溃疡
　眼损害（葡萄膜炎、裂隙灯检查时有细胞成分出现和视网膜血管炎）
　皮肤损害（结节性红斑、假性血管炎、丘疹脓疱性皮损或同白塞病针刺反应阳性一样的痤疮样结节）

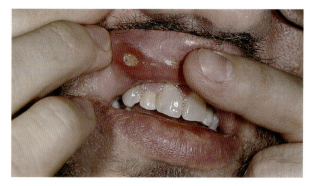

图 5-1　一名白塞病患者的口腔溃疡损害

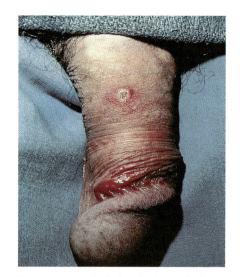

图 5-2　一名白塞病患者位于阴茎的溃疡

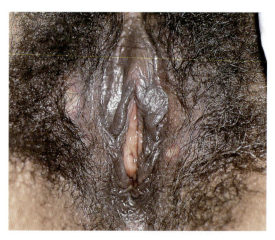

图 5-3　白塞病患者外阴溃疡

组织病理学

组织病理上，早期典型的黏膜损害是嗜中性的血管炎反应或者真正意义上的白细胞碎裂性血管炎。后期或慢性黏膜损害的组织表现为较多淋巴细胞的浸润。外周血管炎中淋巴细胞浸润这一类似的组织学改变在白塞病患者内脏器官的尸检标本中也有报道。

治疗

黏膜损害的治疗包括局部黏性利多卡因、外用强效糖皮质激素或者局部注射糖皮质激素。口服秋水仙碱可降低严重程度和复发频率。口服沙利度胺是黏膜受累患者极为有效的治疗。每周低剂量甲氨蝶呤对部分患者是有益的。氨苯砜可适当加减。

口服糖皮质激素，单独或联合硫唑嘌呤时均可被认为是治疗严重眼病及全身疾病最重要的药物。对于顽固的眼周及神经系统受累，可考虑应用环磷酰胺和环孢素。越来越多的证据表明包括英夫利昔单抗、依那昔普、阿达木单抗、利妥昔单抗在内的生物制剂对于治疗葡萄膜炎有较好的疗效。在大多数报道中，疾病初期使用生物制剂，眼外的表现也会改善，但撤药后容易反复。早期报道在严重的及容易复发的患者中，使用抗 IL-1 或 IL-6 的生物制剂可使患者受益。

Sweet 综合征（急性发热性嗜中性皮病）

临床表现

Sweet 描述了一组患者患有一个或者多个症状，如疼痛性红色斑块，伴有发热、关节痛和白细胞增高。这种症状在 30~60 岁的女性更为常见（女∶男 =4∶1）。特征性的皮损为境界清楚的红斑，表面有假水疱或脓疱样的表现（图 5-4）。皮损可发生在任何部位，但较常见于面部、躯干和四肢近端，可在创伤或者针刺的部位发展而来。在一些患者当中，皮损可表现为上覆红斑的、深在的皮下结节，称为皮下型 Sweet。虽然在经典的 Sweet 中，溃疡一般情况下被认为比较少见，伴有软组织坏死的新的坏死类型已有报道。大多数患者中，皮损可伴随有发热，约半数患者可出现肌肉疼痛或关节痛。未治疗的皮损约 6~8 周会自行消退，尤其是在患有肿瘤的情况下。皮外受累的器官包括骨（无菌性骨髓炎）和眼受累（结膜炎、溃疡性角膜炎），以及肺部、心脏、神经系统、肾脏及消化系统的中性粒细胞浸润。

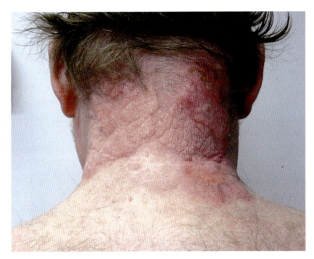

图 5-4　急性发热性嗜中性皮病患者的圆形，乳头状斑块

发病机制

Sweet 综合征的发病机制仍不十分清楚，但已被认为是遗传易感性、外界因素及免疫失衡相互作用的结果。有证据表明感染，肿瘤和其他触发因素通过激活嗜中性粒细胞和前炎症因子如 IL-1、IL-8 和集落刺激因子（G-CSF），G-CSF 在部分 Sweet 的患者中会有升高，且推测在与肿瘤相关的一些患者其 G-CSF 是由肿瘤细胞直接产生的。此外，外源性 G-CSF 是药物介导出现 Sweet 综合征的一个诱发因素。

组织病理学及实验室检查

组织病理学上，可见真皮致密的、成熟的中性粒细胞浸润伴真皮水肿。在皮下型 Sweet，中性粒细胞局限在皮下组织。虽然在血管周围区域浸润更为明显，但缺乏经典的血管炎表现。考虑有较多中性粒细胞，因此需要排外感染。"组织细胞样"Sweet 是 Sweet 综合征的一种组织学上的特殊类型，最常报道出现在血液系统肿瘤的患者中，其组织中浸润未成熟的髓细胞与组织细胞相似。实验室检查发现包括红细胞沉降率、C 反应蛋白和白细胞及中性粒细胞增高。临床医生须了解 Sweet 可能会在中性粒细胞减少症患者中发展而来，特别是在患有急性髓系白血病时。

相关疾病

Sweet 综合征曾被报道与多种疾病伴发，如肿瘤（最常见急性髓系白血病和骨髓增生异常综合征，还有淋巴瘤和实体器官肿瘤）、自身免疫性疾病、结节病、炎症性肠病（IBD），以及感染（链球菌属、结核分枝杆菌、病毒性肝炎）。有报道 Sweet 综合征与妊娠和疫苗接种后有关。药物也与 Sweet 综合征相关，包括 G-CSF、甲氧苄啶－磺胺甲噁唑、甲氨蝶呤、口服避孕药、肼苯达嗪和米诺环素及其他药物。

治疗

Sweet 综合征通常是一种急性的、激素敏感性的疾病。口服强的松（一般 40~60mg/ 天）会有显著的反应，热退，皮损改善。激素一般在 2~6 周后开始减量，甲强龙冲击治疗用于重度或耐药的患者。秋水仙碱和碘化钾也被认为是一线治疗药物，可结合二线药物氨苯砜、环孢素、氯法齐明和吲哚美辛。有个案和小部分病例报道成功应用沙利度胺、氯丁巴比林、环磷酰胺、维 A 酸和近期报道的肿瘤坏死因子 -α（TNF-α）、IL-1 拮抗剂治疗本病。在伴有基础疾病的患者其基础疾病控制不佳常可出现 Sweet 综合征的皮损，因此基础疾病应当首先被考虑到治疗方案中去。

坏疽性脓皮病

临床表现

坏疽性脓皮病（pyoderma gangrenosum，PG）是一种不常见的中性粒细胞性皮病，典型表现为迅速扩大的皮肤溃疡。PG 患者的诊断性评估需有以下两个要点：①需排除其他原因所致的皮肤溃疡，因为 PG 是一个排他性诊断；②应当确定是否有与 PG 相关的、且可治疗的系统性疾病。

经典的 PG 溃疡常常有典型的临床表现，边界为深在的红色或紫红色（图 5-5）。皮损逐渐向外扩展且边界常超出溃疡边缘（逐渐形成）。疼痛是最显著的特点。当皮损愈合后，可形成筛状瘢痕。皮损可有过敏反应，应当避免对 PG 患者皮损进行扩大性清创手术，特别是疾病处于活动期，且进行性进展时。几种不同类型的 PG 以下已经有所描述。

植物性脓性口炎

这是一种慢性的，脓疱型的，最终发展为与植物相关的糜烂，位于黏膜部位，特别是口腔内。

非典型或大疱性坏疽性脓皮病

在这一类型中，溃疡较经典的 PG 表浅，常见水疱，蓝灰色边缘，躯干上部及面部是最容易受累的部位（图 5-6）。已有报道的这类患者同时患有血液系统疾病，特别是骨髓增生异常综合征和急性髓系白血病。

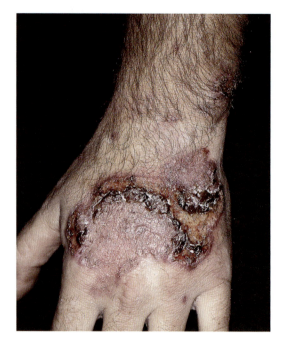

图 5-6　不典型坏疽性脓皮病

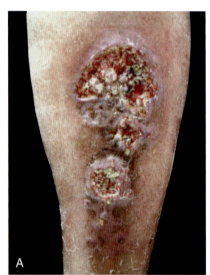

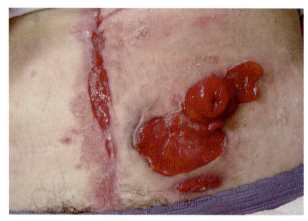

图 5-7　年轻的克罗恩病患者结肠切除术后形成几种腔口部位的溃疡。值得注意的是溃疡在术后正中切口处出现

口周坏疽性脓皮病

这种患者常有 IBD 或癌症术后的造瘘口（图 5-7）。一些患者没有活动性肠病的证据，而另一些仔细研究后发现存在活动性疾病，特别是克罗恩病。这些患者常被认为伴有感染，外科医生可能会清除溃疡创面或更改造瘘口，导致患者病情加重或复发。

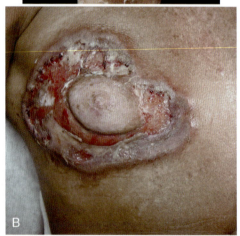

图 5-5　A，存在于一名已控制症状的克罗恩病患者身上经典的坏疽性脓皮病；B，乳房活检术后进行性紧张的坏疽性脓皮病，同时行腹部手术的克罗恩病患者

发病机制

PG 的发病机制仍不明确，但越来越多的证据

倾向于免疫失调和中性粒细胞趋化性改变，一些学者认为 PG 是自身炎症性疾病的范畴，这就可以解释 PG 与其他自身炎症性疾病如克罗恩病之间的关系。遗传因素在一些病例中起着一定的作用，有助于阐明特发性病例的发病机制。PAPA 综合征（化脓性关节炎、PG、痤疮）是以脯氨酸/丝氨酸/苏氨酸磷酸盐相互作用蛋白 1 的常染色体突变为特点，认为是由于 cryopyrin 炎症小体失调以及 IL-1β 激活导致炎症的发生。这个途径或许是治疗许多自身炎症性疾病的关键。

组织病理学

PG 的组织病理学无特异性，但是组织病理常常对排除其他原因引起的表皮溃疡有帮助，例如感染、血管炎/血管病变及肿瘤。未经治疗的患者其新鲜皮损可见中性粒细胞组织像伴有内皮细胞肿胀。经典的可有广泛的中性粒细胞浸润伴继发坏死和出血。可见局限性血管炎但不十分明显。

表 5-2 与坏疽性脓皮病相关的疾病

常见相关疾病
炎症性肠病
　慢性溃疡性结肠炎
　局限性肠炎、肉芽肿性肠炎（克罗恩病）
关节炎
　血清阴性伴炎症性肠病
　血清阴性不伴炎症性肠病
　类风湿性关节炎
　脊椎炎
　骨关节炎
血液系统疾病
　髓系白血病
　毛细胞白血病
　骨髓纤维化，特发性骨髓外化生
　单克隆丙种球蛋白病（IgA）

少见报道的相关疾病
慢性活动性肝炎
骨髓瘤
真性红细胞增多症
阵发性睡眠性血红蛋白尿症
多发性大动脉炎
原发性胆汁性肝硬化
系统性红斑狼疮
化脓性汗腺炎
聚合性痤疮
恶性肿瘤
甲状腺疾病

续表

肺部疾病
结节病
糖尿病
其他脓疱性皮肤病

相关疾病

粗略估计约 50% 的 PG 与系统系疾病相关（表 5-2）。最常见的情况是炎症性肠病、关节炎、副蛋白血症和血液系统肿瘤。评估 PG 患者的诊断评估中考虑其是否患有相关的疾病是重要的环节。

关节炎是 PG 常见的症状。一般来讲，与 PG 有关的关节炎是系统性多关节炎，血清反应可为阴性或者阳性。在 Sweet 综合征中提到，PG 患者也可能出现内脏器官的中性粒细胞浸润，包括肺脏、肝脏、心脏和骨。

治疗

PG 的治疗必须在伤口愈合和炎症控制上达到最优化的效果。伤口护理包括选择合适的辅料，监测和治疗感染，避免刺激因素，炎症的控制方法是多样化的，取决于皮损的大小和数量、进展的速度和与基础疾病的关系。

在轻度的患者中，局部措施例如局部用药，包括糖皮质激素、钙调磷酸酶抑制剂和局部使用氨苯砜，或者皮损内注射亦可以有效地控制疾病。在重度及进展迅速的患者中，系统用糖皮质激素和环孢素常被认为是一线治疗。对伴有炎症性肠病的 PG 患者而言，糖皮质激素减量治疗备受推崇，生物制剂也作为治疗本病的选择之一用来控制皮肤和肠道症状。英夫利昔单抗和阿达木单抗对 PG 和 IBD 患者显示出较好的疗效。其他药物包括硫唑嘌呤、霉酚酸酯、静脉用免疫球蛋白、阿纳金拉、卡那单抗和环磷酰胺用于难治性或对其他药物产生不良反应的患者。最后，氨苯砜和米诺环素可作为辅助或者维持治疗。

肠相关皮肤病、关节炎综合征

临床表现

肠相关皮肤病、关节炎综合征是一种以皮

肤成簇分布的皮肤脓疱性血管炎、滑膜炎、发热和流感样症状，为表现因肥胖患者术后或者伴随IBD发展而来的疾病。虽然认为现代的减肥手术发生本病的情况更为常见，但空回肠吻合术后的发病率报道高达 20%。胃肠道手术后的数天到数年内，患者可经历 2~3 个月的血清病样的疾病症状。伴随着全身性疾病的出现，腹泻和肠道功能紊乱的频率也增高。多关节性关节炎、肌萎缩、糜烂性关节炎也常有发生。皮肤脓疱性血管炎常见，红斑结节样皮损也可见到（图 5-8）。约 4~6 周出现一次。

发病机制

肠相关皮肤病、关节炎综合征的病理生理学机制为细菌过度增殖继发胃肠道变化的区域免疫复合物形成。循环免疫复合物沉积在靶组织，例如皮肤和滑膜，产生本病的一些相关临床症状。

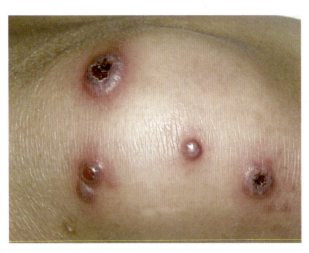

图 5-8 溃疡性结肠炎未得到控制的情况下出现的脓疱型血管炎

组织病理学

早期皮损以真皮乳头水肿和表皮下囊泡形成为特征，后期显示真皮层致密的中性粒细胞浸润。真正的白细胞碎裂性血管炎较为少见。其发现与白塞病的皮损有相同的组织病理学表现。

治疗

系统应用糖皮质激素治疗是最有效的控制本病体征和症状的治疗。肠旁路治疗的患者必须恢复肠正常的解剖结构来治疗。系统应用抗生素（如四环素、甲硝唑和红霉素）是有效的，可能是它们能够在降低肠道菌群过度增殖上起到作用。TNF-α 抑制剂已证实有疗效。沙利度胺、秋水仙碱和氨苯砜已经被成功用于一些个体的治疗当中。患有炎症性肠病的患者最好能有效地控制基础疾病。

（李雪梅、罗权 译，张锡宝、杨斌 审校）

推荐阅读

Agarwal A, Andrews J. Systemic review: IBD-associated pyoderma gangrenosum in the biologic era, the response to therapy. Aliment Pharmacol Ther 2013;38:563–72.

Ahronowitz I, Harp J, Shinkai K. Etiology and management of pyoderma gangrenosum: a comprehensive review. Am J Clin Dermatol June 1, 2012;13(3):191–211.

Alavi A, Sajic D, Cerci FB, Ghazarian D, Rosenbach M, Jorizzo J. Neutrophilic dermatoses: an update. Am J Clin Dermatol October 2014;15(5):413–23.

Anzalone C, Cohen P. Acute febrile neutrophilic dermatosis (Sweet's syndrome). Curr Opin Hematol January 2013;20(1):26–35.

Butler D, Shinkai K. What do autoinflammatory syndromes teach about common cutaneous diseases such as pyoderma gangrenosum? A commentary. Dermatol Clin 2013;31:427–35.

Mazzoccoli, et al. Behçet syndrome: from pathogenesis to novel therapies. Clin Exp Med December 2, 2014. Epub ahead of print.

Yazici H, Ben-Chetrit E, Bang D, et al. Behçet's disease and other autoinflammatory conditions. Clin Exp Rheumatol 2007;25:S1–119.

第6章

银屑病与系统性疾病

Jashin J.Wu · Johann E.Gudjonsson

要点

- 银屑病是一种影响全球 1.25 亿人的常见疾病。
- 常伴糖尿病、高血压、血脂异常、肥胖、心肌梗死、脑卒中、心血管性死亡、淋巴瘤、自身免疫异常以及肾脏相关疾病。
- TNF 信号以及 IL-23/Th17 信号通路在银屑病的发病机制中起关键的作用，有效干预该途径对于治疗该疾病至关重要。
- 联合疗法会大大降低心血管疾病的危险性。
- 约 1/3 的银屑病患者在罹患该病平均十年后会发展成银屑病性关节炎。
- 银屑病性关节炎与 CASPAR 诊断标准定义的其他类型的关节炎有很大的差异。

流行病学

银屑病是一种自身免疫系统介导的慢性疾病，影响到约 2%~3% 美国人口。在世界范围内约有 1.25 亿人遭受该疾病的折磨。据报道，亚洲人发病率最低，低于 0.5%。挪威人与法国人发病率最高，分别为 4.82% 和 5.20%。

银屑病并不仅仅是一种皮肤疾病，其可引发多种并发症。约 1/3 的银屑病患者在发病 10 年左右可能发展成银屑病性关节炎。据研究显示，银屑病患者罹患心血管相关疾病如糖尿病、高血压、高血脂、肥胖及代谢性综合征的几率也大得多。此类患者更容易引发心肌梗死、脑卒中及心血管性死亡。同时后期更容易发展成淋巴瘤、自身免疫性疾病和肾脏疾病。另外银屑病患者往往罹患抑郁症或者焦虑症等心理疾病，极易导致烟酒成瘾。

发病机制

银屑病最显著的特征是正常皮肤基础上的红斑以及覆盖于其上的银白色鳞屑。组织学检查其特征为角质形成细胞过度角化，影响了表皮的正常分化、内皮细胞的增殖以及大量炎症细胞的产生。大量证据显示活化的 T 淋巴细胞可能在银屑病发病起到重要的作用。在银屑病特征性皮损中，CD4+ 淋巴细胞及 CD8+ 淋巴细胞都被发现，CD4+ 淋巴细胞多分布在真皮上部，而 CD8+ 细胞多分布在表皮。CD8+ 细胞是银屑病发病机制中不可或缺的。该细胞为针对于皮肤表皮内某组特定抗原而产生的克隆性细胞。参与该发病机制的其他细胞还包括角质细胞、树突样细胞、肥大细胞、巨噬细胞、内皮细胞及中性粒细胞。细胞因子来源于人体系统固有免疫及获得性免疫系统，参与炎症反应的启动与维持。这些包括肿瘤坏死因子信号通路及 IL-23/Th17 途径，任何一条途径的阻断都是治疗该病的关键。有意思的是，该病的肿瘤因子途径的抑制剂，如依那西普，显示不是直接通过抑制肿瘤坏死因子途径而是通过抑制 IL-17 信号途径。除了 IL-17 和 TNF，还有各种其他的细胞因子参与，但是其相互作用还有待研究。

近百年来，该病具有遗传性特点已经被广泛承认。但是近几年技术发展，尤其是通过全基因组关联性的研究，才使对具体遗传高危因素的研究才有了较大的突破。迄今为止，约有 40 个基因被发现。其中，最显著的就是 HLA-C_w6。其他的基因位点多涉及抗原的加工以及提取，包括 ERAP1 与 ERAP2。这些遗传学上的发现以及免疫学上的进展，更加凸显了关键的发病机制回路，使我们有能力更加有效地治疗该疾病。

临床表现

慢性寻常型银屑病是银屑病中最常见的类型。90% 的患者属于该型。其临床特点是界限清楚的、凸起覆盖有白色鳞屑的红色斑块。斑块大小不等，

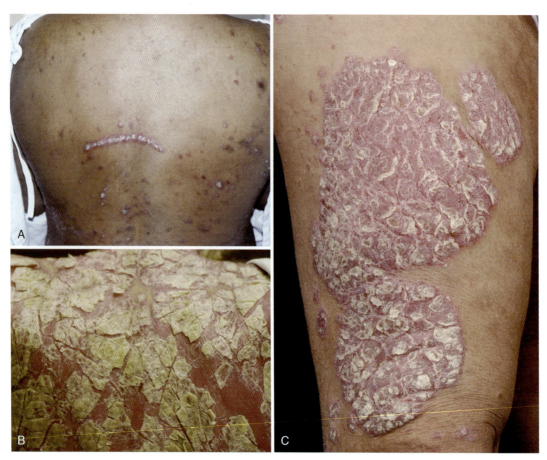

图 6-1 慢性寻常型银屑病。A，显示搔抓后同型反应。B，显示背部弥漫性斑块型银屑病。C，银屑病典型特征：红斑基础上覆盖银白色的鳞屑，与周围正常皮肤分界明显

从直径数毫米到覆盖整个躯干（图 6-1）。鳞屑下面皮肤呈现均匀的白色外观。刮除鳞屑后可见点状出血点。皮损的对称性分布有利于初步诊断的确立。斑块型银屑病皮损多发生在四肢的伸侧皮肤。包括手肘和膝盖处头皮处亦多见。当皮损主要发生在脐周、腋窝、臀裂，称为反向性银屑病。银屑病的指甲的特征性改变罗列在表 6-1。皮损的表现可因为地域不同而各种各样，从而出现环状的、疣状的或是角化过度的多种个体皮损的综合。环状色素减退在个体皮损中也常常被发现，这种现象多是有效治疗尤其是紫外线照射后的反应。

表 6-1 甲银屑病的临床表现

甲银屑病的甲母质	甲银屑病的甲床
点状凹陷	甲剥离
白甲	碎片状出血
甲半月的红色斑点	甲下角化过度；
甲碎裂	"油滴状"（三文鱼斑）

点滴型银屑病多见于幼儿或者是青少年，常伴随咽喉部感染之后发生。其特征是躯干肢近端，5~10mm 大小的斑点或者斑块发生（图 6-2）。此种爆发多为自限性的，多在 3~4 个月自动消退。约

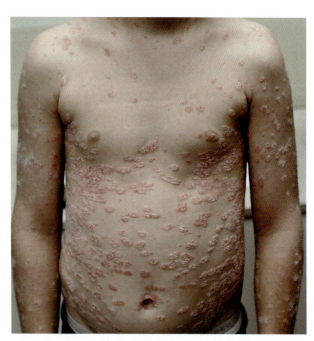

图 6-2 发生在儿童链球菌感染导致的急性点滴状银屑病

1/3 的患者会反复发作。1/3 的患者会发展成慢性斑块性银屑病。这类银屑病的亚型和 HLA-Cw6 密切相关。慢性银屑病患者可能会经由急性链球菌感染后引发。

红皮病型银屑病几乎可以累及全身，弥漫性红斑是其显著特征。相比于慢性红斑性银屑病，红斑性银屑病的鳞屑比较细小，更容易剥落（图 6-3）。该型患者通常会感到皮肤不适。因为汗腺导管闭塞而难以调节体温。另外皮肤血流量大幅度增加，容易导致高通量型心力衰竭。

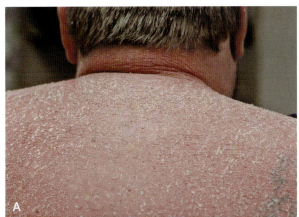

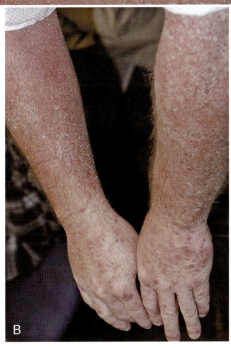

图 6-3　红皮病型银屑病。A，显示为红皮病型银屑病患者后背部皮损，表现为弥漫性红斑，鳞屑较寻常型银屑病更细小。B，显示红皮病型银屑病皮损特征表现为弥漫性皮损，其手臂处皮损临床表现与正常皮肤界限不清，与 A 为同一患者

脓疱型银屑病是比较罕见的银屑病类型。其包括多种亚型，包括弥漫性脓疱型、连续性肢端皮炎、环形脓疱型及掌跖脓疱病（图 6-4）。弥漫性脓疱型是最严重的一种。其特征是连续数天的急性感染后无菌型小脓疱的聚集爆发。这些无菌性小脓疱可以在红斑基础上大量融合。脓疱和发热此起彼伏。可以自动消退。但是治疗要充分考虑到该疾病的险恶本质。弥漫性脓疱型银屑病可以在慢性红斑性银屑病基础上发生，多发生在治疗突然停止尤其是类固醇类药物。该病与 *CARD14* 基因突变有关。但是，自发性的脓疱型银屑病使用 IL-36 受体拮抗剂有效，提示该病可能属于自发性炎症性疾病的范畴。

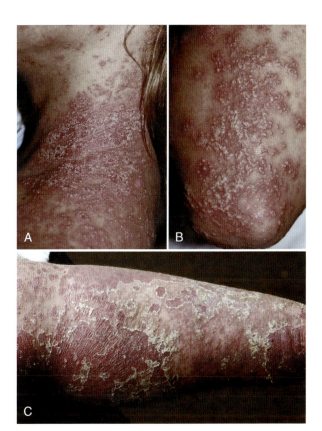

图 6-4　脓疱型银屑病。年轻女性患者在颈部（A）和肘部（B）发生广泛的脓疱性银屑病皮损。当脓疱型银屑病皮损好转，遗留皮肤红斑与鳞屑（C）是典型的脓疱性银屑病的皮肤表现

鉴 别 诊 断

鉴别诊断取决于银屑病具体亚型（表 6-2）。多种疾病可能具有类似银屑病样的改变，但通常结合临床就可区分。当诊断不明确时，病例活检

是最好的选择。

表 6-2 鉴别诊断

慢性斑块型银屑病 / 寻常型银屑病
　　慢性湿疹 / 钱币样湿疹
　　体癣
　　皮肤 T 细胞淋巴瘤
　　亚急性系统性红斑狼疮
　　慢性皮肤红斑狼疮
　　慢性单纯性苔藓
　　接触性皮炎
　　毛发红糠疹
　　可变性角化症的固定斑块皮损 / 进行性对症性红斑角化症
点滴状银屑病
　　慢性苔藓样糠疹
　　玫瑰糠疹
　　梅毒
　　扁平苔藓
　　小斑块性副银屑病
　　药疹
红皮病型银屑病
　　湿疹
　　皮肤 T 细胞淋巴瘤 /Sezary 综合征
　　毛发红糠疹
　　药物引起的红皮病
脓疱型银屑病
　　反应性关节炎综合征
　　浅表性毛囊炎
　　皮肤念珠菌病
　　脓疱疮
　　落叶性天疱疮
　　IgA 型天疱疮
　　Sneddon-Wilkinson 病
　　转移性坏死性红斑
　　急性泛发性红皮病样脓疱病

治　疗

全部的治疗方式在这里就不一一赘述。我们将省略局部的治疗以及光疗。我们将重点关注系统性疗法的基本方式以及潜在疗效。

甲氨蝶呤是已经被美国食品药品管理局证实是有效的一线口服类药物。其也是银屑病性关节炎治疗的一线药物。它与生物制剂联合使用效果很好，并且会减少生物制剂抗药性产生的风险。可以持续降低生物制剂的药效。有证据显示，甲氨蝶呤可以减少心血管疾病的发生的几率。

环孢素适用于非免疫缺陷的中重度成年患者，对至少一种系统治疗无效的斑块型银屑病患者及其他系统治疗禁忌或不耐受的银屑病患者有效。作者认为，在系统用药中，环孢素因起效快而成为中重度银屑病、红皮型银屑病及脓疱型银屑病患者的首选药物。服用阿维 A 时，患者可能会出现不适感的副作用，如皮肤开裂、脱发以及手掌和脚底皮肤脱落。阿维 A 可能会增加甘油三酯并且通常不会升高血糖。学者们认为阿维 A 是银屑病的二线口服治疗药物。

阿普斯特于 2014 年 3 月用于银屑病关节炎，并于 2014 年 9 月获准治疗斑块型银屑病。在 3 期临床试验中两个关键期，16 周时 33.1% 和 28.8% 的患者达到了 PASI75。但是由于疗效低、胃肠不良事件发生率高，我们认为阿普斯特是第三线治疗药物。

依那西普于 2002 年 1 月获得批准可治疗银屑病关节炎，并 2004 年 4 月获得批准用于治疗斑块性银屑病。3 期临床试验关键阶段显示，在第 12 周，49% 的患者达到了 PASI75。

阿达木单抗于 2005 年 1 月获得批准治疗银屑病关节炎，并于 2008 年 4 月获得批准用于治疗斑块性。3 期临床试验显示，在第 16 周，71% 的患者达到了 PASI75。

英夫利昔单抗于 2008 年 7 月获得批准可用于治疗斑块性银屑病，并于 2005 年 10 月获得批准用于治疗银屑病型关节炎。关键阶段 3 EXPRESS 试验显示，75% 的患者在第 10 周达到 PASI75，第 24 周 82% 达到 PASI75，第 50 周 61% 达到 PASI75。

优克特单抗于 2009 年 4 月获得批准用于治疗斑块性银屑病，并于 2013 年 1 月获得治疗银屑病关节炎的批准。关键阶段 3 PHOENIX 1 试验显示剂量为 45mg 的 66% 的患者在第 12 周达到 PASI75，剂量为 90mg 的 67% 在第 12 周达到 PASI75。关键阶段 3 PHOENIX 2 试验显示剂量为 45mg 的 67% 的患者在第 12 周达到 PASI75，剂量为 90mg 的 76% 在第 12 周达到 PASI75。

2015 年 1 月苏金单抗治疗斑块型银屑病获得了批准。关键的 3 期临床试验显示，在第 12 周，76% 的患者达到了 PASI75。

不能给有克罗恩病的患者使用苏金单抗，因为可能会导致恶化。

有学者认为，在生物制剂方面，根据其对银

屑病和银屑病关节炎的疗效，安全性及其给药时间表，阿达木单抗应被视为一线药物。虽然依那西普与其他生物制剂相比疗效较低，但与其他生物制剂相比，它同样应该被认为是一线生物制剂，因为它具有长期的用药安全记录和较低的免疫抑制水平。尽管与阿达木单抗治疗银屑病的疗效相当，但由于治疗银屑病关节炎的疗效较低且起效较慢，因此优特克单抗被认为是二线生物制剂。如果患者患有潜伏性乙型肝炎，而又有较高的严重感染几率，或者和多发性脑脊髓硬化症相关疾病，优特克单抗可能比TNF抑制剂更好。由于目前还没有长期安全性数据，因此应将其视为二线治疗药物。尤其适用于TNF抑制剂治疗反应失败的患者。尽管起效最快且最有效，但由于其静脉给药的性质和1至2年内药效容易降低，英利昔单抗应被视为三线生物制剂。

有一些文献表明，用全身疗法（特别是生物治疗）治疗患者可能会改善患心血管疾病的风险。依那西普和阿达木单抗治疗可降低银屑病患者的C-反应蛋白（CRP）水平，这与银屑病的减轻相关。在银屑病患者中，与其他非生物疾病缓解型抗风湿药物如甲氨蝶呤相比，使用TNF抑制剂治疗的患者糖尿病调整风险较低。另一项研究表明，与局部用药相比，使用TNF抑制剂治疗银屑病患者其心肌梗死风险和事件发生率降低，并且使用TNF抑制剂治疗银屑病与口服药物或光疗相比，梗死事件发生率更低，但不具有统计学意义。一项丹麦全国性队列研究显示，与环孢素、维A酸类和其他疗法相比，TNF抑制剂治疗其心血管死亡、心肌梗死和中风事件发生率降低。

目前正在进行国立卫生研究院资助的一组临床试验，以前瞻性研究生物制剂及光疗等治疗对生物标志物和18-氟脱氧葡萄糖正电子发射断层扫描计算机断层扫描（FDG-PET/CT）结果的影响。患者被分为3组：阿达木单抗、UVB光疗和安慰剂。52周内每4周检测一次，检查CRP和血脂等生物标志物。FDG-PET/CT扫描将在第0、12和52周进行。该理论认为，阿达木单抗可以改善生物标志物，减少血管炎症，通过FDG-PET/CT扫描测量。UVB光疗被认为不会改善生物标志物，也不会减少血管炎症。这项研究可以表明，积极的全身治疗可能会改变银屑病心血管疾病的自然史。

目前，已有针对银屑病和银屑病型关节炎的靶向IL-17、IL-23和JAK激酶的治疗方法。另外，还有临床实验正在进行中，如针对TNF抑制剂生物仿制药用于治疗银屑病。

银屑病性关节炎

流行病学

银屑病关节炎是具有多种临床表现的侵蚀性炎性关节疾病。研究表明患病率为0.5%，研究范围从0.02%到1.4%不等。据估计，高达42%的银屑病患者伴有银屑病关节炎。绝大多数患者在皮肤病发病后10年左右出现关节炎，但约有15%的患者在出现银屑病前出现关节炎。关节的严重程度与皮肤表现之间没有直接的相关性。男性和女性受到同样的影响。发病的高峰年龄在35至45岁之间。

发病机制

银屑病性关节炎可能累及外周的滑膜、脊柱和骶髂关节，以及作为韧带、肌腱和关节囊附着在骨头上的肌腱端。目前对银屑病性关节炎的发病机制了解甚少。然而，银屑病关节炎的特征之一是广泛的骨吸收，这与大多数其他关节炎疾病不同。银屑病关节炎患者的循环破骨细胞前体数量增加，破骨细胞在银屑病关节炎患者外周血单个核细胞培养物中自发产生，表明破骨细胞在其发病机制中起主要作用。驱动骨质碎屑的激活和所涉及的细胞因子的物质是不明确的，但在发炎的滑膜中发现了过度表达的促炎细胞因子，包括TNF-α、IL-1β和IL-6。最近来自临床试验的数据表明IL-17A在银屑病关节炎的发病机制中起着重要作用。

临床表现

银屑病关节炎具有几种与众多常见的关节炎如类风湿性关节炎相区别的独特临床特征。除了银屑病频繁发生皮损外，这些特征还包括远侧指间关节、相关关节的不对称分布、指趾炎、附着点炎和骶髂关节炎。影像学改变通常表现为骨质溶解，伴有广泛的糜烂性骨损伤，以及关节周围新骨形成。银屑病性关节炎患者通常对风湿因子和抗凝血酶肽抗体检测阴性。这些特征被纳入银屑病关节炎的CASPAR（银屑病关节炎的分类标准）诊断标准中（表6-3）。如果患者有六个可能分类中的三个，CASPAR 标准对银屑病关节炎的特异性为98.7%，灵敏度为91.4%。银屑病关节炎的特征在临床表现上仍然存在很大的异质性（表6-4）。

表6-3 银屑病关节炎的 CASPAR 标准

要符合 CASPAR 关节炎诊断，对患有炎性关节疾病（关节，脊柱或腱鞘）的患者必须具有以下5种表现中的3种以上：

1. 患有银屑病的临床证据：银屑病个人史或家族病史。目前银屑病被定义为头皮或（和）皮肤的银屑性相关皮损，并由风湿病专家或皮肤病专家诊断。银屑病的个人病史可从患者，家庭医生，皮肤科医师，风湿病专家或其他合格的医务人员得到确认。银屑病的家族史可由患者提供的一级或二级亲属发病报告予以确认
2. 典型的银屑病甲损伤包括甲剥离，顶针样甲和甲角化过度，体检时即可观察到
3. 根据当地实验室实验数据比较，采用酶联免疫吸附试验或散射比浊法检测类风湿因子结果为阴性
4. 指趾炎、整个手指的肿胀，或由风湿病专家确认的指趾炎病史
5. 在手部或足部的普通影像学上，显示关节新骨形成的影像学证据，在关节边缘附近出现不明确的骨化（但不包括骨细胞形成）

表6-4 银屑病关节炎的 CASPAR 标准

类型	发生率	主要特点
不对称的少关节炎	70	通常为手和脚一个或少数关节
对称的多发性关节炎	15	临床上和类风湿关节炎难以区分，但症状更轻微
主要在远端指间关节	5	所谓的经典模式；明显的指甲受累和"腊肠指"
残毁性关节炎	5	具有破坏性、可伸缩性的严重、快速发展
银屑病性脊柱炎	5	和其他形式疾病并发并不罕见（单独不常见）

鉴别诊断

银屑病关节炎主要与类风湿性关节炎鉴别，特别是存在于多关节炎患者中。对于累及到脊柱的，而血清学又阴性的，需要与强直性脊柱炎、反应性脊柱炎、炎症性肠病相关性脊柱炎、风湿性脊柱炎、特发性脊柱炎等疾病相鉴别（图6-5）。

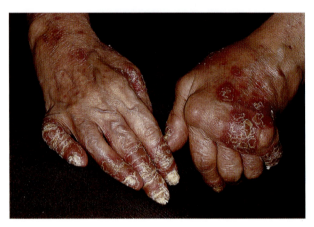

图6-5 严重的银屑病关节残毁

（周志明、陈平姣 译，张锡宝、罗权 审校）

推荐阅读

Elder JT, Bruce AT, Gudjonsson JE, et al. Molecular dissection of psoriasis: integrating genetics and biology. J Invest Dermatol May 2010;130(5):1213–26.

Famenini S, Sako EY, Wu JJ. Effect of treating psoriasis on cardiovascular co-morbidities: focus on TNF inhibitors. Am J Clin Dermatol February 2014;15(1):45–50.

Lowes MA, Suarez-Farinas M, Krueger JG. Immunology of psoriasis. Annu Rev Immunol 2014;32:227–55.

Menter A, Gottlieb A, Feldman SR, et al. Guidelines of care for the management of psoriasis and psoriatic arthritis: Section 1. Overview of psoriasis and guidelines of care for the treatment of psoriasis with biologics. J Am Acad Dermatol May 2008;58(5):826–50.

Menter A, Korman NJ, Elmets CA, et al. Guidelines of care for the management of psoriasis and psoriatic arthritis: section 4. Guidelines of care for the management and treatment of psoriasis with traditional systemic agents. J Am Acad Dermatol September 2009;61(3):451–85.

Nestle FO, Kaplan DH, Barker J. Psoriasis. N Engl J Med July 2009;361(5):496–509.

Robinson A, Van Voorhees AS, Hsu S, et al. Treatment of pustular psoriasis: from the Medical Board of the National Psoriasis Foundation. J Am Acad Dermatol August 2012;67(2):279–88.

Rosenbach M, Hsu S, Korman NJ, et al. Treatment of erythrodermic psoriasis: from the medical board of the National Psoriasis Foundation. J Am Acad Dermatol April 2010;62(4):655–62.

Wu JJ, Nguyen TU, Poon KT, Herrinton LJ. The association of psoriasis with other autoimmune disorders. J Am Acad Dermatol 2012a;67(5):924–30.

Wu JJ, Poon KT, Channual JC, Shen AY. Association between tumor necrosis factor inhibitor therapy and myocardial infarction risk in patients with psoriasis. Arch Dermatol 2012b;148(11):1244–50.

第 7 章

其他风湿性皮肤病

要点

- 类风湿性关节炎（rheumatoid arthritis，RA）是一种可导致多个系统紊乱的疾病，有许多关节外症状，并可累及皮肤，包括类风湿结节、风湿性血管炎等。
- 类风湿结节是 RA 中最具特征性的皮肤症状，它们及其他的关节外表现在血清学阳性的 RA 患者中最常见。
- 全身性幼年特发性关节炎和成年发作的 Still 病属于排他性诊断，特征是间歇热，伴有发疹、关节炎、肝脾肿大、淋巴结和非特异性血清学结果。
- 新诊断为间质肉芽肿皮炎患者或栅状嗜中性和肉芽肿性皮炎患者，应考虑筛查潜在自身免疫性疾病和恶性肿瘤。
- 川崎病是一种中小血管性血管炎，特征是高热和一系列的临床表现，其中最明显的是皮肤和管状血管炎。联合静脉注射免疫球蛋白和高剂量的阿司匹林的快速治疗是预防冠状动脉瘤的手首选方法。
- 舍格伦综合征是一种自身免疫疾病，这种疾病会影响到分泌腺。皮肤症状包括干燥症、血管炎、荨麻疹性血管炎、冷球蛋白血症性血管炎和高球蛋白血症性紫癜。
- 痛风是由血液中持续升高的尿酸水平引起，导致晶体性关节炎急性发作，引起尿酸钠盐在皮肤、关节和周围的滑膜中慢性沉积，称为痛风石。

类风湿性关节炎

定义、诊断、流行病学数据

类风湿性关节炎（RA）是一种病因不明的多系统疾病，主要表现为滑膜炎，最终可导致糜烂性关节炎、关节畸形有很高致残率。关节外表现通常涉及皮肤和/或肺部，但也可能涉及血液、心血管和神经系统。RA 主要影响 40~60 岁的女性，但也可以发生在任何年龄。

RA 的诊断在其晚期阶段相对容易，但在疾病的早期阶段还是有一定难度的。该诊断是基于临床表现、放射学检查和实验室检查的结果，包括血清类风湿因子。美国风湿病学会已经制定了标准，用于诊断经典的、明确的、可能的 RA，以及确定临床缓解、疾病进展和患者的功能评价。滑膜中组织学改变和皮肤结节的存在是另外的标准。类风湿因子（rheumatoid factor，RF）主要作为具有针对改变的 IgG 的特异性 IgM 的测定，在大约 75% 的 RA 患者和 5%~10% 的正常受试者中呈阳性。二代逆循环瓜氨酸肽与 RF 的敏感性相似，但特异性更高，为 90%~95%。高水平的 RF 常与更严重的糜烂形式疾病相关，以及存在关节外表现，包括类风湿结节和其他相关的皮肤病。HLA-DRB1*04 是血清反应性 RA 最重要的遗传关联节点。另外确认的遗传变异包括：4 型肽原蛋白脱亚胺酶（PADI4）和 22 型蛋白酪氨酸磷酸酶非受体（PTPN22）。白细胞介素（IL）-4 受体单核苷酸多态性与关节破坏和类风湿结节风险增加有关。

皮肤症状

许多皮肤症状和风湿性关节炎一起出现，除了类风湿结节都不是 RA 的非特异性皮肤表现。RA 患者可能发生坏疽性脓皮病和较大范围的血管炎病变，但它们与其他疾病相关的发生率更高，还有与用于治疗 RA 的制剂相关的各种皮肤变化（表 7-1）。

表 7-1 类风湿性关节炎的皮肤表现

中性粒细胞和/或肉芽肿性皮损
类风湿结节
栅栏状中性粒细胞肉芽肿性皮炎
间质性肉芽肿性皮炎
Sweet 综合征
类风湿中性粒细胞性皮炎
浅表性溃疡性类风湿性坏死

指甲变化
脆甲、甲损害、甲剥离、甲脱落、杵状指、红甲弧缘

血管病理学/血管炎病变
毛细血管炎
网状青斑
持久隆起性红斑

续表

瘀斑
紫癜
坏疽/溃疡斑
小腿溃疡
　　Feity 综合征
　　坏疽性脓皮病
血管炎
其他不明原因的相关疾病
　　Still 病的荨麻疹样皮损
　　淀粉样变性
　　大疱性疾病，包括获得性大疱性表皮松解症
药物引起的皮肤变化
皮质类固醇
　　库欣综合征
　　黄斑性紫癜和萎缩纹
　　萎缩/皮肤脆性增加
甲氨蝶呤
　　快速出现的/发疹性结节病
非甾体类抗炎药
　　假卟啉症
　　中毒性表皮坏死松解症
　　固定性药疹
TNFα 阻滞剂
　　白细胞碎裂性血管炎
　　银屑病样皮炎
　　掌跖脓疱病
　　荨麻疹，血管性水肿，过敏性反应
　　注射部位反应
　　间质性肉芽肿性皮炎
　　皮肤红斑狼疮（亚急性＞慢性/盘状）
　　皮肌炎
　　　快速出现的/发疹性结节病
非黑素瘤皮肤癌
来氟米特
　　中毒性表皮坏死松解症
　　快速出现的/发疹性结节病
含硫醇药物（如青霉胺）
　　落叶型和寻常型天疱疮
　　苔藓样药疹
　　匐型穿通性弹力纤维变性
　　弹力纤维样假性黄瘤
　　皮肤松弛症样表现
雅美罗（托珠单抗）
　　掌跖脓疱病
　　晕痣

类风湿结节

类风湿结节是一种坚硬的、无触痛的、可移动的皮下结节，在 RA 成人患者中，其发生率为 20%~35%。在血清反应呈阳性的患者中，具有抵抗性退步溃疡，粒细胞减少和脾肿大的 Felty 综合征患者的发病率可高达 75%。

类风湿结节是 RA 最典型的皮肤表现，最常见于患有严重关节炎的男性白种人、高滴度 RF 血清阳性和类风湿性血清阳性和类风湿性血管炎的患者。吸烟者更易患类风湿结节。据报道，类风湿结节与其他疾病有关，包括红斑狼疮/类风湿性关节炎重叠综合征和抗磷脂综合征。

圆顶形的肉色结节直径从 0.5 厘米到几厘米不等，往往发生在四肢伸侧，通常覆盖经常受到创伤的骨突（图 7-1）。然而，任何皮下部位都会受到影响，并且在巩膜、喉部、心脏、肺和腹壁中发现组织学上相同的病变。类风湿性结节可引起不适，毁容及影响日常活动。较大的结节可引起压迫性神经病变，并有溃疡和继发性局部感染的风险。据报道，甲氨蝶呤给药时会出现类风湿结节皮损（"甲氨蝶呤结节"）。肿瘤坏死因子（TNF）拮抗剂、硫唑嘌呤和来氟米特较少见。类风湿结节的临床鉴别诊断包括痛风性结节、黄瘤病、深部（皮下）或结节性肉芽肿、皮下结节病、腱鞘囊肿和表皮囊肿。

组织学上，在发育良好的类风湿结节中观察到三个不同的区域：纤维蛋白样坏死的中心区域，栅栏样组织细胞的中间区域，以及具有慢性单核细胞浸润的高度血管化肉芽组织的外缘。早期病灶主要是由肉芽组织组成，但具有白细胞碎裂型血管炎的病灶区，人们认为这与结节的发病机制有关。组织病理学鉴别诊断包括急性风湿热、深部环状肉芽肿和类脂质渐进性坏死中所出现的一过性结节。

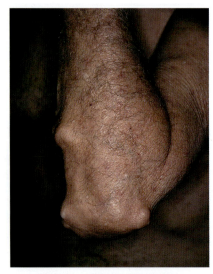

图 7-1　肘部的类风湿结节

类风湿性血管炎

据报道，类风湿性血管炎的临床病变范围很广，并且随所涉及血管的大小和位置及疾病的程度而变化。白细胞碎裂最常见于皮肤小动脉和小静脉中，但同样的坏死性过程可能发生在肠系膜、心脏和中枢神经系统的大血管中。大多数证据表明血管炎病变与循环免疫复合物有关。皮肤病变包括瘀斑、毛细血管炎（色素性紫癜性皮肤病）、可触及的紫癜、指梗死、网状紫癜，以及下肢的大面积缺血性溃疡，尤其是踝关节，对于高滴度RF、严重糜烂性疾病和类风湿结节的患者，血管炎在疾病进展中发展较晚。尽管报道描述仅在2%~5%的RA患者中发生，然而在尸检中却发现高达30%的患者有类风湿性血管炎。

轻度类风湿性血管炎的皮肤病变包括小的指尖部位坏死死，尤其是指甲皱褶和指垫的出现（常被称为Bywater病变）、瘀点和网状青斑或树枝状皮斑。中度皮肤表现为下肢和臀部显著的紫癜，由于其他原因，在临床病理上与皮肤小血管血管炎无法区分。严重的皮肤病变甚至直接累及皮肤和全身器官，并且以一种爆发性的方式发病，死亡率接近30%。皮肤受累可能包含轻度或中毒类风湿性关节炎的变化，以及来自网状紫癜和指端坏疽引发的大溃疡。它与高死亡率相关，因此积极地进行皮肤活检、血清学评估、风湿性疾病的咨询和快速的治疗干预是非常有必要的。在接受生物治疗的类风湿性关节炎患者中，考虑药物引起的皮肤血管炎的可能性也很重要。一些生物制剂，尤其是英夫利西单抗，与皮肤小血管炎的发生密切相关。

与类风湿性关节炎有关的各种皮肤病

表7-1展示了RA患者的几种非特异性皮肤病变和指甲变化。此外，大量的文献报告将RA与许多疾病联系在一起，如坏疽性脓皮病，以及风湿性中性粒细胞性皮炎、Sweet综合征、间质性肉芽肿皮炎、麻痹性中性肉芽肿性皮肤炎、结缔组织相关的脂膜炎、红斑结节和大疱性疾病，尤其是获得性大疱性表皮松解症。

全身性青少年特发性关节炎（Still病）

幼年特发性关节炎（juvenile idiopathic arthritis, JIA），以前被称为青少年特发性类风湿性关节炎，其特点表现为是在儿童期到成年早期发病，共分为7个亚型。系统发作的JIA或Still病占JIA病例的15%~20%。有全身性的幼年特发性关节炎的儿童表现出在躯干或四肢，出现一种典型的易消退的、粉红色到橙红色的荨麻疹，或者麻疹样皮疹短时间内爆发式出现，通常伴随着发高热，并关节炎症状出现早。（图7-2）。皮疹症状多发于腋窝和腰部。同形反应很少发生。皮疹和发烧通常是暂时性的，通常在下午晚些时候最为明显。然而，这些症状可能会持续数天。患者通常患有髋关节、膝关节、踝关节、手腕和颞下颌关节等多处的关节炎症，很少会出现糜烂。淋巴结病、浆膜炎和肝肿大也会出现。实验室检查结果在诊断Still病史通常无益，因为>95%的患者有RF和抗核抗体（ANA）。然而，除了增多的急性期反应物、白细胞增多症、贫血和血栓形成倾向外，显著高铁蛋白血症（>4 000mg/ml）也常可见。死亡率与巨噬细胞活化综合征（MAS）有关，其特征是持续发热、血细胞减少、凝血酶功能障碍、低沉降率和终末器官功能障碍。MAS可以由潜在疾病发作、药物或感染引起，应及时诊断以避免危及生命的多器官衰竭现象出现。

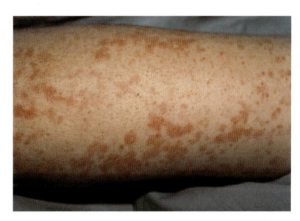

图7-2 青少年特发性关节炎的短暂性红斑。（来源：Kenneth E.Greer，MD，Charlottesville，VA.）

成人Still病

成人Still病通常影响小于30的女性，尽管在60以上的成年人中也有这种情况。成人Still病患者在下午到傍晚出现热峰，并伴有无症状的减退性皮疹，最常见于躯干压力点。在疾病之前或早期的咽喉疼痛是一种常见的主诉。关节炎通常是局限于踝部、膝盖和腕部并且能够发展成多发的、对称的、具破坏性的关节炎症。腕关节强制是该病的典型特征，其特点是融合了腕掌关节，也可以在青少年患者中看到。Still 病仍然是排他性诊断，并且通常是给予临床诊断，因为实验室检查结果是非特异的。已经发现的实验室异常有高铁蛋白血症、升高的急性期反应无核升高的肝功能。该病的自然进展可限于在数月至 2 年的过程中消退的一次或多次全身性和关节性疾病发作。持续性关节炎患者可能患有可致残疾的慢性疾病。

治疗方法

类风湿性关节炎的主要治疗方法是早期采用抗风湿性药物（DMARDs）治疗，即使是对于早期的患者。甲氨蝶呤是治疗轻度该病的一线用药，以及中度至严重疾病和预后不良的患者的联合治疗。其他常用的治疗方法包括"三重疗法"，即同时使用羟基氯喹、磺胺嘧啶和甲氨蝶呤，以及嘧啶合成抑制剂（来氟米特）。全身性糖皮质激素通常短暂使用来控制疾病发作，但有时也可低剂量长期使用。生物治疗包括肿瘤坏死因子抑制剂-α（例如，依那西普、阿达木单抗、英夫利昔单抗、高利单抗、赛妥珠单抗）、T 细胞激活调节剂（阿巴西普注射剂）、Il-6 的抑制剂（托珠单抗）、IL-1 的 I 型受体的抑制剂（阿那白滞素），以及特异性 JAK 激酶（托法替尼）和影响 B 细胞活化的药物（利妥昔单抗）。目前还没有对 RA 疗法在治疗疾病皮肤表现方面的疗效进行对照研究。类风湿结节发展是潜在性的，并且是持久的，但可能自发消退。较大的和/或症状性结节可通过切除治疗，但复发率高。糖皮质激素可以减小结节的大小；然而，这种效果往往是暂时的。类风湿结节往往会随着甲氨蝶呤的逐渐停用而消退。类风湿性血管炎应该被看作是 RA 的一种关节外症状，要求更积极地控制潜在的疾病。

美国风湿病学协会最近的指南推荐使用 DMARD 治疗对非甾体类抗炎药或关节内皮质激素注射的治疗反应效果不佳的 Still 病的儿童和青少年。在这种人群中，应避免使用磺胺嘧啶，因为它可以诱发巨噬细胞活化综合征。Still 病的皮肤症状通常随潜在疾病的治疗而得到改善。

间质性肉芽肿性皮炎

间质性肉芽肿性皮炎（interstitial granulomatous dermatitis，IGD）是一种罕见的多形性疾病，由阿克曼在 1993 年首次描述。一些学者认为，它属于嗜中性粒细胞肉芽肿性皮炎（neutrophilic granulomatous dermatitis，PNGD）的疾病谱系；然而，许多临床和组织学特征都不尽相同。IGD 的潜在病因尚不清楚，但有猜想认为，它是免疫复合物的继发性产物，与自身免疫性和结缔组织紊乱有关，尤其是 RA、红斑狼疮、自身免疫性甲状腺炎、白癜风、糖尿病和自身免疫性肝炎相关。据报道，部分恶性肿瘤也与 IGD 有关，包括淋巴增生性疾病和实体器官肿瘤。该病患者通常是中年女性，关节症状可在皮肤症状发生之前、同时或之后出现。

临床表现

IGD 表现为对称性红斑、紫癜和斑块，常为环形结构，多发生在躯干外侧、大腿内侧、臀部等处。有时，病变部位呈现皮肤颜色改变，或伴烧灼感、瘙痒。在上述位置出现"绳索状"的线性外观被认为是 IGD 的特征，但仅在 9% 的病例中观察到。相关的关节炎被描述为小关节和大关节的血清阴性、非侵袭性多关节炎，这种关联被一些学者称为"关节炎综合征的 IGD"。密切相关的实体 IGD 药物反应常与潜在的关节炎无关，但在临床上可能类似于 IGD。据报道，有许多药物包括钙通道阻滞剂、血管紧张素转换酶抑制剂、他汀类药物、抗 TNF-α 疗法、IL-1 抑制剂、呋塞米和抗组胺药（可用于治疗）。

组织学特征

根据 IGD 皮肤表现多形性这一本质特点，需要进行组织病理学检查以明确诊断。在退化的胶原周围可见间质栅栏样组织细胞，周围致密，底部沉积的皮肤浸润物由嗜中性粒细胞和嗜酸性粒细胞组成，没有相关的血管炎。在 IGD 药物反应中，典型的是具有显著的嗜酸性粒细胞浸润和极小的退化胶原的液化界面皮炎。在临床和组织学上，环形间质性肉芽肿难以与 IGD 区分，但经典地表现出"上重下轻"的局部浸润与相关的黏蛋白。PNGD 的详细组织学描述如下。

治疗

有关 IGD 治疗的数据主要限于病例报告和小型研究。有全身性和局部皮脂类固醇、沙利度胺、羟氯喹、TNF 拮抗剂、静脉注射免疫球蛋白和托法替尼的成功报道。最近的文献综述显示，三分之二的 IGD 患者在 3 个月至 3 年内得到缓解，而其余患者表现为慢性复发性病程，治疗并未影响到疾病进程。

棕榈状中性粒细胞和肉芽肿性皮炎

PNGD 是一种罕见的中性粒细胞性皮肤病，有多种皮肤表现。先前描述的临床病理特征可能代表 PNGD 的是 Churg-Strauss 肉芽肿，类风湿丘疹，和 Winkelmann 皮肤血管外坏死性肉芽肿。多见于成年女性身上，儿童中仅见少量报道。PNGD 最常与潜在的结缔组织疾病或系统性血管炎有关。风湿性关节炎是最常见的一种原发病，但在全身性红斑狼疮、局限系统性硬化、白塞病和肉芽肿病、多血管炎和自身免疫性疾病等方面也有发现 PNGD。在没有潜在的系统性疾病的情况下，很少有报道。除了结缔组织病，PNGD 也和潜在的恶性肿瘤有关，最常见的淋巴增殖性疾病和感染，如艾滋病毒。PNGD 在 TNF 拮抗剂和别嘌呤醇等药物中的发生的报道很少。

临床表现

虽然 PNGD 的临床表现各不相同，但它常表现为四肢伸侧有红斑和皮肤色的丘疹和结节，多发于肘部和手指（图 7-3）。对 81 例 PNGD 患者的调查显示，51% 的病例涉及上肢，27.7% 涉及下肢，21% 的患者头部或颈部有病变。PNGD 的病灶可以是脐带状的，或结痂伴疼痛。此外，还描述了环状斑块、荨麻疹病灶和网状青斑。

组织病理特征

对于嗜碱性胶原变形区而言，嗜中性粒细胞性皮肤炎和肉芽肿性皮炎在组织学上值得注意，其周围浸润主要对于嗜碱性胶原变性区而言，由组织细胞、中性粒细胞和核尘组成。与 IGD 相比，PNGD 中存在白细胞碎裂性血管炎。

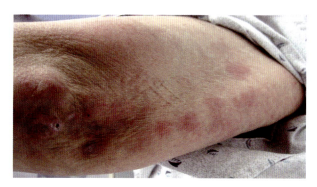

图 7-3　类风湿关节炎合并栅栏状中性肉芽肿性皮炎患者肘关节上的红斑和结节。（来源：Joseph F.Merola）

治疗方法

对 PNGD 的诊断应迅速筛查出假性自身免疫性疾病和恶性肿瘤。治疗策略主要基于病例报告和小样本系列的数据，包括对全身性皮质激素、甲氨蝶呤、环孢素、来氟米特和二氨二苯砜的阳性反应检测。此外，许多严重的病例通过阿糖胞苷和泼尼松疗法得到了改善。多达 20% 的患者可自发消退。

川崎病（黏膜淋巴结综合征）

临床表现

日本儿科医生川崎首先描述了在 20 世纪 60 年代末日本儿童中发生的一种急性发热性黏膜皮肤综合征。这种综合征目前已在世界范围内报道，是一种影响中小血管的血管炎。美国心脏协会（AHA）详细描述的诊断标准包括至少 4 个临床症状（表 7-2），超过 5 天的不明原因发热。这种疾病的不完全形式仅能满足两到三种诊断标准。超声心动图和冠状动脉造影是诊断这些患者的辅助手段。

川崎病（Kawasaki disease，KD）的病因尚不清楚。流行病学因素表明有传染性的原因，但没有发现细菌、病毒或有毒物质。这种疾病在 6 个月到 5 岁的儿童中最为常见。亚洲血统是一个高危因素，尽管这种综合征可发生在所有种族中。虽然目前还没有明确的人类白细胞抗原联合，但遗传因素似乎促进了疾病的发作，并且有人指出了几个易感基因位点。

表 7-2 川崎病诊断标准及治疗

体征和症状	治疗方法
发热持续 5 天以上，至少有以下 5 种症状的 4 种：	静脉注射免疫球蛋白 + 大剂量阿斯匹林
外周肢体变化：急性阶段手掌和足底有红斑或水肿；慢性阶段有肢端脱屑和博氏线	避免类固醇单药治疗
多形态的皮疹，通常泛化但，也可能仅限于腹股沟或下肢	静脉注射免疫球蛋白（IVIG）无效的患者：
口咽变化：草莓舌，红斑，裂隙，嘴唇干裂或唇炎，咽部充血	糖皮质激素和 IVIG、阿司匹林联合使用
	环孢霉素
双侧眼球无痛、无渗出性结膜充血	甲氨蝶呤
急性非化脓性颈淋巴结炎，淋巴结肿大直径大于 1.5cm，通常为单侧	血浆置换法
	肿瘤坏死因子拮抗剂
	环磷酰胺

KD 是由三个阶段定义的：急性、亚急性和急性期。急性期持续到退烧。退热剂通常对发热（40.5℃）没有作用，发热可能持续 3 周。在 KD 患者中，80%~90% 的患者为麻疹、猩红热，或者在躯干和四肢上的多形性弥漫性丘疹（图 7-4）。发疹通常开始于会阴，随后迅速地在该部位脱皮。水肿和红斑可仅局限于手掌和脚底，或覆盖整个手脚表面。这往往伴随疼痛。黏膜的病变主要包括草莓舌、唇炎或咽炎（图 7-5）。无脓性结膜充血可见于角膜缘，通常有畏光现象，病人患葡萄膜炎的风险增加。颈部淋巴结肿大通常是单侧的。在亚急性期，剧烈的变化和脱皮发生在手脚表面。几种指甲上的变化也会出现，包括博氏线、甲色（指甲的颜色变化）、白甲纹（白色的纵纹）、鳌状指甲和脱甲（脱落的指甲）。甲周脱皮是 KD 最常见的皮肤发现之一，但它在诊断中无特殊意义，因为它发生在疾病的后期。关节炎通常表现为小关节的多关节炎，演变成下肢大关节的炎症。经过治疗在所有临床症状得到改善后，没有永久性后遗症。在所有临床表现已消退并且炎症标志物和血小板计数恢复正常（通常是疾病发作后 4~8 周）后，KD 的最终康复期开始。KD 最重要的临床并发症是冠状动脉血管炎的发生，可能导致心肌梗死，引起死亡，大约有 20% 的患者有冠状动脉受累。KD 的死亡率可能高达 1%~2%，成人的冠状动脉疾病已被认为是 KD 的并发症之一。KD 的心脏变化与青少年多发性结节性动脉炎中的心脏病理变化难以区分。

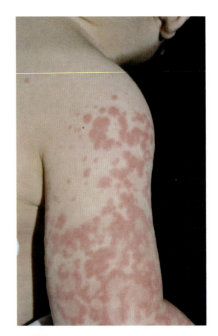

图 7-4 川崎病患者出现的多形性皮疹。（来源 Joseph F.Merola）

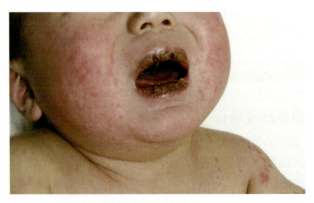

图 7-5 儿童川崎病唇及口腔黏膜受累。（来源：Joseph F.Merola）

KD 实验室检查指标水平无特异性。炎症标志物升高，嗜中性粒细胞增多，嗜酸性粒细胞增多，血栓形成，正细胞性贫血，氨基转移酶炎常见。在接受静脉注射免疫球蛋白治疗的儿童中，白细胞、血小板和 C 反应蛋白的持续升高与冠状动脉发现的高风险有关。

其他一些急性综合征也可能会有类似 KD 的某些特征。鉴别诊断包括约 Johnson 综合征、中毒性休克综合征、猩红热、青少年多动脉炎、落基山斑疹热、钩端螺旋体病、单核细胞增多症、病毒性出血、嗜酸性粒细胞增多症和全身症状综合征的药物反应以及胶原血管病等。

治疗方法

目前美国心脏协会对 KD 的标准治疗除了大剂量阿司匹林外，还包括静脉内静脉免疫球蛋白（IVIG）。在发病前 10 天内治疗使冠状动脉瘤的发生率降低 70% 以上。阿司匹林作为单一疗法有助于治疗与 KD 有关的发热和关节炎，但不能降低冠状动脉瘤的发病率。哪怕是早期治疗，10%~15% 的病例也会对 IVIG 产生抗体反应。在对 IVIG 的治疗中有多种辅助治疗方法，包括全身皮质类固醇、英夫利昔单抗、环孢素、甲氨蝶呤、血浆置换和环磷酰胺。

早期数据表明，当采用全身皮质类固醇单一疗法时，心血管风险增加。然而，日本文献中最近的一项研究发现，当患者使用全身皮质激素、IVIG 和阿司匹林混合疗法，或者单独用阿司匹林时，会减少心血管后遗症。目前还不清楚这些数据是否可以适用于世界其他地区的受影响人群。

舍格伦综合征

舍格伦综合征（Sjögren Syndrome，SS）是一种自身免疫性疾病，主要影响分泌腺从而导致口腔干燥和干眼病，容易累及关节。其他器官也会受到影响，包括肺部、肾脏、神经系统和肝脏。这一发病机制是由 Th17 通路中的 B 细胞异常激活和功能障碍导致。

SS 可以被认为是原发性疾病或其他自身免疫疾病。可能出现一系列全身性的症状，包括 B 细胞淋巴瘤和血管炎。黏膜相关的淋巴组织边缘区淋巴瘤是最常见的恶性肿瘤，出现在约 5% 的患者中。SS 在女性中更为常见，尤其是在四五十岁的女性中，尽管此综合征在儿童中也有报道。血清学的发现包括 ANA、抗 Ro 和抗 La 抗体、类风湿因子及高丙种球蛋白血症。迄今为止，美国风湿病学会和美国－欧洲共识组对此病有不同分类。

干燥症仍然是 SS 最常见的皮肤表现。在口腔干燥的环境中，由于酵母菌的过度生长，可能会导致传染性口角炎和鹅口疮。唾液分泌减少可以引起口臭和龋齿。其他皮肤表现为皮肤小血管炎，表现为可触知的紫癜、海波－和诺莫补血类型、高黏多糖的紫癜，可导致周围神经病变、雷诺病、淀粉样变、糖综合征、红斑结节、冷球蛋白－贫血性血管炎（图 7-6）。舍格伦综合征患者中，冷沉球蛋白血症、血管炎、低补体血症和腮腺肿胀与淋巴瘤的风险增加有关。环形红斑主要出现在亚洲人群中，并呈环形斑块，或无鳞片，发生于日晒后的面部和四肢部位，通常发生在对 Ro 自体抗体的血清反应呈阳性的患者中。最近的回顾性研究对 43 例非亚裔患者进行了详细的调查。一些学者认为，斯耶格伦综合征的环状红斑中所见的鳞屑，与亚急性皮肤红斑狼疮相似；然而，他们在组织学上不同的环状红斑显示了淋巴细胞的血管周围和周围。

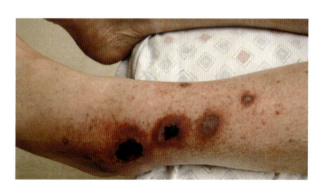

图 7-6 舍格伦综合征伴冷球蛋白血症血管炎患者多发性溃疡性、斑块性紫癜。（来源：Joseph F.Merola）

目前对 SS 的治疗主要是缓解症状。润肤剂有利于修复屏障功能，增湿剂有助于对抗干燥症。干眼症患者可能会出现角膜擦伤，因此常规的眼科检查是必要的。润滑液是减少眼角膜表面摩擦的一线治疗方法。局部使用环孢素或他克莫司也是可用的治疗方法。定期的专业口腔清洁，科学的饮食管理可以防止牙齿脱落。具有全身性症状的 SS 通常需要包括全身皮质激素、抗疟药、甲氨蝶呤、咪唑硫嘌呤、环孢素、环磷酰胺、静脉注射免疫球蛋白或利妥昔单抗等联合治疗。B细胞靶向制剂如利妥昔单抗、依帕珠单抗和贝利木单抗虽然治疗效果参差不齐，但已经显示出彻底治疗舍格伦综合征的前景。在几项研究中，TNF拮抗剂未见有效的治疗效果。

痛　风

痛风是一种炎症性关节病，其原因是血清尿酸水平升高，导致关节周围和周围滑膜上的尿酸结晶体的形成，继而导致了晶体性关节炎的疼痛发作。慢性痛风可导致关节损伤、糜烂、残疾、尿酸性肾结石、肾功能损害。痛风的详细讨论不在本章的讨论范围内，但此病主要是出现在中老年男性，同时存在风险因素，包括：肥胖、酗酒、肾损伤、药物使用利尿剂，特别是银屑病的病史、甲状腺疾病，恶性肿瘤，或嘌呤代谢的紊乱。

急性痛风发作的特点是伴有红斑和水肿的急性关节疼痛。单个关节通常会受到影响，但表现可能是多关节的。在75%的病例中，都可以看到发生在第一跖趾关节的痛风。

痛风的慢性皮肤沉积是皮内或皮下结节，称为痛风石，它最容易发生在耳朵、尺骨、髌前的黏液囊或肢端部位的血管组织中（图7-7）。痛风治疗包括口服秋水仙碱和/或别嘌呤醇作为预防措施。吲哚美辛和偶尔的全身性皮质类固醇可用于急性发作。

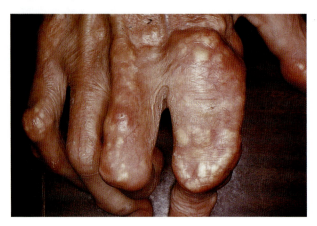

图 7-7　痛风石形成的多发性黄色结节

（周志明、李常兴　译，张锡宝、罗权　审校）

推荐阅读

Bayers S, Shulman ST, Paller AS. Kawasaki disease. J Amer Acad Dermatol 2013;69(4):501.e1–11, 513.e1–8.

Gerfaud-Valenin MG, Jamilloux Y, Iwaz J, Seve P. Adult-onset Still's disease. Autoimmun Rev 2014;13(7):708–22.

Merola JF, Wu S, Han J, Choi HJ, Qureshi AA. Psoriasis, psoriatic arthritis, and risk of gout in US men and women. Ann Rheum Dis 2015;74(8):1495–500.

Peroni A, Colato C, Schena D, Gisondi P, Girolomoni G. Interstitial granulomatous dermatitis: a distinct entity with characterisitic histological and clinical pattern. Br J Dermatol 2012;166(4):775–83.

Prete M, Racanelli V, Digiglio L, Vacca A, Dammacco F, Perosa F. Extra-articular manifestations of rheumatoid arthritis: an update. Autoimmun Rev 2011;11(2):123–31.

Sada PR, Isenberg D, Ciurtin C. Biologic treatment in SS. Rheumatol (Oxford) 2015;54(2):219–30.

第8章

自身炎症性疾病

要点

- 自身炎症性疾病是一组固有免疫失调引起的多系统炎症反应性疾病,而非获得性免疫失调引起。
- 自身炎症性疾病多为罕见的单基因疾病,通常在儿童期发病。
- 大部分自身炎症性疾病受白细胞介素-1通路调控,因此为这类疾病提供了针对性的治疗策略。肿瘤坏死因子α拮抗剂也被证实对这类疾病有效。

引 言

炎症是对感染和肿瘤高度适应的必要反应。然而,对组织的损伤可能是自身免疫过程的不适应造成的,例如在系统性红斑狼疮中,自导T细胞或产生抗体的B细胞被激活。或者在缺乏适应性免疫参与的情况下,损伤可能由各种种系编码的固有免疫受体引起。"自身炎症性"这个词就是为这个过程而创造的。本章将概述以固有免疫失调为发病机制的各种综合征。

分子引物

许多分子可通过固有免疫系统细胞识别并介导宿主对感染或组织损伤的反应(图8-1)。主要有可识别细菌和病毒成分的病原相关分子模式(pathogen-associated molecular patterns, PAMPs)以及可识别细胞死亡和毒素相关信号的危险相关分子模式(danger-associated molecular patterns, DAMPs)。PAMPs和DAMPs与模式识别受体如Toll样受体和Nod样受体(Nod-like receptors, NLRs)相互作用,介导下游炎症发生。这种炎症主要由最近被称为炎症小体的多聚体蛋白介导。大多数自体炎症性疾病有基因突变,导致非正常的炎症小体增多和过度活跃(表8-1)。

冷炎素相关周期性综合征

冷炎素相关周期性综合征(cryopyrin-associated periodic syndrome, CAPS)包括3种最初单独描述的综合征:家族性寒冷性自身炎症综合征(familial cold autoinflammatory syndrome, FCAS)、Muckle-Wells综合征(Muckle-Wells syndrome, MWS)和新生儿多系统炎性疾病(neonatal onset multisystem inflammatory disorder, NOMID)。实践中,临床表现从轻到重分别为轻度(FCAS)、中度(MWS)和严重的表型(NOMID)。

发病机制

CAPS是一组常染色体显性遗传疾病。它是由致病基因NLRP3的"功能获得性"突变引起,大约一半患者具有CAPS家族史,其余则是自发(新)突变引起。NLRP3编码冷炎素,激活NLRP3炎症小体。产生下游效应促炎性细胞白细胞介素-1(IL-1)分泌过多,这是引起CAPS临床症状的原因。

临床特征

其临床特点是在新生儿期出现荨麻疹样皮疹(图8-2)这与慢性荨麻疹在多方面表现不同。皮疹终生存在,患者可能描述自觉皮温升高或紧绷感,但往往不会出现瘙痒,并且具有昼夜节律,晨间很少或没有皮疹,在一天中随着时间推移皮疹加重。具有个体异质性,可以表现为发热、关节痛、头痛、肌痛和结膜充血。大多数患者每天发作,并且可能会因其他因素(冷暴露而加重或恶化。随着临床病情的加重,患者会因其他因素(如冷暴露)而加重或恶化。随着临床病情的加

表 8-1 自身炎症综合征：主要特征

	冷炎素相关的周期性综合征（CAPS）	施尼茨勒综合征（SS）	IL-1 受体拮抗剂缺乏症（DIRA）	肿瘤坏死因子受体相关的周期性综合征（TRAPS）	家族性地中海热（FMF）	高免疫球蛋白 D 综合征（HIDS）	化脓性关节炎和坏疽性脓皮病综合征（PAPA）	脓疱病，痤疮，骨肥大，骨炎综合征（SAPHO）
皮肤表现	白天无瘙痒的寻麻疹样皮疹	寻麻疹样皮疹	脓疱皮疹 鱼鳞癣	肌痛区域皮肤红斑 眼眶周围水肿	丹毒样红斑	寻麻疹样、紫癜样皮疹 多有报告	痤疮 坏疽性脓皮病	痤疮 掌跖脓疱病
全身性症状	关节痛 感音神经性损伤 神经系统障碍 系统性淀粉样变	IgM 副蛋白 关节痛/肌痛 骨痛	胎儿窘迫 溶骨病变 骨膜炎 骨骼膨胀 多器官功能衰竭	周期性发热 肌痛 腹部绞痛 恶心	同歇性发热 腹膜炎 胸膜炎 滑膜炎 系统性淀粉样变	发热 腹痛 关节痛 淋巴结病 脾肿大	单发性关节炎通常发生于 10 岁以前 皮肤受累表现较晚（青春期）	滑膜炎 骨关节疾病影响胸壁 脓疱性关节炎
发病年龄	婴儿期	>40 岁（通常）	新生儿	3 岁（很少出现在成年）	<20 岁	婴儿期	<10 岁	任何年龄
遗传基因	AD	N/A	AR	AD	AR	AR	AD	未知
蛋白质	NLR3P蛋白（Cryopyrin）	N/A	IL1RN	TNFRSF1A	MEFV	MVK	PSTPIP1	N/A
		N/A	IL-1 受体拮抗剂	TNFRSF1A	脓素	甲羟戊酸激酶	CD2 结合蛋白	N/A
治疗方法	阿那白滞素 利纳西普 康纳单抗	秋水仙碱 非甾体抗炎药 阿那白滞素	阿那白滞素	发作期可使用：糖皮质激素 糖皮质激素 依那西普 阿那白滞素 康纳单抗	秋水仙碱 沙利度胺 柳氮磺胺吡啶 TNF 阻滞剂 阿那白滞素	辛伐他汀 糖皮质激素 依那西普 阿那白滞素	依那西普 阿达木单抗 英夫利昔单抗 阿那白滞素 糖皮质激素 维甲酸类用于治疗痤疮	非甾体抗炎药和关节内糖皮质激素用于关节疾病 甲氨蝶呤 咪唑硫嘌呤 肿瘤坏死因子抑制剂 阿那白滞素

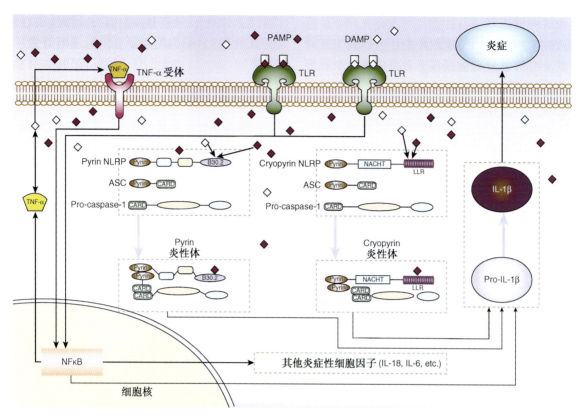

图 8-1 危险相关分子模式（DAMPS）和病原相关分子模式（PAMPS）。自体炎症综合征。图示常见的靶向路径。ASC，凋亡相关的斑点状蛋白质；DAMP，危险相关分子模式；IL，白介素；NFκB，核因子κB；NLRP，富含核苷酸结合区亮氨酸重复蛋白；PAMP，病原相关分子模式；TLR，toll样受体；TNF-α，肿瘤坏死因子α。（来源：Nguyen TV，Cowen EW，Leslie KS.Autoinflammation: from monogenic syndromes to common skin diseases.J Am Acad Dermatol May 2013；68（5）：834-53.）

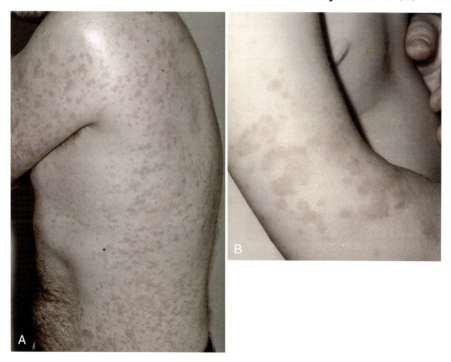

图 8-2 冷炎素相关周期性综合征。A，家族性寒冷性自炎综合征，成人出现的荨麻疹样皮疹。B，Muckle-Wells综合征，儿童出现的荨麻疹样皮炎。（来源：Nguyen TV，Cowen EW，Leslie KS. Autoinflammation: from monogenic syndromes to common skin diseases.J Am Acad Dermatol May 2013；68（5）：834-53.）

重，患者可能出现感音性神经听力丧失和系统性淀粉样变。最严重时可能因颅内压升高而出现神经症状，导致神经功能受损，并且出现关节病变迅速变形。

评价

皮肤活检有助于诊断，常显示在外周和血管周没有血管炎迹象下发生的真皮中性粒细胞浸润。尽管在传统基因检测中发现相当一部分患者没有发生突变，但遗传学检测显示可能是 NLRP3 中的一个种系突变。最近的研究表明，大多数患者实际上是 NLRP3 突变的嵌合体。急性期反应物如 C- 反应蛋白（C-reactive protein，CRP）水平升高，血清淀粉样蛋白 A（amyloid A，SSA）水平也会升高，但该检测在临床实践中并没有广泛应用。由于 SAA 持续升高，患者易患系统性皮肤淀粉样变（AA 型）。淀粉样变最严重的后果是继发于肾病综合征的肾损害，因此需要定期查尿常规监测尿蛋白。听力测试应在初步评估时进行，以确定感音神经性听力损伤。临床医生也可以考虑转诊到风湿病科和神经科。

治疗方法

阻断 IL-1 通路的药物具有很高的疗效，通常能完全缓解患者的临床症状。目前，美国食品药品管理局已经批准了 3 种用于治疗 CAPS 的药物。阿那白滞素（Anakina）是一种 IL-1 受体拮抗剂，其半衰期为 4~6 小时，因此需要每日给药。利洛纳塞（Rilonacept）是一种半衰期较长的 IL-1 捕获分子，每周给药；康纳单抗（Canakinumab）是一种针对 IL-1β 的全人类单克隆抗体，每 8 周给药一次。患者对这类药物通常耐受性良好，但出现罕见的中性粒细胞减少和感染的不良反应的风险增加。

Schnitzler 综合征

20 世纪 70 年代，法国皮肤科医师 Liliane Schnitzler 报道了一种以慢性荨麻疹、骨痛、发热和 IgM 升高为特征的综合征。目前已有近 200 例个案文献报道。

发病机制

尽管明确 IgM 或少量 IgG 丙种球蛋白是该病的生物学特征，但具体发病机制尚不清楚。细胞因子 IL-1β 明显升高，参与全身性炎性紊乱。但 IL-1β 对丙种球蛋白的作用尚不清楚，反之亦然。

临床特征

发生慢性复发性荨麻疹、发热、关节痛/肌痛或骨痛的患者应怀疑有 Schnitzler 综合征（Schnitzler's syndrome，SS）。荨麻疹样病变类似于 CAPS 患者或成人 Still 病（adult-onset Still's disease，AOSD），因其很快消退，几乎不瘙痒。此外，患者可能有淋巴结和肝脾肿大。在表型上，SS、CAPS 和 AOSD 之间存在广泛的重叠，这可能是因为它们有 IL-1β 水平升高。区分它们的一个特征是发病年龄；SS 多于 40 岁之后发病，而 CAPS 通常是终身的。Still 病发病初期可能出现严重的咽炎。

评价

血清电泳和/或免疫固定是诊断 SS 的关键。其他实验室标记如白细胞升高和炎症标志物升高，包括红细胞沉降率（erythrocyte sedimentation rate，ESR）和 CRP。SS 很少发生氨基转移酶升高，但在 AOSD 患者中常见，其体内铁蛋白含量也较高。皮肤组织学显示中性粒细胞浸润，但没有明显白细胞破碎性血管炎迹象，从而较容易与荨麻疹性血管炎鉴别。定期监测丙种球蛋白十分重要，因为大约 20% 患者会出现淋巴增生性疾病，这与其他不明确表现的单克隆性丙种球蛋白患者相似。

治疗方法

对于轻症患者，试验性使用秋水仙碱治疗是合理的。非甾体抗炎药（nonsteroidal anti-inflammatory drugs，NSAIDs）如布洛芬可能有助于骨痛或关节疼痛。有报道显示羟氯喹对少数患者有效。对于生活质量严重受损和/或炎症标志物持续升高的患者使用阿那白滞素治疗往往有效。

IL-1 受体拮抗剂缺乏症

这是一种罕见的自身炎症性疾病，迄今为止个案报道不到 20 例。其特征是临床上类似脓疱型银屑病的皮疹、骨髓炎、骨膜炎和围产期急相期反应物升高。

发病机制

白细胞介素 -1 受体拮抗剂缺乏症（deficiency of interleukin-1 receptor antagonist，DIRA）基因 *IL1RN* 中因功能突变而导致的常染色体隐性遗传中纯合子缺失。该基因编码的就是内源性 IL-1 受体拮抗剂。IL-1 受体拮抗剂的缺失导致了 IL-1 通路的过度活跃，由此引起炎症。

临床特征

DIRA 患者在出生后几周内出现胎儿窘迫、脓疱和关节炎症。易早产。皮疹表现为离散性或泛发性的脓疱（图 8-3）。鱼鳞病和指甲的变化（如指甲脱落、凹陷等）也有相关报道。骨和关节的病变很明显，伴随着长骨的多发性溶骨病变、骨膜炎和骨髓腔胀。如果不加以治疗，这种情况死亡率仅次于因为炎症反应无法控制而引发的多器官功能衰竭。

评价

急性期反应如 CRP 和 ESR 将会显著升高，白细胞增多。皮肤组织学表现为表皮的嗜中性粒细胞浸润，并伴有脓疱形成。应进行基因测序以确认 IL1RN 中的纯合突变。

治疗方法

应尽快开始使用阿那白滞素，以防止不可逆的损害、降低死亡率的发生。在开始治疗的几天内，炎症可以被快速清除，皮肤损伤可以减轻，急性相反应物相对减少。

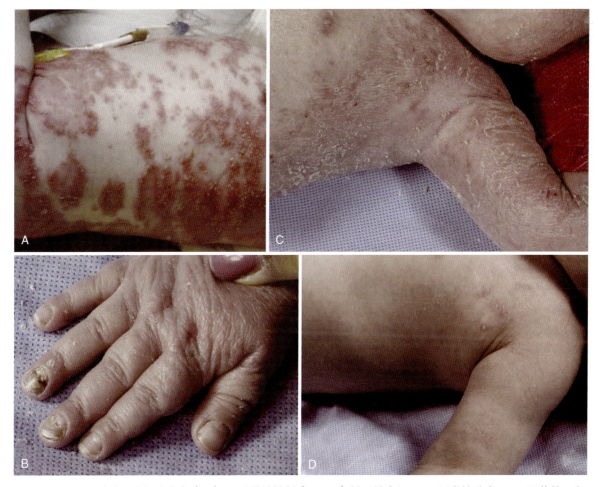

图 8-3　DIRA 皮疹。白细胞介素（IL）-1 受体拮抗剂（DIRA）缺乏综合征。A，泛发性脓疱。B，甲营养不良。C，DIRA 患者使用 IL-1 阻滞剂治疗前。D，同一个儿童患者在皮下注射阿那白滞素（IL-1 阻滞剂）100mg/d，5 天后。（来源：Nguyen TV，Cowen EW，Leslie KS.Autoinflammation：from monogenic syndromes to common skin diseases.J Am Acad Dermatol May 2013；68（5）：834-53.）

肿瘤坏死因子受体相关周期性综合征

肿瘤坏死因子受体相关周期性综合征（tumor necrosis factor receptor associated periodic syndrome, TRAPS）是一种常染色体显性疾病，其特征是在儿童时期早期出现的发热症状。这一症状在20世纪80年代首次被描述，当时它在苏格兰/爱尔兰家庭中出现，被称为家族性的爱尔兰热。它在其分子基础被发现后被称为"TRAPS"。

发病机制

TRAPS 是 *TNFRSF1A* 基因突变（TNF 受体高级家族 1A）的单基因疾病。这导致 TNF 通路的活性增加。其下游效应包括细胞凋亡的减少，核转录因子 kappaβ（NF-κB）增加，缺陷受体流动，活性氧增加，导致丝分裂激活蛋白激酶活性增加。

临床特征

发热的年龄中位数是 3 岁，但偶尔会出现在青春期或成年期。临床症状持续 1~3 周，每 1~2 个月重复一次。它们可能是自发的，也可能是在局部受伤或轻微感染后引起的。伴有肌痛和发烧。通常唯一的皮肤表现可能是覆盖在受感染的肌肤上的红斑。（图8-4）。红斑可能会发展到远端。其他的形态学特征，如皮肤丘疹、斑块、网状红斑都较少见。大多数患者还会出现腹部绞痛和恶心等症状。其他症状包括眶周水肿、结膜炎、葡萄膜炎、胸膜炎和睾丸疼痛等。

评价

在单次发作时，急性期的反应物升高，如特异性的红细胞沉降率（ESR）、C型反应性蛋白（CRP）、纤维蛋白原、触珠蛋白和铁蛋白。全血细胞计数可以显示中性粒细胞增多、血小板增多和贫血。可溶性 TNF 受体可检测到低血清水平（<1mg/ml）。据报道约有 14% 的 TRAPS 患者 SAA 的水平总是升高，所以对淀粉样蛋白的监测是很重要的（蛋白尿的尿液分析）。应该对 *TNFR1SF1A* 基因进行基因分析。皮肤病变的组织病理学可能表现为血管周围淋巴细胞或单核细胞浸润，但无特异性。

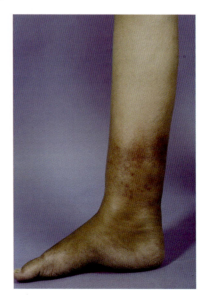

图 8-4　家族性地中海热。患者右下肢踝以上的皮肤丹毒。（来源：Radakovic, S., Holzer, G., Tanew, A.Erysipelas-like erythema as a cutaneous sign of familial Mediterranean fever: A case report and review of the histopathologic findings. J Am Acad Dermatol.2013; 68 (2): e61-e63.）

治疗方法

全身皮质激素大剂量使用（泼尼松，治疗期间 >20mg/d）可以有效地控制症状。在某些患者中，用依那西普进行 TNF 封闭可能会减轻症状和降低炎症标志物的水平。然而，使用其他 TNF-α 抑制剂，如阿达木单抗和英夫利昔单抗等时，一些报道中出现了反复炎症恶化现象。有报道称，用阿那白滞素和康纳单抗抑制 IL-1 可以缓解临床症状，防止复发。

家族性地中海热

家族性地中海热（familial Mediterranean fever, FMF）是最常见的单基因型性自体炎症综合征。它的名字已表明其主要影响东地中海地区的人们，特别是西班牙的犹太人、亚美尼亚人、土耳其人和阿拉伯人。该地区 FMF 的发病率为 1：400~1：1 000，在西欧和美国也有过报道。

发病机制

FMF 是一种由热蛋白编码发热基因（*MEFV*）突变引起的常染色体隐性遗传病。*MEFV* 编码脓素，它是炎症复合体的一部分，是 NLRP3 炎性体的抑制剂。有五种高度保留的错义突变，在大多数受影响的个体中占多数，这表明了一种"建立者"效应。结果表明，疾病的表达与发生突变的脓素基因的数量有关，过多的表达导致 IL-1 的增加。这就解释了为什么一些杂合子的患者会出现临床症状。一定程度上，基因型预测表型预后不良，这与 *M694V* 突变有关。

临床特征

大多数患者在 20 岁之前都会出现第一次发作。发热通常伴有腹膜炎、胸膜炎和/或滑膜炎等临床性浆膜炎。无菌性腹膜炎可能与急腹症混淆，因为患者会出现疼痛、气胀/肠鸣音丧失等现象，这可能导致不必要的手术。一般来说，FMF 的症状将在 48~96 小时后缓解。FMF 的特征皮疹被称为红斑性红斑（ELE），它只影响 5%~30% 的患者（图 8-5）。典型的发病部位是在单侧下肢出现的界限分明的红斑。较少出现的皮肤表现包括脂膜炎、紫癜、结节性多动脉炎和荨麻疹。

评价

在地中海东部地区，对 FMF 的诊断是非常临床化的。"特哈休莫医院"诊断标准被广泛应用于诊断 FMF 发热的伴有一个或多个主要症状和两个或多个轻微症状的患者。主要的标准是腹痛、胸痛、皮疹（ELE）、关节疼痛，而次要标准包括 ESR 升高、白细胞增多和纤维蛋白原水平升高。受影响的个体与 FMF 特别容易发生系统性淀粉样变，因此经常监测肾功能和评估蛋白尿是必要的。

治疗方法

秋水仙碱能有效预防系统性淀粉样变，有助于降低急性发作的频率和严重程度。它对已经形成肾淀粉样变性的患者也很有用。有报道称沙利度胺和磺胺嘧啶在 FMF 中又很有疗效。越来越多的报道显示抗 TNF-α 药物治疗效果很成功，如依那西普、英夫利昔单抗、阿达木单抗等。阿那白滞素对 FMF 也很有用。

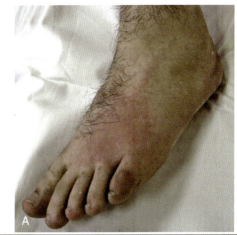

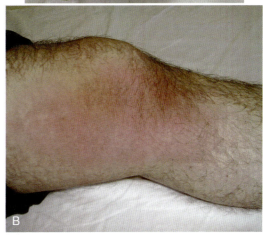

图 8-5　家族性地中海热皮疹。A，家族性地中海热（FMF）丹毒样红斑（ELE）：足部红斑。B，家族性地中海热丹毒样红斑：下肢的红斑。（来源：Aydin Fatma, MD.Professor in Dermatology.Ondokuz Mayis University，School of Medicine，Department of Dermatology, Samsun, Turkey.From Tripathi SV, Leslie KS.Autoinflammatory diseases in dermatology: CAPS, TRAPS, HIDS, FMF, Blau，CANDLE.DermatolClinJuly2013；31（3）：387-404.）

高 IgD 综合征

高免疫球蛋白血症 D 综合征（Hyperimmunoglobulinemia D syndrome，HIDS），简称高 IgD 综合征，其特征是反复发热，通常与高的多克隆 IgD 水平有关。它也被称为甲羟戊酸激酶缺乏症。

发病机制

HIDS 是由 *MVK* 基因突变引起的常染色体隐性遗传疾病。该基因编码了一种与胆固醇生物合成有关的酶。大多数突变都是广泛表型表达的功能丧失。严重的疾病表达与低残留的酶活性有关，HIDS患者通常只有不到10%的酶活性。一种叫做甲羟戊酸尿（MA）的相关疾病，也由于 *MVK* 突变，呈现出更严重的表型和不到1%的酶活性。目前尚不清楚的是，炎症反应是来自上游产物，如甲磺酸的积累，还是下游产物减少的结果。TNF-α和IL-1β通路似乎都被激活了。

临床特征

在婴儿时期，发热发作的患者通常会持续3~7天。发病的频率是不同的，中间间隔是4~6周。随着孩子年龄的增长，发病可能会变得不那么频繁，也不再那么严重。发热性发作伴有腹痛、关节痛、淋巴结肿大和脾肿大。大多数的患者（80%）在发病期间会有一些皮肤病症（图8-6）。各种形态都会出现，包括红色斑疹、丘疹、荨麻疹、红斑、紫癜等。皮疹往往涉及躯干和四肢的发热期。对于MA患者，除了发热发作，他们还可能有精神运动迟缓，面部畸形，白内障，和发育不良的症状。

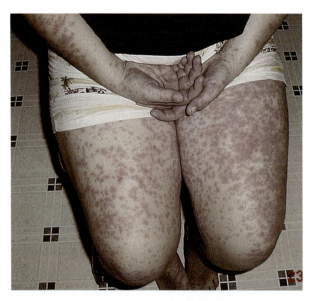

图8-6 FIGURE 8-6 高免疫球蛋白血症D综合征（HIDS）弥漫性斑丘疹，通常可延伸到掌跖部位。（来源：Nguyen TV, Cowen EW, Leslie KS.Autoinflammation: from monogenic syndromes to common skin diseases.J Am Acad Dermatol May 2013; 68 (5): 834-53.）

评价

在发热期，炎症标志物升高，如CRP和SAA。大多数患者的IgD水平升高，尽管低/正常水平也可能出现HIDS。也可能有轻微升高的尿酸水平。在发病期间，所有的实验结果都是正常的。最终的诊断测试是寻找MVK突变位点。

治疗方法

辛伐他汀是一种羟甲基化酶抑制剂，它可以降低甲羟戊酸盐的水平，有助于减少热性发作的持续时间。其他的治疗方法包括泼尼松、依他西普和阿纳金拉。秋水仙碱对HIDS似乎无效。

化脓性关节炎、脓皮病和痤疮综合征

化脓性关节炎、脓皮病和痤疮（pyogenic arthritis, pyoderma gangrenosum, and acne, PAPA）综合征的特点是关节和皮肤出现炎症。典型的关节炎最初出现在患者10岁以内，随着患者年龄的变化皮肤表现发生变化。

发病机制

PAPA是一种罕见的常染色体显性自体炎症性综合征。它是由 *PSTPIP1* 基因突变引起的。这个基因编码CD2结合蛋白1，与脓素相互作用。脓素与突变蛋白表现出更大的亲和力，从而导致IL-1β产物失调。某些家庭成员并没有明显症状的情况下，患者家庭的基因型分析表现出不同的发病率。

临床特征

该疾病的典型表现是在10岁以内的患者无菌、复发、疼痛的单关节炎。最常受影响的关节是肘部、膝关节和踝关节，这可能导致长期的关节损伤。严重的结节性痤疮和脓皮病（PG）可能发生在青春发育期（图8-7）。皮肤病很可能会持续到成年。在PAPA患者中也有一些伴随着化脓性汗腺炎的病例。

评价

与其他的自体炎性综合征一样，可能出现急性期反应物和白细胞增多的情况。从PG病灶的组

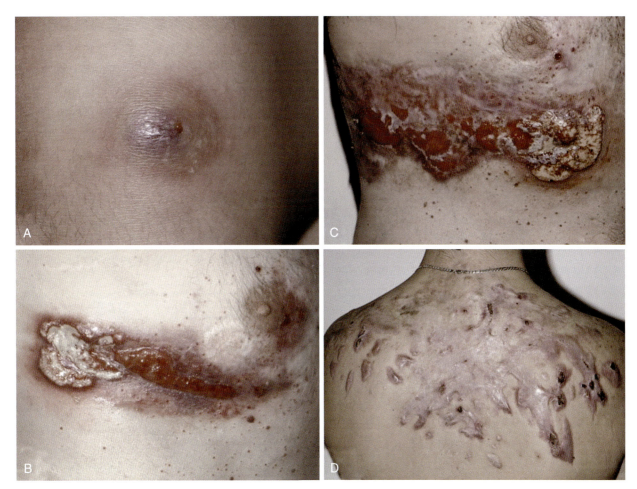

图 8-7 化脓性关节炎、坏疽性脓皮病和痤疮（PAPA）综合征。A，早期的坏疽性脓皮病。B，进展期的坏疽性脓皮病。C，同一患者进展期皮损和疤痕同时存在。D，重度痤疮的受累部位形成广泛的肥厚性瘢痕。（来源：Nguyen TV，Cowen EW，Leslie KS.Autoinflammation: from monogenic syndromes to common skin diseases. J Am Acad Dermatol May 2013；68（5）：834-53.）

织学是和 PG 完全相同的，与 PAPA 无关，因此不是一种症状群。最好对 *PSTPIP1* 基因进行理想的变异分析。

治疗方法

多种 TNF-α 拮抗剂已经产生了令人满意的效果，包括依那西普、阿达木单抗、英夫利昔单抗。用阿那白滞素封闭 IL-1 通路也有效果，尽管它可能在关节疾病中会比在皮肤疾病中表现更好。皮质激素对关节炎也很有用，但它们的使用可能会加重痤疮。局部和全身性的类黄素与生物制剂相结合，也能有效地控制痤疮。

坏疽性脓皮病、痤疮和化脓性汗腺炎

最近的研究表明 *PSTPIP1* 基因突变相关综合征与 PAPA 不同。这个综合征（PASH）包括急性化脓性汗腺炎（dramatic hidradenitis suppurativa），以及脓皮病（pyoderma gangrenosum）和痤疮（acne conglobata）。这一综合征治疗起来非常困难。肿瘤坏死因子拮抗剂的治疗作用，或包括阿那白滞素在内的白细胞介素 –1 抑制剂的效果，已得到实际案例的证实。

滑膜炎 – 痤疮 – 脓疱病 – 骨肥厚 – 骨髓炎综合征

SAPHO 综合征是指儿童和青年时期的骨关节和皮肤炎症。SAPHO 代表滑膜炎、痤疮、脓疱病、骨肥厚和骨髓炎（synovitis，acne，pustulosis，hyperostosis，and osteitis）。慢性多灶性骨髓炎（一种主要在儿科人群中出现的综合征）可能与

SAPHO 一样，两者具有多种相同的临床特征。

发病机制

SAPHO 的遗传基础尚不清楚，但据报道，在家族病例中，基因分析未能揭示遗传关联性。虽然目前还不清楚微生物的作用是什么，但在骨病灶中发现了丙酸杆菌和凝固酶阴性葡萄球菌。据推测，SAPHO 综合征可能是由于痤疮丙酸杆菌存在的异常细胞和体液反应所致。

临床特征

SAPHO 的主要特征是骨关节病，其中胸骨最常受到影响，其次是脊柱。也可能发生骶髂关节炎，而累及长骨的较少见（特别是在成年人中）。可能会出现远端滑膜炎，这在成人中比在儿童中更常见。皮肤病表现与骨关节炎症无相关性，因此可能在骨关节疾病之前或之后出现。最常见的皮肤表现是掌跖脓疱病，其次是聚合型和爆发型痤疮。也有关于化脓性汗腺炎、毛囊炎、脓皮病和 Sweet 综合征的报道。

评价

实验室检测结果往往显示是正常的，因此诊断更倾向于基于与 SAPHO 一致的临床特征。放射学研究有助于评估疾病活动。胸锁骨区域的成像很重要，因为这是最常受到影响的区域。平片可能显示肋锁韧带，锁骨和胸骨柄的骨化和糜烂。在三分之一的病例中，中轴骨骼受到影响，因此可能会出现椎间盘炎，骨质疏松症和骶髂关节炎。核医学成像是 SAPHO 最敏感的成像方式。^{99}Tc 扫描可能显示胸锁骨区域摄取增加，这被称为"牛头"征兆。

治疗方法

NSAIDs 和关节内皮质类固醇有助于减轻关节炎症。全身皮质类固醇激素与甲氨蝶呤或硫唑嘌呤联合使用可能对骨骼和皮肤疾病都有益。所有的 TNF-α 拮抗剂已被用于 SAPHO 中，有研究称其可减轻早期骨痛。在 SAPHO 的一个小型开放式研究中，阿那白滞素被证实是有效的。

（周志明、罗权　译，张锡宝、杨斌　审校）

推荐阅读

Aksentijevich I, Masters SL, Ferguson PJ, et al. An autoinflammatory disease with deficiency of the interleukin-1-receptor antagonist. N Engl J Med 2009;360(23):2426–37.

Bauernfeind F, Ablasser A, Bartok E, et al. Inflammasomes: current understanding and open questions. Cell Mol Life Sci 2011;68(5):765–83.

Braun-Falco M, Kovnerystyy O, Lohse P, Ruziaka, T. Pyoderma gangrenosum, acne, and suppurative hidradenitis (PASH): a new autoimflammatory syndrome distinct from PAPA syndrome. J Am Acad Dermatol 2012;66:409–15.

Calderón-Castrat X, Bancalari-Diaz D, Román-Curto C, Romo-Melgar A, Amorós-Cerdán D, Alcaraz-Mas L, et al. PSTPIP1 gene mutation in a pyoderma gangrenosum, acne and suppurative hidradenitis (PASH) syndrome. Br J Dermatol December 29, 2015.

Cantarini L, Lucherini OM, Mucari I, et al. Tumor necrosis factor receptor-associated periodic syndrome (TRAPS): state of the art and future perspectives. Autoimmun Rev 2012;12(1):38–43.

Gattorno M, Federici S, Pelagatti MA, Caorsi R, Brisca G, Malattia C, et al. Diagnosis and management of autoinflammatory diseases in childhood. J Clin Immunol 2008;28(S1):S73–83.

Naik HB, Cowen EW. Autoinflammatory pustular neutrophilic diseases. Dermatol Clin 2013;31(3):405–25.

Nguyen TV, Cowen EW, Leslie KS. Autoinflammation: from monogenic syndromes to common skin diseases. J Am Acad Dermatol 2013;68(5):834–53.

Savic S, Dickie L, Battelino M. Familial Mediterranean fever and related periodic fever syndromes/autoinflammatory diseases. Curr Opin Rheumatol 2012;24(1):103–12.

Simon A, et al. Schnitzler's syndrome: diagnosis, treatment, and follow-up. Allergy 2013;68(5):562–8.

Ter Haar N, Lachmann H, Özen S, et al. Treatment of autoinflammatory diseases: results from the Eurofever Registry and a literature review. Ann Rheum Dis 2013;72(5):678–85.

van der Hilst J.C., Frenkel J.. Hyperimmunoglobulin D syndrome in childhood. Curr Rheumatol Rep 2010;12(2):101–107.

Yu JR, Leslie KS. Cryopyrin-associated periodic syndrome: an update on diagnosis and treatment response. Curr Allergy Asthma Rep 2011;11(1):12–20.

Zemer D, Revach M, Pras M, et al. A controlled trial of colchicine in preventing attacks of familial Mediterranean fever. N Engl J Med 1974;291:932–4.

Zhao Z, Li Y, Li Y, Zhao H, Li H. Synovitis, acne, pustulosis, hyperostosis and osteitis (SAPHO) syndrome with review of the relevant published work. J Dermatol 2011;38(2):155–9.

第9章

嗜酸性粒细胞相关疾病的皮肤表现

Kristin M.Leiferman

要点

- 外周血嗜酸性粒细胞可作为诊断依据，但它不是诊断指标，除非外周血嗜酸性粒细胞水平处于嗜酸性粒细胞增多综合征的"高嗜酸性粒细胞"值范围内。
- 许多具有外周血嗜酸性粒细胞增高的疾病都会伴随着组织嗜酸性粒细胞的增加，包括经常伴随着嗜酸性粒细胞的脱颗粒和形态特征的丧失。
- 嗜酸性粒细胞可在各种皮肤病变的活检标本中观察到，同时伴有或不伴有外周血嗜酸性粒细胞增多症，需要相关临床病理检测才能得到正确的诊断；嗜酸性粒细胞相关皮肤病包括药物疹、节肢动物叮咬反应和寄虫感染（"药物和细菌"）。某些自身免疫性水疱病、Wells综合征、嗜酸性肉芽肿合并多发性血管炎（Churg-Strauss综合征）与IgG4相关疾病。
- 当嗜酸性粒细胞在组织中沉积毒性颗粒蛋白和其他炎症介质时，通常会破坏和丧失其形态完整性，特别是在荨麻疹、湿疹和瘙痒性皮损中。组织标本中是否存在完整的嗜酸性粒细胞不能准确反映其致病作用。
- 患者持续性外周血嗜酸性粒细胞增多症，包括嗜酸性粒细胞增多综合征、组织浸润，以及嗜酸性粒细胞衍生的效应分子可能导致的与临床相关的病理改变，包括不可逆的器官损伤。

嗜酸性粒细胞是一种具有胞浆颗粒的白细胞，因其在嗜酸性伊红染料中有特征性染色而命名。它们以成熟细胞的形式在血液中循环。在正常情况下，它们不存在于血液以外的人体组织中，除了在它们发育的骨髓中、在可能被清除的食管远端的胃肠道中以及它们在先天和获得性免疫系统中起作用的淋巴组织中。外周血嗜酸性粒细胞在各种炎症性疾病、寄生虫感染、过敏性疾病和药物反应、血液系统恶性肿瘤和某些实体肿瘤中可增加。嗜酸性粒细胞增多的组织对某些特定的炎症信号产生反应，这些炎症信号可伴有或不伴有外周血嗜酸性粒细胞增多。当嗜酸性粒细胞在组织中沉积毒性颗粒蛋白和其他炎症介质，通常会破坏其形态完整性。因此，完整嗜酸性粒细胞

的存在或缺失不能准确地反映嗜酸性粒细胞在相关组织中的致病作用。以嗜酸性粒细胞为靶点的新疗法在治疗嗜酸性粒细胞相关疾病方面有很好前景。

分 类

外周血嗜酸性粒细胞增多可为短暂性、间断性或持续性，并且可以在嗜酸性粒细胞增多（0.5×10^9~1.5×10^9/L）与嗜酸性粒细胞增多症（大于1.5×10^9/L）之间波动。尽管组织嗜酸性粒细胞增多征通常伴有嗜酸性粒细胞增多，但也可在血液嗜酸性粒细胞没有增加的情况下发生。血液嗜酸性粒细胞增多症可分为以下几类：

- 原发性嗜酸性粒细胞增多症（克隆/肿瘤性），按世界卫生组织标准分类，其嗜酸性粒细胞是肿瘤细胞，包括潜在的干细胞、髓样细胞及嗜酸性粒细胞性肿瘤。
- 继发性嗜酸性粒细胞增多症（反应性），在大多数情况下，嗜酸性粒细胞是由潜在条件或疾病细胞因子驱动的，嗜酸性粒细胞是非克隆的。
- 遗传性嗜酸性粒细胞增多症（家族性），没有遗传免疫缺陷下，家族中有嗜酸性粒细胞增多症的个体聚集性，并且没有证据表明嗜酸性粒细胞增多症潜在有肿瘤或反应性疾病。
- 未定义嗜酸性粒细胞增多症，其发展没有任何潜在原因的证据，包括没有肿瘤或反应性疾病，没有家族史，也没有器官损害；这一类别可能是原发性或继发性嗜酸性粒细胞增多症的前驱表现。

以下是公认的组织中嗜酸性粒细胞浸润的各种模式：

- 少数至多个完整细胞的嗜酸性粒细胞浸润。
- 完整的嗜酸性粒细胞、细胞外嗜酸性粒细胞颗粒蛋白沉积与浸润性嗜酸性粒细胞数量成正比。

- 具有广泛的细胞外嗜酸性粒细胞颗粒蛋白沉积的完整嗜酸性粒细胞不成比例地大于浸润性嗜酸性粒细胞数量。
- 广泛的胞外嗜酸性粒细胞颗粒蛋白沉积，很少或没有浸润性嗜酸性粒细胞（在这种模式中，嗜酸性粒细胞浸润在组织病理学检查中可能不被识别）。

嗜酸性粒细胞很可能在它们渗入造成组织时被激活。导致其毒性颗粒蛋白以许多反应模式沉积。实际上，每个器官，包括皮肤都受到伴有组织嗜酸性粒细胞增多的炎症状况的影响。

发病机制

嗜酸性粒细胞在血液中瞬间循环（8~18小时），并不断从骨髓祖细胞中补充。嗜酸性粒细胞的主要生长因子为白细胞介素（IL）-5、粒细胞-巨噬细胞集落刺激因子（GM-CSF）和白细胞介素-3（IL-3），它们由活化的T细胞、肥大细胞、基质细胞和嗜酸性粒细胞本身产生和分泌。嗜酸性粒细胞在发育过程中表达这些细胞因子的表面受体。这些细胞因子不仅能诱导嗜酸性粒细胞祖细胞的增殖，还能诱导成熟嗜酸性粒细胞的迁移、黏附、细胞因子的产生、活化和存活。嗜酸性粒细胞从骨髓到外周血的动员主要受IL-5和嗜酸细胞趋化因子调控。炎症组织中的嗜酸性粒细胞表面黏附受体表达水平增高。

多个研究表明，嗜酸性粒细胞通过T细胞Th2亚群的细胞因子活性被募集到组织中并在组织中激活，而Th2亚群产生IL-4、IL-5、IL-10和IL-13，此外还有与Th1细胞共有的细胞因子，如GM-CSF和IL-3。嗜酸性粒细胞本身在炎症性和调节性细胞因子中起着重要的作用。因此，嗜酸性粒细胞的激活是以一种自分泌的方式发生的。在细胞毒性测定中，嗜酸性粒细胞最大程度地被GM-CSF激活，其次依次是IL-3、IL-5、肿瘤坏死因子-α（TNF-α）和IL-4。

嗜酸性粒细胞活化后，通过三种机制释放颗粒进入细胞外间隙：细胞溶解脱颗粒、零碎脱颗粒和调节分泌。细胞质脱颗粒的特点是细胞质膜破裂，细胞核的染色，嗜酸性粒细胞的形态完整性和特征消失，以及组织内嗜酸性粒细胞颗粒和颗粒产物的广泛沉积；这一过程发生在许多炎症性疾病中，包括皮肤病和其他疾病受累的器官中。嗜酸性粒细胞颗粒蛋白，包括嗜酸性粒细胞主要碱性蛋白（eMBP）1、eMBP 2、嗜酸性粒细胞源性神经毒素、嗜酸性粒细胞阳离子蛋白和嗜酸性粒细胞过氧化物酶，具有多种生物学活性（在其他文献中有详细综述），暗示它们在病理生理学中的作用与组织和细胞有关，包括嗜碱性细胞、中性粒细胞和血小板，以及包括寄生虫、RNA病毒和细菌在内的传染性微生物。嗜酸性粒细胞颗粒蛋白在组织中持续时间较长；eMBP 1可达6周。

嗜酸性粒细胞具有糖皮质激素受体，可抑制嗜酸性粒细胞的生长和功能，其数量与嗜酸性粒细胞对糖皮质激素的反应有关。此外，糖皮质激素和其他抗炎药物抑制细胞因子诱导的嗜酸性粒细胞和内皮细胞黏附分子的表达，从而抑制嗜酸性粒细胞黏附和跨内皮迁移。

某些特定疾病和综合征与外周血及组织嗜酸性粒细胞增多密切相关，其中皮肤表现很常见（表9-1和表9-2）。

表9-1 与嗜酸性粒细胞相关的疾病

常见/强病因	较少常见/罕见病因
肾上腺皮质功能不全（艾迪生病）	B和T细胞淋巴瘤/白血病
过敏反应	慢性移植物抗宿主病
特应性疾病	慢性炎症性疾病，包括炎症性肠病
药物反应	纤维反应
嗜酸性粒细胞综合征	真菌感染、过敏性支气管肺曲霉病等
免疫性疾病，特别是类天疱疮	霍奇金病
寄生虫病包括外寄生虫病和蠕虫感染	人类免疫缺陷病毒（HIV）和人T细胞嗜淋巴细胞病毒（HtLV）Ⅰ型和Ⅱ型
	IgG4相关疾病
	惰性系统性肥大细胞增生症
	朗格汉斯细胞组织细胞增生症
	结节病
	实体肿瘤/恶性肿瘤

Modified from Table E2 in Valent P, Klion AD, Horny HP, Roufosse F, Gotlib J, Weller PF et al.Contemporary consensus proposal on criteria and classification of eosinophilic disorders and related syndromes.J Allergy Clin Immunol 2012；130（3）：607-12.e9.Epub March 31, 2012.

表9-2 嗜酸性粒细胞相关综合征	
嗜酸细胞增多症肌痛综合征（EMS）和毒性油综合征（TOS）；嗜酸性肉芽肿合并多血管炎（Shulman综合征）	伴嗜酸粒细胞增多严重肌痛，常伴有神经症状和皮肤改变；EMS的流行病例归因于受污染的色氨酸暴露，而由菜籽油引起TOS的流行病例归因于苯胺的坏死性血管炎与嗜酸性粒细胞增多（ANCA1和ANCA2亚型）
Gleich综合征	周期性血管水肿、嗜酸性细胞增多和IgM水平升高，通常伴有克隆性T细胞，继发性/反应性HES的几种临床表现之一
嗜酸性粒细胞综合征（HES）	外周血嗜酸性粒细胞增多，嗜酸性粒细胞增多相关器官损伤；异型分类
高IgE综合征	遗传性免疫缺陷综合征伴高嗜酸性粒细胞增多和IgE水平升高，常伴有湿疹和面部畸形；常染色体显性变异有STAT3突变，常染色体隐性变异有DOCK8突变
IgG4相关疾病	以纤维化为主要表现的疾病谱，组织嗜酸性粒细胞增多和IgG4增加
Omenn综合征	严重联合免疫缺陷症合并嗜酸性粒细胞增多症，常伴有红皮瘤、肝脾肿大、淋巴结病和常染色体隐性遗传病（RAG1或RAG2突变）

Modified from Table E3 in Valent P, Klion AD, Horny HP, Roufosse F, Gotlib J, Weller PF et al.Contemporary consensus proposal on criteria and classification of eosinophilic disorders and related syndromes.J Allergy Clin Immunol 2012；130（3）：607-12. e9.Epub March 31，2012.

外周血嗜酸性粒细胞增多和组织嗜酸性粒细胞增多引起的终末器官损伤是高嗜酸性粒细胞综合征（hypereosinophilic syndromes，HES）的诊断标准。皮肤受累是HES最常见的临床表现（表9-3）。

表9-3 嗜酸性粒细胞增多症（HES）的临床表现		
初次临床表现	受影响人数	描述
心脏	9	充血性心力衰竭（4例），瓣膜异常（1例），心肌病（1例），心包积液（1例），心肌炎（2例）
体能	10	发烧（3），体重减轻（6），萎靡（7），疲劳（4），盗汗（3），流感样症状（2）
皮肤病学	70	荨麻疹（6），血管水肿（15），瘙痒（26），皮炎（26），红皮病（1），大疱性病变（1），嗜酸性蜂窝织炎（Wells综合征）（3），非特异性水肿（8），黏膜糜烂（3）
胃肠	26	腹痛（9），呕吐（6），腹泻（5）
血液学	6	深静脉血栓形成（4），贫血（1），浅血栓性静脉炎（1）
神经病学的	9	眩晕（2），感觉异常（4），心理变化（1），失语症（1），视力障碍（3）
肺部	47	哮喘（21），鼻窦炎（9），鼻炎（2），咳嗽（19），呼吸困难（11），复发性上呼吸道感染（2），肺浸润（4），胸腔积液（1）
风湿性疾病	14	关节痛（3），肌痛（9），关节炎（1），肌炎（1）
常规实验室试验	11	常规实验室检测中发现的偶然异常（11）

* 共188位，部分有多种表现

Modified from Table E1 in Ogbogu PU, Bochner BS, Butterfield JH, Gleich GJ, Huss-Marp J, Kahn et al.Hypereosinophilic syndrome：a multicenter，retrospective analysis of clinical characteristics and response to therapy.J Allergy Clin Immunol December 2009；124（6）：1319-25. e3.doi：10.1016/j.jaci.2009.09.022.

原发性（肿瘤）HES患者出现嗜酸性粒细胞浸润的器官系统相关的体征和症状，皮肤黏膜损伤几乎占40%，最终累及近70%，除了皮肤损伤外，还可能出现的并发症包括发热、体重减轻、疲劳不适，以及血清维生素B12水平和血清血清类胰蛋白酶水平升高。皮损包括躯干和四肢瘙痒性红斑、丘疹、斑块、结节、荨麻疹和血管水肿。原发性HES伴发口咽黏膜或肛门生殖器溃疡者预后不良，大多数患者在出现后2年内死亡，然而，这些患者对伊马替尼反应非常非常敏感。栓塞事件也会发生，特别是在血栓形成阶段，并且由于其可能的严重后遗症而构成医疗紧急事件。可能存在皮肤受累伴有点状出血和/或甲襞梗死的情况，可为血栓栓塞性疾病提供初步线索。HES 的其他皮肤表现包括离心性环状红斑、网状青斑、紫癜、浅静脉血栓性静脉炎（表 9-4）。

表 9-4　高嗜酸性粒细胞综合征的皮肤黏膜表现

血管水肿
大疱
皮肤划痕征
坏疽
湿疹
嗜酸细胞性蜂窝织炎（Wells 综合征）
糜烂
红斑
离心性环状红斑
红皮病
表皮剥脱
网状青斑
淋巴瘤样丘疹病
斑疹
黏膜溃疡（口咽和肛门）
指甲褶皱梗塞
坏死
结节（包括结节瘙痒）
丘疹
斑块
瘙痒
紫癜
雷诺现象
点状出血
溃疡
荨麻疹
血管炎
囊泡

Modified from Leiferman KM, Gleich GJ, Peters MS: Dermatologic manifestations of the hypereosinophilic syndromes, Box 1.Immunol Allergy Clin North Am 2007；27（3）：415-41 and Leiferman KM, Peters MS.Eosinophils in cutaneous diseases, Chapter 36, Table 36-3.In: Goldsmith LA, Katz SI, Gilchrest BA, Paller AS, Leffell DJ, Wolff K, editors.Fitzpatrick's Dermatology in General Medicine.8th ed.San Francisco：McGraw Hill Medical；2012.p.386-400.

继发性（反应性）HES 除了淋巴结肿大，通常与严重瘙痒、皮炎、红皮病和/或荨麻疹、血管水肿有关。继发性（反应性）HES 的患者有潜在的炎症、肿瘤或其他已知可诱发嗜酸性粒细胞增多症的疾病。嗜酸性粒细胞在变体中是非克隆的，但可能存在或发展异常的克隆淋巴细胞群，通常具有独特的表型如 $CD3^+CD4^-CD8^-$ 或 $CD3^-CD4^+$。通过 T 细胞受体基因重排所证实的 T 细胞的单克隆性也可被检测到。因此，具有这种克隆的患者应被认为具有癌前病变或恶性 T 细胞淋巴瘤，需密切观察。

既往，HES 被称为"特发性"，因为根本的机制还不清楚。目前，符合 HES 诊断标准但没有合理解释的疾病表现，即非原发性（肿瘤）或继发性（反应性），被称为"特发性"。随着时间的推移，患有这种"特发性"HES 变异的患者可能会转变为其他变种之一或治愈。

"嗜酸细胞相关皮肤病"包括多种疾病，其特征是皮肤和/或黏膜少数至多个嗜酸性粒细胞出现和/或嗜酸性粒细胞脱颗粒（表 9-5）。传统上与嗜酸性粒细胞增多有关的疾病包括虫咬反应、药疹（"昆虫和药物"）、特应性疾病、寄生虫感染（例如外寄生虫和蠕虫）和 Wells 综合征。此外，自身免疫性水疱性疾病，特别是大疱性类天疱疮，表现为嗜酸性粒细胞增多。荨麻疹、荨麻疹性皮炎和皮肤血管炎、尤其是变应性肉芽肿性脉管炎（Churg-Strauss 综合征）的组织病理学特征，通常包括嗜酸性粒细胞。轻度至中度嗜酸性粒细胞浸润是 IgG4 相关疾病（IgG4-RD）的主要形态学特征之一，其中纤维化是主要表现。IgG4-RD 被报道与多个器官相关，许多特定器官的疾病现在被认为是 IgG4-RD 的变异体，包括某些嗜酸性粒细胞相关的皮肤病（例如，面部肉芽肿、嗜酸性粒细胞增多的血管淋巴瘤样增生和木村病）。IgG4 在四种 IgG 亚类中含量最低，通常占血清总 IgG 的 3%~6%；其功能尚不清楚，可能是先天免疫和获得性免疫的桥梁。

表 9-5　嗜酸性粒细胞相关皮肤病

嗜酸性粒细胞的组织病理学模式
- 嗜酸性海绵样水肿
  - 急性皮炎
    - 接触性皮炎
    - 特应性皮炎
  - 节肢动物咬伤
  - 免疫性疾病
    - 类天疱疮
    - 天疱疮

续表

- 色素失禁症
- 嗜酸细胞性蜂窝织炎伴嗜酸性粒细胞炎（图 9-1）
  - 见表 9-6
- 嗜酸性脂膜炎
  - 节肢动物叮咬
  - 结节性红斑
  - 颚口线虫病
  - 注射肉芽肿
  - Wells 综合征
- 嗜酸细胞性血管炎
  - 复发性皮肤坏死性血管炎
  - 结缔组织病伴坏死
  - 嗜酸细胞性血管炎
  - 低补体血症相关
  - 嗜酸性肉芽肿血管炎（Churg-Strauss 综合征）

以组织嗜酸性粒细胞为特征的疾病
- 血管淋巴增生伴嗜酸性粒细胞增多
- 婴儿环状红斑
- 放疗相关的嗜酸性、多形性和瘙痒性疹
- 嗜酸性脓疱性毛囊炎
  - 经典的（Ofuji 病）
  - 人免疫缺陷病毒相关
  - 婴儿/新生儿
- 新生儿红斑
- 嗜酸性环状红斑
- 恶性血液病嗜酸性皮肤病
- 口腔黏膜嗜酸性溃疡
- Nir-Westfried 的嗜酸性粒细胞性皮炎
- 嗜酸性粒细胞综合征
- IgG4- 相关皮肤疾病
  - 伴嗜酸性粒细胞增多的血管淋巴样增生
  - 面部肉芽肿
  - 木村病
- 厚皮性嗜酸性粒细胞皮炎
- Wells 综合征（嗜酸细胞性蜂窝织炎）

组织嗜酸性粒细胞相关疾病
- 节肢动物叮咬和刺痛反应
- 大疱性皮肤病
  - 天疱疮
  - 天疱疮
  - 大疱性表皮松解
  - 非连续性色素失禁
- 妊娠皮肤病
  - 妊娠期天疱疮
  - 妊娠多形性疹，瘙痒性荨麻疹丘疹和妊娠斑
- 药物反应
  - DRESS（药疹伴嗜酸性粒细胞增多和全身症状）/药物超敏综合征

续表

- 间质肉芽肿药物反应
- 嗜酸性肉芽肿合并多血管炎（Churg-Strauss 综合征）
- 真菌感染
  - 球孢子菌病，副球孢菌病，担子菌病，组织胞浆菌病，隐球菌病
- 组织细胞疾病
  - 朗格汉斯细胞组织细胞增生症
  - 幼年黄色肉芽肿
- 瘙痒、红肿病（丘疹性皮炎）
- 青少年颞动脉炎
- Oid-oid 疾病（渗出性盘状和苔藓样慢性疾病），Sulzberger 和 Garbe 皮肤病
- Ofuji 所致丘疹性红皮病
- 寄生虫病/虫害
  - 囊虫病、二氟虫病、筋膜菌病、口口病、幼虫移行，落虫，霉菌病（图 9-2），盘尾丝虫病，肺吸虫病，血吸虫病，强线虫病，苔藓
  - 疥疮、臭虫
  - 游泳者瘙痒（尾蚴性皮炎）和海鸟瘙痒瘙痒
- 人免疫缺陷性瘙痒性丘疹病毒病（HIV）
- 硬皮病
  - 嗜酸性筋膜炎（Shulman 综合征）
  - 嗜酸性肌痛综合征和有毒油综合征，包括他汀类药物在内的药物，铁输注
  - 淋巴瘤与白血病
  - 移植物与宿主、干细胞和骨髓的对抗移植
- 荨麻疹和血管水肿
- 血管炎

嗜酸性粒细胞病理生理表现，但在组织病理学诊断中有可疑、有限或无价值
- 药物反应与移植物抗宿主病
- 环状肉芽肿
- 间质性肉芽肿性皮炎
- 淋巴增生性疾病（嗜酸性粒细胞增多症除外）
  - 蕈样真菌病
  - 间变性大细胞淋巴瘤
  - 淋巴瘤样丘疹病
- 肥大细胞增多症
- 肿瘤
  - 角棘皮瘤
  - 鳞状细胞癌

Modified from Leiferman KM, Peters MS.Eosinophils in cutaneous diseases, Chapter 36, Table 36-1.In: Goldsmith LA, Katz SI, Gilchrest BA, Paller AS, Leffell DJ, Wolff K, editors.Fitzpatrick's Dermatology in General Medicine, 8th ed.San Francisco: McGraw Hill Medical; 2012.p.386-400.

组织病理学说

嗜酸性粒细胞的组织病理学反应模式在皮肤从表皮到肌肉的整个深度的皮肤间隔中都能发现。

在许多皮肤病的组织病理学中观察到，嗜酸性粒细胞是占主导地位的炎症细胞，并且被分类为各种组织病理学模式，包括嗜酸性粒细胞、以组织嗜酸性粒细胞为特征、还有一些与组织嗜酸性粒细胞有关的组织病理模式（表9-5）。在这些疾病中，嗜酸性粒细胞通过胞外嗜酸性粒细胞颗粒蛋白沉积而被活化（例如荨麻疹、特应性皮炎、类天疱疮、Wells综合征），但由于嗜酸性粒细胞颗粒蛋白的免疫组化免不常使用，因此嗜酸性粒细胞颗粒蛋白沉积的存在和程度，及嗜酸性粒细胞的浸润可能并不清楚。嗜酸细胞性蜂窝织炎是以嗜酸性粒细胞颗粒蛋白的明显沉积炎症作为特征的炎症性皮肤病（图9-1），在各种情况下都有发现（表9-6）。在某些其他病变中，组织病理学中对嗜酸性粒细胞的认识在诊断中的价值是有限的，尽管它们仍可能是病理生理学的一部分。

表9-6 与红斑有关的症状

节肢动物叮咬反应
支气管肺癌
结肠腺癌
口腔脓肿
皮肤划痕征
药物反应
湿疹
嗜酸性筋膜炎
嗜酸性肉芽肿合并多血管炎（Churg-Strauss综合征）
嗜酸性脓疱性毛囊炎
单纯疱疹感染
人免疫缺陷病毒感染

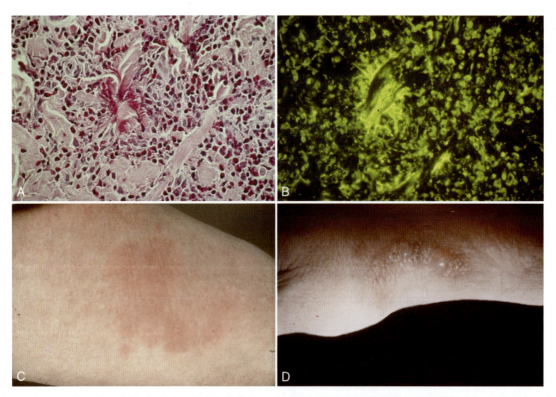

图9-1 （A）用苏木精和伊红染色（H&E）和（B）免疫染色检测嗜酸性粒细胞主要碱性蛋白1（EMBP 1），显示广泛的胞外嗜酸性粒细胞颗粒蛋白沉积在退化的胶原纤维上，主要表现为（C）Well综合征和（D）大疱性嗜酸性蜂窝织炎病变，以及在多种其他炎症条件下出现的大量嗜酸性粒细胞颗粒蛋白沉积（表9-6）。(Figures A, B and D are from Davis MDP, Brown AC, Blackston RD, Gaughf C, Peterson EA, Gleich GJ, Leiferman KM.Familial Eosinophilic Cellulitis, Dysmorphic Habitus and Mental Retardation.J Am Acad Dermatol,38：919-928,1998；figure C is from Leiferman KM,Peters MS.Eosinophils in Cutaneous Diseases,Chapter 36.In:Goldsmith LA,Katz SI,Gilchrest BA,Paller AS,Leffell DJ,Wolff K,editors.Fitzpatrick's Dermatology in General Medicine.8th ed.San Francisco: McGraw Hill Medical;2012.p.386-400.)

续表

膜翅目叮咬
嗜酸性粒细胞综合征
免疫性疾病
肥大细胞瘤
传染性软疣
骨髓增生性疾病
寄生虫感染（蛔虫病、盘尾丝虫病、弓蛔虫病）
类天疱疮妊娠
手足癣
荨麻疹
溃疡性结肠炎
接种疫苗
水痘

Modified from Leiferman KM, Peters MS.Eosinophils in cutaneous diseases, Chapter 36, Table 36-5.In: Goldsmith LA, Katz SI, Gilchrest BA, Paller AS, Leffell DJ, Wolff K, editors.Fitzpatrick's Dermatology in General Medicine, 8th ed.San Francisco: McGraw Hill Medical; 2012.p.386-400.

鉴 别 诊 断

鉴别诊断（表9-7）取决于患者对皮肤损害的类型和分布、皮肤嗜酸性粒细胞浸润的模式、其他明显器官受累和/或外周血嗜酸性粒细胞的存在和水平。鉴别诊断与各种皮肤表现重叠，包括嗜酸性粒细胞相关皮肤病谱。

表9-7 嗜酸性粒细胞相关疾病的皮肤鉴别诊断

血管神经性水肿、皮肤划痕征、水肿、荨麻疹	蜂窝织炎 药物反应 嗜酸性肌痛和有毒油脂综合征 嗜酸细胞性蜂窝织炎（Wells综合征） 丹毒 遗传性血管水肿 嗜酸性粒细胞增多综合征 肥大细胞病 寄生感染 荨麻疹 荨麻疹性血管炎
水泡和/或溃疡	口疮性口炎 白塞病 药物反应 多形性红斑 单纯疱疹感染 嗜酸性粒细胞综合征

续表

水泡和/或溃疡	色素失禁症 免疫性大疱 扁平苔藓 上述疾病的病变（血管水肿/皮肤造影/水肿/水肿/荨麻疹）可能起水疱
皮炎/湿疹/瘙痒	特应性皮炎 接触性皮炎 药物反应 外寄生虫侵染 真菌感染 嗜酸性粒细胞增多综合征 寄生感染
红斑/瘙痒	药物反应 外寄生虫侵染 嗜酸性粒细胞增多综合征 Sézary综合征 脂溢性皮炎
纤维化	IgG4相关疾病 硬斑病 嗜酸性肌痛和有毒油脂综合征
色素沉着过度	肾上腺皮质功能不全（Addison病） 药物反应 血色病 甲状腺功能亢进症
结节/丘疹/斑块/脓疱	痤疮，包括新生儿痤疮 脓疱病 上皮样血管肉瘤 上皮样血管内皮瘤 新生儿毒性红斑 毛囊炎 滤泡性黏蛋白 真菌感染 嗜酸性粒细胞增多综合征 IgG4相关疾病 　血管淋巴样增生伴嗜酸性粒细胞 　面部肉芽肿 　木村病 卡波西肉瘤 扁平苔藓 红斑狼疮 肥大细胞病 硬斑病 蕈样真菌病 结核、嗜酸性粒细胞、风湿病、皮炎和肿胀（NERDS） 掌跖脓疱性银屑病 慢性苔藓样糠疹 化脓性肉芽肿 T细胞淋巴瘤 血管炎

续表

各种杂项疾病	哮喘
	克罗恩病
	多形性红斑
	真菌感染，包括过敏
	支气管肺曲霉菌病
	高 IgE 综合征
	免疫缺陷
	Reiter 综合征
	结节病
	梅毒
	溃疡性结肠炎

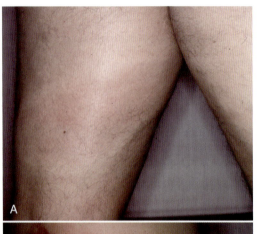
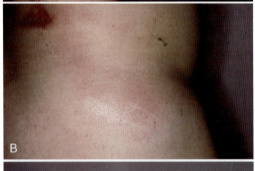
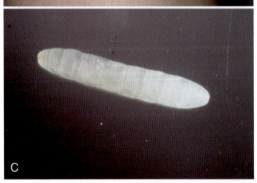

图 9-2　蝇蛆病腿背（A）和外侧干（B）上有硬结、红斑性瘙痒斑块，复发 4~7 天，伴有长期的多系统疾病和蚊皮蝇（C）引起的外周血和组织嗜酸性粒细胞增多。(From Starr J, Pruett JH, Yunginger JW, Gleich GJ.Myiasis due to *Hypoderma lineatum* infection mimicking the hypereosinophilic syndrome.Mayo Clin Proc July 2000；75（7）：755-9.)

治 疗

治疗的目的是减轻症状，改善器官功能，同时使外周血嗜酸性粒细胞保持不超过 $1 \times 10^9/$L，最大为 $2 \times 10^9/L$，并将治疗副作用降至最低。最近的文章综述了嗜酸性粒细胞相关疾病的管理，包括特发性 HES。对于反应性嗜酸性粒细胞增多症，处理原发病。如果血液和/或组织嗜酸细胞持续存在可能的器官相关功能障碍或损害，糖皮质激素是主要的治疗方案。对于曾经在类圆属和线虫流行病区旅游的患者，需检查这两项，因为采用免疫抑制疗法可导致威胁生命的高致死性感染（严重的复杂的类圆线虫病）。

如果糖皮质激素的副作用不大，患者耐受性差或反应不佳，可使用类固醇衍生物，最常见的有羟基脲、干扰素（IFN）-α。新的靶向 IL-5 的类固醇已经可用。人源化 IL-5 单克隆抗体美泊利单抗已被证明是治疗继发性和特发性 HES 患者以及哮喘、嗜酸性肉芽肿血管炎、鼻息肉安全而有效的一种类固醇疗法，最近获得美国 FDA 批准用于治疗哮喘。另一种人源化的 IL-5 单克隆抗体瑞利珠单抗和人源化 IL-5 受体（存在于嗜酸性粒细胞）单克隆抗体在临床试验中，曾报道作为类固醇激素治疗嗜酸性粒细胞性哮喘。在含有突变基因 *FIP1L1-PDGFRA*、*PDGFRA*、*PDGFRB* 的原发性 HES 患者中，甲磺酸伊马替尼（Gleevec®）可诱导血液学缓解。

在不存在基因突变的情况下，在排除了线虫感染后，泼尼松是一线治疗。约 70% 的患者会产生应答，外周嗜酸性粒细胞计数恢复正常。糖皮质激素单药治疗失败的患者通常预后较差；在这种情况下或长期副作用的问题出现时，应采用替代治疗。单独体外光分离置换法或与 IFN-α 或其他治疗为其他的治疗选择。其他报道 HES 的治疗包括羟基脲、氨苯砜、硫酸长春新碱、环磷酰胺、甲氨蝶呤、6-硫代鸟嘌呤、2-氯脱氧腺苷和阿糖胞苷联合治疗、脉冲氯代丁酸氮芥、依托泊苷、环孢菌素、静脉注射免疫球蛋白和补骨脂素加 UVA 光疗。难治性疾病可对英夫利昔单抗（抗 TNF-α）或阿尔妥珠单抗（抗 CD52）以及骨髓和外周血干细胞同种异体移植反应。

针对 IL-5 的靶向治疗为嗜酸性粒细胞相关疾病提供了新的见解。此外，调节嗜酸性粒细胞生长、分化、归巢和活化的多种表面分子，包括细胞因子受体、黏附受体、肽（趋化因子）受体和唾液酸结合性免疫球蛋白样凝集素分子，被认为是治疗嗜酸性粒细胞相关疾病的潜在靶点；其治疗的效用仍有待于临床前研究和未来临床试验。值得注意的是，有报道明，对于这些清除嗜酸性粒细胞的靶向疗法，嗜酸性粒细胞的减少与预后健康无关。

（张丽丹、李常兴　译，张锡宝、罗权　审校）

推荐阅读

Fulkerson PC, Rothenberg ME. Targeting eosinophils in allergy, inflammation and beyond. Nat Rev Drug Discov 2013;12(2):117–29.

Gleich GJ, Klion AD, Lee JJ, Weller PF. The consequences of not having eosinophils. Allergy 2013;68(7):829–35.

Khoury P, Grayson PC, Klion AD. Eosinophils in vasculitis: characteristics and roles in pathogenesis. Nat Rev Rheumatol 2014;10(8): 474–83.

Lee J, Rosenberg HF. Eosinophils in Health and Disease. 1st ed. London; Waltham, MA: Elsevier/Academic Press; 2013. xxiii, 654 pp.

Radonjic-Hoesli S, Valent P, Klion AD, Wechsler ME, Simon HU. Novel targeted therapies for eosinophil-associated diseases and allergy. Annu Rev Pharmacol Toxicol 2015;55:633–56.

Valent P, Klion AD, Horny HP, Roufosse F, Gotlib J, Weller PF, et al. Contemporary consensuroposal on criteria and classification of eosinophilic disorders and related syndromes. J Allergy Clin Immunol 2012;130(3):607–612.e9.

Valent P, Gleich GJ, Reiter A, Roufosse F, Weller PF, Hellmann A, et al. Pathogenesis and classification of eosinophil disorders: a review of recent developments in the field. Expert Rev Hematol 2012;5(2):157–76.

Wagelie-Steffen A, Aceves SS. Eosinophilic disorders in children. Curr allergy asthma Rep 2006;6(6):475–82.

第10章

荨麻疹

Julie B.Zang·Joseph L.Jorizzo

要点

- 荨麻疹的特点是风团和/或皮肤或黏膜的血管水肿。病变的持续时间不超过24小时。
- 感染、药物、化学物质、食物、吸入剂、接触剂和物理刺激是荨麻疹的几种可识别的触发因素。荨麻疹也可能与内分泌疾病、自身免疫性结缔组织疾病和恶性肿瘤有关。在大多数情况下，荨麻疹的原因仍然无法找到，特别是慢性荨麻疹。
- 持续时间超过24小时的病变称为荨麻疹性疾病。在临床检查中，一些疾病，如荨麻疹血管炎、缓激肽介导的血管水肿和肥大细胞疾病，可能被误认为是荨麻疹。
- 治疗荨麻疹的目的是消除诱因和对症治疗。抗组胺药、抗炎药和免疫抑制剂已经证明有效。

荨麻疹的特点是风团（麻疹）和/或血管水肿，影响多达20%的人口，并发生在整个年龄范围。风团是皮肤浅表肿胀，周围有反应性红斑（图10-1A）。病变的大小和数目各不相同。伴有瘙痒或烧灼感，皮损通常在24小时出现和消退，总体情况可能会持续，其他皮肤会出现新发的风团。血管水肿的特点是在较深的真皮、皮下或黏膜下组织中突然出现明显的肿胀。表现为质硬的非斑点性水肿。它的分界线不像风团那么清楚，通常表现为疼痛，而不是瘙痒。持续2~3天。嘴唇、舌头、眼睑、生殖器受累，而肠道受累较少（图10-1B）。

急性荨麻疹表现为自发的风团和血神经性管水肿，或两者的发生时间都不超过6周。如果患者的病史明确过敏源，如药物或食物，进行皮肤测试或免疫检测有助于确定急性荨麻疹的诱因。急性荨麻疹患者需排除过敏反应，它们可能有共同的诱因，涉及呼吸系统（喘息和咳嗽）、胃肠道（腹泻和呕吐）、神经（头晕和意识丧失）或心脏系统（心率和血压的变化），并可能发展为过敏反应。

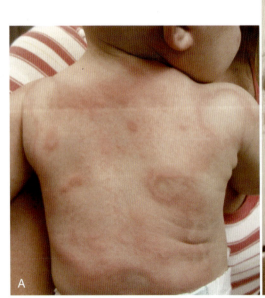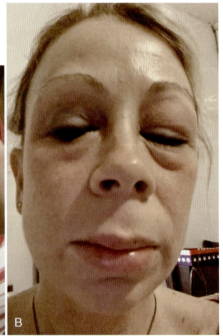

图10-1 A，荨麻疹；B，血管水肿

持续超过 6 周的荨麻疹和 / 或血管性水肿的发作被认为是慢性的。持续时间可以从数月到数年不等。在 90%~97% 的慢性荨麻疹患者中，可发现病因。50% 患病超 6 个月的慢性荨麻疹患者将在 10 年后有疾病活动。

发病机制

荨麻疹和血管水肿可能是许多免疫或非免疫反应的共同途径，这些反应导致皮肤血管扩张，并伴有水肿液外渗引起血管周围炎。现普遍认为大多数荨麻疹患者血管反应是由于肥大细胞和嗜碱性细胞释放出促炎症反应介质所致，最重要的介质是组胺。其他包括肝素、类胰蛋白酶、血小板活化因子、前列腺素、白三烯、嗜酸性粒细胞趋化因子、中性粒细胞趋化因子、血清素和肿瘤坏死因子 -α（TNF-α）等细胞因子。介质促血管通透性，血浆向真皮或皮下组织外渗。迟发反应产生嗜酸性粒细胞、中性粒细胞和单核细胞的组织浸润。

Ig-E 介导的即时超敏反应是肥大细胞活化的经典机制。IgE 抗体是根据抗原而产生的。IGE 与肥大细胞或嗜碱性细胞 Fc 受体结合。暴露在抗原中会导致与 Fab 受体结合或 IgE 分子的交联，引发一系列钙依赖的过程，导致促炎介质的释放。表 10-1 列出了可能通过推测的 IgE 依赖机制产生荨麻疹的抗原种类。物理刺激可能产生与 IgE 反应的抗原，并导致肥大细胞衍生介质的释放，从而产生一种亚型荨麻疹，即物理性荨麻疹。

表 10-1　荨麻疹的若干原因

感染
细菌感染
　牙脓肿
　鼻窦炎
　中耳炎
　肺炎
　胃炎
　肝炎
　胆囊炎
　膀胱炎
　阴道炎
真菌感染
　皮肤癣菌
　念珠菌
其他感染 / 侵扰
　疥疮

续表

　蠕虫
　原生动物
　毛滴虫

药物和化学物质
水杨酸盐
吲哚美辛和其他新的非甾体类药物
抗炎药
阿片类药物
放射性对比材料
青霉素（药物，牛奶，蓝芝士）
磺胺类药物
苯甲酸钠
灌肠
滴耳液或滴眼液
胰岛素
薄荷醇（香烟，牙膏，冰茶，护手霜，冰片、糖果）
酒石黄（维生素，避孕药，抗生素，FDC，黄色 #5）

食品
坚果
浆果
鱼
海鲜
贝类
香蕉
葡萄
番茄
鸡蛋
芝士

吸入剂
动物皮屑
花粉

接触剂
羊毛
真丝
职业暴露
马铃薯
抗生素
化妆品
　染料
　发胶
　指甲油
　漱口水
　牙膏
　香水
　护手霜
　肥皂
驱虫剂

续表

物理刺激
光
压力
热
冷
水
振动

内分泌病
甲状腺疾病
糖尿病
妊娠
月经
绝经期

系统性疾病
风湿热
结缔组织疾病（红斑狼疮，Sjögren 综合征，类风湿关节炎，Still 病，皮肌炎，多发性肌炎，其他）
白血病
淋巴瘤
获得性免疫缺陷病
卵巢肿瘤

免疫介导的荨麻疹也可能通过抗 IgE 和抗 FCεRI 抗体发生。IgG 抗 IgE 抗体交联 IgE 分子，而 IgE 分子又与肥大细胞上两个相邻的 FC 受体结合。IgG 抗 FcεRI 抗体直接交联两个相邻的 FC 受体，并在没有过敏源暴露的情况下触发肥大细胞脱颗粒级联。这些自身抗体存在于大量慢性特发性荨麻疹患者中，称为慢性自身免疫性荨麻疹。

荨麻疹或荨麻疹性血管炎，可发生在具有循环免疫复合物的疾病中，如系统性红斑狼疮和乙型肝炎。免疫复合物激活补体级联生成 C3a 和 C5a，这是一种能引起肥大细胞脱颗粒的强效过敏毒素。

独立于 IgE 的非免疫机制也可引起肥大细胞介质的释放。例如放射性对比剂、阿片类药物、某些神经肽（如 P 物质）和一些食物，包括鸡蛋、草莓和贝类。它们与肥大细胞上特定的受体结合，产生肥大细胞脱颗粒。非甾体抗炎药，包括阿司匹林，可诱导脂氧合酶途径，增加花生四烯酸代谢物如白三烯的合成，这些强效血管扩张剂过去被称为过敏反应的慢反应物质。

分 类

荨麻疹亚型临床表现广泛。有时同一患者可同时存在两种或两种以上类型的荨麻疹。表 10-2 列出了 2013 更新的国际多专业小组关于慢性荨麻疹分类的共识——EAACI/GA^{2}LEN/EDF/WAO。

表 10-2　慢性荨麻疹亚型及与荨麻疹相关疾病的分类

慢性荨麻疹亚型	慢性自发性荨麻疹	因已知或未知原因而自发出现的风团、血管水肿或两者均 ≥ 6 周
	诱导性荨麻疹	● 症状性皮肤病 ● 冷荨麻疹 ● 迟发性压力性荨麻疹 ● 日光性荨麻疹 ● 热荨麻疹 ● 振动性血管神经性水肿 ● 胆碱能荨麻疹 ● 水生荨麻疹 ● 接触性荨麻疹
与荨麻疹有关的疾病		● 血清疾病样反应；荨麻疹性血管炎 ● 缓激肽介导的血管水肿（例如遗传性血管水肿） ● 肥大细胞疾病（例如，荨麻疹色素变性） ● 运动性过敏反应
伴有风团和/或血管水肿的综合征		● 转铁蛋白 - 相关的周期性综合征（CAPS） ● 家族性寒冷性自身炎症综合征（FCAS） ● Muckle-Wells 综合征（MWS） ● 新生儿多发性系统性炎症性疾病（NONID） ● Schnitzler 综合征 ● Gleich 综合征

物理荨麻疹是慢性荨麻疹的一个重要亚型，其中风团和/或血管水肿是由诸如热、冷、压、运动、水、振动和阳光等环境刺激引起的（表 10-3*）。症状性皮肤病（图 10-2）是所有物理性荨麻疹中最常见的。它表现为对皮肤上施加的压力的迅速产生风团。寒冷性荨麻疹是指皮肤暴露于冷刺激后瘙痒和肿胀。可通过在前臂皮肤上涂上冰块和观察皮肤复温过程中的风团反应诊断此病。如果患者是广泛暴露在寒冷环境下如冷水浴和游泳时，可有如潮红、头痛、晕厥、腹痛等全身症状。冷空气暴露时，一种不太常见但可能危及生命的寒冷性荨麻疹

---

* 根据授权要求，表 10-3 在正文保留英文

TABLE 10-3　Comparison of the Physical Urticarias

Urticaria	Relative Frequency	Precipitant	Time of Onset	Duration	Local Symptoms	Systemic Symptoms	Tests	Mechanism	Treatment
Symptomatic dermatographism	Most frequent	Stroking skin	Minutes	2–3 hours	Irregular pruritic attacks	None	Scratch skin	Passive transfer, IgE, histamine, possible role of adenosine triphosphate, substance P, possible direct pharmacologic mechanism	Continual antihistamines
Delayed dermatographism	Rare	Stroking skin	30 minutes to 8 hours	<48 hours	Burning, deep swelling	None	Scratch skin, observe early and late	Unknown	Avoidance of precipitants
Primary cold contact urticaria	Frequent	Cold contact	2–5 minutes	1–2 hours	Pruritic wheals	Wheezing, syncope, drowning	Apply ice-filled copper beaker to arm, immerse	Passive transfer, reverse passive transfer, IgE (IgM), histamine, vasculitis can be induced	Cyproheptadine hydrochloride, other antihistamines; desensitization; avoidance of precipitants
Familial cold urticaria	Rare	Change in skin temperature	30 minutes to 3 hours	<48 hours	Burning wheals	Tremor; headache; arthralgia; fever	Expose skin to cold air	Unknown	Avoidance of precipitants
Delayed pressure urticaria	Frequent	Pressure	3–12 hours	8–24 hours	Diffuse, tender swelling	Flu-like symptoms	Apply weight	Unknown	Avoidance of precipitants; if severe, low doses of corticosteroids given for systemic effects
Solar urticaria	Frequent	Various wavelengths of light	2–5 minutes	15 minutes to 3 hours	Pruritic wheals	Wheezing, dizziness, syncope	Phototest	Passive transfer, reverse passive transfer, IgE, possibly histamine	Avoidance of precipitants; antihistamines, sunscreens, antimalarials
Heat urticaria	Rare	Heat contact	2–5 minutes (rarely delayed)	1 hour	Pruritic wheals	None	Apply hot water-filled cylinder to arm	Possibly histamine; possibly complement	Antihistamines; desensitization; avoidance of precipitants
Vibratory angioedema	Very rare	Vibrating against skin	2–5 minutes	1 hour	Angioedema	None reported	Apply vibration to forearm	Unknown	Avoidance of precipitants
Cholinergic urticaria	Very frequent	General overheating of body	2–20 minutes	30 minutes to 1 hour	Papular, pruritic wheals	Syncope; diarrhea; vomiting, salivation; headaches	Bathe in hot water; exercise until perspiring, inject methacholine chloride	Passive transfer; possible immunoglobulin; product of sweat gland stimulation; histamine, reduced protease	Application of cold water or ice to skin; hydroxyzine regimen; refractory period; anticholinergics
Aquagenic urticaria	Rare	Water contact	Several minutes	30–45 minutes	Papular, pruritic wheals	None reported	Apply water compresses to skin	Unknown	Avoidance of precipitants; antihistamines; application of inert oil

From Jorizzo JL, Smith EG. The physical urticarias. Arch Dermatol 1982; 118: 194–201, with permission.

表 10-3 物理性荨麻疹的比较

荨麻疹	相对频率	诱发因素	起病时间	持续时间	局部症状	系统症状	试验	机制	治疗
症状性皮肤划痕症	最频繁	按压皮肤	数分钟	2~3 小时	不规则性痒痒发作	无	皮肤划痕	被动转移，IgE，组胺，三磷酸腺苷可能的作用，P物质可能的直接药理机制	连续抗组胺药
迟发性皮肤划痕症	少见	按压皮肤	30 分钟~8 小时	<48 小时	灼热肿胀严重	无	皮肤划痕症，早期和晚期均需要观察	未明	避免接触诱发因素
原发性寒冷接触性荨麻疹	频繁	寒冷性接触	2~5 分钟	1~2 小时	瘙痒性风团	将装满水的铜烧杯放在手臂上，浸泡	将冰盖铜烧杯涂在手臂上，浸入水中	可诱导被动转移，反向被动转移，IgE（IgM），组胺，血管浆	盐酸赛庚啶，其他抗组胺药脱敏；避免接触诱发因素
家族性寒冷性荨麻疹	罕见	皮肤变化；温度	30 分钟~3 小时	<48 小时	灼热，风团	震颤；头痛；关节痛；发热	把皮肤暴露在冷空气中	未知	避免接触诱发因素
延迟压力性荨麻疹	频繁	压力	3~12 小时	8~24 小时	弥漫性，轻度肿	流感样症状	应用重量	未知	避免使用沉淀剂；如果严重，则系统给予低剂量皮质类固醇
日光性荨麻疹	频繁	不同波长的光	2~5 分钟	15 分钟至 3 小时	瘙痒，风团	喘息，头晕，晕厥	光试验	被动转移，反向被动转移，IgE，可能是组胺	避免使用沉淀剂，防晒霜，抗疟药
热性荨麻疹	罕见	热接触	2~5 分钟（很少延迟）	1 小时	瘙痒，风团	无	将热水填充的圆筒用于手臂	可能是组胺	抗组胺药，脱敏，避免沉淀剂
振动性血管水肿	非常罕见	振动皮肤	2~5 分钟	1 小时	血管水肿	没有报告	对前臂施加振动	未知	避免诱发因素
胆碱能性荨麻疹	非常频繁	全身普遍过热	2~20 分钟	30 分钟至 1 小时	丘疹，瘙痒，风团	晕厥；腹泻；呕吐，流涎；头痛	冰浴热水，运动至出汗，注射乙酰甲胆碱	被动转移；可能的免疫球蛋白；汗腺刺激产物；组胺，还原蛋白白酶	冷水或冰敷在皮肤上；羟嗪方案；不应期；抗胆碱能药物
水生荨麻疹	罕见	水接触	几分钟	30~45 分钟	丘疹，瘙痒，风团	没有报告	将冰敷在皮肤上	未知	避免诱发因素，抗组胺，惰性油的应用

From Jorizzo JL, Smith EG.The physical urticarias.Arch Dermatol 1982; 118：194–201, with permission.

可能发生。迟发性压力性荨麻疹可在压力刺激作用于皮肤后 3~12 小时开始出现肿胀。当皮肤暴露在不同波长的紫外线和可见光下时，就会发生日光性荨麻疹，可通过光敏测试确定诊断。热性荨麻疹是荨麻疹中最罕见的亚型之一。接触热量的几分钟内，接触部位会出现瘙痒。振动性血性管水肿是指皮肤在振动刺激作用下几分钟内瘙痒和局部肿胀，病变持续约 1 小时。胆碱能性荨麻疹发生在体温升高 15 分钟后。触发因素包括体力消耗、突然的情绪压力、饮酒、辛辣食物等。它表现为多个清楚的（1~3mm）丘疹，周围有大面积的丘疹，好发于上半身。水性荨麻疹是罕见的，表现为 1~3mm 丘疹，发生在皮肤直接接触任何水源，与温度无关。但 IgE 介导的即时超敏反应机制涉及几种物理性荨麻疹，由被动和反向被动转移实验支持。

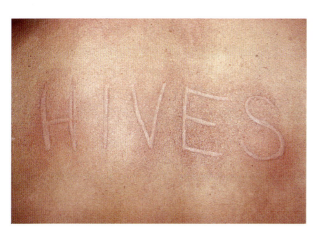

图 10-2　皮肤划痕症，按压皮肤会引起荨麻疹反应

物理性荨麻疹可能会持续数年。在大多数患者中，它是由特定的物理刺激引起的；在极少数情况下，多个物理刺激会在同一患者中触发荨麻疹。有时，患有物理荨麻疹的患者也可能伴有慢性特发性荨麻疹，在这种情况下，他们对常规药物治疗反应较差。

"接触性荨麻疹"一词是指接触激发物质后的荨麻疹。它发生在 30~60 分钟内，并在 24 小时内消失。更常见的是，它是对导致血管活性物质直接释放的化学物质的非免疫反应。例如乙酰胆碱和 5- 羟色胺。接触性荨麻疹也可能是一种由特异性 IgE 抗体介导的过敏反应。特应性皮炎患者易患这种免疫类型的接触性荨麻疹。反复暴露会产生过敏反应。

与荨麻疹有关的疾病

表 10-2 列出的疾病，可能与荨麻疹混淆。

血清疾病样反应的荨麻疹患者皮损持续时间超过 24 小时。这些反应可能是循环免疫复合物介导的，并在并在暴露于抗原如异源血清（经典反应）或某些传染源或药物后 1~2 周发生。全身体征和症状可能包括发热、关节炎、肌痛、淋巴结肿大、肝功能升高和蛋白尿。

在荨麻疹性血管炎中，病变类似于荨麻疹（图 10-3），但通常表现为灼热和疼痛，持续 24~72 小时，并留有紫癜。诊断应结合病理活检，显示为白细胞碎裂性血管炎。40% 的患者可发生血管性水肿。据报道，荨麻疹性血管炎与自身免疫性结缔组织疾病（尤其是系统性红斑狼疮和 Sjögren 综合征）、冷球蛋白血症、副蛋白血症和感染（如乙型肝炎和丙型肝炎）有关。荨麻疹血管炎的补体水平可能较低或正常（C4、C3 和 C1q）。补体水平正常的患者通常较少皮肤受累。当补体水平降低时，疾病的病程往往更加严重和持久。在某些情况下，这可能与 C1q 的 IgG 抗体有关。

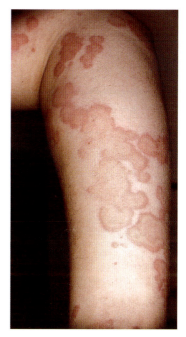

图 10-3　荨麻疹性血管炎患者的荨麻疹病变，这些损害可能需要几天才能解决

当有复发性血管性水肿或无风团或瘙痒时，这应考虑 C1 酯酶抑制剂缺乏的可能性。C1 酯酶缺乏通常是遗传性的，但也可能是后天形成。遗传性血管性水肿（Hereditary angioedema，HAE）

是一种由 C1 酯酶抑制剂基因突变引起的常染色体显性遗传性皮肤病。它导致 C1 抑制剂水平降低（Ⅰ型 HAE、85% 例）或 C1 抑制剂功能降低（Ⅱ型 HAE，15% 例）。获得性血管性水肿（AAE）是由于形成抑制性 C1 抗体自身抗体，往往发生在淋巴组织增生性疾病、副传染病，或系统性红斑狼疮的情况下。随后的补体消耗导致 C4 低水平，这是未经治疗的患者在发病和病程期间的诊断要点。Ⅲ型遗传性血管性水肿是一种新近报道家族性血管性水肿，多见于女性患者，患者有正常的 C1 酯酶抑制剂水平和活性正常。皮肤是最常见的受累器官，表现出疼痛和毁容性肿胀。胃肠绞痛、恶心、呕吐、腹泻发生在病程的四分之一，大多数 HAE 患者都有经历过。气道受累为最少见的（<1%）的并发症，但可能导致窒息，危及生命。发作通常持续 48~72 小时，随后是不应期。血管紧张素转换酶（ACE）抑制剂可在没有荨麻疹的情况下诱发血管神经性水肿。它也被认为是由缓激肽介导的。

肥大细胞增多症常与荨麻疹病变有关（第 42 章）。

荨麻疹可以是运动诱发的过敏反应（exercise-induced anaphylaxis，EIAn）。EIAn 患者有两个亚组。一组仅通过运动即可发生过敏反应。第二组在摄入类似麸类食物后运动时，发生过敏反应。胆碱能性荨麻疹是一种物理荨麻疹，也可以与运动有关。然而，EIAn 与胆碱能荨麻疹不同的是，它可以发生在温度控制的环境中，而胆碱能性荨麻疹与出汗 / 升高的核心体温有关。诊断上，胆碱能性荨麻疹可以通过热水浴触发，而 EIAn 不可。

独特的荨麻疹综合征

荨麻疹也是几种综合征的特征之一（表 10-2）。低温蛋白相关周期综合征（cryopyrin-associated periodic syndromes，CAPS）是由 *NLRP3* 基因（原 *CIAS1* 基因）常染色体显性突变引起的一组自身相关的非特异性炎症综合征。突变导致复杂的级联，导致 IL-1β 增加，激活在 CAPS 中炎症反应。在急性炎症性疾病（NOMID）/ 慢性婴幼儿神经、皮肤和关节综合征（CINCA）中，有三种亚型：家族性寒冷抗炎综合征（cold autoinflammatory syndrome，FCAS）、Muckle-Wells 综合征（Muckle-Wells syndrome，MWS）和新生多系统炎症性疾病。FCAS 患者在暴露于轻微寒冷后几小时内就会出现系统性的炎症反应。症状包括灼热的丘疹性荨麻疹样改变、发热、寒战、关节炎、肌痛、头痛和结膜炎。大部分的持续时间不到 1 天。MWS 与 FCAS 相似，但更为慢性，且具有随机未知的触发机制。NOMID/CINCA 是 CAPS 出生后 6 周内发病最严重的形式。患者不仅有荨麻疹、发热 / 寒战、CAPS 的其他症状等，还会出现严重的残疾，包括骨质过度增长（特别是膝盖和肘部）、智力低下、视神经畸形（视神经乳头水肿）和慢性无菌性脑膜炎。抗 IL-1 治疗，如阿那白滞素、利洛纳塞和卡纳单抗对于治疗 CAPS 是有益的。

Schnitzler 综合征患者发展为慢性复发性非瘙痒性荨麻疹，伴有复发性发热、单克隆 IgM 丙种球蛋白病、骨关节疼痛。据报道，非甾体抗炎药、系统性皮质类固醇、免疫抑制剂和 IL-1 受体拮抗剂是有益的。

Gleich 综合征的特点是间歇性血管水肿和发热，持续时间通常不到一周，伴有嗜酸性粒细胞增多和免疫球蛋白 M 升高。起病时没有内外器官损伤，然而，间歇性血管水肿可不存在，严重的时候可以通过全身皮质激素来控制。

诊断与鉴别诊断

根据皮疹诊断为荨麻疹通常并不困难，因为其特征性表现和患者皮损的持续时间短。在皮肤检查中，临床医生可以通过患者背部的皮肤划痕征来评估。临床医生可以在新的病变周围用钢笔画一个圆圈，并要求患者稍后报告皮损的持续时间。持续超过 24 小时的病变是荨麻疹性疾病，而不是荨麻疹。

风团消失后紫癜的存在可能有助于区分荨麻疹性疾病和荨麻疹，特别是当紫癜存在于非剥脱的躯干皮肤上。常规的荨麻疹不需要组织病理学检查，但是，如果单个病变持续时间超过 24 小时，则必须对这些荨麻疹病变进行活检。荨麻疹性血管炎的特点是血管壁纤维素性坏死、中性粒细胞浸润、有核分裂、红细胞外渗、内皮肿胀。荨麻疹的病理组织学特征是真皮水肿，以及血管周围淋巴细胞、中性粒细胞和嗜酸性粒细胞浸润。

其他皮肤病也可能有与荨麻疹性皮疹相关或重叠的病变，如大疱性天疱疮伴荨麻疹皮疹和随后的紧张性水疱，以及多形红斑伴类似荨麻疹的病变。昆虫叮咬通常会出现荨麻疹，但持续数天，且仔细检查检查通常会发现一个中央点。

荨麻疹的病变是由真皮液体浸润所致，使组织呈现出类似于皮内注射所产生的橘皮外观（如皮内试验）。其他皮肤膨胀性疾病有时也会在粗略的皮肤检查时与荨麻疹混淆。这些长期发胀的情况包括肉芽肿性浸润（例如，结节病、麻风病和皮肤结核）、恶性浸润（例如皮肤T细胞淋巴瘤和转移性疾病）、纤维化病程（例如，硬斑病）、代谢沉积（例如淀粉样变和黏蛋白沉着），以及非荨麻疹炎症性疾病（例如红斑狼疮和淋巴细胞的皮肤病变）。

当只有血管水肿出现时，没有风团和瘙痒，须考虑缓激肽依赖性血管水肿。

患者评估

对荨麻疹患者的评估始于一份完整的病史。患者必须明白，荨麻疹可能是接触过敏原如药物或其他物质数年后而新发的过敏。可鼓励患者在每次荨麻疹发作前12~24小时内，记录与膳食、工作、药物、环境接触等有关的可能接触情况的个人日记。临床医生应详细询问某些常与荨麻疹有关的过敏原的暴露情况（见表10-1）。

急性荨麻疹比慢性荨麻疹更有可能发现特异性的触发因素。对所有慢性荨麻疹患者进行全面的体格检查是非常重要的。不仅可以发现与荨麻疹相关的全身症状，还可以根据线索发现病因学系统性疾病。

根据病史和体格检查，进行实验室检查。对病因不明的荨麻疹且病程持续1~2周以上的患者，可监测全血计数差异、Westgren沉降率、尿液分析和化学检查。这些检查可为病史和体格检查提供补充信息，并建议进行额外的评估（表10-4）。

表10-4 可能有助于荨麻疹评估的实验室检查

全血细胞计数
肝功能检查
肾功能检查
甲状腺功能检查

续表

红细胞沉降率/C-反应蛋白
抗核抗体试验
C3、C4、CH 50和C1q
乙型肝炎和丙型肝炎血清学
单纯疱疹病毒和EB病毒血清学或培养
尿液分析
卵子和寄生虫粪便标本检查
幽门螺杆菌血清学或呼气试验
单纯疱疹病毒与EB病毒血清学或培养
抗DNase B或链球菌血清学
单核细胞增多症血清学
梅毒血清学
鼻窦X线片
牙科X线片
胸部X线片
阴道涂片
肺功能检查
血清和尿液蛋白电泳
免疫固定
皮肤活检
自体血清皮肤试验（ASST）与自体血浆皮肤试验（APST）
嗜碱性粒细胞和肥大细胞组胺释放试验
其他由病史和体征指示的具体检查

据报道，许多慢性感染过程会引起荨麻疹，包括病毒感染，如乙型肝炎和丙型肝炎、爱泼斯坦-巴尔病毒和单纯疱疹病毒、幽门螺杆菌感染和蠕虫寄生虫感染。例如，有间歇性腹泻和外周血嗜酸性粒细胞增多的荨麻疹患者应接受多次粪便检查，以检查虫卵和寄生虫。荨麻疹与许多自身免疫性结缔组织疾病有关（见表10-1）。有时可能是一种症状。如果有任何额外的特征提示伴随的自身免疫性疾病，则需要血清学检查。建议在体重增加和其他甲状腺相关症状患者中筛查促甲状腺激素和甲状腺抗体。然而，在没有任何症状或病史的情况下，实验室筛查试验的产量很低。大量甲状腺抗体阳性的荨麻疹患者甲状腺功能正常。目前尚不清楚甲状腺素治疗甲状腺功能亢进的患者是否能改善荨麻疹。淋巴增生性恶性肿瘤和内分泌肿瘤，如卵巢肿瘤，虽然罕见，但也可能伴有荨麻疹。

最后，采用自体血清皮肤试验（autologous serum skin test，ASST）和自体血浆皮肤试验（autologous plasma skin test，APST）是检测存在于大量慢性特发性荨麻疹患者中的自身抗体如抗IgE和抗FcεRI抗体的试验。然而，在患有过敏性鼻炎患者和没有荨麻疹的健康人中，已经观察到 ASST 阳性。此外，与 ASST 阴性的患者相比，ASST 阳性的患者对治疗的反应似乎不同。因此，在慢性荨麻疹患者中不推荐常规行 ASST 或 APST 检查。

治 疗

急慢性荨麻疹的治疗包括在可能的情况下清除病因，以及治疗症状和体征。急性荨麻疹具有自限性。查明急性荨麻疹的原因，有避免接触致敏物质，以防止今后的再发。荨麻疹的治疗旨在控制症状和体征（图 10-4）。

作为治疗方法的一部分，许多临床医生提倡通过消除饮食进行经验性试验，即详细记录排除了表 10-1 中列出的常见过敏原，一种方法是使用非常严格的饮食，如大米和水，为期 3~4 天。如果患者只吃米饭和水时有荨麻疹，那么荨麻疹几乎肯定与食物无关。然而，如果荨麻疹通过这种饮食得到解决，可以逐渐重新引入食物，直到荨麻疹复发为止。这样，就可以查明过敏的物质。其他一般治疗要点包括青霉素敏感者避免食用乳制品（青霉素治疗牛体内的乳制品可能残留微量青霉素），以及避免使用可能通过非免疫机制引起的荨麻疹恶化的非甾体抗炎

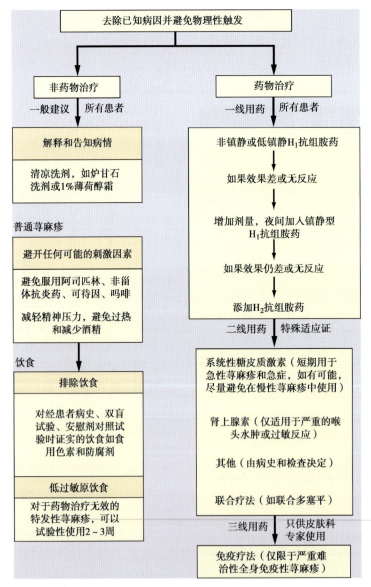

图 10-4 普通荨麻疹和物理慢性荨麻疹的治疗。（From Bolognia JL，Jorizzo JL，Schaffer，JV，Dermatology.3rd ed.vol 1；.2012，Elsevier Limited.）

药、阿片衍生物或血管紧张素转换酶抑制剂。

紧急措施包括皮下注射肾上腺素（肾上腺素1∶1 000，0.3~0.5ml），通过增加细胞内环磷酸腺苷水平，减少肥大细胞组胺的释放，并直接影响呼吸平滑肌。很少需要气管切开术。容易出现喉部水肿的患者，例如遗传性血管水肿患者，应根据试剂盒上的指示，使用含有预装肾上腺素的注射器进行肌内注射。

H_1受体抗组胺药物是几乎所有类型的荨麻疹的治疗选择。这些药物竞争性地抑制血管H_1受体处的组胺。抗组胺药不能阻止肥大细胞释放组胺，因此，必须全天候给予患者。必须全天候用药。仅仅当发病时服用抗组胺实际上是无用的，因为组胺已经与H_1受体结合，并已诱导其产生病理效应。在大多数研究中，羟嗪是最有效的传统抗组胺药物。初始计量较低（每6小时口服10mg，睡前口服20~30mg），并相对迅速地增加至控制病变的最大剂量（每天4次，每次50~100mg）。主要的副作用是镇静和抗胆碱能作用，如口干、心动过速、复视、尿潴留和便秘。如果羟嗪无效，可以添加另一类H_1抗组胺药物（表10-5）。

控制慢性荨麻疹的症状和体征可能更具挑战性。一线治疗包括第二代H_1受体抗组胺药，如氯雷他定和索非那定。与传统的抗组胺药相比，这些抗组胺药安全、有效，且镇静作用较轻。新型无镇静作用的抗组胺药，如地氯雷他定和左西替利嗪，可有更好的临床改善。如果初始许可剂量下症状未完全改善，可通过增加2~3倍的每日剂量获得更好的效果。建议谨慎使用高剂量的索非那定，因为它是特非那定的活性代谢产物，心率失常的情况下不可用。在睡前添加镇静H_1受体抗组胺药物，有助于改善睡眠。

多塞平是一种强效药物，具有H_1和H_2抗组胺作用，通常用于治疗荨麻疹。副作用包括粒细胞缺乏症、幻觉、共济失调、心脏效应和光敏作用，一般可以通过降低剂量而减轻副作用。已有联合H_1抗组胺药和H_2拮抗剂（如西咪替丁或雷尼替丁）的协同治疗的报道，但没有显示任何额外收益（表10-5）。一些研究发现白三烯受体拮抗剂，如孟鲁司特或扎鲁司特对慢性荨麻疹有效。鉴于这些药物通常耐受性好，对于H_1抗组胺药物反应不佳的患者可以考虑（表10-6）。

表10-5　荨麻疹抗组胺药

分类	示例	半衰期（小时）	成人口常用量
经典（镇静）H_1抗组胺药	氯苯那敏（1）	12~15	4mg，每天3次，（夜间高达12mg）
	羟嗪（1）	20	10~25mg，每天3次（夜间高达75mg）
	苯海拉明（2）	4	10~25mg，每晚
	多塞平（1）	17	10~50mg，每晚
第二代H_1抗组胺药	阿伐斯汀（1）	2~4	8mg，每天3次
	西替利嗪（1）	7~11	10mg，每天1次
	氯雷他定（1）	8~11	10mg，每天1次
	咪唑斯汀（1）	13	10mg，每天1次
较新的第二代H_1抗组胺药物	氯雷他定（1）	19~35	5mg，每天1次
	索非那定（1）	17	180mg，每天1次
	左西替利嗪（1）	7~10	5mg，每天1次
	卢帕他定（1）	6	10mg，每天1次
H_2拮抗剂	西咪替丁（1）	2	400mg，每天2次
	雷尼替丁（2）	2~3	150mg，每天2次

From Bolognia JL., Jorizzo JL., Schaffer, JV.Dermatology.3rd ed.vol.1, Table 18.5.Elsevier Limited.

表 10-6　慢性或实体性荨麻疹的替代疗法

通用名	药物类别	用法	用量	特殊适应证/相关疾病
泼尼松（2）	皮质类固醇	口服	0.5mg/（kg·d）	严重恶化（仅限于天数）
肾上腺素（2）	拟交感神经类	皮下、肌肉内（自我管理）	300~500μg	咽喉特发性或过敏性血管水肿/过敏反应
孟鲁司特（3）	白三烯受体拮抗剂	口服	10mg，每天1次	阿司匹林敏感性荨麻疹？迟发性压力性荨麻疹？
甲状腺素（2）	甲状腺激素	口服	50~150μg，每天1次	自身免疫性甲状腺病
秋水仙碱（3）	中性粒细胞抑制剂	口服	0.5/0.6~1.5/1.8mg，每天	嗜中性粒细胞浸润与病变活检标本或荨麻疹性血管炎
柳氮磺胺吡啶（3）	氨基水杨酸盐	口服	2~4g，每天1次	迟发性压力性荨麻疹
羟氯喹（3）	抗疟药	口服	200mg，每天2次	荨麻疹性血管炎和结缔组织病
氨苯砜（3）	髓过氧化物酶抑制剂	口服	25~50mg，每天1次	迟发型压力性荨麻疹和荨麻疹性血管炎
环孢素（1）	免疫抑制剂	口服	3~4mg/（kg·d）	慢性特发性自身免疫性荨麻疹
麦考酚酯（2）	免疫抑制剂	口服	1 000mg，每天2次	慢性特发性自身免疫性荨麻疹
甲氨蝶呤（2）	抗代谢物	口服	10~15mg，每周	类固醇依赖性慢性荨麻疹
奥马珠单抗（1）	单克隆抗体	皮下（医生诊室进行）	150~300mg，每4周	哮喘

Adapted from Bologna JL, Jorizzo JL, Schaffer.Dermatology，3rd ed.vol.1，Table 18.6.Elsevier Limited.

遗传性血管性水肿患者急性发作使用减毒雄激素那达唑系统治疗，发作的频率和严重程度可能会显著降低。这些药物可刺激 C1 酯酶抑制剂的合成。

在慢性荨麻疹的常规治疗中，不推荐系统性使用皮质类固醇，尽管它们可用于荨麻疹血管炎、大疱性天疱疮的荨麻疹性病变和药物诱导的药物超敏反应综合征（drug-induced hypersensitivity syndrome，DIHS，也称为 DEESS）。要使慢性荨麻疹患者受益，需要更高的剂量，但这些治疗慢性荨麻疹所需剂量不可维持多年使用。

抗炎药，如羟基氯喹、氨苯砜、柳氮磺吡啶和秋水仙碱已被证明具有一定的疗效，可考虑用于治疗抗组胺难治性慢性荨麻疹（见表 10-6）。最新的数据显示，在许多慢性特发性荨麻疹患者中存在自身抗体，导致了免疫抑制疗法的试验，包括环孢素[3~5mg/（kg·d）]、静脉注射免疫球蛋白（2g/kg，总计超过 5 天）和血浆置换。补骨脂素和紫外线的光疗法已经被报道是有益的。最终，这些疗法的成本和潜在的发病率，以及它们无法实现的长期缓解，限制了它们在慢性特发性荨麻疹患者中的价值。霉酚酸酯在许多研究中被证明是治疗抗组胺药难治性荨麻疹的有效方法。甲氨蝶呤已被证可用于是治疗类固醇依赖性反复发作的荨麻疹。最新的治疗方法是奥马珠单抗（索雷尔），这是一种重组单克隆抗体，能与游离 IgE 结合，并抑制 IgE 与肥大细胞上 FcεRI 的结合。许多大样本的随机试验已经证明了它在治疗难治性慢性荨麻疹方面的有效性，剂量为每月 150mg 或 300mg（见表 10-6）。2014，奥马利单抗被美国食品药品管理局批准用于治疗 12 岁及以上患者的慢性特发性荨麻疹。

（张丽丹、罗权　译，张锡宝、朱慧兰　审校）

推荐阅读

Abajian M, Mlynek A, Maurer M. Physical urticaria. Curr Allergy Asthma Rep 2012;4:281–7.

Berstein JA, Lang DM, Khan DA. The diagnosis and management of acute and chronic urticaria: 2014 update. J Allergy Clin Immunol 2014;1270–1277.e66.

Brown NA, Carter JD. Urticarial vasculitis. Curr Rheumatol Rep 2007;9:312–9.

Frigas E, Park MA. Acute urticaria and angioedema: diagnostic and treatment considerations. Am J Clin Dermatol 2009;10:239–50.

Greenberger PA. Chronic urticaria: new management options. World Allergy Organ J 2014;7:31.

Sharman M, Bennett C, Cohen SN, Carter B. H1-antihistamines for chronic spontaneous urticaria. Cochrane Database Syst Rev 2014;11:CD006137.

Zuberbier T, Aberer W, Asero R, et al. The EAACI/GA^2/EDF/WAO guideline for the definition, classification, diagnosis, and management of urticaria: the 2013 revision and update. Allergy 2014:868–87.

第11章

多形性红斑、Stevens-Johnson 综合征和中毒性表皮坏死松解症

Andrew Avarbock · Joseph L. Jorizzo

要点

- 单纯疱疹病毒感染是多形性红斑的一个常见原因，而药物最常引起 Stevens-Johnson 综合征和中毒性表皮坏死松解症。
- 多形性红斑通常是自限性的，皮损常为靶形红斑，黏膜病变可在无皮损时出现。
- Stevens-Johnson 综合征患者有全身疾病，黏膜受累突出，可能有皮肤脱落。
- 中毒性表皮坏死松解症患者有全身疾病和疼痛性红色皮肤，进展到广泛的皮肤脱落。
- 早期干预可改善 Stevens-Johnson 综合征和中毒性表皮坏死松解症患者的生存，免疫调节疗法的效果尚不确定。

多形性红斑（erythema multiforme，EM）、Stevens-Johnson 综合征（Stevens-Johnson syndrome，SJS）和中毒性表皮坏死松解症（toxic epidermal necrolysis，TEN）是由药物和感染引发的免疫介导的黏膜皮肤反应。多形红斑具有自限性，而中毒性表皮坏死松解症有致命风险。目前，EM、SJS 和 TEN 的临床分类是基于皮肤病变的类型和分布以及皮肤剥脱的最大程度。这些疾病的临床分类常常引起争议，虽然人们对导致疾病状态的分子机制有了更好的理解，但目前尚无治疗标准。

EM 是黏膜皮肤反应中最轻的一种。它具有自限性，特征是典型的靶形损害——有三个皮肤炎症区域；没有广泛的皮肤脱落的情况；黏膜受累程度不同，并且经常是由单纯疱疹病毒（herpes simplex virus，HSV）或其他原因引起。当出现全身症状或广泛的皮肤剥脱时，不论是否有靶形病变或黏膜受累，都应考虑 SJS 和 TEN 的诊断。

发病机制

长期以来认为 EM、SJS 和 TEN 是免疫介导的发病机制。目前的概念集中宿主对来自药物和感染的各种特异性抗原刺激的免疫应答。在 EM 患者中，皮损通常由针对表皮角质形成细胞中表达的 HSV 抗原的细胞毒性反应引起。对于绝大多数 SJS 和 TEN 患者来说，细胞毒性反应是由针对表达药物相关抗原的角质形成细胞的免疫反应形成。有证据支持一种理论，即患者免疫遗传易感。

多种病原体被认为是 EM、SJS 和 TEN（表 11-1）的病因。EM 的最常见病因包括 HSV 和肺炎支原体。超过 80% 的 EM 病例可在皮损中发现 HSV DNA 片段。虽然许多药物已经被报道可导致 EM，但此类病例可能缺乏典型的靶形病变，目前常被认为是轻度 SJS。其他包括单核细胞增多症、其他病毒感染（如腮腺炎、脊髓灰质炎、挤奶人结节和牛痘）、腹股沟肉芽肿、鹦鹉热、组织胞浆菌病、梅毒、链球菌感染、肿瘤放射治疗、结节病、妊娠、癌、网状青斑、白血病、系统性红斑狼疮（Rowell 综合征）和其他胶原血管疾病。有很大比例的病例仍然是特发性的。

表 11-1　多形性红斑、Stevens-Johnson 综合征和毒性表皮松解症的可能原因

传染源
　单纯疱疹
　肺炎支原体
　爱泼斯坦巴尔病毒
　腮腺炎
　脊髓灰质炎
　肉芽肿荚膜杆菌
　链球菌
　牛痘
　耶尔森氏菌
　结核分枝杆菌
　梅毒螺旋体

续表

衣原体
深部真菌病（如组织胞浆菌病）
登革热病毒
巨细胞病毒

药物治疗
磺胺类药物
柳氮磺吡啶
非甾体抗炎药
卡马西平
苯妥英钠
拉莫三嗪
巴比妥类药物
别嘌呤醇
青霉素
头孢菌素
喹诺酮类
四环素
造影剂
奈韦拉平

其他条件
肿瘤照射
预防接种
结缔组织病（如系统性红斑狼疮）
结节病
炎症性肠病
妊娠

虽然宿主免疫细胞之间存在着复杂的相互作用，但 $CD8^+$ 细胞毒性 T 淋巴细胞和自然杀伤细胞在皮肤黏膜反应中主要负责角质形成细胞的凋亡。免疫细胞活化的机制被认为是继发于前半抗原、p-i 概念，或两者兼而有之。在前半抗原概念中，药物代谢物与细胞肽结合，产生能够激活免疫系统的高免疫原性分子。在 p-i 概念中，药物或药物代谢物可以直接与 MHC 或 T 细胞受体结合，并刺激免疫反应。

几种 MHC Ⅰ 同种异型与 SJS 和 TEN 的发病率增加有关。中国汉族、泰国人、马来西亚人和南印度人的 MHC Ⅰ 异型（HLA）-B*1502 增加了由芳香族抗癫痫药如苯妥英、卡马西平、拉莫三嗪和奥卡西平等引起的 SJS/TEN 风险。同样，同种异体 HLA-B*5801 的欧洲血统人群也增加了别嘌呤醇诱导的 SJS/TEN 的发病率。这些同种异型可能是遗传标记物，也可能与黏膜皮肤综合征的发病机制有关。美国食品药品管理局建议东亚裔患者在接受卡马西平治疗前，先检测 HLA-B*1502 基因型。

在皮肤黏膜反应的角质形成细胞凋亡的关键介质是颗粒溶素，可在 $CD8^+$、NK 细胞和 NK/T 细胞的细胞毒性颗粒中发现分子，能够导致膜的不稳定性，导致细胞凋亡。在 TEN 患者水疱及血清中发现颗粒溶素水平增加，并且与疾病的严重程度相关。其他参与 SJS 和 TEN 发病机制的因素包括死亡受体 Fas（CD95）、外周血单个核细胞产生的可溶性 Fas 配体（FasL）、表皮角质形成细胞上的 FasL、细胞毒性 T 细胞和 NK 细胞。Fas 和 FasL 相互作用诱导信号传导，导致细胞凋亡。静脉注射免疫球蛋白（human intravenous immunoglobulins，IVIG）中存在的抗体可能会阻止 Fas 介导的角质形成细胞死亡，而使用 IVIG 治疗 TEN 取决于该理论。TEN 患者的氧化应激标志物也升高，可能是由于 TNF-α 和 IFN-γ 诱导炎症细胞和角质形成细胞一氧化氮的产生。在 TEN 患者中发现升高的炎症细胞包括警报素，TRAIL（肿瘤坏死因子相关凋亡诱导配体），TWEAK（肿瘤坏死因子相关的弱凋亡诱导剂）、α-防御素，并通过细胞毒性 T 细胞释放穿孔素和颗粒酶 B。

临床表现

目前，EM、SJS 和 TEN 是基于 1993 年发表的共识而分类的。一个国际小组回顾了数千病例，并根据皮肤病变的模式和分布以及皮肤脱离的最大范围，就临床上达成一致。共识组认为 EM 与 SJS 和 TEN 有显著差异，TEN 代表其自身的临床组，SJS 和 TEN 是单一疾病的变体。然而，虽然人们普遍认为 EM 是一种不同的疾病，但许多人认为，在 SJS 和 TEN 存在两种不同疾病，具有不同的临床表现。此外，与 EM/SJS 不同，还可能存在支原体引起的皮疹和黏膜炎综合征，其特点是病程较轻。因此，EM、SJS 和 TEN 的诊断一直是争论的焦点，临床分类也不尽相同。

多形红斑

EM 的前驱症状为轻微的不适和低热，或者根本没有全身症状。皮肤病变通常是靶形损害（图 11-1），有三个同心圆区，最常见的是：①中央灰暗区；②中间粉红色或水肿区；③外部红色环。虽然靶形皮损是 EM 的特征，但对于 EM 的诊断，病变仅需单态用于 EM 诊断,而靶形红斑本身不能用于 EM 的诊断。靶形红斑可在病毒引起的皮疹中看到,并且可能不显示诊断 EM 所必需的组织学特征。病变可能是无症状的灼热感或瘙痒,持续 1~2 周,并倾向于演变为色素沉着。EM 可能涉及了黏膜表面(图 11-2),黏膜损害的发生可在没有皮损的情况下发生。在 EM 中,观察和研究了两种变体:HSV 相关病,其靶形损害主要发生在四肢和药物相关病例,靶形红斑呈弥漫性或中央型。不同的 EM 临床表现可能有不同的分子机制,HSV 相关的 EM 病变表达 IFN-γ,药物诱导的 EM 病变表达 TNF-α。复发的 EM 并不罕见,而且经常是由于 HSV 的再激活导致。

Stevens-Johnson 综合征

1993 年共识小组提出建议,SJS 是 TEN 的一个较轻的变异,两者只是受累皮肤的百分比不同,而不是临床表现的差异。SJS 是定义小于 10% 体表总面积的表皮剥脱。这是一个被广泛接受的定义,其他观点认为 SJS 的诊断标准应基于临床疾病表现而不是皮肤剥脱的百分比。我们赞成建议 SJS 分类为:①典型的 1~2 周发烧及不适;②两个或两个以上部位的黏膜受累;③皮肤受累,包括特征靶形红斑,靶形皮损(两处炎症区域,例如新发皮损包围的中央非均匀性红斑),或其他单一形态病变,可能进展到与 TEN 无法区分的皮肤剥脱(图 11-3)。这个定义强调症状和黏膜受累,类似于 1992 年 Stevens 和 Johnson 的原始病例描述和 1950 年的 Thomas 描述的患者,具有前驱症状,黏膜受累(通常是眼部、口腔、泛发性皮损)。SJS 黏膜病变可能影响眼结膜(图 11-4)、口腔(图 11-5)、阴道黏膜或阴茎道、肛门黏膜、食管。黏膜并发症可能包括角膜炎、结膜瘢痕、葡萄膜炎、巩膜穿孔、尿道狭窄、阴道瘢痕和食管狭窄。患者可能会出现发热、关节痛、关节炎、肌痛、肝炎、支气管肺疾病、肾小球肾炎和急性肾小管坏死。

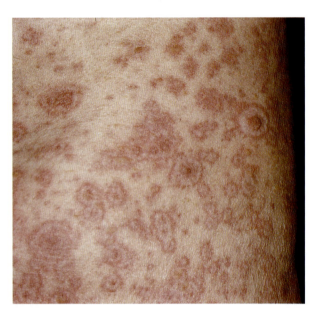

图 11-1 多形性红斑伴典型靶形红斑

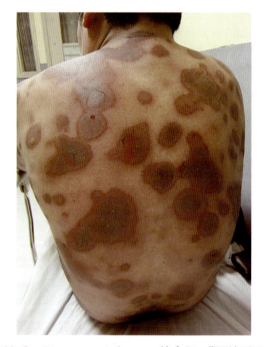

图 11-3 Stevens-Johnson 综合征,靶形红斑及多大疱

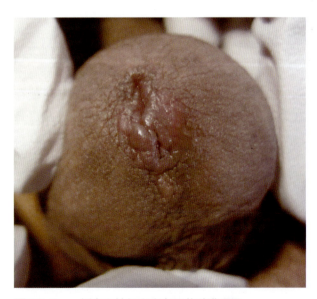

图 11-2 一例多形性红斑患者阴茎黏膜受累

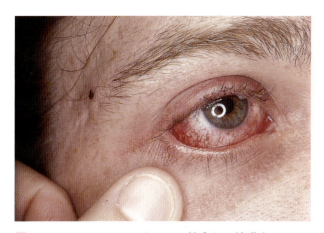

图 11-4　Stevens-Johnson 综合征：结膜炎

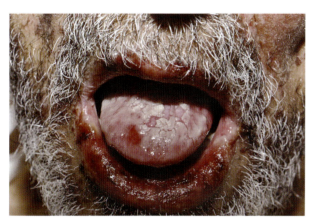

图 11-5　斯-约综合征患者口腔糜烂及唇部糜烂性病变

中毒性表皮坏死松解症

Lyell 在 20 世纪 50 年代中期创造了中毒性表皮坏死松解症（TEN）这一术语，指的是一种严重的疾病，其特征是皮肤的普遍烫伤外观和危及生命的血清病样特征。TEN 最常见的原因是对系统给药的高度过敏。TEN 目前被描述为：①前驱症状包括发热、咳嗽和不适，随后是面部和躯干上对称分布的疼痛性斑疹，扩散到四肢；②发展为尼氏征，轻微的压力即可导致皮肤分离；③大面积表皮脱落的水疱；④胃肠道、呼吸道和泌尿生殖器黏膜剥脱。1993 年共识小组将 TEN 定义为涉及总体表面积超过 30% 的剥脱。对于表皮剥脱达 10% 至 30% 的 TEN，定义新类别"SJS-TEN 重叠症"。TEN 的一个重要特征是疼痛的红斑皮肤的出现（图 11-6），而后进展到剥脱（图 11-7）。

皮肤剥脱的恢复是缓慢的，如果早期给予良好的护理，愈后可完全没有瘢痕。死亡率主要是由脓毒症继发的多器官功能衰竭所致。从 SCORTEN 工具中可以预测出 TEN 的死亡率。以下临床或生化危险因素一项为 1 分：年龄 >40 岁，心率 >120 次 /min，伴发恶性肿瘤，受累体表面积 >10%，血尿素氮 >28mg/dl，葡萄糖 >252mg/dl，碳酸氢钠 <20mEq/L。死亡率随着分数的增加而增加；0 或 1 分为 3.2% 预测值，3 分为 35.3% 预测值；5 分或以上为 90% 预测值。

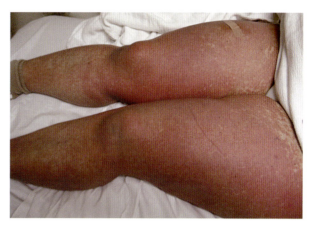

图 11-6　中毒性表皮坏死松解症，患者有疼痛性红皮肤

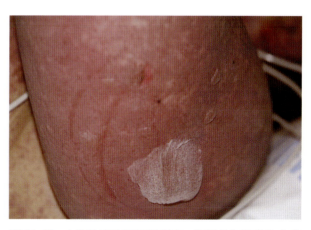

图 11-7　中毒性表皮坏死松解症，轻微的红斑疹和水疱形成和尼氏征阳性

鉴别诊断

EM、SJS 和 TEN 的鉴别诊断必须分为两类：皮疹鉴别和黏膜病变鉴别，这两种可单独发生。糜烂性黏膜疾病包括寻常型天疱疮（组织病理学表现为棘层松解，直接和间接免疫有助于确诊）、副肿瘤性天疱疮（诊断性免疫组织化学）、疱疹性牙龈炎（病理显示多核巨细胞，培养诊断）、复发

性口疮性口炎（病变形态和病程可提示诊断）、瘢痕性类天疱疮（组织病理学表现为真皮表皮连接水疱，直接免疫有助于确诊）、糜烂性扁平苔藓（诊断性组织病理学）和移植物抗宿主病（graft-versus-host disease，GVHD）（如果有移植史则提示该病，但在组织病理学上无法区分）。

EM 皮肤病变的鉴别诊断是广泛的，尤其是当皮肤病变不是典型的靶形红斑时。典型的 EM 患者有靶形红斑，其临床病理可能与单纯性红斑、荨麻疹、环状红斑、病毒性皮肤病、二期梅毒、中毒性休克或以下血管病变相似：皮肤小血管（白细胞碎裂性）血管炎、脓疱性血管炎（播散性淋球菌血症或脑膜炎球菌血症，或白塞病、肠道旁路综合征的病变），或与胶原血管疾病相关的血管炎。Rowell 综合征的特征是以红斑狼疮患者的 EM 样病变为特征，也在鉴别诊断中。EM 的诊断是典型靶形红斑结合典型组织学诊断。

在典型的病例中，严重的临床表现和体格检查使得 TEN 易于诊断。然而，其他大疱性疾病可能类似于 TEN，包括药物诱导的线状 IgA 大疱性皮肤病、副肿瘤性天疱疮和寻常型天疱疮。也必须考虑 GVHD、AGEP、葡萄球菌烫伤皮肤综合征，这些病最初表现为一种中毒性红皮病。GVHD 可以显示与 TEN 相似的临床和组织学特征，因此在移植患者中区分 TEN 与 GVHD 是困难的。AGEP 可能有脓疱聚集，但有持久完整的表皮。葡萄球菌烫伤样综合征比 TEN 的水疱更为表浅，可根据组织病理学排除诊断。急性红皮病的病因很多，与疱病不同的是，它们不会进展到皮肤剥脱。

组织病理学检查

虽然 EM 的典型靶形皮损具有可重复的典型组织病理学表现，但临床医生必须意识到患者病变会在数天内发展，组织病理学在个体病变中的表现将根据病变的生命周期和是否已经开始治疗而有所不同。此外，如果临床医生对具有红斑或荨麻疹的临床特征而不是靶形皮损进行采样，则组织病理学表现可能类似于这些病症。活检标本应从靶形皮损周围取材，而不是从中心取，以最有可能显示角质形成细胞的变化。

典型的 EM 病变表现为局灶性角质形成细胞坏死和海绵状血管扩张，并伴有基底表皮细胞的空泡改变，这些改变可能进展为真表皮连接区水疱。非特异性皮肤改变包括内皮肿胀、浅表血管周围单个核浸润和乳头状真皮水肿。基底膜保持完整，皮损不产生瘢痕。真皮中红细胞外渗。但未发生白细胞增生（具有核碎裂的中性粒细胞浸润），和血管壁纤维素样坏死。口腔病变有相似的组织病理学改变。

不能通过直接免疫荧光诊断 EM，但在没有皮损的情况下，应特别考虑对黏膜病变进行活检，以排除自身免疫性大疱性疾病，如副肿瘤性天疱疮。在 EM 早期病变中，C3、IgM 等免疫反应物可在真皮血管中呈颗粒状分布。

SJS 和 TEN 病变的病理表现与表皮坏死的 EM 相似。SJS 和 TEN 的组织学改变的严重程度与死亡率的增加无关。TEN 皮肤基底膜保持在水疱的基底部。因此，如果预防了继发性感染，则不会发生瘢痕，但在临床上结果差异很大。可能由于继发性感染，黏膜表面、头皮、甲和皮肤发生瘢痕形成。应常规行病理活检，根据冰冻切片作出快速诊断，诊断不确定的病例应考虑免疫荧光检查。

评估

一个患有黏膜性皮肤病患者的评估必须解决确定诊断和排除潜在疾病这两项。EM 没有特定的实验室异常指标；因此，诊断是基于临床参数上，结合病理确定诊断。EM 患者可有白细胞增多，红细胞沉降率升高，肝功能结果升高，蛋白尿，偶尔可出现血尿。

除了常规的组织病理学检查外，床边对口腔黏膜水疱的评估还可能涉及 Tzanck 涂片。在此制备过程中，水疱无顶冠（即移除水疱顶部），水疱的底部被碾碎，所获得的材料被放置在玻璃片上，并用 Wright、Giemsa 或其他合适的染色剂染色。EM 水疱仅显示混合的炎症细胞，可以排除寻常天疱疮的棘层松解和单纯疱疹感染的多核巨细胞。

用实验室检查来评估黏膜皮肤疾病的潜在疾病之前，应进行全面的病史采集和体格检查。应特别注意用药史，对可疑的药物不可再次服用，因其有可能出现更严重的反应。必须寻找感染的体征和症状。病史可能表明最近的疫苗接种史或致敏物引起的高敏反应。

复发性的 EM 应高度怀疑 HSV 感染。HSV 的诊断可通过对活动性水疱的 Tzanck 涂片、疱疹病变的活检或从疱疹病变中培养病毒来完成。免疫过氧化物酶标记的单克隆抗体和聚合酶链式反应是诊断 HSV 感染的敏感技术。疱疹性病变与 EM 黏膜表面病变往往是难以区分的，由于 HSV 感染与 EM 发病之间的时间滞后，很难确定 HSV 感染。

如果怀疑其他感染，临床图片及实验室检查可辅助确定诊断。应特别注意的是，EM 和 SJS 的病例中需考虑肺炎支原体感染。在 EM、SJS 和 TEN 患者中，全血细胞计数、红细胞沉降率、尿常规和肝功能检查可辅助筛选。可根据病史、体格检查及筛选实验行专业检查（如乙型肝炎血清学；细菌、真菌和病毒的培养；梅毒血清学试验；结核菌素皮肤试验；抗核抗体；类风湿因子；妊娠试验；感染或隐匿性恶性肿瘤的影像学结果）。

治疗

患有药物引起的 SJS 和 TEN 的患者应该戴上一个手环，上面有药物过敏的警告，因为第二次暴露可能导致更严重的疾病；考虑到潜在的遗传风险因素，一些人主张在可行的情况下，建议亲朋好友进行咨询，以避免使用致敏药物。然而，也有罕见的患者，他们无意中重新接触到可能导致他们的疾病的药物，却没有进一步的反应。治疗方案的重点是抑制过度的免疫反应，双盲研究中没有证明治疗能够持续缩短疾病进展或降低死亡率。

EM 可能是一种不需要治疗的简单的且具有自限性的疾病。由于 HSV 感染引起的反复 EM 可以通过减少疱疹感染的频率来预防（例如，在嘴唇上使用防晒霜以减少日晒加剧的唇疱疹的发生）。口服阿昔洛韦（200mg，每日 2 次）、伐昔洛韦（500mg，每日 1 次或 2 次）、泛西洛韦（250mg，每日 2 次）可减少疱疹感染复发。对于 HIV 患者或其他免疫缺陷患者，可能需要更高的剂量。口服强的松可减少 EM 中的皮肤黏膜炎症反应，对于不能耐受口服或需要住院治疗的严重口腔疾病患者应考虑使用强的松。

SJS 的死亡率可接近 5%，TEN 的总死亡率可接近 30%。通过在 24 小时内停用致病因子并在 ICU 或烧伤单元中通过支持护理进行早期干预来降低死亡率。必须迅速诊断和纠正潜在的药物过敏或感染。支持性护理包括维持患者的体液平衡，温度控制，外用润肤剂对皮肤和黏膜屏障的积极保护，以及感染的识别和治疗。应及早进行眼科会诊，避免继发性细菌感染造成的角膜瘢痕形成。口腔护理应包括按压和口腔冲洗。男性阴茎受累患者应注意预防尿道狭窄，在阴道黏膜受累的情况下，应给与予妇科支持。还应监测这些患者，以排除尿潴留。

系统性药物治疗存在争议，目前尚无共识。皮质类固醇治疗是 SJS 和 TEN 的一种有争议的治疗方法。一些研究发现，与支持疗法相比，皮脂类固醇的疗效存在争议。事实上，一些研究发现感染的增加、住院时间延长与死亡率增加的关系。一些报告以及我们自己的观察表明，SJS 可以在早期和短时间（7~10 天）内对大剂量的静脉注射皮脂类固醇迅速作出反应。至于 TEN，我们可能会暂停使用大剂量的静脉皮质类固醇，但小的研究和专家共识意见倾向于使用 IVIG 或环孢素进行治疗。

由于 IVIG 具有抑制 Fas-FasL 介导的角质形成细胞凋亡的作用，在治疗 TEN 中引起了广泛的兴趣。由于一些报告表明 IVIG 缺乏优势、文献记录的检查、治疗时间的变化、剂量、IVIG 的批次，以及大多数病例系列中有情况的不同数量（可能影响结果）的患者，使得它的使用具有争议。我们的经验和一些报告表明，早期使用（特别是当尼氏征仍然是阳性），高剂量 IVIG 可以降低死亡率。治疗必须在疾病的早期几天，通常是 3 天，以便提供总计 3~4g/kg。

最近，人们倾向于使用环孢素治疗 TEN。环孢素是一种神经钙调蛋白抑制剂，可减少淋巴因子的产生和白细胞介素的释放，从而降低效应 T 细胞的功能。在最近的几项研究中发现，它可以改善死亡率。环孢素用量为 3~5mg/（kg·d），平均用量为 7 天。TNF-α 抑制剂也被建议使用，但由于其和沙利度胺联用可带来不良反应，需谨慎使用。血浆置换已经在几个报告中显示可快速改善病情，可去除促炎症性细胞因子。另外，支持治疗是 TEN 的治疗标准，通常需要 ICU 或烧伤单元。需警惕维持血液和电解质的平衡和预防感染。人工敷料（例如，人工皮、维吉隆或角质细胞培养移植物）是专为烧伤患者的护理而设计的，可以挽救生命。

（张丽丹、陈平姣　译，张锡宝、罗权　审校）

推荐阅读

Bastuji-Garin S, Rzany B, Stern RS, et al. Clinical classification of cases of toxic epidermal necrolysis, Stevens-Johnson syndrome, and erythema multiforme. Arch Dermatol 1993;129:92–6.

Cartotto R, Mayich M, Nickerson D, Gomez M. SCORTEN accurately predicts mortality among toxic epidermal necrolysis patients treated in a burn center. J Burn Care Res 2008;29:141–6.

Chung WH, Hung SI, Yang JY, et al. Granulysin is a key mediator for disseminated keratinocyte death in Stevens-Johnson syndrome and toxic epidermal necrolysis. Nat Med 2008;14(12):1343–50.

Kirchhof MG, Miliszewski MA, Sikora S, et al. Retrospective review of Stevens-Johnson syndrome/toxic epidermal necrolysis treatment comparing intravenous immunoglobulin with cyclosporine. J Am Acad Dermatol 2014;71(5):941–7.

Lee HY, Dunant A, Sekula P, et al. The role of prior corticosteroid use on the clinical course of Stevens-Johnson syndrome and toxic epidermal necrolysis: a case-control analysis of patients selected from the multinational EuroSCAR and RegiSCAR studies. Br J Dermatol 2012;167(3):555–62.

Schneck J, Fagot JP, Sekula P, et al. Effects of treatments on the mortality of Stevens-Johnson syndrome and toxic epidermal necrolysis: a retrospective study on patients included in the prospective EuroSCAR study. J Am Acad Dermatol 2008;58:33–40.

Schwartz RA, McDonough PH, Lee BW. Toxic epidermal necrolysis: Part I. Introduction, history, classification, clinical features, systemic manifestations, etiology, and immunopathogenesis. J Am Acad Dermatol August 2013;69(2):173.e1–3.

Schwartz RA, McDonough PH, Lee BW. Toxic epidermal necrolysis: Part II. Prognosis, sequelae, diagnosis, differential diagnosis, prevention, and treatment. J Am Acad Dermatol 2013;69(2):187.e1–6.

Sekula P, Dunant A, Mockenhaupt M, et al. Comprehensive survival analysis of a cohort of patients with Stevens-Johnson syndrome and toxic epidermal necrolysis. J Invest Dermatol 2013;133:1197–204.

Viard-Leveugle I, Gaide O, Jankovic D, et al. TNF-alpha and IFN-gamma are potential inducers of Fas-mediated keratinocyte apoptosis through activation of inducible nitric oxide synthase in toxic epidermal necrolysis. J Invest Dermatol 2013;133:489–98.

第12章

脂 膜 炎

Ana M.Molina-Ruiz · Luis Requena

要点

- 脂膜炎是一类位于皮下脂肪的炎症性疾病。
- 不同的脂膜炎可能存在相似的临床表现，如红斑结节等，所以皮损活检对正确诊断非常重要。
- 在脂膜炎患者的组织切片中，至少要看到组织碎片和周围的脂肪间隔，这对明确诊断非常重要。
- 脂膜炎的组织病理学通常表现复杂，因其炎症渗出涉及脂肪小叶及间隔。皮下炎症性结构的显微镜扫描可以更加清楚的区别属于间隔脂膜炎和小叶脂膜炎。
- 结节性红斑是常见的脂膜炎，病理表现为脂肪小叶间隔型脂膜炎。
- 硬红斑和结节性红斑通常被认为是同种疾病，其涉及多种原因的临床病理实体，结核是其众多原因之一。

引 言

脂膜炎指原发于脂肪层的炎症，包括一组疾病。对于大部分炎症性疾病，尤其是脂膜炎来说，为了确立诊断可能需要结合所有的临床表现，实验室检查和组织病理学特征。从临床角度观察，不同病因造就不同类型的脂膜炎也可有相似的临床特点。通常呈现出深部硬结和皮肤炎症，伴随红斑、发热和疼痛，偶尔还有溃疡和渗出。有时，脂膜炎也可代表系统性疾病的皮肤表现，结节性红斑就是一个典型的例子。此外，病理活检有助于从微观角度区分多种形式的脂膜炎，因为皮下脂肪对不同的刺激物有不同的应答方式。因此，对于脂膜炎患者的活检手术要深达皮下脂肪层，并且包括完整的脂肪小叶和周围结缔组织间隔。活检手术切除优于钻孔活检术。此外，像其他的炎症性皮肤病一样，其炎性渗出通常随时间推移而出现动态改变，这给明确诊断带来挑战。最后，脂膜炎患者的管理将面临困难，特别是包含特殊脂膜炎以及潜在性疾病的治疗。

表12-1提供了一种多类型脂膜炎按组织学分类的图表。这种分类是由组织病理学特点决定，例如间隔脂膜炎和小叶脂膜炎就是由炎症浸润范围来决定的。虽然没有单纯小叶或者单纯间隔脂膜炎，但是脂膜炎会以主要存在于小叶或者间隔为特征，特别当结合有无血管炎等病理特征时将为诊断提供一个更加有用的线索。图12-1并未列出整章的全部相关疾病，读者可以参考本书的其他章节或建议阅读脂膜炎的综述相关材料。

间隔型脂膜炎

结节性红斑

结节性红斑（erythema nodosum，EN）是最常见的炎症性脂膜炎，其可见于任何年龄，性别和种族，尤其常见于20~40岁女性。该病广泛认为是对某些病原微生物（细菌、病毒、化学制剂）抗原的一种迟发性过敏反应。根据定位不同病因也多种多样，在表12-2中我们总结了常见的一些病因。然而超过三分之一的结节性红斑患者都对发病诱因未知，并且伴随很长的一段时间。此外，虽然其他发病机制仍然未知，但一些证据支持EN是一种免疫球蛋白沉积于脂肪间隔内的小静脉所致的免疫复合物疾病。临床上，患者通常出现血清病样综合征的表现，如发热、萎靡、关节痛、关节炎和肌肉痛，并且具有循环免疫复合物疾病的特征。EN通常表现为急性爆发性趋势，皮下红斑结节高于两侧胫前区（图12-1），偶尔涉及其他部位，如前臂和大腿。不同于其他类型脂膜炎，溃疡并不是EN的特征。这种皮损通常持续数天或数周然后缓慢恢复原状，颜色改变类似于瘀斑，康复后不留瘢痕。EN也存在慢性形式，多表现为迁移性或游走性扩散，通常称为亚急性结节性迁移性脂膜炎或游走性结节性红斑。许多专家认为这是结节性红斑的一个变种；也有研究者认为这

表 12-1 脂膜炎分类

间隔型脂膜炎	无血管炎	结节性红斑
		亚急性结节性游走性脂膜炎
		坏死性黄色肉芽肿
		类风湿结节
		皮下型环状肉芽肿
		深部硬斑病
		类脂质渐进性坏死
	有血管炎	表浅性游走性血栓静脉炎
		皮肤型结节性多动脉炎
		白细胞破碎性血管炎
小叶型脂膜炎	无血管炎	非炎性的 / 炎症性的

小叶型脂膜炎 无血管炎:

非炎性的	炎症性的	
硬化性脂膜炎	胰腺性脂膜炎	脂肪萎缩
血管钙化	α-1 抗胰蛋白酶	新生儿皮下脂肪坏死
草酸盐沉着症	缺陷性脂膜炎	痛风脂膜炎
新生儿硬化症	寒冷性脂膜炎	结晶储存性组织细胞增生症
	狼疮性脂膜炎（与其他结缔组织相关的脂膜炎）	糖皮质激素后脂膜炎
	胰腺性脂膜炎	放射性脂膜炎
	感染性脂膜炎	硬化性脂膜炎（脂肪皮肤硬化）
	人工性脂膜炎	
	组织细胞吞噬性脂膜炎	
	外伤性脂膜炎	

	有血管炎	硬红斑（结节性血管炎）
		麻风结节性红斑
		Lucio 脂膜炎
		嗜中性小叶脂膜炎

表 12-2 结节性红斑的病因及患者评估

病因	常见	先天性
		易感因素：链球菌感染、细菌性肠胃炎（耶尔森氏菌、沙门氏菌、弯曲杆菌）、病毒性上呼吸道感染、球孢子菌病
	不常见	药物（特别是雌激素和口服避孕药；还有磺酰胺、青霉素、溴化物、碘化物、偶有肿瘤坏死因子抑制剂）
		肉状瘤病
		炎症性肠病（克罗恩病 > 溃疡性结肠炎）
		嗜中性皮肤病（白塞病、Sweet 综合征）
		怀孕
		不常见感染因素（布氏杆菌病、肺炎衣原体、沙眼衣原体、肺炎支原体、肺结核、乙型肝炎、组织胞浆菌病）
	罕见	恶性贫血、憩室炎、恶性肿瘤（急性骨髓性白血病、霍金森病）
		罕见感染因素：淋病、脑膜炎球菌、埃希氏菌、大肠杆菌、百日咳、梅毒、猫爪病、HIV 感染、芽生菌病、贾第虫病、多发阿米巴脓肿
患者评估	病史	药物
		接触传染性病原体
		感染症状
		肠道疾病症状
	体检	
	实验室研究	血细胞计数，红细胞沉降率，γ-球蛋白水平，尿分析
		结核病皮肤测试
		咽拭子培养
		抗 DNase B 滴度（用于链球菌）
		妊娠试验（育龄妇女）
	其他研究	胸部 X 片（排除结核，结节病或深部真菌感染）

是一类独立性疾病。未经治疗的皮下结节性迁移性脂膜炎可以持续数月至数年。

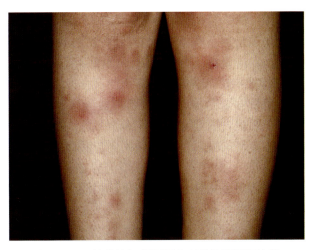

图 12-1　结节性红斑呈现出小腿前部红斑结节

组织病理学上 EN 主要表现为间隔型脂膜炎；其病理改变并不完全局限于皮下脂肪间隔。早期皮损的活检标本显示脂肪间隔水肿和轻微的淋巴细胞浸润，并伴有数量不等的中性粒细胞。血管炎并不是显而易见的；继发性血管炎可出现于加重的，复杂的或富有中性粒细胞炎症渗出的皮损中。Miescher 结节，一种由巨噬细胞构成的裂隙样空间，通常发现于脂肪间隔（图 12-2），也可被观察在结节性红斑的早期阶段。随着皮损发展，脂肪间隔增宽并且包含混合物，局部肉芽肿浸润到周围脂肪小叶中呈现一个花边样改变。小叶的牵连范围可能改变，并且在某些患者中成为主体，尤其是在脂肪小叶的边缘。最后，在疾病的晚期阶段，脂肪小叶将表现出纤维化，并通过肉芽肿和噬脂细胞代替部分的脂肪间隔。

结节性红斑患者的基本评估被总结在表 12-2。病史，体格检查和实验室筛查结果等有效途径可为诊断提供进一步评估，基于地理位置的病原学也是重要影响因素。最后，对潜在干扰因素的鉴别与治疗极其重要，但是对于疾病的直接治疗也不失为一种选择。在这种情况下，对不复杂的结节性红斑最常用的治疗为卧床休息，水杨酸类药物和非甾体抗炎药。碘化钾已经被成功应用于 EN 的治疗，成年人的剂量是 300~500mg/day，2 周即可见到明显改善。在有潜在相关因素的结节性红斑的病例中，相关性疾病的治疗通常也对结节性红斑有效。比如，秋水仙碱可频繁地使用在伴有白塞病的 EN 中，且多种作用于炎症性肠道疾病的治疗也可帮助治疗 EN 皮损。对于病情严重的 EN 也偶尔在缺乏感染源的情况下系统使用糖皮质激素。

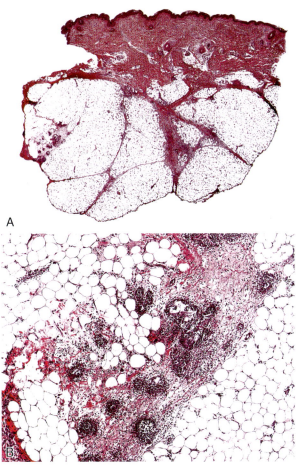

图 12-2　结节性红斑的组织病理学特征。A，扫描倍数放大显示主要是间隔性脂膜炎。B，高倍镜下表明在增厚的隔膜内有许多米氏径向肉芽肿

浅表游走性血栓性静脉炎（superfcial migratory thrombophlebitis，SMT）通常表现为疼痛，以线性方式排列的皮下结节红斑，炎性静脉伴有条索状增厚。通常情况下，这些结节局限于下肢，手臂和躯干也偶可发现。Mondor 病是一种前外侧胸腹壁浅表静脉的急性浅表血栓性静脉炎。游走性通常用于描述当一些皮损消退的同时伴随新的静脉血栓形成。不管是原发还是继发的血液高凝阶段，下肢静脉回流不畅是大多数患者唯一的急性发作因素。经典学说认为 SMT 具有副肿瘤性的特征白塞病患者也可呈现下肢的 SMT 表现。

病理上，SMT 的皮损表现为真皮和皮下组织之间边界处大静脉内有血栓形成，常阻塞整个管腔，炎细胞浸润管壁全层，早期为大量中性粒细

胞,随后被淋巴细胞,组织细胞和多核巨细胞所替代。当官腔再通时,官腔和管壁内常见巨细胞肉芽肿一个显著特征是,尽管涉及静脉损害,仅有少数或者不涉及邻近脂肪小叶,且进程在本质上较脂膜炎更加血管炎性化。

一旦恶性肿瘤被排除,任何潜在高凝因素被识别确认,那么 SMT 将采取保守治疗,即卧床休息,镇痛药物,使用弹力袜或裹绷带的方式。在慢性或者复发性疾病中,尤其是和肿瘤相关性疾病,肝素和纤维蛋白溶酶将有帮助。

小叶型脂膜炎

硬红斑/结节性血管炎

硬红斑(erythema induratum, EI)和结节性血管炎被认为是一类多因素引起的临床疾病,其中一个因素就是结核。在一些地理区域,最近聚合酶链反应的研究已经表明结核分枝杆菌的 DNA 存在于大多数 EI 患者的皮肤病理切片之中,支持结核分枝杆菌是这类脂膜炎中重要易感因素的理论。而对于非结核杆菌诱因的患者一些医生则称其为结节性血管炎。非结核杆菌患者被报道与其他感染因素(e.g., Nocardia)或药物相关(e.g., propylthiouracil)。

EI 患者几乎由女性组成,且平均年龄为 30~40 岁。临床上 EI 通常表现为下肢暗红色至紫蓝色结节斑块,尤其是在小腿。皮损顽固难愈,有溃疡倾向,预后常留有瘢痕,且有复发倾向。

病理上,EI 通常被描述为一个单纯小叶或混合小叶间隔型脂膜炎,炎症通常为混合型,包括中性粒细胞,淋巴细胞,巨噬细胞以及多核巨细胞。血管炎可出现在大多数患者中,且通常为脂肪小叶的小静脉,而结缔组织间隔的动静脉则较少见。凝固性或干酪样坏死可出现在结核性及非结核性患者中,但结核性患者的发生率和坏死程度都较后者更高。

自发消退可以出现在大部分的 EI 患者中,这对疗效评估具有挑战性。在大部分患者中,单纯治疗如避免运动,卧床休息以及弹力袜都将让皮损在数周内得以缓解。在更为严重的患者中,非甾体抗炎药,碘化钾,氨苯砜,秋水仙碱,抗疟药,四环素类药物金属盐,麦考酚酯及强的松都有良好的效果。在结核分枝杆菌强阳性的患者中,推荐完整 9 个月抗结核杆菌药物的治疗。

胰腺性脂膜炎

胰腺性脂膜炎(pancreatic panniculitis, PP)是一种罕见合并胰腺疾病的脂肪坏死性炎症(约占 2% 患者),他是一个系统性疾病的重要标志,尤其因为脂膜炎比潜在的胰腺疾病更容易识别。相当多的证据表明脂肪酶,淀粉酶和胰蛋白酶可由 PP 的皮损中产生,脂肪酶和脂膜炎已经有了明确关系。然而,上调的酶水平并不能完全解释 PP 的变化,免疫学因素也起着一个重要的角色。临床上通常表现为四肢疼痛性皮下结节及红斑(图 12-3),偶可见于胸腹壁、手臂、头皮,甚至是内脏脂肪。皮损可有波动感然后破溃,排出油性物质,通常持续数周,留有色素沉着性瘢痕。伴随症状包括发热、腹痛、多发性关节炎腹水和胸腔积液。皮下结节,多发性关节炎和嗜酸性粒细胞增多症被称作 Schmid 三联症并伴有一个较差的预后。一些患者还出现大关节周围皮质骨的组织坏死。

病理上 PP 表现为小叶型脂膜炎,在脂肪小叶中心伴有严重的脂肪坏死。一个特征性变化是出现鬼影细胞,即坏死的无核脂肪细胞,坏死脂肪边缘出现斑点状嗜碱性钙盐沉积。鬼影细胞是由于胰酶在脂肪的水解作用,其次是由于钙盐沉积,即皂化过程。鬼影细胞虽然是 PP 的一个重要特征,但近年来也被发现作为皮下毛霉菌病的病理特征。最后,在 PP 的晚期阶段,脂肪小叶被有泡沫细胞和多核巨细胞组成的炎性肉芽肿所替代。

PP 的治疗首先是针对潜在胰腺疾病的治疗;其次,加压和抬高等支持治疗也将有一定帮助。

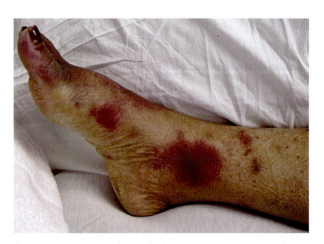

图12-3　胰腺脂膜炎。胰腺炎患者出现多发性红斑软结节。(J.Callen 提供)

α1-抗胰蛋白酶缺陷性脂膜炎

α1-抗胰蛋白酶（alpha-1 antitrypsin，A1AT）缺乏是一种不常见的脂膜炎诱因。在这种遗传性疾病中，A1AT 的缺乏可抑制丝氨酸蛋白质在肝内的产生，使得 A1AT 在肝细胞内异常积聚，以及 A1AT 在肺内活性下降，从而促使肺内中性粒细胞弹性酶的产生。系统性表现包括慢性肝硬化，肺气肿，胰腺炎，膜性增生性肾小球肾炎，类风湿性关节炎，抗中性粒细胞抗体阳性血管炎，其他皮肤血管炎和血管性水肿。在这种遗传性疾病中，最严重的临床表现在蛋白酶抑制剂缺乏的患者中越来越多，虽然脂膜炎也可出现在杂合子中。脂膜炎的真正发病机制还不明确，外伤因素及产后爆发性出血已经被相继报道在患者中。临床上，暗红色至紫癜样的结节融合成大斑块出现在各种部位，尤其以躯干及四肢近端多见。通常情况下，溃疡可发展较深且坏死伴随油性物质排出。预后伴随瘢痕和皮下萎缩。临床进展多漫长且久治不愈。

在组织病理中，早期损害通常呈现出一个中性粒细胞性脂膜炎，进而引起脂肪小叶的坏死。浸润于真皮网状层胶原束的中性粒细胞是早期诊断的重要线索。皮肤胶原的溶解，致使液化性坏死和脂肪小叶从邻近间隔分离，是大部分患者的重要特征。另一个特征性表现是正常脂肪岛漂浮于破坏的间隙中。

最有效的治疗方法是通过静脉注射的 A1AT 替代疗法。剂量通常是每周 60mg/kg，一个疗程是 3~7 周。治疗后改变是相当迅速，通常仅需几周就可治愈。当 A1AT 水平降至 50mg/dl 时就存在复发的可能，这时通常要采取进一步的替代疗法。其他治疗还包括血浆置换、卡马西平、多西环素、氨苯砜和肝脏移植。减少酒精摄入也被推荐，考虑乙醇（作为肝毒素）可促成 A1AT 相关性肝炎。A1AT 缺乏患者也应该严格戒烟。

脂肪萎缩

脂肪萎缩和脂肪营养不良通常被认为是一类疾病；然而，即使所有的疾病都导致皮下脂肪丢失，但他们的病理表现却不尽相同。脂肪萎缩通常是指先前炎症所致的皮下脂肪丢失，然而却没有明显证据表明皮下脂肪的缺失是炎症性的。根据临床表现和定位可分为多种局部脂肪萎缩，比如环状脂肪萎缩，腹部脂肪萎缩，半圆形脂肪萎缩，注射后局部脂肪萎缩。局限性脂肪萎缩继发于紧身衣压迫。然而，最常见的局限性脂肪萎缩通常表现为多种脂膜炎的终末期。

在另一方面，脂肪营养不良可局部或泛发，分为先天性和获得性两类。这种皮下组织的缺失可表现在遗传综合征或经过蛋白酶抑制剂治疗的 HIV 患者中。

在大部分脂肪萎缩的患者中，病理表现一个脂肪萎缩肉芽肿围绕少量脂肪小叶，并伴有小叶周围纤维化。在脂肪营养不良的进展期皮损中可以看到皮下脂肪缺乏并伴有新的胶原沉积，未见明显炎性证据。最近两种脂肪营养不良的组织病理学说已被提出，第一种突出了脂肪小叶的退行性改变，第二种则认为是炎性改变。而且，脂肪萎缩和脂肪营养不良一直被认为是有争议的术语，一些专家认为应使用同一个术语。在我们看来，脂肪萎缩是伴随炎症反应的过程而脂肪营养不良则不存在。但也有可能脂肪营养不良是一个脂肪萎缩的晚期或末期阶段。

局部脂肪萎缩的治疗包括软组织填充，脂肪移植，当已使用曲格列酮治疗的局部脂肪营养不良也可考虑再造手术。

（曾菁莘、罗权 译，张锡宝、杨斌 审校）

推荐阅读

Ackerman AB. Panniculitis. In: Ackerman AB, editor. Histopathologic diagnosis of inflammatory skin diseases. Philadelphia: Lea & Febiger; 1978. p. 779–825.

Craig AJ, Cualing H, Thomas G, et al. Cytophagic histiocytic panniculitis – a syndrome associated with benign and malignant panniculitis: case comparison and review of the literature. J Am Acad Dermatol 1998;39:721–36.

Pincus LB, LeBoit PE, McCalmont TH, et al. Subcutaneous panniculitis-like T-cell lymphoma with overlapping clinicopathologic features of lupus erythematosus: coexistence of 2 entities? Am J Dermatopathol 2009;31:520–6.

Requena L, Sanchez Yus E. Panniculitis. Part I. Mostly septal panniculitis. J Am Acad Dermatol 2001;45:163–83.

Requena L, Sanchez Yus E. Panniculitis. Part II. Mostly lobular panniculitis. J Am Acad Dermatol 2001;45:325–61.

Requena L, Sanchez Yus E. Erythema nodosum. Semin Cutan Med Surg 2007;26:114–25.

Requena L, Sitthinamsuwan P, Santonja C, et al. Cutaneous and mucosal mucormycosis mimicking pancreatic panniculitis and gouty panniculitis. J Am Acad Dermatol 2012;66:975–84.

Segura S, Pujol RM, Trindade F, Requena L. Vasculitis in erythema induratum of Bazin: a histopathologic study of 101 biopsy specimens from 86 patients. J Am Acad Dermatol 2008;59:839–51.

Walsh SN, Santa Cruz DJ. Lipodermatosclerosis: a clinicopathologic study of 25 cases. J Am Acad Dermatol 2010;62:1005–12.

第13章

瘙痒症

Gil Yosipovitch

要点

- 慢性瘙痒可以发生而不伴有潜在的全身性疾病的原发性皮疹。
- 瘙痒可能是淋巴瘤和肝病的症状表现。
- 慢性全身瘙痒与 μ 与 κ 阿片类药物不平衡有关。
- 局部止痒治疗药物包括局部麻醉剂、冷却剂、润肤剂和局部免疫调节剂。
- 系统止痒治疗药物包括用于治疗神经性疼痛的药物,例如加巴喷丁、普瑞巴林、选择性 5- 羟色胺再摄取阻止剂和 κ 阿片类药物。

瘙痒是一个复杂的症状,与疼痛非常相似,并能影响人的生命。慢性瘙痒的定义为瘙痒持续超过 6 周。它对患者的生活质量有着很大的影响,可以是多种炎症性皮肤病的主要症状,如特应性皮炎、银屑病、干燥性皮肤病、慢性荨麻疹(表 13-1)。也可以是发生在没有任何全身性疾病相关的原发性皮疹(表 13-2),可以是淋巴瘤,胆汁性肝硬化,丙型肝炎等肝病,HIV 病毒感染的主要症状。也可与神经纤维(如带状疱疹后神经痛),脊神经根损伤(如肱动脉瘙痒和感觉异常),中风后中枢神经系统传入神经的损伤有关。瘙痒也是精神病的常见症状,如强迫症,抑郁症,寄生虫妄想症。

表 13-1 常见皮肤病及感染性皮肤病引起的瘙痒

特应性皮炎
银屑病
接触性皮炎
荨麻疹
干燥性皮肤病
特发性老年性瘙痒
脂溢性皮炎
扁平苔藓
皮肤 T 细胞淋巴瘤
瘢痕和烫伤后皮肤愈合
玫瑰糠疹
大疱性类天疱疮(包括大疱前期)

续表

疱疹样皮炎
妊娠相关性皮肤病
浅表性真菌感染
毛囊炎
疥疮
艾滋病
水痘
尾盘丝虫病

表 13-2 系统性疾病引起的瘙痒

终末期慢性肾脏疾病
胆汁淤积症
原发性胆汁性肝硬化
丙型肝炎
妊娠期胆汁淤积症
造血系统
霍奇金淋巴瘤
    非霍奇金淋巴瘤
    肥大细胞增多症
多发性骨髓瘤
    真红细胞增多症
    缺铁性贫血
髓细胞和淋巴细胞白血病
骨髓增生异常疾病
实体恶性肿瘤(副肿瘤表现)
内分泌系统
甲状腺功能亢进
糖尿病
肥大细胞增生症
神经性厌食症
药物(如阿片类药物、羟乙基淀粉、氯喹、表皮生长因子阻滞剂、易普利姆玛)
结缔组织病
皮肌炎
硬皮病
Sjögren 综合征
器官移植后的瘙痒
周围神经病变
    带状疱疹后遗神经痛

续表

肱动脉瘙痒症
感觉异常
糖尿病神经病变
中枢神经系统病变
多发性硬化症
脑瘤
脑血管意外
Creutzfeldt-Jakob 病
精神性瘙痒
抑郁
强迫症
纤维肌痛
寄生虫妄想症瘙痒

慢性瘙痒的皮肤表现

在瘙痒患者中常见的皮损是由于反复搔抓、摩擦皮肤所致，属于继发皮疹。包括结节性痒疹（导致结节形成的炎症性丘疹）。通常分布在四肢伸侧和上背。苔藓化是一种肥厚性的斑块，伴有皮纹加深，是由于反复搔抓摩擦形成。好发于容易搔抓和摩擦的部位，如颈背部、肘部、关节处、臀部和生殖器。色素沉着和色素减退通常发生在反复搔抓部位。反复搔抓引起的表皮剥脱及湿疹样皮疹容易感染，尤其是特应性皮炎患者。

与持续性搔抓部位形成色素沉着相比，不容易搔抓的背部中间，表现为正常皮肤或者是相对的色素减退，从而形成蝴蝶图案。指甲因持续搔抓可能会发亮。

瘙痒患者的常见并发症

慢性瘙痒患者常见有失眠、烦躁不安、抑郁、性欲减退和性功能下降，生活质量明显下降。

诊 断

当不能诊断其他皮肤病时，需要结合病史、系统评估、体格检查和实验室检查来诊断。详细的病史对诊断是非常重要的。应该查清患者是全身还是局部瘙痒。局部瘙痒可能与外周神经的烧灼感和疼痛有关，如损伤颈脊髓神经根所致的肱动脉瘙痒症及损伤胸神经脊神经根所致的感觉异常。详细的病史还应包括药物史，例如阿片类药物、阿司匹林、新型靶向肿瘤治疗药物（如评估肾小球滤过率的阻滞剂）能诱发瘙痒，伴或不伴有皮疹。一个简单的问题，家里的其他成员是否有瘙痒，有助于诊断疥疮，可减少不必要检查。近期前往流行寄生虫感染区和合并胃肠道感染的患者可提示寄生虫感染。对全身性瘙痒，尤其患者出现体重下降、盗汗和震颤等，可提示是一个系统性疾病。

有些瘙痒症有自己特定的临床模式。尽管严重瘙痒，慢性荨麻疹通常不会因搔抓出现继发性皮疹。胆汁淤积的患者最先出现的瘙痒是在掌跖部，其他慢性瘙痒患者很少出现这种情况。神经性瘙痒包括带状疱疹后遗神经痛、肱动脉瘙痒症、感觉异常及相关神经元损伤的所致瘙痒。

体 格 检 查

全身检查，尤其是淋巴结（淋巴网状系统恶性肿瘤）和肝脾肿大（淋巴网状系统恶性肿瘤和副肿瘤表现）的检查是必不可少的。轻微震颤可能提示甲亢。检查生殖器、指缝、手掌尺侧边缘、腕部、肘窝、腋窝、乳房下可排除疥疮。

调 查

体格检查后，进一步实验室检查和影像学检查是必需的。检查因人情况而不同，有学者提出按表13-3检查可以得到大部分结论。大部分瘙痒患者不需要进一步检查的。详细的病史和体格检查能查找病因。对伴有皮疹的瘙痒患者的检查包括皮肤活检（包括直接免疫荧光）和适当的实验室检查。图13-1为瘙痒的诊断和检查提供了诊疗思路。

表 13-3　瘙痒患者的初步实验室检查

Ⅰ.血细胞计数及分类
Ⅱ.生化检查
　A.肝功能检查（肝酶）
　B.肾功能（肌酐和尿素氮水平）
Ⅲ.甲状腺功能（如促甲状腺素）

续表

Ⅳ. 胸部 X 线
Ⅴ. 可选内容
  A. 大便检查寄生虫
  B. HIV 感染
  C. 腹部和胸部影像学检查
  D. 皮肤活检和皮肤直接免疫荧光

瘙痒的发病机制

在许多情况下，外周和中枢神经系统的神经纤维的损伤可诱发瘙痒，但瘙痒仍起源于皮肤的上层。有组胺和非组胺的 C 神经纤维传递瘙痒。传导瘙痒的 C 神经纤维仅占 C 神经纤维的 5%~10%，且传导速率慢。

在外周和中枢神经系统中，许多介质和受体参与了瘙痒的发生机制。重要的介质包括类胰蛋白酶、组织蛋白酶、组胺、P 物质、细胞因子（如白介素 31、神经生长因子）、中枢介质（μ 阿片类、胃泌素释放肽）。重要受体是 G 蛋白偶联受体，包括：组胺受体 1、4，蛋白酶 2 受体，热感受器受体 TRPV1、TRPA1 和 TRPV3，氯喹受体 Mrgprs，类胰蛋白酶受体 TrkA，阿片样受体，白介素 31 受体（抑瘤素）。

大多数情况下，"瘙痒因子"或者瘙痒原在系统性疾病中的瘙痒机制尚未明确。在过去的十年里，越来越多的证据表明全身性瘙痒是由于 μ 与 κ 阿片样受体失衡所致。活化的 μ 阿片样受体能激活瘙痒发生，而活化 κ 阿片样受体能够抑制活化的 μ 阿片类受体的作用来影响中枢和外周神经系统。

终末期肾性瘙痒

瘙痒是终末期肾病（end-stage renal disease, ESRD）常见的致残和苦恼的症状。它影响超过 50% 的患者，尤其是透析患者，对睡眠和身心都有很大的影响。在国际透析结果和实践研究中，对 18 000 名血液透析患者进行评估，伴有瘙痒的血液透析患者死亡率可增加 17%。在调整睡眠质量后，这种效应就不再显著。这一结果表明睡眠障碍在 ESRD 瘙痒症相关风险增加中起着重要作用。ESRD 瘙痒症的病理生理知之甚少。目前数据表明免疫系统、中枢神经病变和阿片药物类的失衡起着作用。早期学说关于肾衰引起继发性甲

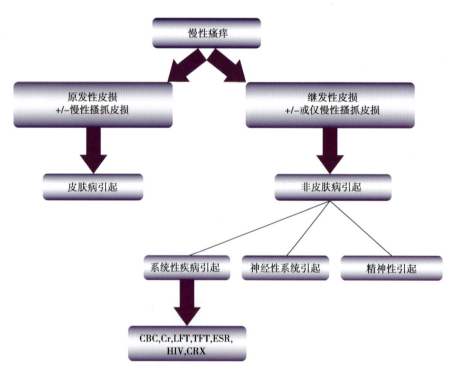

图 13-1 诊断和评估瘙痒的诊疗思路。（改编自 Yosipovitch G，Bermhard JD.Clinical practice.Chronic pruritus.NEngl J Med April 25，2013；368（171626-34）.

状旁腺功能亢进可诱发瘙痒，也认为其他因素如钙和磷酸盐的水平在瘙痒症中起作用。甲状旁腺次全切除偶尔与ESRDA瘙痒有关。现推测ESRD瘙痒与C反应蛋白的升高有关，最近研究表明在ESRD瘙痒中白介素31（一种瘙痒TH2细胞因子）水平升高。根据这一理论，免疫调节剂如紫外线（UVB）、沙利度胺、局部免疫调节剂如他克莫司能够减轻瘙痒症状。反复搔抓可形成皮肤结节（结节性痒疹）。瘙痒可以是某种疾病前兆或原因，也可出现在Kyrl病和其他穿通性疾病中。瘙痒最常见部位是背部，其次手臂、头部、腹部，在夜间为甚。

胆汁淤积性瘙痒

胆汁淤积性瘙痒是非常剧烈的。通常以肢端开始，后发展至全身。医生应了解胆汁淤积的原因，包括：肝内（如各种原因引起的肝炎和妊娠期肝内胆汁淤积），肝外（如胆管狭窄，胆石症或恶性胆管癌或胰腺肿瘤，药物诱导（如氯丙嗪、睾酮、炔诺酮、吩噻嗪、甲苯磺丁脲、醋酸红霉素和雌激素）。胆汁淤积性瘙痒的发病机制尚未明确，与胆盐的积累和阿片类药物增加有关，研究表明溶血磷脂酸（LPA）升高起着重要作用。溶血磷脂酸（lysophosphatidic acid, LPA）是由自家趋化素形成的磷脂。LPA和自家趋化素的水平升高认为与不同类型的胆汁淤积性瘙痒有关。用胆汁酸螯合剂例如考来烯胺和熊脱氧胆酸可以缓解瘙痒。由于瘙痒患者的血浆阿片样物质水平较高，因此阿片类药物拮抗剂（如纳曲酮）也可减轻胆汁淤积性瘙痒。丙型肝炎可伴有严重的全身性瘙痒，被认为是肝移植一个指征，随着新的丙型肝炎治疗方法出现，不良反应多的治疗方法在将来可能不再使用。

淋巴瘤、白血病和血液病

瘙痒在一些恶性淋巴瘤中有重要的标志，具有预兆意义，是淋巴瘤表现。泛发的皮肤T细胞淋巴瘤和红皮病样皮肤病，包括Sézary综合征（T细胞淋巴瘤），引起瘙痒是非常难治的。30%霍奇金淋巴瘤患者在疾病过程的某个阶段会出现全身瘙痒症状。霍奇金淋巴瘤引起的瘙痒通常与疾病活动有关，瘙痒在夜间更为明显。多发性骨髓瘤伴瘙痒，少见，而这种情况下瘙痒的发病机制是不明确的。最近研究显示，TH2型瘙痒细胞因子（血清白介素31）和mRNA水平升高与皮肤T细胞淋巴瘤瘙痒的严重程度相关。系统使用皮质类固醇和组蛋白去乙酰化酶抑制剂治疗后，该细胞因子的血清水平下降，患者的瘙痒程度明显减轻。

大约50%真性红细胞增多症患者会出现瘙痒，通常发生在接触水后出现瘙痒，这种短暂的瘙痒症最可能是肥大细胞释放组胺引起的。铁缺乏症引起的瘙痒，补铁后瘙痒是可缓解的。缺铁性瘙痒的机制尚不清楚。

内分泌疾病

瘙痒症是甲状腺功能亢进症的一个重要症状，也可能是唯一症状，其发生机制尚不清楚。甲状腺功能亢进症引起的瘙痒少见，通常与其他皮肤病有关（干性皮肤）。

肾病诱发的继发性甲状旁腺功能亢进症通常与全身性瘙痒有关。

目前糖尿病认为是引起局部瘙痒原因，而非全身瘙痒的原因。最近研究表明，糖尿病患者的头部和躯干瘙痒与糖尿病性神经病变有关。

人类免疫缺陷病毒感染的瘙痒

瘙痒是HIV感染最常见的皮肤表现，严重影响患者的生活。瘙痒可以是常见的皮肤病（如银屑病、脂溢性皮炎及皮肤干燥）或HIV感染后皮肤病恶化的表现，它可以是HIV的主要症状之一，如嗜酸粒细胞性毛囊炎，昆虫叮咬过敏反应和HIV瘙痒性丘疹。这些丘疹性瘙痒性皮疹可引起严重的瘙痒。在病毒的活跃阶段抗反转录病毒疗法中，瘙痒是HIV的常见持续的症状。

神经性瘙痒

神经性瘙痒的定义：在神经系统的传递过程

中任何节点处发生的原发性损伤或功能障碍引发的瘙痒。神经性瘙痒与其他类型瘙痒区别特征：在皮肤区域上伴有其他感觉症状和其他神经损伤（包括运动损伤或自主神经损伤）。神经性瘙痒与疼痛相同，见于30%~40%带状疱疹后遗神经痛患者。与神经性瘙痒相关的特征感觉：烧灼感，感觉异常，刺痛和剧痛。肱桡肌瘙痒症是由颈椎第5~8节段神经元所致的手臂背外侧面瘙痒，感觉异常是由胸椎第2~6节段神经元所致的单侧背中部瘙痒。

妊 娠

孕妇可能因妊娠期间的胆汁淤积而出现全身性瘙痒；此外，还有几种极其瘙痒的妊娠皮肤病，如妊娠多形性皮疹和类天疱疮（见第41章）。

治 疗

瘙痒症没有特效的止痒药。无论是系统性瘙痒还是皮肤型瘙痒，治疗效果取决于明确和去除病因。不能去除病因，可选择预防和治疗方法。治疗分局部治疗和系统治疗。

皮肤炎症引起的瘙痒采用局部治疗特别有效。包括润肤剂和保湿剂，特别当皮肤干燥时，如老年性瘙痒，特应性皮炎和ESRD瘙痒。皮质类固醇本质上不是止痒，是因为它能减轻炎症性皮肤病引起的瘙痒。局部免疫调节剂如他克莫司、吡美莫司在与湿疹有关的瘙痒中有作用。

冷却剂和抗刺激剂（如薄荷醇）能够刺激神经纤维的冷感觉，并抑制C神经纤维传递温觉和瘙痒。其他用药包括局部麻醉药，例如普拉莫星和局部辣椒素，在治疗局部瘙痒中具有一定作用，尤其与神经性瘙痒相关的局部麻醉药。

除了诊断为特定皮质类固醇反应性疾病（例如大疱性类天疱疮）外，系统性皮质类固醇没有明确用于治疗瘙痒症。

系统性止痒药物包括用于治疗神经性疼痛的药物，例如加巴喷丁、普瑞巴林、米氮平和帕罗西汀。上述之外，阿片类药物在泛发性瘙痒中起着一定作用。阿片类拮抗剂如纳曲酮已被用于治疗瘙痒症，特别是与胆汁郁积有关的瘙痒，因其显著的副作用而不常用。目前正在开发新的κ激动剂，认为是治疗严重瘙痒最有效的药物。镇痛药布托啡诺是一种κ激动剂和μ拮抗剂，其副作用比μ拮抗剂少。据报道对不同类型的严重瘙痒症有效。

瘙痒是组胺引起的，抗组胺是唯一的止痒手段，如荨麻疹和药疹。组胺类药物也可通过镇静的特性来缓解非组胺介导的瘙痒。第一代H1抗组胺药具有明显的镇静和抗胆碱作用，可用于严重的慢性荨麻疹，使慢性瘙痒患者能够入睡。第二代抗组胺药如氯雷他定、地氯雷他定、西替利嗪和左西替利嗪适用于在白天荨麻疹引起的瘙痒症。已知沙利度胺在治疗慢性瘙痒特别是结节性痒疹，由于成本高和监测要求，很少使用。非组胺药在其他瘙痒症中的作用是有限的。

光疗用于治疗不同类型的瘙痒已有十多年。无论非窄谱和窄谱UVB治疗瘙痒都是有效的。该治疗方法安全，可根据需要重复使用。对特应性皮炎、银屑病、慢性肾衰竭等瘙痒有所缓解，病程可长达18个月。

有研究表明行为矫正法能减少瘙痒的强度和感知，干预行为包括减压和生物反馈。这些疗法对与神经精神因素相关的慢性瘙痒特别有效。

（丘文苑、罗权　译，张锡宝、朱慧兰　审校）

推荐阅读

Patel T, Yosipovitch G. Therapy of pruritus. Expert Opin Pharmacother 2010;11(10):1673–82.
Wang H, Yosipovitch G. New insights into the pathophysiology and treatment of chronic itch in patients with end-stage renal disease, chronic liver disease, and lymphoma. Int J Dermatol 2010;49(1):1–11.
Yosipovitch G, Bernhard JD. Clinical practice. Chronic pruritus. N Engl J Med 2013;368(17):1625–34.
Yosipovitch G, Greaves M, Fleischer A, McGlone F, editors. Itch: basic mechanisms and therapy. New York: Marcel Dekker; 2004.
Yosipovitch G, Patel TJ. Pathophysiology and clinical aspects of pruritus. In: Goldsmith KS, Wolff K, Gilchrest B, et al., editors. Fitzpatrick's dermatology in general medicine. 8th ed. New York: McGraw Hill; 2012. p. 902–11.
Yosipovitch G, Papoui A. Cutaneous neurophysiology. In: Bolognia JL, Jorizzo JL, Rapini RP, et al., editors. Dermatology. 3rd ed. London: Mosby; 2012. p. 81–90.

第14章

红 皮 病

Megan H.Noe · Karolyn A.Wanat

要点

- 红皮病是红斑，伴有或不伴有鳞屑，累及超过90%体表面积的皮肤疾病。
- 许多红皮病的病例是特发的，最常见的原因是原有皮肤病的恶化、药物超敏反应和皮肤T细胞淋巴瘤。
- 组织病理无特异性，但由于可能会提供潜在疾病诊断的线索，仍需进行活检。
- 住院治疗要适当监测体液电解质平衡，加强营养和体温调节，及细心的皮肤护理。
- 治疗应明确病因后针对病因进行治疗，除了皮肤导向疗法，外用皮质类固醇每天2次保湿封包。
- 预后取决于患者基础疾病，恶性肿瘤相关性红皮病患者伴有高输出量心力衰竭或败血症愈后更差。

引 言

红皮病临床特征是红斑，伴有或不伴有鳞屑，累计超过90%体表面积。术语"剥脱性皮炎"在某些情况下使用，通常认为是同一疾病谱。许多情况都可导致红皮病，明确诱因或找出潜在的病因有一定难度。严重的皮肤屏障功能受损会出现系统性表现，如水电解质异常，心动过速和体温调节的问题。除支持疗法和护理外，应从潜在病因进行治疗。

红皮病的发病率因地而异。在欧美国家，发病率约为1~2/100 000，印度的报告发病率为35/100 000。好发于45岁以上的男性，男女比例为2~3:1，平均年龄为55岁。

病因和发病机制

红皮病是多种皮肤病和系统疾病的临床表型（表14-1）。最常见病因是继发于其他皮肤病如银屑病、特应性皮炎，药物超敏反应，皮肤T细胞淋巴瘤；而部分患者无确切病因，称为特发性红皮病。由于细胞因子和细胞黏附分子的相互作用，影响皮肤中的T细胞导致继发性红皮病。角质形成细胞和朗格汉斯细胞通过分泌IL-1，增加血管通透性，同时作为T细胞的趋化因子，可以上调ICAM-1。ICAM-1存在于血管内皮细胞上，在T细胞与内皮细胞、T细胞与角质形成细胞连接中发挥重要作用。T细胞与细胞因子的相互作用导致红斑和鳞屑。由于表皮细胞更新过快，细胞增殖数目增加和有丝分裂速率加快。脱落的表皮细胞通常含有氨基酸和蛋白质，导致红皮病患者蛋白质的丢失显著高于正常人。

潜在的病因是红皮病加重的重要原因。如银屑病、特应性皮炎、接触性皮炎、淤积性皮炎和脂溢性皮炎等都能导致红皮病。突然停用系统性药物（包括口服皮质类固醇，添加新药物，焦油或日晒、烧伤、妊娠或全身性疾病）容易触发银屑病样红皮病。红皮病性银屑病可以表现为泛发的特征性银屑病斑块（图14-1）或弥漫性红皮病，常伴有小脓疱或形成脓湖。源于特应性皮炎的红皮病，常表现为慢性苔藓化；当炎症明显时，则表现为急性红皮病。新发的毛发红糠疹需要与红皮病相鉴别。毛发红糠疹皮损为黄红色，皮损中间有正常皮肤，形成经典孤立的岛屿结构（图14-2）。皮疹常从面部或头皮上开始向下蔓延，伴有掌跖角化。光敏感是共同的特征之一。手指、手腕和肘部毛囊性角化过度的丘疹、斑块可辅助诊断。

表 14-1 红皮病的原因

原发性皮肤病	恶性肿瘤	其他
银屑病	皮肤 T 细胞淋巴瘤	药物超敏反应
特应性皮炎	系统性淋巴瘤	皮肌炎
毛发红糠疹	白血病	肝炎
接触性皮炎	骨髓增生异常综合征	HIV
慢性光化性皮炎	Omenn 综合征	移植物抗宿主病
大疱性类天疱疮	恶性实体肿瘤	皮肤癣菌感染
落叶型天疱疮	副肿瘤反应	挪威疥疮
鱼鳞病		
脂溢性皮炎（少见）		
淤积性皮炎		

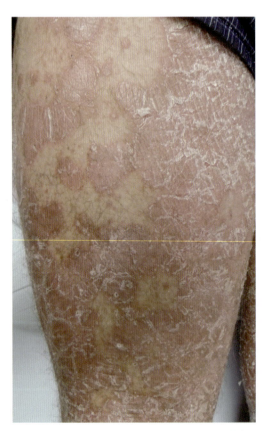

图 14-1　红皮病样银屑病　覆盖银色鳞屑的粉红色斑块，覆盖体表面积的 90% 以上

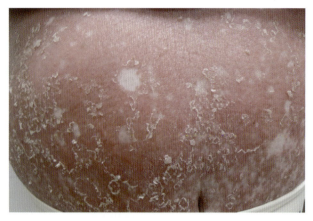

图 14-2　引起红皮病的毛发红糠疹　黄红斑片，孤立的岛屿结构，表面覆盖鳞屑

以麻疹样、苔藓样或荨麻疹样药疹都可发展为泛发性红皮病，其起病及治疗往往比其他病因引起的红皮病更快。诱发红皮病常见药物包括磺胺类、别嘌醇、金酶胺、青霉素、卡马西平、苯妥英钠和巴比妥类等，还有很多其他药物也有报道。严重药物反应包括药物超敏反应综合征、急性泛发性发疹性脓疱病（图 14-3）、史 - 约综合征、中毒性表皮坏死松解症，这些疾病都可出现红皮病，患者被高度怀疑有红皮病时，应密切监测患者的生命体征。严重药物反应的患者常有发热，皮肤疼痛，黏膜受累，或出现进行性的脓疱、大疱伴有脱屑，血液系统异常。

恶性肿瘤是红皮病的另一个常见原因。皮肤 T 细胞淋巴瘤（cutaneous T-cell lymphoma，CTCL），包括蕈样肉芽肿和 Séary 综合征，是恶性肿瘤相关性红皮病最常见原因（图 14-4）。源于 CTCL 的红皮病患者通常具有比其他类型的红皮病瘙痒更严重。霍奇金病、非霍奇金淋巴瘤、白血病、骨髓增生异常综合征，以及包括前列腺癌、甲状腺癌、食管癌、肝癌、黑色素瘤、卵巢癌、直肠癌和乳腺癌在内的实体恶性肿瘤，也可导致红皮病。亚急性红皮病可能提示潜在恶性肿瘤。

其他全身性疾病也可出现红皮病，包括皮肌炎、肝炎、血清 HIV 阳性患者，移植物抗宿主病和 Omenn 综合征等。泛发皮肤癣菌感染和挪威疥疮也可以伴有广泛的红皮病，疱性类天疱疮，落叶型天疱疮和慢性光化性皮炎也可表现为红皮病。既往病史和临床形态学有助于确定潜在的病因，治疗未达到预期效果，应重新查找病因。

第 14 章 红 皮 病　109

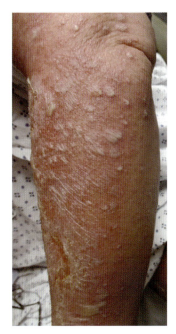

图 14-3　急性发疹性泛发性脓疱病（AGEP）：引起红皮病的脓疱性药疹。在弥漫性红斑基底上出现脓疱有助于鉴别诊断

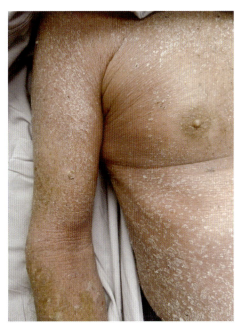

图 14-4　副肿瘤性红皮病。新发恶性肿瘤，躯干和上肢弥漫性红斑，并覆有细小的鳞屑

显的脱屑。潜在恶性肿瘤本身或转移导致淋巴结肿大。水肿多见，患者容易出现体液丢失。大部分患者瘙痒明显，瘙痒程度取决于潜在病因。持续搔抓，皮肤出现苔藓化，使原皮肤病恶化，如特应性皮炎和 CTCL。总之，掌跖、黏膜部位红皮病比较少见，如出现掌跖角化则提示 CTCL 或毛发红糠疹；慢性红皮病可出现斑秃、甲营养不良和甲外翻，这些症状提示需要进一步检查。

评　估

详细病史，包括既往皮肤病史及病理活检史，药物史、有无暴露于化学辐射或过敏原、日晒等，以及有无其他症状如劳累、盗汗、体重下降。早期红皮病可见到有原皮肤病的典型皮损，如鳞屑性斑块或湿疹样皮疹（见图 14-1）、岛屿结构黄红色斑块（见图 14-2）。病理有时无特异性。诊断不明确时，应进行活检，可能为诊断提供线索。病史、皮损和组织病理都不能找到潜在病因，又出现淋巴结肿大。按淋巴结肿大治疗未能达到效果，应对淋巴结进行活检。相关系统检查包括全血细胞计数、综合代谢评估和血培养。在病因不明确情况下，还要考虑其他检查，包括影像学检查、HIV 检测和重复皮肤活检。图 14-5 给出了查找红皮病病因评估思路。

组织病理

组织病理学可以是非特异性的，对新发红皮病或快速演变的红皮病患者进行皮肤活检或多次活检，为病因提供线索。红皮病的病理学特征取决于病因和皮损持续时间。急性红皮病组织病理更多表现为海绵形成、真皮乳头水肿和浅层血管周围炎症细胞浸润，慢性红皮病表现为明显的角化过度、银屑病样增生和乳头瘤样增生。

其他病理特征也可为病因提供线索，银屑病引起的红皮病具有表皮的银屑病样增生、颗粒层减少或消失，以及角化不全的病灶。特应性皮炎引起的红皮病表现为海绵形成和血管周围炎症细胞浸润，以嗜酸性粒细胞的浸润为主。红斑期的皮肤 T 细胞淋巴瘤中可见到具有脑细胞核样的非典型淋巴细胞浸润，亲表皮现象或 Pautrier 微脓

临床表现

患者表现为红斑，伴有或不伴有鳞屑，累及 90% 以上的皮肤。常发展数周至数月，后出现明

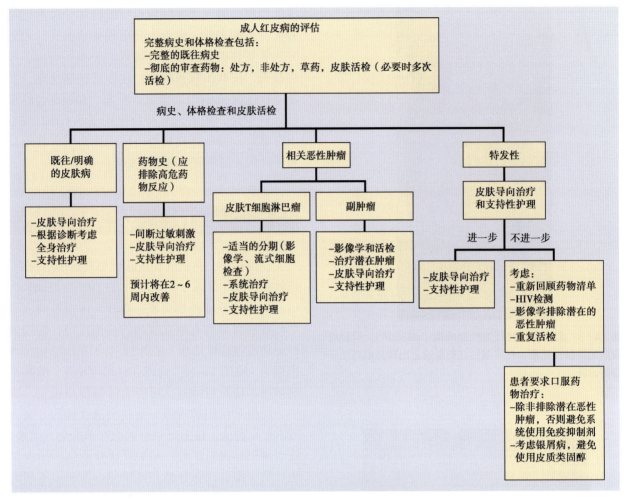

图 14-5　红皮病患者的评估诊疗思路

肿有助于诊断。Séary 综合征或浸润期的皮肤 T 细胞淋巴瘤，组织病理有时也是非特异性。交替存在的角化过度和角化不全伴有银屑病样增生则提示毛发红糠疹。而嗜酸性粒细胞增多提示药物诱导的红皮病；其他皮肤病理也可见嗜酸性粒细胞，如特应性皮炎和 CTCL 等。

进展和治疗

治疗针对病因和相关并发症。大部分患者要监测水电解质平衡，加强营养和温度调节及皮肤护理，注意保暖、保湿。实验室检查包括血常规、尿常规、水电解质、肝肾功能、血沉、C-反应蛋白和心电图等。可能出现实验室异常包括白细胞增多、贫血、电解质紊乱、低蛋白血症、高尿酸血症、血沉加快、C-反应蛋白升高。停止不必要的药物治疗，保证有适当的营养。大量脱屑，蛋白质丢失导致低蛋白血症，水肿和肌肉萎缩。皮肤屏障功能受损和皮肤血管扩张导致大量热量丢失。皮肤灌注增加可导致皮肤体温调节异常、高输出量的心力衰竭，危及生命。细菌定居引起的败血症也会危及生命，尤其是免疫功能低下的患者。

红皮病都要皮肤导向治疗，外用皮质类固醇每日 2 次，根据皮肤情况使用润肤露（白凡士林），使用皮质类固醇的强度没有统一共识；在治疗初期，外用强效皮质类固醇会更有效，因皮肤渗透性增强易吸收。湿纱布封包疗法有助于增加皮质类固醇渗透到皮肤。如不能湿敷情况下，"浸泡和涂抹"也可以取得好的疗效。同理，沐浴后皮肤仍潮湿的情况使用皮质类固醇或润肤剂，穿上紧身棉服、梭式服装或不透气的服装同样有类似效果。

皮肤屏障广泛受损，红皮病患者继发感染风险增高，尤其是葡萄球菌感染。用苯酚浸泡纱布或氯化浴可预防感染。用含0.25%苯酚湿纱布湿敷10~15分钟；或患者浸泡在加入了1/4杯盖漂白剂的水中，可减少细菌定植。应对发热患者进行血培养，对腐烂或脓疱的皮肤进行细菌培养。考虑到有二次感染，可口服抗生素。还应要考虑疱疹病毒感染是否存在于糜烂或急性疼痛的瘙痒性皮肤病中。

口服抗组胺药可缓解瘙痒。全身性水肿需口服利尿剂，在使用的过程中，应注意水电解质平衡。根据潜在病因，系统使用皮质类固醇可能有帮助；但红皮型银屑病及感染如脓毒血症会恶化，应谨慎使用。排除皮肤T细胞淋巴瘤或其他恶性肿瘤后，可考虑用系统性免疫抑制剂进行经验性治疗。红皮病病因尚不清楚，需全身治疗，口服氨甲喋呤或口服维A酸类药物如阿维A是合理有效的治疗，应避免使用肿瘤坏死因子抑制剂等，防止潜在恶性肿瘤恶化。初期红皮病得到控制后，可以考虑光疗，但晒伤可能使急性红皮病中的皮疹恶化。

红皮病的预后取决于病因。去除病因后，继发于药物反应的红皮病可几周内治好。银屑病和特应性皮炎患者通过适当的治疗，获得改善数周至数月。继发于皮肤T细胞淋巴瘤或其他恶性肿瘤的红皮病用标准治疗方法疗效不佳，并以较高的发病率和死亡率迅速发展。据报道，红皮病死亡率取决于病因，约为11%~64%，而恶性肿瘤相关性红皮病患者伴有高输出量心力衰竭或脓毒症死亡率是最高。

（丘文苑、罗权 译，张锡宝、朱慧兰 审校）

推荐阅读

Callen JP, Bernardi DM, Clark RA, Weber DA. Adult-onset recalcitrant eczema: a marker of noncutaneous lymphoma or leukemia. J Am Acad Dermatol 2000;43:207–10.

Karakayli G, Beckham G, Orengo I, Rosen T. Exfoliative dermatitis. Am Fam Physician 1999;59(3):625–30.

Levine N. Exfoliative erythroderma: skin biopsy is required to determine the cause of this pruritic eruption. Geriatrics 2000;55:25.

Rothe MJ, Bialy TL, Grant-Kels JM. Erythroderma. Dermatol Clin 2000;18(3):405–15.

Rym BM, Mourad M, Bechir Z, Dalenda E, Faika C, Iadh AM, et al. Erythroderma in adults: a report of 80 cases. Int J Dermatol 2005;44(9):731–5.

Sehgal VN, Srivastava G, Sardana K. Erythroderma/exfoliative dermatitis: a synopsis. Int J Dermatol 2004;43(1):39–47.

Sigurdsson V, Toonstra J, Hezemans-Boer M, van Vloten WA. Erythroderma. A clinical and follow-up study of 102 patients, with special emphasis on survival. J Am Acad Dermatol 1996;35(1):53–7.

Wilson DC, Jester JD, King Jr LE. Erythroderma and exfoliative dermatitis. Clin Dermatol 1993;11(1):67–72.

第 15 章

紫癜

Warren W.Piette

要点

- 紫癜鉴别诊断复杂，但按病理学主要分为三类：单纯性出血、炎症性（血管导向的）出血和微血管闭塞。
- 形态、数量和分布面积的识别，能够迅速缩小诊断范围，为确诊提高效率。
- 皮肤微血管闭塞的鉴别诊断与传统的深静脉血栓或肺血栓的鉴别诊断极少重叠。
- 由于病变的临床和组织学改变，可能需要鉴别炎症性出血和微血管闭塞，正当治疗也至关重要。

紫癜

紫癜的临床表现并不仅与严重危及生命的疾病相关，也可见于日常中的良性体征。尽管紫癜患者的评估有时会很复杂，但在多数情况下一个良好的病史描述，体格检查结合简单的测试将为明确诊断提供帮助。

紫癜通常表现为皮肤或黏膜的可见性出血。紫癜存在多种亚型，这些分类对明确诊断至关重要。紫癜为直径≤4mm的出血点（图15-1），瘀斑通常表现为深部紫绀或蓝黑色斑疹，最大尺寸为1~1.5cm。正如本章所说，瘀点瘀斑通常指不可触及的斑疹样皮损且不伴苍白色间隙，且与单纯性出血一致。瘀伤是一种主要由外伤引起的紫癜性皮损，通常伴有外伤相关的软组织肿胀和压痛。经典的可触性紫癜通常表现为局部皮损但不完全苍白，这意味着早期炎症。网状或分枝型紫癜也用于描述出血，可以是炎症性或非炎症性，全部皮损和边缘伴有网状分支出血为特征。非炎症网状紫癜最典型的原因就是微循环障碍。

发病机制

皮肤出血通常由血管内、血管、血管外因素造成，因此存在许多鉴别诊断。形态学角度有助于我们实现床旁诊断，通常我们在三种可能的广泛病理机制中确诊紫癜：单纯性出血，炎症性出血（血管直接诱导的炎症），或者是伴轻微炎症的闭合性出血。这种分类也适用于原发性紫癜的皮损，这意味着皮损的机制也将是出血的唯一原因。在临床诊断中需要从擦伤所致的继发性皮损和炎症相关疾病如蜂窝织炎和淤积性皮炎中区分出原发性皮损。

单纯性出血

单纯性出血可分为两种不同的诊断：瘀点或瘀斑样皮损。

瘀点样单纯性出血

血小板减少症或**血小板功能异常**。血小板数量超过 50 000/mm³ 通常不伴有紫癜，除非存在血小板功能异常或其他损伤。因此在血小板数量 50 000/mm³ 或是更少时的血小板减少症可能会导致出血发生，但通常只有当血小板数量低于或等于 10 000/mm³ 出血才能被观察到。这主要是由于血小板可释放一系列与内皮细胞健康的相关因子，包括保留了内皮细胞之间的钙黏素相关的紧密连接蛋白。严重的血小板减少症将会导致内皮细胞的退化和增加血管的渗透性导致红细胞渗出，尤其在静水压增加的情况下。各种各样的疾病有时也会产生血小板减少症（表15-1）。虽然严重的血小板综合征可以导致瘀斑样出血，但通常情况下任何患者的主要形态都是考虑为瘀点。相反的，血小板功能障碍也可导致瘀点样出血，但更常见的则是导致分散的小创伤瘀斑。虽然血小板减少性出血可出现在任何部位，但通常伴随轻微损伤的区域和部位而增多。

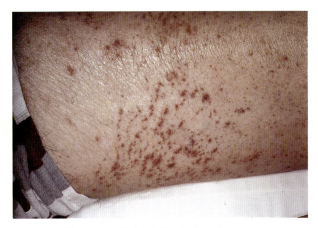

图15-1 血小板减少症患者的小瘀点

血管内压力峰值。 瘀点性出血可能来自于强烈或重复的血管局部压力增加。举个例子，在分娩过程中由于剧烈的Valsalva样压力效应可能导致锁骨上瘀点样出血。这种情况也可发生在剧烈干咳和呕吐时。在儿童中，剧烈呕吐也可导致相似的锁骨上瘀点样紫癜分布。结扎或绞窄也可导致瘀点性出血的特殊形式。

伴轻微炎症的微血管综合征。 各种各样的轻微炎症综合征影响皮肤最小血管，可以导致瘀点样出血，最常包括慢性色素性紫癜和Waldenström的高丙种球蛋白血症性紫癜（参照下面的血管原因）。

血小板功能也很重要。 和血小板数量相关的血管内出血可能是由于先天或遗传性的血小板功能障碍。更为常见的则是血小板获得性功能障碍，尤其是药物和新陈代谢异常引起的，如肝肾功能损伤等。另一种血小板功能障碍可能发生在球蛋白增多症的患者中，即蛋白质可能会干扰正常血小板功能。最后，球蛋白增多症和范围在1 000 000/mm³的血小板增多症通常也有血小板功能异常，这种患者也可能伴有出血及血栓形成的问题。

在止血中的凝血级联反应问题。 血栓形成能力是皮肤小血管正常凝血的一个重要因素。凝血级联系统随血管直径增加，弹性元件增强和纤维蛋白所形成的血栓导致的流体压加强。这就能解释为何血友病患者或凝血级联反应系统中促凝血机制缺乏的患者通常不表现出自发的瘀点样出血了。相反，他们在伴有瘀斑的皮肤、脂肪、关节肌肉的大血管中表现出轻微创伤性损伤。

出血的其他血管内因素。 由于毛细血管和毛细血管后微静脉压的陡然升高，瘀点可以在手术中出现。强烈且重复的Valsalva样动作，如阵发性呕吐、剧烈咳嗽及分娩时紧张，都可诱导血小板数量和功能正常的患者在锁骨上区域出现瘀点样出血。

Gardner-Diamond综合征，精神性紫癜有时也属于血管内因素的讨论范围。但此种综合征是否源于人为疾病仍然保持怀疑。

血管因素

血管出血原因包括炎症和非炎症性疾病。

炎症因素。 炎症性出血应该包括血管炎症性疾病。血管周围炎并不是血管直接导致的炎症不应纳入血管炎，并且其不导致可触性紫癜，可触性紫癜是炎症性出血的标志之一，但不是其最常见的皮损表现。可触性紫癜的皮损通常呈红酒色，玻片按压后可见苍白且呈可触性（图15-2）。早期皮损的局部苍白，炎症性红斑和出血性紫癜都是重要的皮肤表现。这样的皮损，当由于免疫复合物沉积时，通常发生在卧床患者的背部和臀部。可触性紫癜的发病机制是小血管白细胞碎裂性血管炎，这种情况由多种原因造成，包括先天性的，感染后或药物相关；IgA主导的血管炎亨-舒（Henoch-Schönlein）综合征；混合性冷球蛋白血症；结缔组织疾病，如系统性红斑狼疮和类风湿关节炎；肉芽肿性血管炎（GPA），原发性韦格纳肉芽肿，伴或不伴肉芽肿改变的Churg-Strauss变应性肉芽肿性血管炎（AGA）。可触性紫癜的表现有时是来源于单核细胞浸润的血管炎症性疾病。如：多形性红斑和苔藓样糠疹类疾病（尤其是PLEVA［急性痘疮样苔藓样糠疹］综合征）。伴随上述有白细胞碎裂性血管炎的患者可能出现在新发皮损中，而陈旧性或治疗后皮损仅有血管周围的淋巴细胞浸润。

表 15-1　紫癜的部分鉴别诊断

Ⅰ. 瘀点（不可触性）
　A. 止血相关的血小板减少症（血小板计数 <50 000/mm^3，通常 <10 000/mm^3）
　　1. 特发性血小板减少性紫癜
　　2. 血栓性血小板减少性紫癜（部分病例）
　　3. 弥散性血管内凝血
　　4. 药物相关的血小板减少症
　　　a. 外周神经破坏：奎尼丁，奎宁
　　　b. 骨髓：特殊或剂量相关
　　5. 骨髓浸润，纤维化或失败
　B. 血小板功能异常
　　1. 先天性或遗传性血小板功能缺陷
　　2. 获得性血小板功能缺陷（例如，阿司匹林，肾或肝功能不全，单克隆丙种球蛋白病）
　　3. 骨髓增生性疾病中的血小板增多症（>1 000 000/mm^3）
　C. 血管内压升高（Valsalva 类似机制的原因）
　D. 慢性色素性紫癜（偶可触及，由最小的小血管炎症引起）

Ⅱ. 瘀斑
　A. 促凝血缺陷（常常局限于轻微创伤部位）
　　1. 血友病（单纯瘀斑非常罕见，通常发展为皮下血肿）
　　2. 抗凝血剂
　　3. 弥散性血管内凝血
　　4. 维生素 K 缺乏
　　5. 肝功能不全，促凝血剂合成能力差
　B. 血管皮肤支持不良（通常局限于轻微创伤部位）
　　1. 光化性（老年性）紫癜
　　2. 皮质类固醇治疗，局部或全身
　　3. 坏血病
　　4. 全身性淀粉样变性（轻链相关）
　　5. 埃勒斯-当洛综合征，部分类型
　　6. 假性黄体假瘤
　C. 血小板功能异常（参考上文）
　　1. 其他
　　2. 原发性巨球蛋白血症性紫癜（由于轻微的血管炎症，通常会引起黄斑出血，但可以产生可触及的紫癜）

Ⅲ. 可触性紫癜
　A. 经典可触性
　　1. 小血管白细胞碎裂性血管炎综合征
　　　a. 感染后，药物诱导，恶性肿瘤相关或特发性 IgG，IgM 免疫复合物血管炎
　　　b. 感染后，药物诱发，恶性肿瘤相关或特发性 IgA 主要血管炎（亨-舒综合征）
　　　c. 混合冷球蛋白血症
　　　d. 伴狼疮，类风湿关节炎，干燥综合征
　　　e. 肉芽肿性多血管炎（GPA-Wegener），变应性肉芽肿性血管炎（AGA）（Churg-Strauss），显微镜下多血管炎（MPA）
　　2. 糠疹和苔癣样变（PLEVA）综合征
　　3. 多形性红斑（一些变体）
　B. 靶病变
　　1. 红斑多形性
　C. 炎症性紫癜性紫癜（通常是血管炎，包括形态和突出的早期红斑）
　　1. 以 IgA 为主的小血管白细胞碎裂性血管炎（一些）
　　2. 小血管和中血管白细胞碎裂性血管炎如风湿性血管炎、MPA、GPA 和 AGA
　　3. 华法林或肝素诱导的坏死的一些早期病变表现出红斑，但是这往往在大的，汇合的坏死区域的边缘

Ⅳ. 非炎症性网状紫癜
    A. 血小板相关血栓病的病症：骨髓增生性血小板增多症，肝素坏死，阵发性夜间血红蛋白尿
    B. 与冷相关的沉淀或凝集障碍
    C. 血管侵袭性生物休疾病：尿道坏死菌，曲霉菌等机会性真菌，播散性强芽胞病
    D. 局部或全身控制凝血障碍：
    E. 栓塞疾病：胆固醇或草酸盐栓子，心房粘液瘤，晶体球蛋白
    F. 其他疾病：皮肤钙化炎症，恶性萎缩性丘疹病（Degos病），镰状细胞性溃疡

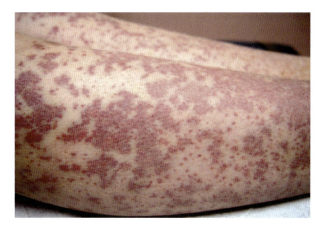

图15-2　皮肤小静脉炎的典型可触性紫癜

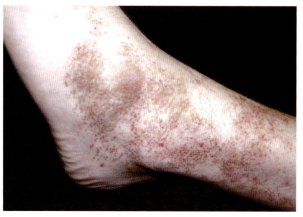

图15-3　慢性色素性紫癜的典型聚集瘀点样出血

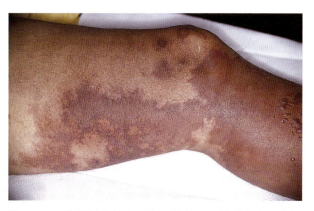

图15-4　弥漫性血管内凝血，革兰氏阴性败血症，弥漫性小皮肤血管血栓形成和血管周围出血患者的非炎症性紫癜。（由美国佛罗里达州坦帕市的Neil A.Fenske博士提供）

早期可触性紫癜仅表现为炎症性出血，且早期皮损（少于24~48小时）的病理表现对明确早期炎症浸润的组成和相关免疫复合物的表现非常必要。小静脉血管炎的患者可侵犯内脏和肾脏，这对临床诊断有着重大意义。然而由于多形性红斑所致的可触性紫癜没有血管炎，取而代之的是发展为黏膜损伤的高危风险。更重要的是，并不是所有的血管性损伤都有早期苍白或可触性表现；这种现象常见于成人或是儿童的IgA主导的血管炎，而在非苍白紫癜样皮损的病理中可见白细胞碎裂性血管炎，皮损通常3~6mm，下肢可略有增加。

轻微炎症的情况下可能导致紫癜，有时为可触性紫癜，包括慢性色素性紫癜综合征和原发性巨球蛋白血症性紫癜。慢性着色性紫癜包括几种亚型，这种患者通常都有反复出血，瘀点周围绕以红褐色斑片，或者由于含铁血黄素沉积在真皮而出现辣椒粉样色沉（图15-3）。因为瘀点样出血常见于此类综合征，通常患者和医生关注这一系列潜在疾病，如白血病等。慢性着色性紫癜并不和内脏疾病联系。

原发性巨球蛋白血症性紫癜是以受压后黄斑样出血为特征。这种情况可能是先天的，也可能出现在Sjögren综合征、结节病，或其他有多克隆丙种球蛋白病。这些皮损通常伴有烧灼感并且在病理中表现出少量或轻微的炎症。这些疾病通常与IgG或IgA（不包括IgM）类风湿因子的存在相关，这些蛋白可以用超速离心法分离血清或血浆后得到。由于这种技术不再广泛使用，只有具备典型临床图片和多克隆高丙球蛋白血症才倾向于包含在该诊断中。

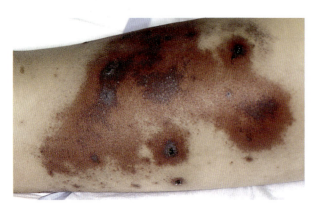

图15-5 水痘感染后的暴发性紫癜，注意可触及的紫癜边缘的网状扩展，出现少量或没有红斑

非炎症性因素。 轻微的闭塞综合征的典型表现为非炎症性（通常为网状的）可触性紫癜。在这些综合征中，纤维蛋白凝块、冷球蛋白沉淀或其他物质可闭塞多条血管，这些原发性的闭塞都是由于网状（青斑）浅表真皮小静脉形成血栓而导致的（图15-4和图15-5）。促使该种现象的原因相当广泛，我们将其列在表15-1。从炎症性出血中去识别这些亚型紫癜是非常重要的，尽管不同的症状治疗是存在差异，但所有的非炎症性出血的治疗都不同于炎症性出血综合征。

有时，炎症性网状紫癜的皮损也会出现。通常情况下，这些都是由于血管炎影响了中小型血管，如肉芽肿性血管炎、系统性红斑狼疮或类风湿性脉管炎，以及一些类型的结节性多动脉炎。然而，当如此的临床表现仅由小动脉参与时，将强烈表明一个IgA主导的白细胞碎裂性血管炎或冷球蛋白免疫复合物性血管炎。一些这样的患者伴有多系统疾病，且长期或复发性溃疡更容易出现在成年人中。在这种情况下，早期皮损通常倾向于典型可触性皮损，然后有一个强烈趋势转变为青斑样皮损，导致一些表皮或真皮区域性坏死。

非炎症性血管出血可以偶尔出现在血管壁缺陷的情况下，如此出血通常是表现为出血和不可触性。典型可见来源于轻链相关的系统性淀粉样变中血管浸润的紫癜。因为在微小血管中胶原蛋白和弹性蛋白非常少，与埃莱尔-当洛综合征和弹性纤维假黄瘤相关的皮肤出血通常并不是血管壁异常的结果，而是周围结缔组织所致的血管壁支持功能缺失所致的。Kasabach-Merritt综合征通常出现在婴儿，且伴随皮肤和内脏丛状血管瘤或血管内皮瘤的血管生长。这些表现都促使了血小板消耗与血栓形成；一种模拟播散性血管内凝血的临床图像可以辅助诊断。

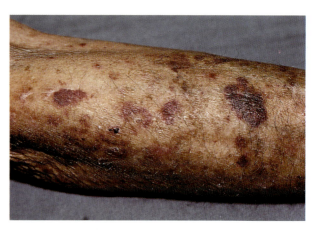

图15-6 皮质类固醇应用引起的瘀斑。注意局部使用类固醇引起的皮肤萎缩。（由美国佛罗里达州坦帕市的Neil A.Fenske博士提供）

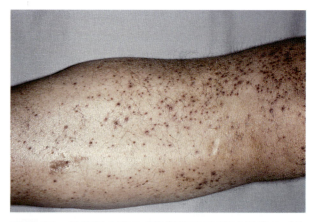

图15-7 维生素C缺乏症患者的周围毛细血管紫癜。（由美国弗吉尼亚州夏洛茨维尔的Kenneth E.Greer博士提供）

第 15 章 紫 癜 117

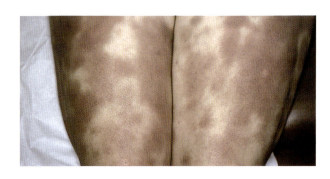

图 15-8　Garden-Diamond 综合征患者的多处瘀伤

血管外因素

出血的血管外因素可以包括皮肤的重大创伤或轻微创伤。重大创伤导致正常皮肤出血，通常与记忆性损伤，显著的组织肿胀，疏松或明显皮肤擦伤有关。与轻微损伤相关的紫癜则不见与组织肿胀的情况，通常患者也不伴有损伤的记忆。此类出血通常是有异常结缔组织所致的小血管功能支持下降所致。皮肤最容易受到创伤的包括前臂的伸肌面、前小腿和手背。局部由于外伤所致的紫癜分布为几何纹路，或刮伤后线行排列在前臂或者线行排列在关节褶皱处。或许最常见的微型创伤相关紫癜是光化性紫癜。多数老年性紫癜通常属于光老化性，因为其大多数出现在慢性日光暴露区域，而致真皮光化变性。激素类过量（内源性或外源性）是另一个破坏真皮组织血管支持的原因（图 15-6）。

毛周出血的表现应该提示坏血病的诊断，且需要通过营养史来排除坏血病是其中一个原因（图 15-7）。毛囊周围维 C 缺乏的原因仍然未知。出血可能是由于胶原缺乏的原因，因为抗坏血酸是正常胶原形成的必要因素。轻链相关系统性淀粉样变性虽然很少却是微创性出血的重要原因之一，因为血管壁的浸润和被浸润的正常结缔组织所取代。搔抓皮肤容易诱导蜡样表现的丘疹和斑块或者紫癜，强烈符合轻链相关的全身性淀粉样变性。由于 Ehlers-Danlos 综合征和弹性纤维假黄瘤所致的皮肤出血通常是由于皮肤组织支持不良所引起的。

自身红细胞致敏（Gardner-Diamond）综合征最可能由人为因素造成。该类疾病主要出现在有显著情绪问题的年轻女性中，通常表现为快速发展的原因不明的非炎症性紫癜（图 15-8）。免疫功能及凝血的实验室检查通常都在正常指标。自体红细胞的注射也将产生同样的皮损。

临床表现

紫癜样皮损

找到紫癜病因的首要任务就是证明皮损是紫癜。皮损的颜色也就是出血的结果，含氧量高则为鲜红色；红蓝色、蓝黑色和紫色则意味着低饱和度的血红蛋白；蓝黑色到黑色的出血则与坏死性组织相关。含铁血黄素的棕色色沉（由血红蛋白分解导致）很难与黑色素色沉区别。

玻片压诊法

下一步，证实这些颜色属于血管外，需要通过玻片按压，对皮损直接施压力。这通常需要使用厚一些的手镜而不是脆弱的玻璃载玻片。通过直接按压将血管中的血液排出，伴有局部苍白。在真皮内或血管内凝固的血液则不能移动。评估的关键是出血的颜色是否仍保留在被按压的地方。

在玻片按压中三种类型的皮损可产生误导信息。小血管的误诊点可能是由于在按压的过程中因为血管扭曲和发育不良而使血液淤滞在血管中。皮损过于牢固或是皮肤过于疏松都将使皮肤不能充分按压。举个例子，樱桃（老年）血管瘤就很坚硬，它们通常附着在脂肪上（如腹部），也可能导致不充分的按压。最后，任何皮疹在极限创伤或是高静水压的情况下都可能出血，由搔抓所致创伤的瘙痒区域或在运动的患者脚踝附近常见活动性皮炎。相反，对称性出血的存在，尤其是在依赖区域或不易抓伤的出血灶，没有抓痕则表明出血是非继发性的。

炎症

在原发性紫癜的基础上，下一个任务就是通过玻片按压评估炎症等级（参考上文）。不可触性瘀点和单纯瘀斑在玻片按压下几乎无任何改变，这些都是单纯出血的病变。一些血管炎性皮损，包括炎症性的（红斑）和出血（紫癜），取决于血管损伤和皮损时间的机制。小静脉白细胞碎裂性血管炎的典型皮损表现为直径 5~10mm 的红酒样丘疹（经典的可触性紫癜），但是血管炎亚型也可能表现出炎症性网状紫癜。当免疫复合物沉积时，这些皮损都将集中在相关区域（高流体压区域），然而与抗中性粒细胞胞浆抗体（ANCA）阳性综合征相一致的皮损（如肉芽肿性血管炎和多血管炎）是最有可能出现在随机分布模式中。这种炎症性皮损最初主要表现为红斑，随着个人皮损的演变，刺激越来越小直到最后消失，留下出血，囊泡或溃疡。一些血管性病变也表现为非苍白斑疹。

其他形式的炎症性出血也是存在的。举个例子，多形性红斑最有特色的皮损就是有中心区域伴有表皮坏死或血管形成的炎症性靶损伤，且通常伴有紫癜样皮损。在中心区域周围绕以肉色或略微苍白的皮肤，代表相对缺血，若是红斑区，则代表充血。多形性红斑通常是自发的；众所周知的病因就是药物（包括保健食品，维生素和其他非处方项目）和单纯疱疹病毒，尤其在复发患者中。

轻微闭塞

可触性紫癜的第三种类型是通常开始于单纯性闭塞或血栓，在没有明显早期炎症的情况下通常可累及多个真皮血管。这些病变通常是可触的但不表现为红斑，且倾向发展为网状或青斑。出血多出现于内皮细胞连接处的早期缺血区的血管周围。早期通常不伴炎症，但是最终将发展为缺血性坏死。这种细小闭塞通常发生于各种临床部位，包括某些类型的血管内凝血，或者是寒冷诱发但不伴免疫复合物沉积的冷球蛋白血症综合征。

病因和体征

由于紫癜有许多不同的原因，相关病史和体征差异很大。例如，关节痛、关节炎、发热和内脏损伤可伴有皮肤小血管血管炎。良恶性淋巴组织增生性疾病可导致单克隆冷球蛋白血症。丙型肝炎感染被认为是冷球蛋白血症最常见原因。弥漫性血管内凝血综合征通常与败血症、恶性肿瘤或其他严重的潜在疾病有关。许多临床医生使用暴发性紫癜来描述广泛的紫癜性病变，但该术语最初是用来描述广泛的非炎症性血栓形成引起的皮肤病损伤患者的临床表现，临床上表现为非炎症性紫癜。

可触性紫癜的数量和模式可以有助于帮助诊断皮肤出血的原因。由血小板问题或慢性色素性紫癜引起的单纯瘀点样出血常常聚集在小腿上。免疫复合物血管炎通常还会在腿上产生许多损伤，依赖性增加，但是可触及的或部分苍白的损伤有助于诊断血管炎。

ANCA 相关的血管炎，以及微血管闭塞综合征最常呈现少量散在性病变。肢端紫癜可能是冷闭合综合征所致的局限性寒冷，可能是来自某种病毒的袜套样紫癜综合征的一部分，通常为细小病毒 B19，或可能是低血压患者中弥散性血管内凝血/紫癜暴发性相关闭塞的早期定位，特别当使用血管加压药物时。

组织病理学发现

活组织检查中，瘀点和瘀斑都表现出单纯的红细胞外渗，不同之处在于外渗的总数。炎症性出血患者可表现为白细胞碎裂性血管炎，其特征在于血管壁内和周围至少存在一些嗜中性粒细胞、血管周围核碎片（代表退化的嗜中性粒细胞核）和血管壁的纤维蛋白样坏死。这是坏死性血管炎大多数形式的相关的组织学表现。其他类型的炎症性出血如多形性红斑，在主要由单核细胞组成的浸润中可能具有相对少的嗜中性粒细胞。轻微闭塞或血栓的综合征通常包括由粉红色至透明材料包裹的多个真皮血管闭塞，伴有红细胞混合，血管周围红细胞外渗，并且通常在早期病变中几乎不发生炎症。

了解这些过程之间病变演变的差异对临床和活检结果的正确解释至关重要。白细胞碎裂性血管炎最早的病变可能比出血出现更多的红斑，并且早期炎症富含丰富的中性粒细胞，显著免疫复合物沉积也将促使皮损形成。病变晚期可能具有相当程度的紫癜和红斑，活检时呈现完整的纤维素样坏死，而血管壁中的免疫复合物被完全破坏或去除。而正在消退的病变将有很少或没有红斑和非特异性炎症浸润。

相反，轻微闭塞综合征通常以小的炎症，突出的出血和血管内血块的扩散开始；随后会出现明显的坏死，接着是非特异性炎症的伤口愈合反应。任何原因引起的溃疡边缘都可能有继发性白细胞碎裂性血管炎。选择合适的病变进行活检对于正确诊断至关重要。这种适当的选择的基础是认识到由不同致病过程引起的病变的不同临床演变。

鉴别诊断

紫癜的鉴别诊断是广泛的，有时令人困惑，并且通常具有挑战性。表15-1列出了使用形态学特征来分类可能的发病机制的部分鉴别诊断。

评　估

病史记录为评估紫癜综合征提供了非常有用的信息，例如出血或血栓性疾病的家族史，使用可能影响血小板功能或凝血的药物，存在可能影响凝血参数的潜在代谢疾病，或可能暗示特定疾病或综合征的一系列症状。

与形态学改变相关的临床症状引发我们对相关的病史及体征更为深入的思考。这对于选择和诠释合理的检测都很重要。异常值并不总是表明重要的疾病，有时也可能会引起误解。例如，延长的部分促凝血酶原激酶时间（PTT）通常意味着凝血因子缺乏，并且与倾向于发生淤斑性出血相关。狼疮抗凝剂的发现也可以延长PTT，但是它引起的疾病不会导致单纯的瘀斑，而是由于皮肤血管血栓形成而导致萎缩性白斑样损害或非炎性坏死或退化性紫癜。可以使用全血细胞计数和差异来评估血小板的数量和形态，筛选裂细胞（提示微血管病性贫血，正如在弥散性血管内凝血中所见的），并探索骨髓增生性疾病的可能性。出血时间是血小板功能异常的有用筛选，但是对于诊断血小板功能障碍的最常见原因，即使用阿司匹林，病史通常是足够的。凝血级联系统缺陷的合理筛选包括PTT和凝血酶原时间。更为专业的凝血研究，如蛋白C和蛋白S水平，对于轻微阻塞综合征的病例非常重要，但是在明显的闭塞发作后的几个月中，可以误认为低或高。抗磷脂抗体综合征的筛查可能包括PTT或稀释的Russell蛇毒试验来寻找狼疮抗凝活性，偶尔通过性病研究实验室检测寻找假阳性。大多数研究表明，IgG抗心磷脂抗体升高更有可能预测或解释血栓形成，但IgM抗体有时可能导致血栓性疾病。不幸的是，IgG或IgM抗心磷脂抗体在预测血栓形成中具有高假阳性率，并且在由于狼疮抗凝血剂/抗磷脂疾病引起血栓形成的患者中可能为阴性。在体温下抽取血清和血浆管，对于排除与冷球蛋白和冷冻纤维蛋白原相关的疾病至关重要。当临床情况合适时，可以指示抗核抗体滴度，SS-A和SS-B水平，类风湿因子滴度，血清蛋白电泳或免疫电泳。对于可触性紫癜的正确诊断来说，早期进行适当病变的活组织检查是重要的，并且如果怀疑有白细胞碎裂性血管炎，免疫复合物的早期病变的免疫荧光研究是有用的。直接免疫荧光可能是阴性的，特别是如果更老的病变（大于48~72小时）进行活检。白细胞碎裂性血管炎的一些病变在所有阶段均为直接免疫荧光阴性，并且此类病变的发病机制尚不清楚。尿液分析寻找血液、细胞或晶体，粪便检测隐血是排除相关或潜在的疾病的重要手段，尤其是在血管炎综合征。

治　疗

紫癜综合征的治疗主要是针对出血的具体原因，所以正确的诊断对于正确的治疗至关重要。皮肤血管炎的治疗请参考第4章。

（曾菁莘、罗权　译，张锡宝、朱慧兰　审校）

推荐阅读

Carlson JA, Cavaliere LF, Grant-Kels JM. Cutaneous vaculitis: diagnosis and management. Clin Dermatol 2006;24:4414–29.
Nachman RL, Rafii S. Platelets, petechiae, and preservation of the vascular wall. N Engl J Med 2008;359:1261–70.
Piette WW, Stone MS. A cutaneous sign of IgA-associated small dermal vessel leukocytoclastic vasculitis in adults (Henoch–Schönlein purpura). Arch Dermatol 1989;125:53–6.
Piette WW. The differential diagnosis of purpura from a morphologic perspective. Adv Dermatol 1994;9:3–24.
Thornsberry LA, LoSicco KI, English III JC. The skin and hypercoaguable states. J Am Acad Dermatol 2013;69:450–62.
Weinstein S, Piette WW. Cutaneous manifestations of antiphospholipid antibody syndrome. Hematol Oncol Clin North Am 2008;22:67–77.
Wysong A, Venkatesab P. An approach to the patient with retiform purpura. Dermatologic Therapy 2011;24:151–72.

第16章

大疱性皮肤病

Anneli R.Bowen · John J.Zone

要点

- 免疫性大疱性皮肤病是一种复杂的多系统管理挑战，需要最先进的免疫抑制方案。
- 发病机制与表皮特异性自身抗体和表皮、基底膜内的结构抗原有关。
- 发生水疱的部位，随之而来的瘢痕形成及全身受累程度取决于靶抗原的类型和分布。
- 临床表现、组织学检查和免疫荧光研究（间接和直接）是诊断的基石。
- 天疱疮和类天疱疮的治疗包括系统性糖皮质激素、硫唑嘌呤、麦考霉酚酸酯和利妥昔单抗，以及IVIg或血浆置换用于治疗难治性病例。
- 众所周知，大疱性表皮松解症很难治疗，但可能对类似大疱性类天疱疮的治疗有反应。
- 疱疹样皮炎和线状IgA大疱性皮肤病均为中性粒细胞介导的，所以氨苯砜是其最有效的治疗药物。

免疫性大疱性皮肤病可累及多器官系统产生过度应激反应。严重者可有广泛皮肤黏膜受累，并有继发性感染和体液流失的可能性。这些疾病也可引起多种系统紊乱，包括直接和间接的影响。此外，系统性应用糖皮质激素和免疫抑制剂治疗可能会产生全身性并发症。

了解角质形成细胞与其他角质形成细胞和细胞外基质相互作用的生物学特性是了解自身免疫性大疱性疾病的关键。角朊细胞通过桥粒附着在一起，而它们则通过半桥粒附着在下面基底膜上（图16-1）。桥粒由胞质内桥粒斑组成，其成分为桥粒斑蛋白（desmoplakin）、斑菲素蛋白（plakophilin）、盘状球蛋白（plakoglobin）。这种胞质内斑与细胞内骨架张力丝相互作用，并将角蛋白中间丝锚点位到半桥粒。桥粒的细胞外部分

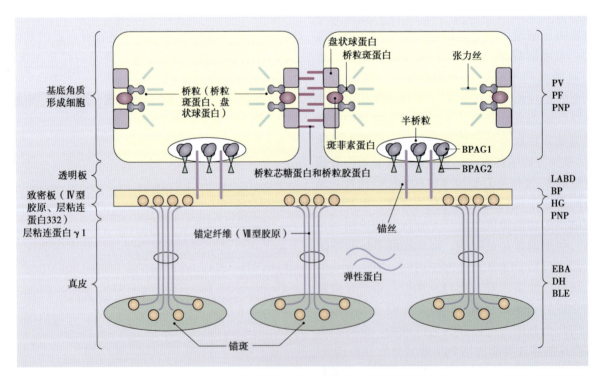

图16-1 真表皮连接由基底角质形成细胞、基底膜和真皮乳头组成，具有结构和附着分子。疾病根据其靶抗原的位置被分为不同的类型。PV，寻常型天疱疮；PF，落叶型天疱疮；PNP，副肿瘤性天疱疮；LABD，线性IgA大疱性皮肤病；BP，大疱性类天疱疮；HG，妊娠疱疹；EBA，大疱性表皮松解症；DH，疱疹性皮炎；BLE，大疱性红斑狼疮；BPAG1和BPAG2，大疱性类天疱疮抗原1和2

由桥粒芯糖蛋白和桥粒胶蛋白构成，其分布在角质形成细胞的细胞表面与相邻角质形成细胞的桥粒蛋白相连。桥粒间相互作用被破坏导致棘层松解。

半桥粒将基底角质形成细胞附着在基底膜带（basement membrane zone，BMZ）上。半桥粒与基底膜带形成真皮表皮交界。组成半桥粒的蛋白质有大疱性类天疱疮抗原1（BP230）和抗原2（BP180）、网蛋白及α6β4整合素。BPAG1是一个分子量230kD的细胞内分子，而分子量180kD的BPAG2是一种锚定丝，横跨角质形成细胞的胞外膜，延伸到基底膜带中。半桥粒相互作用中断引起大疱性类天疱疮，妊娠类天疱疮（疱疹）（在第35章讨论）和线状IgA大疱性皮肤病。根据其透射电子显微镜外观命名，BMZ分为透明板和致密板。锚丝从半桥粒延伸到透明板至致密板，在那里它们与Ⅳ型胶原和层粘连蛋白332相互作用。乳头状真皮通过锚原纤维附着于BMZ，其从致密板向下延伸至真皮锚定斑，或环回重新附着到致密板。锚原纤维由Ⅶ型胶原组成。大疱性表皮松解症中的水疱被认为是由于该区域的分子相互作用被破坏产生。真皮中重要的结构蛋白包括Ⅰ型、Ⅲ型胶原蛋白和弹性蛋白。

天 疱 疮

天疱疮（pemphigus）以角质形成细胞间黏附的丧失（棘层松解）为特征。这一过程导致水疱、大疱形成，随之皮肤黏膜糜烂。寻常型天疱疮患者通常在非炎症性皮肤上发生松弛性水疱，极易破裂，逐渐向四周扩散，形成较大的湿润糜烂面（图16-2）。口腔黏膜糜烂常见且可能是首发症状

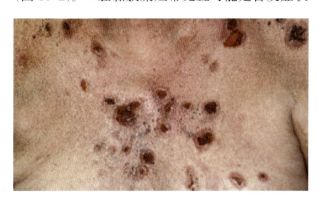

图16-2　寻常型天疱疮。水疱发生后，患者躯干前侧的多发性糜烂

（图16-3）。天疱疮可分为寻常型天疱疮（包括其变异型：增殖型天疱疮）、落叶型天疱疮（包括其变异型：红斑型天疱疮和巴西天疱疮）、IgA型天疱疮和副肿瘤型天疱疮。

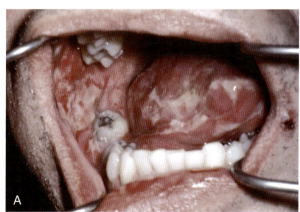

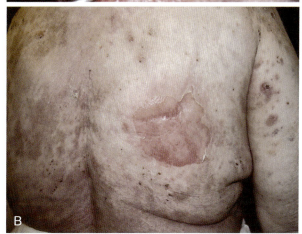

图16-3　A，天疱疮口腔糜烂往往是最早的病变，如该患者。（Courtesy of Mark Bernstein, MD, Louisville, KY.）B，最初被误诊为脓疱疮的落叶型天疱疮老年女性患者

发病机制

天疱疮的发病过程是器官特异性自身免疫性疾病的发病过程。皮肤组织和血清学研究证明了在正常鳞状上皮中存在一种针对桥粒芯糖蛋白抗原的IgG类自身抗体。这种自我耐受性丧失的确切机制尚不清楚，但CD4⁺T细胞识别桥粒芯糖蛋白1（Dsg1）和3（Dsg3）的胞外部分的不同抗原表位，并优先产生Th2细胞因子。寻常型天疱疮和落叶型天疱疮的自身抗体是多克隆性的，大多数活动性疾病的抗体都是IgG 4亚类。缓解期患者血清中持续存在的天疱疮抗体主要是IgG 1亚型。

多项迹象支持桥粒芯蛋白抗体在临床皮肤棘

层松解中的关键作用。首先，这种抗体始终存在于患者的皮损和血清中。血清自身抗体滴度与疾病活动相关，用血浆置换疗法治疗，病情可得到缓解。母体天疱疮抗体能通过胎盘被动转移到新生儿中。将天疱疮抗体与正常皮肤进行培养，可见到表皮棘刺松解，并在加入表皮细胞培养物时导致脱落。从天疱疮患者血清中提纯的IgG片段可致新生小鼠发病，发生与人类天疱疮患者类似的临床、组织学和免疫学特征，这进一步证明了天疱疮抗体的致病作用。

有两种假说来解释自身抗体介导的棘层松解：桥粒芯糖蛋白补偿理论和细胞内信号假说。在桥粒芯糖蛋白补偿理论中，IgG与桥粒芯糖蛋白的结合在结构上破坏了表皮细胞黏附功能。桥粒芯糖蛋白1（Dsg1）在黏膜中低表达，但它在皮肤全层中表达，且在表皮浅层表达增加。相比之下，桥粒芯糖蛋白3（Dsg3）在黏膜各层中表达，但仅在表皮基底层及其基底层上层表达。因此，具有Dsg1抗体的落叶型天疱疮导致表皮浅层水疱，但无口腔侵犯。而寻常型天疱疮只有Dsg3抗体（黏膜显性寻常型天疱疮），导致口腔糜烂，而皮肤表现为小水疱。Amagai提出"桥粒芯糖蛋白补偿理论"来解释这种现象，表明皮肤中Dsg1可以"补偿"这种疾病丧失的Dsg3黏附作用。最终，在天疱疮患者中，无论是Dsg1还是Dsg3抗体（黏膜皮肤寻常型天疱疮），Dsg1和Dsg3的功能同时受到影响，不存在桥粒芯糖蛋白补偿，因此引起皮肤和黏膜的棘层松解。补体的激活被认为在棘层松解中不发挥作用。第二个假设涉及IgG与桥粒芯蛋白细胞表面的抗原结合。这触发了跨膜信号和一系列细胞内通路，导致表皮细胞分离。这些通路复杂，但其合理性在体外试验中得到证实。

尽管天疱疮抗体形成的刺激因素尚不清楚，但巴西落叶型天疱疮的特有性质提示环境因素的影响，可能是一种传染性病原体。发生巴西的大多数病例集中于居住在河流附近的人群中，并提出此区域的一种昆虫作为媒介促使发病。其他地域性天疱疮是否存在类似促发事件尚未清楚。D-青霉胺可诱发天疱疮（主要是落叶型天疱疮），见于正在治疗的类风湿关节炎、Wilson病、硬皮病或其他青霉胺反应性疾病患者。因此，很有可能是多种刺激引起表皮抗原不耐受。

寻常型天疱疮与人类白细胞抗原Ⅱ类等位基因 HLA DRB*0402、DRB*0401和DQB1*0503明显相关。这些HLA等位基因可能限制Dsg3的自身反应性免疫反应。

分型

天疱疮有两种不同的组织病理表现形式。寻常型天疱疮是最严重的类型，组织病理学以基底层上裂隙形成为特征；而落叶型天疱疮病情较轻，仅在颗粒层内或下方形成水疱。在寻常型天疱疮及其病情较轻的落叶型天疱疮中，向水疱周围组织施加压力，水疱可向周围正常皮肤扩散（尼氏征）。

寻常型天疱疮（pemphigus vulgaris）是天疱疮最常见的类型，一般在40~60岁之间发病。儿童和老年人发病也可见报道。在糖皮质激素治疗问世前，50%患者在发病12个月内死亡，最常见的是继发性恶病质、败血症和/或电解质失衡。目前，随着免疫抑制剂的广泛应用，死亡率降低至5%。

增殖型天疱疮（pemphigus vegetans）是寻常型天疱疮的一种少见的变异型。摩擦部位的水疱剥脱，水疱边缘出现增生性疣状病变和脓疱。这种病变在使用糖皮质激素治疗前更为常见，可能是宿主对起疱过程的应答。自然缓解更有可能见于增殖性病变中。组织病理学特征为表皮增生伴角化过度，乳头瘤样增生，棘层松解和表皮内嗜酸性微脓肿形成。

落叶型天疱疮（pemphigus foliaceus）通常比寻常型病情轻微。浅表性水疱极易破裂，产生浅糜烂和结痂，临床上类似脓疱病。临床上也可完全不发生水疱。皮损发生在胸部、背部和头皮，可能产生与皮脂溢出类似的皮屑，经过长时间后蔓延至肢端末端。黏膜病变少见，即便在晚期病变中也少见。落叶型天疱疮自身抗体主要针对桥粒芯糖蛋白1。疱疹样天疱疮是寻常型天疱疮的一种形态变异型，或类似于发生群集性水疱的落叶型天疱疮。

巴西天疱疮（fogo selvagem）是一种巴西地区落叶型天疱疮的特有形式。主要发生于贫困农村地区的儿童和年轻人。其发病特征为脱屑、红皮病及日光暴露部位的剧烈灼热感，因此称为"fogo selvagem"（葡萄牙语为"野火"）。组织病理学和免疫学特征与落叶型天疱疮相似。与其他变异天疱疮不同的是，这种情况可在家族的多个成员中发生。HLA-DRB1*0404、1402、1406、

1401等单倍型基因的发病率增加。环境"二次刺激"假说被提出，但未经证实。由于病例主要聚集在河流沿岸，黑蝇蚋被认为是一个可能致病媒介。IgM 抗 Dsg1 被发现存在于大多数当地巴西天疱疮患者中，但在其他天疱疮表型患者及搬到城市中发生的巴西天疱疮患者中并不常见，进一步支持反复环境抗原暴露在本病发病机制的作用。

红斑型天疱疮（pemphigus erythematosus），亦称 Senear-Usher 综合征，是一种局限型落叶型天疱疮亚型，以面部红斑狼疮样皮炎为特征。患者检查常发现存在异常抗核抗体及天疱疮抗体。直接免疫荧光显微镜下显示基底膜免疫球蛋白和补体，以及特征性细胞间天疱疮抗体沉积。这种异常被认为是红斑狼疮和落叶型天疱疮共存的原因。

IgA 天疱疮包括一系列最近报道的 IgA 介导的免疫性大疱病。其表现为含中性粒细胞的脓性水疱和棘层松解，好发于腋窝和腹股沟。口腔受累罕见。IgA 天疱疮按组织学类型主要分为两型：伴角层下脓疱形成的角层下脓疱性皮病型和伴表皮各层脓疱形成的表皮内嗜中性皮病型。角层下脓疱性皮病型 IgA 天疱疮抗体识别桥粒糖蛋白 1，而 IgA 天疱疮血清中识别桥粒芯糖蛋白 1 和 3 却罕见。表皮内嗜中性粒细胞的抗原仍未被鉴定。只有 50% 患者在间接免疫荧光检查中存在循环自身抗体。角层下脓疱性皮病临床上与 Snedden-Wilkinson 病相似，且必须通过免疫荧光区分。IgA 天疱疮的任何一种形式都可能伴随 IgG 自身抗体的表达——其称之为 IgA/IgG 天疱疮。

青霉胺和血管紧张素转换酶（angiotensin-converting enzyme，ACE）抑制剂治疗与很多自身免疫性疾病发病相关，包括寻常型天疱疮和落叶型天疱疮。青霉胺诱发病例中，约 70% 表现为落叶型天疱疮，其余为寻常型天疱疮。这种天疱疮的发生可能是由于大剂量药物使用，且往往是晚期并发症的治疗。停用青霉胺治疗后，约半数患者皮疹在 4 个月内消退，而另一半患者则需要更长时间的糖皮质激素抑制性治疗。药物诱导的患者自身抗体在分子水平上具有与经典天疱疮相同的抗原特异性。

天疱疮发病与胸腺瘤和重症肌无力相关。寻常型天疱疮、落叶型和红斑型均有关联。共存疾病的临床活动之间几乎没有一致性。这种共存被认为涉及胸腺依赖淋巴细胞抑制自身免疫性疾病的潜在失败。

副肿瘤天疱疮（paraneoplastic pemphigus，PNP）是天疱疮的一种亚型，由 Anhalt 等首先提出，天疱疮患者与肿瘤有明确关联。患者具有临床异质性，皮损表现有点非典型性。临床上部分类似于史蒂文斯 – 约翰逊综合征，有时会出现靶形改变和口腔疼痛性皮疹。有些患者的皮疹被描述为丘疹鳞屑样疹。而另一些则表现为紧张性大疱。最常见的伴随肿瘤依次为非霍奇金淋巴瘤、慢性淋巴细胞白血病、Castleman 病和各种实体瘤，包括肿瘤、肉瘤和恶性黑色素瘤。组织学上，基底层上棘层松解见于某些病例中，而其他病变有基底层细胞坏死、基底细胞空泡化、界面皮炎，甚至基底层水疱。

PNP 血清可识别并产生一种独特的抗原复合物免疫应答，主要是斑素蛋白（plakin）家族，其包括桥粒斑蛋白、大疱性类天疱疮抗原 1（BPAG1）、壳斑蛋白（envoplakin）和周斑蛋白（periplakin），及其桥粒芯糖蛋白 1 和 3。副肿瘤天疱疮患者可能对这些抗原中的一种或全部有抗体，或者可以从少数开始，并随着时间发展产生对其他副肿瘤天疱疮抗原的抗体。这种观察到的过程可能是表位扩散。

占很大比例的副肿瘤天疱疮患者独特地出现闭塞性细支气管炎，一种以严重缺氧为特征的致死性肺疾病，胸部 X 射线相对正常，并且至少有一个患者在支气管上皮细胞内有 IgG 沉积。由于桥粒斑蛋白（desmoplakin）存在于支气管上皮中，因此这种肺部疾病可能是自身免疫介导的。总之，这是一个不寻常的黏膜皮肤疾病，病理表现非常多样，不只表现为典型天疱疮改变。其他散发性和知之甚少的天疱疮相关性疾病包括恶性贫血、红细胞再生障碍性贫血、类风湿性关节炎和淋巴瘤样肉芽肿病。

鉴别诊断

皮肤水疱性疾病的鉴别诊断应从各种各样的陈旧性皮肤病到更严重和进展性疾病，如天疱疮、大疱性类天疱疮（图 16-4）和获得性大疱性表皮松解症。这些疾病需要临床、组织病理学和免疫病理学评估以明确诊断。当不能识别水疱性疾病的病因时，活检是必要的。随后基于这些发现而作出诊断。潜在的水疱性疾病的病理组织学特征将在表 16-1 中详细列出。

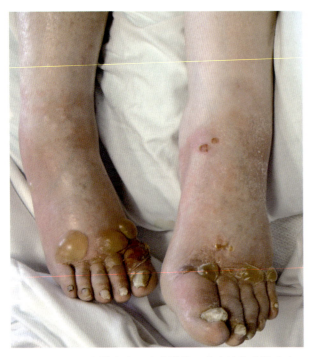

图 16-4　紧张性大疱是大疱性类天疱疮的代表性皮疹

表 16-1　水疱性皮肤病

1. 角层下水疱
   a. 大疱性脓疱病
   b. 葡萄球菌烫伤样皮肤综合征
   c. 粟粒疹
   d. 角层下脓疱性皮肤病
   e. 念珠菌病
2. 海绵状水疱
   a. 湿疹性疾病，包括过敏性接触皮炎、淤积性皮炎、刺激性皮炎、真菌性皮炎等
   b. 色素失禁症
3. 表皮细胞气球样变性
   单纯疱疹
   带状疱疹和水痘

许多天疱疮患者口腔溃疡常被误诊为阿弗他口腔炎。然而，数月至数年后，这些患者通常进展为黏膜外受累。

棘层松解是免疫介导天疱疮的标记，但在 Grover 病（暂时性棘层松解性皮肤病）、Darier 病（毛囊角化病）和 Hailey-Hailey 病（家族性良性慢性天疱疮）中也可见到。在 Grover 病中，躯干可见瘙痒性丘疱疹，但无口腔侵犯。接受日晒、热辐射可加重本病，持续数周到数月，慢性病例也不少见。

Darier 病是一种常染色体显性遗传性皮肤病，其临床特征是在头皮、间擦部位以及面部、躯干的皮脂溢出区域的黄褐色结痂丘疹。这种疾病进展缓慢，很少有明显的大疱。病变常累及毛囊周围。尽管棘层松解发生在基底膜上，正如寻常型天疱疮，但其特征性角化不良变化（圆体和谷粒）存在表皮内。

Hailey-Hailey 病是以间擦部位多发成群小疱或红斑为特征的一种常染色体显性遗传皮肤病。常不累及黏膜表面。细胞间桥的广泛性丧失，致大部分表皮全层出现部分性或完全性棘层松解。

这些棘层松解性疾病的临床表现通常与天疱疮的不同。若难以区分，以上疾病病灶周围皮肤的直接免疫荧光棘细胞间未见 IgG 沉积，而天疱疮患者在扁平鳞状上皮组织中表现出特征性的细胞间 IgG 沉积。

患者评估

对所有黏膜进行仔细检查。口腔损害是寻常型天疱疮发病的基本表现，但食管和外阴也可被累及。可能出现明显的食管症状甚至发生狭窄。因此，出现食管症状要求内镜检查及可能的活检。出现不容易解释的水疱性皮肤疾病（例如摩擦水疱和接触性皮炎）的患者均需要活检。如果组织病理学显示棘层松解，则应进行病灶周围皮肤直接免疫荧光活检。间接免疫荧光检查显示血清中的天疱疮抗体可进一步证实诊断，抗体滴度与疾病活动性大体相平行。血清中抗体常在症状改善前消失。

胸片排除胸腺癌瘤并寻找重症肌无力的临床症状是良好的临床护理的一部分，但预期的阳性率低。严重的病例中，对潜在感染病灶的培养和密切关注蛋白质流失与营养不良十分必要。在开始糖皮质激素或免疫抑制治疗之前，应进行胸部 X 线检查、结核菌素皮肤试验、全血细胞计数（CBC）和血糖测定。

治疗

天疱疮早期治疗包括口服泼尼松［1~2mg/（kg·d）］以控制水疱。有建议糖皮质激素起始量为 3~4mg/（kg·d），但本作者观点认为会引起不必要的严重副作用。由于治疗可能需要持续多年，糖皮质激素副作用常成为临床显著问题。降低糖皮质激素剂量，可通过添加免疫抑制剂来完成。足量免疫抑制剂持续治疗以抑制水疱发生，直到血清抗体滴度转阴，此时应尝试逐渐降低治疗剂量。临床症状已经消退 6 个月以上者可对直接免疫荧光结果进行随访，可以预测一旦药物停止后缓解的可能性。Ratnam 和 Pang 表示，3/4 直接免疫荧光阴性的患者现阶段仍处于缓解期，而这些直接免疫荧光阴性的复发患者，病情较轻微。相反，所有直接免疫荧光随访阳性的患者在停止治疗后 3 个月内有复发倾向。

系统应用甲氨蝶呤（口服、静脉注射或肌内注射），每周可使用 20~50mg 的剂量，但可能加重口腔溃疡。环磷酰胺口服剂量为 1~3mg/（kg·d），口服硫唑嘌呤剂量可为 1~3mg/（kg·d）。霉酚酸酯可单独或与糖皮质激素联合使用，剂量为 1~3g/d。密切关注各种药物潜在的副作用，包括白细胞减少、肝毒性、致畸、不育症、口腔溃疡、膀胱炎，这取决于所使用的具体药物。口服糖皮质激素或环磷酰胺毒性过大的患者可通过每月脉冲剂量而减少副作用。

血浆置换对治疗寻常型天疱疮可能有效。在 3 周内进行 3 次达到 6L 的置换量可显著降低抗体滴度。免疫抑制剂如环磷酰胺对维持治疗是必要的，以防止血浆置换后抗体水平的反弹。

静脉注射免疫球蛋白（intravenous immunoglobulin，IVIg）治疗正在成为治疗众多免疫性疾病的一种有前景的治疗方法。它快速有效，选择性地降低血清天疱疮抗体水平。个别患者的临床疗效差别很大。同时应用免疫抑制剂以防止新抗体的合成可提高疗效。剂量通常为每周期 2 g/kg，在 2~5 天内给药。通常每一个月作为一个周期给药，但最佳的周期频率仍未知。需要谨慎地避免老年患者发生液体过剩，并且治疗可能发生静脉血栓形成。

利妥昔单抗是一种鼠–人嵌合 CD20 的单克隆抗体，靶向作用于 B 细胞，而不是浆细胞。它被批准用于 B 细胞淋巴瘤，并被用于适应证外的天疱疮和类天疱疮的治疗。每周给药 375mg/m²，每周一次，持续 4 周，迅速减少外周血 B 细胞计数为零，并维持这个水平 6~12 个月。利妥昔单抗还被用于风湿病，使用类似的给药方案或起始量为 1 000mg，随后在 2 周内进行第二次输注。似乎任何给药方案都会产生类似疗效。临床改善通常发生在数天到数周内，表明除 B 细胞衰竭以外的机制可能存在。天疱疮抗体减少，说明对治疗有反应，完全缓解可能发生。致死性感染的风险增加，目前建议用于对常规疗法无反应的重症病例。

由于 IgA 天疱疮由中性粒细胞介导发生，可选择氨苯砜药物治疗。100mg/d 的剂量通常足够。对于不能耐受氨苯砜的患者，阿维 A 酯是一种替代方案，通过干扰中性粒细胞和单核细胞趋化来达到免疫抑制。

大疱性类天疱疮

大疱性类天疱疮（bullous pemphigoid，BP）是最常见的表皮下大疱病。它以表皮下水疱和大疱为特征，与寻常型天疱疮的病变不同，大疱性类天疱疮不容易破裂，很少产生较大糜烂面。口咽病变常发生，并且可能是该病（黏膜类天疱疮）的唯一表现。水疱通常在红斑或荨麻疹样皮疹上出现（图 16-5）。BP 病程常自限，与寻常型天疱疮相反，即使在缺乏糖皮质激素治疗的情况下，死亡率也很低。然而，BP 是一种潜在的严重疾病，因为它通常发生于免疫力低下的老年人，使他们发生感染和合并糖皮质激素治疗的并发症的风险增加。BP 的特征性 IgG 抗体的沉积，与基底膜抗原在透明板中发生反应，促使真表皮附着的丧失。

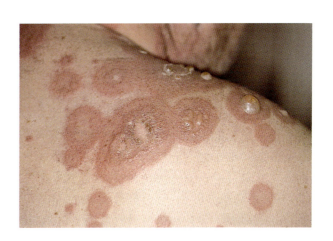

图 16-5　大疱性类天疱疮患者在荨麻疹的基础上产生的多发性大疱。（Reprinted with permission from Callen JP，Greer KE，Paller A，Swinyer L，editors.Color atlas of dermatology: a morphological approach.2nd ed.Philadelphia: WB Saunders；2000.）

发病机制

尽管 BP 水疱形成的具体机制与天疱疮的不尽相同，但有充分的证据表明针对扁平鳞状上皮上的半桥粒抗原的 IgG 抗体是关键的抗体。BP 患者病灶周围皮肤和血清学均显示存在针对两种不同的半桥粒抗原的 IgG 自身抗体：一种 230kD 大疱性类天疱疮抗原 1（BPAG1 或 BP230），在 50%~70% 的病例中与循环抗体反应，而 180kD 大疱性类天疱疮抗原 2（BPAG2 或 BP180），具有胞外胶原样结构蛋白，在 30%~50% 的病例中反应。BP 抗原是基底膜带的正常成分，但与天疱疮一样，患者对这些抗原不耐受。人白细胞 DQB1*0301 等位基因（HLA DQB1*0301 allele）在初始抗原呈递可能有重要作用。自身反应性 T 淋巴细胞产生 Th1 和 Th2 细胞因子，特别是 Th2 在 BP 中参与致病性自身抗体的产生。BPAG2 抗体也被称为胶原XVII，连接到胞膜外的透明板非胶原区。有几项研究支持抗 BPAG2 抗体在 BP 中的致病作用。首先，小鼠被动转移实验中，当兔源性 BPAG2 抗体注射到小鼠时，能诱导小鼠发生水疱。其次，敏感的酶联免疫吸附试验（ELISA）检测表明，BP180 抗体滴度与疾病的严重程度相关。最后，妊娠类天疱疮患者，其母体的 BPAG2 IgG 抗体通过胎盘转移，可致新生儿出现水疱。被动转移实验中的小鼠产生炎症和表皮下水疱。由于 BPAG1 是胞浆内分子，有人认为在抗 BPAG2 抗体引起起始皮肤损伤后，抗 BPAG1 抗体可能引起二次损伤。

BPAG2 IgG 抗体被认为通过补体和中性粒细胞活化导致水疱形成。有数条证据支持补体在 BP 发病机制中的作用。荧光素检测到体内透明板补体沉积，且累及的皮肤的其他补体膜攻击复合物已被鉴定。通过免疫复合物的激活，白细胞黏附刺激活化补体成分的释放。中性粒细胞是通过 C5a 依赖的途径募集的。被动转移试验中明胶酶 B（中性粒细胞酶）缺陷小鼠被保护免于起水疱，中性粒细胞的致病性由此推断。将正常小鼠中的中性粒细胞腹腔注射到明胶酶缺陷小鼠中，可观察到发生水疱。

类天疱疮抗体与抗原结合后激活补体，过敏毒素介导肥大细胞脱颗粒，嗜酸性粒细胞激活，以及 IgG 抗体的直接作用释放趋化因子、蛋白水解酶和血管活性胺，导致真皮表皮分离。IgE 作为 BP 的一个重要致病因子正逐渐被人们认知。大部分 BP 患者血清中检测到抗 IgE 抗体 BPG1 和 BPAG2，而抗 BPAG1 IgE 水平与局部嗜酸性粒细胞募集相关。对 SCID 小鼠注射产生 IgE 的杂交瘤细胞，靶向 BPAG2 的胞外域，在人类皮肤移植物中形成明显的表皮下水疱。最后，IgE 抗 BPAG2 与疾病活动和严重程度有关。

一些报告指出 BP 患者暴露于紫外光下可能会形成更多水疱。其作用机制可能与肥大细胞的紫外光活化有关。

分型

一般而言，BP 通常表现为一种慢性水疱性疾病，好发于非黏膜表面。皮疹常泛发，累及下腹部、大腿内侧、腹股沟、腋下、四肢屈侧。BP 抗原在区域分布数量不等，产生临床经典皮损分布。然而，15%~30% 的患者表现为局限于胫前区的紧张性大疱。这些病例在免疫荧光和组织学上与 BP 相同，但尚未发现这种局部皮疹的确切病因。BP 在青春期前儿童中发病已见描述，但在 70~80 岁人群发病最为常见。在糖皮质激素使用之前，尽管偶有患者发展到严重的侵袭性疾病，但有许多病例在没有治疗的情况下得以缓解。

一些患者的组织活检显示在真皮血管周围严重的炎性浸润，伴有中性粒细胞、嗜酸性粒细胞和单核细胞聚集。明显的嗜酸性粒细胞浸润将本病与疱疹样皮炎的病理组织学区别开来。基底膜带明显水疱，浅表真皮血管周围稀疏单核细胞浸润是其第二个组织学特征。免疫病理学诊断是区分其他免疫性水疱病必要的检测手段。

瘢痕性类天疱疮（cicatricial pemphigoid）代表以水疱和瘢痕为特征的一类疾病。典型的疾病好发于老年人，以黏膜受累为主，特别是结膜（图 16-6），也可累及鼻咽、口咽、食管、喉部、尿道和肛门黏膜。该病的发病率和死亡率与复发性病变引起的瘢痕形成有关。少数病例可发生皮肤损害。眼结膜炎可导致结膜睑球粘连，结膜囊阻塞。角膜随后形成瘢痕，可能导致失明。牙龈常累及，而且可能仅表现为"脱屑性牙龈炎"。食管病变以光滑的边缘糜烂开始，但狭窄可能发生并需要反复食管扩张。黏膜直接免疫荧光检查显示 80% 以上的患者有抗 BMZ 抗体 IgG 和/或 IgA。免疫荧光阴性病例可能是从黏膜如眼部未获得足够组织或与技术问题有关。然而，即使需要多次活检，重要的是要获得阳性直接免疫荧光结果，以鉴别天疱疮、扁平苔藓和继发于刺激物和过敏性瘢痕性结膜炎。间接免疫荧光检查显示抗 BMZ 抗体 IgG 或 IgA 类阳性率低于 50%。瘢痕性类天疱疮抗体识别多种 BMZ 分子，包括 BPAG1 和 2，层粘连蛋白 332、α6β4 整合素和VII型胶原。瘢痕性类天疱疮的 BPAG2 抗体识别这一分子的远端胞外区（羧基端），终于致密板，与经典的 BP 患者相比，靶向 BPAG2 的近端更接近 NC16A，这一点可以解释这种疾病的瘢痕体质。

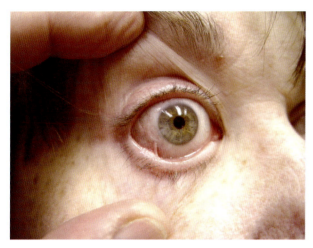

图 16-6　瘢痕性类天疱疮患者的瘢痕性眼病

瘢痕性类天疱疮特征的局限性瘢痕形成被称为 Brunsing-Perry 型。在这个变型中，瘢痕和水疱形成发生在头颈部，而无伴随的口腔受累。瘢痕性类天疱疮的发病机制被认为与 BP 相似，但局部疾病和瘢痕形成的原因尚不清楚。

很多报道已指出 BP 和内脏恶性肿瘤的相关性。据报道，BP 与淋巴系统、皮肤、肺、乳腺、胰腺、肾脏和胃肠道恶性肿瘤均有关。然而，很少有并发发病或平行病程被记载。Ahmed 团队，以及 Stone 和 Schroeter，在他们的 BP 患者中没有发现恶性肿瘤发病率增加，但 Chorzelski 等人的研究表明其有 10% 的相关性。大多数学者研究显示，与年龄匹配的对照组相比，BP 患者的恶性肿瘤发病率没有增加。因此，一般不认为 BP 是内脏恶性肿瘤的皮肤标志物。然而，最近一项对一组 35 例瘢痕性类天疱疮的研究，该组患者有针对层粘连蛋白 332 的 IgG 血清抗体，发现 10 例患者发生恶性肿瘤。

这一发现进一步确定对个别患者的抗原结合谱进行表征的需要。特异性抗原结合的检测仅在研究实验室中进行，基底膜分裂皮肤的间接免疫荧光法是免疫病理学实验室的一项标准技术，并且可以根据罕见的真皮结合模式提示层粘连蛋白 332 抗体的存在。据报道，BP 还与其他多种疾病相关，包括银屑病、糖尿病、红斑狼疮、恶性贫血、甲状腺炎、多发性肌炎和类风湿性关节炎。这些相关性似乎不太可能在发病机制中起重要作用，但相关的原因仍不清楚。1984 年，Chuang 团队在病例对照研究中发现，20% 的 BP 患者患有糖尿病，而对照组仅为 2.5%。即使校正年龄差异后，该相关性仍然显著。与类风湿关节炎的相关似乎有意义，并且已经对这两种疾病可能有相似的发病机制做出假设。

扁平苔藓类天疱疮已经在很多病例中得到描述。其特征为出现扁平苔藓之后，发生大疱性疾病，其有与 BP 相同的组织学和免疫病理学表现。目前还不清楚这些患者是否同时存在扁平苔藓和 BP，或者这是否是扁平苔藓的炎症过程刺激 BP 抗原的免疫应答。

鉴别诊断

在天疱疮的鉴别诊断中回顾了水疱性疾病的初步诊断方法。如果活检显示表皮下水疱，则指示皮损周围组织的直接免疫荧光检查。BP 直接免疫荧光检查显示基底膜带 IgG 线状沉积。某些情况下，类天疱疮也被描述为基底膜带 IgG、IgA 沉积，这与线性 IgA 大疱病鉴别时有些随意。

疱疹样皮疹与其他疾病的区别在于其临床表现（见后面的讨论）和特征性的皮损周围组织的真皮乳头有颗粒状 IgA 沉积。线性 IgA 大疱性皮病的特征是基底膜带的线状 IgA 沉积，并且通常是唯一的免疫球蛋白。线性 IgA 大疱性皮病对氨苯砜治疗敏感。

多形红斑也可表现为表皮下水疱。多形红斑以掌跖靶形病变（轻症型）或皮肤黏膜急性发病（重症型）为特征。多形红斑组织病理可见个别坏死角质形成细胞，而直接免疫学荧光检查未发现抗 BMZ 抗体。个别多形红斑患者可能在浅部真皮血管中有免疫球蛋白。

大疱性红斑狼疮通常发生在符合美国风湿病协会（ARA）诊断标准的系统性红斑狼疮（SLE）患者中。此外，该疾病表现出基底膜带免疫球蛋白颗粒状沉积。这种沉积可能与 BP 带状沉积相混淆。然而，大疱性红斑狼疮患者的组织病理学表现出类似于疱疹样皮炎的嗜中性粒细胞浸润。

扁平苔藓的大疱型显示的邻近基底层单核细胞显著的浸润，抗 BMZ 抗体缺失和扁平苔藓的表皮特征性变化易于鉴别。

交界性和营养不良型大疱性表皮松解症可

在真皮表皮交界处出现水疱，其特征是早期儿童期水疱，无炎性浸润，直接免疫荧光检查阴性。这些疾病的瘢痕、进展性病变在临床上很容易区分。

迟发性皮肤卟啉症表现为日光暴露部位的少炎症表皮下疱。组织学上，真皮乳头不规则地延伸到大疱腔。直接免疫荧光显微镜可能是阳性的，进一步混淆区别。迟发性卟啉症的诊断是基于24小时尿卟啉升高。与使用非甾体类抗炎药（NSAIDs）有关的伪卟啉症临床表现、组织病理学和免疫病理学表现可能与迟发性皮肤卟啉症相同，但24小时尿卟啉水平正常。大疱性表皮松解症将于随后进行详细讨论。

瘢痕性类天疱疮黏膜病变必须与口腔扁平苔藓、多形红斑、阿弗他口腔炎、白塞病和天疱疮鉴别。口腔扁平苔藓和多形红斑的鉴别诊断通常可以做病理组织学检查。阿弗他口腔炎溃疡小，穿凿状。如果其他综合征存在生殖器溃疡、脓疱性皮肤病和虹膜炎的情况下，则需考虑白塞病。这些疾病都没有抗BMZ抗体。

患者评估

对黏膜和皮肤进行仔细地检查是必要的。食管受累可能会导致狭窄，食管患者应考虑内镜检查和活检。在全身体格检查发现的症状和/或体征，如有提示内部恶性肿瘤的可能性，应分析评估这些发现。然而，没有必要进行详细的评估以排除恶性肿瘤的可能性。潜在的感染性病变应做培养。评估患者的一般状况是有用的，包括CBC、生化检查和尿液分析，因为随着年龄增长，许多患者会并发复杂的临床问题。在开始糖皮质激素和/或免疫抑制剂治疗之前，应进行胸部X光检查和结核菌素试验。

最初的研究缺乏证据证明BP抗体滴度与疾病活动相关。然而，已经观察到抗体从血清中消失通常预示着自发缓解的开始。基于高灵敏ELISA试验，最近研究证明患者血清中特异性抗体水平与BPAG2抗原密切相关，显示疾病活动性与抗体滴度之间有关联。

治疗

大多数患者在有效治疗后有一个完全的临床缓解期。治疗BP的主要是口服糖皮质激素。口服泼尼松40~60mg/d，一般适用于初始治疗，可能是唯一必要的治疗方法。水疱通常可以在2~3周内消退，新的水疱停止发生。治疗的主要并发症与糖皮质激素副作用有关，包括对感染的易感性增加、潜在的胃肠道出血、糖尿病和精神症状的可能发展。基于较多老年人发病，这些问题可能很严重。因此，密切关注并发症是必要的。如果糖皮质激素治疗要一段时间，则口服双磷酸盐，预防糖皮质激素引起的骨质疏松。一些报告表明，四环素联合烟酰胺治疗对轻型初始治疗有效。

硫唑嘌呤每日1~3mg/kg，在BP患者糖皮质激素治疗剂量减量时可作为一种特效剂。因其起效缓慢，在硫唑嘌呤治疗4~6周后，可逐渐减少糖皮质激素治疗剂量。环磷酰胺和麦考霉酚酸酯治疗有效，可以按在天疱疮描述的方式使用。

与天疱疮一样，特别是顽固性疾病，IVIg可能有效。在某些患者中与寻常型天疱疮相似的剂量是有效的，但缺乏对大疱性类天疱疮疗效的明确研究。

局限性黏膜性类天疱疮可以用局部糖皮质激素制剂治疗，但通常需要系统应用糖皮质激素。氨苯砜可能有助于控制口腔损害，但预防进展性的眼部病变往往是无效的。氨苯砜的治疗应给予类似于疱疹性皮炎的剂量（见后面疱疹样皮炎）。瘢痕性类天疱疮的眼部病变尤为严重，需要积极治疗。如果对口服糖皮质激素治疗的初始反应不存在，则提示用环磷酰胺进行积极治疗。然而，眼部病变可能对所有治疗抵抗。

皮内注射少量曲安奈德（2.5mg/ml）联合外用强效糖皮质激素，成功地治疗了一些四肢局部BP皮损和黏膜病变。

获得性大疱性表皮松解症

获得性大疱性表皮松解症（epidermolysisbullosaacquisita，EBA）是一种罕见的获得性大疱性疾病，通常发生在成人，并以伸侧水疱、缓慢愈合并遗留萎缩性瘢痕为特点。水疱由机械性外伤诱导，并可能导致继发性粟丘疹形成（图16-7）。直接免疫荧光显微镜观察到免疫球蛋白和补体呈线状沉积于基底膜带，约50%的患者中存在循环IgG抗BMZ抗体。血清学研究表明，这种抗BMZ抗体与290kD抗原反应，即Ⅶ型胶原，与大疱性

SLE 相同的抗原。

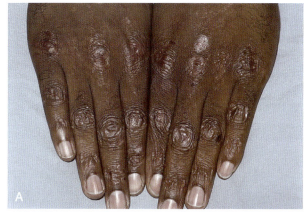

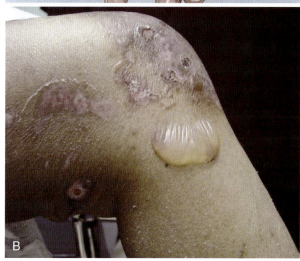

图 16-7 A，获得性大疱性表皮松解症。该患者手背有瘢痕和粟丘疹，其手背有多处创伤引起的水疱；B，SLE 患者伴发获得性大疱性表皮松解症

发病机制

EBA 组织病理学特征是表皮下水疱伴或不伴有中性粒细胞浸润。基底膜带均有 IgG 密集沉积和常见有补体沉积。大多数病例血清中有循环 IgG 抗体，间接免疫荧光显示该抗体沉积于盐裂皮肤的真皮侧（通过 1mol/L NaCl 孵育在透明板下层分离的皮肤）。这与 BP 血清相反，后者在表皮侧或均在真表皮两侧沉积。水疱形成发生在透明板以下或致密板以下。在免疫电子显微镜镜下，EBA 皮损中免疫沉积物定位在致密板的锚原纤维上。Lapiere 和同事已经鉴定出 BMZ 蛋白在致密板区域中的抗原性，位于Ⅶ型胶原非胶原（NC1）结构域内。具体而言，在Ⅶ型胶原内的纤维连接蛋白样重复序列的抗体似乎优先形成，并可能干扰Ⅶ型胶原与层粘连蛋白 332 的相互作用。小鼠被动转移研究显示针对Ⅶ型胶原的抗 IgG 自身抗体能引起类似 EBA 的临床表现。

EBA 患者抗 BMZ 抗体作用显示补体激活和非补体激活亚类。然而，经补体固定的抗体的存在与炎症或非炎性临床亚型无关。此外，当测定 EBA 患者血清补体固定能力时，其存在很弱甚至没有；因此，补体不可能在水疱形成中起主要作用。尽管如此，器官培养系统利用 EBA 抗体、组织损伤，可以导致 BMZ 分离。最终，抗体沉积和炎症过程可能对锚原纤维产生足够的损伤，使得在没有炎症过程的情况下，轻微创伤就可引起皮肤真表皮连接处的分离。

分型

EBA 是基于其免疫病理学检查而明确定义的疾病。然而，EBA 有一个频谱的临床和组织病理学表现。水疱可能出现在炎症或非炎症基础上。粟丘疹可能存在，也可能不存在。炎性变异型常与甲营养不良有关。

据报道，EBA 与多种疾病相关，包括类风湿关节炎、多发性骨髓瘤、慢性甲状腺炎、糖尿病、淋巴瘤、淀粉样变性、炎症性肠病和冷球蛋白血症。其中许多可能是偶然发生的。最明显相关的似乎是糖尿病和 Crohn 病，其相关性的机制尚不清楚。

EBA 和大疱性红斑狼疮难以区分。有 SLE 的临床表现和 EBA 的免疫病理学表现的病例很可能是狼疮患者的一个亚型，狼疮的免疫失调导致Ⅶ型胶原抗体的产生。

鉴别诊断

BP 依靠对表皮下水疱病的描述进行鉴别诊断。然而，仅根据临床表现 EBA 与 BP 难以区分。如果存在循环抗体，则应利用如上述处理的以 BMZ 盐裂皮肤切片为底物的间接免疫荧光检查。在没有循环抗体的情况下，免疫电子显微镜是唯一区分 BP 与 EBA 的方法。在这种情况下，显示 EBA 皮损中 IgG 在锚丝下层的致密板沉积，而 BP IgG 沉积在透明板中。

经典 EBA 型的临床和组织病理学表现类似于迟发性卟啉症，但 EBA 患者有正常的尿卟啉。EBA 与其他形式的大疱性表皮松解症的区别包括成人发病和 EBA 无家族史。炎症性变型也可能与药物诱导的大疱性多形红斑相似，但后者缺乏 EBA 直接免疫荧光法的特征性发现。

患者评估

EBA 患者评估与 BP 患者基本相同。然而，由于 EBA 可引起黏膜瘢痕，可能需要涉及消化科、耳鼻咽喉科、眼科、牙科和语言治疗的多学科方法处理这些并发症。BP 患者尚未发现其抗体滴度与病情活动的相关性。

治疗

EBA 的治疗与 BP 相似。然而，EBA 往往是进展性的和顽固的，并且比 BP 全身糖皮质激素治疗更不敏感。在 Engineer 的回顾性分析中，对小发病群体和病例报告进行了总结，显示环孢素、秋水仙碱、IVIg 对治疗有些疗效。

疱疹样皮炎

疱疹样皮炎（dermatitis herpetiformis，DH），又称杜林病，以伸侧成群，瘙痒性的红斑、丘疱疹为特征（图 16-8）。活组织检查显示基底膜带水疱形成，真皮乳头顶部中性粒细胞浸润。皮损周围皮肤的真皮乳头有 IgA 呈颗粒状沉积。超过 90% DH 患者有 HLA-DQ2 基因型，而正常对照含有此基因型的比例为 20%。这为谷蛋白敏感和随后的 IgA 免疫反应的发展提供了独特的背景。几乎所有 DH 患者的小肠黏膜活检均显示有谷蛋白敏感性肠病，但胃肠道症状仅发生于大约 25% 的病例中。皮肤症状和谷蛋白敏感性肠病的缓解与限制谷蛋白饮食有关。

发病机制

尽管需要 3~6 个月的临床改善，本病以及肠道病变对严格的无谷蛋白饮食有效。持续的限制谷蛋白，皮肤中的 IgA 可消失。这表明谷蛋白摄入和 IgA 在发病中起重要作用。90% 腹腔疾病和 DH 患者有 HLA-DQ2 抗原，而对照组只有 20%。这种遗传素质被认为与黏膜免疫系统的谷蛋白表达有关。肠道病变由肠道单核细胞炎性浸润引起。然而，迄今为止尚未清楚谷蛋白介导 IgA 与皮肤结合和 IgA 介导中性粒细胞浸润和炎性反应的机制。IgA 抗体在皮肤结合的抗原已被确定为表皮转谷氨酰胺酶（TG3）。

DH 和腹腔疾病的发病被认为是一种对麦醇溶蛋白抗原的免疫应答，这是一种存在于黑麦、大麦和小麦中的蛋白消化产物。肠黏膜固有层吸收麦醇溶蛋白，蛋白中的谷胺酰胺残基被组织转谷氨酰胺酶（TG2）脱去酰胺基。脱酰胺基的麦醇溶蛋白结合树突状抗原呈递细胞，并将抗原呈递给致敏辅助 T 细胞。然后，浆细胞产生的 IgA 抗体与多种抗原结合，包括麦醇溶蛋白、TG2 和 TG3。此外，自然杀伤淋巴细胞可导致绒毛萎缩。循环 IgA 抗体对 TG2 和 TG3 的作用从此过程可知，并且是肠道炎症反应严重程度的指标。这些抗体随着谷蛋白的限制而减少。

皮肤损害可能是由于存在于真皮乳头中的 IgA 与表皮转谷氨酰胺酶（TG3）抗原结合产生的。肠道炎症过程对中性粒细胞的活化至关重要，活化的中性粒细胞浸润到 IgA 免疫复合物沉积的真皮乳头中。中性粒细胞的脱颗粒释放中性粒细胞酶，导致透明斑的降解和基底膜带水疱。

临床特征

DH 中可见甲状腺疾病已有报道。这些疾病包括甲状腺功能亢进症、甲状腺功能减退症、甲状腺结节和无症状甲状腺肿。40% 的 DH 患者有

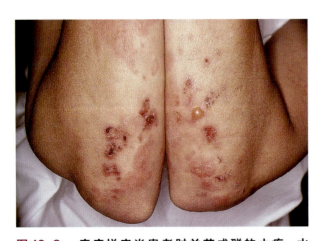

图 16-8 疱疹样皮炎患者肘关节成群的小疱、水疱。（Reprinted with permission from Callen JP, Greer KE, Paller A, Swinyer L, editors. Color atlas of dermatology: a morphological approach. 2nd ed. Philadelphia: WB Saunders; 2000.）

甲状腺过氧化物酶抗体。女性异常表现尤为突出，40% 的女性 DH 患者可能出现甲状腺异常。

淋巴瘤已知在谷蛋白敏感性肠病中发病率增加。DH 患者有腹部淋巴瘤见于很多病例报告中，但仅 Leonard 对这一现象进行了对照研究，显示 DH 患者中淋巴瘤的发病率略微增加（4%）。有人建议，这种情况可能可以通过无谷蛋白饮食减少，虽然目前还没有足够的数据来支持这一结论。大数据研究是必要的，以评估 DH 和淋巴瘤之间关联的统计学意义。因此，最好假设发病率近似腹腔疾病的发病率，如果有淋巴瘤发展的迹象，应进行适当的评估。

鉴别诊断

鉴别诊断是对这些表皮下疱病的鉴别诊断，请参照大疱性类天疱疮。临床表现主要与线性 IgA 病鉴别。直接免疫荧光是区分线性 IgA 病和 DH 的关键。DH 与 HLA-B-DR3 密切相关，而线性 IgA 病没有 HLA 关联，并且对无谷蛋白饮食无反应，这也有助于鉴别。

患者评估

免疫荧光检查在诊断中是必不可少的。非炎性周围皮肤有大量的 IgA，因此在怀疑 DH 时是首选的直接免疫荧光活检部位。IgA 抗组织转谷氨酰胺酶抗体存在于 DH 患者和腹腔疾病患者中，是谷蛋白敏感性的标记。然而，在没有直接免疫荧光的情况下，血清抗体试验不应用于诊断。

以甲状腺结节和甲状腺肿大的详细临床检查作为基线和进行回访。记录肠道症状的详细病史，包括饮食后腹胀、复发性腹痛、腹泻、脂肪泻。没有明显谷蛋白敏感性肠病症状的患者当开始限制谷蛋白饮食时，可能会检查注意到这些微小症状的改善。

对所有的 DH 患者的 CBC、化学谱和尿液分析是必要的基线研究。这种方法不仅筛选先前讨论的吸收不良问题，而且还显示了可能由氨苯砜治疗引起的异常表现。鉴于甲状腺异常的高发率，将血清甲状腺素和促甲状腺激素水平作为基线进行评估。葡萄糖-6-磷酸脱氢酶水平应在黑人或南部地中海起源的患者作为基线进行检查，因其缺乏的患者可能由于给予氨苯砜发生灾难性溶血。第 25 章详述了其相关性吸收不良的评价。

治疗

氨苯砜是治疗 DH 的首选药物。氨苯砜的治疗将充分抑制该疾病（但不能治愈）。氨苯砜治疗需要持续监测，并可能伴有显著的副作用。氨苯砜一般每日 25~100mg。成人氨苯砜初始治疗剂量为每日口服 25mg，通常在 24~48 小时内改善症状。相对较小的剂量用于儿童。每日服用，氨苯砜水平在 7 天内达到稳定状态。每周根据病情调整剂量，以达到对皮损最好的控制；平均维持剂量为 100mg/d［1~3mg/（kg·d）］。偶尔出现新的病灶（每周 2~3 处），并不是改变每日剂量的提示。疾病严重程度的轻微波动确实可能发生，并且可能与摄入谷蛋白有关。外用强效糖皮质激素可能有助于缓解个别病变的症状。溶血是治疗最常见的副作用。氨苯砜是一种强氧化剂，在正常老化的红细胞上产生剂量相关的氧化应激。血红蛋白初始减少 2~3g 是常见的，但随后的网状红细胞增多症部分补偿是常态。高铁血红蛋白血症是一个严重的问题，心肺失代偿期患者的耐受性较差。剂量低于 200mg/d，其他剂量相关的副作用较少见。这些包括中毒性肝炎、胆汁淤积性黄疸、精神病，以及运动和感觉神经病变。在长期使用后可发生低白蛋白血症。在小鼠和大鼠中氨苯砜的致癌性已有报道，但在人类中尚未报道。传染性单核细胞增多综合征伴发热和淋巴结肿大很少发生。

如果坚持至少 3~12 个月的无谷蛋白饮食治疗，90% 以上的病例可缓解。在这种情况下，最初用氨苯砜抑制症状通常十分必要。当谷蛋白限制允许氨苯砜需求减少时，患者可以逐渐减少剂量。无谷蛋白饮食的皮肤症状得到完全控制则不需要血液学随访。它更多是治疗病因，而不是治疗疾病的症状。限制谷蛋白饮食的缺点包括饮食的不便，一些患者可能会觉得缺乏食欲。必须强调的是，因患者在长期服药或坚持饮食治疗的意愿不同，患者应积极参与并开始无谷蛋白饮食。

收集初始基线信息后，第一个月应每周检查血细胞计数，之后的 6 个月每月复查一次，以后每半年复查一次。生化检查应在前 6 个月每月一次，之后每年一次检查，以监测可能的肝毒性、肾功能改变和低白蛋白血症。IgA 组织转谷氨酰胺酶抗体可以作为坚持饮食限制和小肠炎症过程的改善一个指标。

线状 IgA 大疱性皮肤病

线性 IgA 大疱性皮肤病（linear IgA bullous dermatosis，LABD）是一种慢性大疱性疾病，其特征是糜烂和紧张性水疱，通常在红斑基础上发病（图 16-9）。80% 的 LABD 患者有口腔受累。它也被称为线性 IgA 病、IgA 类天疱疮和线性 DH。基于直接免疫荧光的结果，LABD、BP 和 DH 的区别在 1979 年由 CouZelelkk 等人提出，LABD 的基底膜带 IgA 呈线状沉积。

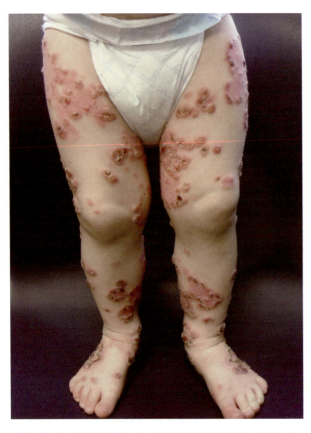

图 16-9　儿童线状 IgA 大疱性皮病的代表性成群水疱

分型

慢性儿童大疱性疾病（chronic bullous disease of childhood，CBDC）和 LABD 具有相同的组织学和免疫荧光结果。尽管有不同的临床表现，它们被大多数专家认为是同一种疾病。

CBDC 发生在儿童中，在 4.5 岁内发病率最高，13 岁时趋于缓解。其特征分布在下腹部和会阴部，但可累及四肢。由于新的水疱病变出现在旧的边缘，水疱分布表现出所谓的"宝石链"外观。报道 64% 的病例可见黏膜受累。

LABD 表现出轻微的女性优势，发病高峰在 60~65 岁。其临床表现常与 DH 相似，四肢上有瘙痒性丘疹和水疱，但可能出现与 BP 相似的水疱和大疱。皮肤损害可能是线性的或"腊肠形的"。大约 60% 的患者中，LABD 症状缓解可能会超过数年。

LABD 表现独特，因其可能是由药物引起的，并且可以在停止致敏药物后缓解。万古霉素是最常见的致敏药物，但其他包括胺碘酮、氨苄西林、卡托普利、儿童疫苗、双氯芬酸、干扰素 -γ、白介素 -2、碘、锂、青霉素 G、苯妥英、吡罗昔康、利福平、生长抑素和甲氧苄啶 - 磺胺甲噁唑。其发病机制尚不清楚。

发病机制

1990 年，Zone 等人从成人和儿童血清中鉴定出分子量为 97kD 的蛋白抗原。此蛋白与XVII胶原蛋白（BPAG2，BP180）的胞外部分相同。该蛋白是 BPAG2 的胞外域的蛋白水解片段。IgA 基底膜抗体引起水疱的机制尚待阐明。

部分患者基底膜带线性 IgA 和线性 IgG 沉积，这被认为是 LABD 和 BP 的免疫重叠。这些患者应根据占优势的抗体进行治疗。

许多报告将 LABD 与霍奇金病以及其他 B 细胞淋巴瘤联系在一起。膀胱移行细胞癌和食管癌也与 LABD 有关。由于 IgA 是在 SLE 基底膜带沉积的抗体之一，因此尚不清楚 LABD 与 SLE 之间的关联是否存在。溃疡性结肠炎与 LABD 之间有着真正的联系：一项研究显示 70 例 LABD 患者中有 5 例出现溃疡性结肠炎。其他相关疾病包括多发性硬化、皮肌炎、Crohn 病、葡萄胎和类风湿性关节炎。

有报道多种药物诱导 LABD。通常发生在服药数天到数周内的。尽管有报道青霉素类、头孢菌素类、ACE 抑制剂和非甾体类抗炎药，最常见的药物是万古霉素。已经有描述几种其他药物在罕见的情况下发生 LABD。所有的 LABD 患者都应有详细的用药史。绝大多数病例在停用药物 2~6 周内缓解。

鉴别诊断

LABD 的鉴别诊断与本章所讨论的其他免疫性疾病相似。LABD 和 DH 之间的一个重要且关键的区别是LABD中直接免疫荧光显示基底膜带线性IgA沉积。仅根据组织学表现，没有临床病史和检查，LABD与大疱性SLE很难区分。大疱性狼疮倾向于影响已经诊断狼疮的患者，或有其他与狼疮相关的特征的患者。

患者评估

直接免疫荧光检查是诊断LABD的基础。病灶周围皮肤显示基底膜带IgA线性沉积（通常是IgA 1亚类，偶尔为IgA 2）。间接免疫荧光阳性率约为60%~70%。BMZ盐裂皮肤是间接免疫荧光的一个更敏感的底物。LABD中的大多数抗体结合于BMZ盐裂皮肤的表皮侧并不奇怪，类似于BP中所见的情况，因LABD与其共享一个主要的致病性抗原——BPAG2。

治疗

与其他IgA和中性粒细胞介导的疾病一样，治疗LABD主要药物是氨苯砜。剂量和管理类似于DH，可以参考在这一章的章节中关于这种药物的讨论。与DH一样，不耐受氨苯砜的患者可以用磺胺吡啶控制。有证据表明秋水仙碱、四环素和烟酰胺联合使用以及IVIg在难治性病例中。泼尼松和免疫抑制剂治疗对顽固性天疱疮和BP治疗有效。LABD很少与谷蛋白敏感性相关，并且除非有腹腔疾病，则不需要限制谷蛋白饮食。

（刘炜钰、罗权 译，张锡宝、杨斌 审校）

推荐阅读

Alonso-Llamazares J, Gibson LE, Rogers 3rd RS. Clinical, pathologic, and immunopathologic features of dermatitis herpetiformis: review of the Mayo Clinic experience. Int J Dermatol 2007;46:910.

Culton DA, Diaz LA. Treatment of subepidermal immunobullous diseases. Clin Dermatol 2012;30:95.

Czernik A, Camilleri M, Pittelkow MR, Grando SA. Paraneoplastic autoimmune multiorgan syndrome: 20 years after. Int J Dermatol 2011;50:905.

Daniel BS, Borradori L, Hall 3rd RP, Murrell DF. Evidence-based management of bullous pemphigoid. Dermatol Clin 2011;29:613.

Getsios S, Waschke J, Borradori L, et al. From cell signaling to novel therapeutic concepts: international pemphigus meeting on advances in pemphigus research and therapy. J Invest Dermatol 2010;130:1764.

Gürcan HM, Ahmed AR. Current concepts in the treatment of epidermolysis bullosa acquisita. Expert Opin Pharmacother 2011;12:1259.

Hall RP, Mickle CP. Dapsone. In: Wolverton SE, editor. Comprehensive dermatologic drug therapy. 2nd ed. Philadelphia: Elsevier Inc; 2007. p. 239.

Kasperkiewicz M, Shimanovich I, Ludwig RJ, et al. Rituximab for treatment-refractory pemphigus and pemphigoid: a case series of 17 patients. J Am Acad Dermatol 2011;65:552.

Murrell DF, Marinovic B, Caux F, et al. Definitions and outcome measures for mucous membrane pemphigoid: recommendations of an international panel of experts. J Am Acad Dermatol January 2015;72(1):168–74.

Ruocco V, Ruocco E, Lo Schiavo A, et al. Pemphigus: etiology, pathogenesis, and inducing or triggering factors: facts and controversies. Clin Dermatol 2013;31:374.

Saha M, Cutler T, Bhogal B, et al. Refractory epidermolysis bullosa acquisita: successful treatment with rituximab. Clin Exp Dermatol 2009;34:e979.

Woodley DT, Chang C, Saadat P, et al. Evidence that anti-type VII collagen antibodies are pathogenic and responsible for the clinical, histological, and immunological features of epidermolysis bullosa acquisita. J Invest Dermatol 2005;124:958.

第17章

内脏恶性肿瘤的皮肤表现

Edward W.Cowen · Jeffrey P.Callen

要点

- Curth 的假设提供了一组标准,有助于判断皮肤疾病是否与内脏恶性肿瘤有关。
- 个别副肿瘤性皮肤病往往与某些类型的癌症更为密切相关。
- 很多副肿瘤性皮肤病的发病机制仍不清楚。肿瘤分泌性激素、旁分泌因子和免疫应答可能导致皮肤不同的表现。
- 肿瘤相关的遗传性皮肤病,例如遗传性平滑肌瘤病和肾细胞癌,可能在机体出现内脏恶性肿瘤前发生皮肤症状。因此,早期诊断可及时发现隐匿性恶性肿瘤。
- 肿瘤家族史以及个人或家族同类型肿瘤发病史,特别是恶性肿瘤发病早于预期,应及时考虑遗传性肿瘤综合征。

皮肤状态常常反映内脏活动,患者对这一点的认识使他们意识到恶性肿瘤是很多皮肤疾病的潜在原因。事实上,很多皮肤病以特异或非特异性的方式与内脏恶性肿瘤联系在一起。本章认为认识与内脏恶性肿瘤相关的皮肤病,其确切与肿瘤相关的症状,对于具有皮肤表现的内脏恶性肿瘤患者来说十分必要。

早前 Curth 提出评估两种疾病的潜在关系的标准,例如本章中讨论的皮肤疾病和肿瘤(表 17-1);这些疾病可同时发生或并列进行;它们可能具有特定的肿瘤部位或与皮肤疾病相关的细胞类型;这两种疾病过程之间可能存在统计学意义;或者这两种疾病之间可能存在遗传关联。在这一章中,我们研究这些因素,以确定以下三类皮肤病是否存在一个"真正的"关联:①增殖性和炎症性皮肤病;②激素分泌性肿瘤;③遗传综合征。

表 17-1 皮肤病和肿瘤相关的标准

同时发病
平行病程
均一肿瘤(部位或细胞型)
统计学相关
遗传相关

增殖性和炎症性皮肤病

黑棘皮病

黑棘皮病(acanthosis nigricans,AN)特征性的临床表现是色素沉着,褶皱部位皮肤表面增厚。最常见于腋窝顶部、颈部、腹股沟、乳头和脐窝,也可能累及创伤部位如肘部、膝盖和关节。口腔黏膜病变通常可见乳头瘤样增殖(图 17-1)。罕见病例中,皮疹可泛发(图 17-2)。疣状增殖和乳头瘤样增殖可见于典型病例中。患者可同时出现多处脂溢性角化病。

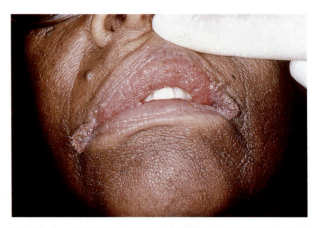

图 17-1 已被确诊胃腺癌的女性患者,黏膜表面可能与黑棘皮病有关。(Courtesy of Dr Mark Holzberg, Atlanta, GA.)

黑棘皮病可在很多临床疾病下发生,包括肥胖和胰岛素抵抗,以及作为一些遗传性疾病的其中一种表现(如,Crouzon 综合征,先天性脂肪代谢障碍)。一旦其他联系被排除,必须考虑具有潜在肿瘤的可能性,特别是泛发的黑棘皮病。一般情况下,恶性黑棘皮病患者常常具有老年体重减轻史。

黑棘皮病最常见与以下恶性肿瘤伴发;然而,它可能先于或在恶性肿瘤诊断后发生。大约 90% 与 AN 有关的肿瘤发生在腹腔内,尤其是胃肠道和泌尿生殖道。胃腺癌是最常见的与恶性 AN 相关的癌症。然而，腹腔外和非腺癌的恶性肿瘤均有报道。恶性 AN 伴发的恶性肿瘤往往具有侵袭性。AN 作为一个原型恶性皮肤病与恶性肿瘤相关，除了与遗传相关，符合 Curth 所有的"假设"。

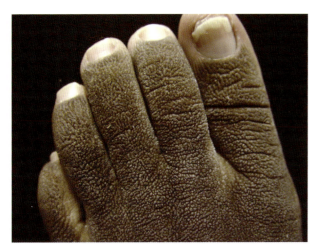

图 17-2　黑棘皮病，患者同时发生匐行性回状红斑

Bazex 综合征

副肿瘤性肢端角化症亦称 Bazex 综合征，由名称可知与潜在的恶性肿瘤相关。副肿瘤性肢端角化症发病经历三个阶段。最初的皮肤表现为境界不清的紫红色斑，覆以不易刮除的鳞屑，好发于机体肢端部位，包括手、足、耳和鼻部。通常伴随甲沟炎。第二阶段，皮损开始扩展，角化明显。第三阶段，皮疹快速发展，仍可见肢端明显的紫红色斑（图 17-3）。皮损的三个阶段与潜在肿瘤的演变往往相平行。男性 Bazex 综合征较为常见，且潜在肿瘤中最常见的是上消化道鳞状细胞癌；然而，其他多种恶性占位性肿瘤和淋巴瘤均有关联。因此，需要进行全面的头颈及盆腔检查，包括实验室检查、影像学检查和内镜检查。与黑棘皮病一样，Bazex 综合征皮肤所累的过程与肿瘤发生过程平行，因此符合它作为内脏恶性肿瘤标记物的标准。

大疱性皮肤病

几种大疱性皮肤病均被报道与恶性肿瘤相关。虽然大疱性类天疱疮和恶性肿瘤相关可能主要与老年患者两种情况的发病率增加有关，但其他一些真表皮自身免疫性疱病似乎与恶性肿瘤风险增加有关，特别是那些免疫荧光为阴性的病变，比如突出的黏膜病变和线状 IgA 病。Egan 和他的同事们报道 35 例抗表皮整联配体蛋白瘢痕性类天疱疮（antiepiligrin cicatricial pemphigoid，AECP）中有 10 例发生内脏实体恶性肿瘤。其中，有 8 例在诊断 AECP 后 14 个月内发现肿瘤。AECP 是一种罕见的严重的，常伴瘢痕形成的黏膜类天疱疮，主要与针对层粘连蛋白 5 的 IgG 抗体相关联。与之对比的是，回顾性分析两例与 β4α6 整合素相关抗体的黏膜类天疱疮未发现发生肿瘤的风险增加。此外，虽然有各种各样的肿瘤伴发大疱性类天疱疮，但似乎没有与恶性肿瘤发生相平行的过程。因此，目前的数据并不支持大疱性类天疱疮和恶性肿瘤之间相关，某种类天疱疮的亚群可能是个特例，特别是 AECP。

获得性大疱性表皮松解症（epidermolysisbullosaacquisita，EBA）与恶性肿瘤几乎不相关，被普遍认为是血液来源。然而，有几例报道患者同时具有 EBA 和瘢痕性类天疱疮的特征。

天疱疮最常见合并胸腺瘤和淋巴增生性恶性肿瘤。胸腺瘤患者常伴重症肌无力。天疱疮病程与肿瘤发生不一致。然而，应仔细检查胸部 X 线，以确保排除胸腺瘤。20 世纪 90 年代，Anhalt 和同事们报道独立个案，他们称之为"副肿瘤性天疱疮"（paraneoplastic pemphigus，PNP）。副肿瘤性天疱疮患者表现为严重的黏膜糜烂和溃疡，类似多形性红斑的多形性皮疹，血清中存在针对多种蛋白的抗体，特别是桥粒蛋白、包斑蛋白、周斑蛋白（图 17-4）。然而，予利妥昔单抗治疗的苔藓样副肿瘤性天疱疮报道的几起病例中发现，自身抗体检测延迟或抗体未被鉴明。这种副肿瘤性自身免疫性多器官综合征（paraneoplastic autoimmune multiorgan syndrome，PAMS）已经被提出，以体现多器官系统受累与 PNP 相关。患者发病时常

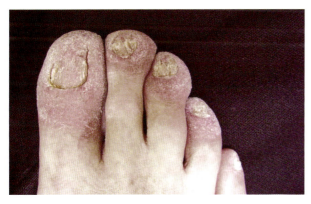

图 17-3　副肿瘤性肢端角化。病人的肢端紫红斑几乎与扁桃体鳞状细胞癌同时出现

伴发支气管疾病和死于呼吸衰竭（见于 16 章对 PNP/PAMS 的进一步讨论）。疾病预后差，生存者较少。

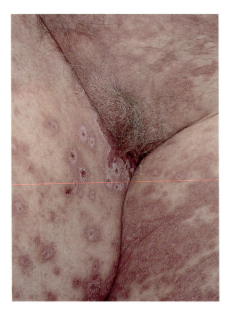

图 17-4　副肿瘤性天疱疮。患者腹股沟部位的多发性红斑、丘疹和水疱。（Reprinted with permission from Callen JP, Greer KE, Paller A, Swinyer L.Color atlas of dermatology: a mrphological approach.2nd ed.Philadelphia: WB Saunders; 2000.）

疱疹样皮炎（dermatitis herpetiformis, DH）与非霍奇金淋巴瘤（non-Hodgkin's lymphoma, NHL）相关，特别是肠病相关 T 细胞淋巴瘤和 B 细胞 NHL。最近的 Meta 分析中发现，每年每 2 000 个谷蛋白敏感性肠病患者中新发 NHL。并发淋巴瘤的肠发育不良 DH 患者，切除肿瘤并不影响皮肤症状的进程。

迟发性皮肤卟啉症（porphyria cutaneatarda, PCT）与肝脏肿瘤相关，特别是原发性肝癌。这种关联很可能是一种巧合的现象，因为丙型肝炎病毒感染均是 PCT 和肝癌的危险因素。PCT 患者伴发肝脏肿瘤的确切几率尚不明确；然而，有报道二者同时发作和病程相平行。建议所有的 PCT 患者仔细评估肝脏功能，包括丙型肝炎抗体检测。

皮肌炎和其他胶原血管疾病

如第 2 章所讨论的，皮肌炎（dermatomyositis, DM）明显与恶性肿瘤相关，影响约 1/4 的成人 DM 患者；然而，只有少数 DM 患者同时发生或并发肿瘤。第 2 章中详细描述了成人 DM 患者的恶性肿瘤检查，但超越了传统的适龄评价。女性患者应仔细检查是否存在乳腺和妇科系统的恶性肿瘤。种族特点也应该被考虑：鼻咽癌是中国台湾地区 DM 研究中最常见的恶性肿瘤。所有的患者都应该进行检查，包括胸部 X 线、胸腹部和盆腔 CT 扫描以及大便隐血检查。并发恶性肿瘤的风险随 DM 诊断时间的延长而降低，但至少应在病程的前 3 年进行一次复查，因卵巢癌等恶性肿瘤不易通过体格检查和影像学检测发现。在任何时候无法解释的症状和体征均应该被全面评估。

在红斑狼疮患者中，恶性肿瘤似乎是偶然发生的。几个报告中反映系统性红斑狼疮患者发生淋巴系统恶性肿瘤可能是免疫抑制治疗的并发症。骨髓瘤蛋白血症已被报道在慢性红斑狼疮患者中出现，但发生率和机制尚不清楚。

硬皮病患者发生恶性肿瘤危险性增加在最近的两个 Meta 分析中得到证实。发生肺癌、NHL 和其他造血细胞癌的风险增加。一项研究表明，男性患者较女性患癌风险高，这可能是男性吸烟人数较多。虽然女性硬皮病患者常发现并发乳腺癌，但硬皮病患者罹患乳腺癌的风险与一般人群相当。

皮肤小血管血管炎并发恶性肿瘤已被发现并报道为副肿瘤性血管炎。皮肤小血管血管炎是一种常见血管炎，如皮肤和系统性结节性多动脉炎。大多数报道的肿瘤与淋巴系统血管炎相关（尤其是毛细胞白血病），但少数病例报道中可见伴发占位性肿瘤。最初这些皮肤症状偶然发生，或同时发生均有可能。表现为皮肤血管炎的患者可能不需要进行恶性肿瘤的特异性评价。

发疹性血管瘤、毛细血管扩张和脂溢性角化

内脏恶性肿瘤突然出现血管瘤或毛细血管扩张的案例已经发表在皮肤病学文献中。成人血管瘤样病变常见，表现为樱桃色小丘疹。目前尚不清楚血管瘤快速发生是否应进行排查恶性肿瘤。关于毛细血管扩张的情况同样不清楚。

突然出现或扩展的脂溢性角化被认为是 Leser-Trélat 的标志（见图 17-1）。很多报告将这种情况与各种恶性肿瘤联系起来。很多患者有黑棘皮病，Leser-Trélat 标志者与腹腔腺癌相关，虽然恶性程度比 AN 小。人群研究中未显示多发脂

溢性角化与内脏恶性肿瘤的联系。然而，一个具有表皮生长因子受体的脂溢性角化患者中发现黑色素瘤也分泌这种因子。这个患者的黑素瘤切除后，其脂溢性角化亦随之消退。虽然没有符合恶性肿瘤相关性的所有标准，但仔细评估患者突然发生和发展的脂溢性角化似乎是合理的，包括其他内脏恶性肿瘤相关的皮肤症状，如 AN 和牛肚掌。全面检查应包括病史和体格检查，以及胃肠道和泌尿生殖系统的影像学检查。

红皮病

红皮病（剥脱性皮炎）是一种以泛发潮红、水肿和脱屑为特征的皮肤病（见 14 章）。其可能伴有发热、淋巴结肿大、内脏器官肿大和 / 或白细胞增多。恶性肿瘤可能存在于约 10%~15% 的红皮病患者中。大多数情况下表现为淋巴系统恶性肿瘤，但一些占位性肿瘤也有报道。皮肤症状的病程常伴肿瘤发生的进程，恶性病变的发现常与诊断皮肤疾病有关。因此，必须考虑所有病因不明的红皮病患者存在隐匿肿瘤的可能性。

多形红斑

有多种形状的红斑，但似乎与恶性肿瘤真正相关的只有匍行性回状红斑。爆发病例中，环状或匍行性斑块迅速在皮肤表面蔓延（图 17-5），产生"木纹状"外观。几乎所有的匍行性回状红斑患者均伴发恶性肿瘤，且常常同时发现。其病程也常与肿瘤病程相类似。虽然与任何恶性肿瘤均可能相关，但肺癌是最常见的，其次是乳腺癌、泌尿生殖系统（genitourinary，GU）和胃肠道（gastrointestinal，GI）肿瘤。匍行性回状红斑的存在要求对内脏恶性肿瘤进行广泛评估。

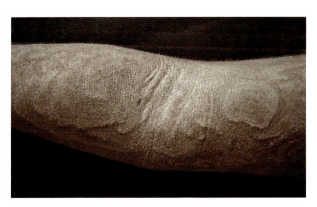

图 17-5　匍行性回状红斑。黑色皮肤患者的回状红斑

毳毛增多症（恶性 Down 症）

多毛症是指毛发过度生长而不存在男性化趋向（图 17-6）。迄今为止报告的所有患者中发现，这种细软的胎毛突然出现与潜在肿瘤的存在有关。通常在诊断胎毛过多时发现恶性肿瘤，其部位广，细胞类型多。舌炎也被认为与恶性肿瘤相关，但它更多地被认为是维生素缺乏的表现，而不是肿瘤相关。对于这种类型的毛发生长的患者，若没有其他可解释的原因，如服用药物（如环孢素、米诺地尔）、迟发性皮肤卟啉症或内分泌失调，应该考虑内脏恶性肿瘤的可能性。

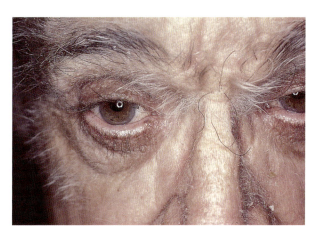

图 17-6　毳毛增多。这名患者出现细软胎毛的同时发现了肺鳞状细胞癌

获得性鱼鳞病

获得性鱼鳞病临床与寻常型鱼鳞病类似，以多角形鱼鳞样鳞屑，边缘游离于皮肤为特征。获得性鱼鳞病最常见与淋巴系统有关，特别是霍奇金淋巴瘤。其亦见于其他副肿瘤性疾病中，如 AN 和 Leser-Trélat。然而，其他几种疾病状态已证实与获得性鱼鳞病相关，如甲状腺功能减退症和结节病。获得性鱼鳞病与恶性肿瘤相关，大多数情况下，癌症可在获得性鱼鳞病之前被诊断。

角化棘皮瘤

角化棘皮瘤是一种发展快速的表皮肿瘤，可能具有侵袭性，但也有良性病变。与皮脂腺肿瘤相关，角化棘皮瘤是 Muir-Torre 综合征的一个主要特征；Muir-Torre 综合征是遗传性非息肉性结直肠癌（hereditary nonpolyposis colorectal cancer，HNPCC）Lynch 综合征 II 型的一个亚型。另外的散发病例描述多发角化棘皮瘤与内脏恶性肿瘤之间的关联。然而，由于角化棘皮瘤患者往往是老年人，这种相关性可能与年龄有关。

游走性血栓性静脉炎（Trousseau 综合征）

虽然血栓性浅静脉炎临床上常见，但游走性血栓性静脉炎（Trousseau 综合征）与潜在的隐匿性恶性肿瘤相关，以胰腺、胃和肺最常见。胸腹腔和下肢静脉可依次或同时累及。其可能源于与癌症相关的高凝状态，或由炎性因子、急性期反应相、循环组织中的因子或癌症细胞诱导。不明原因的游走性血栓性静脉炎患者应进行全面的检查，包括胸腹部 CT 扫描。

多中心网状组织细胞增生症

多中心网状组织细胞增生症（multicentricreticulohistiocytosis，MRH）是一种以多发性关节炎、结节性皮肤病变为特征的罕见疾病。其可能发生口咽病变、眼部受累，肺积液和纤维化、心包积液和心肌疾病，还可累及肝脏、胃肠道和泌尿生殖系统。本病头皮、耳部、面部、四肢、躯干皮肤和黏膜可见皮色、红色或紫红色结节。已知皮疹好发于手部，且同时发生甲皱襞多发病灶时可见"珊瑚珠样"的特殊外观，这被认为是 MRH 特征表现（图 17-7）。关节炎累及手关节时，极具破坏性，最终导致手指严重变形。多中心网状组织细胞增生症与自身免疫性疾病（Sjögren's、系统性红斑狼疮、硬皮病）、内分泌疾病（糖尿病、甲状腺疾病）和癌症相关。大约四分之一的患者有潜在的内脏恶性肿瘤和多种占位性器官病变（胃肠道、肺、肉瘤）、淋巴系统恶性肿瘤。确切的联系，特别是这种紊乱与癌症的相关性尚不清楚。

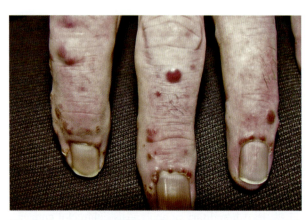

图 17-7 多中心网状组织细胞增生症。没患恶性肿瘤的男性患者，发生相同病变，注意甲皱襞上典型的"珊瑚珠"外观

皮肤 T 细胞淋巴瘤（蕈样肉芽肿）

皮肤 T 细胞淋巴瘤（cutaneous T-cell lymphoma，CTCL）病程呈慢性，以皮肤异色症或红斑、斑块或肿瘤为特征的疾病（见第 20 章）。该病组织病理以恶性 T 细胞亲表皮为特征。文献中 CTCL 患者第二原发性恶性肿瘤发病率比预期更高。来自监控系统、流行病学及预后的数据显示 CTCL 患者发生霍奇金病和非霍奇金淋巴瘤的风险显著升高。CTCL 患者出现新症状或体征必须进行仔细和全面的检查。

渐进坏死性黄色肉芽肿

伴有副球蛋白血症的渐进坏死性黄色肉芽肿首由 Winkemann 提出，名称描述了其皮肤损害和组织病理学特征，一种伴有黄色肉瘤病和脂膜炎的炎性肉芽肿，以及伴随副球蛋白血症。临床上，皮损表现为黄色或红色丘疹、结节或斑块，甚至可发展形成溃疡。皮损好发于眼周。根据定义，病变伴随副球蛋白血症，通常为 IgGκ 单克隆性，很少出现骨髓瘤。

乳房佩吉特病和乳房外佩吉特病

乳房佩吉特病以乳头和乳晕周围红斑、湿疹样斑为特征。这种几乎与乳腺导管癌有关，常转移至腋窝淋巴结。佩吉特氏病被认为是由恶性细胞向上迁移引起的，因此它不是真正的副肿瘤标志，而是一种特异性恶性浸润。

乳房外佩吉特病具有乳房佩吉特相同的临床特征和病理学改变，但是发生在乳房外，最常见的是生殖器、腋窝和肛周皮肤（图 17-8）。约 30%~50% 的患者具有潜在肿瘤，通常发生在皮肤受累的邻近部位，最常见是泌尿生殖道和胃肠道。乳房外佩吉特病患者，应该对其发病邻近区域进行检查。

正圆形糠秕疹

正圆形糠秕疹是一种少见的圆形非炎症性病变，发生于躯干，可导致色素沉着。据报道，正圆形糠秕疹可合并有各种恶性肿瘤。发病可与许多其他潜在病原体有关。在南非的一项研究中，10 例圆形糠疹患者中有 7 例肝细胞癌。这种皮肤疾病与恶性肿瘤的关系目前尚不清楚。到目前为止，还没有报道跟踪正圆形糠秕疹患者的肿瘤发病病程。尽管缺乏确凿的数据，但至少应该慎重

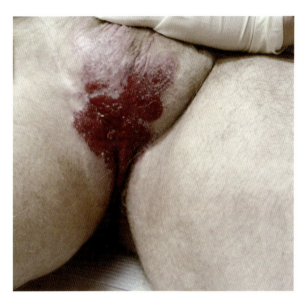

图 17-8 乳房外佩吉特病。慢性，腹股沟红斑。这位患者没有发现潜在肿瘤

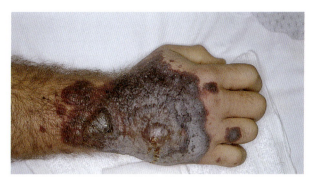

图 17-9 一例伴有急性髓细胞性白血病的 Sweet 综合征（急性发热性嗜中性粒细胞增多症）患者。在这张照片拍摄时，他伴发严重血小板减少，因此发生大量出血

考虑这种罕见的皮肤疾病是否发生肿瘤。

掌跖点状角皮症和掌跖砷角化病

点状角皮症是在手掌和足跖发生的皮色、角化过度性丘疹，常见于非裔美国人。皮损中央可见角栓或类似火山口样凹陷。数目多而分散。损害通常无症状。砷角化病，虽然病理组织学表现不同，但在临床上无法区分点状角化病。虽然点状角化病和恶性肿瘤之间的关系是最有争议的，但除了非黑素瘤皮肤癌外，饮用高砷水还可能引起膀胱癌和肺癌。

坏疽性脓皮病和其他"中性粒细胞性"皮肤病

在典型的坏疽性脓皮病患者中，很少有各种恶性肿瘤的病例报告。非典型大疱性脓皮病患者很可能伴有粒细胞性白血病或处于白血病前期。类似地，许多患有 Sweet 综合征（急性发热性中性粒细胞性皮肤病）的患者被报告伴有粒细胞性白血病（图 17-9）。面部副肿瘤性中性粒细胞病变可与丹毒类似。在恶性肿瘤相关的中性粒细胞性皮肤病患者中，白血病的发现常与诊断皮肤异常同时发生。白血病缓解后皮损消失，白血病复发时可复发。对所有不典型的坏疽性脓皮病或 Sweet 综合征患者进行仔细的血液学研究似乎是合理的，包括特定患者的骨髓检查。

骨膜增生厚皮症

获得性骨膜增生厚皮症表现为皮肤增厚、肥大性骨关节病和杵状指。这可能会导致类似肢端肥大症粗糙的面部外观。此外，远端肢体的皮肤也常被累及。手掌和足跖也可能发生角化过度。杵状指可能在没有其他症状的情况下发生，但具有相同的恶性肿瘤标记意义。

这些疾病最常见于肺部肿瘤。然而，这些改变并不完全是副肿瘤性的，也可能发生在肺和心脏疾病的良性病变中。骨膜增生厚皮症患者的恶性肿瘤发病率尚不清楚。此外，肿瘤治疗是否会影响皮肤或指甲疾病的进程尚不清楚。因此，杵状指伴或不伴骨膜增生厚皮症应被认为是心肺疾病的标志，并且应该考虑肺癌的可能性。

牛肚掌

牛肚掌是一种皮肤副肿瘤综合征，其特征是手掌皮肤增厚，苔藓化，形成天鹅绒状多皱结构（图 17-10）。手掌表面的外观类似于在 AN 中发现的三叉神经变化。有些牛肚掌患者也表现出 AN，但大多数患者没有。恶性肿瘤通常与皮肤疾病诊断同时存在。大多数相关的癌症发生于胃和肺中。不伴随 AN 的牛肚掌患者最常与肺癌发生相关。目前这种皮肤症状的病程是否平行于恶性肿瘤尚不清楚。

白癜风

已有报道称白癜风或白癜风样白斑病与恶性黑色素瘤相关。此外，还有报道研究 40 年以上的白癜风与各种恶性肿瘤的关系。这一关联尚未得到证实。成人白癜风的发病需要进行全面的皮肤

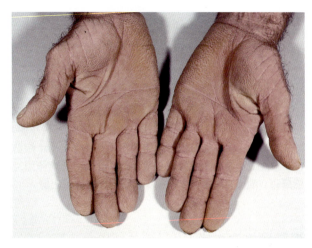

图 17-10　牛肚掌：双手掌的皱纹变化。（Courtesy of Jon Dyer，MD，Columbia，MO.）

激素分泌综合征

类癌综合征

类癌综合征是由分泌 5- 羟色胺和其他血管活性胺的肿瘤引起的。肿瘤在胃肠道中最常见，但也可能发生在肺部或卵巢。临床上，常出现皮肤潮红、腹泻、腹痛、喘息，偶尔出现呼吸急促。胃肠道的肿瘤在转移到肝脏之前不会产生症状，因为在正常情况下，肝脏能够分解产生症状的胺。其他部位的肿瘤能够在转移之前产生症状。类癌综合征的诊断是通过发现尿液中的 5- 羟基吲哚乙酸（或其他代谢物或血管活性胺）的水平升高。肿瘤切除后，症状可消失。

异位促肾上腺皮质激素综合征

某些肿瘤能够摄取胺前体和产生脱羧作用，因此被称为胺前体摄取和脱羧细胞瘤。这些肿瘤通常起源于肺（支气管腺瘤或燕麦细胞癌）、胃肠道（类癌）或腺组织。异位促肾上腺皮质激素（ACTH）产生的肿瘤可导致许多典型的症状和库欣综合征中除了肥胖外的症状。库欣病中很少发生明显的色素沉着，但常见于异位促肾上腺皮质激素生成的患者中。产生这种综合征的最常见的肿瘤是肺燕麦细胞癌。

坏死松解性游走性红斑（胰高血糖素瘤综合征）

坏死性游走性红斑与一种胰高血糖素生成过量的胰腺肿瘤密切相关。其特征性皮损始于腹股沟区，为不规则的红斑、斑块，表面有浅层糜烂、水疱和大疱。红斑和大疱性病变可合并成环状和/或多环状银屑病样斑块。皮疹可能与脂溢性皮炎、间擦疹或念珠菌病混淆。可发展形成口角红斑、鳞屑斑（口角炎）和舌炎。其他症状包括新发糖尿病、贫血、体重减轻和腹泻。从临床和组织学相似的坏死性游走性红斑到肠病肢端皮炎和维生素 B 缺乏，提示坏死性游走性红斑皮肤表现出的营养缺乏，可能是胰腺肿瘤分泌过多胰高血糖素引起的。事实上，医源性坏死性游走性红斑是由应用胰高血糖素治疗持续低血糖引起的。虽然去除胰高血糖素可使皮肤症状缓解，但超过 50% 的患者在诊断时通常有肝转移，导致预后差。

与内脏肿瘤相关的遗传综合征

Birt-Hogg-Dubé 综合征（OMIM#135150）

Birt-Hogg-Dubé 综合征（BHD 综合征）首次在 1977 年被描述为纤维毛囊瘤、毛盘瘤和软垂疣的三联症。随后，BHD 综合征被认为与发生自发性气胸和肾细胞癌的风险有关。2002 年，发现染色体上的 BHD 基因 FLCN 的突变，位于染色体 17p11.2 上，但卵泡蛋白的功能尚不明确。特征性纤维毛囊瘤的面部病变出现病程的第三个十年中，为小的白色至皮色的扁平丘疹，范围集中在面颈部，及存在一些分散的病灶（图 17-11）。受影响的个体可能在肾脏同时发生多种组织学变化的多发性肾肿瘤，包括罕见的嗜酸性细胞嫌色细胞杂合肿瘤。初步筛查应包括胸部 CT 和腹部 CT 或 MRI，以评估肺和肾脏疾病。

考登病（OMIM#158350）

考登病、Bannayan-Ruvalcaba-Riley 综合征、Lhermitte-Duclos 病具有重叠的临床特征，包括巨头畸形、胃肠错构瘤、脂肪瘤，并称 PTEN 错构瘤综合征。考登病的最显著特征是位于鼻和面部中央的毛癣菌，面颈部、耳部和手部多发性角化性丘疹，口腔黏膜上多个丘疹合并形成鹅卵石

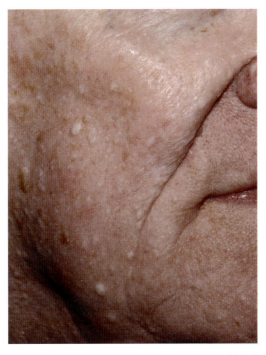

图 17-11　BHD 综合征：面部多发白色纤维性毛囊瘤

样外观。系统表现包括胃肠道息肉病、甲状腺肿瘤、卵巢囊肿和纤维囊性乳腺病。所有这些综合征与 *PTEN* 基因（10q23.3）中的生殖系突变相关，并且多个器官系统发生恶性肿瘤的风险增加。女性患乳腺癌的风险非常高，通常是双侧的，但患有考登病的男性患者也有患乳腺恶性肿瘤的风险。恶性肿瘤的总患病率可能高达 40%~50%，特别是乳腺腺癌（20%）、甲状腺腺癌（7%）、皮肤鳞状细胞癌（4%）、结肠癌、前列腺癌、子宫癌、宫颈癌、膀胱癌或血液系统肿瘤（均<1%）。在这一综合征患者和所有家庭成员中，对潜在恶性肿瘤的仔细检查是必要的。一些权威机构甚至建议在患有这种疾病的妇女中进行预防性乳房切除术。

加德纳综合征（OMIM#175100）

加德纳综合征是家族性腺瘤样息肉病的一个变型。加德纳综合征患者可发生表皮样囊肿、纤维瘤、脂肪瘤和纤维瘤病，亦可发生多发性骨瘤。双侧先天性视网膜色素上皮肥大是早期的眼部发现。表皮样囊肿出现在婴儿的面部、躯干和头皮，结肠息肉病可能在诊断多年前已发生。关注息肉的恶性转化可在儿童期行预防性全结肠切除术。患者也有发生其他系统肿瘤的风险，特别是中枢神经系统恶性肿瘤（Turcot 综合征）。

遗传性平滑肌瘤病与肾细胞癌（OMIM# 150800）

遗传性平滑肌瘤病和肾细胞癌是一种常染色体显性癌综合征，其特征为皮肤平滑肌瘤、子宫肌瘤（肌瘤）和肾细胞癌。由于一种三羧酸循环酶—延胡索酸水解酶（FH）基因胚系突变，使发生这种综合征风险增加。皮肤平滑肌瘤是卵形粉红色结节，通常成群发生。它们经常被描述为疼痛或明显触痛（图 17-12）。女性子宫平滑肌瘤几乎与 FH 突变有关，大多数情况下患者选择行子宫切除术。肾细胞癌患者发病率低于皮肤和子宫平滑肌瘤。然而，FH 突变相关的肾细胞癌通常临床上具有侵袭性，定期筛查是早期发现这些肿瘤所必需的。

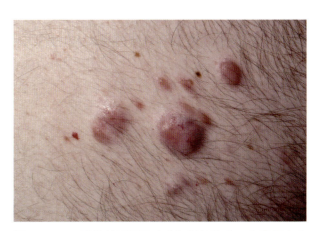

图 17-12　遗传性平滑肌瘤病与肾细胞癌：上背部疼痛性红色结节性平滑肌瘤

多发性内分泌腺瘤（OMIM#131100（Type 1）；#171400（2a）；#162300（2b））

多发性内分泌腺瘤（multiple endocrine neoplasias，MEN）是不连续的显性遗传性疾病，各种良恶性内分泌肿瘤的发病率非常高。MEN 1 型与几乎所有患者甲状旁腺腺瘤有关，以及垂体肿瘤和各种胰腺肿瘤。MEN 1 型的皮肤病变有面部多发血管纤维瘤。胶原瘤、牛奶咖啡斑、牙龈丘疹和脂肪瘤是较少的皮肤表现。MEN 2a 型患者常发生甲状旁腺腺瘤、嗜铬细胞瘤和甲状腺髓样癌。MEN 2a 型的唯一皮肤表现为苔藓样淀粉样变性。MEN 2b 型与黏膜和肠神经瘤、嗜铬细胞瘤和甲状腺髓样癌有关。受影响个体有 Marfan 样体形和粗糙的面部特征，后者发生是由于眼睑、嘴唇和舌头的神经浸润（图 17-13）。

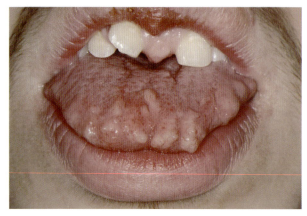

图 17-13　MEN 2b 型。一位转移性甲状腺髓样癌年轻患者的肥厚嘴唇和舌头多发神经瘤

Muir-Torre 综合征（OMIM#158320）

Muir-Torre 综合征是伴随多发性皮脂腺肿瘤 HNPCC Lynch 综合征 Ⅱ 型的一个变型，包括腺瘤、腺癌和上皮瘤。它与 DNA 错配修复基因（包括 MLH1 和 MSH2）中的种系突变相关。有两个或多个皮脂腺肿瘤患者或单发皮脂腺肿瘤的 60 岁以下患者，伴有 Lynch 相关癌症（胃肠道、子宫内膜、卵巢、尿路上皮或双唇）个人史或家族史，其罹患 Muir-Torre 综合征的可能性高。若发现标记性的特征，皮肤肿瘤的错配修复免疫组化和微卫星不稳定性测试可能有助于确诊。虽然 Muir-Torre 综合征患者的内脏肿瘤更多表现为类似良性肿瘤，但 60% 的 Muir-Torre 综合征患者发生肿瘤转移。此外，50% 的 Muir-Torre 综合征患者先于诊断皮肤损害前出现内脏恶性肿瘤。因此，对其他有患肿瘤风险的家庭成员进行仔细地筛查具有非常大的意义。

Peutz-Jeghers 综合征（OMIM#175200）

Peutz-Jeghers 综合征以皮肤黏膜色素斑（图 17-14）和胃肠道错构瘤息肉为特征。斑点主要分布在口唇周围、口腔黏膜和肢端区域。本病属常染色体显性遗传疾病，但 50% 患病是自发突变。Peutz-Jeghers 综合征与 LKB1 基因（19p133）的种系突变有关，其编码多功能丝氨酸苏氨酸激酶。受影响的个体可能在青春期出现贫血、血便，或因肠息肉肠套叠引起的间歇性腹痛。睾丸足细胞肿瘤钙化引起的芳香化酶活性增加可能诱发男性乳房发育症，这是男性患者的另一表现症状。患者患肠道和肠外恶性肿瘤的风险增加，包括乳腺癌、胰腺癌、卵巢癌、睾丸癌和宫颈癌，因此要求从 10 岁开始每年进行癌症筛查。

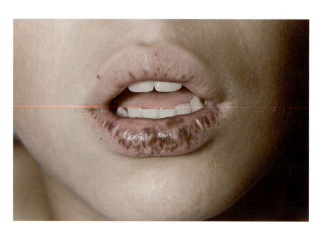

图 17-14　Peutz-Jeghers 综合征

Von Recklinghausen 病（OMIM#162200）

Von Recklinghausen 病（神经纤维瘤病）是一种常染色体显性遗传疾病，在其他章节进行讨论（见第 40 章）。大约 2%~5% 的这种综合征患者会发展成恶性肿瘤，其中多是神经纤维瘤的恶性变性。然而，这些患者也可能发展成脑细胞瘤、胶质母细胞瘤、脑膜瘤和双侧嗜铬细胞瘤。如果神经纤维瘤病患者出现头痛、背痛或高血压的症状，必须考虑潜在的恶性肿瘤，并应进行适当的检查。

总　　结

表 17-2 中回顾了与恶性肿瘤相关的皮肤疾病。它们被归类为：①符合 Curth 假设的并因此有相关具体的研究；②统计学上与内脏恶性肿瘤相关，但不需要扩展关于其恶性的研究；③仅与癌症可能相关。这些皮肤疾病与其潜在内脏肿瘤的相关确切关系需要更进一步的研究来证实。许多可能是恶性肿瘤相关的综合征需要结合流行病学研究来进一步评估。

表 17-2　副肿瘤性疾病
符合 Curth 标准的疾病
黑棘皮病，可能是 Leser–Trélat 征的表现
急性发热性中性粒细胞性皮肤病（见第 5 章）
Bazex 综合征（副肿瘤性肢端角化症）
类癌综合征
异位 ACTH 综合征
匐行性回状红斑
胰高血糖素瘤综合征（坏死性松解性游走性红斑）
毳毛性多毛症
嗜中性皮肤病
副肿瘤性天疱疮
与肿瘤相关的疾病
砷角化病
皮肤 T 细胞淋巴瘤
皮肌炎
硬皮病
红皮病
乳房外佩吉特病
无原发性皮肤病的泛发性瘙痒症
正圆形糠秕疹
迟发性卟啉病
可能与肿瘤相关的皮肤疾病
获得性鱼鳞病
抗表皮整联配体蛋白瘢痕性类天疱疮
多中心网状组织细胞增多症
坏死性黄色肉芽肿
坏疽性脓皮病
牛肚掌
血管炎
白癜风

（刘炜钰、罗权　译，张锡宝、朱慧兰　审校）

推荐阅读

Abreu Velez AM, Howard MS. Diagnosis and treatment of cutaneous paraneoplastic disorders. Dermatol Ther 2010;23(6):662–75.

Anhalt GJ. Paraneoplastic pemphigus. Adv Dermatol 1997;12:77–96.

Curth HO. Skin lesions and internal carcinoma. In: Andrade R, Gumport SL, Popkin GL, Reed TD, editors. Cancer of the skin. Philadelphia: WB Saunders; 1976. p. 1308–43.

Egan CA, Lazarova Z, Darling TN, et al. Anti-epiligrin cicatricial pemphigoid and relative risk for cancer. Lancet 2001;357:1850–1.

Fernia AN, Vleugels RA, Callen JP. Cutaneous dermatomyositis: an updated review of treatment options and internal associations. Am J Clin Dermatol 2013;14:291–313.

Moore RL, Dever TS. Epidermal manifestations of internal malignancy. Dermatol Clin 2008;26:17–29.

Nguyen VT, Ndoye A, Bassler KD, et al. Classification, clinical manifestations, and immunopathological mechanisms of the epithelial variant of paraneoplastic autoimmune multiorgan syndrome: a reappraisal of paraneoplastic pemphigus. Arch Dermatol 2001;137:193–206.

Ponti G, Ponz de Leon M. Muir–Torre syndrome. Lancet Oncol 2005;6:980–7.

Ruocco E, Wolf R, Caccavale S, et al. Bullous pemphigoid: associations and management guidelines: facts and controversies. Clin Dermatol 2013;31:400–12.

Thiers BH, Sahn RE, Callen JP. Cutaneous manifestations of internal malignancy. CA Cancer J Clin 2009;59(2):73–98.

Zhang JQ, Wan YN, Peng WJ, et al. The risk of cancer development in systemic sclerosis: a meta-analysis. Cancer Epidemiol 2013;37:523–7.

第18章

抗肿瘤治疗的皮肤不良反应

Zhe Hou · Viswanath Reddy Belum · Mario E.Lacouture

要点

- 抗肿瘤治疗相关的皮肤不良反应（adverse events, AEs）可引起患者不适和影响其生活质量，增加医疗费用，甚至导致治疗剂量改变，这些均会对疗效产生负面影响。
- 传统的细胞毒性化疗常引起 AEs，如脱发、过敏反应、干燥、皮肤色素沉着、指甲变化和手足综合征（handfoot syndrome, HFS）。
- 靶向治疗包括抑制肿瘤发生、肿瘤生长和生存的关键分子和途径的药物。随之发生相关的 AEs 因治疗靶点（例如表皮生长因子受体、血管内皮生长因子及其受体、免疫检查点、哺乳类雷帕霉素靶蛋白）不同，虽然有部分重叠，但其表现各有特点。
- 表皮生长因子受体抑制剂引起的特征性 AEs 包括痤疮样皮疹、干燥症、皮肤色素沉着、脱发、毛发改变（如色素异常、多毛、睫毛粗长、质地改变）、甲沟炎和黏膜炎症。血管生成抑制剂的治疗通常会导致 HFS、皮疹、毛发改变（脱发、色素沉着和质地改变）、皮肤干燥、黏膜炎，若联合应用贝伐单抗/阿弗利普，则伤口愈合延迟。免疫检查点抑制剂往往导致瘙痒和大量皮肤斑丘疹。与其他新开发的药物一样，其导致的 AE 有待进一步描述鉴定。
- 及时识别并治疗与肿瘤治疗相关的 AEs，以及适当的咨询对于提高临床疗效至关重要，并且涉及多学科，包括肿瘤科医生、皮肤科医生和护士。

引 言

在过去的几十年中，抗肿瘤治疗已经发展为包括广泛被认为是传统的细胞毒性化疗、激素疗法、靶向治疗和免疫疗法的治疗（表18-1）。从病理学的角度来看，细胞毒性化疗长久以来因其标志性的不良反应（AEs）——可导致脱发，而引起人们关注。然而，近年来各种靶向治疗和免疫疗法的引入，相关 AEs 引发人们对 AEs 的再认识（表18-2）。除了影响患者生理和情绪，损害其生活质量以及增加经济负担外，AEs 还可能影响抗肿瘤治疗。因此，对其及时的认识和治疗对临床疗效极其关键。

本章中，我们对主要的抗肿瘤治疗方法相关的 AEs 以及具体的处理方法进行概述。为了表示严重性，我们使用常用的不良事件标准术语（Common Terminology Criteria for Adverse Events, CTCAE），这是一个具有统一标准的描述性工具，医生可以使用通用语言来交流 AEs。目前的版本 CTCAE V4.0，是由美国国立癌症研究所于2009年5月发布的，包括靶向治疗的新 AEs 的更新以及分级指导管理（Chen 等，2012）。

细胞毒性化疗药物

烷化剂

烷化剂通过在 DNA 碱基中形成共价键抑制细胞增殖。其主要的 AEs 包括色素沉着、黏膜炎、脱发、过敏反应（hypersensitivity reactions, HSRs）和皮肤干燥症伴瘙痒。

氮芥

盐酸氮芥 静脉注射常用来治疗霍奇金病[MOPP方案指盐酸氮芥（氮芥）（M）、长春新碱（O）、丙卡巴嗪（P）和泼尼松（P）]，作为局部治疗皮肤恶性肿瘤（早期蕈样肉芽肿、朗格汉细胞组织细胞增生症和皮肤B细胞淋巴瘤）的一部分。皮肤 AEs 包括输液相关反应（静脉炎和化脓性蜂窝织炎）、瘙痒、脱发和血管水肿。其他较不常见的 AES 包括荨麻疹、多形红斑样疹、色素沉着（无先兆炎症）。使用外用制剂，刺激性或过敏性接触性皮炎是最常见的急性并发症。还报道了全身性和局部使用甲硫氨酸的非黑色素瘤皮肤癌（nonmelanoma skin cancers, NMSCs）的风险增加。

皮疹的处理包括局部应用糖皮质激素（轻度/

表 18-1　目前在各种肿瘤治疗中批准的药物概述

细胞毒性化疗药物

烷化剂	氮芥	氮杂环丙烷和环氧化合物	烷基磺酸盐	亚硝基脲类	肼类和三嗪类衍生物	
	盐酸氮芥	噻替派	白消安	卡莫司汀	丙卡巴肼	羟基脲
	环磷酰胺	丝裂霉素 C		链脲佐菌素	达卡巴嗪	
	异环磷酰胺				替莫唑胺	
	美法仑					
	苯丁酸氮芥					
抗代谢类	叶酸拮抗剂		嘧啶核苷类似物		嘌呤核苷类似物	
	甲氨蝶呤		5-氟尿嘧啶		巯基嘌呤	
	培美曲塞		卡培他滨		硫鸟嘌呤	
			阿糖胞苷		氟达拉滨	
			吉西他滨		克拉屈滨	
拓扑异构酶相互作用试剂		拓扑异构酶 I 抑制剂		拓扑异构酶 II 抑制剂		
		伊立康唑		蒽环类药物		
		拓扑康唑		依托泊苷，替尼泊苷		
				米托蒽醌		
抗微管药	紫杉烷类		长春花碱类			
	紫杉醇		长春新碱		磷酸雌二醇氮芥钠	
	多西紫杉醇		长春花碱			
	萘普生紫杉醇		长春瑞滨			
			长春地辛			
			长春氟宁			
表观遗传调节剂	组蛋白去乙酰化酶抑制剂		蛋白酶体抑制剂		去甲基化药物	
	沃雷诺司		硼替佐米		5-氮胞苷	
	罗咪酯肽		卡菲佐米		地西他滨	
维甲酸类	贝沙罗汀					
	全反式维 A 酸					
砷剂	三氧化二砷					

靶向抗肿瘤药物

EGFR 抑制剂	EGFR 抑制剂	EGFR/HER2 抑制剂	EGFR/VEGFR 抑制剂
	厄洛替尼、西妥昔单抗	阿法替尼	凡德他尼
	帕尼单抗、吉非替尼	拉帕替尼	
血管生成抑制剂	VEGF 抑制剂	VEGFR 抑制剂	
	贝伐单抗	索拉菲尼、舒尼替尼	
	阿柏西普	帕唑帕尼、阿西替尼	
		瑞戈非尼、卡博替尼	

续表

BRAF 抑制剂	维罗非尼、达拉菲尼						
BCR-ABL 抑制剂	伊马替尼、尼洛替尼、达沙替尼、普纳替尼、伯舒替尼						
mTOR 抑制剂	依维莫司、替西罗莫司						
MEK 抑制剂	曲美替尼						
SMO 抑制剂	维莫德吉						
JAK 抑制剂	Ruxolitinib						
PI3K 抑制剂	Idelalisib						
BTK 抑制剂	依鲁替尼						
ALK 抑制剂	克唑替尼						
免疫检查点抑制剂	易普利单抗、纳武单抗、派姆单抗						
其他单克隆抗体	HER-2	CD20	CD30	CD30			
	曲妥珠单抗 阿多曲妥珠单抗依酯 帕妥珠单抗	利妥昔单抗 阿法单抗 奥匹妥珠单抗	Brentuximab	阿仑单抗			
其他抗肿瘤药物							
内分泌药物	SERMs	ERDs	芳香酶抑制剂	LHRH 激动剂	雄激素类	抗雄激素	生长抑素类似物
	他莫昔芬 托瑞米芬 雷洛昔芬	氟维司群	依西美坦 阿那曲唑 来曲唑	亮丙瑞林	氟甲睾酮	氟他胺 比卡鲁胺	醋酸甲地孕酮	醋酸奥曲肽
其他				沙利度胺类			
	L-天冬酰胺酶	博来霉素		沙利度胺 雷利度胺 泊马度胺			

EGFR，表皮生长因子受体；HER，血管内皮生长因子；VEGF，血管内皮生长因子；VEGFR，血管内皮生长因子受体；BRAF，B-快速加速纤维肉瘤；BCR-abl，Abelson 断点簇区；mTOR，靶雷帕霉素受体；MEK，MAPK/ERK（细胞外信号调节激酶）激酶；SMO，平滑化；JAK，JANUS 激酶；PI3K，磷酸肌醇 ide-3 激酶；BTK，布鲁顿酪氨酸激酶；ALK，间变性淋巴瘤激酶；CD，分化簇；SERMs，选择性雌激素受体调节剂；ERDs，雌激素受体下调剂；LHRH，促黄体生成激素释放激素

中度皮疹）；口服糖皮质激素和减低剂量可改善大多数严重反应患者的耐受性。局部应用维 A 酸类、氢醌类和糖皮质激素类药物对治疗皮肤色素沉着有效。

环磷酰胺广泛应用于各种癌症、自身免疫性疾病的治疗，也可用于骨髓移植（制备阶段）。在治疗 3~6 周后，最常见的皮肤 AE 是脱发（40%~60%）。其他常见的 AEs 包括注射部位并发症（红斑、肿胀和疼痛）、黏膜炎、可逆性色素沉着（弥漫或局限于手掌和足跖或甲）。面部潮红、中毒性红斑、瘙痒、手足综合征（HFS）、荨麻疹和过敏性反应均有报道。

异环磷酰胺是环磷酰胺的结构异构体，用于治疗各种占位性肿瘤、淋巴瘤、肉瘤和一些儿科

表 18-2 靶向抗癌药物的常见皮肤不良反应和临床意义

主要分子靶标	EGFR	多激酶	VEGF	VEGFR/PDGFR	BRAF	mTOR/PI3K	CD20	HER-2	CTLA-4	PD-1
抗肿瘤药物	西妥昔单抗 帕尼单抗 厄洛替尼 阿法替尼 拉帕替尼	伊马替尼（I） 尼洛替尼（N） 达沙替尼（D）	贝伐单抗（B） 阿柏西普（A）	索拉菲尼（So） 舒尼替尼（Su） 帕唑帕尼（P） 阿西替尼（Ax） 瑞戈非尼（R） 卡博替尼（C）	维罗非尼 达拉菲尼	依维莫司（E） 替西罗莫司（T） Idelalisib	利妥昔单抗 替伊莫单抗 噻西坦	曲妥珠单抗（Tr） 曲妥珠单抗依酯（T-DM1）	伊匹单抗	尼沃单抗（Nv） 彭布利单抗（P）
皮肤不良反应										
皮肤表现										
皮疹	+++	+++	++ (B)	++	++	+++ (E, T), ++ (I)		+ (Tr)	+++	+++
斑丘疹，丘脓疱疹"痤疮样"	+++				++	+++ (E, T)				
毛发角化症		+								
干燥症	++	++		++	++	+ (E, T)				
裂隙（指/趾）	++									
皮肤感染（细菌，病毒，真菌）	+						+			
瘙痒	++	++	++ (B)	++	+	+++ (E, T)			+++	+++
手足皮肤反应			+	+++	+			+++ (T-DM1)		

续表

主要分子靶标	EGFR	多激酶	VEGF	VEGFR/PDGFR	BRAF	mTOR/PI3K	CD20	HER-2	CTLA-4	PD-1
光敏性	+++				+++					
色素变化	+		+(A)						++	+(Nv)
色素沉着		+(I)		+(Su)						+
色素减退		++(I)								
脱失(白癜风)	+									
损伤修复			+++							
愈合										
皮肤肿瘤(KA/cuSCC)				+(So、R)	+++					
银屑病加重或银屑病样皮疹		++(I)								
爆发										
苔藓样疹		+(I)								
发毛性痣				+(So)						
颜面浮肿		+++		++(Su)						
附属器表现										
头发	++	+	+	++(So、Su); +(P)	++			++(Tr)	+	
脱发										
多毛症	+++									
睫毛粗长症	++			++	++					
卷曲										+(P)

续表

主要分子靶标	EGFR	多激酶	VEGF	VEGFR/PDGFR	BRAF	mTOR/PI3K	CD20	HER-2	CTLA-4	PD-1
色素沉着										+ (P)
色素减退		+		+ (Su); ++ (P)						
甲	++					++ (E, T)				
甲沟炎	++									
指甲异常	++			++						
黏膜	++	++	+	+		+++ (E, T)				
黏膜炎、口腔炎、出血			+ (B)							
皮肤黏膜毛细血管扩张	+							+++ (T-DM1)		
地图样舌头			+ (B)							
皮肤黏膜反应										

*发病率：+ <10%，++ 10% ~ 30%，+++ > 30%

KA/CUSCC，角化棘皮瘤/皮肤鳞状细胞癌

皮肤黏膜反应包括副肿瘤性天疱疮、苔藓样或疱疹性皮疹、史蒂文斯-约翰逊综合征和中毒性表皮坏死松解症

EGFR，表皮生长因子受体；BCR-ABL，断点簇区 Abl.Sn；CTLA-4，细胞毒性T淋巴细胞抗原-4；PD-1，程序性细胞死亡；HER，人表皮生长因子受体；VEGF，血管内皮生长因子；VEGFR，VEGF 受体；PDGFR，血小板衍生生长因子受体；CD，分化抗原簇；BALF，快速加速纤维肉瘤；mTOR，雷帕霉素靶蛋白

肿瘤。由于药物是以灌注的形式治疗，可发生外渗反应并导致局部蜂窝组织炎。患者通常也会发生脱发和色素沉着。值得注意的是，与其他药物如吉西他滨和依托泊苷相比，异环磷酰胺可导致严重的口腔黏膜炎，以及摩擦部位和肛门生殖器区广泛的晒伤样红斑。

美法仑用于治疗多发性骨髓瘤（multiple myeloma，MM）以及干细胞移植（stem cell transplantation，SCT）前的高剂量清髓治疗。它可引起放射记忆性皮炎、荨麻疹和过敏反应和甲色素沉着。当在远端肢体灌注治疗局部肿瘤（如黑色素瘤和肉瘤）时，可能会导致红肿、水肿、水疱、甲暂时脱落以及在被灌注治疗肢体发生毛发生长停止。局限性硬皮病是一种罕见的并发症。

苯丁酸氮芥用于治疗慢性B淋巴细胞白血病（chronic lymphocytic leukemia，CLL）和淋巴瘤。有报道其相关皮肤AEs包括表现为荨麻疹和血管性水肿的过敏反应、红斑疹和中毒性表皮坏死松解症（toxic epidermal necrolysis，TEN）。

氮杂环丙烷和环氧化合物

噻替派用于治疗乳腺癌、卵巢腺癌和经尿道膀胱肿瘤切除术治疗的乳头状膀胱癌、SCT前的骨髓消融以及空洞性恶性积液的治疗。过敏反应和速发超敏反应，脱发、黏膜炎、瘙痒症较常见，而掌跖表面急性发作的强烈红斑，闭塞的皮肤色素沉着见于个案报道中。与成人相比，儿童患者皮肤红斑进展为脱屑和色素沉着的速度更快。

丝裂霉素C是一种来源于土壤真菌头状链霉素的抗肿瘤抗生素。它可用于系统治疗上消化道、肛门和乳腺肿瘤中，亦可用于局部治疗眼部表面肿瘤。膀胱内灌注用于治疗非侵袭性膀胱肿瘤。据报道，药物外渗可引起组织损伤、黏膜炎、速发超敏反应和过敏性接触性皮炎。

烷基磺酸盐

白消安常是许多自体或同种异体骨髓移植前骨髓消融术用药的一部分，用于慢性粒细胞白血病（chronic myeloid leukemia，CML）慢性期的治疗。它可引起速发超敏反应、注射部位反应、中毒性红斑、瘙痒、EM和血管炎。白消安最特征的皮肤AE是色素沉着，表现为弥漫性青铜样变色，最常见于颈部、躯干上部、乳头、腹部和掌纹处。

亚硝基脲

卡莫司汀（双氯乙亚硝脲）应用于淋巴瘤、脑肿瘤和骨髓肿瘤的系统治疗，以及皮肤T细胞淋巴瘤（cutaneous T-cell lymphoma，CTCL）的恶性黑色素瘤的局部治疗。其大部分AEs与局部给药有关，包括红斑、烧灼、刺激性或过敏性接触性皮炎和/或色素沉着。红斑可能在摩擦部位加重，且在重症病例中，其次表现为暂时性或永久的毛细血管扩张。局部应用卡莫司汀罕见发生继发性皮肤癌。

链脲佐菌素用于治疗无法手术治愈的胰岛素瘤和恶性类癌。常报道的AEs包括导致药物外渗引起的局部炎症、过敏性皮炎和脱发。

肼类和三嗪类衍生物

丙卡巴肼作为治疗霍奇金氏病的MOPP方案的一部分，亦可用于治疗脑肿瘤和支气管肺癌。常见的皮肤AEs包括脱发、速发超敏反应和伴有头痛和发汗的酒精样面部发红。

达卡巴嗪用于治疗恶性黑素瘤、软组织肉瘤、神经母细胞瘤、横纹肌肉瘤和甲状腺髓样癌。静脉输液可能导致化学性蜂窝组织炎和静脉炎。脱发和HSRs常见，瘙痒性斑疹性荨麻疹性红斑（在阳光照射的部位）和反射回忆性皮炎可能发生。其导致肝和血液功能障碍的反应可能是致命的。

替莫唑胺是一种口服药物，用于治疗脑肿瘤和恶性黑素瘤。红斑疹、瘙痒、速发超敏反应、脱发、干燥、多形红斑样疹和Stevens-Johnson综合征已有报道。

羟基脲

口服羟基脲治疗骨髓增生性疾病。皮肤AEs常见且呈剂量依赖性，表现为干燥、局部或广泛色素沉着，以及疼痛性皮肤溃疡（超过创伤部位）。长期使用后，已观察到皮肌炎样皮肤改变（自限Gottron样丘疹和条纹红斑，无肌肉症状），曝光部位发生NMSCs风险增加。此外，皮肤萎缩、皮肤血管炎、固定性药疹（fixed drug eruption，FDE）和黏膜炎也有报道。

抗代谢药

抗代谢药是抑制细胞分裂的抑制剂,它通过抑制核苷酸的生物合成来阻止细胞分裂。

叶酸拮抗剂

甲氨蝶呤是靶向治疗占位性肿瘤和血液系统恶性肿瘤的常见组成部位。其可引起一系列皮肤AEs(特别是每日一次的化疗,而不是低剂量治疗周疗法),包括点状掌跖焦油红斑和伴裂隙和水疱的水肿。这些炎症性病变也可能伴有大疱性改变。尽管正常皮肤也可能受到影响,但有报道发现应用甲氨蝶呤治疗可在已有银屑病斑块内发生皮肤溃疡。紫外线(UV)回忆现象常见,以前发生的紫外线诱发日光红斑的皮肤出现红斑。口腔黏膜炎是一种常见的并发症,且严重影响生活质量。系统糖皮质激素治疗,大剂量叶酸补充,剂量调整,以及替代性静脉注射或肌肉注射对患者有益。

培美曲塞是联合顺铂治疗间皮瘤和非小细胞肺癌(non-small cell lung cancer,NSCLC)的有效药物。其相关皮肤AEs包括药疹、急性泛发性发疹性脓疱病(acute generalized exanthematous pustulosis,AGEP)和SJS/TEN。放射回忆性皮炎常见,且与轻度辐射红斑不同,在以前的辐射区域发生严重的软组织坏死。个案报道外用糖皮质激素有用,但目前还没有效的治疗方法。类似纤维化的显著眼睑和四肢水肿也常被报道。

嘧啶核苷类似物

5-氟尿嘧啶(5-FU)抑制胸腺嘧啶合成酶,导致脱氧胸苷三磷酸的损耗。它被批准用于胃肠道恶性肿瘤。大多数患者发生皮肤反应,这可能导致5%的患者停止治疗(由于不耐受)。最常见的皮肤AEs是干燥症、脱发、紫外线反射回忆性反应、色素沉着、恶性黑色素瘤和速发超敏反应以及光化性角化病炎症。系统或局部使用也可以引起狼疮样病变。

卡培他滨作为5-FU的前体药物,用于治疗转移性乳腺癌、胰腺癌和结肠癌。HFS是最常见的皮肤AE(图18-1A和B),且可以作为抗肿瘤功效的替代标记物。虽然它可以通过塞来昔布来预防,但也可以导致剂量减少。治疗包括局部外用强效糖皮质激素和水杨酸。此外,色素沉着、黏膜炎/口炎、脱发、甲营养不良和皮肤狼疮也被报道。

阿糖胞苷适用于急性和慢性白血病和淋巴瘤的治疗。最常见的皮肤不良反应包括麻疹样皮疹和HFS。此外,中性粒细胞外分泌汗腺炎(NEH,表现为无症状红斑块)、SJS/TEN、黏膜炎/口炎、脱发、营养不良和暂时性棘层松解性皮肤病/Grover样疹均已报道。

吉西他滨用于治疗乳腺癌、卵巢癌、胰腺癌和非小细胞肺癌。麻疹样红斑、下肢水肿(图18-2)、瘙痒、脱发和记忆性光线皮炎常见。特发性假细胞

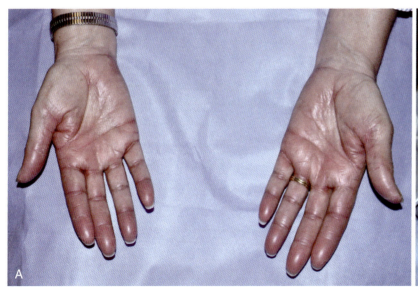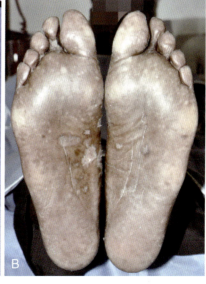

图 18-1 A,应用卡培他滨治疗转移性乳腺癌的62岁妇女发生的2级手足综合征,手掌和足跖(未示出)均受累;患者还伴有疼痛、烧灼、刺痛感和皮肤紧绷感。B,应用卡培他滨治疗胰腺癌的74岁男性患者发生的2级手足综合征;手掌(未示出)和足跖均受累;注意其皮肤剥脱和角化过度的区域

性肠炎或丹毒疹（局限于水肿的皮肤）、放射记忆性皮炎、HFS、局限性皮肤硬化症、线性免疫球蛋白A（IgA）大疱性皮肤病、黏膜炎、假性淋巴瘤、肛门瘙痒可能发生。在罕见的情况下，患者可能发生远端坏死和SJS/TEN。

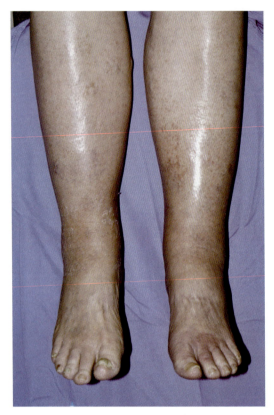

图18-2　73岁妇女发生中度下肢水肿，其在1个月内联合吉西他滨和阿巴西丁®治疗不可切除的胰腺癌；注意皮肤红斑、水肿和剥脱（"假细胞性炎"）

嘌呤核苷类似物

巯基嘌呤用于治疗急性淋巴细胞白血病（acute lymphocytic leukemia，ALL）。HFS、脱发、发疹性痣、超敏反应和偶发性黏膜炎已有报道。发生继发性皮肤癌（恶性黑色素瘤或非恶性黑色素瘤）的风险可能会增加。

硫代鸟嘌呤用于治疗某些白血病。皮肤不良反应包括皮疹、脱发和光敏性皮疹（UVA）。NMSCs发生的风险增加，这可能是光敏性加重皮肤损伤的一种反映。

氟达拉滨用于治疗B细胞CLL，并在某些调节方案中用于急性髓系白血病。据报道，黏膜炎、银屑病加重、输血相关移植物抗宿主病（graft-versus-host disease，GVHD）和皮肤癌恶化的发生率较低。

克拉地滨适用于毛细胞白血病的治疗。红斑、瘙痒、麻疹样红斑（有或无嗜酸性粒细胞增多）和注射部位反应已被报道。皮肤坏死（在输液部位）和TEN很少发生。

拓扑异构酶抑制剂

这些药物干扰拓扑异构酶（拓扑异构酶Ⅰ和Ⅱ）的作用，导致DNA链断裂，导致检查点抑制和凋亡，它们是治疗恶性肿瘤的化疗方案中的重要组成部分。

拓扑异构酶Ⅰ抑制剂

伊立替康是转移性结直肠癌（metastatic colorectal cancer，mCRC）一线治疗（联合5-FU和亚叶酸钙）的组成部分。相关皮肤不良反应有脱发（约60%）、多汗症（16%）、皮疹（13%）和HFS（5%）。

拓扑替康用于治疗晚期卵巢癌、小细胞肺癌和宫颈癌。最常见的皮肤不良反应包括脱发（约49%）和皮疹（16%），瘙痒和严重皮炎少见。黏膜炎在伊立替康和拓扑替康中均常见（分别为88%和32%）。

拓扑异构酶Ⅱ抑制剂

蒽环类药物包括阿霉素、脂质体阿霉素、表柔比星和依达比星，广泛应用于血液系统恶性肿瘤的治疗（如白血病、霍奇金病、MM和其他占位性肿瘤如甲状腺、乳腺、肺部、胃、卵巢、膀胱肿瘤和软组织肉瘤）。最常见皮肤不良反应包括脱发、麻疹样皮疹、滤泡性红斑和鳞屑、HFS、甲改变和光/放射记忆性皮炎。

依托泊苷和替尼泊苷是血液系统恶性肿瘤和许多占位性肿瘤化疗的常用成分。脱发、潮红、面部、上背部和胸部红斑和黏膜炎常见。罕见的皮肤不良反应包括多形红斑样皮疹SJS/TEN、过度色素沉着以及放射性记忆性皮炎。

米托蒽醌可用于晚期激素性前列腺癌和成人急性非淋巴细胞白血病的治疗。最常见的皮肤不良反应包括脱发、黏膜炎、甲床改变。包括荨麻疹和血管性水肿的速发超敏反应已被报道。

抗微管药

紫杉烷类化合物

紫杉醇和**多西他赛**分别来源于太平洋紫杉树皮和欧洲紫杉（红豆杉）的针叶。它们通过使鸟苷二磷酸结合的微管蛋白单元硬化而破坏正常的微管功能。它们已被用于治疗头颈部鳞状细胞癌、晚期乳腺癌、非小细胞肺癌、胃腺癌、前列腺癌和卵巢癌。

主要的不良反应是HSRs，其以呼吸窘迫、低血压、血管水肿、荨麻疹和麻疹样红斑为特征。症状可能出现在输液的最初几分钟内，且呈剂量依赖性。有趣的是，在紫杉烷制剂中使用的溶剂（例如Cyrimoor EL®和TWEN80®）被认为导致速发超敏反应。相反，紫杉醇的新制剂—纳米粒子白蛋白结合（NAB）紫杉醇是无溶剂的，其不与这些反应相关。术前应用地塞米松、西咪替丁、苯海拉明等药物可使速发超敏反应发生率降低20%，但不能完全消除。因此，建议在输液前5分钟进行密切监测。可以采用12步缓慢输注法把这些反应的发生率降至最低。

脱发是应用紫杉醇和多西紫杉醇常见的皮肤不良反应。输液前和输液期间，冷却头皮至低于25℃，已被证明有效防止脱发。甲变化主要表现为甲下出血、角化过度、甲沟炎、甲剥离、色素沉着（图18-3），以及指甲停止生长常见。3级甲变化的发生率较高，大其依赖于累积剂量和治疗周期数。有报道一种与紫杉烷相关的HFS的独特形式，其表现为关节周围鱼际红斑和甲剥离（PATEO综合征），以及手背、跟腱和踝背上的紫斑或水疱。冷冻手套已被证明有效地防止紫杉烷诱导的HFS和甲剥离。

还有报道发生斑丘疹红斑、大疱性FDEs、多形红斑样皮疹和AGEP。四肢硬皮病样病变、曝光区光敏性、亚急性皮肤红斑狼疮少见，放射记忆性皮炎可能会发生。

长春花碱

天然生物碱**长春碱**和**长春新碱**，以及它们的半合成类似物**长春瑞滨**、**长春地辛**和**长春氟宁**，靶向微管蛋白和微管，最终导致有丝分裂停滞。它们已被用于治疗霍奇金和非霍奇金淋巴瘤、急性淋巴细胞白细胞、恶性黑素瘤、转移性乳腺癌、非小细胞肺癌、Kaposi肉瘤、肾母细胞瘤、神经母细胞瘤、横纹肌肉瘤、儿童尤文肉瘤、睾丸癌和妊娠滋养细胞癌。脱发是应用长春地辛和长春瑞滨的常见皮肤不良反应，尤其是作为单药治疗时使用。静脉注射部位红斑和局部注射反应已有报道。虽然很少报道，皮肤疹表现为广泛的红斑、丘疹，中断治疗可迅速缓解。药物外渗可能会导致皮肤坏死和溃疡；局部透明质酸酶输注或皮下注射通常是有效的。

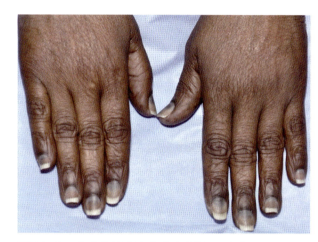

图18-3 应用紫杉醇治疗乳腺癌的61岁老年妇女发生指甲色素沉着

雌氮芥磷酸钠

这种药物抑制微管运动，使细胞周期停滞。主要用于雄激素非依赖性前列腺癌的治疗。主要的不良反应主要包括水肿、血栓形成和乳房压痛，脱发、疲劳、瘀伤、瘙痒和干燥症可能很少发生。

组蛋白去乙酰化酶抑制剂、蛋白酶体抑制剂、去甲基化制剂

组蛋白去乙酰化酶抑制剂

扶立诺他和**罗米地辛**抑制组蛋白乙酰化——DNA复制的重要步骤，最终导致细胞周期阻滞和凋亡。扶立诺他适用于耐药或复发性CTCL的治疗。脱发和白甲症是其两种常见皮肤病不良反应，经停药治疗后可转归。

罗米地辛被批准用于治疗难治性CTCL，并且与罕见皮肤不良反应相关，如口腔念珠菌病、轻度药疹、超敏反应、抗凝诱导的皮肤坏死、血管炎、血清病、血管性水肿、SJS和TEN。

蛋白酶体抑制剂

硼替佐米抑制 NF-κB 蛋白体降解，激活细胞信号诱导细胞凋亡，并抑制多种促增殖细胞因子。其主要用于恶性黑素瘤和套细胞淋巴瘤的治疗。据报道，硼替佐米可引起不同程度的红斑、丘疹、结节和斑块；亦可能发生溃疡和麻疹样皮疹。低剂量泼尼松，有或没有抗组胺药，已被用于治疗红斑性疹。硼替佐米亦与非坏死性小血管皮肤血管炎和 Sweet 综合征有关。虽然前者可能对局部应用皮质类固醇敏感，但后者可能严重到以至于可能需要静脉注射甲基强的松龙。

去甲基化制剂

5-氮胞苷（5-AzaC）和**地西他滨**抑制 DNA 甲基化，从而导致细胞增殖异常和触发细胞凋亡。他们适用于治疗骨髓增生异常综合征和急性/慢性白血病的治疗。5-AzaC 引起注射部位反应，表现为红斑性斑块和 Sweet 综合征（Stutet 等，2012）。地西他滨相关的皮肤不良反应罕见，仅有一例 NEH 在文献中报道。

维 A 酸类

贝沙罗汀和**全反式维 A 酸（all-trans retinoic acid，ATRA）**是用于治疗各种癌症的维 A 酸类药物。例如，口服和局部贝沙罗汀均用于 CTCL 的治疗。ATRA 用于治疗急性早幼粒细胞白血病（acute promyelocytic leukemia，APL），其以（15；17）易位为特征。维 A 酸通常与皮炎（干燥、瘙痒、唇炎）和皮肤刺激有关。ATRA 可诱导嗜中性粒细胞皮疹，如 Sweet 综合征或更特有的阴囊溃疡，活检时常见嗜中性粒细胞浸润。另一方面，局部应用贝沙罗汀引起疼痛、囊泡病变、刺激性反应和"黏性皮肤"。

砷化合物

三氧化二砷（arsenic trioxide，ATO）用于治疗非反应性或复发的 APL（对 ATRA 顽固）、恶性黑素瘤、骨髓增生异常综合征和一些占位性肿瘤。它可以诱导轻度至中度非特异性皮炎；据报道，其可能通过免疫抑制增加带状疱疹感染易感性。

靶向抗肿瘤治疗

治疗的目的是抑制在各种信号级联中必不可少的特定的癌蛋白/酶和细胞增殖。虽然在治疗癌症方面有显著成效，但它们的使用也引起许多相关皮肤不良反应（表 18-2；Balgula 等，2010）。

表皮生长因子受体（EGFR）抑制剂

经批准的表皮生长因子受体抑制剂（EGFR inhibitors，EGFRIs）可分为：①与 EGFR 胞外区受体结合的单克隆抗体（例如：**西妥昔单抗、帕尼单抗**），介导受体内移和降解；②与三磷酸腺苷竞争结合，靶向细胞内受体的络氨酸激酶的小分子抑制剂（例如**厄洛替尼、阿法替尼**）。此外，还有靶向 EGFR 和 ErbB2（Her/neu）的双重激酶抑制剂（例如**拉帕替尼**）。这些药物主要靶向表达 EGFR 的肿瘤细胞，然而，表皮细胞中 EGFR 信号通路也可调节角质形成细胞的增殖、分化、迁移，及存活的细胞也被靶向。因此，在治疗过程中可能会遇到许多皮肤不良反应（Lacouture，2006）；下面讨论最常见的反应及其防治。

痤疮样皮疹是临床最显著的不良反应，通常在 EGFRI 治疗后 2~4 周内出现（例如西妥昔单抗、帕尼单抗、厄洛替尼和阿法替尼）。皮疹最特征的表现是皮脂丰富的区域（头皮、面部、躯干上部）出现红斑丘疹和/或脓疱，不累及掌跖，可先于感觉障碍、水肿性红斑前出现（图 18-4）。无菌性脓性物质和鳞屑痂也可能积聚在皮疹上。与寻常痤疮相比，一般不出现粉刺和囊肿，病变可能蔓延至通常受痤疮影响的其他区域。皮疹可能在

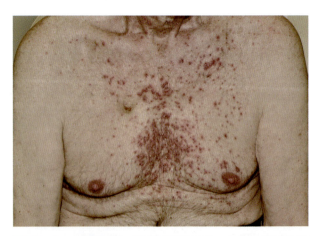

图 18-4 Ⅱ度皮疹。68 岁男性患者，应用帕尼单抗和伊立替康治疗结直肠癌 1 周后，出现表皮生长因子受体抑制剂诱发的痤疮样皮疹。患者面部、头皮和背部（未显示）均累及，自觉疼痛

治疗过程中自然改善，但大多数患者表现为持续性红斑、色素沉着和毛细血管扩张（无永久性后遗症）。相关的自觉症状如疼痛、瘙痒、烧灼和刺激感均可影响患者的生活质量。

病灶皮肤病理改变可显示角质层变薄，失去正常的网篮状组织结构，浅表毛囊周围炎（周围炎性浸润和毛囊漏斗部过度角化）或中性粒细胞化脓性毛囊炎。皮脂腺可表现出明显的变化，如体积变小，出现角化不良的皮脂细胞和角质形成细胞，及炎性细胞浸润。然而，这些改变均可在正常皮肤中出现。

发病机制主要是继发于对表皮生长因子受体的直接抑制，导致角质形成细胞分化和增殖失调，以及细胞介导的炎症反应。没有吸烟史、年轻、男性以及白皙的肤色似乎有更高爆发皮疹的风险。推荐的预防性治疗，包括口服多西环素 100mg，每日 2 次；或米诺环素 100mg，每日 1 次；以及外用 1% 氢化可的松乳膏，防晒剂和保湿剂。治疗可以在皮疹开始爆发时，并基于严重程度作为替代治疗。通常使用局部和/或口服糖皮质激素联合抗生素治疗。严重的爆发皮疹（Ⅲ级或更高）常引起剂量改变甚至终止治疗。

临床医生应注意继发细菌，病毒或真菌感染的可能性（观察到 38% 的患者），并立即使用合适的抗菌治疗。发生痤疮样损害区域出现毛细血管扩张症，是其晚期后遗症。停止 EGFRIs 通常可逐渐消退，但用脉冲染料激光治疗可以改善。

皮肤干燥症在痤疮样皮疹之后出现，通常发生于在 EGFRI 治疗 4~6 周，但在治疗超过 6 个月时，可累计高达 100% 的患者。在严重的情况下，皮肤可能会变成红斑、发炎、鱼鳞病；皮肤皲裂而疼痛，最常见于指趾尖、甲皱，指间关节的背面和足跟。瘙痒可能是局限性的（伴随痤疮样疹）或全身性的。

色素沉着常是 EGFRIs 治疗过程的晚期表现（1~2 个月后），尽管已经报道过新的色素沉着症，但绝大部分是炎症后性质的。非裔美国人的种族和紫外线暴露是易感因素。虽然经过数个星期到数月常得到逐渐改善，但氢醌、壬二酸或激光治疗的使用可能加快消除。

毛发改变影响接受 EGFRI 治疗的多数患者。这些改变包括脱发、色素沉着、多毛症、睫毛粗长症（图 18-5）和发质改变。脱发通常在 EGFRI 治疗数月后发生。头皮发生明显炎症和脓疱性病变，可导致斑秃，主要发生于头顶。观察到面部和四肢的毛发变黑、变粗或卷曲。睫毛粗长和卷曲常见，并且可能引起显著的角膜炎症（表现为干眼症、睑板腺炎和鳞屑性睑缘炎），尤其是当睫毛生长朝向眼睛时（倒睫）。人工脱毛（上蜡、穿线、拔毛）、局部氟烷和激光脱毛可用于多毛症的治疗。

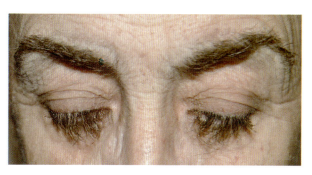

图 18-5　69 岁女性患者在应用厄洛替尼治疗转移性表皮生长因子受体抑制剂突变型肺腺癌发生的睫毛粗长症。建议患者必要时修剪睫毛

甲沟炎常于治疗数月后发生，并且通常以甲皱襞炎症（发红、肿胀）为特征（图 18-6）。脆性化脓性肉芽肿性病变容易出血（极小病变）和继发细菌重叠感染。根据病变严重程度可选择联合使用润肤霜、外用抗生素或杀菌剂、醋浸泡和外用硝酸银治疗。严重情况下可酌情选择电干燥、冷冻手术和外科拔甲。口服生物素和甲板增加剂可用于治疗脆甲。

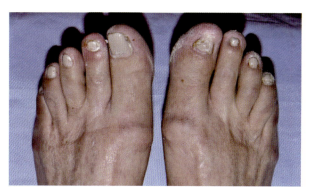

图 18-6　Ⅱ度皮疹。一名 82 岁的使用阿法替尼治疗肺癌的女性患者发生甲沟炎

在治疗过程中可发生口腔炎症（黏膜炎/口腔炎、口疮溃疡）、鼻（鼻前庭炎）和生殖器黏膜炎症。含糖皮质激素（地塞米松）的漱口剂能改善症状。含 0.1% 曲安奈德的牙膏（口腔用药）可

能对口腔溃疡有效。对鼻前庭炎的治疗十分必要，并应及时使用鼻内莫匹罗星软膏。

在应用 EGFRI 治疗如帕尼单抗的患者中，预防性联合皮肤保湿剂、防晒霜、局部糖皮质激素和多西环素治疗与对照组相比，至少减少 50% 皮肤不良反应发生（Lacouture 等，2010）。在 EGFRI 治疗开始时，建议预防性用药。

EGFRI 与其他细胞毒性化疗即和 / 或放射联合治疗可导致皮肤不良反应发病率和严重程度增加，如麻疹样红斑、放射性皮炎和黏膜炎。值得注意的是，在随机试验中，高剂量局部糖皮质激素已被证明可能减少放射性皮炎的发生率和严重程度。

多激酶抑制剂

伊马替尼、尼罗替尼和达沙替尼均为小分子药物，用于针对 Bcl-Abl 酪氨酸蛋白激酶、c-kit 和血小板衍生的生长因子受体（platelet-derived growth factor receptor，PDGFR），除了 CML 和一些嗜酸性粒细胞增多综合征外，其由胃肠道间质瘤表达。

伊马替尼通常引起面部水肿（63%~84%）、麻疹样发疹（达到 50%）和色素紊乱，通常表现轻微。其皮肤不良反应还包括红皮病、SJS、AGEP、银屑病和银屑病样疹、苔藓样疹，以及伴嗜酸性粒细胞增多症和全身症状的药物反应（drug reaction with eosinophilia and systemic symptoms，DRESS）。患者可发生可逆性白癜风样皮肤和毛发脱色、色素沉着（图18-7），甚至在之前色素缺失区发生复色。某些皮肤不良反应如荨麻疹、中性粒细胞性皮肤病、血管性紫癜、假性淋巴瘤和光敏性皮病似乎呈剂量依赖性。

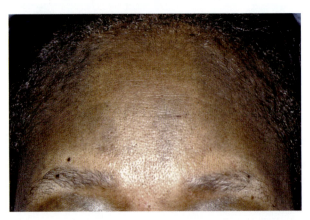

图18-7 Ⅰ度皮疹；应用伊马替尼治疗胃肠道间质瘤的62岁女性患者发生面部皮肤色素沉着

据报道，尼罗替尼引起的皮疹（17%~35%）、瘙痒（13%~24%）、脱发（10%）和干燥（13%~17%），其中大部分表现轻微且为剂量依赖性。水肿、色素改变和 Sweet 综合征较少见。另外地，达沙替尼引起麻疹样皮疹（13%~27%）和黏膜炎 / 口炎（16%）常见；多汗症、干燥、脱发、光敏性、色素紊乱和脂膜炎则较少见。

根据症状选择抗组胺药、外用润肤剂、角质溶解剂和 / 或外用糖皮质激素通常有效。对于更严重的病例，可以考虑减少剂量，以及短期系统应用糖皮质激素。

抗血管生成药

血管内皮生长因子 / 血管内皮生长因子受体（VEGF/VEGFR）通路是血管生长的重要调节因子。VEGF 抑制剂（**贝伐单抗、阿柏西普**）和 VEGFR/PDGFR 抑制剂（**索拉非尼、舒尼替尼、帕佐帕尼、阿昔替尼、雷格拉非尼、卡巴坦尼**）已用于治疗各种晚期癌症，包括肾细胞癌、肝细胞癌和结肠癌。

手足皮肤反应（hand-foot skin reaction，HFSR）是靶向抗血管生成药物的主要皮肤不良反应之一，通常表现为一种"阶级效应"（Wozel 等，2010）。其他靶向药物如 BRAF 抑制剂维罗非尼很少引起 HFSR。HFER 不同与 HFS。后者与细胞毒性化疗有关，如卡培他滨、5-FU、吉西他滨、阿糖胞苷和紫杉烷相关药物。HFS 也被称为掌跖红斑感觉异常、肢端红斑和化疗中毒性红斑。于开始细胞毒性化疗 14~21 天发病，除了累及手掌、足底、手背和足背外，间擦部位也可累及。

另一方面，HFSR 常开始发生于治疗初 5 周，伴随一种触物感痛的前驱症状；最终，疼痛性角化过度斑块迅速形成，伴有红斑、脱屑，甚至大疱性病变，皮疹外边缘常有红斑。预防措施包括积极的足部护理、保湿剂（乳酸铵）、角质溶解剂（外用 10%~50% 尿素或 3%~6% 水杨酸）、外用麻醉剂（如利多卡因）和脚型鞋底或鞋均有效。应建议患者使用舒适和灵活的鞋，以尽量减少摩擦。Ⅰ度 HFS/HFSR 应每日应用外用高效糖皮质激素两次，10% 尿素三次，无需任何剂量改变的抗癌治疗。Ⅱ度反应需要使用高效糖皮质激素乳膏每日两次（有或没有外用保湿 / 角质溶解剂），以及用非甾体抗炎药/γ-氨基丁酸激动剂/麻醉剂进行疼痛控制。不能耐受的Ⅱ度或Ⅲ度反应需中断抗肿瘤治疗，直到临床症状恢复至0度或Ⅰ度；治疗与Ⅱ度反应相同。

如果出现水疱和糜烂，应排除继发性细菌感染，并及时进行抗菌治疗。

毛发改变包括脱发、色素沉着和发质改变。脱发可能在数周或数月内逐渐发展，即使继续VEGF/PDGFR抑制剂治疗，其通常是可逆的。头发可能变得干燥和卷曲。

其他皮肤不良反应均见报道，包括可逆性、无痛性甲下出血（表现为甲无痛性纵向黑带）、红斑性皮疹、干燥、黏膜炎/口炎和伴有红斑、脱屑性银屑病样和苔藓样病变的生殖器疹。此外，索拉非尼和雷格法尼可能引起发疹性痣、早期面部红斑和鳞状细胞增生（例如角化棘皮瘤和鳞状细胞癌）。舒尼替尼可能与色素异常和面部水肿有关。

贝伐单抗是一种嵌合鼠人单克隆抗体，结合循环中的VEGF，从而防止其与VEGFR结合。它已被批准用于治疗mCRC、非鳞状NSCLC、转移性乳腺癌和胶质母细胞瘤。虽然其干扰VEGF/VEGFR通路，但相关的皮肤不良反应不同于小分子VEGFR抑制剂（例如索拉非尼、舒尼替尼）。贝伐单抗主要引起瘙痒和非特异性皮疹，但它更特别地妨碍伤口愈合，并诱发自发性溃疡，特别是影响条纹状的皮损。因此，建议在停止用药至少5周后进行侵入性手术和/或手术。在一个小的个案中，报道发生地图舌（Gavrilovic等，2012）。

BRAF 抑制剂

维尼非尼和达拉非尼是靶向激活突变的*BRAF*致癌基因的选择性抑制剂。维尼非尼已被批准用于治疗不可切除或转移性黑素瘤，其包含$^{V600E}BRAF$突变。索拉非尼非选择性靶向BRAF。BRAF抑制可导致干燥、瘙痒、毛发角化样皮疹、光敏性、HFSR或掌跖增厚和毛发变化（例如，卷曲）（图18-8；Belum等，2013）。粟粒疹、棘层松解性角化病、脂膜炎样病变和中毒性红斑样反应并不常见。

哺乳动物雷帕霉素靶蛋白抑制剂

依维莫司和替西罗莫司抑制丝氨酸/苏氨酸蛋白激酶，机械性靶向雷帕霉素（m-TOP），从而阻断PI3K/AKT/mTOR的信号通路，已可应用于肾细胞癌。其皮肤不良反应总发病率估计为27.3%，最常见的表现包括红斑丘疹和脓疱的爆发（Balagula等，2012；Ramirez-Fort等，2014；Shameem等，2015）。对有症状的应用外用和系统止痛药和糖皮质激素非常关键。口腔炎是另一个被认为常见的皮肤不良反应，外用糖皮质激素治疗反应好。此外，局限于甲/趾部的甲皱襞甲沟炎和/或化脓性肉芽肿也可发生。虽然外用抗生素和杀菌剂治疗就足够了，但难治性病例可能需要进行冷冻治疗、硝酸银化学灼烧、甚至部分拔甲。

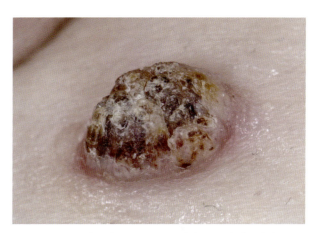

图 18-8　61岁女性腿部的皮肤鳞状细胞癌（侵袭性、分化良好，伴有角化棘皮瘤特征），其在维罗非尼治疗转移性非肺癌3周后发生

Idelalisib是一种PI3K抑制剂，可阻断PI3K/mTOR通路的上游信号，最近被批准用于治疗复发性CLL（联合利妥昔单抗）、滤泡性B细胞非霍奇金淋巴瘤、小淋巴细胞瘤。13%复发性惰性淋巴瘤的治疗中发生斑丘疹伴瘙痒（Gopal等，2014）。

其他单克隆抗体

曲妥珠单抗

曲妥珠单抗是一种人源化的抗HER2受体单克隆抗体，已被批准用于治疗HER-2阳性乳腺癌。脱发和麻疹样红斑是其最常见的皮肤不良反应，丘疹脓疱性痤疮疹、放射回忆性皮炎和胡萝卜素黄皮病（由于胡萝卜素血症皮肤变黄橙色皮肤）也可见报道于散发病例中。

曲妥珠单抗依酯（T-DM1）是有曲妥珠单抗、

细胞毒药物 DM1 通过连接子偶联而成的抗体药物偶联物。它将 DM1 特异性地传递给 HER2 过表达的肿瘤细胞，产生抗微管效应。T-DM1 最初被用于治疗乳腺癌，随后用于其他类型肿瘤治疗。它已被证明可引起输液和过敏反应、HFS 和皮肤黏膜毛细血管扩张症（Krop 等，2015）。除了潜在的血小板减少症，它还可能会导致患者黏膜出血（如鼻出血和胃肠道出血）（Sibaud 等，2014）。

利妥昔单抗

利妥昔单抗和**替伊莫单抗**（放射性同位素标记的抗人 CD20 单克隆抗体）均靶向白细胞抗原 CD20。它们均用于治疗 CD20 阳性的非霍奇金淋巴瘤、滤泡性淋巴瘤、弥漫性大 B 细胞淋巴瘤和 CLL。有报道罕见的严重皮肤黏膜反应，包括副肿瘤性天疱疮、苔藓样或水疱性皮炎、血清病样反应、SJS，甚至发生 TEN。此外，B 细胞抑制的免疫抑制作用可能使患者易患输血相关的 GVHD 和皮肤感染。

免疫检查点抑制剂

在本书写作时，**易普利单抗**（抗 CTLA-4 单克隆抗体）、**纳武单抗**和**派姆单抗**（均为抗 PD1 抑制剂）都是抗肿瘤治疗的最新药物。这些药物抑制免疫"检查点"，从而以非特异性方式刺激免疫系统，从而避免肿瘤免疫逃逸。虽然目前其被批准用于治疗不可切除的转移性黑色素瘤和非小细胞肺癌，但其疗效仍在各种临床实体瘤的临床试验下探索。有报道易普利单抗治疗的皮肤不良反应包括以斑丘疹为代表的皮疹、瘙痒症（22%~46.5%）（Lacouture 等，2014）。皮疹通常在治疗 1~2 周后出现，在数周到数月内恢复。其他易普利单抗相关的皮肤不良反应包括红斑鳞屑状丘疹/斑块（躯干和伸侧）、脱发、白癜风样皮疹和 TEN。

迄今为止报道纳武单抗和派姆单抗相关皮肤不良反应包括皮疹、色素改变和瘙痒。与纳武单抗相关的如白癜风、痤疮样皮疹和光敏性均见报道（Topalian 等，2014）。派姆单抗已被证明会引起白癜风、湿疹、红斑和头发颜色改变（Hamid 等，2013）。然而，这些药物的皮肤不良反应还在不断出现和仍待进一步证实。

其他抗癌药物

除了细胞毒性药物和靶向治疗外，其他各种如内分泌疗法、L-天冬酰胺酶、博来霉素和沙利度胺等药物都是肿瘤治疗中的重要成员。它们相关的皮肤不良反应涉及范围大，均在以下篇幅讨论。

内分泌药物

内分泌和内分泌疗法用于治疗晚期（转移性）肿瘤，特别是作为佐剂和辅助性治疗。虽然相对较少出现，但潮热、多汗、瘙痒和过敏反应、注射部位反应可能会发生。

选择性雌激素受体调节剂（SERMs）

他莫昔芬和其他 SERMs（**托瑞昔芬、雷洛昔芬**）用于治疗雌激素受体阳性（ER 阳性）的肿瘤。作为雌激素消除后的作用，他莫昔芬常见的反应是面部潮红（发生率为 38.6%~40.9%），但较其他 SERMs 较少见。据估计，他莫昔芬治疗发生的所有级别的反应和 Ⅱ 度脱发的发生率分别为 9.3% 和 6.4%。

雌激素受体下调剂

雌激素受体下调剂（例如，**氟维司群**）拮抗 ER 并导致其降解。它们被用于治疗绝经后雌激素受体阳性的转移性乳腺癌。治疗患者中潮红发生率高达 21%，而所有级别的脱发（发病率约为 7.9%）、注射部位反应和阴道炎较少见。

芳香化酶抑制剂

高选择性芳香化酶抑制剂**依西美坦、阿那曲唑**和**来曲唑**通过抑制雌激素合成发挥作用，因此适用于治疗 ER 阳性的乳腺癌。它们通常引起潮热、麻疹样皮疹、脱发和瘙痒。脱发可能为所有级别的严重程度（阿那曲唑：2.5%；来曲唑：2.5%；依西美坦：2.2%），或 Ⅱ 度（来曲唑：0.2%；依西美坦：1.3%）。他莫昔芬治疗后再接受阿那曲唑治疗的患者发病率更高（涉及所有程度的反应，14.7%）。此外，依西美坦与皮疹（痤疮样和非特异性"过敏性"类型）和多毛症有关。然而，阿那曲唑和来曲唑相关皮肤不良反应在临床试验中的报道尚不清楚。有报道来曲唑引起指甲变化和几例结节性红斑。

促黄体生成激素释放激素（LHRH）激动剂

亮丙瑞林作为 LHRH 激动剂，最终引起雄激素和雌激素的消除，这有利于治疗晚期前列腺癌和乳腺癌（适应证外使用）。除了罕见的"水疱样皮疹"和银屑病样皮疹，潮热、多毛症、注射部位反应和脱发（所有级别：9.5%；Ⅱ度：1%）均有描述。

雄激素类

氟甲睾酮是一种合成类固醇，用于姑息性治疗女性乳腺癌。相关不良反应类似于其他天然/合成的雄激素（睾酮），包括痤疮、疖病、男性型脱发和多毛症。

抗雄激素类

氟他胺和**比卡鲁胺**是治疗转移性前列腺癌的有效的非甾体类抗雄激素。虽然二者均引起潮热，以氟他胺为例，其代谢产物（2-羟基氟胺）与光敏性有关；系列光谱疾病包括光敏性、光毒性、狼疮和假卟啉症。

醋酸甲地孕酮

醋酸甲地孕酮是一种用于姑息性治疗乳腺癌和子宫内膜癌的孕激素。其可引起潮热、皮疹、脱发（所有程度反应：2.6%；Ⅱ度：0.5%），发病率较低。

生长抑素类似物

在肿瘤学中，**醋酸奥曲肽**主要用于治疗类癌、血管活性肠肽（vasoactive intestinal peptide, VIP）分泌性肠血管活性多肽瘤、GVHD 和治疗相关性腹泻。最常见的皮肤不良反应是可逆性脱发（所有等级，6.7%），其可能由于药物直接作用于毛囊。

其他

L-天冬酰胺酶将 L-天冬酰胺水解为 L-天冬氨酸和氨，从而抑制蛋白质合成。其用于治疗小儿 ALL 和一些肥大细胞肿瘤，并可作为注射剂治疗。虽然注射部位的疼痛和水肿常见，但与大肠杆菌或聚乙二醇天冬酰胺酶相关的过敏反应是主要的皮肤不良反应，表现为瘙痒和荨麻疹（常伴呼吸困难和低血压），发生率在 3% 到 45% 之间。罕见情况下，TEN 可能发生。过敏反应可能导致治疗中断。新型天冬酰胺酶来源于一种可代替的细菌，菊欧文氏菌，其对大肠杆菌 α-天冬酰胺酶的交叉反应性较低。在不能耐受大肠杆菌天冬酰胺酶的患者中转为菊欧文氏天冬酰胺酶，其过敏反应率为 6%~33%，具有有限的高反应性（3.6%）（Burke，2014）。

博来霉素

博来霉素是一种从链霉菌分离得到的抗生素，用于治疗各种实体肿瘤和白血病。它可引起 DNA 链断裂。然而，其确切的作用机制尚未完全清楚。色素沉着、雷诺现象、坏疽、纤维化、NEH、脱发、水肿、甲变化和特征性的"鞭毛虫"红斑（躯干和/或肩部紫红斑样条纹）被报道。较少发生不良反应包括血管性水肿、AGEP 和 SJS。

沙利度胺

沙利度胺类药物（原型：沙利度胺；类似物：雷利度胺、泊马度胺）的抗血管生成及免疫调节的抗炎作用有助于评估其后者在抗肿瘤治疗的作用。目前，沙利度胺已被完全批准联合地塞米松用于治疗 MM。这些高度致癌药物可引起剥脱性皮炎、红皮病、变应性脉管炎、血小板减少性紫癜、TEN 和银屑病加重。除了 MM 外，雷利度胺还被批准用于治疗骨髓增生遗传综合征，常引起皮疹（麻疹样疹、荨麻疹、皮炎、痤疮样疹）。其他不良反应包括面部水肿、红斑、干燥、瘙痒、毛囊炎、皮肤色素沉着、多汗症和脱发。尽管发生率很低，其他皮肤不良反应可能会发生。一种较新的产品——泊马度胺可引起类似的不良反应，但有待证实。

总　结

抗肿瘤治疗相关的皮肤不良反应产生不适感、损害患者生活质量、增加医疗费用，甚至导致治疗剂量改变，所有这些均对疗效产生负面影响。因此，临床医师必须及时识别这些不良反应，并进行适当的治疗和/或预防措施。皮肤不良反应长期被忽视和低估，除了有效的药物警戒体系，还需要多学科综合性的管理，包括肿瘤科和皮肤科。

（刘炜钰、罗权　译，张锡宝、朱慧兰　审校）

推荐阅读

Balagula Y, Lacouture ME, Cotliar JA. Dermatologic toxicities of targeted anticancer therapies. J Support Oncol 2010;8(4):149–61.

Balagula Y, Rosen A, Tan BH, Busam KJ, Pulitzer MP, Motzer RJ, et al. Clinical and histopathologic characteristics of rash in cancer patients treated with mammalian target of rapamycin inhibitors. Cancer 2012;118(20):5078–83.

Belum VR, Fischer A, Choi JN, Lacouture ME. Dermatological adverse events from BRAF inhibitors: a growing problem. Curr Oncol Rep 2013;15(3):249–59.

Burke MJ. How to manage asparaginase hypersensitivity in acute lymphoblastic leukemia. Future Oncol 2014;10(16):2615–27.

Chen AP, Setser A, Anadkat MJ, Cotliar J, Olsen EA, Garden BC, et al. Grading dermatologic adverse events of cancer treatments: the common terminology criteria for adverse events version 4.0. J Am Acad Dermatol 2012;67(5):1025–39.

Gavrilovic IT, Balagula Y, Rosen AC, Ramaswamy V, Dickler MN, Dunkel IJ, et al. Characteristics of oral mucosal events related to bevacizumab treatment. Oncologist 2012;17(2):274–8.

Gopal AK, Kahl BS, de Vos S, Wagner-Johnston ND, Schuster SJ, Jurczak WJ, et al. PI3Kδ inhibition by idelalisib in patients with relapsed indolent lymphoma. N Engl J Med 2014;370(11):1008–18.

Hamid O, Robert C, Daud A, Hodi FS, Hwu WJ, Kefford R, et al. Safety and tumor responses with lambrolizumab (anti-PD-1) in melanoma. N Engl J Med 2013;369(2):134–44.

Krop IE, Lin NU, Blackwell K, Guardino E, Huober J, Lu M, et al. Trastuzumab emtansine (T-DM1) versus lapatinib plus capecitabine in patients with HER2-positive metastatic breast cancer and central nervous system metastases: a retrospective, exploratory analysis in EMILIA. Ann Oncol 2015;26(1):113–9.

Lacouture ME, Mitchell EP, Piperdi B, Pillai MV, Shearer H, Iannotti N, et al. Skin toxicity evaluation protocol with panitumumab (STEPP), a phase II, open-label, randomized trial evaluating the impact of a pre-Emptive Skin treatment regimen on skin toxicities and quality of life in patients with metastatic colorectal cancer. J Clin Oncol 2010;28(8):1351–7.

Lacouture ME, Wolchok JD, Yosipovitch G, Kähler KC, Busam KJ, Hauschild A. Ipilimumab in patients with cancer and the management of dermatologic adverse events. J Am Acad Dermatol 2014;71(1):161–9.

Lacouture ME. Mechanisms of cutaneous toxicities to EGFR inhibitors. Nat Rev Cancer 2006;6(10):803–12.

Ramirez-Fort MK, Case EC, Rosen AC, Cerci FB, Wu S, Lacouture ME. Rash to the mTOR inhibitor everolimus: systematic review and meta-analysis. Am J Clin Oncol 2014;37(3):266–71.

Shameem R, Lacouture M, Wu S. Incidence and risk of rash to mTOR inhibitors in cancer patients - a meta-analysis of randomized controlled trials. Acta Oncol 2015;54(1):124–32.

Sibaud V, Vigarios E, Combemale P, Lamant L, Lacouture ME, Lacaze JL, et al. T-DM1-related telangiectasias: a potential role in secondary bleeding events. Ann Oncol 2015;26(2):436–37.

Topalian SL, Sznol M, McDermott DF, Kluger HM, Carvajal RD, Sharfman WH, et al. Survival, durable tumor remission, and long-term safety in patients with advanced melanoma receiving nivolumab. J Clin Oncol 2014;32(10):1020–30.

Trickett HB1, Cumpston A, Craig M. Azacitidine-associated Sweet's syndrome. Am J Health Syst Pharm 2012 May 15;69(10):869–71. doi: 10.2146/ajhp110523

Wozel G, Sticherling M, Schön MP. Cutaneous side effects of inhibition of VEGF signal transduction. J Dtsch Dermatol Ges 2010;8(4):243–9.

第19章

转移性肿瘤

Courtney R.Schadt · Jeffrey P.Callen

要点

- 皮肤转移癌极为少见，通常是恶性肿瘤的终末期表现，提示预后不佳。
- 皮肤转移癌可以是内脏恶性肿瘤的首要表现，也可是已知肿瘤的结外疾病。
- 女性皮肤转移癌患者最常见的来源是乳腺癌，而黑素瘤和肺癌则是男性患者最常见的来源。
- 皮肤转移癌通常表现为孤立或多发的肤色、淡红色及紫红色结节。
- 皮肤转移癌可有各种各样的临床表现，尤其是在乳腺癌。

皮肤转移癌并不少见，其可是内脏恶性肿瘤的首要表现，为早期诊断提供线索。此外，在已知潜在肿瘤的患者中，皮肤转移癌可以呈现出结外疾病的症状，从而影响治疗决策。

流行病学

皮肤转移癌的研究主要包括方法学（病例报告，回顾性分析，meta分析）和患者人口调查（尸检，癌症登记）。此外，一些研究中排除了特定肿瘤，如黑色素瘤和出血性肿瘤，而另一些研究则排除局部扩散或直接侵袭的肿瘤，仅包括局部和远处转移。文献表明皮肤转移癌的发病率从0.2%~10%。在7316例癌症患者（排除黑素瘤，白血病，淋巴瘤和肉瘤）的回顾性分析中，5%的患者发展为皮肤转移癌。在随访的4020例包括黑色素瘤的患者中，10%的患者出现了皮肤转移癌。局部侵袭和皮肤转移癌患者的平均年龄是62岁。0.8%的患者出现内脏肿瘤的皮肤转移癌，7.6%的患者表现为已知肿瘤的结外转移（排除黑素瘤后为6.4%）。

与皮肤转移癌相关的常见肿瘤因特定癌症的研究和纳入而不尽相同，在大部分研究中乳腺癌有着较高的皮肤转移发病率。一系列研究表明6.3%的乳腺癌患者出现转移并且3.5%的患者出现症状。在另一项研究中，皮肤转移发生在23.9%的乳腺癌患者并且8%的患者表现出症状。确诊乳腺癌的患者出现皮肤浸润和转移通常为晚期表现，平均出现时间为确诊后的101个月。一份1287例患者的研究表明，内脏肿瘤和血液肿瘤是皮肤转移癌的最常见来源，然而在另一份包含黑色素排除血液肿瘤的研究中，黑素瘤最常见。上呼吸道肿瘤转移至皮肤也表现为高发病率。肺癌，结直肠癌转移至皮肤较为罕见，但考虑到这些肿瘤的高发，所以也被认为是转移癌的常见来源。皮肤转移癌通常出现在肺癌中，所以肺癌相比其他癌症能更快的波及皮肤。从性别角度分析，乳腺癌、结肠癌以及卵巢癌是最常见的皮肤转移癌来源，而肺癌和结肠癌则在男性皮肤转移癌患者中最常见。如果黑素瘤被囊括在内的话，它将是男性患者中最常见以及女性患者中第二常见（仅次于乳腺癌）的转移来源。基于皮肤转移癌的原发肿瘤占比我们按性别分类列在表19-1。前列腺癌虽然高发却只有很低的皮肤转移癌发生率。神经母细胞瘤和白血病是最常见的儿童皮肤转移癌来源。在新生儿中，白血病、多系统朗格汉斯细胞组织细胞增生症以及神经母细胞瘤依次为最常见的皮肤转移癌来源。

发病机制

皮肤转移癌可能源于造血系统或淋巴系统的扩散，直接组织侵袭。或者医源性种植。转移癌细胞可由少量的特定细胞亚群通过无性繁殖产生，从基因学角度分析其稳定性远低于不转移的肿瘤细胞。这些细胞可通过毛细血管生成和穿过基底膜的血液传播途径到达细胞外基质，通过细胞游走侵袭淋巴系统和脉管系统从而逃逸细胞凋亡，通过基质降解黏附和侵袭靶组织并且增殖。肿瘤

表 19-1　皮肤转移癌（包括黑素瘤）*（Lookingbill 等，1993）

男性（n=127）		女性（n=300）	
原发病灶	比例（%）	原发病灶	比例（%）
黑素瘤	32	乳房	71
肺（13/19 腺癌，2/19 燕麦细胞癌）	12	黑素瘤	12
结肠/直肠	11	卵巢，未知原发灶，口腔，肺†	5~2
口腔	9	结肠/直肠，子宫内膜，膀胱，子宫颈，胃，胆管，胰腺，内分泌†	<2
未知原发灶	9	—	—
喉部	6	—	—
肾脏，上消化道，乳房，鼻窦，膀胱，食管†	5~2	—	—
内分泌，胃，胰腺，肝脏†	<2	—	—

* 恶性肿瘤占绝大多数皮肤转移（见文）
† 按照频率降序排列

细胞趋化因子的表达涉及特异性器官转移癌。黑素瘤可表达趋化因子 CCL27，是皮肤的特异性指标且能够解释皮肤转移癌在黑素瘤中的高发病率。其他因子也与皮肤转移癌的定位有关。研究表明，面部和头部是常见的远处转移部位，在这些部位可继发高血管化。

临床表现

部位

内脏肿瘤可以直接侵袭周围组织或局部及远处转移。直接侵袭最常见于乳腺癌，其次是口腔癌。大部分皮肤转移癌局限且与原发肿瘤的解剖位置接近，也有不少发生于外科手术的瘢痕。胸壁是最常见的部位，其次是腹部。乳腺癌有显著的皮肤转移癌趋势大概是因为接近胸壁。结直肠癌，卵巢癌和膀胱癌常累及腹部。乳腺癌皮肤转移的优势也可能与乳腺肿瘤和皮肤接近有关。虽然远处的转移癌不常见，但也可以在黑素瘤、肺癌、乳腺癌中看到，并且可出现在大部分恶性肿瘤中。头皮也是一个高频发生部位，不分组织学类型的情况下其在远处皮肤转移癌患者中占 6.9%。肾细胞癌是尤其与皮肤转移癌相关。Mary Joseph 结节是脐部转移癌的代表，通常来源于胃癌，是一种罕见现象。四肢是皮肤转移癌的少见部位，最常见于黑素瘤。

表现

皮肤转移癌大部分无特殊表现，通常被描述为无症状的肤色、红色及紫蓝色结节。大部分表现为多发但也存在单发。研究表明单发结节常见于肺癌，其次是未知的原发肿瘤。肾细胞癌的皮肤转移癌可被描述成紫蓝色或出血性结节的表现（图 19-1）。转移性黑素瘤通常描述为色素沉着样结节，但在该研究仅表现在 36% 的患者中。乳腺癌的皮肤转移通常有多种多样的临床表现（图 19-2 和图 19-3）。溃疡性结节表现于 10% 的乳腺癌皮肤转移癌和小部分的转移性黑素瘤中。在 10% 乳腺癌皮肤转移癌患者中存在类似于蜂窝织炎的炎性斑块，通常被称为丹毒样癌。这种表现是乳腺癌特有的，且未被报道在其他的原发肿瘤中。乳腺癌皮肤转移癌通常描述为如下表现：大疱样，带状疱疹样，绒毛样，伴显著毛细血管扩张性红斑，淋巴管瘤样假囊性病变，霰粒肿样皮损或类似于眼睑肿胀，以及瘢痕性斑块。乳腺癌的头皮转移经常可见瘢痕性的肿瘤性脱发。铠甲状癌也被报道于乳腺癌中，通常描述为类似于铠甲样的纤维化皮肤转移癌。

其他的皮肤转移癌临床表现包括溃疡，在一篇口腔癌直接扩散的皮肤转移癌报道的三例患者中有如此症状。炎性脓肿常被误认为化脓性汗腺炎，皮角及角化棘皮瘤，化脓性肉芽肿样皮损，带蒂结节，面部淋巴水肿，外科瘢痕增生，硬化性皮损和囊肿样结节。在新生儿中，皮肤转移癌通常呈现多发性蓝色结节，类似于"蓝莓松饼样婴儿"。

应行病理活检。对于着色性皮肤，红斑或结节，可能会被考虑为良性肿块，比如纤维瘤，脂肪瘤或者囊肿，而出血性病变则更倾向于红斑及紫红色。当炎症或硬化性斑块出现，则表现类似于蜂窝组织炎，其他感染或脂膜炎。在有蓝色结节及感染的新生儿中，包括TORCH（弓形体病，其他病原体，风疹，巨细胞病毒，单纯疱疹病毒）传染性病原体，新生儿溶血症，双胞胎输血综合征连同众多的肿瘤来源都必须被考虑。

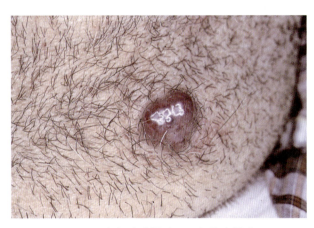

图19-1　肾细胞癌转移至面部的血管表现

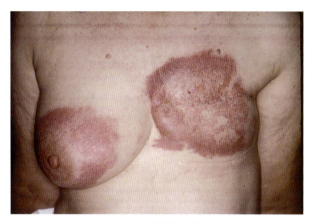

图19-3　炎症性转移性乳腺癌

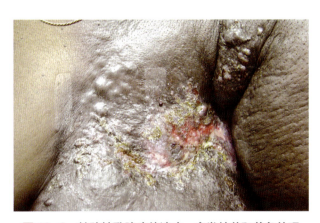

图19-2　转移性乳腺癌伴溃疡，多发结节和黄色外观

组织病理

皮肤转移癌通常类似于原发肿瘤，但多数情况较原发肿瘤分化较差，这让明确诊断变得很困难。肿瘤在组织学上可分为腺癌、鳞癌、未分化癌，以及其他种类癌包括肝细胞癌、子宫内膜癌、肾癌和膀胱癌及小细胞癌。总之，大部分肿瘤的组织学表现为"底部重影"，肿瘤生长混杂于深层真皮，不超过表皮。然而在一些病例中也存在溃疡，paget样播散或表皮增生。

免疫组化在确认皮肤转移癌的原发病灶中已经变得越来越有价值。例如，CK7和CK20可以帮助诊断结直肠癌和肺腺癌。大部分结肠癌表现为CK7-/CK20+，而大部分的原发性肺腺癌表现为CK7+/CK20-，乳腺癌也是如此。大多数前列腺癌是CK7-/CK20-。毛囊性疾病液体蛋白15在大汗腺来源的肿瘤中多表现为阳性，如乳腺癌中的导管癌或小叶癌。抗甲状腺转录因子抗体阳性除了出现在甲状腺乳头状癌中还可出现在肺腺癌和小

鉴别诊断

考虑到皮肤转移癌临床表现的非特异性，鉴别诊断相当广泛。任何一个有内脏肿瘤史，伴有新生或多发性结节，不愈性溃疡或出疹的患者均

细胞肺癌中。P63 和 CK5/6 阳性可鉴别皮肤转移癌和原发性皮肤附属器肿瘤。Her-2 蛋白可鉴别皮肤附属器肿瘤和乳腺癌，雄激素受体阳性可以区分原发性小汗腺肿瘤和乳腺癌。在肾细胞癌中，CD10（+）则有助于鉴别小汗腺和顶泌汗腺的原发皮肤附属器肿瘤和皮肤转移癌，而不是皮脂腺分化。

一些形态学线索也可以帮助明确原发病灶。结节性乳腺转移癌在腺体结构中表现为紧密排列的肿瘤细胞，其周围绕以纤维及线性排列的胶原束，呈"India file"模式。在炎性转移癌中，浅表淋巴管被肿瘤细胞堵塞扩张，周围伴有炎性渗出。印戒细胞不仅常见于胃肠道腺癌，而且也可见于膀胱癌及黑素瘤。肾透明细胞癌中透明细胞小叶可见糖原及丰富的血管，但透明细胞也可来源于其他部位，包括肝、肺及卵巢。转移性卵巢癌，甲状腺癌，胃癌和中央线肺癌均有乳头状隆起。

评估和预后

对于未知原发灶的患者，有效检查包括完整的病史和体格检查，系统回顾，血常规及生化，胸片及胸腹部及骨盆 CT，女性患者还应包括钼靶等也将提供有帮助的信息。皮肤转移癌通常发生在癌症晚期且预示较差的预后。来自结直肠的皮肤转移癌预后相比其他肿瘤较好。不同的原发肿瘤有不同的预后，研究报道皮肤转移癌的平均存活时间为 7.5 个月。

治 疗

当皮肤转移癌患者出现已知内脏肿瘤的结外转移时，应该积极采取干预治疗的方式。根据潜在肿瘤孤立性结节可采取切除或者放疗的方法。用于内脏肿瘤的化疗也可用于皮肤转移癌，并且更有可能在某些癌症中诱导治疗反应。

（曾菁莘、李常兴　译，朱慧兰、罗权　审校）

推荐阅读

Alcaraz I, Cerroni L, Rutten A, et al. Cutaneous metastases form internal, malignancies: a clinicopathologic and immunohistochemical review. Am J Dermatopathol 2012;34:347–93.

Isaacs H. Cutaneous metastases in neonates: a review. Pediatr Dermatol 2011;28:85–93.

Krathen RA, Orenga IF, Rosen T. Cutaneous metastasis: a meta-analysis of data. South Med J 2003;96:164–7.

Lookingbill DP, Spangler N, Sexton FM. Skin involvement as the presenting sign of internal carcinoma. J A Acad Dermatol 1990;22:19–26.

Lookingbill DP, Spangler N, Helm KF. Cutaneous metastases in patients with metastatic carcinoma: a retrospective study of 4020 patients. J Am Acad Dermatol 1993;29:228–36.

Marcoval J, Moreno A, Peyri J. Cutaneous infiltration by cancer. J Am Acad Dermatol 2007;57:577–80.

Saeed S, Keehn CA, Morgan MB. Cutaneous metastasis: a clinical, pathological, and, immunohistochemical appraisal. J Cutan Pathol 2004;31:419–30.

Ulker GUL, Kilic A, Muzeyyen G, et al. Spectrum of cutaneous metastases in 128 cases of internal malignancies: a study from Turkey. Acta Derm Venereol 2007;87:160–2.

第 20 章

皮肤淋巴瘤和系统性皮肤症状淋巴瘤

关键点

- 皮肤淋巴瘤是指有皮肤表现的异质性恶性淋巴瘤。
- 世界卫生组织将皮肤淋巴瘤列为血液恶性肿瘤的一个单独疾病。
- 区别原发性/继发性的皮肤淋巴瘤非常重要，不同类型患者管理是不同的。
- 在某些情况下，只有依靠淋巴结受累情况进行准确的分期，其他如临床表现、组织学和表型特征都非常相似。
- 在结外淋巴瘤中，除了典型的皮肤表现，还可能出现几种非特异性的皮肤表现，如全身瘙痒、Sweet综合征、坏疽性脓皮病等）。

恶性淋巴瘤皮肤受累时包括原发型（即无皮肤外疾病）和继发型（即特定的皮肤表现，如结内淋巴瘤）。区别原发型和继发型皮肤淋巴瘤至关重要，其流行病学资料、治疗方法和和预后均不同。实际上，世界卫生组织（WHO）血液肿瘤分类定义了几种类型的原发性皮肤淋巴瘤，最常见的是蕈样肉芽肿（MF）（表 20-1）。除了特定的几种皮肤表现恶性肿瘤，许多非肿瘤性皮肤病可能与全身淋巴瘤有不同的相关性，这将在最后简要讨论并在表 20-2 中总结。

原发性皮肤淋巴瘤

原发性皮肤淋巴瘤是一组皮肤受累的淋巴组织增生性疾病。根据定义，原发性皮肤淋巴瘤没有皮肤外表现（Sézary 综合征是一个例外），其血液检查可以是诊断的先决条件。表 20-1 总结了原发性皮肤淋巴瘤 WHO 分类。精确的诊断和鉴别诊断非常重要。

表 20-1　WHO 对皮肤淋巴瘤的分类

蕈样肉芽肿

Sézary 综合征

成人 T 细胞白血病/淋巴瘤[1]

原发性皮肤 CD30+ 淋巴增生性疾病

　淋巴瘤样丘疹病

　原发性皮肤间变性大细胞淋巴瘤

皮下脂膜炎样 T 细胞淋巴瘤

结外 NK/T 细胞淋巴瘤，鼻型[1]

原发性皮肤 CD8+ 侵袭性亲表皮细胞毒性 T 细胞淋巴瘤

原发性皮肤 γ/δT 细胞淋巴瘤

原发性皮肤 CD4+ 小/中 T 细胞淋巴瘤

结外边缘区的黏膜相关淋巴瘤（MALT 淋巴瘤）[2]

原发性皮肤滤泡中心淋巴瘤

原发性皮肤弥漫性大 B 细胞淋巴瘤，腿型

血管内大 B 细胞淋巴瘤[1]

浆细胞样树突状细胞瘤[1]

[1] 这些淋巴瘤不总是以皮损表现为首发症状，但可能出现在尚未有全身表现的情况下

[2] 此类别包括通常有皮肤表现的边缘区淋巴瘤，在 WHO 分类中还包括其他结外疾病

表 20-2　与皮肤系统性淋巴瘤/白血病相关的皮肤体征和症状[1]

与肿瘤诱导或治疗相关的骨髓抑制和产生的血细胞减少相关

苍白

紫癜，特别是瘀斑

牙龈出血、鼻衄、轻伤后出血时间延长

中性粒细胞减少的患者的口腔溃疡

与肿瘤特异性或治疗后免疫失调相关

机会性感染、常见感染的不寻常表现（如赘生性损害，自限性疾病的自愈时间延长、寻常感染的严重表现）

与血液肿瘤产生的自身抗体相关

副肿瘤性天疱疮[2]

与沉积淀粉样蛋白有关

皮肤淀粉样变性

晶体巨噬细胞增多症

与副蛋白血症相关但没有沉积 M 蛋白

硬化性黏液性水肿

硬肿症

黄色瘤

坏死性黄色肉芽肿

POEMS 综合征

AESOP 综合征

施尼茨勒综合征

其他条件（皮肤病变的确切机制和发病机制未知）

广泛性特发性瘙痒症[3]

Sweet 综合征（急性发热性嗜中性皮病）[4]

大脓疱性坏疽性脓皮病

获得性鱼鳞病

皮肤和/或系统性结节病[5]

[1] 许多情况可能在除血液肿瘤外的其他情况下观察到，这些情况大多数（但不总是）与潜在的淋巴增殖性疾病相关

[2] 主要与 B 细胞淋巴瘤和白血病有关

[3] 可能在霍奇金淋巴瘤（HL）中观察到，在其他类型的非霍奇金淋巴瘤（NHL）中较少出现，它可能是疾病的首要表现

[4] 由于副肿瘤性疾病主要见于髓系白血病及相关病症患者，皮损可能表现为肿瘤

[5] 结节病可能早于 NHL（结节病–淋巴瘤综合征）的诊断或在疾病过程中出现

原发性皮肤 T 细胞淋巴瘤

蕈样肉芽肿

蕈样肉芽肿（mycosis fungoides，MF）是迄今为止最常见的皮肤 T 细胞淋巴瘤（cutaneous T-cell lymphoma，CTCL），占皮肤淋巴瘤的一半。MF 的肿瘤细胞是小 / 中等大小、亲表皮性的 T 辅助淋巴细胞。该病的特点是慢性病程，生存期长。发病率约为 $6/10^6$~$7/10^6$，各地域发病率不同，但近十几年来逐渐增加。虽然 MF 在成年人，特别是老年人最常受累，但在儿童和青少年的皮肤型淋巴瘤里也是最常见的类型。

临床上，MF 在形态学上分为红斑期、斑块期和肿瘤期，其分期和预后关系密切。斑块期和肿瘤期被认为是更具侵略性的阶段，相比之下红斑期一般为慢性进程。瘙痒通常是最早的表现，在疾病的各个阶段都会出现，但非常难治疗。MF 的诊断主要基于临床病理，免疫组化和分子生物学提供的证据作为辅助手段。

MF 早期阶段的精确表征目前不确定，及存在不同的术语，如"副银屑病样斑块"或"大斑块型副银屑病"，均表示无瘤状态，但可能会进展到 MF，或是 MF 的早期表现。在这个阶段，疾病呈现出不同的变化，通常位于曝晒区域的红斑。弹性纤维的丢失和表皮萎缩可能出现皱纹样的外观。尽管关于"副银屑病样斑块"表现的早期 MF 患者不需经过广泛的检查，根据临床症状和局部皮疹及浅表淋巴结受累应该以保守的方式进行管理。

MF 的斑块期表现为浸润的、结痂的、红褐色硬结性皮损。典型的通常邻近或对侧皮肤有同样皮损。MF 中的肿瘤在没有其他病变的情况下，或与斑块结合在一起。他们可能是孤立存在的，但更常见的是局限性或泛发的。肿瘤作为 MF（除了复发疾病）唯一的表现形式是非常罕见的，而且需要排除皮肤间变性大细胞淋巴瘤、结节型淋巴瘤样丘疹病、多形性小 / 中等 $CD4^+$ 淋巴瘤，NK/T 细胞淋巴瘤等。红皮病可随疾病逐渐进展，与 SS 很难区别。有浸润性斑块、肿瘤或红皮病的患者应该进行皮肤外的检测（实验室检测，淋巴结超声检查，胸部、腹部和骨盆正位 X 片或 CT，骨髓活检，外周血检查）。

皮肤淋巴瘤协会（InternationalSociety of Cutaneous Lymphoma，ISCL）和欧洲研究与治疗癌症组织（European Organization for Research and Treatment of Cancer，EORTC）提出 MF 的分型，见表 20-3。

MF 的许多临床和 / 或组织病理学变异型已被描述。其中 3 个在 WHO 分类中提及，即亚临床型 MF，表现为局部松弛性皮肤（网状细胞和肉芽肿增多），为慢性病程和良好预后（患有局部网状细胞增多的患者可能会长期完全缓解），但领先型 MF 似乎比"传统型"变体进展更激进。这些变体本章不做讨论。肉芽肿松弛性皮肤可能被视为 MF 的一个亚型，但它可能更适合被视为一种综合征，高达 50％ 与霍奇金氏淋巴瘤、非霍奇金氏淋巴瘤、MF、急性骨髓性白血病和朗格汉斯组织细胞增多症有关。肉芽肿松弛的皮肤与 MF 共享许多特征，但仍不明确其是否能代表 MF。

MF 的预后和治疗取决于疾病的阶段（以及之前的治疗）。大多数患者不需要激进治疗，可以通过皮肤直接管理（例如补骨脂素和 UVA，类维生素 A 等）。系统的化疗通常仅在短时间内有效，并且需要重复。大量的系统性的、部分的实验疗法在过去的几十年中已经过证明了上述结论（间接表明没有任何治疗方案在正确的治愈的机会）。近年来，几项独立研究表明患有晚期疾病的患者可通过异基因干细胞移植得到治愈。

Sézary 综合征

Sézary 综合征（Sézary syndrome，SS）的临床特征是瘙痒性红皮病，全身性淋巴结病，以及循环系统里存在恶性 T 淋巴细胞。与 MF 不同，其预后更差（5 年生存率约 20％ ~30％）。诊断标准为外周血和淋巴细胞中存在单克隆群体的 T 淋巴细胞，每 1ml 外周血至少有 1 000 个 Sézary 细胞，皮肤外周血中扩增的 $CD4^+$ 细胞群导致 CD4/CD8 比率显著增加，$CD4^+/CD7^-$ 细胞或 $CD4^+/CD26^-$ 增加，外周血中的 T 细胞的抗原 CD2、CD3 和 CD5 凋亡。虽然 SS 是 CTCL 的一个变体，但在早期阶段骨髓通常不受影响。

SS 患者病情进展迅速，出现红皮病和淋巴结肿大。红皮病的特点是顽固的瘙痒和脱屑，而瘙痒治疗非常棘手。SS 的诊断分期依据表 20-3。由于许多非肿瘤性疾病可能伴有红皮病（例如银屑病，药疹等），准确的诊断是至关重要的。但在不同疾病阶段的患者中做到精确诊断是不实际的（如"特发性"红皮病、"红人综合征"）。其中一

表 20-3　国际皮肤淋巴瘤学会（ISCL）和欧洲组织癌症（EORTC）为 MF 和 Sézary 综合征的分类

皮肤

T1　局限的斑片[1]、丘疹和 / 或覆盖皮肤表面的 10% 以下的斑块[2]，可以进一步分为 T1a（仅斑片）与 T1b（斑块 ± 斑片）

T2　斑片、丘疹或覆盖 >10% 皮肤表面的斑块，可进一步分为 T2a（仅斑点）与 T2b（斑块 ± 补丁）

T3　一个或多个肿瘤[3]（≥ 1cm 直径）

T4　红斑覆盖 ≥ 80% 体表面积

淋巴结

N0　周围淋巴结没有异常的表现[4]，不需要活检

N1　周围淋巴结有临床异常，组织病理学 Dutch 分级 1 级或 NCI LN0-2

　　N1a　克隆阴性[7]

　　N1b　克隆阳性[7]

N2　周围淋巴结有临床异常，组织病理学 Dutch 分级 2 级或 NCI LN3

　　N2a　克隆阴性[7]

　　N2b　克隆阳性[7]

N3　周围淋巴结有临床异常，组织病理学 Dutch 分级 3~4 级或 NCI LN4，克隆阳性或阴性

Nx　周围淋巴结有临床异常，没有组织病理学证据

内脏

M0　没有内脏器官受累

M1　有内脏受累（必须确定组织病理学证实[5]和器官相关）

血液

B0　没有明显的血液受累：≤ 5% 的外周血淋巴细胞是非典型的（Sézary）细胞[6]

　　B0a　克隆阴性[7]

　　B0b　克隆阳性[7]

B1　血液低肿瘤负荷：外周血淋巴细胞 >5% 是非典型（Sézary）细胞，但不符合 B2 标准

　　B1a　克隆阴性[7]

　　B1b　克隆阳性[7]

B2　血液高肿瘤负荷：≥ 1 000/μl Sézary 细胞[6] 克隆阳性[7]

阶段

ⅠA T1N0M0B0，1　　ⅠB T2N0M0B0，1

Ⅱ T1，2N1，2M0B0，1　　ⅡB T3N0~2M0B0，1

ⅢT4N0~2M0B0，1　　ⅢA T4N0~2M0B0　　ⅢB T4N0~2M0B1

ⅣA1 T1~4N0~2M0B2　　ⅣA2 T1~4N3M0B0~2　　ⅣB T1~4N0~3M1B0~2

[1] 斑片代表任何大小的没有明显突起或硬结的皮损。需注意存在 / 不存在色素减退或色素沉着、鳞屑、结痂和 / 或异色表现

[2] 斑块代表任何大小的有突起或硬化的皮损。需注意存在或不存在鳞屑、结痂和 / 或异色表现。组织学特征如滤泡或大细胞转化（>25% 大细胞），CD30⁺ 或 CD30⁻，另外一些临床特征如溃疡之类的特征需要重点记录

[3] 肿瘤表示 ≥ 1cm 直径的实性或结节性病变，有浸润或垂直生长的迹象。需记录肿瘤的数量、总体积、最大尺寸和部位，还要注意是否有大细胞转变的组织学证据，可用 CD30 进行表型鉴定

[4] 淋巴结代表周边淋巴结中任何明显的异常淋巴结，体检时触及坚实的、不规则的、聚集的、固定的，直径 ≥ 1.5cm 的结节。体检需要检查颈部、锁骨上、滑车、腋窝和腹股沟淋巴结群。中心节点通常不需要进行组织病理学检查，除非用于鉴别 N3 类型的病例

[5] 内脏中，肝脾可通过成像来诊断

[6] 就血液而言，Sézary 细胞被定义为具有高度卷曲的淋巴细胞。如果 Sézary 细胞不能用于确定 B2 的肿瘤，则下列修订后方案（国际皮肤淋巴瘤学会标准）中满足一项与一项阳性同时存在可以作为替代方案。使用 T 细胞受体的克隆重排：①具有 10 或更高的 CD4：CD8 的扩增比例的 CD4⁺ 或 CD3⁺ 细胞；②扩增的 CD4⁺ 细胞具有异常的免疫表型，包括 CD7 或 CD26 的丢失

[7] T 细胞克隆是通过 T 细胞受体基因的聚合酶链式反应或 Southern 印迹分析来定义

些患者最终进展为典型的 SS。在目前的知识状态下，"特发性"红皮病患者不应积极治疗，仅对症治疗，如改善瘙痒，定期监测疾病相关指标即可。体外光疗已成功用于治疗典型的 SS 和特发性红皮病，早起疗效好，而晚期患者即使治疗，疾病仍会进展。类似 MF，异体干细胞移植可能是一个良好的选择。

原发性皮肤 CD30$^+$ 淋巴组织增生性疾病

原发性皮肤 CD30$^+$ 淋巴组织增生性疾病（pcCD30$^+$ LD）包括淋巴瘤样丘疹病（lymphomatoid papulosis，LyP）和皮肤间变性大细胞淋巴瘤（cutaneous anaplastic large cell lymphoma，cALCL）。这些疾病被视为一个病谱的两端。在很多情况下，只有经过临床病理学检查才能精确分类。LyP 和 cALCL 都主要出现在成年人身上，但是 LyP 是继 MF 后第 2 位最常见的皮肤淋巴瘤类型。pcCD30 + LD 的特点是预后很好，应该明确分开淋巴结受累的淋巴结 ALCL，其治疗、预防和预后完全不同。

cALCL 通常表现为孤立的，通常是溃烂的肿瘤（图 20-1）。部分可能自行消退，LyP 是一种特征性疾病，由反复成批自行消退的丘疹、结节及留下的瘢痕和组成（图 20-2）。每个典型单一病变的持续时间为 4~8 周，但由于旧病灶还未消退，又出现新病灶，故患者通常存在多形性病变。这种新旧皮损共存是最重要的一条诊断标准，在组织病理学上 LyP 和 cALCL 可能会重叠。典型病例分化很容易区别，但所谓的"边缘案例"无法精确分类在 pcCD30 + LD 的一个或另一个类别中。

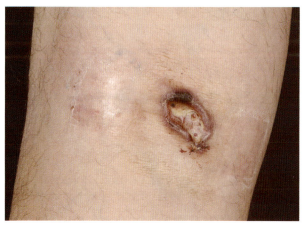

图 20-1 皮肤间变性大细胞淋巴瘤。下肢可见单一溃疡性肿瘤

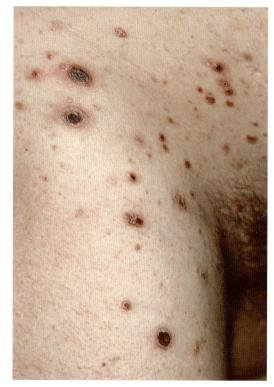

图 20-2 淋巴瘤样丘疹病。多发，部分溃疡性丘疹和斑块

局限型 LyP（即 LyP 局限于单一区域）和具有卫星损伤的 cALCL（即肿瘤被小卫星灶包围的 cALCL）在临床和组织病理学上均难以区分。没有表型或分子生物学技术可作出精确分类，故一般诊断为 pcCD30 + LD。组织病理学上大多数病例 LyP 和 cALCL 很容易区别，某些情况下，不可能精确的区分。因此，准确的临床病理相关分析应该被视为 pcCD30 + LD 精确分类的标准。

确诊 LyP 的患者不需要做一系列检查，但应该排除 cALCL 或临界案例。检查相关区域淋巴结是最重要的，特别是活检可疑淋巴结。

准确的区分 cALCL 和淋巴结型 ALCL 继发皮肤受累是至关重要的。在这种情况下，绝大多数 cALCL 的间变性淋巴瘤激酶（ALK）是阴性的。在 ALK + 和 ALK– 的淋巴结型 ALCL 中均可观察到继发性的皮肤改变。淋巴结型 ALCL 的继发皮肤表现通常预后不良并且需要积极的治疗，而 cALCL 是一种惰性的疾病，可通过手术切除和/或局部放疗。

其他皮肤 T 细胞淋巴瘤

除了上面讨论的实体之外，还有许多其他的 T 细胞淋巴瘤可能出现在皮肤的原发部位（见表

20-1)。这些实体的详细讨论本章不做赘述。一般来说，重要的是要记住临床病理特征与那些进展期的 MF 相似，可以观察到侵袭性的细胞毒性自然杀伤（NK）/T 细胞淋巴瘤。但在斑块期和肿瘤期之前的"红斑期"阶段的 MF 和肿瘤期患者第一次诊断时，组织内不存在皮肤侵袭性细胞毒性 NK/T 淋巴细胞。因此，准确的病史对于精确分类至关重要。侵袭性细胞毒性 NK/T 细胞淋巴瘤需要做完整的一系列检查，特别要注意累及上呼吸道的结外 NK/T 细胞淋巴瘤（鼻型）。

在全球的一些地区（尤其是日本和加勒比）的淋巴瘤由人 T 淋巴细胞瘤病毒 1（HTLV-1，引起成人 T 细胞淋巴瘤/白血病）可能在临床和组织病理学上与 MF 难以区分。因此在流行地区 HTLV-1 检测对于类似 MF 的表现的患者来说至关重要。

皮下脂膜炎样 T 细胞淋巴瘤（SPLTCL）是细胞毒性的低级别 T 淋巴细胞瘤，T 淋巴细胞表型为 $CD3^+/CD4^-/CD8^+/TIA-1^+/\alpha/\beta^+/\gamma/\delta$。病变类似于那些一种临床上的脂膜炎（特别是狼疮性脂膜炎），诊断依靠组织病理学检查，但在陈旧病变中检查不出。过去，具有 γ/δ 表型的侵袭性病例被列入 SPTCL 组，但现在 WHO 分类为皮肤 γ/δ T 细胞淋巴瘤。只有在经过确诊 SPLTCL 的情况下才进行一系列的检查。系统使用皮质类固醇可以长期控制疾病进程，而化疗仅限于皮肤扩散患者。

原发皮肤小/中等的实体 $CD4^+$ T 细胞淋巴瘤是 WHO 分类的一种，其恶性倾向证据不足。学术界在理解上存在分歧，有的认为是反应过程（"pseudolymphoma"），有的认为是 T 辅助淋巴细胞的克隆扩增或侵略性的外周 T 细胞淋巴瘤，其共同的组织病理学表现均由小型/中型 T 辅助淋巴细胞构成。有学者提出位于头颈部的孤立性病变预后良好，在这些情况下应避免过度检查和治疗。另一方面，多发性病变患者不同的身体区域应该被非常仔细地检查，这些病例可能代表侵袭性 T 细胞淋巴瘤。

原发性皮肤 B 细胞淋巴瘤

大多数皮肤 B 细胞淋巴瘤（cutaneous B-cell lymphomas，CBCL）代表低度恶性潜能的疾病，应该是以非侵袭性的方式进行管理。在绝大多数情况下可以在临床病理学上做到精确的分类（图 20-3）。值得一提的是，由于 Borrelia 感染在一些欠发达欧洲国家（但不出现在美国，反映疏螺旋体不同菌株的存在）。传播，会出现相关性的 CBCLs 区域性特征。这种关联在淋巴浆细胞变异的皮肤边缘区淋巴瘤（cutaneous marginal zone lymphoma，cMZL）中尤为常见，并提供了对这部分患者进行抗生素治疗的合理证据。这个情况胃幽门螺杆菌的发现相似，通过比较幽门螺杆菌与在胃黏膜相关患者的亚组中淋巴组织（mucosa-associated lymphoid tissue，MALT）淋巴瘤，后通过抗生素根除幽门螺杆菌进而成功治疗了许多此类病例。另一方面，在流行的欧洲国家患者与 CBCL 相关疏螺旋体菌株相关仅有少数病例，因此抗生素应仅考虑与 Borrelia 有确切关系的病例。

皮肤滤泡中心型淋巴瘤

皮肤滤泡中心型淋巴瘤（cutaneous follicle center lymphoma，cFCL）是以扩散为特征的皮肤型低等级 CBCL 的 B 滤泡淋巴细胞瘤。男女均受累，表现为头颈部的丘疹、斑块或躯干肿瘤，尤其是背部（术语 Crosti 淋巴瘤：特定在背部中央有斑块和肿瘤，周围有红斑包围的皮疹）。组织学检查可能会显示滤泡型、弥漫型或混合型（滤泡和弥漫）模式的增长。增长模式对预后无意义。从组织病理学可区分 cFLC 和皮肤弥漫性大分化 B 细胞淋巴瘤。组织病理学上，弥漫型 cFCL 为绝对优势的淋巴细胞为主，而腿型（cDLBCL-LT）以大的圆形细胞（尤其是免疫母细胞）占优势。免疫组织学显示在 cFCL 中 Bcl-2，MUM-1，IgM 和叉头框蛋白 1（FOX-P1）均为阴性，而 cDLBCL-LT 病例中的这 4 项标记绝大多数为阳性。主要问题是 FCL 的弥散型被认为是高级淋巴瘤，而在皮肤中它代表了一种形态变体的低等级的 CBCL。因此，弥漫型患者的 cFCL 常常进行了不必要的侵略性治疗。应该再一次提出 cFCL 应以保守的方式管理，全身化疗仅用于治疗罕见患者（皮肤外传播者）。在这种情况下，系列检查是至关重要的，可为特定患者计划适当的治疗，排除皮损代表继发性淋巴瘤的表现。

皮肤边缘区淋巴瘤

皮肤边缘区淋巴瘤（cutaneous marginal zone lymphoma，cMZL）的皮肤表现被 WHO 和黏膜病例列在一起，包括 MALT 中的结外 MZL。这几组淋巴瘤的特点是由于自身免疫性疾病或感染，其与慢性炎症的关系密切。另一方面，目前还不清楚是否所有这个分类的患者都采用统一方案。

cMZL 通常发生在年轻男性，儿童也可能受累（它代表了童年最常见的类型之一）。患者出现红色、红棕色丘疹、斑块和局部结节，特别是上肢或躯干。在没有皮肤症状的情况下，需要对 cMZL 患者进行完整的系统检查。预后良好，并且患者应该以非侵略性的方式进行管理（手术切除在大多数情况下足够）。如前所述，抗生素旨在根除疏螺旋体感染，故抗生素治疗应该在证实有疏螺旋体病的患者中进行。

皮肤弥漫性大 B 细胞淋巴瘤，腿型

皮肤弥漫性大 B 细胞淋巴瘤，腿型（cutaneous diffuse large B-cell lymphoma, leg-type, cDLBCL-LT）在形态学、表型和遗传学上可与弥散性大 B 细胞淋巴瘤相似，其特点是进展迅速，5 年生存率 <50%。

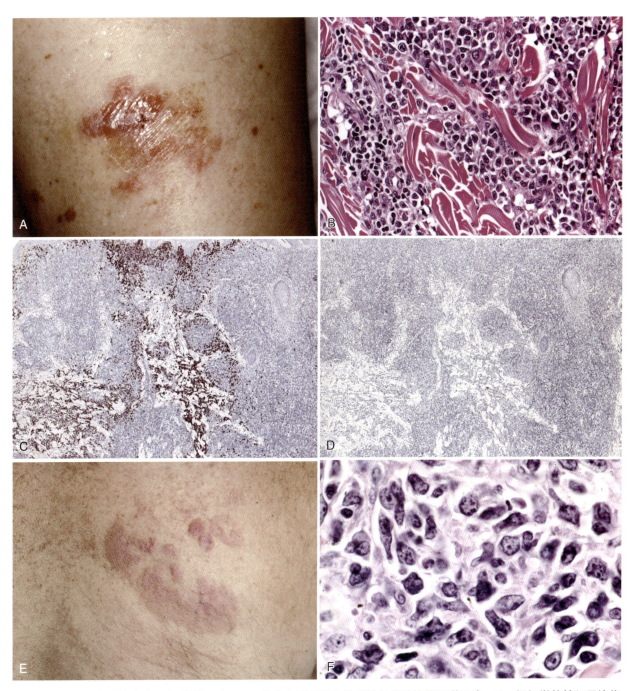

图 20-3　不同类型的皮肤 B 细胞淋巴瘤。A，临床上呈现孤立性斑块的皮肤边缘区淋巴瘤；B，组织学的特征是边缘区细胞，浆细胞样细胞和浆细胞群；C，免疫球蛋白轻链 λ 染色阳性；D，kappa 染色阴性；E，弥漫型皮肤滤泡中心淋巴瘤，临床上呈背部聚集性病变（Crosti 淋巴瘤）；F，大型中心细胞为主导

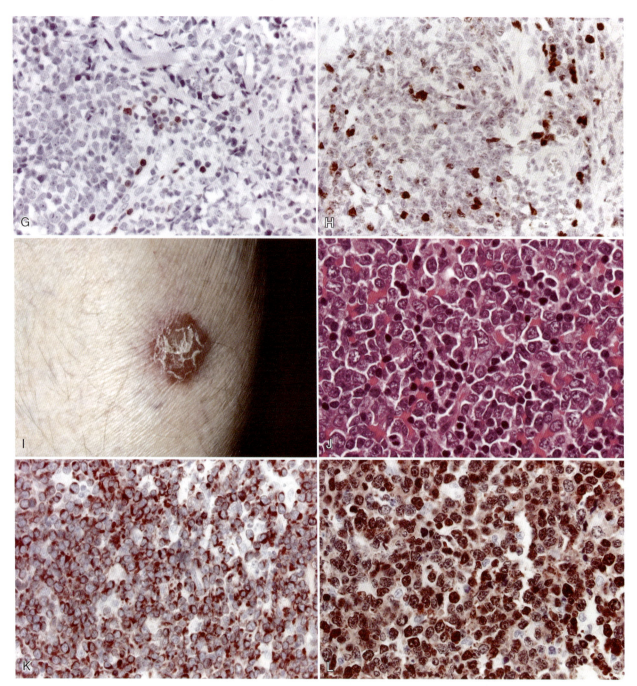

图 20-3（续） G，Bcl-2 染色阴性；H，MUM-1 染色；I，腿型弥漫性大 B 细胞淋巴瘤，临床上呈小腿肿瘤；J，大圆形细胞为主；K，Bcl-2 染色阳性；L，MUM-1 染色

这种病主要老年常见，女性为主，常腿部受累。必须完成系列检查，并且选择含有蒽环霉素的全身化疗联合利妥昔单抗治疗。年龄可能是积极治疗方案的一个限制因素，而放疗是次要选择。同前所述，区分来自 cFCL 的 cDLBCL-LT 具有弥散模式的增长是至关重要的，其治疗和预后是完全不同的。鉴别诊断标准已在前面的关于 cFCL 的段落中进行了概述。在临床上，诊断为原发性皮肤弥漫性大 B 细胞淋巴瘤的患者应该由有资质的中心进行评估。同时，必须清楚地了解皮肤可能是该部位皮下弥漫大 B 细胞淋巴瘤影响的皮肤表现，故必须做系列检查，以正确管理每名患者。

浆细胞样树突状细胞瘤

浆细胞样树突状细胞瘤（blastic plasmacytoid dendritic cell neoplasm，BPDCN）是一种来自干扰素源产生的 I 型浆细胞样树突状细胞（"浆细胞样单核细胞"）肿瘤。许多患者在发病时仅限于皮肤表现

（即系列检查可能是阴性的），但他们应该和系统受累的患者一样治疗。这就如同在急性髓细胞瘤患者中观察到白血病被称为"非白血病性白血病"。事实上，BPDCN和髓细胞性白血病是严格相关的。

这种疾病主要发生在成年人身上，男女均可受累，儿童和青少年也可发病。皮损表现通常是出血性的（类似挫伤样改变），并且皮损泛发，尽管偶尔可见孤立的肿瘤。诊断依靠特殊的形态学和表型特点，如CD4、CD56、CD123、TCL-1和CD303（BDCA-2）等标记物阳性。

无论临床表现如何，每位患者都必须接受完整的系列检查。该疾病对化疗反应良好，但复发很常见，通常在治疗几周后快速进展为顽固的疾病。有报道异基因干细胞移植可能有所疗效。

特定的表现和系统的非特定标志淋巴瘤

管理中的主要问题之一是皮肤淋巴瘤患者正确地识别淋巴瘤类型和准确的区别原发性和继发性疾病。其强调的是临床、组织病理学、表型特征和可能表现出的重叠现象。特别是在淋巴结内/外淋巴瘤、白血病都可能有典型的皮肤表现。在某些情况下用于皮肤和其他器官的诊断标准是不同的。同前所述，一个范例表现为弥漫型FCL，被分类为淋巴结内大B细胞淋巴瘤。但作为FCL的皮肤型，其治疗和预后完全不同。另一个典型示例，ALK+表达的结内淋巴瘤，5年生存率可达到80%，ALK-表达的5年生存率约为50%。但cALCL在绝大多数情况下ALK-，但其预后良好（5年生存率>90%）。简而言之，评估皮肤淋巴瘤应注意区分原发型和继发型，对患者的正确管理至关重要。一个准确的诊断应具备准确的既往史，完整的皮肤体格检查、组织病理学、表型分析和分子生物学分析。

一般来说，有特殊的皮肤表现淋巴瘤保留着其原始肿瘤的组织病理学和表型特征。去分化和再结晶在某些病例中可见（如皮肤里氏综合征，B淋巴细胞慢慢变大，转化为慢性B型淋巴细胞白血病）。在这些情况下，皮肤会表现与原发瘤不同的形态和表型。

皮肤外淋巴瘤的临床特征大多数是不典型的丘疹和结节，常常溃烂，并且通常表现不一。在某些情况下，病变可能位于受累淋巴结支配的皮肤区域，但大部分它们散在分布，与肿瘤位置并不相关。

大多数皮肤外淋巴瘤的继发性的特定皮肤表现标志着预后差（Ⅳ期）。但BCLL是一个例外，其表现为皮肤肿瘤或其他炎症，代表浆细胞参与的免疫学反应。例如，疏螺旋体感染的B-CLL患者中可在发病的特点区出现典型的皮肤表现（即乳头、耳垂、生殖器区域）。虽然组织病理学、表型、分子生物学都显示肿瘤浸润，但这些特殊的特征并不代表预后不良，患者应保守的管理。

慢性B型淋巴细胞性白血病

慢性B型淋巴细胞性白血病（cutaneous B-cell chronic lymphocytic leukemia，B-CLL）有特定的皮肤表现。同前所述，在许多情况下皮肤病变不应被视为进展或预后的代表。大细胞转化可以在皮肤中观察到，并且可以代表疾病进展的第一个迹象。与大多数皮肤表现的B-CLL相比，皮肤Richter综合征变化多，但预后很差。

具有特定皮肤表现的B-CLL患者应根据血液学特点进行管理。同前所述，表现在特定部位的皮肤肿瘤浸润不需要激进的治疗。

皮肤骨髓性白血病（cML）

所有ML亚型均可观察到特定的皮损表现，包括急性和慢性形式的改变及骨髓增生异常综合征（myelodysplastic syndromes，MDS）。在一些白血病患者中，之前已出现了皮损，其代表该疾病的首发症状。这些患者中小部分进行了系统检查，但都是阴性结果。但因为预后相同，这些阴性的病例也应该和阳性病例一样管理。有特定皮损表现的急/慢性ML预后都很差。与B-CLL相比，ML的皮损表现代表了疾病的进展。治疗应始终按照ML的血液学指南。

MDS的皮损表现对预后的价值尚不清楚。虽然有的学者认为其代表疾病进展的迹象，但最终演变成典型的白血病的病例，很多情况下与皮肤病变与外周血/骨髓结果并不符合。这些患者的最佳管理方案目前尚不统一，如果缺乏明确的白血病迹象，一般保守管理。

皮肤血管免疫母细胞T细胞淋巴瘤

皮肤血管免疫母细胞T细胞淋巴瘤（cutaneous angioimmunoblastic T-cell lymphoma，cAITL）是一

种来源于滤泡T淋巴细胞的淋巴瘤。可以观察到典型的皮肤表现，但很难诊断，因为淋巴瘤的特点是背景突出的B淋巴细胞和其他炎症细胞。在一些病例，伴随的B淋巴细胞群可以进展为第二淋巴瘤，与克隆无关但与原来的AITL紧密相连。这些AITL相关的B细胞淋巴瘤通常与EB病毒感染有关（但EB病毒感染从未在AITL的肿瘤细胞中发现）。皮肤可能被AITL的特定细胞或继发的B淋巴细胞浸润。在特殊情况下第二个淋巴瘤只能在皮肤中观察到，在cAITL患者中出现了B细胞淋巴瘤的特定皮肤表现。cAITL患者的管理应在血液学的基础上，因为这类疾病只是原发性结外淋巴瘤的继发表现。

皮肤霍奇金淋巴瘤

霍奇金淋巴瘤（Hodgkin's lymphoma，HL）的特定皮肤表现极其罕见，而非特异性皮肤症状则更为常见。通常皮肤HL的诊断应该是在已知皮肤外疾病的患者中进行（这意味着原发性皮肤病例非常少）。在过去的几十年，HL的管理有了很大进步，其特定的皮肤表现的发生率出现了显著下降，目前很少能观察到。通常皮肤受累在受累淋巴结的区域，很少泛发。皮肤组织病理学检查显示与淋巴结中观察到的类似的形态和表型特征。治疗应根据相关指南。

系统性淋巴瘤的非特异性特征

全身性淋巴瘤患者可能表现为不同的皮肤疾病（即"非特异性"皮肤表现全身性淋巴瘤）。最常见的情况列于表20-2。这些皮肤疾病可能先于、同时或出现于全身性淋巴瘤之后。其中一些是非常常见的皮肤病，但并不能作为有用的诊断线索。另一方面，一些特定的皮肤表现常与结内HL或其他非霍奇金淋巴瘤（NHL）相关，并可能辅助诊断和/或监测的疾病活动。

瘙痒是一种非常常见的皮肤症状，可能与很多皮肤或其他系统性疾病有关。慢性瘙痒而没有原发皮损可能是HL或NHL的皮肤表现，并且可以在诊断节点之前数月或数年出现。虽然特发性瘙痒也可在其他疾病（与血液系统恶性肿瘤无关）中出现，但按照指南筛查潜在淋巴瘤是必要的。

Sweet综合征（急性发热性中性粒细胞性皮肤病）特点是突然现的疼痛性的皮肤红斑、水肿性丘疹或斑块，伴有发热、不适和中性粒细胞增多。系统症状并不总是存在，存在数种临床病理变异。Sweet综合征可能与恶性肿瘤有关，特别是ML或MDS（10%~15%）。在某些情况下，可能会观察到肿瘤细胞在炎症浸润中，特别是在一些该疾病的变异型中（例如组织细胞样Sweet综合征）。Sweet综合征也可能与一些与集落刺激因子相关的其他肿瘤和非肿瘤性疾病相关。如无其他症状，广泛的筛查调查寻找潜在的血液学疾病是没有必要的，但组织细胞样Sweet综合征是例外。

脓皮病（pyoderma gangrenosum，PG）的特点是脓疱迅速变大，发展为溃疡性病变，常伴随轻微的创伤或手术后出现。在某些情况下，PG可能与血液学恶性肿瘤（特别是ML和变体）有关。这些患者的皮损表现可能出现大疱，与大疱型Sweet综合征相似。对没有其他症状的PG患者广泛筛查寻找基础疾病是没有必要的。但大疱性PG患者应该仔细筛选是否与血液恶性肿瘤相关。

副肿瘤性天疱疮是一种自身免疫性疾病，主要与NHL相关（特别是B细胞NHL和白血病、其他类型淋巴瘤/白血病、胸腺瘤和Castleman病）。它的特点是多形性皮损表现，特征性的多形红斑和寻常型天疱疮表现。副肿瘤天疱疮可能早于诊断潜在的血液学状况。抗体定向针对多种皮肤抗原可被检测到，包括血小板溶素家族的成员以及桥粒芯蛋白。除皮肤损伤外，口腔黏膜严重受累常见，以及眼部受累和严重肺部受累。

副肿瘤性天疱疮患者必须严格筛选恶性血液病。治疗是非常困难的，并且该疾病对大多数治疗有抵抗。潜在的NHL的管理是最重要的，CD20抗体（利妥昔单抗）可产生肿瘤细胞的特异性靶向抗体（尽管具有可变功效），已用于治疗B-NHL相关癌旁肿瘤天疱疮。

获得性鱼鳞病在临床表现和组织病理学上都类似于寻常型鱼鳞病，但在成人期出现的通常与潜在的恶性肿瘤相关，特别是NHL。由于获得性鱼鳞病可以在几种情况下观察到，在没有其他情况下体征和/或症状患者不应该进行广泛的血液学检查。

结节性肉芽肿可在NHL患者中观察到。术语"结节病–淋巴瘤"综合征已被用于系统性结节病患者，随后发展为非霍奇金淋巴瘤，但结节性肉芽肿也可出现在确诊NHL后。皮肤结节性肉芽肿可能代表潜在淋巴瘤活动的标志和在某些情况下可以用于监测疾病。

由血液疾病引起的**副蛋白血症**患者条件（例如瓦尔登斯特伦氏巨球蛋白血症，未定义的单克隆丙种球蛋白病等）可能存在特殊的皮损表现，其中一些很少见（如坏死性黄色肉芽肿和硬化性黏液性水肿等）。**Schnitzler 综合征**（慢性荨麻疹表现，间歇性发热、不适、骨痛、关节痛和单克隆 IgM 球囊病）是另一种具有特殊皮肤表现的病症（"中性粒细胞性荨麻疹"）相关的副蛋白血症，可能代表与此相关的自身炎症性疾病副蛋白血症。**POEMS 综合征**〔多发性神经病、器官肿大、内分泌病、单克隆丙种球蛋白病（M 蛋白）和皮肤变化〕和 **AESOP 综合征**（浆细胞瘤相关的泛发皮肤疾病和腺体疾病）几乎总是与副蛋白血症有关。**I 型冷球蛋白血症**是由于单克隆蛋白（IgG、IgM、IgA 或轻链）在参与疾病时是冷却的。它通常与 MGUS 联合出现，瓦尔登斯特伦巨球蛋白血症、多发性骨髓瘤或很少有其他免疫球蛋白的 B-NHLs。皮损表现通常以紫癜为特征病灶和/或出血性结节和溃疡（由于血管凝固造成小梗塞）。因为低温，耳垂上的紫癜性病变是典型的疾病表现（图 20-4）。

晶体巨噬细胞增多症（crystal storing histiocytosis，CSH）的特点是晶体胞质内包裹物由组织细胞和巨噬细胞组成，细胞内沉积物为具有独特几何形状的免疫球蛋白。CSH 主要与多发性骨髓瘤有关，但可能偶尔能观察到与其他系统性疾病有关血液疾病，如淋巴浆细胞淋巴瘤、MALT 淋巴瘤和 MGUS，很少没有潜在的淋巴增生性疾病。

许多其他非特异性皮肤表现可能在血液恶性肿瘤患者中观察到，一般与恶性肿瘤产生的物质相关（如淀粉样变性等）或骨髓抑制相关（例如苍白，紫癜等），或与治疗后免疫力下降相关（机会性感染如曲霉病，播散性念珠菌病等），或治疗的副作用（如剧毒药疹，手掌红斑等）。这些情况在相关章节中均有论述。

（高歆婧、罗权 译，张锡宝、杨斌 审校）

推荐阅读

Balaraman B, Conley JA, Sheinbein DM. Evaluation of cutaneous angioimmunoblastic T-cell lymphoma. J Am Acad Dermatol 2011;65:855–62.

Beltraminelli H, Leinweber B, Kerl H, Cerroni L. Primary cutaneous CD4+ small-/medium-sized pleomorphic T-cell lymphoma: a cutaneous nodular proliferation of pleomorphic T lymphocytes of undetermined significance? A study of 136 cases. Am J Dermatopathol 2009;31:317–22.

Botros N, Cerroni L, Shawwa A, Green PJ, Greer W, Pasternak S, et al. Cutaneous manifestations of angioimmunblastic T-cell lymphoma: clinical and pathological characteristics. Am J Dermatopathol 2015;37:274–83.

Cerroni L. Skin lymphoma – the illustrated guide. 4th ed. Oxford: Wiley-Blackwell; 2014.

Cerroni L, Arzberger E, Pütz B, Höfler G, Metze D, Sander CA, et al. Primary cutaneous follicle center cell lymphoma with follicular growth pattern. Blood 2000;95:3922–8.

Cerroni L, Höfler G, Bäck B, Wolf P, Maier G, Kerl H. Specific cutaneous infiltrates of B-cell chronic lymphocytic leukemia (B-CLL) at sites typical for *Borrelia burgdorferi* infection. J Cut Pathol 2002;29:142–7.

Cerroni L, Zenahlik P, Höfler G, Kaddu S, Smolle J, Kerl H. Specific cutaneous infiltrates of B-cell chronic lymphocytic leukemia. A clinicopathologic and prognostic study of 42 patients. Am J Surg Pathol 1996;20:1000–10.

Cerroni L, Zöchling N, Pütz B, Kerl H. Infection by *Borrelia burgdorferi* and cutaneous B-cell lymphoma. J Cut Pathol 1997;24:457–61.

Ferreri AJ, Govi S, Ponzoni M. Marginal zone lymphomas and infectious agents. Semin Cancer Biol 2013;23:431–40.

Fried I, Artl M, Cota C, Müller HG, Bartolo E, Boi S, et al. Clinicopathologic and molecular features in cutaneous extranodal natural killer/T-cell lymphoma, nasal type, with aggressive and indolent course. J Am Acad Dermatol 2014;70:716–23.

Gulia A, Saggini A, Wiesner T, Fink-Puches R, Argenyi Z, Ferrara G, et al. Clinicopathologic features of early lesions of primary cutaneous follicle center lymphoma, diffuse type: implications for early diagnosis and treatment. J Am Acad Dermatol 2011;65:991–1000.

Kempf W, Pfaltz K, Vermeer MH, Cozzio A, Ortiz-Romero PL, Bagot M, et al. EORTC, ISCL, and USCLC consensus recommendations

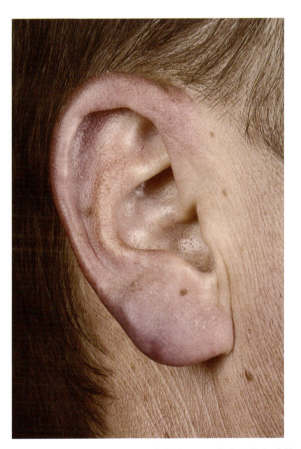

图 20-4 耳廓紫癜病变，该部位低温是冷球蛋白血症的典型表现，可能是潜在系统性 B 细胞淋巴瘤的首发症状

for the treatment of primary cutaneous CD30-positive lymphoproliferative disorders: lymphomatoid papulosis and primary cutaneous anaplastic large-cell lymphoma. Blood 2011;118(15):4024–35.

Kodama K, Massone C, Chott A, Metze D, Kerl H, Cerroni L. Primary cutaneous large B-cell lymphomas: clinicopathologic features, classification, and prognostic factors in a large series of patients. Blood 2005;106:2491–7.

Olsen E, Vonderheid E, Pimpinelli N, Willemze R, Kim Y, Knobler R, et al. Revisions to the staging and classification of mycosis fungoides and Sezary syndrome: a proposal of the International Society for Cutaneous Lymphomas (ISCL) and the cutaneous lymphoma task force of the European Organization of Research and Treatment of Cancer (EORTC). Blood 2007;110:1713–22.

Requena L, Kutzner H, Palmedo G, Pascual M, Fernández-Herrera J, Fraga J, et al. Histiocytoid Sweet syndrome: a dermal infiltration of immature neutrophilic granulocytes. Arch Dermatol 2005;141:834–42.

Sapienza MR, Fuligni F, Agostinelli C, Tripodo C, Righi S, Laginestra MA, et al. Molecular profiling of blastic plasmacytoid dendritic cell neoplasm reveals a unique pattern and suggests selective sensitivity to NF-kB pathway inhibition. Leukemia 2014;28:1606–16.

Senff NJ, Noordijk EM, Kim YH, Bagot M, Berti E, Cerroni L, et al. European Organization for Research and Treatment of Cancer and International Society for Cutaneous Lymphoma consensus recommendations for the management of cutaneous B-cell lymphomas. Blood 2008;112:1600–9.

Swerdlow SH, Campo E, Harris NL, et al., editors. WHO classification of tumors of haematopoietic and lymphoid tissues. Lyon: IARC Press; 2008.

Vitte F, Fabiani B, Benet C, Dalac S, Balme B, Delattre C, et al. specific skin lesions in chronic myelomonocytic leukemia a spectrum of myelomonocytic and dendritic cell proliferations. A study of 42 cases. Am J Surg Pathol 2012;36:1302–16.

Willemze R, Jaffe ES, Burg G, Cerroni L, Berti E, Swerdlow SH, et al. WHO-EORTC classification for cutaneous lymphomas. Blood 2005;105:3768–85.

Willemze R, Jansen PM, Cerroni L, Berti E, Santucci M, Assaf C, et al. Subcutaneous panniculitis-like T-cell lymphoma: definition, classification, and prognostic factors: an EORTC Cutaneous Lymphoma Group Study of 83 cases. Blood 2008;111:838–45.

第 21 章

蛋白异常血症、浆细胞紊乱、淀粉样变性

Warren W.Piette

要点

- 单克隆免疫球蛋白病是偶发的疾病，但很多皮肤疾病是与该病密切相关或由该病引起的。
- 一般认为该类疾病属于单克隆免疫球蛋白直接相关疾病，通常与单克隆免疫球蛋白相关但不是明确直接致病的疾病及淀粉样沉积障碍。其中，最常见的泛发性沉积是由轻链合成而形成淀粉样蛋白。

单克隆免疫球蛋白病偶发，但很多皮肤疾病与该病密切相关或由该病引起的。很多与单克隆免疫球蛋白或轻链的产生相关的疾病可导致皮肤损害，这些疾病与单克隆蛋白（如冷球蛋白）异常直接相关，常由丙种球蛋白病（如硬化性黏液水肿）和单克隆代谢异常（如轻链相关淀粉样性）引起。

未明的单克隆免疫球蛋白病（monoclonal gammopathy of undetermined Significance，MGUS）通常仅仅表现为单克隆免疫球蛋白升高，MGUS被定义为：血清单克隆蛋白 < 30g/L；骨髓浆细胞 < 10%；可伴有高钙血症、肾功能不全、贫血、骨骼病变等多系统疾病。该病在年轻人并不多见，但发病率随年龄增加，50岁或以上的人群发病率达3%，70岁以上为5%，且出现多发性骨髓瘤或相关疾病危险率每年增加1%。危险因素包括：①无血清的轻链增加；②非免疫球蛋白 IgG 引起的 MGUS；③血清 M 蛋白 ≥ 15g/L。三种危险因素均有助于预测该病发病的可能性及评估预后情况（根据近20年的随访情况计算），其中58%的多发性骨髓瘤有三种危险因素，37%有其中两种危险因素，21%有其中一种危险因素，5%没有危险因素出现。冒烟型骨髓瘤（smoldering myeloma）是无症状骨髓瘤，特征性表现为血清 IgG 或 IgA 为主的单克隆蛋白 >30g/L 和/或骨髓中浆细胞 >10%，但没有骨髓瘤引起的终末器官受损的相关证据。累计发展为活跃的多发性骨髓瘤或引起淀粉样变性的5年概率为51%，10年概率为66%，15年概率为73%，平均进展时间为4.8年。

与单克隆蛋白直接相关的疾病

发病机制

单克隆蛋白可通过充当冷球蛋白或冷凝集素提高血清黏度直接导致疾病。冷球蛋白是可随温度改变构象的免疫球蛋白，低温状态改变冷球蛋白的水溶性并导致沉淀，在如肾脏的高渗环境或在微血管的缓慢血流量等其他环境中，冷球蛋白可能不稳定。决定冷球蛋白在体内沉淀行为的关键因素是温度，若表皮微血管系统暴露在低温环境，则冷诱发的疾病一般较为严重。若冷球蛋白在室温下沉淀，即便患者有症状也与冷诱导无关。冷球蛋白根据成分的不同分为三种类型：Ⅰ型冷球蛋白由单一的单克隆蛋白组成；Ⅱ型由与多克隆血清 IgG 结合的单克隆免疫球蛋白 IgG 抗体（类风湿因子）组成；Ⅲ型由多克隆免疫球蛋白组成。Ⅰ型和Ⅱ性冷球蛋白血症通常与淋巴增生性疾病或浆细胞恶性增生病有关。Ⅱ型冷球蛋白血症患者可能有 IgM、IgG 或 IgA 等类风湿因子，只有 IgM 类风湿因子常可被检测到。由于单克隆蛋白与多克隆 IgG 抗体结合，血清蛋白电泳可能不会显示出断续的 M 峰，如果样品在取样前冷却，那么研究结果将是阴性的。

高黏度综合征的全血黏度是显著增加的，这一变化与细胞成分的增加有关，如红细胞增多症，但大多情况与血液中大量单克隆蛋白增加引起血清黏度改变有关。冷凝集素疾病是一种冷抗体诱导的自身免疫性溶血性贫血。抗体 IgM 与红细胞在低温中结合后激活补体活化反应，然后通过补体活化促进红细胞的溶菌作用。冷凝集素同时可促进温度依赖性红细胞凝集作用，引起暴露在低温中的微血管出现血流沉积或阻塞。

临床表现

冷球蛋白血症

约 5%~10% 的骨髓瘤蛋白和巨球蛋白是冷球蛋白质。Ⅰ型冷球蛋白通常是主要在血管内的 IgM 组成,也可以由 IgG 组成。冷球蛋白更容易在患者表皮微血管的温度环境下出现沉积,这些疾病可表现为雷诺现象、网状青斑、肢端梗死、外周坏疽或紫癜,后者更容易被发现(图 21-1A 和 B),显示中央坏死或网状青斑。

由于Ⅱ型和Ⅲ型冷球蛋白常与 IgG 结合,因此它们的冷敏感性多种多样。混合型冷球蛋白血症的分类尚不明确,包括丙型肝炎病毒感染的患者。混合型冷球蛋白可能被检测为冷沉蛋白或类风湿因子,在患者体内容易致病,可形成免疫复合物而不是冷沉蛋白,因此混合型冷球蛋白有白细胞破碎性(坏死性)血管炎倾向的特征,主要引起皮肤和其他组织中小型血管炎。明显的紫癜、肢端梗死、关节疼痛、关节炎和肾小球肾炎是常见的临床症状。一些有潜在淋巴组织增生疾病的患者可发展为以 C1 酯酶抑制蛋白消耗导致的血管水肿型荨麻疹;单克隆抗体在这些患者中起类似冷球蛋白的作用。并没有证据支持这些冷诱导的荨麻疹是由循环冷球蛋白引起的。

高黏血症

高黏血症可表现为黄斑出血、黏膜出血、视网膜病变、神经系统紊乱、心力衰竭等,若由冷球蛋白引起,则可出现雷诺现象。临床症状表现为血液黏度增加 4~5 倍,一般与 IgM>3g/dl(或 IgG >15g/dl,聚合 IgG3>4~5g/dl,IgA>10~11g/dl,聚合 IgA>6~7g/dl)有关,可出现在乳糜微粒血综合征、红细胞增多症所致的高黏血症、镰状细胞贫血病、白血病、球状红细胞增多症。单纯的血液黏度增加不能完全解释出血倾向增加的原因,其他因素包括抗凝因子活性增加,血小板功能障

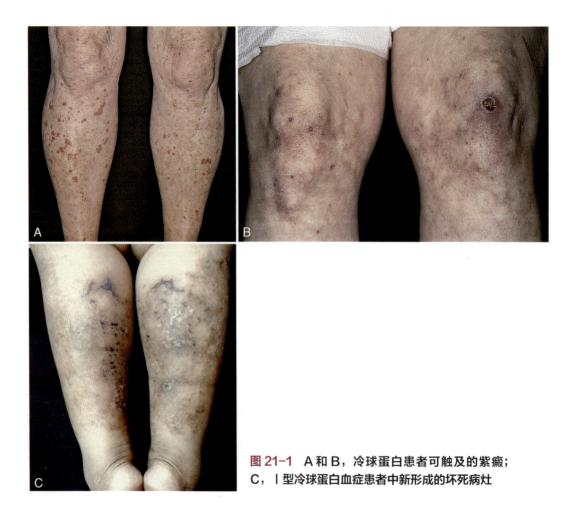

图 21-1 A 和 B,冷球蛋白患者可触及的紫癜;C,Ⅰ型冷球蛋白血症患者中新形成的坏死病灶

碍是免疫球蛋白和细胞表面结合的结果，其他凝血缺陷则尚未清楚。

冷凝集素疾病

冷凝集素疾病的临床特点是突然发作的溶血性贫血、血红蛋白尿和冷介导的血管阻塞性现象。患者可发展为肢端紫绀、雷诺样变性或泛发型网状青斑，但皮肤溃疡或坏死少见。严重溶血反应可伴随皮肤苍白或黄疸。冷凝集素病分为两种形式：主要（特发型）和次要型。主要型患者可发展为华氏巨球蛋白血症，而次要型可出现感染。冷凝集素可根据红细胞抗原进行分类。抗体一般直接对应抗原，很少针对 Pr 抗原。Ⅰ型抗体首先出现在支原体肺炎及淋巴瘤等特发性疾病；Ⅰ型特异性抗体与传染性单核细胞增多症及淋巴瘤相关。冷凝集素是主要在淋巴瘤相关疾病的单克隆抗体，在传染性疾病中为多克隆抗体。罕见的 IgA 冷凝集素疾病同样以红细胞在微脉管系统的凝集为主要特征，但溶血性贫血由于黏附 IgA 细胞没有固定补体而不会出现凝集。

华氏巨球蛋白血症

华氏巨球蛋白血症（Waldenström's Macroglobulinemia）是一种以血清单克隆为特征的疾病，主要在骨髓、肝脏、脾脏和淋巴结恶性淋巴瘤细胞增殖。一些患者中 IgM 异常蛋白可充当单克隆抗体（Ⅰ型冷球蛋白）或冷凝集素。与 IgM 单克隆抗体相关的荨麻疹性血管炎、骨质增生性疼痛及间歇性发热是 Schnitzler 综合征。

冷冻纤维蛋白原血症

冷冻纤维蛋白原（Cryofibrinogenemia）是一种血浆中纤维蛋白、纤维蛋白原及纤维连接蛋白复合体，与凝血酶结合后在冷却和凝集中沉淀。冷纤维蛋白原血症是一种与肿瘤、急性感染性疾病、胶原血管病、血栓栓塞性疾病相关的重要疾病。冷纤维蛋白原血症患者可出现小腿和足部反复发作的皮肤溃疡及疼痛。紫癜一般可伴随小溃疡，溃疡愈合部位出现象牙白色星形（放射状）瘢痕，类似皮肤青斑样血管病（图 21-2）。

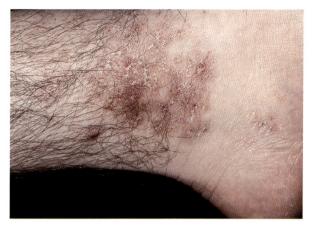

图 21-2　丙型肝炎相关的冷球蛋白血症患者网状青斑血管病变样中的紫色结节

鉴别诊断

混合型冷球蛋白血症引起的白细胞破碎型血管炎是主要的鉴别诊断，其他鉴别诊断主要为其他坏死性血管炎。高黏血症通常是由一种无性系淋巴增殖紊乱导致，但可能有其他血液系统疾病引起，如红细胞增多症。雷诺现象可能是特发的或是自身免疫性结缔组织疾病的次要标准，包括硬皮病、红斑狼疮、类风湿关节炎、干燥综合征。其他疾病可能有类雷诺现象。除此之外，还需与麦角中毒、血栓闭塞性脉管炎（Buerger's disease）、冻疮、手足发绀等鉴别。患者出现皮损或真皮血管闭塞，需考虑多种可能（详见第 15 章）。

组织病理

单克隆冷球蛋白血症早期皮肤损伤显示血管内无定型的嗜酸性粒细胞，主要由沉淀的冷球蛋白组成。真皮中常有红细胞渗出物。炎症反应一般较少，主要是坏死反应，而血管闭塞是引起坏死的原因。晚期损害的组织病理活检显示坏死有继发性白细胞破碎的血管炎改变。相比之下，早期皮损病变的混合型冷球蛋白血症显示坏死性血管炎改变。在血管病的免疫反应物的沉积物可通过免疫荧光显微镜直接观察到。

皮损病变是冷纤维蛋白原血症、冷凝集素病或阵发性夜间血红蛋白尿症的表现，组织学改变为多样的真皮血管血栓形成，一般不伴有炎性浸润。

评估

虽然对血清、尿单克隆免疫球蛋白、Bence Jones 蛋白（即轻链）检测和分析是通过血清或尿液蛋白电泳完成的，血清免疫固定电泳技术证明有更显著的敏感性。无血清轻链实验是等离子检测方法，以生产过剩轻链为特点，具有最高的敏感性。疑似有冷沉淀蛋白病患者，血液可分为血清和血浆取样，在体温维持直至细胞成分被移除，冷藏至少一晚，每个样品均检测冷凝蛋白质。冷球蛋白均可出现在血清和血浆样本，然而冷纤维蛋白原仅在部分血浆中出现。冷球蛋白沉淀的免疫固定法可定义样品的成分。患者被发现有 I 型或 II 型冷球蛋白应该检查潜在的浆细胞恶病质或淋巴组织增生病。II 型和 III 型冷球蛋白患者需评估丙肝病毒感染；非肝炎相关疾病可能需考虑其他潜在性疾病如结缔组织、自身免疫性疾病、其他慢性感染或免疫性疾病。冷凝集素导致的血管闭塞，在许多急性和慢性疾病中是罕见的。对于高黏血症疑似病例，可通过血清黏度测定，但全血血液黏度测定需专业的研究程序。

治疗

若临床相关的冷敏感存在，在低温环境下足够的衣物保暖措施和避免暴露是必要的。对于更严重的疾病，应考虑治疗潜在的血浆细胞发育不良或淋巴增生性障碍疾病。II 型或 III 型冷球蛋白血症患者中坏死性血管炎是常见的，口服氨苯砜或秋水仙碱治疗皮损有效。糖皮质激素联合免疫抑制剂或细胞毒素系统性治疗可用于治疗严重的系统性疾病。丙肝病毒相关的冷球蛋白血症使用干扰素抗病毒治疗可降低血管炎的发生率但偶尔可能导致皮肤红肿。新型抗丙肝肝炎病毒特效药缓解血管炎的相关研究报道较少。血浆置换法可提供短期疗效但能迅速降低患者循环系统中的大量冷球蛋白，同时联合化疗时可发挥协同作用。间断静脉注射丙种球蛋白治疗对冷球蛋白血症和难治性血管炎有显著疗效。

冷凝集素疾病最佳治疗是加强患者尤其是四肢的保暖。细胞毒药物对部分患者有效，但由于血浆置换法可引起严重的溶血性贫血，因此禁止使用。冷凝集素病出现的感染常为自限性。

对于一般检查不能明确冷球蛋白血症临床症状的患者，口服糖皮质激素如司坦唑醇 4~8mg/d 或达那唑有利于帮助患者快速缓解疼痛和促进溃疡愈合。司坦唑醇和达那唑属于有溶解纤维蛋白特性的雄性激素。司坦唑醇已退出美国市场，但在药房中容易获得。对于冷纤维蛋白原血症血管病变引起的网状青斑可使用肝素、华法林阻滞剂、链激酶、血浆置换、免疫抑制剂和纤溶酶原激活物等其他治疗手段。

单克隆蛋白生成紊乱相关的疾病

发病机制

单克隆蛋白生成紊乱相关的疾病（disorders associated with monoclonal protein production）常被发现与单克隆丙种蛋白病相关。单克隆丙种球蛋白病与一些疾病（如 POEMS 综合征、硬化性黏液性水肿）密切相关，而与其他疾病（如正常血脂性扁平黄瘤病）常有关联。许多疾病与血清或尿液的单克隆蛋白存在重要的联系，但这对于一些典型的疾病表现（如硬化性水肿）不是必要的。

临床表现

POEMS 综合征

该病在 1968 年首先在日本发现并命名，又称 Crow-Fukase 或 Takatsuki 综合征。POEMS 是多发性周围神经病（polyneuropathy）、脏器肿大（organomegaly）、内分泌病变（endocrinopathy）、M 蛋白（monoclona protein）血症和皮肤病变（skin changes）的首字母缩写。男性发病率是女性的两倍，青少年至中年成人的发病年龄平均为 46 岁（对比骨髓瘤发病平均年龄为 62 岁）。所有患者均出现多发性周围神经病（一般为感觉运动神经），97% 患者脑脊液蛋白增加，62% 患者出现视神经乳头水肿。脏器肿大表现为肝肿大（82%）、淋巴结（65%）及脾肿大（39%）。内分泌异常最常见为勃起障碍（78%）、男性乳房发育症（68%）和女性闭经（68%）。其他内分泌异常疾病包括葡萄糖耐受不良（28%~48%），甲状腺功能亢进（10%~24%）及高泌乳素血症、肾上腺功能不全或高血钙症（罕见）。

大部分患者（75%）出现血清或尿液单克隆抗体升高峰值，这些峰值 IgG 约 55%，IgA 约 44%大于一半以上的患者有 POEMS 综合征及骨骼损害，85% 骨骼损害的患者出现骨硬化（伴或不伴骨溶解）。与大量的骨髓瘤患者相比，骨硬化占 0.5%~3.0%。同时，与溶骨性多发性骨髓瘤不同，贫血、高钙血症和肾功能不全较为常见，浆细胞引起的泛发性骨髓浸润罕见。

该病常发生皮肤病变，包括弥漫性色素沉着（93%~98%）、外周水肿（92%）、偶发的全身水肿、多毛症（78%~85%）和杵状指（56%）。患者皮肤血管瘤发生率为 24%~44%，包括樱桃状、疣状、皮下或"肾小球样"血管瘤（图 21-3）。组织病理学可见肾小球样血管瘤是高度特征性的表现。患者的血管内皮细胞生长因子（VEGF）的循环水平明显升高，可能与 POEMS 综合征的血管变化相关。血小板过度聚集引起 VEGF 升高，促进局部微循环 VEGF 的高水平表达。由人类疱疹病毒产生的白介素 –6（IL-6）还可导致 VEGF 循环水平升高。其他表现包括硬皮病样改变、面部萎缩、面部红斑、Terry 甲、手足口病、雷诺现象和干燥综合征。

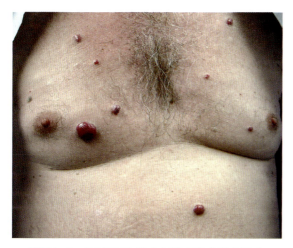

图 21-3　POEMS 综合征患者的多种血管瘤

组织病理活检结果皮肤表现常为非特异改变，一般包括色素沉着、皮肤水肿导致细胞肥厚、胶原和蛋白多糖增生、微脉管增生，真皮偶见增生的成纤维细胞。

其他表现包括腹腔积液、胸腔积液、发热、红细胞增多、白细胞增多、血小板增多、红细胞沉降率加快。POEMS 综合征可因感染引起动脉和静脉形成血栓和出血。此外，已有与 Castleman 疾病有关的报道，包括面部红斑、低血压、支气管痉挛、良性肿瘤。覆盖孤立性浆细胞瘤的紫色斑块缓慢扩大合并淋巴结肿大是侵犯腺体及泛发性红斑浆细胞性淋巴瘤，合并淋巴结肿大。已发现的 4 个患者均有神经病变，其中 2 例发展为 POEMS 综合征。

原发性皮肤边缘黏膜症状相关型淋巴瘤：原名皮肤浆细胞瘤

WHO-EORTC 和当前 WHO 分类中，皮肤浆细胞瘤和皮肤免疫细胞瘤被认为是原发性皮肤边缘黏膜症状相关型淋巴瘤（primary cutaneous marginal zone lymphoma of mucosa-associated lymphoid tissue type，PCMZL-MALT）的亚型，都是罕见的，可为孤立存在或多种表现。这些皮肤病变大多为光滑的、非触痛的皮肤或皮下结节，皮肤颜色为紫色，直径约 1~5cm，可形成痂皮或溃疡。皮损常位于躯干、四肢或面部。所有免疫球蛋白类都与 PCMZL 相关，但大多数是 IgG 或 IgA 产生的细胞。真皮浆细胞瘤可能预示多发性骨髓瘤患者体内存在的巨大的肿瘤，因此常发生在肿瘤疾病的晚期，或明显的皮肤转移。虽然 IgD 型骨髓瘤很少见，但这种疾病的患者发生髓外病变的发生率较高，包括皮肤浆细胞瘤（高达 18%）。IgD 型骨髓瘤常在年轻男性中发生，并对机体有较强的侵略性。

PCMZL 的病变可能是一个孤立的发现，即使长期随访，但由于这种病变的浆细胞数目很少，而合成的免疫球蛋白数量与细胞数量直接相关，因此这些患者未必有血清单克隆抗体，相反地，单克隆抗体峰值提示真皮外的疾病。

皮肤和系统性浆细胞增多症

浆细胞黏膜炎与皮肤和系统性浆细胞增多性疾病一样，病变的病灶中含有丰富浆细胞。皮肤和系统性浆细胞增多性疾病是十分罕见，几乎仅在日裔患者中出现，该病的特点为红棕色斑疹（由于多克隆的浆细胞渗透），多克隆高丙种蛋白，外周腺病，可侵犯肺部、肝脏、脾脏或肾脏。尽管罕见，这些病变具有大量的浆细胞浸润，在病理活检时，可模仿皮肤浆细胞瘤。

渐进坏死性黄色肉芽肿与副蛋白血症

典型的临床特点为眶周形成溃疡或瘢痕处出现淡黄色斑块或结节。皮损可发展至躯干或四肢近端，尤其是屈侧部位（图21-4）。皮损常深入真皮及皮下组织，皮肤病理活检显示大量的异物巨细胞、异形的胶原蛋白，在肉芽肿炎症组织中有大量的渐进性坏死细胞。大部分患者都有单克隆免疫球蛋白（IgG，常为κ），很多患者常伴有白细胞减少症、骨髓浆细胞增多病，但多发性骨髓瘤或其他淋巴增生障碍较为罕见。在48例病例报告中，出现肝肿大或脾肿大的有20例。

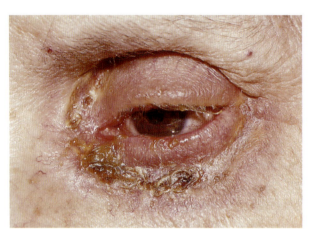

图 21-4　坏死性黄色肉芽肿伴异形蛋白血症的患者

其他类型黄色肉芽肿

其他黄瘤病可提示潜在的浆细胞紊乱。播散性黄瘤病常发生在25岁以上或年轻患者，提示单克隆丙种蛋白病或多发性骨髓瘤病（见表17-2）。泛发性扁平黄瘤病与多发性骨髓瘤病相关，表现为黄褐色的扁平斑，常发生在头部、眼睑部、颈部和上躯干。多发性骨髓瘤患者很少有抗载脂蛋白抗体，可致血脂异常，偶发在黄色瘤的发展过程中。

巨球蛋白血症的良性高丙种球蛋白血症性紫癜

临床特点是下肢扁平的紫癜或瘀点，与多克隆高丙种球蛋白血症相关。新的病变可在循环系统中发展，可出现灼热感。大多数患者有IgG抗类风湿因子，但目前的类风湿关节炎诊断标准没有证实这点。研究显示一些IgG类风湿因子属于单克隆抗体，且与患者伴有多发性骨髓瘤或淋巴增生性障碍的不断上升的发病率相关。至少一半的原发性疾病患者在5年的病情追踪中发现一些相关的疾病，偶发恶性但常为自身免疫性疾病，包括角膜结膜炎、干燥综合征、红斑狼疮［特别是抗-Ro（SS-A）阳性］、未分化的结缔组织病或结节病。

硬化性黏液性水肿

这是一种广义的黏液性水肿性苔藓，是丘疹性黏膜病的一种。黄色丘疹和红斑（图21-5和图21-6）通常位于面部、颈部和前臂，这些斑块与肢端肥大症或泛发性黏液水肿的面部特征相似。患者可能患有严重瘙痒，也可有食管消化不良、肌病改变、关节炎、神经性病变、中枢神经系统疾病或心脏疾病。

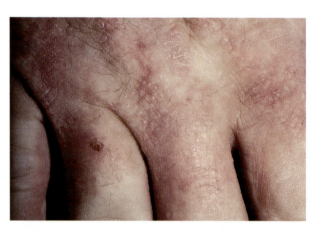

图 21-5　多个线性排列的小丘疹为丘疹性黏液病和副蛋白血症

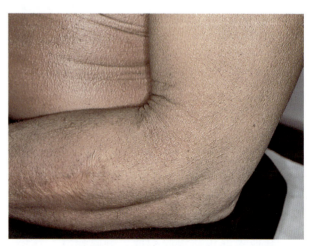

图 21-6　患者皮损中多个丘疹形成线性排列为黏液水肿性苔藓

巩膜黏液性水肿患者常伴有相关症状。单克隆性血液病，可能有血清蛋白电泳"缓慢 γ-region"迁移蛋白质（极端迁移的方向负电极）的特点。有证据表明这不寻常的迁移模式不是由对共同抗原的反应引起的，是由不同的个体遗传性特征导致的。一些研究发现患者的血浆在体外产生在成纤维细胞的黏蛋白刺激效应，一项研究表明异常蛋白不是刺激因素。该病尽管频繁存在单克隆蛋白，但相关的淋巴增生性恶性肿瘤很少见。

其他疾病

其他相关的皮肤疾病可能罕见，但与由浆细胞病或淋巴细胞增生性疾病引起的球蛋白增多性疾病确切相关。这类疾病包括硬化性水肿、持久性隆起性红斑、角层下脓疱性皮肤病、坏疽性脓皮病、某些获得性血管性水肿（例如，患者可形成有抗c1酯酶活性的单克隆蛋白质），较少出现皮肌炎、疱疹样皮炎、皮肤T细胞淋巴瘤、Kaposi肉瘤。虽然IgG副蛋白相关疾病最常见，这些疾病（持久性隆起性红斑、角层下脓疱性皮肤病、坏疽性脓皮病）似乎与IgA密切相关，发病机制尚未阐明。疱疹样皮炎常与多克隆IgA丙种球蛋白病（免疫球蛋白）相关，但肠下垂引起的恶性肿瘤发病率增加，这种疾病由肠道相关的T细胞淋巴瘤引起，而不是骨髓瘤。针状体样角化过度（滤泡>非滤泡）的报道较为罕见，但在骨髓瘤患者中是特有的皮肤临床表现（图21-7），与晶状体储存的组织细胞增多性疾病相同；后者同时与淋巴增生性障碍疾病相关。尽管晶状体储存的组织细胞增多性疾病罕见侵犯皮肤，但组织病理学发现独特的表现：细胞质中有含纤细晶体结构的巨噬细胞，由吞噬晶体的免疫球蛋白组成。其他包括卤素敏感性皮疹、圆形糠疹、线性IgA大疱性皮肤病的敏感性相关报道较为罕见。

治疗

这些疾病的治疗目标主要为控制基础性疾病的发病过程。多发性骨髓瘤常为单独使用沙利度胺、来那度胺、硼替佐米（一种蛋白酶抑制剂），或每周一次联合系统系糖皮质激素治疗。60岁以下患者经药物治疗后出现反应，可考虑自体造血干细胞移植，但需在严格的护理标准下进行。目前可通过干细胞移植治疗年轻健康个体的POEMS综合征。年长或体弱的患者使用左旋溶肉瘤素和糖皮质激素有效。

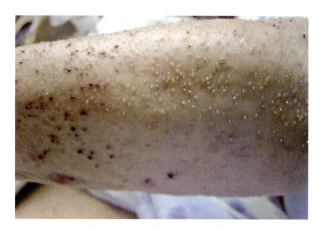

图 21-7　毛囊角化病伴骨髓瘤

原发性皮肤边缘区淋巴瘤（又称皮肤浆细胞瘤）予病灶内放疗治疗、糖皮质激素和/或化疗。已有Schnitzler综合征患者使用阿那白杨素治疗反应的研究报道。播散性黄瘤的治疗常无明显疗效，但系统性细胞毒素治疗皮损可有疗效。冷冻疗法可能对单独的皮损病变有效。缺乏淋巴组织增生性紊乱的高丙种球蛋白血症性紫癜是治疗的主要症状。渐进性坏死性黄色肉芽肿可对烷基化剂治疗有反应（如左旋溶肉瘤素），但需考虑用药风险，包括长期使用引起白血病的风险。硬化性黏液性水肿通常使用糖皮质激素或静脉内免疫球蛋白治疗，但容易频繁地复发。已有研究报道，自体移植造血干细胞成功治疗一些硬化性黏液性水肿患者，但疗效持久性尚未明确。

淀粉样变性

淀粉样变性是一种描述细胞外沉积为特征的总称，这种细胞外沉积是一种有特殊染色属性和纤维状超微结构的异常蛋白质。

发病机制

淀粉样变性现在被认为是一种错误折叠的蛋白质紊乱。蛋白质错误折叠导致清除蛋白质（如囊性纤维化）缺失，引起清除功能紊乱。由于无法成功清除淀粉样蛋白中的错误折叠蛋白，毒性不断增加。淀粉样变性病中,形成纤维原过程中有毒低聚物形成错误折叠蛋白,可通过触发氧化应激和炎症通路,引起多器官功能障碍。体内的分子伴侣、解聚、热休克蛋白等从内质网通过细胞膜并运输到目的地在通路的过程发挥重要作用。这些通路在淀粉样变性中受阻。大多数人体和其他物种的蛋白质被合成α-螺旋结构,淀粉样蛋白是其中少数几个以更少的生物降解β-折叠片状结构所聚集而成的。

现已知有27种淀粉样蛋白前体蛋白,至少有8种已知的蛋白质可作为前体,引起淀粉样纤维沉积:①轻链单克隆蛋白;②血清蛋白;③β2-微球蛋白;④等离子体转体基因(前清蛋白);⑤凝溶胶蛋白;⑥半胱氨酸蛋白酶抑制剂C;⑦角蛋白或角蛋白相关蛋白;⑧注射胰岛素。淀粉样蛋白沉积的模式与前体蛋白类型相关。

临床表现

轻链相关的系统性淀粉样变性(表21-1)

经过年龄校正,轻链相关性淀粉样变性发病率在5.1~12.8/(100万人·年)之间,美国每年新发病例数约为1 300~3 200人。大约是多发性骨髓瘤发病率的五分之一,与霍奇金淋巴瘤或Ph-1阳性的慢性粒细胞白血病的发病率大致相同。其中男性患者占总数的60%~65%,只有1%的患者年龄在20岁以下。疲劳和体重减轻是轻链相关性淀粉样变性最常见的症状。患者也常常出现轻度头痛,并且这些症状也可能继发于体积收缩的肾病综合征,低心搏出量的心脏淀粉样变或伴有直立性低血压的自主神经病。

表21-1 系统性淀粉样变性的特征

特点	轻链相关的AL	次要/AA反应	透析相关性的β-微球蛋白	ATTR
潜在的疾病	几乎总是与单克隆蛋白相关	通常与慢性感染或炎症性疾病有关	通常发生在长期透析患者	野生型由于老年性转体基因。家族性由于突变转体基因
主要的临床表现	心脏、肾脏、胃肠道、腕管的潜在疾病	肾脏	慢性关节痛、破坏性关节病、腕管综合征	老年性ATTR:心肌病最常见 突变ATTR:家族性多神经病或心肌病症状最常见
肾脏	预期的	预期的	已透析	
肝脏	常见	常见	不常见	
脾脏	常见	常见	不常见	
心脏	频繁地受损	普遍存在,但障碍非常罕见	不常见	
关节周围	常见腕道	罕见	预期,腕管综合征常见的	
神经病学 巨舌畸形 皮肤	常见,自主 12%~15% 临床表现10%~40%,频繁的亚临床症状	无 临床表现罕见,亚临床症状频繁	1例病例报道 临床皮损表现罕见,亚临床症状偶发	临床病变发生在几个亚临床症状

AL,淀粉样蛋白轻链;AA,淀粉样蛋白;ATTR,转体基因(TTR)淀粉样变

轻链引起的系统性淀粉样变性（淀粉状蛋白轻链纤维，或 AL）发生在原发性系统性淀粉样变性和相关的浆细胞病中。真正与骨髓瘤相关的淀粉样变性并不常见。即使 AL 淀粉样变性的患者骨髓具有＞10％的浆细胞，但是溶骨性病变、骨髓瘤肾病和继发性骨髓替代引起的贫血症，这些症状都是十分罕见的。假定所有 AL 都是由单克隆蛋白引起的。接近 90％的患者血液或尿液中单克隆免疫球蛋白或轻链蛋白的免疫固定电泳检查都为阳性，所以如果怀疑患有 AL 淀粉样变性，则应该完善这两项检查。在没有检测到单克隆异常的情况下，也应检查单克隆蛋白敏感性。近年来，几乎 100％敏感的无血清轻链试验提高了诊断的准确性；与免疫固定电泳相反，它是一种定量测定。70％~80％的 AL 淀粉样变患者皮下脂肪抽吸检查为阳性。

据国外的报道 AL 导致系统性淀粉样变性的皮损发生率为 10％~40％。最常见的病变包括紫癜、丘疹、斑疹和结节；除此以外，大疱（类似迟发性皮肤卟啉症或大疱性表皮松解症）、硬皮病样皮肤浸润、色素改变、指甲营养不良、肢端局限性皮肤松弛症和脱发也有相关文献报道。紫癜是最为常见的症状（图 21-8 和图 21-9），通常是由于真皮血管和支持组织的淀粉样渗入，导致轻度外伤后止血问题的出现。AL 淀粉样变性出血的罕见原因包括通过吸附至脾淀粉样蛋白沉积物而耗竭凝血因子 X，以及获得的血管性血友病综合征。AL 淀粉样蛋白的沉积在上半身最显著。抚摸或挤压皮肤可能会在这些皮肤区域的病灶中诱发紫癜，而自发性眶周出血通常在 Valsalva 样动作（咳嗽或呕吐）之后出现。丘疹和斑块最常呈现为皮肤的黄色，无瘙痒，并且常伴有出血。这种丘疹中的蜡质或半透明特征强烈提示 AL 型淀粉样蛋白沉积。淀粉样蛋白的丘疹沉积最为常见的部位有面部中央、眼睑、嘴唇、舌头、颊黏膜、耳后、颈部和皱褶部位。有报道称获得性皮肤松弛症通常表现为远端扩大的球根状的指尖以及弹性蛋白样变性，弹性蛋白组织学或功能改变很少；淀粉样蛋白组织浸润可能表现为突眼、眼肌麻痹、关节周围软组织增大或骨骼肌假性肥大。泪腺或腮腺浸润可能导致干燥性角膜结膜炎或可能类似于干燥综合征。AL 淀粉样蛋白沉积物可以浸犯身体任何组织结构，但最具相关特征包括周围神经病变、腕管综合征、自主神经病引起的直立性低血压、巨舌症、充血性心力衰竭（继发于限制型心肌病）和肾病综合征。

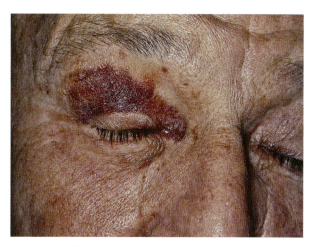

图 21-8　皮肤淀粉样变性在多发性骨髓瘤患者呈"按压紫癜"

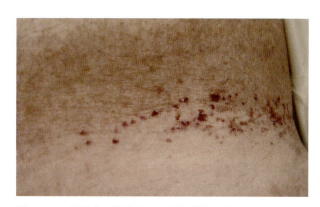

图 21-9　骨髓瘤晚期表现，因淀粉样变引起的广泛性紫癜

反应性或继发性淀粉样变性

淀粉样蛋白 A（amyloid A，AA）蛋白纤维原型的获得性系统性淀粉样变性通常与慢性炎症过程（例如类风湿性关节炎、麻风、结核、梅毒、慢性骨髓炎或慢性炎性肠病）相关。AA 也可能与某些长期存在的皮肤疾病有关，这些疾病如褥疮溃疡、瘀血性溃疡、热灼伤、被忽视的基底细胞癌、化脓性汗腺炎、营养不良性大疱性表皮松解症、银屑病和银屑病性关节炎，以及反应性关节炎等可导致慢性炎症。在美国，继发于感染的慢性炎症十分罕见，因此继发性淀粉样变性较为罕见，该病的淀粉样蛋白纤维来源于慢性升高的一种载脂蛋白：血清蛋白 A。这种蛋白质在怀孕期间以及年龄增长随着炎症的发展而增加。任何器

官均可能受累，但肝、脾和肾脏的浸润最为典型。与全身 AL 不同，AA 在心脏浸润几乎不会导致心脏功能障碍。

淀粉样蛋白在皮肤的沉积在 AA 中是很常见的，并可通过皮下脂肪抽吸检测，或通过皮肤活组织检查检测。但临床上明显的皮肤损害是罕见的，黄斑紫癜是少数报道的表现之一。与 AL 不同该综合征皮肤损害罕见。全身性淀粉样变性患者皮肤损害的存在强烈提示 AL 而不是 AA 淀粉样变性。

血液透析相关的淀粉样变性

血液透析相关的淀粉样变性与 β2-微球蛋白相关。除了红细胞和滋养层细胞之外，该单链的多肽链（长度为 100 个氨基酸）常存在于所有细胞膜上，并且是 I 类组织相容性抗原分子的恒定 β 链部分。β2-微球蛋白分子不断地从细胞膜脱落，并与很多蛋白质一样，它通过肾小球自由过滤并重新吸收在近端小管中，在近端小管中被分解代谢。在肾衰竭患者中，这种主要的分解代谢途径丧失，血清水平升高。大多数 β2-微球蛋白相关的淀粉样变性病发生在透析了 8 年或更长时间的患者中。淀粉样蛋白主要沉积在神经和关节周围结构，关节、骨骼、皮肤和皮下组织中。患者常伴有肩周炎，腕管综合征和手部屈肌腱鞘炎。腕管综合征的发生率在 2%~31%。这种沉积的其他主要临床表现是慢性关节痛和破坏性关节病。不常见的受累部位包括直肠黏膜、肝脏、脾脏、肾脏、前列腺和血管，巨舌症十分罕见。

老年突变型转甲状腺素蛋白淀粉样变性

甲状腺素蛋白（transthyretin，TTR）一直以来都被称作前白蛋白，是一种大的四聚体分子，可同时转运视黄醇和甲状腺素激素 T4。淀粉样蛋白可来自野生型分子［老年系统性淀粉样变性（amyloidoses，ATTR）］和 100 多种已知突变（家族性 ATTR，主要是家族性淀粉样多发性神经病，家族性淀粉样心肌病和中枢神经系统选择性淀粉样变性）。在发达国家，轻链淀粉样变性是最常见的形式，而野生和家族形式的 ATTR 次之；由于血清蛋白 A 引起的淀粉样变性继发于慢性感染或炎症状态导致的升高是非常罕见的。野生型或老年全身性淀粉样变性（senile systemic amyloidosis，SSA）通常表现为晚期散发性心肌病，其可能影响多达 15% 的 80 岁以上男性，这部分男性可能在 60 岁时就已经出现相应的症状。由于 TTR 突变导致的淀粉样变性的家族综合征常发病较早，在 20~30 岁可出现某些神经病变。

系统性淀粉样变性家族综合征

目前已知的大多数淀粉样变性家族综合征是由运甲状腺素蛋白突变引起，其发病率在发达国家中占全身淀粉样变性疾病的约 10%。遗传相关的自身炎症综合征可能导致 AA 型淀粉样变性。以常染色体隐性方式遗传的家族性地中海热导致 AA 纤维原类型的系统性淀粉样变性，其继发于该疾病的频繁炎症发作。患有 Muckle-Wells 综合征的患者，以反复发热，发作性荨麻疹和进行性耳聋为特征，这种家族性疾病因 AA 纤维沉积而形成淀粉样肾病。其余可能导致皮肤损伤的家族性淀粉样变性综合征较少见。现在已知肌动蛋白调节蛋白（Gelsolin）是遗传性凝溶胶蛋白淀粉样变性（AGel）中的纤维原来源。皮肤松弛是该病的主要临床表现，同时伴随有皮肤脆弱和皮内出血。在冰岛，遗传性脑出血性疾病继发于淀粉样蛋白纤维原沉积，该蛋白酶抑制剂是半胱氨酸蛋白酶抑制剂 C。12 名患者过通穿刺病理活检证实了亚临床皮肤沉积中半胱氨酸蛋白酶抑制剂 C-来源的淀粉样蛋白显著增加。

皮肤局限性淀粉样变性

各种原发性皮肤淀粉样变性包括苔藓样淀粉样变性、黄斑淀粉样变性、双相淀粉样变性，以及水肿样、大疱样、异色病样、变色性样淀粉样变性。这些罕见的综合征中苔藓样淀粉样变性最常见。苔藓样淀粉样变患者主要表现为角化过度，皮肤色素沉着或色素沉着的密集丘疹伴瘙痒，皮损在下肢伸侧常见，但也可在其他部位皮肤出现。黄斑淀粉样变性患者表现为椭圆形、淡灰色斑块，可在下肢或背部聚集波纹状或网状色素沉着斑块伴瘙痒。患有黄斑和丘疹性病变的患者有时被分类为双相性淀粉样变性，但黄斑、双相性和苔藓样淀粉样变性可能是同一疾病的连续病变过程。这些皮肤淀粉样变性蛋白被认为是具有角蛋白作为淀粉样蛋白纤维原前体，是淀粉样蛋白角蛋白（amyloid keratin，AK）的淀粉样蛋白型。这类疾病的病理改变有典型特征有助于与系统性淀粉样变性鉴别。已报道的亚型，如皮肤异色症样或白斑淀粉样变性可能在婴幼儿期早期发展并可能与身材矮小或光敏感性有关。家族性苔藓样淀粉样变综合征也有报道。家族性原发性局部皮肤淀粉样变性是与真皮中的慢性瘙痒和 AK 淀粉样蛋白沉积相关的常染色体显性疾病，该综合征与致癌蛋白 M-特异性受体 β 基因的错义突变有关。目前，有数个报道 2a 型多发性内分泌瘤形成的苔藓样淀粉样变性相关家族综合征。

局部淀粉样蛋白 AK 沉积可在许多皮肤增生的周围或内部出现，包括光线性角化病、基底细胞癌、Bowen 病和脂溢性角化。接受补骨脂素-紫外线光疗的患者也可能具有亚临床皮肤淀粉样蛋白沉积，可考虑 AK 型。

尽管结节性（肿瘤性）皮肤淀粉样变性也被认为是原发性皮肤淀粉样变性的一种形式，但不是由 AK 引起的。目前认为，结节性皮肤淀粉样变性中的淀粉样蛋白沉积来源于浆细胞产生的轻链前体。这种类型的淀粉样变性表现为面部、四肢、躯干或生殖器上的结节。这些结节通常为肤色，并常有表皮萎缩或类似于皮肤松弛的特征。诊断的平均年龄为 55 岁，发病年龄范围为 20~87 岁，发病没有性别差异。结节性皮肤淀粉样变的患者需定期随访，因为有些患者可能会出现全身性淀粉样变性。初步报告显示全身性淀粉样变性的进展率为 50%，但最新的数据显示该比率低于 10%。局部轻链产生和转化为 AL 淀粉状蛋白一般不会导致血清或尿液的单克隆蛋白，因此血清或尿液单克隆蛋白阳性表明需要进一步检查，密切随访。

第二种形式的皮肤局限性结节性淀粉样变性可以在重复皮下注射胰岛素的部位发生，其中胰岛素充当淀粉状蛋白的前体蛋白。该病可导致胰岛素控制不佳，若在正常皮肤注射高浓度药物，则有低血糖的风险。在应用胰岛素的糖尿病患者出现皮肤结节时，应考虑该鉴别诊断。

鉴别诊断

与系统性淀粉样变性鉴别，但头部的蜡质丘疹或由轻度创伤引起的不明原因出血时应考虑 AL 淀粉样变性的可能。患有 AA 或淀粉样蛋白家族综合征的患者通常没有特定的皮肤淀粉样蛋白损伤。苔藓样和黄斑淀粉样变性可能与局限性色素异常、慢性单纯性苔藓、异型痛风感觉异常和结节性痒疹混淆。

组织病理学检查

皮肤活检

AL 源性系统性淀粉样变性病病理活检显示表皮萎缩，淀粉样蛋白沉积物通常位于浅表真皮和真皮血管中。在偏振光下具有绿色双折射的刚果红染色是淀粉样蛋白是最特异的染色，但对其他染色如甲基紫、结晶紫或硫黄素 T 可能更敏感。

尽管 AA 纤维型（继发性）系统性淀粉样变性的临床病变罕见，但表面正常皮肤的组织病理检查可能会提供淀粉样蛋白沉积的证据。淀粉样蛋白沉积的模式与 AL 类型不同。沉积物通常存在于深部真皮和皮下脂肪中，且偶尔在血管或附件周围分布。与血液透析相关的淀粉样变性和几种家族性淀粉样综合征（依赖于运甲状腺素蛋白、凝溶胶蛋白或半胱氨酸蛋白酶抑制剂 C）中的淀粉样蛋白沉积类似于 AA 纤维原型淀粉样变性所述的淀粉样蛋白沉积。如上所述，皮下脂肪在 AL、AA 和其他系统性淀粉样变性病中通常是阳性，但该检测应避免刚果红过度染色。

苔藓样淀粉样变性和黄斑淀粉样变性具有不同于 AL 或 AA 淀粉样变性的病理改变。淀粉样蛋白沉积在乳头状末端，支撑架脊延伸和保留真皮血管。黄斑淀粉样变的病理改变有时表现不明显。结节性皮肤淀粉样变性的皮肤沉积物局限于结节。典型的是泛发真皮和皮下沉积物，以及血管壁浸润。浆细胞浸润，可看到巨细胞和局灶性钙化。

皮下脂肪活检

腹部皮下脂肪病理活检有助于诊断 AL、AA、老年 ATTR 或某些家族性淀粉样综合征患者的系统性淀粉样变性。然而，在没有激光显微切割下，载玻片上任何淀粉样蛋白的质谱，都是非特异性的。AL、AA 和家族性 ATTR 可能累及肾脏；AL、老年（野生型 ATTR）和家族性 ATTR 常常会导致心功能不全，AL 和老年 ATTR 均涉及腕管，AL 和家族性 ATTR 综合征可能导致神经病变。野生型 ATTR 可诱发散发性迟发性心肌病，在 80 岁以上男性发病率达 15%，男性从 60 岁开始逐渐发病。ATTR 的家族性综合征至少由 100 个突变引起，可导致 20 岁以下患者的心肌病。在一项研究中，81 例 ATTR 患者中有 20 例有单克隆蛋白，从而误诊为 AL 型淀粉样蛋白。ATTR 并发 MGUS 的发病率在黑人患者中增加，Val122I 运甲状腺素蛋白突变增加，导致黑人心肌病和 80 岁时的 MGUS 发病率几乎是白人的两倍。皮下脂肪吸出物中淀粉样蛋白的发生率在 AL 中为 80%~90%，AA 中约为 50%，FAC 型 ATTR 中为 67%，SSA（野生型）ATTR 中为 14%。腹部脂肪的活检深度和宽度为 1.5cm 可能会提高某些类型的 ATTR 中淀粉样蛋白沉积的检出率，达到约 75%。

评价

组织病理确诊的皮肤淀粉样蛋白沉积患者需评估病情，是否有临床病灶，活检取样部位（正常皮肤或皮损，皮下脂肪），相关系统性检查以及组织病理的特征性改变等都是重要的评估指标。例如，蜡状出血的面部丘疹，组织学上可见表皮萎缩，真皮显著增生，淀粉样蛋白沉积和血管壁的淀粉样蛋白浸润等典型特征几乎可诊断为 AL 型全身性淀粉样变性。同时，必须排除浆细胞发育障碍的相关疾病。相比之下，下肢皮肤呈肤色的瘙痒丘疹表现为乳头状淀粉样蛋白沉积，血管萎缩，以及脊突伸长可诊断苔藓样淀粉样变性。目前，判断淀粉样蛋白类型的金标准包括使用组织切片的激光显微切割，随后进行解剖材料的质谱分析。

治疗

全身性淀粉样变的治疗及预后，现集中在三个指标上：血清 N 末端原脑利尿钠肽（NT-proBNP）≥ 1 800pg/ml，血清肌钙蛋白 T ≥ 0.025ng/ml，两者之间的区别是不含无血清的轻链 > 180mg/L。按 0~3 分为总分数的月平均生存率为：94.1、40.3、14 和 5.8。干细胞移植（SCT）提供高达 25% 的 10 年存活率，完全响应者的 10 年生存率最高可达为 52%，但仅限于 20% 的患者符合要求。不符合 SCT 的患者可能受益于美法仑 - 地塞米松、环磷酰胺 - 沙利度胺 / 来那度胺 - 地塞米松或硼替佐米的基础方案。

家族性 ATTR 综合征已通过肝移植取代突变的野生型 TTR 蛋白进行治疗，但这有一定的风险且疗效有限。氨苯咗酸是一种动态的运甲状腺素蛋白稳定剂，可防止四聚体的解离；在欧洲可用但未通过食品和药物部批准。二氟尼柳被认为是可减轻家族性 ATTR 的水杨酸盐，但还没有完成三期试验。

AA（反应性）系统性淀粉样变性的治疗是针对治疗或消除导致慢性炎症的潜在疾病。秋水仙碱可以预防和缓解患有家族性地中海热的 AA 淀粉样蛋白沉积和其他自身炎症综合征的患者。治疗苔藓和黄斑淀粉样变通常无满意疗效。尽管如此，应尝试控制瘙痒，已报告使用局部或病灶内皮质类固醇治疗可能有良好疗效，如皮质类固醇浸渍胶带，局部用普拉莫星，局部用维 A 酸，局部用二甲基亚砜和系统性使用维 A 酸。皮肤结节性淀粉样变性的治疗包括发育监测血清丙种球蛋白病，联合局部治疗，如手术、糖皮质激素注射或病灶放疗以减少局部轻链产生。

（薛如君、罗权　译，张锡宝、朱慧兰　校）

推荐阅读

Appiah YE, Onumah N, Wu H, Elenitsas R, Jammes W. Multiple myeloma-associated amyloidosis and acral localized acquired cutis laxa. J Am Acad Dermatol 2008;58(Suppl. 2):S32–3.

Argula RG, Strange C, Budisavljevic MN. Multiorgan system dysfunction in the chylomicronemia syndrome. J Intensive Care Med 2014;29(3):175–8.

Arita K, South AP, Hans-Filho G, Sakuma TH, Lai-Cheong J, Clements S, et al. Oncostatin M receptor-beta mutations underlie familial primary localized cutaneous amyloidosis. Am J Hum Genet 2008;82(1):73–80.

Blancas-Mejia LM, Ramirez-Alvarado M. Systemic amyloidoses. Annu Rev Biochem 2013;82:745–74.

Burnside NJ, Alberta L, Robinson-Bostom L, Bostom A. Type III hyperlipoproteinemia with xanthomas and multiple myeloma. J Am Acad Dermatol 2005;53(5 Suppl. 1):S281–4.

Colaco SM, Miller T, Ruben BS, et al. IgM-λ paraproteinemia with associated cutaneous lymphoplasmacytic infiltrate in a patient who meets diagnostic criteria for POEMS syndrome. J Am Acad Dermatol 2008;58(4):671–5.

D'Souza A, Theis JD, Vrana JA, Dogan A. Pharmaceutical amyloidosis associated with subcutaneous insulin and enfuvirtide administration. Amyloid 2014;21(2):71–5.

Dispenzieri A. POEMS syndrome. Blood Rev 2007;21(6):285–99.

Fine NM, Arruda-Olson AM, Dispenzieri A, Zeldenrust SR, Gertz MA, Kyle RA, et al. Yield of noncardiac biopsy for the diagnosis of transthyreting cardiac amyloidosis. Am J Cardiol 2014;113(10):1723–7.

Garcia T, Dafer R, Hocker S, et al. Recurrent strokes in two patients with POEMS syndrome and Castleman's disease. J Stroke Cerebrovasc Dis 2007;16(6):278–84.

Gertz MA. Immunoglobulin light chain amyloidosis: 2014 update on diagnosis, prognosis, and treatment. Am J Hematol 2014;89(12):1132–40.

Johnson SM, Connelly S, Fearns C, Powers ET, Kelly JW. The transthyretin amyloidoses: from delineating the molecular mechanism of aggregation linked to pathology to a regulatory-agency-approved drug. J Mol Biol 2012;421(2–3):185–203.

Kalajian AH, Waldman M, Knable AL. Nodular primary localized cutaneous amyloidosis after trauma: a case report and discussion of the rate of progression to systemic amyloidosis. J Am Acad Dermatol 2007;57(Suppl. 2):S26–9.

Kempf W, Kazakov DV, Mitteldorf C. Cutaneous lymphomas: an update. Part 2: B-cell lymphomas and related conditions. Am J Dermatopathol 2014;36(3):197–210.

Kiuru-Enari S, Keski-Oja J, Haltia M. Cutis laxa in hereditary gelsolin amyloidosis. Br J Dermatol 2005;152(2):250–7.

Kos CA, Ward JE, Malek K, Sanchorawaia V, Wright DG, O'Hara C, et al. Association of acquired von Willebrand syndrome with AL amyloidosis. Am J Hematol 2007;82(5):363–7.

Landgren O, Graubard BI, Katzmann JA, Kyle RA, Ahmadizadeh I, Clark R, et al. Racial disparities in the prevalence of monoclonal gammopathies: a population-based study of 12,482 persons from the National Health and Nutritional Examination Survey. Leukemia 2014;28(7):1537–42.

Lee MR, Choi HJ, Lee EB, Baek HJ. POEMS syndrome complicated by extensive arterial thromboses. Clin Rheumatol 2007;26(11):1989–92.

Leonard AL, Meehan SA, Ramsey D, et al. Cutaneous and systemic plasmacytosis. J Am Acad Dermatol 2007;56(Suppl. 2):S38–40.

Lipsker D, Rondeau M, Massard G, Grosshans E. The AESOP (adenopathy and extensive skin patch overlying a plasmacytoma) syndrome: report of 4 cases of a new syndrome revealing POEMS (polyneuropathy, organomegaly, endocrinopathy, monoclonal protein, and skin changes) syndrome at a curable stage. Medicine 2003;82(1):51–9.

Pock L, Stuchlik D, Hercogova J. Crystal storing histiocytosis of the skin associated with multiple myeloma. Int J Dermatol 2006;45(12):1408–11.

Retamozo S, Brito-Zeron P, Bosch X, Stone JH, Ramos-Casals M. Cryoglobulinemic disease. Oncology 2013;27(11):1098–105. 1110–6.

Rongioletti F, Patterson JW, Rebora A. The histological and pathogenetic spectrum of cutaneous disease in monoclonal gammopathies. J Cutan Pathol 2008;35(8):705–21.

Rongioletti F, Merlo G, Cinotti E, Fausti V, Cozzani E, Cribier B, et al. Scleromyxedema: a multicenter study of characteristics, comorbidities, course, and therapy in 30 patients. J Am Acad Dermatol 2013;69(1):66–72.

Rubinow A, Cohen AS. Skin involvement in generalized amyloidosis. Ann Intern Med 1978;88(6):781–5.

第22章

组织细胞增生性疾病的皮肤表现

要点

- 朗格汉斯细胞组织细胞增多症（Langerhans cell histiocytosis, LCH）是一种无性系肿瘤性疾病。
- LCH代表一个疾病病谱，从无临床症状的自限性皮损到高致死性的全身性多系统疾病。
- 大部分LCH主要包含BRAF基因中V600E突变，提示BRAF抑制剂可以成为潜在的治疗方法。
- LCH可表达S100、CD1a、CD207（特异性凝集素）和肌成束蛋白。
- LCH三期试验确认了长春新碱和泼尼松联合治疗对于有或没有器官参与多系统LCH是有效的。
- 非LCH疾病里的细胞表达CD68和CD163，特异性凝集素（CD207）表达阴性。
- 幼年性黄色肉芽肿是目前最普通的非LCH疾病。
- 白血病、淋巴瘤或副蛋白血症与许多非LCH疾病有关。

引 言

本章节重点介绍"组织细胞增多症"的疾病。此类疾病通常不可预测，且表现形式多样，从无临床症状的自限性皮损到高致死性的全身性多系统疾病。根据1987年组织细胞增多症协会定义，组织细胞增多症分为三类：朗格汉斯细胞组织细胞增多症（LCH，一类）；非朗格汉斯细胞组织细胞增多症（非LCH，二类）；恶性组织细胞增多症（三类）。

皮肤组织细胞增多症起源于骨髓CD34$^+$祖细胞。这些细胞能分化为朗格汉斯细胞（存在于表皮）或单核细胞、巨噬细胞或者树突状细胞（存在于真皮或较深层组织里）。LCH的皮损是由LCH细胞（其对于朗格汉斯细胞有相似的免疫型）组成，而非LCH的皮损由单核细胞/巨噬细胞或者树突状细胞组成。巨噬细胞或者树突状细胞的疾病非常罕见，且多数是侵略性的。这些将会在本章节的总结里简要讨论。

一类：朗格汉斯细胞组织细胞增多症

病理

LCH的发病机制最近才得到确认，并且对于是否将其划分到反应性或肿瘤性的疾病一直存在争议。之前的研究未能显示其病因学的证据，但证明了LCH内多种细胞素和白介素水平上升是由于LCH炎性细胞渗透，而不是造成疾病的原因。

最近关于周期性的BARF基因V600E突变的主要成果为LCH是一种肿瘤性疾病提供了有力的证据。罕见的几个家族LCH病例很多和几个稍旧的研究显示LCH细胞在持续的无性繁殖。由于这些后续的研究，LCH似乎是一种无性繁殖的肿瘤性疾病。

临床表现

朗格汉斯细胞组织细胞增多症（LCH）是一种罕见的疾病。尽管它最常见于1~3岁小孩中，但其可发生在任何年龄，男性为多。此病范围从无临床症状的只涉及单个器官的疾病到严重的有高致死率多器官系统疾病。考虑到此疾病的高度异质性，其病因学直到20世纪在4项已知LCH重叠的临床变型的可描述症状基础上才确定。这些变型包括Letterer-Siwe病，Hand-Schuller-Christian病，嗜酸性粒细胞肉芽肿和Hashimoto-Pritzker病（先天性自愈性网状组织细胞增生症）。对旧的分类的LCH的各种临床表现已被广泛认识。

有播散性的多系统参与的急性型LCH起初指的是Letterer-Siwe病。虽然它常见于2岁以下婴儿，实际上能发生在任何年龄。它表现为红色、皮色的 1~2mm 的囊性水疱，表面结痂，有时继发脓疱，常累及头皮（图 22-1）、颈部、泳裤区域（图 22-2）。融合的区域常出现裂隙、淤点和紫癜。柔软的组织部分可能出现结节，甚至出现溃疡性皮损或软疣样皮损，但很罕见。指甲变化也有被描述。还可受累肺、肝、脾脏和骨头。溶解性骨创伤伴有疼痛，主要累及颅骨、椎骨和扁骨。涉及风险器官包含骨髓（造血系统）、肝、肺和脾脏。这些形式的 LCH 预后具有多变性。有器官受累的患者，尤其是 2 岁以下的孩子，死亡率高，并需要系统性治疗。

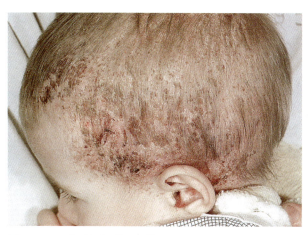

图 22-1　急性朗格汉斯细胞组织细胞增生症（Letterer-Siwe 病）。患儿头皮上有红斑，轻度鳞屑性斑块

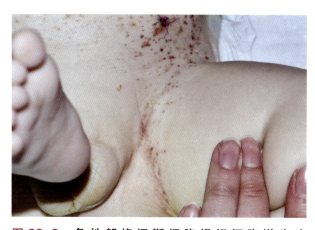

图 22-2　急性朗格汉斯细胞组织细胞增生症（Letterer-Siwe 病）。躯干可见爆发的点状和小片的鳞屑。（照片由医学博士 Kristen Hook 提供）

一些患者病程呈慢性进行性。尽管 LCH 在成人中很罕见，但其慢性阶段形式在成人很常见。发生骨损伤的几率很高（至少 80%），约 1/3 的患者发展成皮肤或黏膜损伤。30% 的患者伴有尿崩症，其 LCH 细胞渗进脑垂体后叶。最近发现的罕见的症状有眼球突出症。尿崩症、骨损伤和眼球突出症被命名为 Hand-Schuler-Christan 病。皮肤病变最常发生在头皮、躯干上部及皱褶部位，起初的表现形式跟急性形式类似。但溃烂瘤仅发生于齿龈、生殖器区域。损伤发生在头皮中，旧的皮损可变为黄疣样，一些自行脱落形成瘢痕。颅骨是骨最常受累的区域。慢性耳炎也很常见，并常伴颅骨受累。这种类型的患者病程一般持久并恶性程度高，但接受治疗也可能幸存。

嗜酸性粒细胞肉芽肿是一种局部的 LCH 变异，主要影响骨骼，年长儿童中最常见。尽管任何骨都可被累及，但最常见的是单一的无症状的肉芽肿性颅骨损伤。肺也会受累，这可与 LCH 中的单独肺受累的肺朗格汉斯细胞组织细胞增多症（PLCH）重叠或混淆。PLCH 的发展与吸烟有强烈联系，且通常发生年轻男性中，高加索人易感。在嗜酸性粒细胞肉芽肿中，皮肤和黏膜损伤很罕见，但骨膜、外生殖器或者或肛周区域可出现小的皮肤、黏膜结节。有这种变异的患者通常有长的病程和良好的预后。

先天的自愈性网状组织细胞增生症（Hashimoto-Pritzker）在新生儿中表现为单个或多个皮损，或 2mm 至数厘米的红棕色丘疹或结节，随着时间的推移可出现溃疡和结痂，也可发生疱疹样病变。大部分病例局限于皮肤上，但是也有少数报道累及肝、结肠、骨髓和脾脏。一般 2~3 个月创伤可自主复原，故预后良好。但是，创伤后的瘢痕会成为永久的后遗症。

鉴别诊断

鉴别诊断很广泛，包括脂溢性皮炎、湿疹、尿布皮炎、毛囊角化病、色素性荨麻疹、节肢动物叮咬、疥疮、白血病、B 细胞和 T 细胞淋巴瘤，朗格汉斯细胞组织细胞增多症（特别是不确定的细胞组织细胞增多症，良性头部组织细胞增生症，爆发性组织细胞增生症和播散性黄瘤）。耳容易被误诊为慢性中耳炎或外耳炎。因为这主要是一系列儿科人群，不会首先考虑成人为主的疾病，故而导致诊断延迟。

组织病理学

在皮肤中，最常见的是在真皮乳头中有 LCH 细胞浸润（图 22-3），但也可分布于乳突或毛囊周围。表皮也常有 LCH 细胞浸润，有时会产生变形性骨炎样外观。LCH 细胞很大，经常呈肾形，有丰富的嗜酸性细胞质。常伴随着嗜酸性粒细胞（有时很多）、淋巴细胞，有时散在浆细胞、肥大细胞和嗜中性粒细胞。偶尔可以观察到巨细胞。LCH 细胞由 CD1a、S100 和 Langerin（CD207）表达，而 CD68、CD163 和 XIII a 因子不表达。

这对临床医生识别某些反应性的朗格汉斯组织细胞增生性疾病有意义，通常混合炎性淋巴细胞和嗜酸性粒细胞。如疥疮结节、节肢动物叮咬和特应性皮炎。

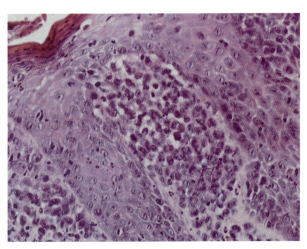

图 22-3 朗格汉斯细胞组织细胞增生症（Letterer-Siwe 病）在 HE 染色切片上的高像素组织病理学表现。可见真皮乳头处的大朗格汉斯细胞的大量聚集

评估

在组织病理活检确诊的患者中，应检查血常规、肝功能、生化代谢指标、胸部 X 线和临床指示的骨成像。对中枢神经系统（CNS）风险和骨髓的检测和评估也是必要的，具体取决于患者的体征和症状以及疾病的严重程度。

治疗

对于轻度单一系统受累的患者，一般采用保守治疗，有时如果患者没有症状，则不需要治疗。对于仅皮肤受累的患者，常用窄谱紫外线治疗、外用皮质类固醇、局部氮芥或咪喹莫特霜。对于孤立的骨病灶，一般选择病灶刮除术、病灶内皮质类固醇治疗、非甾体类抗炎药或放疗。

组织细胞学会评估与治疗指南指出，系统治疗建议在如下几种情况下使用——多系统受累的 LCH、多发骨受累的单一系统性 LCH 病变、具有"特殊部位"病变（椎体内有棘间延伸或颅面骨软组织受累）或"CNS 风险"病变。长春新碱和泼尼松是治疗多系统 LCH 的典型方案。对各种治疗均无效的患者还有一些别的治疗方案可选择。有一个组织细胞团体的网站（www.histiocytesociety.org）可提供目前最新的临床试验和治疗指南咨询。

第二类：非朗格汉斯细胞组织细胞增生症

发病机制和病理学

此类疾病包含非朗格汉斯细胞组织细胞增多症的一大类疾病（非 LCH），其中许多涉及皮肤损害。在这些疾病中有一些临床重叠现象，如良性头部组织细胞增多症、幼年性黄色肉芽肿和泛发性播散性组织细胞瘤。组织病理学排除了一些其他组织细胞的疾病（如环状肉芽肿和结节病）。

这些疾病罕见，且发病机制尚未明确。有一些特例。一个家族性的 Rosai-Dorfman 病，由 SLC29A3 基因突变引起。渐进性坏死性黄色肉芽肿可能与单克隆丙种球蛋白病关系密切。某些与遗传相关的白血病（急性髓单核细胞性白血病和慢性粒细胞白血病）与一些泛发的播散性的组织细胞瘤有关。

组织学上，所有的非 LCH 疾病都是由对 CD68 或 CD163 染色呈阳性的组织细胞组成的，极少的 S100 和 CD1a 阴性。具体来说，不确定的组织细胞增多症用 CD1a 和 S100 染色阳性，以及 Rosai-Dorfman 用 S100 染色呈阳性。CD1a 和 S100 染色阴性可区别非 LCH 疾病和 LCH 疾病。虽然组织学上有重叠，但常有独特的组织学表现协助诊断。详细的特定组织学特征本章不讨论。

临床表现

临床类型的分类见表 22-1，我们将它们分类如下：①主要皮肤受累；②皮肤和系统同时受累；③仅系统受累。表 22-1 提供了典型的特征以迅速分类。

表 22-1 第二类：非朗格汉斯细胞组织细胞增生症（主要皮肤受限）

疾病/罕见程度	年龄/性别	皮肤损害	黏膜损害	系统损害	诊断/治疗	鉴别诊断
未分类细胞组织细胞增生症：非常罕见	成人、儿童和婴幼儿	孤立结节，柔软的，红色，1cm大小的结节 多发性斑疹、结节，数毫米至1cm暗红至棕色的无症状的皮损	罕见角膜和结膜病变	不常见，但有死亡病例，多为血液肿瘤相关病例	大多数患者是健康的，且有自限性，故一般不需要治疗。一些急性进展性病例和可能与血液肿瘤相关的病例需重点关注	色素性荨麻疹 淋巴瘤样丘疹病 其他丘疹性非LCH疾病 LCH
头部良性组织细胞增生症：罕见	6~12个月（多 3岁以上发病）	多发的2~8mm红色至棕黄色丘疹，伴融合。分布于面部、头皮，后累及躯干上部及四肢	无	罕见 曾有一例糖尿病患者的报道	有自限性但可能会发生恶化	LCH，丘疹性非LCH疾病，色素性荨麻疹
进行性结节性组织细胞增多症：非常罕见	儿童>成人	逐渐增多的数百个病灶，大多为黄褐色或粉色2~10mm的丘疹；少部分为1~5cm红棕色真皮结节伴随上覆毛细血管扩张。面部可能严重受累，可能出现脸外翻和狮面	结膜口腔和喉部黏膜	极少	一般健康，但持久或渐进性对治疗抵抗	其他丘疹性非LCH疾病，结节病，泛发性丘疹性环状肉芽肿
遗传性渐进性黏液组织细胞增多症：非常罕见	从儿童期或青春期发病，女性为主	红褐色1~5mm丘疹或圆顶形结节。对称分布于面、手、前臂、腿。常染色体显性遗传	无	无	进展缓慢，无特殊治疗	其他丘疹性非LCH疾病，结节病，丘疹性环状肉芽肿
泛发性爆发性组织细胞瘤：非常罕见	双峰向，<4岁或20~50岁成人	多发的3~10mm红或棕色皮色丘疹，对称分布于面、躯干图（22-5）、四肢近端	偶尔	罕见	数月内可自行恢复，消退后遗留色素沉着斑。复发常见。非LCH患者病情危险	LCH，色素性荨麻疹 泛发性丘疹性环状肉芽肿，其他丘疹性非LCH疾病

续表

疾病	罕见/罕见程度	年龄/性别	皮肤损害	黏膜损害	系统损害	诊断/治疗	鉴别诊断
丘疹性黄瘤：非常罕见		双峰向，儿童和成人	可为单一的丘疹或多个2~15mm的黄色、黄红棕色。无红晕的丘疹或结节。不融合，四肢分布于躯干。四肢近端、面部、褶皱部位不易受累	有	无。罕见与蕈样肉芽肿有关	大部分病例超过1~5年可自行消退，但疾病可以进展。通常血脂正常	JXG，爆发性黄瘤，Spitz痣，纤维组织细胞瘤
JXG/巨细胞网状组织细胞瘤：最常见的组织细胞增生症		大多数0~2岁。成人发病罕见	头颈部最常受累，其次是躯干上部及四肢。1~2个大结节是最常见的表现（图22-4），小结节（微结节）不太常见（呈红棕色或红色并迅速变黄。巨细胞网状组织细胞增生瘤可能是JXG的一个异型，发生于头部的孤立性皮损有独特的组织学特点	舌头和口咽部罕见	眼睛最常见，通常是虹膜，一般单侧受累。其次是肝、脾、肺、骨、结肠、卵巢、睾丸、心包和肌肉。可与NF、幼年性单核细胞白血病有关。儿童期与JXG、NF有关，患髓系白血病的概率较正常水平高20~32倍	通常3~6年自行消退，但如果出现全身症状，一般是致命的	其他丘疹性非LCH疾病，传染性软疣，Spitz痣

LCH，朗格汉斯细胞组织细胞增生症；JXG，幼年黄色肉芽肿；NF，神经纤维瘤病

幼年性黄色肉芽肿（JXG）是典型的非 LCH 疾病，并且很常见（见表 22-1）。而其他非 LCH 疾病很少见。JXG 常表现在皮肤上（图 22-4），较少伴有黏膜病变和全身性疾病。JXG 也可出现在其他疾病中，如咖啡斑、神经纤维瘤 1 型和青少年髓单核细胞白血病。所以，一定要首先会识别非 LCH 疾病。

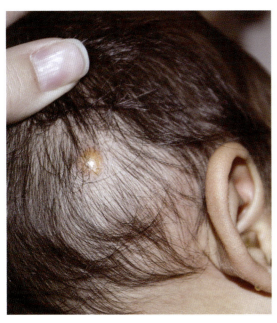

图 22-4 幼年黄色肉芽肿。患儿头皮的黄色圆顶型丘疹。（照片由医学博士 Kristen Hook 提供）

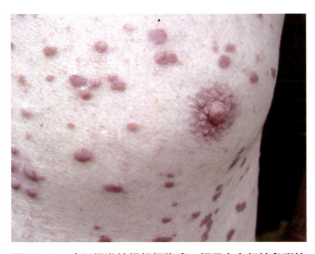

图 22-5 广泛爆发性组织细胞瘤。躯干上有红棕色斑块和结节。（照片由 Jeffrey P.Callen，MD 提供）

在许多非 LCH 病症中，白血病、淋巴瘤或副蛋白血症经常与疾病相关联，包括泛发性播散性组织细胞瘤、不定细胞组织细胞增多症、幼年性黄色肉芽肿、渐进坏死性黄色肉芽肿、Rosai-Dorfman 和噬血细胞淋巴组织细胞增多症等。另外，多中心实体肿瘤并不常见。具体细节在列表 22-1 中。

鉴别诊断

每一种非 LCH 疾病都有其自身的特点，这些在表 22-1 中简要记录。诊断这些疾病需要临床医生了解典型的外观和分布特点。

评估

仔细观察皮损形态、分布和相关的系统改变是评估组织细胞疾病患者的第一步。虽然临床诊断可以强烈怀疑，皮肤活检是明确诊断至关重要的一步。另外评估还取决于疑似病症和患者的症状，各种血液、血清学、骨骼和尿液检查结果（表 22-2 和表 22-3）。

治疗

对于那些自限性的疾病，除非病变导致身体残疾或重大的美容问题，其他情况是不需要治疗的。对于那些有症状的系统性病变（如涉及垂体后叶引起的尿崩症），治疗是必需的，这些取决于特定的病变和 / 或导致的问题（见表 22-1）。此外，对于那些患者与其他血液病相关的（如副蛋白血症或淋巴增生性疾病），应针对特定的血液学疾病进行治疗。

第三类：恶性甲状腺功能亢进

恶性组织细胞瘤非常罕见，包括朗格汉斯细胞肉瘤、组织细胞肉瘤、交错树突状细胞肉瘤和滤泡树突状细胞肉瘤。除了滤泡树突状细胞肉瘤（惰性），其他都是进展迅速的恶性肿瘤，死亡率高。明显，这些患者需要血液专科的处理。

表22-2 常同时出现皮肤和系统性损害的疾病

疾病和频率	年龄/性别	皮肤表现	黏膜损害	系统损害	诊断/治疗	鉴别诊断
渐进性坏死性黄色肉芽肿：罕见	17~60岁	100%皮肤受累。表现为黄色浸润性丘疹、结节或斑块、毛细血管扩张、萎缩、溃疡及遗留瘢痕。眶周最易受累，其次为躯干、面部和四肢	有，结膜	80%以上伴随IgG单克隆种球蛋白、肝脾肿大、白细胞减少症、冷球蛋白血症、多发性骨髓瘤发生较少	皮肤病变很难治疗。皮质类固醇和氮芥剂效果最好若存在浆细胞恶病质/多发性骨髓瘤，其过程影响预后	类脂质渐进性坏死，扁平黄瘤，其他非LCH疾病，结节病，类风湿结节，环状肉芽肿
多中心网状组织细胞增多症：罕见	通常成人多，高加索妇女为主，30~40岁	100%皮肤受累。表现为2mm~2cm皮色、粉红色、红色、棕色或黄色丘疹或结节，分布于手指、耳、头、手和四肢关节处。可呈"珊瑚串珠"的外观（图22-6）	有，50%口腔、咽和鼻黏膜受累	系统性、慢性、损毁性关节炎，好发手、手腕、膝或踝的软骨、耳可导致脸部变形。多关节受累。其他器官较少受累。三分之一有相关恶性肿瘤（胃癌、卵巢癌、乳腺癌、子宫颈癌）。28%有恶性肿瘤风险增加	大多数5~10年可自行缓解，但常遗留残疾。通常治疗为联合用药（即NSAIDs和糖皮质激素、甲氨蝶呤和NSAIDs、抗TNF、糖皮质激素、双磷酸盐或环磷酰胺）	类风湿结节，环状肉芽肿，皮肌炎，其他非丘疹性LCH疾病，结节病
Rosai-Dorfman：罕见	任何年龄可见，10~30岁多见	皮肤表现趣来越普及有系统受累的病例中，仅10%出现皮肤损害，且皮损多发。皮肤是最常见的结外受累部位（通常面或眼睑）。皮损为红色、棕色、黄色斑块、丘疹、结节和斑片	罕见	系统性受累通常为多发、无痛性、双侧的颈部淋巴结肿大，其他淋巴结亦可受累。皮肤、上呼吸道、唾液腺、眼、CNS和骨头是最常受累的结外区域。发热、贫血、嗜中性粒细胞症、多克隆高丙种球蛋白血症。常伴随铁蛋白水平升高、自身免疫性疾病	常见自行缓解，呈慢性病程。患者常伴随免疫学异常、播散或呼吸道结节病，肾脏和呼吸道受累预后不良。死亡率高达7%	皮损：其他非丘疹性LCH疾病，结节病，结节病，环状肉芽肿淋巴结疾病：感染性疾病、淋巴瘤、白血病、恶性瘤转移、Kikuchi病
播散性黄瘤：罕见	任何年龄可见，25岁前发病多见	100%皮肤受累。数个小的红褐色丘疹，对称性，可发展到黄褐色或黄色融合成斑块。弯曲部位和间擦部位易受累	有，40%~60%上呼吸道和口腔黏膜受累，角膜、结膜也有受累	上呼吸道病变可导致声音嘶哑和呼吸困难。CNS病变（下丘脑和垂体病）有40%伴随尿崩症。罕见的单克隆丙种腺蛋白血症、甲状腺疾病、癫痫发作、发育迟缓罕见	尿崩症病程缓慢，且有自限性，对加压素敏感。皮损消退通常遗留皮肤瘢痕。当疾病进展至器官表竭或CNS受累时，死亡率升高，但很罕见	其他丘疹性非LCH疾病，发疹性黄瘤

LCH，朗格汉斯细胞组织细胞增多症；anti-TNF，抗肿瘤坏死因子；NSAIDs，非甾体类抗炎药；CNS，中枢神经系统

第22章 组织细胞增生性疾病的皮肤表现 197

表22-3 主要累及系统的疾病

疾病和频率	年龄/性别	皮肤表现	黏膜损害	系统损害	诊断/治疗	鉴别诊断
HLH：罕见 首要原因（遗传的）：家族性 HLH（大部分穿孔素异常），Chediak-Higashi 综合征，Griscelli 综合征 2 型和 X 连锁的淋巴组织增生综合征 次要原因（获得性）：感染（即 EBV），恶性肿瘤相关（T 细胞淋巴瘤），巨噬细胞活化综合征（如 Still 病）	主要：0~2 岁 继发：任何年龄	20% 以下可出现结节或溃疡。可出现全身或局部水肿	无	由 T 细胞释放的常高水平的细胞因子导致巨噬细胞活化。症状/体征包括发热，白蛋白升高，全身症状，甘油三酯升高，细胞减少症和凝血障碍，高脂血症，肝、脾肿大，淋巴结肿大，肾功能不全及衰竭，肺浸润。皮下脂膜炎样 T 细胞淋巴瘤。其他皮肤 T 细胞淋巴瘤、恶性肿瘤相关变异型	如果由感染引起，免疫系统控制感染的情况下可逆的；如果病情是恶性肿瘤引起的，预后取决于治疗对肿瘤的反应	根据病因
Erdheim-Chester 病：非常罕见	成人（26~78 岁）	25% 以下皮肤受累。播散性黄瘤样改变：红棕色或红黄斑、红棕色丘疹（图 22-7）逐渐变得更黄，皮损孤立逐渐融合成斑块，后软化或萎缩。对称分布，眼睑、腹股沟、颈、躯干及面部较少受累。丘疹性黄瘤样皮损不太常见，为 2~15mm 黄色、红黄色丘疹、结节，分布于背部和头部	无	约 50% 出现局部骨疼痛，尤其是近端肢体。发烧很常见。X 射线混合硬化（常见）和溶骨性病变（30%）。高达三分之一的患者有糖尿病尿崩症。眼球突出常见，三分之一有肾和腹膜后受累，20% 肺受累。膜后受累。双侧无痛睾丸也常见	进展快，死亡率高。在某项研究中平均存活年龄 <3 年。最近发现该病有 BRAF 基因 V600E 突变，因此 BRAF 抑制剂可能是有效治疗手段	依赖于表象 皮损与糖尿病尿崩症应与播散性黄瘤鉴别 JXG 丘疹性黄色瘤 结节病
海蓝色组织细胞综合征：罕见 名称来源于组织学外观的巨噬细胞胞质颗粒呈蓝色 在巨噬细胞中（Giemsa 或 May-Gruenwald 染色）	开始为青少年或年轻成人，可能有家族聚集现象	罕见皮肤受累。面部呈黄斑、色素沉着，眼睑肿胀，手足的结节样皮损	无	主要表现：肝脾肿大，骨髓浸润出血倾向，肺、淋巴结易受累，视网膜、神经系统次易受累 次要表现：骨髓代谢障碍，遗传代谢障碍，如 Niemann-Pick，部分鞘磷脂酶缺乏症，apoE 突变或异常脂质代谢（包括全胃肠外营养）	病程缓慢，皮损进展快。无有效的治疗。继发表现取决于基础疾病	取决于症状和体征

apoE，载脂蛋白 E；JXG，幼年性黄色肉芽肿；EBV，EB 病毒；HLH，嗜血细胞综合征

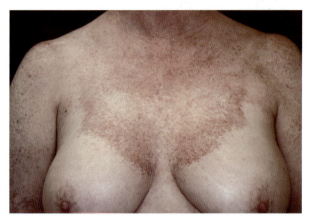

图 22-6 多中心网状组织细胞增生症。患者在曝光部位可见大量红斑丘疹。(照片由 Jeffrey P.Callen，MD 提供)

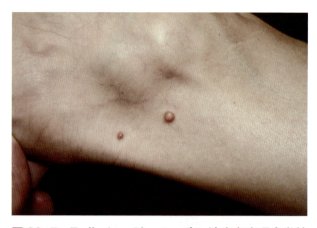

图 22-7 Erdheim-Chester 病。该患者出现多发性皮肤结节，后来发生骨痛，并发现脑部 MRI（磁共振成像）病变。组织病理检查发现有 BRAF V600E 突变。(照片由 Jeffrey P.Callen，MD 提供)

（高歆婧、罗权　译，张锡宝、朱慧兰　审校）

推荐阅读

Badalian-Very G, Vergilio J, Degar BA, et al. Recurrent BRAF mutations in Langerhans cell histiocytosis. Blood 2010;116:1919–23.

Berres ML, Lim KP, Peters T, et al. BRAF-V600E expression in precursor versus differentiated dendritic cells defines clinically distinct LCH risk groups. J Exp Med 2014;211(4):669–83.

Chang MW, Frieden IJ, Good W. The risk of intraocular juvenile xanthogranuloma: survey of current practices and assessment of risk. J Am Acad Dermatol 1996;34:445–9.

Caputo R. Text atlas of histiocytic syndromes, a dermatological perspective. Mosby; 1998.

Foucar E, Rosai J, Dorfman R. Sinus histiocytosis with massive lymphadenopathy (Rosai-Dorfman disease): review of the entity. Semin Diagn Pathol 1990;7:19–73.

Gianotti R, Alessi E, Caputo R. Benign cephalic histiocytosis: a distinct entity or a part of a wide spectrum of histiocytic proliferative disorders of children? Am J Dermatopathol 1993;15:315–9.

Goodman WT, Barrett TL. Histiocytoses. In: 3rd ed. Bolognia, Jorizzo, Schaffer, editors. Dermatology, vol. 2. Elsevier Limited; 2012. p. 1529–46.

Khezri F, Gibson LE, Tefferi A. Xanthoma disseminatum: effective therapy with 2-chlorodeoxyadenosine in a case series. Arch Dermatol April 2011;147(4):459–64.

Logemann N, Thomas B, Yetto T. Indeterminate cell histiocytosis successfully treated with narrowband UVB. Dermatol Online J October 16, 2013;19(10):20031.

Marie I, Pittaluga S, Dale JK, et al. Histologic features of sinus histiocytosis with massive lymphadenopathy in patients with autoimmune lymphoproliferative syndrome. Am J Surg Pathol 2005;29:903–11.

Molho-Pessach V, Ramot Y, Camille F, et al. H syndrome: the first 79 patients. J Am Acad Dermatol 2014;70:80–8.

Newman B, Weimin H, Nigro K, et al. Aggressive histiocytic disorders that can involve the skin. J Am Acad Dermatol 2007;56:302–16.

Patsatsi A, Kyriakou A, Sotiriadis D. Benign cephalic histiocytosis: case report and review of the literature. Pediatr Dermatol September 2014;31(5):547–50.

Ratzinger G, Burgdorf WH, Metze D, et al. Indeterminate cell histiocytosis: fact or fiction? J Cutan Pathol 2005;32:552–60.

Seward JL, Malone JC, Callen JP. Generalized eruptive histiocytosis. J Am Acad Dermatol 2004;50:116–20.

Vaiselbuh SR, Bryceson YT, Allen CE, et al. Meeting report: update on histiocytic disorders. Pediatr Blood Cancer 2014;61:1329–35.

Willman CL, Busque L, Griffith BB, et al. Langerhans'-cell histiocytosis (histiocytosis X) – a clonal proliferative disease. N Engl J Med 1994;331:154–60.

Wood AJ, Wagner VU, Abbott JJ, et al. Necrobiotic xanthogranuloma. A review of 17 cases with emphasis on clinical and pathologic correlation. Arch Dermatol 2009;145(No.3):279–84.

第 23 章

血管肿瘤和畸形

Julie V.Schaffer·Jean L.Bolognia

要点

- 多种不同的血管病变往往是系统性疾病的皮肤表现。
- 具有特殊形态和分布的毛细血管扩张或血管角质瘤，应考虑自身免疫性结缔组织病或遗传性疾病。
- 血管异常可分为两大类：血管内皮细胞增殖引起的肿瘤和血管形态异常所致的血管畸形。
- 良性血管肿瘤和血管畸形可伴有广泛或局部的皮肤外表现。
- Kaposi 肉瘤和血管肉瘤是两种具有体内临床表现的恶性血管性肿瘤。

很多血管病变可作为系统性疾病的皮肤征象，包括硬皮病的毛细血管扩张和由法布瑞症（Fabry disease）的血管角质瘤引起的遗传性出血性毛细血管扩张症（Osler-Weber-Rendu 综合征）所致的乳头状毛细血管扩张。此外，某些血管肿瘤和畸形可能与皮肤外表现有关，如 Kasabach-Merritt 综合征的严重血小板减少症或 Stage-Weber 综合征的青光眼和神经系统异常。在过去的数十年，随着人们对血管肿瘤和畸形之间差异的认识提高，促进疾病分类的完善和治疗水平的提高。本章对两种具有潜在内在表现的恶性血管肿瘤进行了讨论：Kaposi 和血管肉瘤。

毛细血管扩张

毛细血管扩张症（telangiectasias）是一种常见的容易被忽视的皮肤表现。头、颈部线性变化最常见的病因是日光性损害或玫瑰痤疮，而下肢的毛细血管扩张通常是静脉性高血压的征兆（图 23-1 和表 23-1）。类癌综合征患者的面部和躯干上部皮肤反复潮红也可伴有线状毛细血管扩张，这可能导致误诊为共济失调－毛细血管扩张症中玫瑰痤疮的红斑血管扩张形式，线状毛细血管扩张最早出现在幼儿期的球结膜，逐渐累及其他部位，如眼周皮肤、耳部、肘前或腘窝。

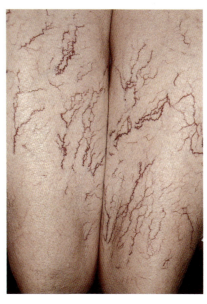

图 23-1 高血压患者下肢静脉 Bartonella QuintanaLinear 毛细血管扩张

表 23-1 毛细血管扩张的类型和原因

主要皮肤疾病
线状
- 玫瑰痤疮
- 光受损皮肤
- 遗传性良性毛细血管扩张（静脉）
- 全身性自发性毛细血管扩张
- 皮肤胶原血管病变
- 基底细胞癌或婴儿血管瘤（最小生长或退化变化，见图 23-16）
- 肋边缘
- 丘疹或点状
- 特发性
- 匐行性血管瘤

蜘蛛状
- 肝硬化
- 怀孕

放射状
- 单侧痣样毛细血管扩张

皮肤异色症
- 放射线

199

续表

- 血管萎缩性皮肤异色病

系统性疾病

线状
- 良性肿瘤
- 毛细血管扩张性共济失调
- 肥大细胞增多症（特别是毛细血管扩张症，TMEP）
- 皮肤 B 细胞淋巴瘤

丘疹样
- 遗传性出血性毛细血管扩张症（可能也有星状斑点）

蜘蛛状
- 肝硬化

足底
- 硬皮病

甲周
- 系统性红斑狼疮
- 硬皮病
- 皮肌炎
- 遗传性出血性毛细血管扩张
- Fabry 病

硬皮病
- 皮肌炎
- 着色性干皮病
- 其他基因型皮肤病（如 Kindler 综合征，Rothmund-Thomson 综合征）
- 皮肤 T 细胞淋巴瘤
- 移植物抗宿主病

Adapted from Bologna JL and Braverman IM.Skin manifestations of internal disease.In: Fauci AS, Braunwald E, Kasper DL et al., editors.Harrison's principles of internal medicine.17th ed.New York: McGraw-Hill Medical；2008.p.324.

毛细血管扩张症常在患者开始行走时出现小脑共济失调之前发生。此外，其他皮肤表现可包括肉芽肿性皮炎、色素减退或痣样过渡、皮肤早衰。患者常发展为复发性肺部感染，并伴有淋巴增殖性病变的高风险。这种常染色体隐性遗传病是由 *ATM* 基因的突变所致，但这与毛细血管扩张的形成有无关系尚未清楚（见第 34 章）。

一种罕见的肥大细胞增多症（见第 36 章）称为黄斑部毛细血管扩张症（telangiectasia macularis eruptiva perstans，TMEP），其特征是多种毛细血管群集簇样扩张。尽管大多数色素性荨麻疹的成年人有 *KIT* 基因突变，但迄今为止，TMEP 患者还没有发现这种突变。树突状毛细血管扩张是基底细胞癌的典型特征，毛细血管扩张也可见于皮肤 B 细胞淋巴瘤（图 23-2）。

健康人通常出现一、两个乳头状毛细血管扩张，特别是在女性和儿童的面部或手部。蜘蛛状毛细血管扩张（也称蜘蛛血管瘤或蜘蛛痣）在上身的真皮微动脉中典型表现为点状和辐射腿，多种蜘蛛状毛细血管扩张症的发展可能是高雄性激素血症的征兆，例如妊娠期和肝硬化。

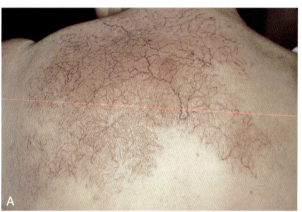

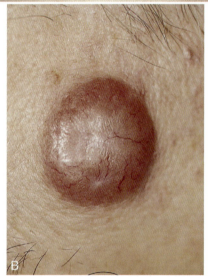

图 23-2 A 和 B，线状毛细血管扩张的皮肤病变，B 细胞淋巴瘤。（A，courtesy of Yale Residents' Slide Collection.）

口腔唇部黏膜（图 23-3A）和面部、手指（图 23-3B），以及指甲皱褶（图 23-3C）中出现多种丘疹和星状毛细血管扩张，将增加遗传性出血性毛细血管扩张症（hereditary hemorrhagic telangiectasia，HHT；Osler-Weber-Rendu 综合征）的患病风险。这些血管病变最常在青春期前后出现，有鼻出血、消化道出血或脑血管意外的个人或家族史将增加对这种常染色体显性疾病的患病风险。有流血倾向的 HHT 血管病变实际上是动静脉畸形（arteriovenous malformations，AVMs）。拉伸皮肤可看到有辐射分支的斑点。进行 HHT 临床诊断时，对患者行经胸超声心动图检查（评估血管）以及脑部增强 MRI，对排除肺部和脑部的 AVMs 十分重要，两者均可介入血管手术治疗，如溶栓治疗或外科切除术。

大多数 HHT 患者有 *ENG* 或 *ACVRL 1* 基因突变，这两种基因分别编码内皮糖蛋白和激活素 A 受体 II-1。青少年胃肠道息肉病患者除了 HHT，还可考虑为皮肤异色症：①毛细血管扩张；②表皮萎缩所致的褶皱；③色素减退和色素沉着的网状表现。皮损常见于放疗照射数年后。皮肤异色症是皮肌炎（图 23-4A）和皮肤 T 细胞淋巴瘤的特征之一。后者的病变常见于腋窝和腹股沟（图 23-4B）。

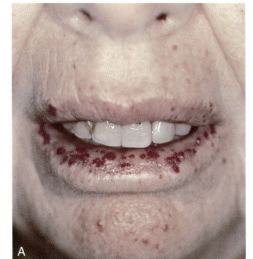

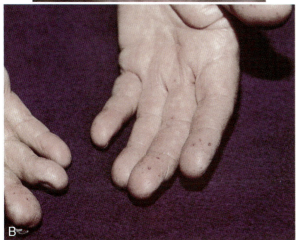

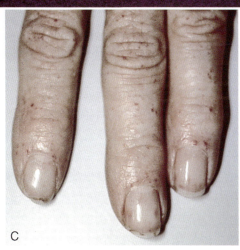

图 23-3　两例遗传性出血性疾病患者的嘴唇（A）、手指（B 和 C）的乳头状毛细血管扩张和指甲（C）。(Courtesy of Yale Residents' Slide Collection.)

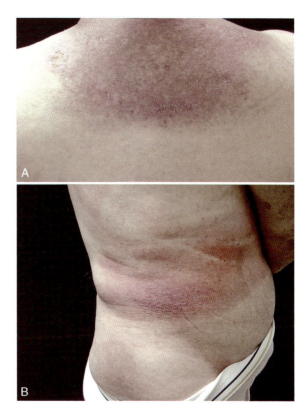

图 23-4　A，皮肤肌炎患者上背的皮肤异色病（披肩迹象）。B，早期皮肤 T 细胞淋巴瘤患者躯干的皮肤异色病。后者为 20 年前的照片，该患者使用强效糖皮质激素，病情得到控制

毛细血管扩张症，尤其是在足底和指甲周围病变，是诊断自身免疫性结缔组织疾病（autoimmune connective tissue diseases，AI-CTD）的重要依据。毛细血管扩张的皮肤较为扁平，通常为多边形形状，常见于面部、口腔黏膜和手部（图 23-5），是硬皮病或包括硬皮病在内的重叠综合征的标志。值得注意的是，在抗着丝点抗体艾滋病病毒抗体血验呈阳性的硬皮病中，T 代表毛细血管扩张。系统性红斑狼疮（systemic lupus erythematosus，SLE）可见周围毛细血管扩张、皮肌炎（dermatomyositis，DM）和硬皮病，后两者

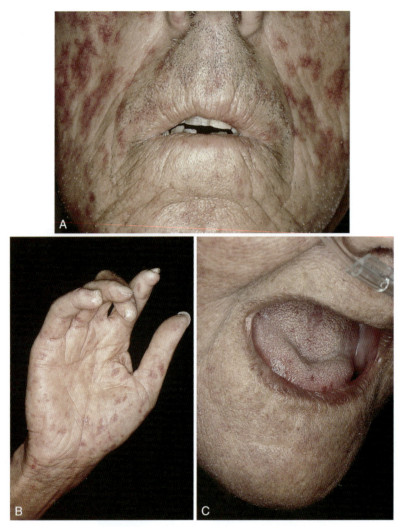

图 23-5　两位患者的面部、舌头、手部出现无光泽的毛细血管扩张和硬皮病。注意 A 的口周沟，以及 B 的指端硬皮病和手指远端的缺失。（A 和 C，courtesy of Yale Residents' Slide Collection.）

AI-CTD 的单个毛细血管扩张以肿胀环状出现，与无血管区合并（图 23-6），而在红斑狼疮中，毛细血管扩张症的外观与肾小球相似。SLE 中甲周毛细血管扩张伴红斑，DM 中常伴红斑和不规则的角质层。

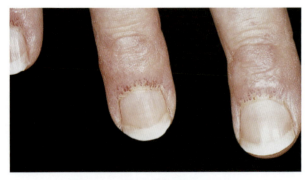

图 23-6　皮肌炎患者的毛细血管扩张，注意肿胀循环和无血管的区域

良性血管肿瘤畸形

根据生物学特征，血管异常可分为两大类（表 23-2）：血管肿瘤，由细胞增生引起；血管畸形，子宫内发育过程中血管形态异常所致，细胞周期正常。在病史、组织学特征、相关研究结果、治疗方案等方面，血管肿瘤与血管畸形都存在着重要的差异（表 23-3）。尽管在不同发病过程控制它们的发展，血管肿瘤和畸形存在相关性（例如，在常染色体显性遗传的婴儿血管瘤和血管畸形的家系）。这表明，产前血管发育和产后内皮细胞增殖的调控是重叠的。

血管肿瘤

婴儿血管瘤是婴儿期最常见的肿瘤，1岁发病率约为5%，男女比例为3:1~4:1。与其他血管肿瘤和畸形不同，婴儿血管瘤表达胎盘标志物为葡萄糖转运蛋白-1（GLUT-1）。这些血管瘤通常在早期就划出区域，随后逐渐扩大。增殖期持续到3~9个月，其中前几个月增长最快。随后是在3~10岁时逐渐自行性退化。浅表血管瘤最初是亮红色，然后在退化过程中变成暗红色到灰色，而深血管瘤则是浅蓝色，随着变软和皮温下降，逐渐消退。"海绵状血管瘤"是深部和静脉畸形的混合型血管瘤。婴儿血管瘤在眼部、气道、心脏等特殊结构的溃疡形成可增加疾病的复杂性（表23-3；见图23-16）。由于肿瘤内脱碘酶的产生，甲状腺功能减退症可发生在大量增生期血管瘤的婴儿，尤其是肝损伤患儿会引起机体功能受损。过去十年，使用β-受体阻断剂治疗婴儿血管瘤带来了革命性的改变。

多种良性血管瘤的反应性增生不同于其他婴幼儿血管瘤（表23-2）。先天性血管瘤较为罕见，CLUT-1-阴性血管肿瘤都是在出生时形成，并有一个自然病程，或在第一年快速退化，或生长和退化周期相称。皮损常表现为粉红色至蓝色的结节或斑块，中央毛细血管扩张，周围皮肤苍白。

樱桃状血管瘤是一种小的鲜红色丘疹，是毛细血管的良性增生，常见于成年人躯干，随着年龄的增长而变大。化脓性肉芽肿是一种迅速发展的血管病变，通常表现为面部、黏膜、手指（图23-7）的丘疹。组织学上类似肉芽组织，化脓性肉芽肿常发生在怀孕期间微创伤口或牙龈。

细菌性血管瘤病主要出现在艾滋病患者，常表现为多个红色血管性丘疹和结节，也可出现在内脏器官，如肝脏和骨骼。Warthin-Starry染色的组织标本可看到致病微生物和巴尔通氏体属细菌。Kaposiform血管内皮瘤和簇状血管瘤是两种血管肿瘤，可合并卡萨巴赫-梅里特综合征（Kasabach-Merritt syndrome），这是一种急性、危及生命的消耗性凝血病，伴有严重的血小板减少（表23-3）。梭形细胞血管瘤是一种罕见的肿瘤，通常发生在现有的静脉畸形中，可能与Maffucci综合征有关（图23-8；表23-3）。

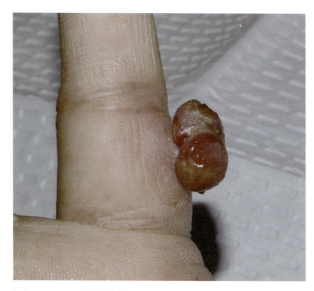

图23-7 手指创伤处出现化脓性肉芽肿。实体性的红色组织令人联想为肉芽组织

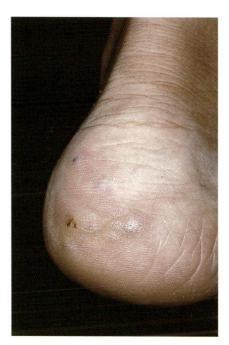

图23-8 Maffucci综合征患者的梭形细胞血管内皮瘤。（Courtesy of Yale Residents' Slide Collection.）

血管畸形

血管畸形一般在出生时即出现，并且随着年龄增长而增大。然而，其中一些结构性的异常现象表现为常年无临床表现，因性激素的变化（如青春期或怀孕）、外伤、血栓形成或感染，可导致体积迅速扩大。组织学上，血管畸形的特征是静脉内皮细胞壁异常所致的血管扩张。血管畸形的进一步分类取决于血流率和所涉及的血管主要类型（表 23-2）。此外，这些畸形与各种具有局限性和系统性特征的综合征相关（图 23-9；表 23-3）。

表 23-2　良性血管肿瘤和畸形的分类

良性血管肿瘤和反应性增生
婴儿血管瘤（表面和 / 或深层成分）
先天性肝血管瘤
　　迅速消退型（RICH）*
　　不消退型（NICH）
　　部分消退型（PICH）
樱桃血管瘤（老年性血管肿）
化脓性肉芽肿
簇绒血管瘤*
卡波西样血管内皮瘤*
多病灶的黏膜相关淋巴组织 B 细胞淋巴瘤与血小板减少症
球血管瘤
梭形细胞血管瘤
与嗜酸性粒细胞性血管淋巴样增生
活性血管内皮细胞增生症†
杆状的血管瘤病‡
婴儿血管外皮细胞瘤（与婴儿有关）
肌纤维瘤病

血管畸形
低流动
毛细血管畸形（葡萄酒污点）
静脉畸形
　　经典
　　球形细胞静脉畸形
　　疣状静脉（疣状血管瘤）
淋巴管畸形
　　典型的表面 / 位囊肿（淋巴管瘤局限性）
　　定向的血铁质（平头钉"血管瘤"）
　　深度 / 小红细胞（囊状水瘤）
　　卡波西样淋巴管瘤病（也有血管肿瘤的特点）
合并血管畸形（如毛细血管静脉）
血管扩张性疣局限性

高流动
动静脉畸形（AVM）

*可与 Kasabach-Merritt 综合征联系在一起，或者对于 RICH 来说，一种良性血小板减少性凝血障碍
†与周边嗜酸性粒细胞增多和区域扩大有关淋巴结
‡它可以与系统疾病如单克隆相关联、丙种球蛋白病（含I型冷球蛋白症）、抗磷脂综合征、细菌性心内膜炎和动脉粥样硬化

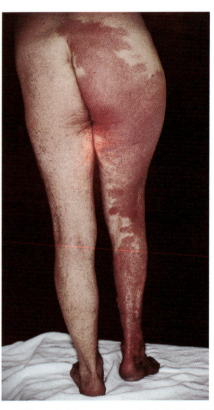

图 23-9　Klippel-Trenaunay 综合征患者泛发毛细血管静脉畸形，右下肢与肢体长度不符（Courtesy of Yale Residents' Slide Collection.）

低流量血管畸形可由毛细血管、静脉和 / 或淋巴管组成。毛细血管畸形（葡萄酒色斑；鲜红斑痣）呈粉红色至暗红色斑块，可与局部真皮外受累有关，例如眼部和软脑膜的头面部鲜红斑痣（表 23-3；见第 34 章）。激活 *GNAQ* 基因突变的镶嵌现象，它编码的蛋白 α 亚单位，是非综合征型鲜红斑痣和脑颜面血管综合征（Sturge-Weber 综合征）。鲜红斑痣通常是单侧和 / 或节段性分布，持续整个生命，随着时间推移，颜色逐渐加深，逐渐隆起和形成结节。相反，单纯痣（鲑鱼斑，鹳咬）是粉红色的血管胎记，目前在新生儿的发生率为 30%~50%，可逐渐消退（眉间、眼睑、太阳穴）或不消退（颈部）但无相关并发症。

静脉畸形表现为软的、可压缩的蓝色至紫红色肿物。在蓝色橡皮泡痣综合征中，皮肤、肌肉和胃肠道都有多种静脉畸形（图 23-10），由此引起的消化道出血可导致缺铁性贫血。相比之下，*GLMN* 基因杂合性生殖细胞突变引起的多个血管畸形通常表现为局限于皮肤和皮下的蓝紫色结节和斑块伴触痛。静脉和淋巴管畸形可能与骨骼的改变、受累的肢体功能性受损、良性慢性局限性血栓形成

表 23-3　良性血管肿瘤和畸形：综合征和关联

	综合征 / 联合	血管病变特点	相关的临床特征
血管肿瘤	卡萨巴赫 – 梅里特综合征，（血管瘤 – 血小板减少综合征）	Kaposiform 血管内皮瘤或簇状血管瘤；皮肤肿块（皮肤或腹膜后）	严重血小板减少和可变消耗，凝血障碍；主要发生在婴儿；可能的死亡率
	多病灶的淋巴管内皮瘤与血小板减少症	多种（通常是 >100）红棕色丘疹和斑块或出生时出现 + 胃肠道 > 肺参与	血小板减少症；严重的消化道出血，偶尔咯血；可能的死亡率
	多病灶的婴儿肝血管瘤与真皮外的参与（扩散新生儿多发性血管瘤病）	多个（≥ 5）小皮肤血管瘤 + 内部血管瘤，影响肝脏和很少器官（如胃肠道，肺，脑）	肝肿大，高输出心力衰竭，腹部间隔综合征，甲状腺功能减退（见正文）
	气道血管瘤	肝血管瘤在"胡须"分布	嘈杂的呼吸，两相的喘鸣，声音嘶哑，呼吸障碍
	PHACE (S) 综合征	大的 (>5cm) 子宫颈婴儿血管瘤*，典型的在节段模式相关的发育的单位（如胚胎的面部突出物，图 23-16）	后颅窝畸形；肝血管瘤；颈和脑动脉异常；心脏缺陷（尤其是主动脉缩窄）；眼睛异常；胸骨或脐旁裂
	LUMBAR 综合征	中线腰骶或下体婴儿血管瘤，通常是大的和节段性的	脂肪瘤 / 其他皮肤病变（如"皮肤标志"）；泌尿生殖道异常，溃疡；脊髓病（脊柱闭合不全）†；骨畸形；肛肠，动脉和肾脏异常
	POEMS 综合征	樱桃血管瘤、血管球的血管瘤	多神经病，器官巨大症，内分泌病，M 蛋白（单克隆蛋白病变），皮肤变化如弥漫性色素沉着过度，水肿，硬皮病样变化
血管畸形§	Sturge–Weber 综合征（SWS）	面部 CM V1（± V2, V3）皮区分布（同侧 > 双侧）和身体同侧柔脑膜的 ± 尿络膜的 CVM	癫痫发作，发育迟缓，对侧偏瘫，特征"电车轨道"脑回钙化；体的同侧的青光眼；面部软组织 / 骨肥大结束时间，在受影响的组织中，嵌合体的 GNAQ 突变
	Bonnet–Dechaume–Blanc（Wyburn–Mason）综合征	(Centro) 面部 AVM（可模拟 CM）+ 异构同侧和 / 或大脑的 AVM	同侧视觉障碍，各种对侧神经系统表现
	Cobb 综合征	AVM（可以模拟 CM 或血管扩张性痣）皮肤分布 + 相应脊髓段的体细胞 AVM	脊髓压迫的神经系统表现（如下肢轻瘫）

续表

综合征/联合	血管病变特点	相关的临床特征
静脉畸形骨肥大综合征（KTS）	下肢＞上肢的 CVM/CVLM，躯干；单侧 85%；血管染色有明显的界限，图案是淋巴管受累的标志	软组织/骨肥大（或偶尔的低营养‡）患肢（s），静脉血栓和溃疡、淋巴水肿；偶尔消化道出血、血尿和肺栓塞
Parkes-Weber 综合征（PKWS）	肢体的 AVM ± CM/CLM	软组织/骨质增生，有渐进性变形心脏衰竭，高输出 pkw（见上图）；头痛、癫痫、感觉运动不足，AD 遗传的 RASA1 突变
毛细血管畸形，大脑和/或脊柱的多焦点，小，圆形到椭圆形粉红色到红棕色 CM ± AVM	脸，四肢，大脑和/或脊柱的多焦点，小，圆形到椭圆形粉红色到红棕色 CM ± AVM	
皮肤+脑毛细血管畸形	高角化皮肤 CVMs + 大脑 CMs；先天性红紫色斑块和红棕色斑点有与外围扩张的斑点	头痛，癫痫，脑出血；继发特应性皮炎，通常是由于 KRIT1 突变
毛细血管扩张性大理石样皮肤（CMTC）	局部的，节段性或泛发的；广泛的，紫红四肢的网状血管网＞主干＞脸；毛细管扩张，± 突出的静脉，± 皮肤萎缩	通常是受影响的肢体（周长＞长度）的低营养（很少肥厚）；偶尔青光眼，发育迟缓；发育不全真皮 + 横向肢体缺陷 ± 心脏畸形（Adams-Oliver 综合征）
巨脑畸形-海绵状血管瘤（巨脑畸形-海绵状血管瘤，前其巨脑畸形-CMTC）	网状毛细血管畸形，持续的面中部毛细血管痣	畸形巨脑，不对称的过度发育↑偏身肥大，中枢神经系统异常，发育延迟，并趾（特别是第 2，3 脚趾关节），关节松弛；mosaic PIK3CA 基因突变
CLOVES 综合征	血管畸形（缓慢或快速流动）	先天性脂肪瘤过度生长，表皮痣，骨骼异常（如，脊柱侧凸，脚外翻）；mosaic PIK3CA 基因突变
PTEN 错构瘤综合征（Bannayan-Riley-Ruvalcaba 综合征，考登病）	多发性肌内动静脉异常（因异位脂肪而引起的）± 毛细血管畸形，淋巴管畸形，颅内静脉发育异常	巨头，发育迟缓，脂肪瘤，生殖器色素沉着，毛囊瘤，肢端的角质化，口腔乳头瘤，神经瘤，乳腺纤维瘤，肠道错构瘤息肉，乳腺癌和甲状腺腺癌，PTEN 突变的 AD 遗传
Proteus 综合征	CM/LM/CVM/CLM，最常见四肢发达	过度的，不成比例的，非对称的软组织/骨增生，髓状结缔组织痣脚底先于手掌，真皮发育不全，脂肪瘤/局部脂肪缺乏，表皮痣，中枢神经系统异常，静脉血栓形成，肺栓塞，肺囊肿，mosaic AKT1 突变

续表

综合征/联合	血管病变特点	相关的临床特征
斑痣性错构瘤病	毛细血管畸形 > CMTC，±血管性痣	真皮黑色素细胞增多症和/或斑点样雀斑痣（斑痣）；可能存在真皮外的特征慢波睡眠或 KTS
蓝色橡胶气泡痣综合征（Bean综合征）	多样皮肤静脉畸形，胃肠道相比其他器官更严重	消化道出血，贫血
多样皮肤和黏膜静脉畸形	多发性皮肤、口腔黏膜和肌肉静脉畸形	TEK突变的AD遗传
马凡氏综合征	多发性静脉畸形/静脉-淋巴管畸形，常发生在四肢末梢；梭形细胞血管瘤	长骨的多个内生软骨瘤，尤其是手的掌骨和趾骨；软骨肉瘤（15%~30%）；骨骼畸形，身材矮小；在肉生软骨瘤和梭形细胞肝血管瘤，体细胞 IDH1 突变>2
Gorham综合征	纵隔、皮肤和骨骼的多发毛细血管-静脉-淋巴管畸形/淋巴管畸形的	大量的骨质溶解（"消失的骨头"），骨骼畸形，病理性骨折，肺部并发症
血管扩张性痣[1] 法布里病	弥漫性体部血管角皮瘤-小深红色丘疹对称分布在"bathing trunk"，±黏膜受累	肢端的感觉异常，痛苦，少汗，蠕虫状的角膜和晶状体混浊，急性肾脏和冠状动脉疾病，脑血管意外；与X染色体相关的隐性溶酶体贮积引起的α-半乳糖苷酶缺乏症
岩藻糖代谢病	弥漫性躯体部血管角皮瘤（如上所述）	精神发育迟滞，痉挛性麻痹，癫痫，复发性鼻和肺部感染；常染色体隐性遗传溶酶体贮积引起的α-半乳糖苷酶缺乏症

CM, 毛细血管畸形；VM, 静脉畸形；LM, 淋巴管畸形；CVLM, 毛细血管-静脉-淋巴管畸形；AVM, 动静脉血管畸形；AD, 常染色体显性遗传；AR, 常染色体隐性遗传；CNS, 中枢神经系统；GNAQ, 鸟嘌呤核苷酸结合蛋白（G蛋白），q多肽；IDN, 异柠檬酸脱氢酶；PIK3CA, 磷脂酰肌醇-4, 5-二磷酸-3 激酶，催化亚基
*PHACE（S）HE LUMBAR 可写"最小生长"的血管瘤发生关联，其中有网状红斑、线状毛细血管扩张，通常是小的外周红色丘疹。
[†]中线腰骶毛细血管畸形也常与脊柱畸形有关
[‡]敦称为 Servelle-Martorell 综合征
[§]面中部毛细血管畸形污点也被描述与各种异形的条件包括 Beckwith-Wiedemann 综合征、Roberts 综合征和 Rubinstein-Tabi 综合征有关
[∥]弥漫性躯体性血管角皮瘤也被报道在其他溶酶体贮积病中，例如半乳糖苷酶"贮积"病、GM1 神经节苷脂沉积病和 β-甘露糖苷"贮积"病

（静脉石形成）和消耗性凝血病有关。高流量血管畸形，如动静脉畸形（arteriovenous malformation，AVM）的临床症状为皮温升高、血管杂音、搏动。晚期 AVM 的特点是溃疡和顽固性疼痛，位于四肢的 AVM 可能发生肉瘤（图 23-11）。

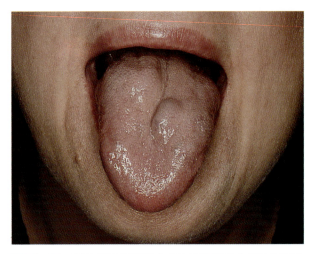

图 23-10 蓝色橡胶斑痣综合征和胃肠道出血的患者舌头上的多个静脉畸形

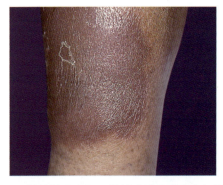

图 23-11 静脉性高血压和慢性下肢水肿患者远端胫骨上肢端血管皮炎可见紫色斑块（"伪卡波西肉瘤"）

血管瘤

血管瘤很小（1~5mm），呈红色至深蓝色丘疹，以浅表乳头真皮血管扩张和表角化过度为特征。当数量增多时，这些病变可能是先天代谢异常的迹象，如法布里病（表 23-3）。更常见的血管角质瘤是衰老的表现，例如阴囊或外阴上多个深蓝色到紫色丘疹。孤立性血管角质瘤可被误认为是黑色素瘤，但这两种疾病可通过皮肤镜鉴别。

卡波西肉瘤（Kaposi 肉瘤）

1872 年，莫里茨·卡波西首次将卡波西肉瘤描述为"特发性多发性皮肤色素肉瘤"。一个多世纪后，人类疱疹病毒 8（HHV-8；Kaposi 氏肉瘤相关疱疹病毒）被确定为这一血管肿瘤的主要和必要的致病因素。HHV-8 是所有卡波西肉瘤临床变异的传染性因素，这些肉瘤具有相似的组织学特征，但在不同的患者群体和临床环境中，有不同的受累部位、进展率和预后情况。这些变体包括：①典型的卡波西肉瘤，一种缓慢的疾病，患者主要是地中海、东欧或犹太的老年男性；②非洲地方性的卡波西肉瘤，是成人局部侵袭性皮肤病和儿童爆发性淋巴结病；③与人类免疫缺陷病毒（HIV）相关的流行性卡波西肉瘤是一种侵袭性疾病，常见于男男性行为人群（MSM）；④医源性卡波西肉瘤发生在免疫抑制患者，特别是器官移植术后。

几乎所有亚型的卡波西肉瘤病的皮损中均可检测到 HHV-8 DNA。HHV-8 编码的几个独立基因，将体表细胞转化到恶性表型；这种疱疹病毒与 B 细胞淋巴瘤（原发性积液淋巴瘤）和多中心卡斯特莱曼病（multicentric castlemans disease）密切相关。外周血和抗体中 HHV-8 DNA 的检测均可发现 HHV-8 的感染和提示卡波西肉瘤的发展，该病的发病率约 1%~5%，其中 80%~95% 的 Kaposi 氏肉瘤患者和几乎 100% 的免疫功能正常的患者可发现 HHV-8 抗体。感染 HHV-8 的血清阳性率与卡波西肉瘤的发病率相似，两者的血清阳性率和发病率高的地区，如地中海地区和非洲中部，而亚群如 HIV 阴性和 HIV 阳性的男男性行为人群（分别约 20% 和 40%HHV-8 血清阳性率），约 40% 的血清 HIV 和 HHV-8 阳性的男性患者在 10 年内发展为 Kaposi 氏肉瘤。HHV-8DNA 可在感染者唾液和精液检测出来，且流行病学证据显示为性传播模式。

在感染 HHV-8 的卡波西肉瘤的发病机制中，免疫抑制是重要的原因。尤其是 HIV 感染可通过如耗竭 $CD4^+T$ 淋巴细胞等机制，刺激细胞因子释放，产生有丝分裂素如 HIV tat 蛋白，以促进卡波西肉瘤的发生发展。然而，在抗反转录病毒治疗（ART）

下，免疫重建炎症综合征（immune reconstitution inflammatory syndrome，IRIS）患者在原先稳定的皮损上仍可出现新的病灶。

临床表现

大部分典型的卡波西肉瘤发生在60岁以上患者，尽管较早的文献报道男性与女性的比例为10∶1~15∶1，但最近研究发现，比例更低为3∶1~4∶1。典型的卡波西肉瘤通常在下肢远端出现一个或多个粉红色至深红紫色斑。病程进展缓慢，逐渐扩张合并形成大斑块或发展为结节性肿瘤（图23-12）。陈旧的皮损可变为紫褐色，并发展为角化病的改变。该病主要集中在躯干发病，常累及双下肢，由于淋巴管受累和/或细胞因

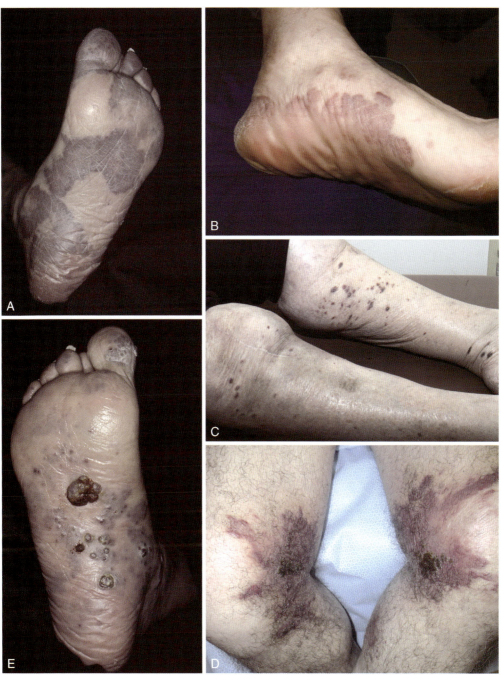

图23-12　典型卡波西肉瘤累及下肢。紫色红斑变成斑块（A，B）和可发展为结节（C，E）或疣状外观（D，E）。（B，courtesy of Frank Samarin，MD.C，courtesy of Kalman Watsky，MD.）

子的释放，下肢可出现水肿；最终病变会侵蚀、溃疡，并引起剧痛。

卡波西肉瘤可累及口腔黏膜和结膜，而胃肠道是内脏疾病最常见的发病部位，但这些病变通常是无症状的。其他潜在的受累部位包括淋巴结、肝、脾、肺、肾上腺和骨骼。典型的卡波西肉瘤进展缓慢，患者存活 10~15 年，死因与该病无关；一些研究指出，典型卡波西肉瘤患者的淋巴瘤发病率增加。非洲特有的卡波西肉瘤最常影响非洲赤道地区的年轻人（男：女为 13∶1~18∶1），常伴有类似于典型卡波西肉瘤的缓慢病程，但有时伴有以肌肉和骨骼浸润为特征的局部侵袭性疾病。一种暴发性淋巴结病变异型在非洲儿童中（男：女为 3∶1）一般是 2 年内致死。

器官移植受者中卡波西肉瘤发病率约 0.5%~5%（男：女为 2∶1~4∶1），常在器官移植后 2~3 年内发病，也有报告表明，在接受自身免疫性疾病和恶性肿瘤的慢性免疫抑制治疗的患者是发病率最高的群体，其患典型卡波西肉瘤的风险增加。虽然卡波西肉瘤在医源性免疫抑制下往往具有侵袭性，但由于免疫抑制治疗的减少或停止，病变往往会自行消退。钙调磷酸酶抑制剂可治疗肾脏和其他实体器官移植受者卡波西肉瘤的皮肤损害，而不会引起排斥反应。

据报道，发展为卡波西肉瘤的 HIV 阳性患者中，约 20% 的男性患者发生过男男性行为，其他 HIV 阳性患者中 1%~5%（男：女为 10∶1~20∶1）。但在过去 20 年，该病发病率一直在下降，HIV 相关的卡波西肉瘤的病程变化很大，从稳定的局部病变到快速的广泛生长。然而，除了 IRIS 的耀斑外，HIV 相关的卡波西肉瘤的频率和严重程度通常与患者的免疫功能受损程度成正比。因此大多数患者 CD4⁺T 淋巴细胞计数 <500/mm³，发展为多中心渐进性疾病（图 23-13）。

与卡波西肉瘤的其他变异类型不同，最初的皮肤病变常发生在面部和躯干，躯干的病变可与其长轴沿着皮纹方向排列（图 23-13）。口腔黏膜的病变是常见的，最常累及腭部，可能是疾病最主要的表现。约半数与 HIV 相关的卡波西肉瘤患者的淋巴结受到影响，胃肠道受累也时常发生，并发症包括溃疡、出血、穿孔和肠梗阻。肺卡波西肉瘤预后差，临床表现与机会性呼吸道感染相似，有呼吸困难、顽固性咳嗽、咯血等症状。影像学表现从离散性实质结节到双侧肝周浸润的胸腔积液。

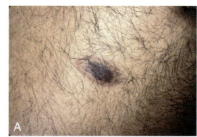
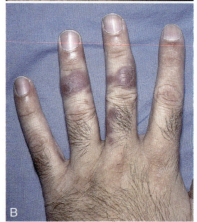
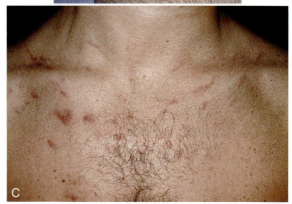

图 23-13 三名患艾滋病男性患者的 Kaposi 肉瘤斑块；这些病变的颜色从深紫色到边缘出血（A），至紫色（B），至粉红色（C）。胸部，数个病变的方向与皮肤褶皱的长轴一致。（B 和 C，country of Yale Residents' Slide Collection.）

组织病理学检查

皮肤活检可诊断卡波西肉瘤，显示血管增生性肿瘤的特征，表现为梭形的肿瘤细胞和不规则的、裂片状的内皮间隙含有红细胞。正常的血管结构或附属器结构突出到扩张的血管间隙（前凸征）是早期疾病的标志；随着病情的进展，梭形细胞而变得更加突出。淋巴细胞、浆细胞和组织细胞等炎症浸润。HHV-8 潜伏期相关核抗原的免疫组织化学染色（LNA-1）有助于鉴别卡波西肉瘤和其他血管肿瘤。虽然卡波西肉瘤确切的起源细胞仍存在争议，但在卡波西肉瘤组织的标记显示主要为血管或淋巴内皮细胞的发育来源。体外HHV-8可感染血液和淋巴管内皮细胞，并具有诱导淋巴管生成分子的作用。

评价与治疗

对卡波西肉瘤患者的初步评估涉及全面体检，需注意容易受该病影响的区域（包括口腔黏膜）、大便常规检测隐血和胸部X线。当怀疑胃肠道或肺部受累时，应进行内窥镜或支气管镜检查。其他研究还包括HIV检测，特别是男男性行为和其他高危性行为的患者，以及HIV阳性患者HIV-1病毒载量和$CD4^+$ T淋巴细胞计数的测定。

卡波西肉瘤的治疗方案根据肿瘤的范围、生长速度，以及患者整体的健康状况。局限性皮肤疾病可通过局部切除、局部外用阿维A、长春新碱、放射治疗、激光治疗、光动力治疗或冷冻治疗。广泛性疾病患者需系统性治疗，其中脂质体蒽环类药物（柔红霉素、阿霉素）和紫杉烷（例如紫杉醇）有较高收益-风险比且药物反应率达50%~80%。单用或联用长春花碱、长春新碱、博莱霉素也能达到大于50%的药物反应率。干扰素-α已广泛用于HIV相关的卡波西氏肉瘤，但治疗需要高剂量可导致全身毒性。医源性卡波西肉瘤常在减少免疫抑制治疗或更改治疗方案（如改用西罗莫司）后消退。然而，同种异体移植排斥反应的风险可能限制器官移植受者的第一选择。随着抗反转录病毒治疗（ART）的使用，艾滋病相关的卡波西肉瘤的发病率显著降低，以及大多数患者存在病变消退（见上文）。目前正在研究治疗方法包括血管生成抑制剂（如沙利度胺、贝伐单抗）、酪氨酸激酶抑制剂和基质金属蛋白酶抑制剂。

血管肉瘤

血管肉瘤是血管内皮细胞的恶性肿瘤，起源于血管或淋巴管，有四种临床变异。特发性形式常在老年人发病，一般在头皮和面部，从面部和头皮的细微红斑发展为明显的紫色斑块和肿瘤（图23-14）。临床上，有时容易被误诊为粉刺酒渣鼻或软组织感染，而硬化区可误诊为皮肤淋巴瘤。在第二亚型（图23-15）中，肿瘤发生在慢性淋巴水肿区域，如先天性淋巴水肿患者的下肢（米尔罗伊病）或已进行淋巴结切除的乳腺癌患者上肢，后者有时被称为Stewart-Treves的淋巴管肉瘤，但鉴于难以确定内皮细胞的起源是血管或淋巴管，现阶段普遍提倡使用更通用的术语血管肉瘤。

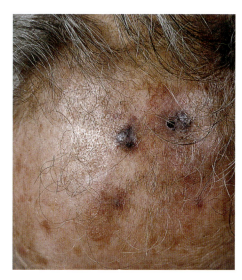

图23-14 一个70岁老人的前额和头皮深蓝紫色斑块和血管肉瘤结节，圆形区域是活检部位

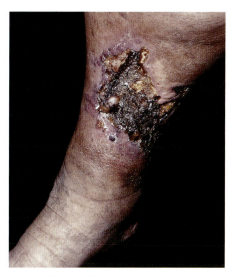

图23-15 慢性下肢淋巴水肿的女性患者可见血管肉瘤表现为溃疡斑块。（Courtesy of Yale Residents' Slide Collection.）

第三亚型皮肤血管肉瘤发生在使用放疗法治疗内部恶性肿瘤的放射端口，与放射相关血管肉瘤最常见的部位是前侧躯干，尤其是乳房。随着对乳腺癌的治疗（即切除和放疗）越来越多，后者的发病率有所增加但仍为少见。这种形式在乳房放疗术后必须区别于非典型血管。第四亚型具有侵润性称为上皮样体血管肉瘤。

血管肉瘤的诊断可能需要检查数个病理标本。组织学检查可见在肿瘤分化的部位有非典型内皮细胞排列的网状血管通道。在分化良好型的区域，可见多形性细胞，有些表现为上皮样。CD31 阳性细胞染色可作为辅助诊断。血管肉瘤必须与卡波西肉瘤和良性内皮增生相鉴别，包括血管肉瘤组织内血栓形成（血管内乳头状内皮增生）。

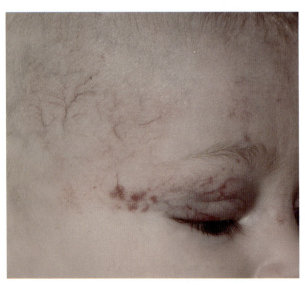

图 23-16 节段性增长小儿血管瘤与 PHACE（S）综合征

血管肉瘤的累及范围往往超过临床可见范围，治疗困难。因此，局部手术切除容易复发。该病可发展为局部淋巴结和内脏器官转移，但患者往往死于局部疾病的并发症。除外科切除术，可以扩大放疗和化疗的治疗范围，特别是紫杉烷（紫杉醇，多西紫杉醇）和柔红霉素。

（薛如君、罗权　译，张锡宝、朱慧兰　审校）

推荐阅读

Antman K, Chang Y. Kaposi's sarcoma. N Engl J Med 2000;342: 1027–38.

Blockmans D, Beyens G, Verhaeghe R. Predictive value of nailfold capillaroscopy in the diagnosis of connective tissue diseases. Clin Rheumatol 1996;15:148–53.

Chang Y, Cesarman E, Pessin MS, et al. Identification of herpesvirus-like DNA sequences in AIDS-associated Kaposi's sarcoma. Science 1994;266:1865–9.

DiLorenzo G, Konstantinopoulos PA, Pantanowitz L, et al. Management of AIDS-related Kaposi's sarcoma. Lancet Oncol 2007;8: 167–76.

Garzon MC, Huang JT, Enjolras O, et al. Vascular malformations. Part I. J Am Acad Dermatol 2007;56:353–70.

Garzon MC, Huang JT, Enjolras O, et al. Vascular malformations. Part II: associated syndromes. J Am Acad Dermatol 2007;56:541–64.

Haggstrom AN, Drolet BA, Baselga E, et al. Prospective study of infantile hemangiomas: clinical characteristics predicting complications and treatment. Pediatrics 2006;118:882–7.

Iacobas I, Burrows PE, Frieden IJ, et al. LUMBAR: association between cutaneous infantile hemangiomas of the lower body and regional congenital anomalies. J Pediatr 2010;157:795–801.

Isovich J, Boffetta P, Franceschi S, et al. Classic Kaposi sarcoma. Cancer 2000;88:500–17.

Leidner RS, Aboulafia DM. Recrudescent Kaposi's sarcoma after initiation of HAART: a manifestation of immune reconstitution syndrome. AIDS Patient Care STDS 2005;19:635–44.

Léauté-Labrèze C, Hoeger P, Mazereeuw-Hautier J, et al. A randomized, controlled trial of oral propranolol in infantile hemangioma. N Engl J Med 2015;372:735–46.

Metry D, Heyer G, Hess C, et al. Consensus Statement on Diagnostic Criteria for PHACE Syndrome. Pediatrics 2009;124:1447–56.

Naka N, Ohsawa M, Tomita Y, et al. Prognostic factors in angiosarcoma: a multivariate analysis of 55 cases. J Surg Oncol 1996;61:170–6.

Shirley MD, Tang H, Gallione CJ, et al. Sturge-Weber syndrome and port-wine stains caused by somatic mutation in GNAQ. N Engl J Med 2013;368:1971–9.

Stallone G, Schena A, Infante B, et al. Sirolimus for Kaposi's sarcoma in renal-transplant recipients. N Engl J Med 2005;352:1317–23.

Wassef M, Blei F, Adams D, et al. Vascular anomalies classification: recommendations from the International Society for the Study of Vascular Anomalies. Pediatrics 2015;136:e203–14.

第24章

糖尿病和皮肤

Christine S.Ahn·Gil Yosipovitch·William W.Huang

> **要点**
> - 糖尿病（diabetes mellitus，DM）是一种非常普遍的慢性的多系统疾病，在某些时期会影响高达70%的皮肤疾病。
> - 虽然病因不明，很多糖尿病引起的皮肤病的发病机制是微血管病变，糖胺聚糖沉积与胶原改变，免疫复合物沉积。
> - 糖尿病的皮肤表现多种多样，从无症状的良性疾病（如黑棘皮病）到糖尿病足等疾病。脂肪坏死等皮肤表现可先于糖尿病出现。
> - 大多与DM相关的皮肤会随着理想的血糖控制碳水化合物代谢而改善。

全世界糖尿病患病数约为3亿5 000万，工业化国家患病率增加。糖尿病是一种复杂的、多器官的疾病，可以影响几乎所有的器官系统。糖尿病的皮肤病发病率较高，高达70%的糖尿病患者均有相关皮肤表现。本章描述糖尿病的皮肤病表现，分为：①糖尿病的皮肤表现；②糖尿病的其他皮肤表现；③与糖尿病相关的皮肤病；④糖尿病治疗的皮肤并发症。

糖尿病黑棘皮病的皮肤表现

黑棘皮病

描述

黑棘皮病（acanthosis nigricans，AN）是常见的皮肤病，见于胰岛素抵抗状态，如糖尿病。其特点是天鹅绒状疣状增厚，浅棕色到黑色的皮肤色素沉着，主要见于前侧躯干和皱褶区（图24-1）。皱褶区是最常受影响的区域，如颈部、腋窝和乳房下区域。累及手掌表现为掌跖角化症（又称"牛肚掌"）。组织学上，表皮乳头状瘤病、角化过度症和轻度棘皮病是其特征。临床观察到的色素沉着与含角蛋白的浅表上皮厚度有关，而与黑色素细胞或黑色素含量的变化无关。AN被认为是胰岛素抵抗的皮肤标志，因此临床诊断需要对糖尿病和其他潜在的内分泌疾病进行筛查。

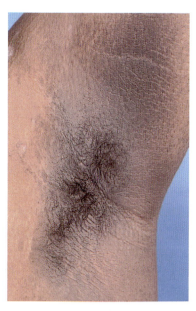

图24-1　黑棘皮症患者的胰岛素抵抗

流行病学

尽管在所有种族中都有发现，但在美洲土著人、西班牙裔、东南亚人和非裔美国人中有较高的流行率。除糖尿病外，AN还可作为一种副肿瘤现象出现在肥胖和代谢综合征、多囊卵巢综合征、库欣综合征等涉及胰岛素抵抗的内分泌异常中。

发病机制

其确切机制尚未完全阐明，但高胰岛素血症可激活胰岛素生长因子、角质形成细胞的受体（IGF-1）导致表皮生长和色素沉着。

治疗

生活方式的改变，如减肥、合理饮食和体育

运动均有效控制该病。治疗胰岛素抵抗，控制血糖和胰岛素平衡，将进一步改善病情。治疗皮肤疾病无法直接治疗原发病，但局部角质剥脱剂，如水杨酸、乳酸铵、或维A酸可以帮助缓解症状，减少表皮增生。

获得性穿通性皮肤病

描述

获得性穿通性皮肤病（acquired perforating dermatoses，APD）是慢性皮肤病，其特征是毛囊瘙痒、角化过度、圆顶状丘疹或结节并有中央角蛋白栓。穿通性病变可在任何皮损发生，腿部和躯干最常见，较少发生在头部。爆发时可出现同型反应，可能因表皮剥脱而恶化。组织学上，这些疾病的特点是真皮的结缔组织消失，如胶原蛋白、角蛋白、弹性纤维。

流行病学

尽管与恶性肿瘤和甲状腺功能减退有密切的关系，APD常见于慢性肾衰竭和糖尿病患者。APD在普通人群中少见，但在非洲裔美国人中更常见，在接受肾透析的糖尿病患者中发病率为5%~10%。常在晚期和慢性糖尿病患者中发病，糖尿病确诊后10~30年，常在肾透析开始前发病。在对APD患者的回顾性研究中，50%的患者患有糖尿病，91%的患者伴有糖尿病肾病引起的慢性肾衰竭。

发病机制

该病发病机制尚不完全清楚，已知的理论包括由于代谢紊乱而引起的表皮或真皮改变、慢性划伤和摩擦造成的微创伤或微血管病变的表现。最新的分子研究表明，糖尿病患者轻微的创伤会导致角质形成细胞接触到皮肤间质的晚期糖基化终产物—修饰胶原，这些胶原相互作用并向上迁移，从皮肤的基底层向角质层迁移，从而导致表皮消失。

治疗

病变是慢性的，治疗疗效不佳，但如果避免划伤和创伤，可能会在几个月内逐渐缓解。因此，治疗是针对瘙痒症状缓解。局部和系统性应用维A酸、局部外用和皮损内注射糖皮质激素、冷冻治疗、补骨脂素加UVA光（PUVA）、紫外线疗法、别嘌呤醇和强力霉素有不同疗效。透析不能改善病情，但肾移植对该病皮肤表现有疗效。

糖尿病大疱

描述

糖尿病大疱，在糖尿病患者正常皮肤上出现无痛、非炎性、无菌大疱。病情初期，大疱疱壁紧张，变大后会变得松弛。下肢远端最常见，较少累及手指、手、前臂或躯干。病理组织显示，最常见的是在表皮内或表皮下裂解。这些病变可以自发地恢复，不留瘢痕。较少见的是，皮肤表皮连接处下方的裂解会破坏固定原纤维，导致瘢痕和萎缩。所有类型的糖尿病大疱患者免疫荧光带均为阴性。

流行病学

糖尿病性大疱病是一种罕见的现象，只出现在糖尿病患者。总报告发病率糖尿病大疱估计是糖尿病患者的0.5%。它是在长期的Ⅰ型胰岛素依赖型糖尿病多见（insulin-dependent diabetes mellitus，IDDM）平均发病年龄为50~70岁。大疱通常发生在严重的糖尿病，糖尿病神经病变，或视网膜病变患者。

发病机制

很多发病机制理论包括血糖水平升高、微血管病变、自身免疫和血管功能不全，但其发病机制尚不清楚。

治疗

糖尿病大疱是一种自限性的疾病，病变常在2~6周内消退。目前没有针对这种皮疹的预防性治疗，治疗的目标是保护皮肤和预防继发感染。较大的皮损可能需要引流术和局部抗生素。

糖尿病性皮肤病

描述

糖尿病性皮肤病，也被称为小腿斑和色素沉着的胫骨前斑，是红色到棕色丘疹或斑块，其大小通常在0.5~1.5cm之间。它们最常见于前腿，但偶尔会影响大腿和前臂（图24-2）。通常是无症状的，并演变为黄斑。在不同阶段的病理组织可同时看到显示血管增厚、周围淋巴细胞浸润、非特异性表现。糖尿病皮肤病患者常伴有其他糖尿病血管相关并发症，如视网膜病变、神经病变或肾病，因此，糖尿病皮肤色素性表皮是一个潜在的迹象，临床医生应进一步评估已知的糖尿病患者。

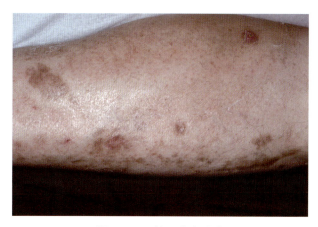

图 24-2　糖尿病皮肤病

流行病学

胫骨斑是糖尿病最常见的皮肤标志物，见于糖尿病患者的 50% 以上，男性发病率是女性的两倍，表现为胫骨伸侧红斑。此外，它在长期的疾病和血糖控制不良的患者更为普遍，糖尿病皮肤病变可在糖尿病发病前出现。

发病机制

虽然发病的确切机制尚不清楚，但微血管病变及其相关的毛细血管改变被认为是糖尿病皮肤病的病因。

治疗

糖尿病性皮肤病是有自限性，病变随着时间的推移自然愈合，留下萎缩性和色素过多的瘢痕。除了预防继发性感染外，目前还没有已知的有效治疗方法，而且血糖控制与糖尿病皮肤病的发展之间也没有相关性。

糖尿病足

描述

糖尿病足是糖尿病患者的一种神经病足畸形，以周围神经病变、关节病和周围血管疾病为特征。周围神经病变可导致穿孔，或神经性溃疡，疼痛性溃疡。典型特征是一层骨痂形成在骨突起和重复创伤的区域，随着时间的推移，这些骨痂会破裂形成溃疡。最常见的受累部位是足部和踝关节的骨性突起。感染和坏疽是潜在的严重并发症（图 24-3）。糖尿病患者的沙尔克关节病涉及负重关节的进行性恶化，通常发生在踝关节和后足。趾爪畸形是糖尿病神经病变的其他后遗症，被认为是由于内在肌肉萎缩导致的肌肉不平衡所致。

流行病学

糖尿病患者周围神经病变和随后的溃疡占重要的发病率和死亡率。糖尿病患者一生发生糖尿病溃疡的风险估计为 15%~25%。此外，主要的非创伤性截肢在美国糖尿病患者中占 80%，85% 出现足部溃疡。神经性关节在 10% 的神经病变患者中可见，并影响到大约 1/3 患者的双侧下肢，是糖尿病足的重要危险因素。

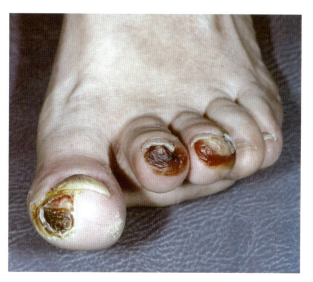

图 24-3　继发与外周神经病变的糖尿病足

发病机制

糖尿病足是下肢动脉粥样硬化，感觉、运动和自主神经系统异常以及步态改变的结果。慢性高血糖导致晚期糖基化终末产物的形成、氧化应激和神经炎症，导致有髓和无髓纤维丢失，神经产生减弱。感觉和运动神经病变可导致足部畸形，增加溃疡形成的风险。自主神经病变可导致下肢无汗，引起干燥、裂痕和骨痂形成，增加溃疡和继发性感染的风险。

治疗

神经病变性溃疡通常在几周内治愈，如果用

各种设备进行积极的清创和切除,或者用全接触铸型治疗最有效。坚持伤口愈合策略是治疗的一个重要组成部分,有广泛的伤口愈合剂可供使用,包括盐水敷料、浸渍纱布、水凝胶、水溶胶、海藻酸钙、银、真空辅助关闭和高压氧。外科血管重建术可以纠正缺血状态。使用局部生长因子或生物工程皮肤移植可能有帮助,但不能取代血管化程序,清创和溃疡。由于溃疡细菌定植的普遍存在,抗生素治疗的需要取决于临床评价和判断。通过使用合适的鞋类,通过相关检查、足部护理指导和缓解皮损压力、减少摩擦和创伤组织的形成,预防并发症仍然是至关重要的。

疹性黄瘤病

描述

疹性黄瘤表现为黄色到红色丘疹,出现数周至数月(图24-4)。病变可以是瘙痒,可能周围有轻度红斑。黄瘤常见臀部和四肢伸侧,真皮与脂质淋巴泡沫细胞浸润,以及淋巴细胞和中性粒细胞。与其他形式的黄瘤不同,巨噬细胞中的脂质代表甘油三酯而不是胆固醇酯。

流行病学

虽然黄瘤病的患病率仍不清楚,这是非胰岛素依赖型糖尿病不到1%例报告。合并血脂异常,会导致发展为发疹性黄瘤病的风险更高。

发病机制

出疹性黄瘤是高甘油三酯血症的病理基础,多达1/3的糖尿病患者因胰岛素水平低而导致脂蛋白异常。糖尿病的低胰岛素状态导致胰岛素不能作为脂蛋白脂肪酶的刺激因子,脂蛋白脂肪酶是一种在血清甘油三酯和富含甘油三酯脂蛋白的代谢中起作用的酶。如果没有适当的脂蛋白脂肪酶活性,就会导致极低密度脂蛋白和乳胶蛋白的清除受损,从而导致脂质水平的增加,并可能导致爆发性黄瘤。

治疗

病情随着血糖控制、胰岛素水平恢复、碳水化合物和脂质代谢控制的改善得到好转。治疗可同时补充他汀类和纤维蛋白。

类脂质渐进性坏死

描述

类脂质渐进性坏死(necrobiosis lipoidica,NL)是一种坏死性、肉芽肿性皮肤疾病,特点是边界清楚的黄棕色无痛的斑块,偶伴结节,可见明显表皮萎缩、溃疡。病变常开始为小丘疹,逐渐扩大形成明显的红色或紫色的边界。该病呈慢性病程,临床表现多样,最终形成瘢痕。若不予治疗,可累及大面积皮肤,导致肢体残疾和畸形。大多数病变发生在胫前区,在多达75%的患者中出现了双边参与(图24-5和图24-6)。脂肪性坏死不常见,可发生在足部、手臂、躯干或头皮。组织学病理特点是胶原变性周围有栅栏样肉芽肿表现,血管壁增厚,脂肪沉积。

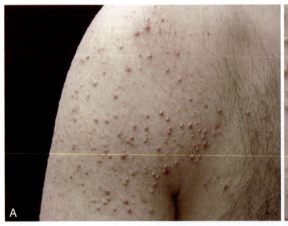 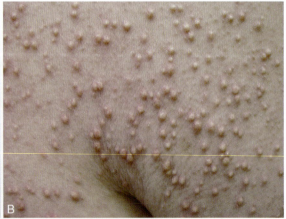

图24-4 A,糖尿病患者出现多起爆发性腺瘤,该患者接受评估时,并不知道自己患糖尿病。患者血糖为598mg/dl(正常为65~99mg/dl),甘油三酯水平为270mg/dl(正常为0~149mg/dl)。B,前臂和上臂的黄色到红色丘疹的特征

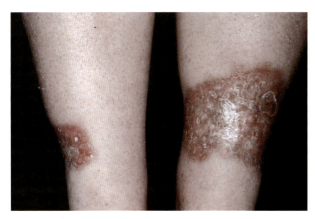

图 24-5　类脂质渐进性坏死

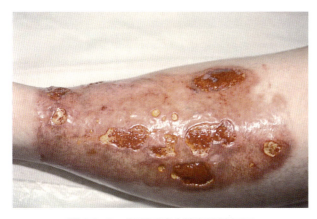

图 24-6　类脂质溃疡性渐进性坏死

流行病学

不到 2% 的糖尿病患者将发展为类脂质渐进性坏死。超过 66% 的患者有明显的糖尿病，约 20% 的患者有葡萄糖不耐受或糖尿病家族史。脂肪性坏死更常见于女性，通常在糖尿病发病平均 10 年后出现，1 型糖尿病患者的平均发病年龄为 22 岁，而 2 型糖尿病患者的平均发病年龄为 49 岁。NL 可能是糖尿病并发症，甚至可能先于糖尿病出现。因此，应对脂肪性坏死和葡萄糖代谢正常的患者进行评估和随访。

发病机制

虽然糖尿病微血管病变、胶原改变和与炎症过程相关的免疫复合物沉积被认为发挥一定的作用，但脂肪性坏死的具体发病机制尚不清楚。NL 患者视网膜病变和糖尿病肾病的发生率较高，提示血管损伤在 NL 发病中起一定作用。虽然 NL 的疾病管理推荐血糖控制，但血糖控制在 NL 的发生发展中发病机制尚不清楚。

治疗

由于 NL 的治疗反应多样以及该病的难治性，其治疗具有挑战性。6~12 岁的患者中，低于 20% 的患者能自行缓解。推荐对糖尿病进行严格的血糖控制，但与 NL 的改善无明显相关。局部应用糖皮质激素和钙调神经磷酸酶抑制剂可减少早期活动性病变的炎症反应。例如己酮可可碱和低剂量阿司匹林可能有效改善血管病变。压缩疗法使用半透膜敷料治疗溃疡性斑块。光疗法，尤其是 PUVA 有一定疗效。少数研究报道显示系统性免疫调节或免疫抑制治疗有效。最近有有关使用生物制剂如英夫利昔单抗和依那西普治疗严重顽固性疾病的报道。局部切除容易复发。

硬皮病

描述

糖尿病性硬皮病是一种结缔组织疾病，伴有 2 型糖尿病，其特点是皮肤弥漫性、对称性、非凹陷性硬化斑，并偶伴红斑（图 24-7）。急性的硬皮病罕见，可随着链球菌感染而加重，需与单克隆丙种球蛋白病鉴别。硬肿主要累及颈部、肩部和背部，很少累及臀部、腹部和大腿，臀部基本无该病皮损。组织病理学检查显示真皮网状结构明显增厚，真皮深层胶原束和黏液浸润明显。病程漫长，一般无明显症状，但患者可能会感到不适和活动能力下降，这取决于受影响的部位。

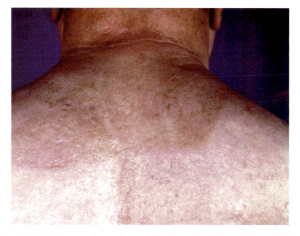

图 24-7　硬皮病。糖尿病患者上背部硬化性红斑。（Reprinted with permission from Callen JP，Greer KE，Paller A，Swinyer L，editors.Color atlas of dermatology: a morphological approach，2nd ed.Philadelphia: WB Saunders；2000.）

流行病学

水肿性硬皮病是一种罕见的疾病，占糖尿病 2% 和 15%。好发于 40 岁以上男性。新生儿硬肿症患者更可能有糖尿病和有多个其他糖尿病相关的并发症且长期血糖控制不良。

发病机制

虽然糖胺聚糖在皮肤结缔组织中的沉积可能起一定作用，但其发病机制尚不清楚。网状真皮增厚，粘蛋白沉积在增厚的胶原束之间。这种表现可能与四肢皮肤泛发性蜡状硬化的 IDDM 相似。

治疗

目前尚无有效的治疗方法治疗通常是无症状的硬肿病。在严重感染的患者中，联合使用 UVA 或 PUVA 和物理治疗可以帮助改善患者的活动能力；据报道，静脉注射免疫球蛋白在严重病例是有效的。严格的血糖控制虽然被推荐为一种预防措施，但对该病似乎没有影响。物理疗法有助于恢复患者因该病影响肩部的活动功能。

硬皮病样皮肤改变

描述

与硬皮病不同，硬皮病样皮肤改变包括手指背部皮肤的增厚和硬化斑（硬皮病），可累及近端指间关节，掌指关节（图 24-8）。可延伸到前臂，手臂和背部，皮肤可能呈现蜡状。这些变化是双边的、对称的、无痛的。广泛的硬皮病样皮肤变化的躯干和背部发生在糖尿病患者的一个亚组。与硬皮病不同，病理组织没有显示真皮萎缩、毛细血管扩张、水肿、雷诺现象或疼痛。严重硬皮病样伴 1 型糖尿病患者皮肤的视网膜病变和肾病发生率是，硬皮病样皮肤的改变也是硬皮病性糖尿病的重要鉴别诊断，缺乏黏液沉积，以及多在年轻患者发病。发病过程缓慢。2 型糖尿病和严重硬皮病样皮肤改变的患者视网膜病变和肾病的发生率比无或轻度疾病的患者增加了一倍。硬皮病样皮肤改变与疾病持续时间有关，但与糖尿病控制水平无关。

硬皮病样皮肤表现常与糖尿病手综合征（包括关节限制）有关（主要是不能完全伸展手指），手部的皮肤增厚，还有"祈祷标志"—手掌不能

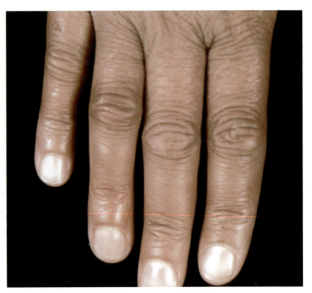

图 24-8　硬皮病样皮肤改变

完全按压在一起，相反的，手掌和手指之间仍有一个缺口（图 24-9）。通常情况下，挛缩开始于第五位手指，并向其他手指径向推进。掌筋膜增厚（Dupuytren 挛缩）糖尿病手综合征进一步复杂化。已发现与干手掌有一种密切的联系。

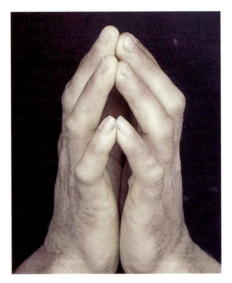

图 24-9　关节灵活性下降

流行病学

10%~50% 的糖尿病患者有一定的临床表现。在 1 型糖尿病患者中较为常见，男性和女性均受影响。

发病机制

有证据表明硬皮病样综合征皮肤和关节的累

及是由于非酶晚期糖基化最终产物，可导致胶原蛋白的硬化和改变。

治疗

研究报道表明，胰岛素泵对血糖的严格控制会导致皮肤厚度的减少。另一种治疗方法是一种醛糖还原酶抑制剂，它能抑制糖醇的积累。物理治疗对于严重疾病的患者可能是重要的，以改善关节的运动范围。

糖尿病后天性鱼类样改变的其他皮肤检查结果

小腿获得性鱼鳞病样改变

小腿获得性鱼鳞病样改变是最常见的皮肤表现的糖尿病，患病率在糖尿病患者高达50%。它的特点是对称的干燥、前小腿缩放、发生微血管病变、角质层黏附缺陷、晚期糖基化并皮肤加速老化。随着血糖控制的加强，病情得到改善。

皮肤标记

常见的良性皮肤肿瘤发生在眼睑、颈部、腋窝和其他皱褶处。在许多患者中，同时伴黑棘皮病。一些研究表明，糖尿病患者多皮肤标记的风险增加，关于皮肤标记总数与糖尿病发病率或糖耐量受损程度呈正相关的证据还存在争议。

糖尿病性关节病

糖尿病手关节病变是一种关节活动受限，见于高达40%的糖尿病患者。最常受累的关节是掌指关节和指间关节，导致关节僵硬。关节活动受限是由关节周围结缔组织增厚引起的，疾病进程与长期控制不良的糖尿病正相关。在糖尿病性关节病患者中，微血管病变的风险增加了四倍。

糖尿病厚皮

糖尿病患者可见各种临床表现形式的皮肤增厚，包括背侧手的蜡质增厚和硬肿。最常见的形式是良性的情况下的皮肤普遍增厚，这通常是无症状的。这种情况往往不被认识到，但是通过超声测量会发现比正常皮肤更厚的皮肤。最常见的受影响区域是手部和足部。

糖尿病相关瘙痒症

糖尿病患者偶尔会出现瘙痒，主要与糖尿病神经病变有关。它更常见的表现为头皮、躯干局部瘙痒，是下肢小神经纤维神经病的一部分。它也可以发生在生殖器和肛周区，伴发念珠菌病或间擦疹。治疗包括口服抗癫痫药物如加巴喷丁和普瑞巴林，以及当有念珠菌感染时使用抗真菌药物。局部辣椒素可能有助于局部神经病理止痒。

卵石指

卵石指，也被称为亨特利丘疹，是糖尿病厚皮的一种变异，在2型糖尿病患者中更常见。它们出现在手背、指关节和肛周区域，随着时间的推移，它们可能合并成汇合的斑块，并伴有相关的色素沉着。组织学上，活检标本显示真皮和结缔组织的显著加厚。1/3的糖尿病手关节病变患者可以看到手指卵石，这两种情况都能独立观察到。

毛囊角化症

毛囊角化症是毛囊周围角化病的一种疾病。这是一种常见的良性疾病，表现为在身体特征区的滤泡性角化丘疹。毛角化病，就像后天性鱼鳞病一样，在糖尿病的早期发生（图24-10）。一般措施防止皮肤干燥的建议，如润肤剂，乳酸，维A酸乳膏，α羟基酸洗液配方，含水杨酸，尿素和外用皮质类固醇。

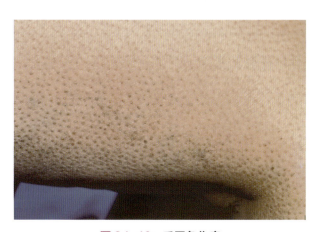

图24-10　毛周角化病

手掌红斑症

手掌红斑是一种无症状的红斑，见于双侧手

掌，通常在鱼际和低鱼际隆起处最突出。这是一个不同于正常生理过程的手掌红斑，被认为是糖尿病微血管并发症，与刺激因素如温度有关。

甲周毛细血管扩张

甲周毛细血管扩张或甲床红斑是在糖尿病患者中比较常见的皮肤中发现，可见率高达65%。临床上，近端甲皱会出现红色的。裂隙灯检查显示明显扩张的毛细血管由于糖尿病微血管病变的浅表血管丛扩张引起的甲床。虽然它与手指的角质层变化和压痛有关，但一般无症状。

色素性紫癜

色素性紫癜，或色素紫癜性皮肤病，表现为无症状的橙色至棕色的斑块，常见于下肢。这些皮肤表现，必须区别于临床上与出血相关的铁血黄素沉积，是与糖尿病皮肤病一起看到的，并且更多发生在老年患者身上。由于微血管病变引起的毛细血管日益脆弱，导致红细胞外溢和巨噬细胞内含铁血黄素沉积，出现该病在疾病晚期发展。

面部潮红斑

面部潮红斑是一种面部、颈部和四肢慢性泛红的表现。它在皮肤白皙人中更突出，在糖尿病患者中患病率约为8%，尽管住院糖尿病患者的患病率高达59%。临床表现为微血管病改变和表面静脉扩张的结果，这可能是由于血管收缩减少。最佳的血糖控制和减少摄入的血管扩张剂，包括酒精和咖啡因，有助于缓解症状。

黄色皮肤和指甲

皮肤和指甲中的黄色是糖尿病患者中一种无症状的良性表现。受累最严重的是皮脂腺活动突出的区域，如面部、角质层较厚的部位，如手掌和脚底，以及指甲。皮肤的变化可能是由于肝脏转换功能受损而导致的胡萝卜素在皮肤中的过度积累所致。另一种理论将黄色皮肤归因于真皮胶原糖基化与终末糖基化产物。

感染

皮肤感染发生在20%~50%的糖尿病患者中，在控制不良的2型糖尿病患者比1型糖尿病患者更为普遍。血糖控制不良会引起感染，导致微循环异常，吞噬功能减弱，白细胞黏附受损，延迟趋化。

真菌感染

真菌感染是糖尿病患者最常见的皮肤感染类型。念珠菌感染是常见的，往往是糖尿病的第一表现。念珠菌性感染可引起角膜炎、甲沟炎、龟头炎和外阴阴道炎。治疗最重要的是控制血糖，可外用或口服抗真菌药，保持受累部位的干燥，皮肤癣菌感染可能对糖尿病患者构成严重威胁。下肢远端糖尿病神经病变为皮肤癣菌感染创造了理想的环境，使良性足癣具有侵犯性。正常皮肤屏障因癣而出现受损，可导致浅表细菌感染，如丹毒、蜂窝织炎，甚至脓毒症或真菌血症。因此，足癣应及时、积极地治疗。糖尿病伴酮症中毒会增加患上威胁生命的黏液霉菌病的风险（图24-11）。这种情况发生在真菌群中的各种真菌产生血管中心坏死感染时，尤其是在鼻咽区，可能导致脑损伤。需要及时的重症支持治疗，外科清创，以及两性霉素B的静脉治疗。

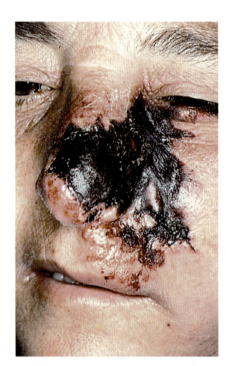

图 24-11　黏菌病患者广泛的中央坏死和相关肿胀的红斑

细菌感染

糖尿病足感染涉及多微生物病因。必须注意将感染与定植区分开来。革兰氏阴性感染在糖尿病患者中的发生率是非糖尿病患者的三倍。革兰氏阴性菌如铜绿假单胞菌可能造成严重的组织损伤，败血症，并导致截肢。因此，这些生物体不应被视为糖尿病足溃疡中微不足道的。糖尿病足溃疡常见的铜绿假单胞菌耐药菌株，并有抗药性的至少一个或更多的抗生素测试。β-内酰胺酶抑制剂是一线药物。其他抗生素，可以用克林霉素和革兰氏阴性菌的抗菌剂，或广谱喹诺酮类和利奈唑胺。丹毒和蜂窝织炎多见于糖尿病患者，糖尿病患者更容易发生耐甲氧西林金黄色葡萄球菌（MRSA）定植和 MRSA 诱导的大疱性丹毒。细菌性毛囊炎是一种常见的无并发症的糖尿病皮肤感染，对局部抗菌治疗有良好疗效。最新研究表明，社区获得性 MRSA 毛囊炎有显著增加。无控制 DM 是坏死性筋膜炎的重要危险因素，这是严重的皮肤和软组织感染，导致软组织坏死迅速蔓延，往往导致系统性脓毒症、多器官失败和延迟皮肤坏死。大多数坏死性筋膜炎患者中，致病机体不被孤立或发现多微生物。即使应用抗生素、外科清创术和高压氧联合治疗，死亡率依然很高。

恶性外耳炎是一种罕见的假单胞菌的外耳道感染。这种情况在老年糖尿病患者中更为常见，导致脓性分泌物和严重的外耳痛。感染可扩散到更深的组织，导致骨髓炎和脑膜炎。尽管与清创、抗假单胞菌抗生素积极治疗，死亡率仍达 50% 以上。红癣的特点是红褐色，鳞片薄斑皱褶部位。通过微细棒状杆菌引起，红癣常与股癣或念珠菌病混淆。Wood 光检查辅助诊断，显示特征性珊瑚红色荧光。治疗包括外用红霉素、克林霉素和红霉素，或口服克霉唑。

皮肤病与糖尿病合并肉芽肿的关系

环状肉芽肿

环状肉芽肿（granuloma annulare，GA）是一种相对常见的病因不明的炎症性疾病。最常见的临床表现是局限性疾病，与糖尿病无关。在许多研究中，GA 的播散形式与糖尿病有着显著的相关性，尽管其他研究对此有疑问。有少量至数百毫米丘疹或结节的患者。病变可合并成环形斑块，周边延伸和中央清除。GA 一般无症状，不自发溶解。虽然治疗在医学上是不必要的，但患者往往因为病变的外观而寻求治疗。播散性 GA 很难治疗。有报道称，使用 PUVA、异维 A 酸、达培酮、抗疟药物和皮质类固醇进行光化疗，取得疗效。

扁平苔藓

扁平苔藓是一种病因不明的炎症性皮炎。它的特点是持续性红斑和瘙痒丘疹，通常影响手腕，腰部和脚踝。一些研究探讨了糖尿病的发病率与扁平苔藓的关系，并观察到糖尿病或糖代谢异常在扁平苔藓患者中的发病率各不相同（14%~85%）。用于治疗糖尿病的药物与苔癣样的药物爆发有关。

白癜风

白癜风是一种后天脱色障碍，被认为是由自身免疫介导的。在糖尿病患者中，这种情况比一般人群高出 10 倍。这种情况在患有 2 型糖尿病的妇女中尤为普遍。在 IDDM 患者中，白癜风可能与其他自身免疫性内分泌抗体有关。

银屑病

银屑病是一种全球性的慢性炎症性皮肤病，患病率在 1%~3% 之间。与一般人群相比，严重银屑病患者患糖尿病的风险增加。

糖尿病皮肤并发症的治疗

口服抗糖尿病药物的皮肤反应包括黄斑性红斑、荨麻疹和红斑红霉素可产生光敏性。所有的口服降糖药，磺脲类药物最常引起皮肤过敏反应。苔藓和酒渣鼻样喷发与口服降糖药常见，造成 1%~5% 的患者反应。第二代磺脲类药物对皮肤的副作用比第一代药物减少。脂肪萎缩的特点是在在应用胰岛素后 6~24 个月，注射部位有局限的皮肤萎缩。在儿童和妇女尤其是大量脂肪堆积的部位（如大腿）更容易出现。其作用机制包括胰岛素对脂肪脂解。注射后自行性缓解是罕见的。用纯化的重组人胰岛素可减少脂肪萎缩。快速替代胰岛素可能是有效的。脂肥大称为软真皮结节，临床上类似脂肪瘤。1 型糖尿病患病率为 20%~30%，2 型糖尿病患病率为 4%。更常见的是使用人胰岛素，每天多次注射，会导致每日胰岛素用量增加，针头重复使用，注射部位的选择困难。这可能是对胰岛素的脂肪合成作用的反应。在脂肪肥厚的部位注射可导致胰岛素的吸收显著延迟，产生不稳定的血糖水平和不可预知的低血糖。对患者科学注射的教育和注射部位适当改变是可以预防的。重组DNA产生人胰岛素，产生减少过敏和脂肪代谢障碍。与猪胰岛素相比，胰岛素过敏相对少见。有研究指出胰岛素过敏包括立即过敏反应，导致荨麻疹、血清疾病样反应，通常特点是血管炎或紫癜荨麻疹病变，迟发性过敏反应，可表现为局部结节。

（吉苏云、薛如君、张晓辉　译，
　　　　张锡宝、杨斌　审校）

推荐阅读

Ahmed I, Goldstein B. Diabetes mellitus. Clin Dermatol 2006;24:237–46.

Bee YM, Ng ACM, Goh SY, et al. The skin and joint manifestations of diabetes mellitus: superficial clues to deeper issues. Singapore Med J 2006;47:111.

Huntley AC. Cutaneous manifestations of diabetes mellitus. Diabetes Metab Rev 1993;9:161–76.

Murphy-Chutorian B, Han G, Cohen SR. Dermatologic manifestations of diabetes mellitus: a review. Endocrinol Metab Clin North Am 2013;42(4):869–98.

Ngo BT, Hayes KD, DiMiao DJ, et al. Manifestations of cutaneous diabetic microangiopathy. Am J Clin Dermatol 2005;6:225–37.

Tabor CA, Parlette EC. Cutaneous manifestations of diabetes. Signs of poor glycemic control or new-onset disease. Postgrad Med 2006;119:38–44.

Yosipovitch G, Hodak E, Vardi P, et al. The prevalence of cutaneous manifestations in IDDM patients and their association with diabetes risk factors and microvascular complications. Diabetes Care 1998;21:506–9.

第25章

甲状腺与皮肤

Elizabeth Ghazi·Ted Rosen·Joseph L.Jorizzo·Warren R.Heymann

要点

- 当出现头颈部的囊肿和结节时，需考虑甲状舌管囊肿和甲状腺癌转移。
- 有许多与甲状腺癌相关的皮肤表现综合征（如Cowden综合征、多发性黏膜神经瘤综合征、Gardner综合征、Carney综合征和Werner综合征）。
- 荨麻疹与乳头状癌及自身免疫性甲状腺疾病相关，但是发病机制尚未阐明。
- 胫前黏液性水肿、Graves眼病和甲状腺性杵状指往往作为三联征，见于Graves病患者。
- 甲状腺功能减退的特点是黏液性水肿和黏蛋白沉积。
- 头发和甲的改变通常是甲状腺疾病的重要线索（例如甲状腺功能减退症相关的眉毛脱落和甲状腺功能亢进症中的Plummer指甲）。

甲状腺素影响多个机体组织的生长、分化和成熟；影响机体总的能量消耗以及几乎所有物质、维生素及其他激素的循环代谢。因此，甲状腺在皮肤的发育和维持其正常功能中发挥着重要作用。一般情况下，甲状腺素的生物效应需结合特定的核受体后改变其基因的转录和刺激信使RNA的合成。据推测，除了核受体之外，亚细胞受体也存在于线粒体和细胞内质膜。目前研究已明确甲状腺活性直接影响耗氧量、蛋白质合成、有丝分裂和表皮的厚度。此外，甲状腺活性也被认为是头发的形成和生长、皮脂分泌所必需的，但对真皮的作用不太明确。

甲状腺素的活性对皮肤具有一定的影响，但是，甲状腺素在缺乏或过剩的状态的影响比正常生理过程中更明显。甲状腺功能减退症患病率为4.6%，甲状腺功能亢进症是1.3%，因此，临床医生会在这些患者的诊疗中观察到这些情况。有几个重要的情况例外（稍后讨论），大多数伴有甲状腺疾病的皮肤改变并非唯一独特的，但在与甲状腺功能障碍相关的患者中，这些非特异性皮肤表现和相关症状往往提供重要线索，有助于未知甲状腺疾病的诊断。最后，一些皮肤或黏膜病变的综合征增加甲状腺肿瘤（例如Cowden综合征、多发性黏膜神经瘤综合征、Gardner综合征、Carney综合征和Werner综合征）的风险。

成人甲状腺平均重量为20~25g，其腔内甲状腺球蛋白滤泡细胞主动分泌甲状腺素（thyroxine，T4）和三碘甲状腺原氨酸（triiodothyronine，T3）。这些滤泡细胞主要来源于胚胎发育过程中的中咽部组织。T3比其前体T4更有活性。值得注意的是，每日大约有80%的T3实际是由T4在肝、肾中脱碘产生，而不是直接从甲状腺分泌。因为T4和T3相比与血清结合蛋白结合得更紧密，所以T4的代谢清除率比T3低且血清半衰期更长。T3的半衰期不到1天，而T4的半衰期约为7天。而且，虽然只有0.02%的血浆总T4和0.30%的血浆总T3是游离的（即不是蛋白质结合的），然而这些游离的甲状腺素不仅决定了甲状腺的"状态"，同时也维持了下丘　垂体-甲状腺轴的负反馈调节系统。

降钙素由甲状腺滤泡旁细胞（C细胞）分泌，参与钙磷代谢，通过抑制破骨细胞的骨吸收使血清钙降低。反之，甲状旁腺激素可增加骨吸收从而使血清钙上升。滤泡旁细胞来源于胚胎期的神经嵴，并融合于腮部的咽囊中。

甲状腺功能的评估应从甲状腺腺体的检查开始。甲状腺功能的直接实验室检查包括总计和游离的T4和T3、游离的T4指数、T3或T4树脂摄取（现称为甲状腺素结合率）和放射性碘摄取。甲状腺功能的评估主要基于促甲状腺素的水平（甲状腺刺激激素，thyroid-stimulating Hormone，TSH），TSH在原发性甲状腺功能减退症时升高（如桥本甲状腺炎），而在原发性甲状腺功能亢进症时降低（例如Graves病）。可以通过甲状腺扫描、超声检查、细针穿刺或手术活检对甲状腺进行解剖学评估。最后，自身免疫性甲状腺疾病的检查包括血清甲状腺过氧化物酶（抗微粒体）测定，甲状腺刺激抗体或抗甲状腺球蛋白抗体测定。甲状腺癌患者进行切除术后，血清甲状腺球蛋白增加要考虑疾病复发的可能性。表 25-1 显示 Graves 病和桥本甲状腺炎在实验室检查结果上的差异性。

表 25-1 甲状腺功能检测

	Graves 病	桥本甲状腺炎
甲状腺刺激激素（TSH）	减少	增加
T4，T3，游离 T4	增加	减少
甲状腺球蛋白抗体	12%~30%	50%~60%
抗 TSH 受体试验	8%~100%	6%
放射性碘摄取	增加	减少

甲状腺疾病的皮肤表现通常分类如下：①包含甲状腺组织的特异性病变；②甲状腺功能亢进症和甲状腺功能减退症的体征和症状；③其他与甲状腺疾病有关的皮肤或全身性疾病。

特异性病变

甲状舌管囊肿

在胚胎期，逐渐发育的甲状腺下降到颈部，仍可能通过一个未分化的狭窄管状上皮的甲状舌管使甲状腺与舌维持连接。甲状舌管囊肿（thyroglossal duct cysts）可以出现从舌头到膈膜的任何地方。舌囊肿容易被忽视，只有在舌头连接处在移动的情况下才会被发现。这个结构在出生后可被激活，然后激活细胞分化成柱状纤毛或鳞状上皮，甚至成为明显的腺体组织。甲状舌管囊肿占颈部先天性囊肿的 70%。他们通常在 10 岁以前出现，表现为中线部位的含有黏液的囊性肿块。偶尔，部分管道形成窦道延伸到在中线或稍外侧的皮肤表面，可能表现为大疱性皮损。根据与舌骨的相对位置该病分为：65% 舌骨下肿瘤；20% 舌上和 15% 与舌骨并列。除非并发感染，甲状舌管囊肿通常是可活动的和无疼痛的。发生在舌头的下方病灶可能导致吞咽困难，胸骨后部的病变可能导致上腔静脉综合征。不到 1% 的病例是在这些结构内发生恶性肿瘤，其中 80% 的是乳头状癌。重要的是，临床医生必须明确地把甲状舌管囊肿与甲状腺组织异位区别开来，因为后者有可能是唯一有功能的甲状腺组织。通过超声或放射性核扫描可以检测到甲状腺组织异位。治疗方法包括切除伴随囊肿的一部分舌骨（"Sistrunk"程序比单纯切除减少复发率），内镜 CO_2 激光可用于那些病变延伸到呼吸道的患者。

皮肤转移癌

甲状腺癌占新发生的癌症的 3.8% 和占癌症导致死亡的 0.3%。虽然甲状腺癌的发病率一直在增加，但大部分归因于通过超声程序性筛查检测导致的增加。在年轻人罹患的甲状腺恶性肿瘤中，甲状腺乳头状癌占大多数。它可转移至区域内邻近的淋巴结，只有少数发生远处转移（包括到皮肤）。相反，滤泡状癌通常出现在中年人或老年人，远处转移也更常见。间变性肿瘤 – 巨细胞或梭形细胞亚型几乎无一例外的出现在 60 岁以上患者，肿瘤生长迅速，并有淋巴结和远处转移倾向。虽然罕见皮肤转移的病例报道，所有病理类型的甲状腺癌都可转移到皮肤。这种转移性病变常发生于头颈部区域，可以是孤立的或多个，并且通常是无痛的。在这方面，转移来源于甲状腺肿瘤和来源于其他部位的肿瘤差异不大。已有报道，经皮穿刺活检后导致甲状腺癌的皮肤转移。也有文献报道，甲状腺癌在转移 2~10 年后才发现原发肿瘤。虽然这样的病变通常发生在已有恶性肿瘤病史的患者中，但也可能是癌症的初发表现。在进行组织病理活检不能确诊的病例，免疫组织化学染色（即甲状腺转录因子和甲状腺球蛋白对于大多数肿瘤以及降钙素、突触素、嗜铬素和 CD56 对于髓样癌是特异的），可用于进一步明确诊断。

与甲状腺癌相关皮肤病综合征

甲状腺髓样癌来源于滤泡旁细胞（C 细胞），该细胞起源于神经嵴。20% 的甲状腺髓样癌病例有家族性发病倾向，为常染色体显性遗传，作为由 RET 原癌基因的突变引起多发性内分泌腺瘤（multiple endocrine neoplasia，MEN）综合征 2a 型或 2b 型的部分症状。在 MEN 综合征中，甲状腺癌与黏膜神经瘤、嗜铬细胞瘤、神经纤维瘤、弥漫性雀斑样痣和牛奶咖啡斑有关。皮肤斑状（或苔藓样）淀粉样变性与 MEN2a 相关，是它一个重要的临床症状。另一个易患甲状腺癌的常染色体显性遗传疾病是 Cowden 综合征，也称为多发性错构瘤综合征。该综合征为显性遗传，可变外显率模式。在 80% 以上的患者中发现了多种生殖系统中的 PTEN 基因突变。这种疾病的特征包括面部毛鞘瘤、口腔乳头状瘤、肢端和掌跖角化以及发生乳腺癌的风险增加。在 Cowden 综合征中甲状腺受累很常见，多达 60% 发生良性甲状腺病变，如多结节性甲状腺肿和滤泡性腺瘤。发生甲状腺癌的风险（通常为卵泡状，偶尔为乳头状）约 10%。Cowden 综合征（APC 基因突变）、Carney 综合征（PRKAR1-x 突变）、Werner 综合征（WRN 基因突变）和 McCune–Albright 综合征（GNAS1 基因突变）也与甲状腺肿瘤相关。最近报道与 Birt-Hogg-Dubé 有关的透明细胞甲状腺癌显示在肿瘤内有卵巢滤泡激素突变。表 25-2 总结了甲状腺肿瘤综合征。

甲状腺功能亢进症可见于任何病理类型的原发性甲状腺恶性肿瘤广泛转移病变的患者。这种情况比较罕见，但与巨大的肿瘤负荷相关。成功的治疗肿瘤和肿瘤可能的转移病变后，甲状腺功能亢进的症状会消失。

荨麻疹与乳头状甲状腺癌相关的病例比较罕见，通过甲状腺切除术可实现同时治疗荨麻疹和相关的乳头状癌。

甲状腺功能亢进症（Hyperthyroidism）

概述

一般循环中产生过量的甲状腺素所致的高代谢状态称为甲状腺功能亢进症或甲状腺毒症。其患病率女性为 2.5%，男性为 0.2% 以下。Graves 病占所有甲状腺功能亢进症的 85%。然而，还有许多其他原因导致这种疾病，包括有毒性多结节

表 25-2 甲状腺癌综合征

疾病	组织病理类型	基因突变	发病率	主要相关表现
FAP 和 Gardner 综合征	PTC，包括筛状-桑葚状经典变异型	APC 肿瘤抑制基因	2%~12%	表皮样囊肿，毛母质瘤，纤维状瘤，CHRPE，骨瘤，结直肠癌
Cowden 综合征	FTC，PTC	PTEN 肿瘤抑制基因	>10%	毛囊瘤、肢端疣状角化性丘疹、黏膜丘疹、脂肪瘤、血管瘤、纤维瘤、恶性肿瘤
Carney 综合征	FTC，PTC	PRKAR1-x	60%和4%	皮肤和黏膜雀斑样痣、蓝痣、黑素细胞痣、CALM，睾丸肿瘤，沙状瘤性黑素性神经鞘瘤（psammomatous melanocytic schwannoma），睾丸肿瘤，心房黏液瘤
Werner 综合征	FTC，PTC，ATC	WRN 基因	18%	身材矮小，早衰，恶性肿瘤
MEN 2a	MTC	RET 原癌基因	20%	黏膜神经瘤，嗜铬细胞瘤，神经纤维瘤，雀斑样痣，CALM，斑状淀粉样改变
McCune–Albright 综合征	PTC，透明细胞	GNAS-1	两例报道	CALM，口服雀斑样痣，多发性骨纤维性再生不良，性早熟

FAP，家族性腺瘤性息肉病；PTC，滤泡旁甲状腺癌；CHRPE，先天性视网膜色素上皮肥大；FTC，甲状腺滤泡状癌；CALM，咖啡牛奶斑；MEN，多发性内分泌腺瘤；ATC，甲状腺未分化癌

改编自 Son EJ，Nose.Familial follicular cell-derived thyroid carcinoma.Front Endocrinol 2012；3：61.

性甲状腺肿，毒性滤泡性腺瘤，亚急性甲状腺炎，甲状腺素的摄入过量（人为的甲状腺毒症），分泌的激素能刺激甲状腺肿瘤（例如，分泌 TSH 的垂体肿瘤、绒毛膜癌和胚胎睾丸癌）和直接分泌甲状腺素的肿瘤。表 25-3 列出了甲状腺功能亢进症的病因。不管任何病因导致的甲状腺功能亢进症，最常见的伴随症状，都是系统性的而不是皮肤的。这些症状包括精神紧张、情绪不稳定、食欲增加但体重下降、怕热、多汗、"虚弱"、心悸和/或震颤。患者通常说话较快，痛苦的抱怨怕热。甲状腺功能亢进症常见的临床体征，包括窦性心动过速、房颤、收缩压升高和舒张压下降、静息时细颤至粗颤或意向性震颤，近端肌肉无力以及皮肤、头发和甲的改变（表 25-4）。

表 25-3 甲状腺功能亢进症的病因

自身免疫性
Graves 病

炎性/破坏性
产后甲状腺炎
无痛性甲状腺炎
亚急性甲状腺炎
甲状腺梗死
放射性甲状腺炎
异位产生甲状腺素
卵巢甲状腺瘤

下丘脑垂体轴失调
分泌促甲状腺激素（TSH）的腺瘤
促甲状腺素抵抗
滋养细胞肿瘤
妊娠剧吐
妊娠甲状腺毒症
常染色体显性遗传性甲状腺功能亢进症

外源性摄入
外源性甲状腺素摄入
碘过量饮食
药物性甲状腺炎

内源性产生过量
甲状腺癌
毒性腺瘤
毒性多结节甲状腺肿

经许可转载自 Cokonis CD, Cobb CW, Heymann WR, Hivnor CM. Cutaneous manifestations of hyperthyroidism. In: Heymann WR, editor. Thyroid disorders with cutaneous manifestations. London: Springer Verlag; 2008.

表 25-4 甲状腺功能亢进症的皮肤表现

皮肤	细腻、柔软或光滑 温暖潮湿（出汗增加），很少干燥 色素沉着（局部或全身） 白癜风 荨麻疹或皮肤划痕症 胫前黏液性水肿和甲状腺性杵状指（thyroid acropachy）
头发	变细，稀少 脱发（弥漫性和轻度，很少严重） 斑秃
甲	甲分离（onycholysis） 反甲（koilonychia） 甲状腺性杵状指

由于血管扩张和皮肤血液灌注增加，导致皮肤湿润而温暖。它的特点是质地柔软类似婴儿皮肤，如天鹅绒般。皮肤一般不油腻，青春期甲状腺功能亢进症由于皮脂减少，导致患者的痤疮发病率降低。也可出现掌红斑，周期性面部和胸部潮红，毛细血管脆性增加，肘部持续性红斑。多汗症可能是全身性的或局限于掌跖部。

虽然 20%~40% 的甲状腺功能亢进症患者出现弥漫性脱发，但脱发的严重程度与甲状腺功能亢进症的严重程度无关。头发的典型表现是变细、变软、变直，难以保持持久的波浪状。人的毛囊是甲状腺素作用的靶标。促甲状腺激素释放激素（thyrotropin-releasing hormone, TRH）、TSH、T4 和 T3 与基质角质形成细胞的增殖有关。TRH、T3 和 T4 已被证实可刺激滤泡内黑色素合成。

目前约有 5% 的甲状腺功能亢进症病例出现甲改变，在成功治疗后可好转。甲状腺功能亢进症患者甲生长迅速，质软，易碎。虽然并非甲状腺功能亢进症的特有体征，甲常出现勺状反甲和/或严重的甲分离，被称为 Plummer 甲。单个或全部的指甲和趾甲均可受累。

甲状腺功能亢进症相关的色素变化，包括局部的色素沉着（面部，瘢痕处或掌皱褶处），类似于艾迪生病（Addison's disease）的泛发性色素沉着，或出现白癜风。色素沉着认为是由于为代偿外周皮质醇降解速度加快，促肾上腺皮质激素释放增加所致。白癜风与各种自身免疫性疾病相关，最常见的是自身免疫性甲状腺疾病（包括 Graves

病和桥本甲状腺炎)。

Graves 病

Graves 病（Graves's Disease）是一种自身免疫性疾病，目前推测可能是由于携带易感基因患者暴露于某些环境因素所致。发病年龄通常在 20~50 岁之间，在女性中发病率高达 7~10 倍。迄今为止，尚未确定导致胫前黏液性水肿或 Graves 眼病的特定易感基因。在 Graves 病，甲状腺功能亢进可能是由甲状腺刺激性自身抗体和 TSH 受体结合引起的。自身抗体激活 TSH 受体从而导致产生过量的甲状腺素。

除了先前所述的非特异性体征和症状，Graves 病患者常表现出几个特征，例如胫前黏液性水肿（0.5%~10%）和甲状腺杵状指（1%）。虽然不是所有患者，胫前黏液性水肿常与眼病有关。15% 的眼病患者有胫前黏液性水肿。胫前黏液性水肿也可见桥本甲状腺炎和 Graves 病。甲状腺的功能状况与胫前黏液性水肿发生无直接关系，水肿也可在治疗后出现。虽然黏液性水肿最常见的发病部位是胫前，但也可发生在手臂、肩膀和大腿上。因此，"甲状腺皮病"这一术语更准确。

胫前黏液性水肿的早期病变表现为双侧、凸起、不对称的坚实斑块和结节（图 25-1）。由于真皮内氨基葡萄聚糖（GAGs）、透明质酸和硫酸软骨素浸润引起皮肤橘皮样改变。病变可能是粉红色、紫罗兰色或肉色，呈蜡样半透明的外观。皮损可扩大并融合，形成不规则的形状排列，类似象皮病。发病因自身抗体刺激 GAGs（gly）增加所致。局部外用和皮损内注射糖皮质激素是治疗的主要手段，加压治疗是有效的。静脉注射免疫球蛋白、糖皮质激素、奥曲肽，和己酮可可碱是二线治疗方案。据报道，血浆置换在某些患者中可暂时有效，曾有血浆置换联合使用利妥昔单抗治疗一例患者成功的报道。手术治疗的疗效有争议，并不常规推荐。尽管病变持续存在，但大多数患者会随着时间的推移缓慢地改善，但通常需要很多年。

甲状腺性杵状指（thyroid acropachy）罕见，目前报道不足 100 例。95% 的患者发生杵状指在 Graves 病治疗后。该病包括手指和足趾的杵状改变、指骨和长骨的骨膜增生和骨结构周围的软组织肿胀组成的三联征。甲状腺性杵状指最常见的表现是指甲和趾甲的杵状改变，约 19% 的有甲状腺皮病患者发生。第一、第二和第五掌骨近端的指骨、第一跖骨和近端趾骨最常受累。骨骼扫描是检查甲状腺杵状指最敏感、客观的检测方法。这种病变通常是无症状的，所以通常无需治疗。应鼓励吸烟的患者戒烟，因为吸烟与 Graves 病所有的甲状腺外表现相关，包括甲状腺杵状指。

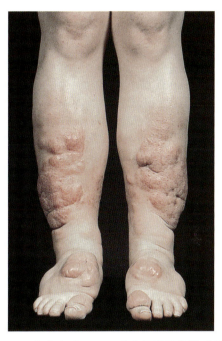

图 25-1　一名患有 Graves 病在甲状腺切除术后 10 年的女性，其胫前黏液性水肿，表现为浸润性斑块

颈部检查发现明显的甲状腺肿大，需怀疑 Graves 病。检查眼睛可发现眼球的轻度改变（眼球突出）至重度改变（眼球的脱出），以及伴随的巩膜充血。几乎所有的 Graves 病患者都会发生突眼，它可能是甲状腺功能亢进症的第一个症状（图 25-2）。伴随着这一症状的主诉包括眼球"凸出"、眼睑退缩、流泪或眼干、畏光和眼部异物感。这种病变是由于单核细胞和黏多糖（mucopolysaccharides，MPS）浸润球后组织和眼外肌引起的，但确切的病因仍然未明确。应建议患者戒烟。潜在疗法包括外用润滑剂、肉毒素注射治疗眼睑退缩、泼尼松和减压手术可用于重度患者。利妥昔单抗，B 细胞的靶向抗体单克隆 CD20 可能是未来有希望的选择，因为它可抑制免疫刺激 MPS 的沉积。

除上述外，Graves 病还发现与单侧眼睑水肿和踝部环状脂肪萎缩（小叶脂膜炎）有关。

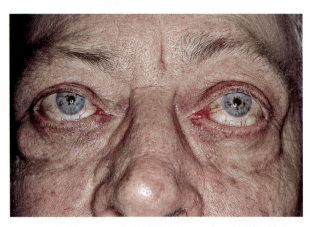

图 25-2　Graves 病相关的眼病一例。（经许可转载自 Cokonis CD，Cobb CW，Heymann WR，Hivnor CM.Cutaneous manifestations of hyperthyroidism. In: Heymann WR，editor.Thyroid disorders with cutaneous manifestations.London: Springer Verlag; 2008.）

甲状腺功能减退症

概述

甲状腺功能减退症（hypothyroidism）是由甲状腺素缺乏引起，而且和甲状腺功能亢进症一样，更多见于女性，男女比例为 1∶7。该病好发于 40~60 岁女性。几乎 95% 的患者为原发性或特发性。大约 5% 是垂体或下丘脑的功能障碍所致，其余的是由先天性甲状腺组织缺如、遗传性甲状腺素合成酶缺陷或严重的碘缺乏造成的。很少甲状腺功能减退症是由于药物（例如锂和磺胺类）或颈部照射引起。大多数原发性甲状腺功能减退症患者的病因是桥本甲状腺炎或医源性甲状腺缺如（碘 -131 治疗或甲状腺切除术）。表 25-5 列出了甲状腺功能减退症的病因。

表 25-5　甲状腺功能减退症的原因

原发性	甲状腺素生物合成缺陷
	先天性激素合成缺陷
	遗传性酶缺陷
	碘缺乏

续表

	碘过量
	抗甲状腺药物（锂，胺碘酮，致甲状腺肿的物质，贝沙罗汀）
	功能性的甲状腺组织减少
	桥本甲状腺炎（慢性自身免疫性甲状腺炎）
	甲状腺手术
	放射性碘（碘 -131）治疗
	头颈部射线照射
	浸润性疾病：结节病，血色病，系统性硬化症，淀粉样变性，里德尔甲状腺炎，胱氨酸病
	病毒感染：亚急性甲状腺炎
	产后甲状腺炎
	甲状腺发育不良 / 发育不全
中枢性（垂体 / 下丘脑）	垂体 / 下丘脑组织减少
	肿瘤：垂体腺瘤，颅咽管瘤，脑膜瘤，胶质瘤，转移瘤
	血管性：缺血性坏死，出血（席汉综合征），颈内动脉瘤，垂体柄受压
	外伤：头部受伤、放射、手术
	感染：脑脓肿、结核、梅毒、弓形体病
	浸润性：结节病，血色病，组织细胞增多症慢性淋巴细胞性垂体炎
	先天性异常：垂体发育不全，颅底脑膨出 TRH 受体，TSH 受体和 Pit-1 基因突变

经许可转载自 Kopp SA et al.Cutaneous manifestations of hypothyroidism.In: Heymann WR，editor.Thyroid disorders with cutaneous manifestations.London: Springer Verlag; 2008.

甲状腺炎一词实际上涵盖了一系列组织病理上不同的疾病，包括急性化脓性甲状腺炎、亚急性肉芽肿性甲状腺炎和 Riedel 慢性硬化性甲状腺炎。尽管如此，大多数患者仍被归类为桥本甲状腺炎或慢性淋巴细胞性甲状腺炎。通常认为该病的发病机制是自身免疫介导的，许多患者有循环抗甲状腺球蛋白抗体或抗过氧化物酶（微粒体）抗体证实了这一点。这种疾病在 HLA-B8 和 HLA-DR3 单体型的个体中有强大的遗传易感性，它们对应的是萎缩 / 纤维化亚型；相应的 HLA-DR5 对应的是肥厚亚型。桥本甲状腺炎是增加 21- 三体综合征和 Turner 综合征。

不论什么原因导致的甲状腺功能减退症，其

临床表现均为细胞代谢过程减速和/或黏液性水肿所致，即在不同器官，如皮肤、声带和口咽部的酸性黏多糖累积。黏液性水肿的确切发病机制仍不清楚，但大多数权威学者已经放弃了先前的假设，即由于甲状腺素水平低下时，TSH 水平反应性升高所致。甲状腺功能减退症的皮肤外特征，包括胸腔和心包积液、心动过缓和心输出量减少、水钠潴留引起的体重增加、声音嘶哑、唇和舌肿胀、类风湿性关节炎以及多种的神经系统症状（如精神活动缓慢）。当甲状腺功能减退时发生在青春期时，其性发育成熟迟缓，在成年人中常见阳痿、少精症和闭经。甲状腺功能减退症的症状常常还包括虚弱和疲劳、食欲下降、畏寒、声音改变、肌肉痉挛和四肢肿胀。这种症状可能很容易被忽视或被误认为是衰老。

表 25-6 概述了甲状腺功能减退症发生在皮肤、头发和甲的改变。在一个综述中报道，皮肤粗糙是最常见的表现，其次分别是脱发和水肿。广泛的黏液性水肿是由于酸性黏多糖（特别是透明质酸和硫酸软骨素）在皮肤沉积造成的。全身皮肤出现肿胀、干燥、蜡质感和苍白。皮肤苍白是由于血管收缩和真皮内水分和黏多糖含量增加引起，后者改变了入射光的折射。皮肤也出现"浮肿"，但为非凹陷性，特别是在眼睛周围、嘴唇和肢端部分。皮肤触之冰冷和如同获得性鱼鳞病般干燥，因此需考虑甲状腺功能减退症可能是获得性鱼鳞病的病因。掌跖部少汗，并可出现角化。由于 β- 胡萝卜素在肝内转化为维生素 A 减少，掌跖可呈胡萝卜素血症的表现。

表 25-6　甲状腺功能减退的皮肤表现

皮肤	干燥、粗糙或不平；冰冷而苍白；肿胀、浮肿或水肿（黏液性水肿）
	胡萝卜素血症导致皮肤变黄
	鱼鳞病和掌跖角化过度
	易挫伤（毛细血管脆性增加）
	爆发性挫伤（毛细血管脆性增加）
	发疹性结节性黄瘤（罕见）
毛发	干枯、粗糙和质脆
	生长缓慢（静止期或休止期毛发增加）
	脱发（眉毛外侧 1/3，弥漫性少见）

续表

甲	薄、脆、沟纹
	生长缓慢
	甲分离（罕见）

甲状腺功能减退症患者的头发无光泽、粗糙和易折断。毛发生长速度缓慢，静止期（休止期）毛发增加。虽然甲状腺功能减退症患者可出现弥漫脱发，典型的脱发表现是眉毛外侧的三分之一脱落（眉毛脱落症）。儿童中有报道高脂血症与甲状腺功能减退症有关。

90% 的患者甲有一定程度的受累。它们典型表现薄而脆，生长缓慢，和出现沟纹（纵向或横向）。甲分离更常见于甲状腺功能亢进症，也有报道称与黏液性水肿伴发。

先天性甲状腺功能减退症

当胎儿在宫内或在围产期早期甲状腺无法分泌足够的激素时，则出现先天性甲状腺功能减退症（克汀病）（congenital hypothyroidism）。这个现象在每 3 000~4 000 个活产婴儿会出现 1 例。尽管有 15% 是遗传性的，继发于内分泌功能障碍，绝大多数病例是散发的。虽然无特征性的临床表现，但这种疾病在 6 周龄时临床上会变得明显。

甲状腺功能减退的初期症状是非特异性的，包括嗜睡、喂食不良、便秘、持续性新生儿黄疸、口咽和喉部黏液性水肿引起的呼吸困难。特征性的面部水肿、巨舌症、脐疝，肌张力不足在 3~4 个月时才明显。出生时出现锁骨脂肪垫表明可能患有甲状腺功能减退症。和成人甲状腺功能减退症一样，皮肤常冰冷、干燥、苍白；头发粗糙、干燥和质脆。代谢率降低导致外周血管反射性收缩，可导致皮肤呈大理石样皮肤。如治疗不及时，可导致生长迟缓和智力低下。

婴幼儿血管瘤一直被认为与"消耗性甲状腺功能减退症"相关，它可增加 3 型碘甲腺原氨酸脱碘酶，这个脱碘酶可使甲状腺素和三碘甲状腺氨酸失活。这种情况最常见于肝血管瘤和皮肤血管瘤中的 PHACES（后颅窝畸形、血管瘤、动脉异常、心脏缺陷和主动脉狭窄、眼部异常和胸骨异常或腹侧发育缺陷）综合征。在这样的患者中，高剂量的甲状腺素往往是必需的，直到"消耗性甲状腺功能减退症"好转。最近普萘洛尔已被用于加速分解肝和婴儿皮肤血管瘤的婴儿期。

甲状腺疾病和其他皮肤病

甲状腺疾病应视为具有全身和皮肤双重表现的一类疾病，其中许多是自身免疫性的。高达8%的甲状腺疾病患者易出现斑秃。据报道25%的甲状腺疾病患者患有白癜风。毛发扁平苔藓已被认为与甲状腺疾病有关。大疱性类天疱疮和天疱疮与自身免疫性甲状腺疾病在统计学上有相关性。约1/3的疱疹样皮炎患者患有具临床症状的甲状腺疾病或甲状腺功能检查结果异常。大多数结缔组织－血管性疾病患者自身免疫性甲状腺疾病的发病率增加。特应性皮炎、黑棘皮病与Graves病可能有关。已多次报道，Sweet综合征（急性发热性嗜中性皮病）可与多种甲状腺疾病伴发。自身免疫性甲状腺炎患者可发生播散型环状肉芽肿。在一项对典型黄褐斑患者的研究表明，其甲状腺功能障碍的发生率为是对照组的四倍。黏液性水肿和甲状腺功能亢进症伴发弹性纤维假黄瘤也有报道。甲状腺功能亢进症和银屑病也可能有统计学相关性。

最后，应该指出的是，高达5%的Graves病患者，尤其是伴发甲状腺自身抗体相关性的慢性特发性荨麻疹的患者，可能出现严重的皮肤瘙痒。事实上，12.1%的慢性荨麻疹患者抗甲状腺微粒体抗体升高，荟萃分析显示荨麻疹患者比健康对照更可能具有甲状腺自身免疫性。其瘙痒也可能与甲状腺功能减退症所致的皮肤干燥有关，大量报道显示只有当潜在的甲状腺问题得以解决，荨麻疹才能缓解。理论上认为抗甲状腺抗体并不致病，而是作为自身免疫标志物发挥作用。

（裴小平　译，王宇、杨斌　审校）

推荐阅读

Ai J, Leonhardt JM, Heymann WR. Autoimmune thyroid diseases: etiology, pathogenesis, and dermatologic manifestations. J Am Acad Dermatol 2003;48:641–59.

Bartalena L, Fatourechi V. Extrathyroidal manifestations of Graves' disease: a 2014 update. J Endocrinol Invest 2014;37(8):691–700.

Heymann WR, editor. Thyroid disorders with cutaneous manifestations. London: Springer Verlag; 2008.

Heymann WR. Cutaneous manifestations of thyroid disease. J Am Acad Dermatol 1992;26:885–902.

Kasumagic-Halilovic E, Probic A, Begovic B, Ovcins-Kurtovic N. Association between vitiligo, and thyroid autoimmunity. J Thyroid Res 2011;2011:938257.

Puri N. A study of the cutaneous manifestations of thyroid disease. Indian J Dermatol 2012;57(3):247–8.

第 26 章

脂质紊乱的皮肤表现

Inbal Braunstein

要点

- 皮肤黄瘤临床表现为黄色丘疹、结节和斑块，提示可能存在潜在脂质代谢紊乱和血液学异常。
- 睑黄瘤是最常见的黄瘤病，见于大约一半异常脂蛋白血症的患者中。
- 黄瘤也可以出现在血脂正常的患者中，预示了潜在的代谢、神经系统和血液学异常。
- 异常脂蛋白综合征目前有许多治疗方法。皮肤科诊断的准确性和转诊对于缓解动脉粥样硬化、胰腺和其他系统性疾病很关键。

脂质在细胞内和真皮沉积导致的皮肤黄瘤可能是潜在的系统性疾病的先兆，最常见于高脂蛋白血症。皮肤黄瘤临床表现形态多样，虽然不完全特异，但不同的形态可以提示特定形式的原发性高脂蛋白血症（表 26-1），或继发性高脂蛋白血症（表 26-2），或其他正常血浆情况。目前多数原发性高脂蛋白血症定义在具有特定的载脂蛋白或受体突变的分子学水平。对脂质代谢的基本了解有利于对高脂蛋白血症发病机制的深入了解。

表 26-1 原发性高脂蛋白血症

异常升高的脂蛋白类型	Fitzpatrick 分型、同义词和原发性遗传性疾病	血脂谱	皮肤黄瘤病	系统表现
乳糜微粒	Ⅰ 型高脂蛋白血症，家族性脂蛋白脂酶缺乏症/Bürger–Grütz 疾病，家族性载脂蛋白 C Ⅱ 缺乏	高甘油三酯血症	发疹性黄瘤	童年或青春期出现 胰腺炎、脂血症性视网膜炎 没有增加冠状动脉疾病的风险
乳糜微粒及 VLDLs	Ⅴ 型高脂蛋白血症，家族性混合型高脂血症	高甘油三酯血症	发疹性黄瘤	成年期出现 与糖尿病、酒精摄入、肥胖相关
VLDLs	Ⅳ 型高脂蛋白血症，内源性家族性高甘油三酯血症	高甘油三酯血症	发疹性黄瘤	成年期出现 与糖尿病、酒精摄入、肥胖相关
LDLs	Ⅱa 型高脂蛋白血症，家族性高胆固醇血症，LDL 受体缺陷，B100/E 缺陷，PCSK9 突变	高胆固醇血症	腱黄瘤，结节性发疹性黄瘤，结节性黄瘤，扁平黄瘤（睑黄瘤，间擦性黄瘤，指/趾间黄瘤*）	动脉粥样硬化 纯合子的形式存在于童年期
LDLs 和 VLDLs	Ⅱa 型高脂蛋白血症，家族性多脂蛋白型高脂血症，混合型高脂血症	高胆固醇血症	结节性黄瘤、扁平黄瘤	动脉粥样硬化，糖尿病
IDLs	Ⅲ 型高脂蛋白血症，残粒性高脂血症，家族性异常 β 脂蛋白血症，宽 β 缺乏症，ApoE 缺陷	高甘油三酯血症/高胆固醇血症	结节性发疹性黄瘤、结节性黄瘤、扁平黄瘤	动脉粥样硬化

VLDL，极低密度脂蛋白；LDL，低密度脂蛋白；IDL，中等密度脂蛋白

*Ⅱa 型纯合子形式的特殊病症

表 26-2　继发性高脂蛋白血症

糖尿病

胆汁淤积：原发性胆汁性肝硬化，Alagille 综合征

甲状腺功能减退症

肾病综合征

怀孕

酗酒

药物：雌激素，系统应用维 A 酸，奥氮平，阿扎胞苷，皮质类固醇，抗反转录病毒药物

副球蛋白血症：多发性骨髓瘤，淋巴瘤

脂质代谢与原发性高脂蛋白血症

脂质是一组不溶于水的脂肪或脂肪样物质，大多数血浆脂质是由亲水性磷脂脂蛋白和载脂蛋白壳组成的复合物。脂蛋白以密度分类，密度是反映脂质内容物的核心。乳糜微粒（chylomicrons）和极低密度脂蛋白（very-low-density lipoproteins，VLDLs）具有高甘油三酯（triglyceride，TG）和低胆固醇酯（cholesterol ester，CE）含量，而低密度脂蛋白（low-density lipoproteins，LDLs）、中等密度脂蛋白（intermediate-density lipoproteins，IDLs）、高密度脂蛋白（high-density lipoproteins，HDLs）的 CE 更多，TG 更少。脂蛋白结构通过载脂蛋白与特定的受体之间相互作用能让 TG 和 CE 递送到外周细胞，而发挥代谢功能。例如，VLDLs、IDLs 和 LDLs 上的 B100/E 载脂蛋白能与肝细胞和毛细血管内皮上的脂蛋白脂肪酶相互作用。

脂蛋白的合成有两种主要途径：外源性（饮食）和内源性（肝生产）。内源性途径中，摄入的 TGs 在肠内被吸收，被包裹在少量的 CE 中进入乳糜微粒的核心。这些乳糜微粒随后进入体循环并释放脂肪酸（通过 TG 的水解）到外周组织。该过程通过乳糜微粒上的载脂蛋白 CII 与毛细血管内皮上的脂蛋白脂肪酶之间的相互作用来介导。游离脂肪酸释放后，乳糜微粒残留物通过载脂蛋白 B100/E 受体在肝脏被摄取。

在内源性途径中，肝脏通过来自循环游离脂肪酸和肝脏 TGs 储备来形成 VLDLs，限速酶是 HMG-CoA，后者为他汀类抗高胆固醇血症药物的靶点。VLDLs 进入循环，随后 TG 代谢（通过 VLDLs 的载脂蛋白 CII 和内皮上的脂蛋白脂肪酶的相互作用），形成 IDLs。IDLs 被肝脏吸收或留在循环并成为 LDLs。低密度脂蛋白胆固醇用于合成细胞膜的外周组织双层、髓磷脂神经鞘和类固醇的生成和胆汁酸生产。LDLs 最终被肝脏通过载脂蛋白 B100/E 被摄入。高密度脂蛋白从外周组织转移过量的 CEs 并将其转移到其他脂蛋白（LDLs，VLDLs 或乳糜微粒）运送回肝脏。临床强调低维持低水平的低密度脂蛋白和高水平的高密度脂蛋白反映了循环中应维持适当的胆固醇的合成和代谢水平。

原发性高脂蛋白血症

目前已提出多种原发性高脂蛋白血症的分类模式。最初的数字模式是基于血清脂蛋白的量分类，由 Frederickson 和 Lee 在 1965 年提出。原发性高脂蛋白血症存在许多同义词，目前从分子生物学的观点强调了这一分类方案（表 26-1）。

高乳糜微粒血症

两种遗传性的 TG 代谢缺陷导致高甘油三酯血症和高乳糜微粒血症（hyperchylomicronemia）：这是常染色体隐性脂蛋白脂肪酶缺乏症（也称为 I 型高脂蛋白血症或 Bürger-Grütz 病）和家族性载脂蛋白 CII 缺乏症引起。但是，具有高浓度血浆乳糜微粒水平和甘油三酯的大多数患者同时患有继发性高脂血症。胰腺炎和阵发性腹痛在严重的 I 型高脂蛋白血症中常见，常于幼年时期开始发病。此外，这些儿童可能发生肝脾肿大，发疹性黄瘤和脂血症性视网膜炎，特别是在甘油三酯水平超过 4 000mg/d 时。在 I 型高脂蛋白血症中不会发生早发的动脉粥样硬化性血管疾病。缺乏脂蛋白脂酶激活剂（载脂蛋白 CII）的患者在青春期后开始出现症状。V 型高脂蛋白血症患者的乳糜微粒和 VLDL 均异常升高，即所谓的家族性混合性高脂血症。高乳糜微粒血症患者通常在成年后出现症状，因此，对于许多原发性高脂血症患者来说，继发性因素如酒精摄入、肥胖症、合并相关的肾脏疾病或糖尿病常常参与疾病的恶化。

VLDLs 升高

家族性内源性高甘油三酯血症（Ⅳ型）是常见的常染色体显性遗传疾病，主要是极低密度脂蛋白（VLDLs）在肝脏产生加快所致。症状首先出现在成年期，经常由于摄入大量沉淀碳水化合物或酒精所致。家族性内源性高甘油三酯血症患者往往合并肥胖、糖尿病、高尿酸血症，且患冠状动脉疾病的风险增加。发疹性黄瘤很常见，并且也可能出现掌纹黄瘤。在Ⅴ型高脂蛋白血症患者中乳糜微粒升高的同时可伴随 VLDLs 升高。VLDL 和 LDL 都异常升高者为Ⅱb 型高脂蛋白血症。

LDLs 升高

Ⅱa 型患者（家族性高胆固醇血症）仅有 LDL 升高，Ⅱb 型患者中，LDL 与 VLDL 都升高。家族性高胆固醇血症有几种不同的基因表型，各型临床表现的严重程度也有很大差异。黄瘤，尤其是腱黄瘤和结节性黄瘤，冠状动脉疾病的发病率显著增加，通常在青年期开始发病。

IDLs 升高

胆固醇和甘油三酯（由残粒脂蛋白负载）异常升高的患者见于的Ⅲ型或宽β-脂蛋白病（家族性异常β脂蛋白血症）。尽管类似残粒脂蛋白的物质在血浆中的积累已被视为在甲状腺功能减退症和多发性骨髓瘤继发的现象，但Ⅲ型高脂蛋白血症是一种常染色体显性遗传性病，该病的发生可能与血液循环中残粒的清除缺陷有关。临床上，宽β-脂蛋白病患者通常伴有肥胖、葡萄糖不耐受，并且伴有黄瘤病和动脉粥样硬化。

继发性高脂蛋白血症

大多数黄瘤病病例是继发性的，而不是表 26-1 中列出的原发性家族性疾病。继发性高脂血症是由于各种器官（例如肝脏、肾脏、甲状腺或胰腺）疾病导致，并且由 TG 和胆固醇代谢紊乱引起（表 26-2）。不可控制的糖尿病与肾病综合征患者发生高甘油三酯血症时，可能会出现发疹性黄瘤。甲状腺功能减退症患者可出现结节性和发疹性黄瘤，但很少见。婴儿胆道闭锁和成年人胆汁性肝硬化可能发展成四种黄瘤中的任何一种（图 26-1 和图 26-2）。弥漫性扁平黄瘤主要与网状内皮系统恶性肿瘤相关，包括多发性骨髓瘤和淋巴瘤。目前已有相关异常脂蛋白血症的报道，并归因于脂蛋白和副球蛋白之间的复合物导致。

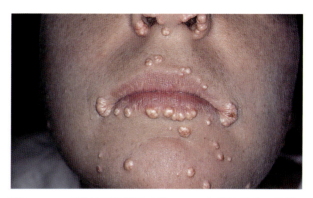

图 26-1　原发性胆汁性肝硬化，可见多发性黄瘤，此外，皮肤呈棕色

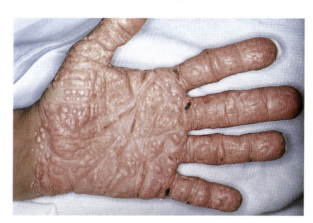

图 26-2　原发性胆汁性肝硬化合并掌黄瘤

正常血脂性黄瘤病

黄瘤可能发生在组织细胞增生疾病和脂肪二次摄取的异常，而不是脂质代谢性疾病。这类患者血脂水平正常，包括痣样黄色内皮细胞瘤（nevoxanthoendothelioma）、播散性黄瘤（xanthoma disseminatum）、脑腱黄瘤病（cerebrotendinousxanthomatosis）和疣状黄瘤（verruciform xanthoma）。痣样黄色内皮细胞瘤，也被称为幼年黄色肉芽肿，是一种载脂组织细胞的良性增生，主要发生在婴儿期，通常以一个或者数个直径从几毫米到几厘米不等的黄色结节为特点，常见于头皮、面部、四肢伸侧，这些结节通常会在几个月内自发消失，但也可能持续存在多年。很少累及内脏器官，但可累及眼睛的虹膜、睫状体，以及肺、心脏和口咽。

高脂蛋白血症

胆固醇和甘油三酯水平异常低下在肝实质病或恶病质患者可能出现，但在原发性或家族性低脂蛋白血症病例中非常罕见，包括丹吉尔病（α脂蛋白缺乏）、低或无β脂蛋白血症和卵磷脂胆固醇酰基转移酶缺乏等。这些疾病中并没有特定的皮肤损害，但丹吉尔病患者具有典型的橘黄色扁桃体。

皮肤黄瘤

黄瘤（cutaneous xanthomas）是真皮或肌腱的细胞内或细胞外局部脂质沉积形成的，分为腱黄瘤、结节性黄瘤、扁平黄瘤和发疹性黄瘤。尽管某些黄瘤有大量胆固醇和甘油三酯积聚，但黄瘤以胆固醇积聚为主。黄瘤可以发生在任何年龄的人，但50岁以上更为常见。男性和女性发病率无明显差异。黄瘤的发病率和死亡率主要与动脉粥样硬化和胰腺炎有关。

腱黄瘤

腱黄瘤（tendinous xanthomas）由肌腱、韧带内的脂质弥漫性浸润产生，偶尔累及筋膜。腱黄瘤临床上表现为与肌腱或韧带相连的深在、扁平、坚实的皮下结节，并逐渐增大，结节表面的皮肤无异常，可自由滑动。典型的腱黄瘤好发于手、膝、肘部伸肌肌腱和跟腱，易与类风湿结节或痛风石混淆。虽然不同高脂蛋白血症皮损的各种形式的独特分布无法解释，但认为创伤是诱发因素之一。腱黄瘤通常与高胆固醇血症和LDL水平升高有关，可能合并其他皮肤黄瘤，尤其是睑黄瘤和结节性黄瘤。腱黄瘤很少发生于正常血脂性黄瘤病患者，尤其是脑腱黄瘤病。腱黄瘤患者动脉粥样硬化性血管疾病的发病率极高。

结节性黄瘤

结节性黄瘤（tuberous xanthomas）通常发生在感受压力的皮肤，如躯体的深侧，包括肘部、膝部、臀部等，起始表现为黄色、红色或粉红色的柔软无痛性小丘疹，常相互融合形成较大的球状结节（图26-3和图26-4）。结节性黄瘤的存在通常提示血清胆固醇和低密度脂蛋白升高，也可见于甘油三酯升高患者。结节性黄瘤可能与家族性异常β脂蛋白血症（Ⅲ型）和家族性高胆固醇血症（Ⅱa型）有关，可能出现在一些继发性高脂血症（例如肾病综合征，甲状腺功能减退症）中，在罕见的情况下，与植物来源的脂质谷固醇的代谢障碍有关。与腱黄瘤一样，结节性黄瘤患者的动脉粥样硬化性血管疾病发病率也极高。

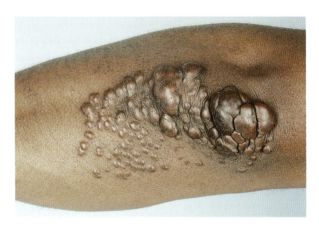

图26-3　肘部的结节性黄瘤

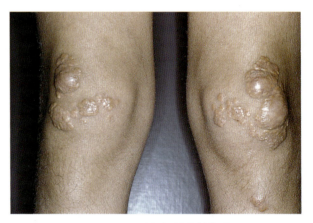

图26-4　膝部的结节性黄瘤

扁平黄瘤

扁平黄瘤（planar xanthomas）是迄今为止最常见的黄瘤。临床上表现为黄色、柔软、斑点状、几乎不能触及的皮损，其表现形式有三种，即睑黄瘤、掌（纹）黄瘤及弥漫性扁平黄瘤。

睑黄瘤呈天鹅绒般柔软的扁平的、黄色的、多边形丘疹，内眦部位最常见（图26-5）。至少50%的睑黄患者，尤其是年轻患者，血脂水平正常。血脂水平异常者通常为血清胆固醇升高。许多睑黄瘤患者会出现角膜弓，这也可能发生在血脂水平正常的老年人。一些继发性高脂蛋白血症，例如胆汁淤积，也可能与睑黄瘤相关。

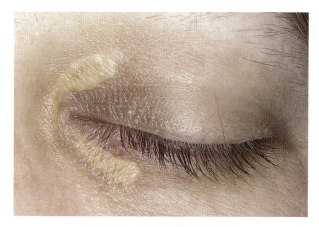

图 26-5 扁平黄瘤（睑黄瘤）

掌（纹）黄瘤表现为手掌皱褶中的黄色至橘黄色皮损（图 26-2），仅出现在血脂异常的患者，包括胆固醇和甘油三酯升高的患者。仅有少数文献中报道了掌（纹）黄瘤发生于原发性胆汁性肝硬化患者。

弥漫性扁平黄瘤通常大面积累及面部、颈部、胸部和手臂。患者可能有也可能没有高脂血症（特别是高甘油三酯血症），但是常伴有副蛋白血症，包括多发性骨髓瘤（图 26-6）。

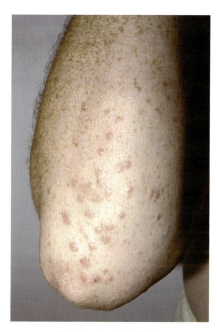

图 26-6 扁平黄瘤

发疹性黄瘤

发疹性黄瘤（eruptive xanthomas）通常突然发病，皮疹成批发生，与其他形式的黄瘤不同的是，皮损处可能瘙痒和/或触痛。其特征性表现为黄色的（临床上仅出现爆发性红色丘疹时，诊断上也应适当考虑，虽然这可能难以理解）、体积较小（直径 1~4mm）、可触及的、基底周围有红晕的丘疹，多发生在手臂、腿和臀部等受压处和伸侧（图 26-7），极少数弥漫分布于躯干或黏膜。发疹性黄瘤的发生与甘油三酯水平升高相关。常见于未控制的糖尿病继发高甘油三酯血症的患者。治疗糖尿病可以使此种黄瘤消退。

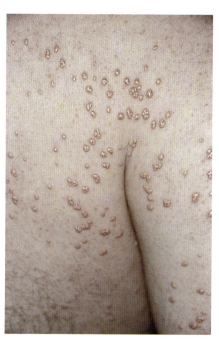

图 26-7 发疹性黄瘤：一名男性胰岛素依赖性糖尿病患者的持续数周的多发性黄色丘疹

治 疗

脂质代谢紊乱的治疗取决于潜在的脂蛋白异常程度，治疗目标是使血脂恢复到正常水平。此外，也应该积极寻找和治疗任何潜在的导致高脂血症的继发性疾病。饮食控制和降脂药物如他汀类、贝特类、胆汁酸结合剂、树脂、普罗布考和烟酸是原发性高脂血症的主要治疗方法。对正常或低脂血症的患者来说没有有效治疗，除非存在单克隆内种球蛋白血症，后者可以用沙利度胺或其他药物治疗。降脂药物的降血脂作用已经得到很好的研究，但很少有研究提到这些药物用来治疗黄瘤的效果。发疹性黄瘤通常在开始系统治疗的数周内消失，而结节性黄瘤通常在治疗数月后消失，但腱黄瘤需要数年才能消失，甚至可能持续存在。高脂血症治疗的主要目标是降低动脉粥样硬化心血管疾病的风险，而严重的高甘油三酯血症的治疗目标是预防胰腺炎及其并发症。

对于特发性或药物治疗无效的黄瘤，可以使用手术或局部破坏性物理治疗。睑黄瘤常常采用局部外用三氯乙酸、电干燥、激光治疗和切除等方式治疗，虽然这些疗法可以有效清除黄瘤，但容易复发。治疗的主要目标是努力扭转或减缓动脉粥样硬化进程（脂质斑块在血管内膜聚集），后者是血脂异常最严重的并发症。

（王宇 译，裴小平、杨斌 审校）

推荐阅读

Abifadel M, Varret M, Rabés J-P, et al. Mutations in PCSK9 cause autosomal dominant hypercholesterolemia. Nat Genet 2003;34:154–6.

Alam M, Garzon MC, Salen G, Starc TJ. Tuberous xanthomas in sitosterolemia. Pediatr Dermatol 2001;17:447–9.

Bergman R. Xanthelasma palpebrarum and risk of arteriosclerosis: a review. Int J Dermatol 1998;37:343–5.

Borelli C, Kaudewitz P. Xanthelasma palpebrarum: treatment with the erbium:YAG laser. Lasers Surg Med 2001;29:260–4.

Burnside NJ, Alberta L, Robinson-Bostom L, Bostom A. Type III hyperlipoproteinemia with xanthomas and multiple myeloma. J Am Acad Dermatol 2005;53:S281–4.

Fujita M, Shirai K. A comparative study of the therapeutic effect of probucol and pravastatin on xanthelasma. J Dermatol 1996;23:598–602.

Garcia MA, Ramonet M, Ciocca M, et al. Alagille syndrome: cutaneous manifestations in 38 children. Pediatr Dermatol 2005;22:11–4.

Haygood LJ, Bennett JD, Brodell RT. Treatment of xanthelasma palpebrarum with bichloracetic acid. Dermatol Surg 1998;24:1027–31.

Hsu JC, Su TC, Chen MF, et al. Xanthoma striatum palmare in a patient with primary biliary cirrhosis and hypercholesterolemia. J Gastroenterol Hepatol 2005;20:1799–800.

Lee RS, Frederickson DS. The differentiation of exogenous and endogenous hyperlipemia by paper electrophoresis. J Clin Invest 1965;44:1968–77.

Marcoval J, Moreno A, Bordas X, et al. Diffuse plane xanthoma: a clinicopathologic study of 8 cases. J Am Acad Dermatol 1998;39:439–42.

Raulin C, Schoenermach MP, Werner S, Greve B. Xanthelasma palpebrarum: treatment with ultrapulsed CO_2 laser. Lasers Surg Med 1999;24:122–7.

Sato-Matsumura KC, Matsumura T, Yokoshiki H, et al. Xanthoma striatum palmare as an early sign of familial type III hyperlipoproteinemia with an apoprotein E genotype e2/e2. Clin Exp Dermatol 2003;28:321–2.

Sibley C, Stone NJ. Familial hypercholesterolemia: a challenge of diagnosis and therapy. Cleveland Clin J Med 2006;73:57–64.

Stone NJ. Secondary causes of hyperlipidemia. Med Clin North Am 1994;78:117–41.

第 27 章

肾上腺、雄激素相关性与垂体疾病

Robert G.Micheletti

要点

- 皮质醇增多症（Cushing 综合征）典型表现包括满月脸、紫癜、萎缩和痤疮。
- 皮质醇缺乏症（Addison 病）患者可见皮肤、甲和黏膜部位的色素沉着。
- 雄激素过多，如多囊卵巢综合征和先天性肾上腺皮质增生症，导致多毛、痤疮、男性脱发和男性化。
- 雄激素不敏感（睾丸女性化）导致两性生殖器、性征毛发稀疏，不出现痤疮和男性脱发。
- 由于生长激素和胰岛素样生长因子 1 分泌过多引起的肢端肥大症的特征包括前额隆起、下颌突出以及鼻子、舌头、嘴唇和手增大。
- 垂体功能减退症可表现为皮肤菲薄、体毛稀少和面色苍白。

类固醇激素家族（糖皮质激素、雄激素和其他性激素、盐皮质激素）对体内平衡调控和细胞分化至关重要。这些激素由肾上腺和性腺产生，并受垂体分泌的激素调节。他们通过与细胞内受体结合，直接作用于 DNA 水平来影响基因表达，从而调控细胞生长、分化和代谢。

肾上腺疾病

糖皮质激素过多（Cushing 综合征）

皮质醇增多症最常见于使用外源性糖皮质激素的患者，但类似的皮肤表现也存在于内源性皮质醇增多的患者，如：垂体促肾上腺皮质激素（adrenocorticotropic hormone，ACTH）所致（Cushing 病），异位 ACTH 分泌，或可产生糖皮质激素的肾上腺肿瘤。这些表现可能很显著也可能很细微。全身表现包括高血压、近端肌无力/肌病、糖尿病、肥胖症、骨量减少、骨质疏松和精神障碍。这些特征和皮肤表现联系起来提示患 Cushing 综合征的可能性增加。

皮质醇增多症患者的皮肤表现包括皮肤萎缩、萎缩纹、紫癜、毛细血管扩张和痤疮。皮肤萎缩由表皮和真皮成分减少所致。表皮变薄，胶原合成减少。弹性纤维和真皮黏多糖也减少。真皮变薄和肥胖都会导致明显的萎缩纹（图 27-1）。皮肤很容易被轻微创伤所损伤。反之，形成的紫癜、皮肤破损和溃疡因为皮质醇对伤口愈合的抑制作用而恢复缓慢。

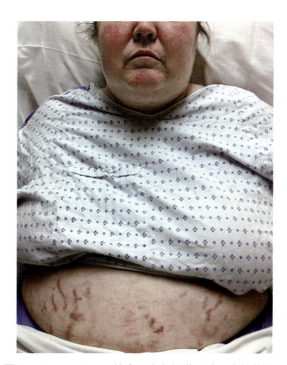

图 27-1　Cushing 综合征患者的满月脸和腹部萎缩纹

面部和躯干的皮下脂肪沉积形成特征性的满月脸和水牛背体型、锁骨上脂肪垫和向心性肥胖。红细胞增多、毛细血管扩张和皮肤萎缩共同构成特征性的面容——充血性满月脸。同时也可能出现类固醇痤疮。不同于寻常痤疮，其不出现粉刺，且表现为在病程的某一阶段同步出现形态单一的红色丘疹和脓疱，通常分布于躯干上部、肩部、手臂，面部相对少见。皮质醇增多症患者也倾向于发生皮肤慢性真菌感染（花斑糠疹、皮肤癣菌病和念珠菌感染）。由 ACTH 产生过多引起的皮质醇增多症可出现色素沉着，类似于肾上腺皮质功能减退症。

除 Cushing 综合征外，其他一些疾病也可导致皮质醇水平增高。一种生理性皮质醇增多的情况称为假性 Cushing 综合征，其可能的原因包括生理压力（如处在严重感染的情况下）、显著肥胖或多囊卵巢综合征、心理压力（如严重抑郁障碍症），极少数见于慢性酒精中毒。假性 Cushing 综合征患者极少出现 Cushing 综合征的皮肤表现。皮质醇增多症患者的异常实验室指标包括低血钾和高血糖。对于有 Cushing 综合征临床表现的患者，在排除外源性糖皮质激素作用的可能性后，应通过检测24 小时尿游离皮质醇、夜间唾液皮质醇或小剂量地塞米松抑制试验进行初筛。基于循证医学的内分泌学会指南（2008）推荐，至少有两项结果明确出现异常才可确诊。由于敏感性和特异性的限制，这些检测应重复 2 次及以上，并且结果必须为一致。

当确诊皮质醇增多症后，需行更多的检查以明确其原因。大多数内源性皮质醇增多症由垂体肿瘤分泌过多 ACTH 所致。其他原因包括肾上腺肿瘤（非 ACTH 相关的）和产生 ACTH 的非垂体肿瘤，最常见的是肺小细胞癌、类癌、胃泌素瘤、恶性胸腺瘤、嗜铬细胞瘤和甲状腺髓样癌。皮质醇增多症的治疗主要是寻找和治疗基础疾病，例如手术切除致病肿瘤。

糖皮质激素过少（Addison 病）

肾上腺功能减退症可由一系列导致肾上腺皮质广泛的结构破坏或功能失衡的病变所致。长期服用合成的糖皮质激素并过快停药是目前导致肾上腺功能减退症的最常见原因。其他常见原因还包括自身免疫性肾上腺炎（多见于女性）、感染（主要是结核和深部真菌感染）和转移性肿瘤。较少见的原因包括药物和出血。系统性抗真菌药酮康唑可抑制类固醇合成，但很少引起临床低皮质醇症。其他抑制皮质醇合成的药物包括抗癫痫药物氨鲁米特、麻醉镇静药依托咪酯和抗寄生虫药苏拉明。

Addison 病的临床表现多样。全身症状包括疲倦、精力减退、体重减轻以及不适感。其他系统性表现有低血压、虚弱、易倦、胃肠道症状（厌食、恶心和腹痛）及精神症状。肾上腺危象（急性肾上腺皮质功能减退症）可能引起危及生命的低血压和休克。

主要的皮肤表现是皮肤和黏膜的色素沉着（图 27-2）。色素沉着是该病的特征性症状，并可早于其他症状数月或数年出现。皮肤发黑是由高水平的 ACTH 和促黑素可引起的，它们有共同的前体阿片－黑素－促皮质素原。因此，继发于垂体功能不全的肾上腺皮质功能减退症不伴有色素沉着，更确切地说，色素沉着仅见于原发性肾上腺功能不全。由于肾上腺皮质功能减退症起病隐匿，色素沉着可能被患者忽视。常见受累部位包括曝光部位、易摩擦或受压部位（如踝关节、肘关节、膝关节）、瘢痕和天然色素沉着部位（如腋下、会阴和乳头）。肤色偏白的患者出现掌纹加深，被认为是肾上腺皮质功能减退症的相对特异性体征。舌部、唇部和颊黏膜的色素沉着是另一个有意义的体征。发色可加深，甲可能出现纵行色素带。可出现新发的色素痣，而原有色素痣颜色加深。

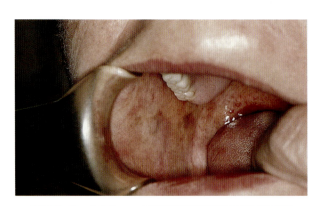

图 27-2 Addison 病患者颊黏膜和唇部的色素斑

多腺体自身免疫综合征 I 型（慢性皮肤黏膜念珠菌病）和 II 型（白癜风）所引起的肾上腺皮质功能减退症则有其他的皮肤表现。罕见表现有耳软骨的纤维化和钙化。

肾上腺皮质功能减退症的实验室检查异常指标包括低钠血症和高钾血症。有两项检查用于筛查肾上腺皮质功能减退症：血浆基础 ACTH 水平和 ACTH（促肾上腺皮质激素）刺激试验后 30~60 分钟的皮质醇水平。原发性肾上腺皮质功能减退症表现为基础 ACTH 水平升高，而 ACTH 刺激试验后皮质醇反应减弱。皮质醇和基础 ACTH 水平均降低提示为继发性（即垂体性）或第三级继发性（即下丘脑性）肾上腺皮质功能减退。在这种情况下，需行促肾上腺皮质激素释放激素刺激试验来区分这两种病因。确诊低皮质醇症后，需查找肾上腺功能不全的原因。

肾上腺皮质功能减退症需采用长期糖皮质激素替代治疗。泼尼松和地塞米松已取代了可的松和氢化可的松等短效药物，因为较长的药物作用时间可提供更平稳的生理效应。盐皮质激素替代治疗可使用氟氢可的松。因疾病或手术出现生理应激时，必须增加糖皮质激素替代的剂量以避免出现肾上腺危象。

嗜铬细胞瘤

嗜铬细胞瘤（pheochromocytoma）是一种分泌儿茶酚胺的肿瘤，来源于交感神经系统的嗜铬细胞。大多数嗜铬细胞瘤发生在单侧或双侧肾上腺髓质，其他原发部位包括主动脉旁交感神经节、膀胱壁、胸部和极少数见于迷走神经颅内分支的交感神经组织。一些遗传性疾病可导致嗜铬细胞瘤，包括神经纤维病、Von Hippel-Lindau综合征和多发性内分泌瘤2型（或Sipple综合征）。90%以上的肿瘤是良性的。该病好发于40~50岁。

嗜铬细胞瘤最具有特征性的临床表现是高血压，尽管由肿瘤引起的舒张期高血压患者人数不足0.1%。这种高血压通常是阵发性的，发作时伴有头痛、心悸、出汗和焦躁感。试验性注射去甲肾上腺素和肾上腺素可再现上述症状。这些症状发作频率可每周1次，也可每天20次不等。症状可被情绪状态、进食、运动、或压迫肿瘤的活动（如弯腰）诱发。嗜铬细胞瘤唯一显著的皮肤表现是潮红，主要发生于肿瘤分泌肾上腺素的量高于去甲肾上腺素的量时。皮肤潮红呈阵发性，在面部、胸部、上肢最为突出。当嗜铬细胞瘤作为遗传综合征的一部分时，可出现该综合征的其皮肤表现。如在一些高血压病患者中，识别出神经纤维瘤中常见的牛奶咖啡斑有助于明确诊断。

测定血浆或尿液中儿茶酚胺及其代谢产物的水平（分馏的儿茶酚胺和甲氧基肾上腺素），尤其是发作时的水平，可对嗜铬细胞瘤作出诊断。对于发作非常短暂的患者，确诊相对困难，有时需通过静脉注射胰高血糖素或组胺诱导其发作。治疗方法包括使用肾上腺素拮抗剂，首选α受体阻滞剂如酚妥拉明和酚苄明，以及肿瘤的手术切除。

雄激素相关性疾病

雄激素活性过多

雄激素活性过多在儿童表现为性早熟，女性表现为不同程度的男性化，男性则无症状。女性男性化的皮肤表现包括多毛、痤疮和雄激素性脱发，这些可产生严重的心理影响。然而青春期女性雄激素水平一定程度的升高是正常的，可促进腋毛和阴毛的生长。

多毛症（hirsutism）指面部毛发和体毛增多的程度超出了由文化和环境决定的标准。多毛症是一个常见的主诉，据估计1/3的育龄期女性和75%的绝经后女性会出现这一表现。多毛症的客观测量可以使用Ferriman-Gallwey量表（图27-3），该表量化了雄激素依赖区毛发生长的范围。依据该量表，8~15分定义为轻度多毛症；>15分为中重度多毛症。不伴有雄激素增多的多毛症称为特发性多毛症。多毛症必须与毛增多症相鉴别，后者指广泛的毛发过多生长，不局限于雄激素敏感区域。多毛症可伴或不伴其他男性化的表现，如严重痤疮、男性型脱发和月经不规律。

寻常痤疮是一种常见病。有些作者建议对所有女性痤疮患者进行雄激素水平评估，然而也有人不同意这样做。随着时间的推移，大多数女性出现一定程度的头发脱落，一般表现为发际线后移。而更广泛的脱发表现为头皮中央明显的头发稀疏，这可能与雄激素过多有关。

雄激素过多可因肾上腺和卵巢的各种病变所致，包括肾上腺肿瘤、Cushing综合征、先天性（或迟发性）肾上腺增生、多囊卵巢、卵巢肿瘤、卵巢增生和其他非肾上腺非卵巢肿瘤。肾上腺产生的雄激素包括雄烯二酮、睾酮、脱氢表雄酮（dehydroepiandrosterone，DHEA）和硫酸脱氢表雄酮（dehydroepiandrosterone sulfate，DHEAS）。卵巢也能产生雄烯二酮和睾酮。

月经规则的轻度多毛症患者，若缺乏表明雄激素过多症状的依据，且高度怀疑特发性多毛症，可不必进行实验室检测。如果多毛症属于中度或重度或有继发性原因的特征，则必须测定雄激素水平。检测血浆游离睾酮（血浆睾酮的生物活性部分）比检测总睾酮更为敏感。睾酮可通过性激素结合球蛋

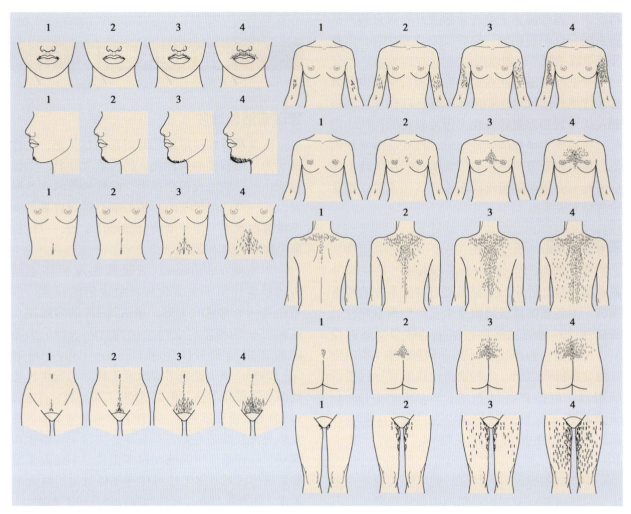

图 27-3 多毛症的 Ferriman-Gallwey 评分系统。(经许可引自 Hatch R，Rosenfield RL，Kim MH，Tredway D.Hirsutism: implications，etiology，and management.Am J ObstetGynecol 1981; 140: 815–830.)

白与白蛋白结合，性激素结合球蛋白水平低可导致血浆游离睾酮水平升高，尽管总睾酮水平正常。其他雄激素的常规检测意义不大。如果怀疑肿瘤，可行肾上腺、卵巢或两者的超声检查。

突然出现男性化症状，DHEAS 水平 >700ng/dl，且游离睾酮水平 >200ng/dl 提示存在产生雄激素的肿瘤。多囊卵巢综合征患者的雄激素水平升高，与黄体生成素（luteinizing hormone，LH）水平升高和卵泡刺激素（follicle-stimulating hormone，FSH）水平降低有关；这导致 LH:FSH 比值升高。先天性肾上腺皮质增生症的实验室检查稍后讨论。

雄激素增多引起的皮肤症状的治疗是多方面的。最常用的方法包括美容和物理治疗。多毛症的治疗有漂白毛发；临时脱毛，如刮除、拔除、上蜡或脱毛膏；外用毛发生长抑制剂盐酸依氟乌氨酸霜（eflornithine hydrochloride cream）；激光治疗（对浅肤色和深色毛发的女性最有效）或电解法。其中激光治疗和电解法可致永久性脱毛。

系统治疗包括雌-孕激素口服避孕药、抗雄激素药物、糖皮质激素和其他激素治疗。口服避孕药能阻止各种原因引起的多毛症的进展，使剃除毛发的频率减半。首选无雄激素活性的孕激素避孕药。明显改善多毛症症状需要使用抗雄激素药物。螺内酯是首选药物，起始剂量为 75~100mg/d，分 2 次服用。必须持续水化，有高钾血症危险因素的患者需密切监测，可能增加月经出血量。螺内酯联合避孕药已被证实可以改善多毛症，并显著降低雄激素水平。有效的避孕对于育龄期妇女是明智的，因为所有的抗雄激素药物有潜在致畸性。其他雄激素受体拮抗剂包括醋酸环丙孕酮和氟他胺。由于具有肝毒性，氟他胺很少用于多毛症治疗。睡前服用 5~7.5mg 的泼尼松可改善多毛症，但长期服用有严重的副作用。5α-还原酶抑制剂非那雄胺可能有效，但其效果可能不如螺内酯。除上述治疗方法外，心理支持是治疗的一个重要方面。

雄激素活性不足

雄激素缺乏的皮肤表现取决于发病年龄，因为性征毛发的维持对雄激素的依赖作用要小于其生长需要对雄激素的依赖作用。如果在青春期前发生雄激素缺乏，性征毛发和皮脂腺、汗腺的生长将受到抑制，痤疮和雄激素脱发不会发生。此外，还有皮肤苍白、阴茎短小、阴囊光滑、眼睛和嘴唇周围出现细纹、肌肉发育不良，骨骺闭合延迟导致身高增加。

若青春期以后发生雄激素缺乏症，性征毛发仍然存在但生长缓慢。皮脂腺萎缩、痤疮好转或消失，可能出现血管舒缩现象（潮热时发红）。通过替代治疗所有雄激素缺乏的皮肤表现均可恢复正常。

肾上腺性征综合征

肾上腺性征综合征[先天性肾上腺皮质增生症（congenital adrenal hyperplasia，CAH）]是因皮质醇合成的基因缺陷所致。皮质醇合成缺陷可刺激ACTH释放，继而引起肾上腺分泌增多，加之皮质醇合成途径受阻，导致肾上腺雄激素大量聚集。这种雄激素增多症会导致女性男性化，有时导致出生时外生殖器呈两性化，在男性则导致性早熟。某些基因缺陷与盐离子耗竭、低血容量和因盐皮质激素缺乏所致的死亡有关。

包括美国在内的多个国家已经开始对新生儿常规筛查21-羟化酶缺陷（导致>90%的CAH病例）。17-羟孕酮（21-羟化酶的底物）升高可诊断该病，但检测可能出现假阴性。一些21羟化酶活性部分缺陷的患者（非经典CAH）不能通过新生儿筛查来诊断。阴毛早生、加速增长、痤疮和多毛症提示需在青春期或成人其进行更深入的检查。大剂量ACTH给药前后分别测定血浆17-羟孕酮水平的方法可能发现部分21-羟化酶缺陷的患者。11-β羟化酶缺陷症患者（<10%的CAH病例）表现类似，在出生时或儿童期后期或青春期，表现出11-脱氧皮质醇水平升高。

CAH的治疗方法是先给予糖皮质激素以抑制ACTH分泌，随后使用维持剂量控制皮质醇前体的水平。可能需要进行手术治疗来使得性别表型与基因型相匹配；社会心理支持治疗是该病另一个重要的治疗方面。

类固醇激素受体失调

糖皮质激素、雄激素和其他类固醇激素受体构成一个相关的蛋白家族。这些受体均含有一个类固醇激素结合结构域和一个DNA结合及效应功能结构域。现已发现糖皮质激素和雄激素受体的基因缺陷。

在家族性糖皮质激素抵抗的男性患者中，尚未发现皮肤表现；女性患者则会出现多毛、雄激素性脱发和月经异常。两性均表现为皮质醇增多症和ACTH水平增高，但没有其他Cushing综合征的特征。实验室异常也包括高血压和低钾性酸中毒。慢性ACTH过度刺激继发肾上腺雄激素水平升高，可使女性出现男性化。治疗用地塞米松，可使ACTH、皮质醇和雄激素水平恢复正常，并且不出现盐皮质激素过度刺激症状。

雄激素不敏感综合征的女性携带者无症状。男性基因型患者的严重程度从轻微（不育和无精症）到严重（女性表型）不等，后者被称为睾丸女性化综合征。这些患者的皮肤表现包括性征毛发稀疏以及不出现痤疮和雄激素性脱发。轻症的雄激素不敏感综合征可通过手术修复尿道下裂（如果存在）和补充雄激素治疗；对于重症患者，最好的治疗方法是将她们视为不孕女性，并摘除腹腔内隐睾以预防睾丸癌的发生。

垂体功能紊乱的皮肤表现

垂体功能亢进症（肢端肥大症）

肢端肥大症（acromegaly）最常由垂体肿瘤或垂体前叶嗜酸性粒细胞增生引起生长激素分泌过多所致。"巨人症"指青春期前儿童在骨骺融合前发生上述过程，导致身材过于高大。过量的生长激素使胰岛素样生长因子1（insulin-like growth factor-1，IGF-1，主要由肝脏产生）反应性升高，IGF-1是这两种疾病中与生长有关的主要介质。垂体功能亢进症更常见于成年人，导致肢端部位过度生长，尤其是头部、手和足，尽管过量的生长激素/IGF-1也会影响所有的器官和组织。肢端肥大症起病隐匿，在外貌变化发现之前，患者可能会诉有关节痛、多汗、疼痛、手指脚趾缓慢扩大的异常感觉、头痛、视野缺损和性欲减退。

典型的肢端肥大症临床表现很容易通过体检识别。由于结缔组织和组织液的增加，皮肤增厚变软。皮肤毛孔异常粗大。皮脂分泌增多导致面部皮肤油腻，同时顶泌汗腺和小汗腺分泌增加。该病早期可能出现体毛和头发增粗。另外有些患者会有其他的皮肤表现，如黑棘皮病、色素沉着及各种甲改变。脸常会变长，可伴有前额皮肤和回状头皮沟纹加深。可出现巨舌、下颌突出（凸颌），以及鼻子增大呈三角形（图27-4）。关键的具有诊断性意义的特征之一是双手增大，患者常发觉戒指和手套的尺寸显著增加。

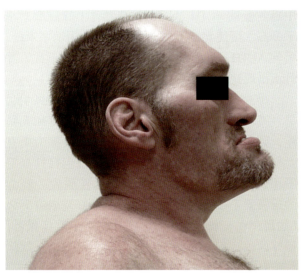

图 27-4 肢端肥大症患者的前额隆起、鼻子和下唇增大、下颌突出

肢端肥大症的系统表现包括器官巨大（如肝脏、脾脏、心脏、甲状腺和肾脏）、神经压迫（可导致腕管综合征）、高血压、胰岛素抵抗和糖尿病、溢乳。该病病程不定，可呈爆发性并在数年之内死亡；也可呈良性病程，持续50年或更长的时间。该病的诊断包括检测IGF-1水平；而口服葡萄糖后测生长激素水平现已不常用。IGF-1是诊断肢端肥大症最可靠的实验室指标，因为其与24小时生长激素的分泌有极好的相关性。一旦证实生长激素分泌过多，建议行垂体磁共振成像检查。对于大多数患者，手术切除垂体肿瘤是一线治疗，但只有约60%的患者得到长期治愈。因此药物和放射治疗是重要的补充治疗。长效生长抑素类似物如奥曲肽是一线治疗药物。多巴胺受体激动剂（如溴隐亭）和生长激素受体拮抗剂治疗也可获益。

垂体功能减退症

垂体功能减退症（hypopituitarism）可表现为一种或多种垂体前叶激素不足，从而导致性腺、甲状腺和肾上腺皮质的继发性萎缩。全垂体功能减退症指所有的垂体激素全部缺乏，包括生长激素、促甲状腺激素、催乳素、促肾上腺皮质激素和两种促性腺激素（FSH和LH）。成人垂体功能减退症最常见的病因是垂体腺瘤。其他肿瘤、感染（梅毒或结核）、结节病、颅底骨折、梗死（如Sheehan综合征的产后出血）以及其他多种疾病，都可能破坏腺体正常功能从而导致垂体功能减退症。

垂体功能减退症的内分泌表现因类型、发病年龄和激素缺乏程度的不同而不同。至少75%的腺体被破坏才会出现各种明显的临床症状和体征。皮肤变化可作为诊断的第一线索。皮肤变化包括皮肤和皮下组织变薄、体毛稀少、皮肤苍白或淡黄色。甲状腺功能减退症的表现较为明显，可出现促性腺激素缺乏的症状，尤其是性欲减退。

通过适当的实验室检查确诊后，可采用缺失激素的替代治疗。

（刘慧洁 译，梁云生、杨斌 审校）

推荐阅读

Buzney E, Sheu J, Buzney C, Reynolds RV. Polycystic ovary syndrome: a review for dermatologists: Part II. Treatment. J Am Acad Dermatol 2014;71(5):859.e1–15.

Clark CM, Rudolph J, Gerber DA, Glick S, Shalita AR, Lowenstein EJ. Dermatologic manifestation of hyperandrogenism: a retrospective chart review. Skinmed 2014;12(2):84–8.

Därr R, Lenders JWM, Hofbauer LC, Naumann B, Bornstein SR, Eisenhofer G. Pheochromocytoma: update on disease management. Ther Adv Endo and Metab 2012;3(1):11–26.

Dekkers OM, Horváth-Puhó E, Jørgensen JO, et al. Multisystem morbidity and mortality in Cushing's syndrome: a cohort study. J Clin Endocrinol Metab 2013;98:2277.

Housman E, Reynolds RV. Polycystic ovary syndrome: a review for dermatologists: Part I. Diagnosis and manifestations. J Am Acad Dermatol 2014;71(5):847.e1–10.

Hughes IA, Davies JD, Bunch TI, Pasterski V, Mastroyannopoulou K, Macdougall J. Androgen insensitivity syndrome. Lancet 2012;380(9851):1419–28.

Jabbour SA. Cutaneous manifestations of endocrine disorders: a guide for dermatologists. Am J Clin Dermatol 2003;4(5):315–31.

Kannan S, Kennedy L. Diagnosis of acromegaly: state of the art. Expert Opin Med Diagn 2013;7(5):443–53.

Katznelson L, Laws Jr ER, Melmed S, et al. Acromegaly: an Endocrine Society clinical practice guideline. J Clin Endocrinol Metab 2014;99(11):3933–51.

Koulouri O, Conway GS. A systematic review of commonly used medical treatments for hirsutism in women. Clin Endocrinol (Oxf) 2008;68(5):800–5.

Lolis MS, Bowe WP, Shalita AR. Acne and systemic disease. Med Clin North Am 2009;93(6):1161–81.

Melmed S, Casanueva FF, Klibanski A, Bronstein MD, Chanson P, Lamberts SW, et al. A consensus on the diagnosis and treatment of acromegaly complications. Pituitary 2013;16(3):294–302.

Nieman LK, Biller BM, Findling JW, et al. The diagnosis of Cushing's syndrome: an Endocrine Society clinical practice guideline. J Clin Endocrinol Metab 2008;93:1526.

Niemann LK, Chanco Turner ML. Addison's disease. Clin Dermatol 2006;24:276–80.

Shibli-Rahhal A, Van Beek M, Schlechte JA. Cushing's syndrome. Clin Dermatol 2006;24:260–5.

Speiser PW, Azziz R, Baskin LS, Ghizzoni L, Hensle TW, Merke DP. Congenital adrenal hyperplasia due to steroid 21-hydroxylase deficiency: an Endocrine Society clinical practice guideline. J Clin Endocrinol Metab 2010;95(9):4133–60.

Witchel SF. Nonclassic congenital adrenal hyperplasia. Curr Opin Endocrinol Diabetes Obes 2012;19(3):151–8.

第28章

卟啉病

Maureen B.Poh-Fitzpatrick

要点

- 多种卟啉病具有相似的光照性皮肤的特点；在选择治疗方式之前需进行足够的检查来确保诊断正确。
- 大多数卟啉病可通过生化指标确诊。
- 基因突变分析是卟啉病诊断和遗传咨询的金标准。
- 大多数迟发性皮肤卟啉病患者治疗后可获得临床缓解和生化指标改善。
- 最近发现，X 连锁显性原卟啉病可以与红细胞生成性原卟啉病区分开来，尽管两者有许多相似的临床特征。
- 变异性卟啉病和遗传性粪卟啉病在急性期都可以通过筛查尿胆红素原升高来快速诊断。
- 具有多系统损害的卟啉病的治疗可能是复杂的，需要多专家会诊。

卟啉病是一组遗传性或获得性的代谢性疾病，表现为皮肤光敏性、周期性神经内脏机能失调，或两者均有（表 28-1）。每种类型卟啉病都是因为调节卟啉 - 血红素途径的八种酶之一的活性下降（或在一种情况下，功能是增加的）导致的（图 28-1）。这些酶的异常导致卟啉前体和 / 或卟啉聚集过量，产生相关的卟啉病。

人血红蛋白合成主要发生在肝细胞和前体红细胞。根据合成过多卟啉和 / 或卟啉前体的主要组织的不同，卟啉症可分为"肝源性"或"红细胞生成性"。酶活性的下降会导致该酶的底物及其前体的蓄积。非光敏性的卟啉原前体通过不可逆的自发氧化，形成相应的光敏性卟啉副产物，见于尿液、粪便、血浆和 / 或红细胞中（表 28-2），且遍布全身。卟啉分子可吸收多种波长的光，最大波长为 400~410nm（可见的紫光）。此类光能穿透人的表皮并激发皮肤组织中的卟啉。这种激发的能量可随后转移给氧分子，在皮肤中产生不稳定的高活性的氧化剂。在脂过氧化作用和补体激活作用下，可引起细胞膜崩解，继而释放出血管内和细胞内容物包括继发性炎症介质，导致皮肤光敏性症状的发生。

4 种肝源性卟啉病可表现为潜在致命的中枢、自主和周围神经系统的阵发性反射性功能失调。症状可能包括腹痛、肢体疼痛和乏力、恶心、呕吐、便秘、心动过速、高血压、焦虑、躁动、混乱、行为怪异、中枢神经麻痹、呼吸窘迫、癫痫发作或昏迷，这些症状可能与血红素合成混乱对神经元的影响有关，但我们知之甚少。疾病通常由可引起肝血红素合成的卟啉药物所诱发。其他诱因包括：禁食、感染、激素水平波动（因月经、怀孕或激素治疗引起）或其他压力。两种急性发作的卟啉病也可能有光照性皮肤的特点。

表 28-1 卟啉病

	皮肤疾病	神经内脏疾病	皮肤和神经内脏疾病
肝性	迟发性皮肤卟啉病	急性间歇性卟啉病	遗传性粪卟啉病
	肝红细胞生成性卟啉病	δ- 氨基酮戊酸脱氢酶缺陷卟啉病	变异性卟啉病
红细胞生成性	红细胞生成性原卟啉病		
	X 连锁显性原卟啉症		
	先天性红细胞生成性卟啉病		

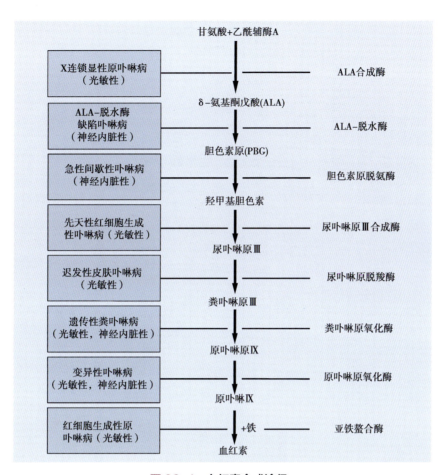

图 28-1 血红素合成途径

编码这些酶的蛋白结构的基因中已发现许多种突变，不同的基因突变导致与其相关的卟啉病的临床表现各异。编码蛋白缺陷的严重程度通常决定了残留的酶活性的多少（如果还有残留）。表型的严重程度可能与分子基因型有关。有些卟啉病的临床表现（表 28-1）也可能受环境和生理因素的共同影响。

大多数卟啉症易通过生化检测诊断（表 28-2）。市售的酶活性测定只针对一些血红素合成的酶，但对任一遗传性卟啉病的潜在基因分析都可以获得。提供各种分析的若干实验室均列在美国卟啉病基金会的网站上（www.porphyriafoundation.com）。本章仅对具有皮肤表现的卟啉病展开讨论。

迟发性皮肤卟啉病

迟发性皮肤卟啉病（porphyria cutanea tarda，PCT）是成人卟啉病最常见的一型，该病是由于肝细胞中的尿卟啉原脱羧酶（uroporphyrinogen decarboxylase，UROD）活性下降，引起聚羧酸盐类卟啉过量产生而导致的。PCT 是唯一既有获得性（约占 80%，"散发型"或"1 型"）又有家族性（约占 20%，"2 型"）类型的卟啉病。常染色体显性遗传的家族性 PCT 具有一个突变的和一个正常的 UROD 等位基因。当突变的等位基因的酶产物没有任何活性时，所残留酶的活性可以低至 50%。2 个 UROD 基因的纯合性突变或复合杂合性遗传突变，可导致残余活性低至正常值的 10%~30%，造成更严重的隐性变异"红细胞生成性卟啉病"（hepatoerythropoieticporphyria，HEP）。目前已知许多有害的 UROD 突变；HEP 的基因型通常是杂合性的，分别遗传自父母双方不同突变的等位基因。PCT 常见于成人，而 HEP 常发生于儿童。在 HEP 中观察到的致残性光损伤类似于先天性红细胞生成性卟啉病（congenital erythropoietic porphyria，CEP）的光损伤模式。

UROD 使尿卟啉原（8 个羧基基团）脱羧成为粪卟啉原（4 个羧基基团）。UROD 活性充分降低，导致尿液、血浆中的尿卟啉及 7- 羧基卟啉水平异

表28-2 卟啉病的特征性生化检查结果

卟啉病的类型	尿液 ALA	尿液 PBG	尿液 URO	尿液 COPRO	粪便 URO	粪便 COPRO	粪便 PROTO	红细胞 URO	红细胞 COPRO	红细胞 PROTO	血浆
急性卟啉病											
急性间歇性卟啉病	++~++++	++~++++	+++	++	N~++	N~+	N~+	N	N	N	N
变异性卟啉病	++~+++	++~+++	+++	+++	N	+++	++++	N	N	N	625~627nm*
遗传性粪卟啉病	N~++	N~++	++	++++	++	++++	N~+	N	N	N	619nm*
ALA-缺乏卟啉病	+++	N	+	++	N	+	+	N	N	++	ALA, COPRO ↑
非急性卟啉病											
迟发性皮肤卟啉病	N	N	++++	++	++	ISOCOPRO	+	N	N	N	URO ↑
红细胞生成原卟啉病	N	N	N	N	N	++	++~++++	N	N~+	+++	PROTO ↑
先天性红细胞生成性卟啉病	N	N	++++	++	+	+++	+	++++	+++	+++	URO 和 COPRO ↑
肝红细胞生成性卟啉病	N	N	+++	ISOCOPRO	N	ISOCOPRO	N	+	+	++++	URO ↑
X-连锁显性原卟啉病	N	N	N	N	NA	NA	NA	NA	NA	++++△	PROTO ↑

*荧光发射峰
△约40%的锌-原卟啉

变异性卟啉病或遗传性粪卟啉病患者无皮肤或系统症状，尿卟啉可能不会升高。

ALA, 氨基酮戊酸; ALA-D, 氨基酮戊酸脱氢酶; COPRO, 粪卟啉; ISOCOPRO, 异粪卟啉; PBG, 胆色素原; PROTO, 原卟啉; URO, 尿卟啉; N, 正常; NA, 不可用; +, 正常上限; ++, 轻度升高; +++, 重度升高; ++++, 极度升高; ↑, 增加。

改编自 Frank J, Poblete-Gutiérrez P. Porphyria. In: Bolognia JL, Jorizzo JL, Schaffer JV, editors. Dermatology. 3rd ed. Elsevier; 2012.

常升高，6-羧基卟啉、5-羧基卟啉粪卟啉也轻度升高，异粪卟啉排泄异常，以及非正常的 4-羧基通路副产物产生。大多数家族性 PCT 的红细胞和肝细胞中均可检测到 UROD 缺陷；而获得性 PCT 中，只有肝细胞中 UROD 活性下降。

临床表现

PCT 的皮肤症状主要表现在手背、前臂伸侧和面部的光暴露部位（图 28-2~图 28-5），但也可累及腿部、足部、头皮和胸部（图 28-6）。典型的主诉是水疱、大疱（图 28-2 和图 28-3）和皮肤变脆引起痛性糜烂（图 28-4）。常出现面部多毛症（图 28-5），斑驳的黄褐斑样色素沉着也可能出现在睑周和颧部。罕见泛发性黑变病，类似于 Addison 病或血色病。头部、颈部、背部和胸部皮肤出现硬斑病样改变（病理组织学上与硬皮病难以区分）可能是一种伴发症状或是唯一表现（图 28-7）。反复发生水疱最终导致瘢痕形成、皮肤变色和粟丘疹（图 28-2 和图 28-8），以及伴有特异性蝶形瘢痕或火山口状凹陷的秃发。无痛性溃疡和钙化不良可能引起耳前、前额、头皮、颈部或手背皮肤的慢性损害。

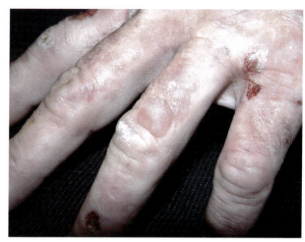

图 28-3 迟发性皮肤卟啉病（PCT）有时可出现大疱

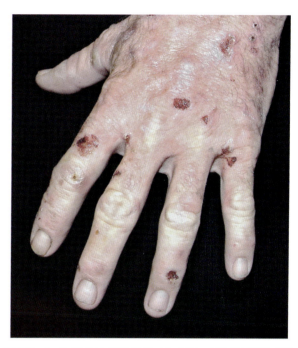

图 28-4 迟发性皮肤卟啉病（PCT）皮肤脆性增加引起疼痛性糜烂

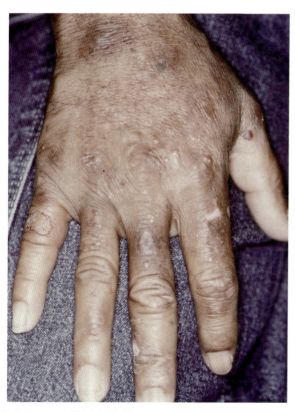

图 28-2 迟发性皮肤卟啉病（PCT）患者手背可见水疱、大疱、结痂、粟丘疹、瘢痕和色素沉着

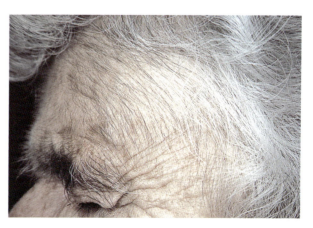

图 28-5 迟发性皮肤卟啉病（PCT）男性患者的面部多毛症

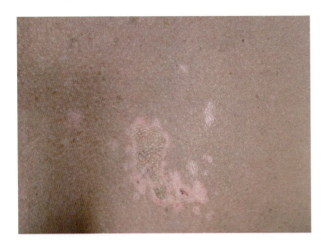

图 28-6 迟发性皮肤卟啉病（PCT）女性患者胸部的皮损

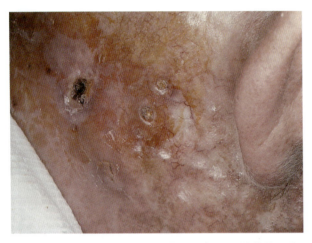

图 28-7 迟发性皮肤卟啉病（PCT）出现伴营养不良性钙化的硬皮病样改变

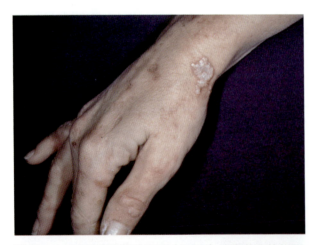

图 28-8 迟发性皮肤卟啉病（PCT）患者的斑块样粟丘疹

相关病因

诱发、促进和影响 PCT 临床表现的非遗传因素包括乙醇摄入、雌激素药物、过量铁摄入、吸烟、维生素 C 以及肝毒性的多氯芳香烃暴露。PCT 还与病毒性和肉芽肿性肝炎、血色病基因（hemochromatosis genes，HFE）、红斑狼疮、糖代谢异常和肝肿瘤有关（表 28-3）。

表 28-3 迟发性皮肤卟啉症（PCT）相关的条件和诱发/加重因素

酒精摄入
药物
　雌激素
　他莫昔芬
　4-氟喹诺酮类抗疟药
多氯芳香烃类
铁超负荷
血色病（纯合子或杂合子）
乙型和丙型肝炎病毒
人免疫缺陷病毒
巨细胞病毒
吸烟
肝结节病
终末期肾病长期透析治疗
肝肿瘤
　原发性
　转移性
糖耐量异常
红斑狼疮
　慢性皮肤型
　亚急性皮肤型
　急性皮肤型
维生素 C 耗减

PCT 与慢性丙型肝炎病毒感染（HCV）的相关性有巨大的地域差异。南欧 PCT 患者 70%~90% 合并 HCV 感染，美国为 56%，而在北欧、澳大利亚和新西兰仅为 20%，这些地区 HCV 流行率低，但 HFE 突变率高。几乎 40% 有北欧血统的 PCT 患者携带有一个或两个突变的 HFE 等位基因。PCT 也与乙型肝炎病毒和人类免疫缺陷病毒（HIV）感染有关。PCT 患者比一般人群更容易出现糖尿病/糖耐量异常。亚急性皮肤型、慢性皮肤型或系统性红斑狼疮有时并发 PCT，常在抗疟药治疗狼疮后触发潜在的 PCT。

轻至中度过量的肝内铁离子沉积在 PCT 患者

中常见，即便是不伴有 HFE 等位基因变异的个体中。过量的铁可促进毒性氧化物的形成，进一步通过催化 UROD 活性氧化抑制剂的产生，来提高卟啉原生成。肝铁质沉着症的毒性可加重肝损伤、加速肝纤维化或肝硬化的发展。

PCT 可导致肝细胞癌，尤其是伴有慢性活动性疾病、酗酒和肝硬化的中老年男性。对于病程长的活动性 PCT、老年新发 PCT、无其他明显原因病情缓解后复发的 PCT、或非典型性尿卟啉患者，通过血清 α- 甲胎蛋白检测及肝脏超声检查来筛查肝细胞癌是必要的。一些专家建议在诊断时进行基线评估，然后每年监测。对于丙型肝炎、肝硬化或其他进展期肝病患者，推荐每隔 6 个月行肝细胞癌监控。肝活检适用于评估铁负荷或由酗酒、病毒感染、血色素沉着症或疑似肿瘤导致的肝脏损伤。

评估

在 PCT 和 HEP 中，过量的羧基化卟啉导致尿液呈红棕色，在伍德灯灯光下发出粉红色荧光。分馏法定量检测尿或血浆卟啉，主要测的是尿卟啉和 7- 羧基卟啉。粪便中的粪卟啉异构体是增加的。在 PCT 中，红细胞卟啉水平是正常的，但在 HEP 的红细胞中可发现锌原卟啉增多。红细胞 UROD 活性减少或 UROD 基因突变提示是家族性疾病。诊断时需参考血象、铁分析（包括血清铁蛋白）、肝功能检查、肝炎和 HIV 血清学和 HFE 分子分析。部分患者还需进行抗核抗体、葡萄糖耐量测定、血清 α- 甲胎蛋白、肝超声和肝活检检查。皮肤活检提示的组织改变符合 PCT 表现不具有诊断性，因为相似的表现也可见于其他的皮肤卟啉病、假性卟啉病及一些原发性水疱性疾病。

鉴别诊断

PCT 和 HEP 的光皮肤改变难以与变异性卟啉病（variegate porphyria, VP）、遗传性粪卟啉病（hereditary coproporphyria, HCP）或 CEP 相区别。大疱性表皮松解症、淀粉样变、红斑狼疮和药疹出现的水疱大疱性皮损都可能与任意一种卟啉病类似。慢性 PCT 患者可能被误诊为患有硬皮病样疾病。"假性卟啉病"是指具有与 PCT 有相似日光加重的水疱表现，但无卟啉水平升高或其他原发性水疱性疾病；许多药物可引起该病（表 28–4）。肾衰竭长期透析治疗者（图 28–9），以及长期暴露在强烈的人工或自然日光下或接受光动力治疗的患者，都可能出现类似卟啉病的水疱表现。

表 28-4　与假性卟啉病相关的药物

抗感染药物
　β- 内酰胺类
　萘啶酸
　四环素类
　伏立康唑

利尿药
　氯噻酮
　布美他尼
　呋塞米
　氢氯噻嗪 / 氨苯蝶啶

非甾体抗炎药
　二氟尼柳
　酮洛芬
　萘丁美酮
　萘普生
　奥沙普嗪
　双氯芬酸

维 A 酸类
　阿维 A 酯
　异维 A 酸

其他
　胺碘酮
　环孢素
　伊马替尼
　5- 氟尿嘧啶
　氟他胺
　氨苯砜
　吡哆醇

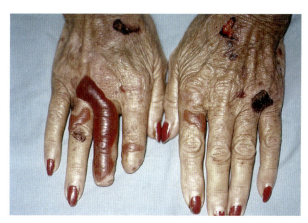

图 28-9　与慢性肾衰竭透析治疗相关的假性卟啉病

治疗

治疗的首要步骤是避免酒精摄入、吸烟、雌激素药物（在可能的情况下）、铁补充剂和环境毒素。必须避免阳光照射直到治疗达到临床缓解。遵循有营养的饮食，少食含铁丰富的红肉并摄入足够的维生素C。重度铁负荷患者首选放血疗法，可迅速降低组织中的铁含量，使受到铁介导的UROD抑制影响的血红素合成途径恢复正常。每次放500ml的全血，间隔为每周2次至每2~3周1次，使血清铁蛋白逐步降低到正常临界低值。治疗间隔应根据每个患者的耐受程度而定，应避免出现诱导性贫血（血红蛋白<10~11g/dl）。光敏性和卟啉水平在治疗期即出现降低，但临床和生化的缓解则需要在血清铁蛋白水平达到正常低值、停止放血后数周到数月才可获得。在这段时间内，持续日光防护和避光是必要的。多毛症和色素沉着的恢复可能是缓慢而不完全的。瘢痕和硬皮病样改变可能是永久性的。终末期肾病透析的患者和贫血患者使用外源性促红细胞生成素刺激红细胞生成和铁离子活性，可进行适当的低容量放血治疗。放血疗法减少肝内铁质沉着后，抗丙型肝炎病毒治疗的疗效会增强。使用新型蛋白酶抑制剂治疗丙型肝炎病毒感染，可使丙型肝炎相关性PCT获得持续缓解。

另一种可选的治疗方法是硫酸羟氯喹（100~200mg，2~3次/周），对于轻度铁负荷或放血疗法不方便或有禁忌的患者尤其有用。剂量高于推荐用于抗疟或光保护的剂量，可造成急性肝损伤。对于风险特别高的患者，可给予低于推荐量的起始剂量。肝转氨酶在治疗后可有暂时性升高，但随着治疗的继续可逐渐趋于正常。小剂量抗疟治疗联合放血疗法，可加速临床和生化反应。替代治疗（如血浆置换、消胆胺、维生素E、碱化代谢、铁螯合剂）很少使用。

红细胞生成性原卟啉病和X连锁显性原卟啉病

红细胞生成性原卟啉病（erythropoietic protoporphyria，EPP）是儿童最常见的卟啉病，是由于亚铁螯合酶（ferrochelatase，FECH，血红素合成途径中最后一个酶）活性受损所致，引起其底物原卟啉（protoporphyrin，PP）的蓄积，导致直接的皮肤光敏性和肝胆疾病。PP的产生过量主要发生在骨髓红系前体细胞中，其细胞内的PP扩散到血浆，再到达其他组织。PP从血浆清除需经肝脏分泌到胆汁中，再通过粪便排出。富含PP的胆汁会促使胆囊结石形成。PP的肝毒性作用可导致致命性的肝功能异常。若伴贫血，通常是轻度的。

EPP的主要基因型是由一个突变的FECH等位基因（编码无功能或低功能性的缺陷的酶蛋白）和一个相对正常的多态性等位基因（表达量低，仅轻微降低其酶产物的活性）构成。一些专家称之为"拟显性"或"半显性"遗传，而另一些则认为它是常染色体隐性遗传，因其需要两个等位基因同时异常表达。FECH双等位基因均出现有害性突变的经典常染色体隐性遗传见于少数EPP患者。

X连锁显性原卟啉病（X-linked dominant protoporphyria，XLP）虽然临床上与EPP非常相似，但目前认为是一种独立的疾病，由编码红系特异性酶——氨基酮戊酸合成酶-2（ALAS2）的基因出现功能增强性突变所导致。ALAS2功能增强导致红细胞内PP聚集，出现锌-PP：金属游离-PP的比率升高，这是EPP所没有的特征。XLP与EPP一样具有儿童期发病和直接皮肤光敏性的特点，但可能有更高的肝功能异常的风险。

临床表现

EPP和XLP的日光性皮肤表现类似。暴露在日光下数分钟至数小时即可引起刺痛感、灼热感和痒感，接着光照部位出现红斑和水肿，并逐渐演变成痛性紫癜，几天后消退。反复发作可引起皮肤变厚，出现饱经风霜、鹅卵石样外观，尤其是指关节上方的皮肤。面部蜡状硬结、浅椭圆形瘢痕和口周放射状纹高度提示EPP或XLP。可出现水疱和结痂，但不常见。除了皮肤表现，早发的胆结石和进行性肝功能不全可能会使临床病程复杂化。

诊断

红细胞、血浆和粪便中异常高的PP是这两种疾病的特点；在XLP中，红细胞锌-PP可占总PP的15%~50%，而在EPP中通常<85%。由于PP不溶于水，尿中卟啉含量通常是正常的，但当肝功能异常达到一定程度后尿中可出现粪卟

啉。由于 PP 极度光不稳定，血液标本，尤其是血浆在收集、运输和处理的过程中必须完全避光。可进行 *FECH* 和 *ALAS2* 基因突变分析。血常规和肝功能需在诊断时进行检测，并每隔 6~12 个月监测一次。由于 EPP 和 XLP 患者长期避光，血清维生素 D 水平需进行检测。慢性损伤的皮肤的组织学检查可见真皮上部透明样物质沉积和真皮毛细血管壁增厚。超微结构分析显示无定形蛋白沉积、真皮毛细血管基底膜变性及肥大细胞脱颗粒。

治疗

EPP 和 XLP 可导致终生性皮肤光敏感，需要穿防护服和调整生活方式。含氧化锌或二氧化钛的防晒霜可阻挡长波紫外线（UV）和可见光的辐射，但作用有限。玻璃不是一个有效的屏障，但塑料薄膜能阻挡有害的波长，可以将其贴在窗户玻璃和挡风玻璃上。皮肤暴露于宽谱、窄谱 UVB 灯或 UVA 联合补骨脂素，诱导内源性黑色素产生（晒黑），可增加日光耐受性。在欧洲，可用皮下植入式 afamelanotide（一种 α- 黑素细胞刺激素类似物）增加皮肤黑色素合成。口服 β- 胡萝卜素 60~300mg/d 可减轻光敏性，但不是对所有的患者都有用。

如果血清维生素 D3 水平较低，应补充维生素 D3，并行骨骼健康水平的评估。相关贫血很少需要特别治疗。胆石症建议手术治疗，且需慎用胆汁淤积性药物。应进行针对肝炎病毒的免疫治疗。肝功能异常是一个不良预兆，需要将此类患者转诊到治疗卟啉性肝脏疾病的专科中心。进展性顽固性肝功能不全是肝移植的指征，但肝移植不能治愈这两种原卟啉病，因为该病是由于骨髓中 PP 过量生产导致的。联合肝移植和骨髓移植可获得治愈。手术室中的光照需经过过滤以减轻在肝移植手术中感光的 PP 对内脏及暴露皮肤的损害。

先天性红细胞生成性卟啉病

先天性红细胞生成性卟啉病（congenital erythropoietic porphyria, CEP）是一种罕见的常染色体隐性遗传疾病，表现为日光性皮肤损伤、溶血性贫血、骨骼和眼部疾病。尿卟啉原Ⅲ合成酶（UROS）双等位基因突变编码出缺陷的酶蛋白，导致多羧酸卟啉Ⅰ型异构体（对生成血红素无用但可引起皮肤光敏反应）的聚集，引起皮肤易破，并出现水疱、糜烂和瘢痕。由于多羧酸卟啉沉积，尿液、骨骼和牙齿（红牙）呈红褐色，在伍德灯下呈现粉色至红色的荧光。

皮肤、眼睛、骨骼、鼻和耳软骨的慢性损害在儿童早期开始出现，并逐渐致残。面部和四肢的多毛症、蜡样硬化斑块、色素沉着、瘢痕，以及头皮的瘢痕性秃发症状常常显著。溶血性贫血的程度可从轻度到伴脾肿大和骨脆性增加的重度不等。眼部表现包括结膜炎、睑缘炎、瘢痕性睑外翻和眼睑闭合不全，这些可能导致角膜瘢痕形成，最终失明。成年才开始发病的患者极罕见，其症状轻微。

诊断

尿液、血浆、粪便和红细胞中卟啉Ⅰ型异构体水平升高，可将 CEP 与其他卟啉病鉴别（表 28-2）。卟啉排泄使新生儿尿布染成粉红色，这可能是新生儿诊断该病的信号。*UROS* 基因突变分析已市售。

治疗

CEP 是一个复杂的多系统疾病，最好由专科诊治。防晒是基础，可能需要补充维生素 D。口服 β- 胡萝卜素疗效有限。口服 α- 生育酚和抗坏血酸可降低氧自由基，减轻光损伤。口服表面活性炭或消胆胺可通过减少卟啉的重吸收来降低血浆卟啉浓度。骨髓的高灌注或化学抑制可减慢血红素产生，但该疗法有很多不良反应。脾切除可能是需要的。骨髓移植可治疗该病。

变异性卟啉病和遗传性粪卟啉病

这两种常染色体显性遗传的"急性发作"的卟啉病，其皮损特征类似于 PCT。皮肤病变见于 50%~80% 的 VP 患者（也可能是唯一的表现）和约 30% 的 HCP 患者。神经内脏损害可能由卟啉药物、禁食、激素水平的波动、感染或其他应激中的任一情况诱发。原卟啉原氧化酶（*PPOX*）基因突变导致 VP；粪卟啉原氧化酶（*CPOX*）基因突变导致 HCP。这两种疾病杂合子通常在青春期后开始发病，但绝大多数 PPOX 或 CPOX 突变携带者终生不发病。PPOX 的双等位基因突变者儿童期发病，出现严重的表型包括身材矮小、先天性指弯曲、智力低下、癫痫发作和光敏性。CPOX 的双等位基因突变导致类似的严重的儿童期 HCP。

诊断和评估

VP 的生化特性是粪便中 PP 多于粪卟啉（CP），尿液中 CP 多于尿卟啉（表 28-2）。急性发作期，尿液和血浆中可出现异常高水平的胆色素原和氨基酮戊酸。血浆荧光放射扫描显示其特征峰值位于（626±1）nm。静止期的 VP，其尿液、血浆和粪便中的卟啉和卟啉前体水平可能是正常的，也可能升高且维持在一定水平，并在急性期时上升。HCP 的生化特性是急性期尿液和粪便的 CPⅢ增多以及高水平的尿胆色素原和氨基酮戊酸。疑似急性发作的患者应迅速行尿胆色素原筛查进行评估，结果阳性应立即采取治疗。

PPOX 和 CPOX 的基因突变分析已市场化。由于大多数 PPOX 或 CPOX 突变的杂合子携带者（尤其在儿童期）无临床症状，生化指标也可能无异常，因此需要进行基因突变分析来对所有有风险的家庭成员进行确诊。VP 和 HCP 都可能并发肝细胞癌。推荐患者和突变基因携带者从 47~50 岁开始，每隔 6~12 个月行一次肝脏超声和血清 α-甲胎蛋白监测。

治疗

不同于 PCT，抗疟治疗或放血疗法对 VP 和 HCP 无效；皮损处于活动期时，光保护措施是必要的。通过避免卟啉性药物、限制碳水化合物摄入、酗酒和吸烟来尽量减少诱发急性发作的机会，对于发病患者和未发病的携带者都是非常重要的。"药品安全数据库"可以在美国卟啉病基金会的网站查阅（www.porphyriafoundation.com/drug_database）。必要时，可慎用类固醇激素治疗。应及时处理相关的感染或其他应激。用警示标签来识别丧失行为能力的 VP 或 HCP 患者，可以避免危险药品管理疏忽。急性发作期的药物治疗是复杂的，通常包括口服或静脉注射葡萄糖和输注血红素；强烈推荐早期进行专家咨询。

（刘慧洁 译，陈永锋、杨斌 审校）

推荐阅读

Anstey AV, Hift RJ. Liver disease in erythropoietic protoporphyria: insights and implications for management. Gut 2007;56:1009–18.

Ashwani AK, Anderson KE. Variegate porphyria. In: Pagon RA, Adam MP, Bird TD, et al., editors. GeneReviews [Internet]. Seattle (WA): University of Washington; February 14, 2013. 1993–2014. Available from: http://www.ncbi.nlm.nih.gov/books/NBK121283/.

Balwani M, Desnick R. The porphyrias: advances in diagnosis and treatment. Blood 2012;120:4496–504.

Bissell DM, Wang B, Cimino T, Lai J. Hereditary coproporphyria. In: Pagon RA, Adam MP, Bird TD, et al., editors. GeneReviews [Internet]. Seattle (WA): University of Washington; December 13, 2012. 1993–2014. Available from: http://www.ncbi.nlm.nih.gov/books/NBK114807/.

Erwin A, Balwani M, Desnick RJ. Congenital erythropoietic porphyria. In: Pagon RA, Adam MP, Bird TD, et al., editors. GeneReviews [Internet]. Seattle (WA): University of Washington; September 12, 2013. 1993–2014. Available from: http://www.ncbi.nlm.nih.gov/books/NBK154652/.

Lecha M, Puy H, Deybach JC. Erythropoietic protoporphyria. Orphanet J Rare Dis 2009;4:19. Available from: http://www.ojrd.com/content.

Poblete-Gutiérrez P, Wiederholt T, Merk HF, Frank J. The porphyrias: clinical presentation, diagnosis and treatment. Eur J Dermatol 2006;16:230–40.

Poh-Fitzpatrick MB. Porphyrin-sensitized cutaneous photosensitivity: pathogenesis and treatment. Clin Dermatol 1985;3:41–82.

Puy H, Gouya L, Deybach JC. Porphyrias. Lancet 2010;375:924–37.

Ryan Caballes F, Sendi H, Bonkovsky HL, Hepatitis C. Porphyria cutanea tarda, and liver iron: an update. Liver Int 2012;32:880–93.

Sarkany RP. The management of porphyria cutanea tarda. Clin Exp Dermatol 2001;26:225–32.

Schulenburg-Brand D, Katugampola R, Anstey AV, Badminton MN. The cutaneous porphyrias. Dermatol Clin 2014;32:369–84.

Singal AK, Parker C, Bowden, et al. Liver transplantation in the management of porphyria. Hepatology 2014;60:1082–9.

第29章

与胃肠疾病相关的皮肤病

Mark D.Herron·John J.Zone

要点

- 胃肠道出血可能与弹性纤维假黄瘤或遗传性出血性毛细血管扩张症有关。
- 腺瘤性息肉病可能与表皮样瘤、纤维瘤及皮样瘤相关。
- Peutz-Jeghers 综合征和 Cowden 综合征与错构瘤性息肉病相关。
- 营养吸收不良可能与疱疹样皮炎、乳糜泻或肠病性肢端皮炎和锌缺乏有关。
- 炎症性肠病与嗜中性皮病如坏疽性脓皮病、阿弗他溃疡和 Sweet 综合征,以及结节性红斑有关。
- 胰腺炎可能表现为特定部位的紫癜或脂膜炎。

许多胃肠道疾病出现特征性的皮肤病变,为其临床表现的一部分。本章讨论的内容包括以下疾病的皮肤表现:胃肠道出血、息肉病、营养吸收不良、炎症性肠病和胰腺疾病。这些疾病的遗传基础大多已阐明(表29-1)。

表 29-1 胃肠道疾病的遗传基础

弹性纤维假黄瘤:ATP-结合盒转运蛋白 C6(ATP-binding cassettetransporter C6,ABCCA6)

遗传性出血性血管扩张症 1:内皮素(endoglin,ENG)

遗传性出血性血管扩张症 2:激活素 A 受体,Ⅱ型样激酶 1(activin A receptor,type Ⅱ-like kinase 1,ACVRL1)

Gardner 综合征:腺瘤性结肠息肉病(adenomatous polyposis coli,APC)

Peutz-Jeghers 综合征:丝氨酸/苏氨酸激酶(serine/threonine kinase,STK11)

Cowden 病:磷酸酶和张力蛋白同系物(phosphatase and tensin homolog,PTEN)

肠病性肢端皮炎:可溶性载体家族 39(锌转运子)成员 4(SLC39A4)

胃肠道出血

广泛的胃肠道出血有时和系统性疾病有关,通过其皮肤改变很容易被发现。下文将介绍弹性纤维假黄瘤和遗传性出血性毛细血管扩张症。

弹力纤维假黄瘤

弹力纤维假黄瘤(Pseudoxanthoma elasticum,PXE)是罕见的遗传性弹力组织疾病,其出生时发病率为 1:25 000~1:100 000。弹力纤维丰富的组织包括皮肤、视网膜和血管出现进行性钙化。发病年龄和器官系统受累的严重程度都有明显的异质性。最严重的并发症是黄斑出血和黄斑瘢痕引起的视力下降。患者寿命不受影响。

发病机制

PXE 是常染色体隐性遗传性疾病,由 ATP 结合盒转运蛋白(ABCC6)基因突变导致。该基因定位于染色体 16p13.1。80% 的患者至少有一个 ABCC6 突变。ABCC6 蛋白大量表达于肝脏和肾脏。ABCC6 基因编码的是一种细胞转运蛋白,说明 PXE 是一种系统性代谢性疾病而不是单纯的结缔组织结构紊乱。受累组织中弹性纤维异常,包括在真皮中层和深层网状层中变性的弹性组织纤维断裂和钙化。弹性纤维中钙质进行性蓄积可导致其破裂和毁坏。

临床表现

皮肤表现通常在 20~30 多岁出现。弹性纤维的钙化导致皮肤变黄。受累皮肤表现为进行性黄色融合性丘疹,分布于颈部侧面和肘窝、腘窝、腋窝、腹股沟的屈侧。这些黄色丘疹呈"拔毛的鸡皮样"外观。严重患者的皮肤出现松弛和皱纹(图 29-1 和图 29-2)。

最早的眼部表现为眼底的弥漫性斑块,在 20~30 岁出现眼底血管样条纹。这些条纹从视神经盘发出,呈淡灰色线状和树枝状网状结构。血管样条纹的管腔较正常血管大,表明脉络膜新生血管位于视网膜 Brush 膜的弹性板上。眼底血样条纹不影响视力。视网膜下新生血管及出血可导致视网膜瘢痕和失明。如果黄斑受累，失明将是永久性的。

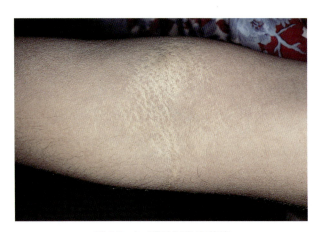

图 29-1 弹性纤维假黄瘤

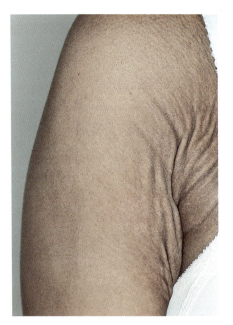

图 29-2 弹性纤维假黄瘤的腋窝出现皮肤明显松弛

血管弹力层钙化导致高血压、周围血管疾病、冠状血管病变、动脉瘤和脑出血。PXE 可累及心脏瓣膜、心肌和心包膜中的弹性组织。约 10% 的 PXE 患者会发生消化道出血。最常见的出血部位是胃部，这可能有胃炎或消化性溃疡引起。胃肠道常出现弥漫性浅表糜烂而非局限性出血。由于动脉血管收缩功能不全，胃肠道出现难以控制。胃出血可能在眼和皮肤改变充分形成之前发生。

评估

该病的确诊依靠临床表现和显示弹性纤维断裂和钙化的皮肤活检结果，其中皮肤活检是诊断本病所必需的。皱褶的皮肤或瘢痕的活检对于疑似病例和其家庭成员是必需的。光学显微镜下可见真皮中层到深层的弹性组织碎裂并呈不规则团块状。钙染色常显示有明显的弹性组织钙化。虽然这样的典型表现主要在受累皮肤处出现，但临床上外观正常的皱褶处皮肤也可能出现类似的表现。有血管样条纹和轻微皮肤表现的患者可通过皮肤活检确诊 PXE。

10~20 岁期间出现血管样条纹或有阳性家族史者，需考虑该病。单纯血管样条纹不足以诊断该病。有阳性家族史的血管样条纹患者则高度提示该病。有皮肤改变的患者中 85% 出现眼底血管样条纹。如果怀疑 PXE，必须进行更详细的眼科检查，因为眼部改变在疾病的早期阶段即可见，所以推荐已确诊患者的亲属行眼底镜筛查。

近来，ABCC6 基因的分子遗传检测已市售。几乎所有患者都可检测到一个等位基因的突变，近 90% 患者可测到两个等位基因的突变。序列分析可发现错义突变、无义突变、移码突变以及小的缺失和插入。遗传检测和解释结果应与遗传咨询同时进行。

鉴别诊断

PXE 特征性的黄色丘疹可与日光性弹性纤维病相混淆。两者皮损均好发于颈部，但 PXE 的皮损还可发生在腋窝、腹股沟、腘窝和肘窝。日光性弹性纤维病引起弹性组织异常，组织学上表现为真皮上部致密团块。这种异常的弹性组织不能被钙染色剂染色。PXE 表现为真皮网状层中部至深部的弹性组织断裂团块。除了日光性弹性纤维病，类似于 PXE 的皮损还可见于 Buschke-Ollendorf 综合征、迟发性局灶性真皮弹力纤维变性和皮肤松弛症。

眼底血管样条纹对诊断 PXE 很有价值，但非特异性指标。眼底血管样条纹可以在众多疾病出现（表 29-2），但最常见于镰状细胞贫血和骨骼 Paget 病。这些导致眼底血管样条纹的疾病之间还没发现存在本质上的致病性关系。

治疗

对 PXE 根本的基因缺陷目前没有有效的治

疗方法，控制体重、戒烟、积极治疗高血压和血脂紊乱可能减少血管并发症。应避免服用阿司匹林和非甾体类抗炎药。患者不宜做接触式运动。PXE 的出血和血管闭塞性疾病都需要药物治疗。

表 29-2　血管样条纹的鉴别诊断

骨 Paget 病
镰状细胞性贫血
地中海贫血
Ehlers-Danlos 综合征
结节性硬化综合征
Sturge-Weber 综合征
神经纤维瘤
溶血性贫血
糖尿病
血色病
高磷酸酯酶血症
高钙血症
铅中毒
垂体疾病
肢端肥大症
近视
创伤性脉络膜破裂

已有因美容需求外科切除病变皮肤获得成功的报道。并发症包括愈合慢、钙质从瘢痕中挤出以及手术瘢痕扩大。大部分患者对手术结果很满意。

遗传性出血性毛细血管扩张症

遗传性出血性毛细血管扩张症（hereditary hemorrhagic telangiectasia，HHT）是一种常染色体显性遗传疾病，其临床特点为血管发育不良。这种毛细血管扩张症是毛细血管的永久性扩张，施加压力后常变白。毛细血管扩张最先在儿童期出现于鼻部和口腔黏膜。用拇指和食指拉伸下唇黏膜可充分显示 HHT 的毛细血管扩张，表现为 2~3mm 的点状红斑，随年龄增长可变成丘疹（图 29-3）。患有 HHT 的年轻人死亡率较高。

发病机制

HHT 的发病率为 1/10 000，比以前认为的更高。该病的遗传方式为常染色体显性遗传，外显率约为 97%。目前发现 HHT 有两种分子亚型。通过连锁分析发现，HHT-1 和 HHT-2 均是由特定基因突变引起的多系统血管发育不良。所报道的这两种亚型的严重度和遗传标记有所区别。

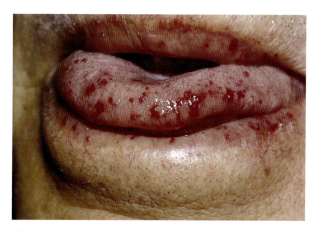

图 29-3　遗传性出血性血管扩张症唇部和舌头多发小的毛细血管扩张的斑点

HHT-1 与较高的动静脉畸形患病率及严重程度增加有关。这些患者早发肺和中枢神经系统复杂血管畸形的风险更高。现已报道 HHT-1 存在内皮素（ENG）基因突变。ENG 是一种转化生长因子 -β（TGF-β）结合蛋白，表达于毛细血管、静脉和动脉。ENG 基因定位于染色体 9q34.1。

HHT-2 与轻型的表型有关，外显率低，发病年龄晚，其肺动静脉畸形比 HHT-1 少。有报道，HHT-2 具有激活素 A 受体即 Ⅱ 型样激酶 1（ACVRL1）的突变。ACVRL1 基因定位于染色体 12q11-q14。ACVRLA1 可在高度血管化的组织中检测到，并主要在内皮细胞表达。

组织病理学可见真皮乳头层不规则的扩张的毛细血管和小静脉。血管周围缺少支撑，包括周细胞、平滑肌和弹性纤维的减少。也可见异常粗大的胶原纤维束呈不规则条带状分布。缺乏血管周围支撑的血管尤其在无角化上皮的胃肠道容易受损。

临床表现

青春期，在舌的下方以及口腔底部出现毛细血管扩张。自发性、复发性鼻出血是儿童期最常见的表现。胃肠道、肺脏和神经系统的血管异常在 40 岁之后出现。20%~30% 的患者胃肠道的毛细血管扩张性损害可导致出血。胃肠道出血通常于 40~60 岁开始出现。HHT 患者常发生消化性溃疡病。出血多位于有自发性糜烂的毛细血管扩张的黏膜部位。胃肠道出血是进行性的，随着年龄增长，消化道出血可导致严重贫血。潜在致命的出血问题值得密切关注。

有报道高达 30% 的 HHT 患者有转氨酶、γ-谷氨酰转氨酶和碱性磷酸酶的升高。如果出现肝肿大或肝杂音，则很可能存在肝的动静脉畸形。HHT 的肝硬化被认为是整个肝脏的异常血管扩张和间质改变。肝动静脉瘘出血罕见。

15%~33% 的患者有肺动静脉瘘。一些研究者估计，高达 50% 的肺动静脉瘘与 HHT 相关。发绀、杵状指以及呼吸困难是动静脉瘘的晚期表现。胸部 X 线检查联合 PaO_2 测定可发现大多数此类病变。

心脏高输出状态继发于严重贫血和全身动静脉分流，可导致双心室衰竭。多发性动静脉瘘可出现中枢神经系统表现，包括短暂性脑缺血发作和脑血管意外。脑血管异常包括动静脉畸形、毛细血管瘤和毛细血管扩张。据估计，5%~10% 的 HHT 患者有脑动静脉畸形。脑、脊髓和脑膜的血管畸形可导致局灶性神经功能缺陷。肺和/或脑动静脉畸形的患者存在因病变血管破裂导致早期死亡的风险。

评估

HHT 的临床诊断基于毛细血管扩张表现以及 HHT 家族史。HHT 的诊断标准有 4 条，包括鼻出血、毛细血管扩张（唇、口腔、指、鼻）、内脏病变和家族史。符合 3 条或 4 条标准即可确诊，符合 2 条及以下标准则不能确诊。HHT 的皮损表现为多发的、2~4mm 大小、通常对称分布、点状、压之变白的斑疹和轻微隆起的丘疹，见于唇部、面部、口鼻黏膜、手足和上肢。本病遗传模式为常染色体显性遗传，常有出血的家族史。

如果皮肤或黏膜出现特征性的毛细血管扩张，需要详细询问家族史和出血史。临床上毛细血管扩张可以比较轻微，尤其是在儿童期和青少年期。因此，仔细地体检是必要的。年轻时反复出血可在明显的毛细血管扩张之前多年就出现，这使得家族史尤为重要。家族成员应注意 HHT 的宽疾病谱的检查。

鉴别诊断

很多疾病存在皮肤血管异常，类似的毛细血管扩张还见于 CREST 综合征（钙化、雷诺现象、食管病变、肢端硬化和毛细血管扩张）和硬皮病。泛发性特发性毛细血管扩张症指广泛的、有时对称性的、成片的线状毛细血管扩张，主要分布于四肢或躯干。日光和离子辐射可在曝光部位诱发局限性线状毛细血管扩张。创伤导致的皮损通常为线状，偶尔蜘蛛痣样或局限性。玫瑰痤疮的毛细血管扩张呈线状，局限于面部和鼻部，很少累及黏膜。静脉湖是发生在口唇和耳部的深蓝色质地柔软的丘疹结节，玻片压诊可部分变白，通常皮损数目较少，不伴黏膜病变。

治疗

应在动静脉畸形并发症出现症状之前治疗。鼻出血可用鼻腔填塞或电灼治疗。凝血可能只能取得暂时的缓解。钕：YAG（Nd：YAG）激光可用于治疗出血。厚皮肤分层皮片移植保护脆性扩张毛细血管的替代疗法有 25%~64% 的患者获得成功。然而，在移植皮片的黏膜边缘毛细血管扩张会复发。预防性润滑鼻腔黏膜可能获得缓解。雌激素治疗有减少鼻出血的倾向。

如果能找到血管扩张的位置，可通过内窥镜行电灼或激光治疗胃肠出血。如果这些治疗方法不成功，需行受累肠段的切除手术。低剂量雌激素和孕激素合用可成功治疗肠道毛细血管扩张症引起的严重出血。

任何部位明显的动静脉瘘通常可通过手术切除治疗。用可拆分的球囊和弹簧圈进行栓塞可显著降低肺动静脉畸形的发病率。脑动静脉畸形可用球囊和弹簧圈栓塞、立体定位手术及常规的神经外科手术治疗，以防止致残性出血。

息肉病综合征

有两组公认的遗传性息肉病：腺瘤性息肉病综合征和错构瘤性息肉病综合征。腺瘤性息肉病综合征已证实有潜在的恶变可能。错构瘤性息肉综合征表现为肠黏膜结缔组织的畸形。尽管被归类为错构瘤，但仍有癌变风险。

腺瘤性息肉综合征

家族性腺瘤性息肉病（familial adenomatous polyposis，FAP）指数量超过 100 个的多发性腺瘤性息肉病，该病发展成结直肠癌的概率几乎为 100%。FAP 的特点为常染色体显性遗传的结直肠息肉病，无肠外表现。Gardner 综合征是 FAP 的一种病理性变异，其特点是一种具有高外显率和表型易变性的常染色体显性遗传病。Gardner 综合征包括结直肠息肉伴多发性表皮样囊肿（图 29-4）、皮下纤维瘤、脂肪瘤、硬纤维瘤以及面部骨骼和颅骨骨瘤。如果不治疗，FAP 综合征患者从 20~30 岁开始逐渐发展成结肠癌。

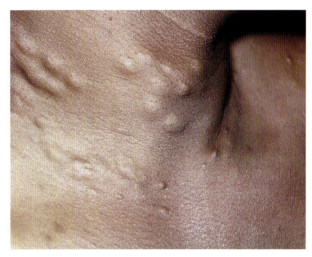

图 29-4　Gardner 综合征：腺瘤性结肠息肉病患者出现多发的表皮样囊肿

发病机制

FAP 和 Gardner 综合征为具有高外显率的常染色体显性遗传，但表型上可能有相当大的变异，男女发病率相同。FAP 的患病率估计为 2 : 100 000 ~ 3 : 100 000。

FAP 和 Gardner 综合征是由一个点突变的高度异质性谱系突变引起的，为腺瘤性结肠息肉病（APC）基因的胚系突变，位于染色体 5q21。这个 APC 基因编码一种通过拮抗 WNT 信号通路抑制肿瘤的多结构域蛋白。至少有 70% 的家族性结肠息肉病和 Gardner 综合征的患者有 APC 基因突变。APC 基因是一种肿瘤抑制基因，在 FAP 家族中已发现该基因有超过 800 种突变。越来越多的证据表明，不同的 APC 基因突变与特定的表型相关。Gardner 综合征是 APC 相关息肉综合征的致病性变种。

临床表现

APC 腺瘤性息肉病综合征有显著的特点：家族性结肠息肉病、Gardner 综合征和 Turcot 综合征。最初将家族性结肠息肉病单独从 Gardner 综合征中分出来，是基于家族性结肠息肉病缺少皮肤表现。两种综合征的腺瘤性息肉组织学、病理学和病程发展都相似。两者的发病年龄、息肉数量和发病部位有很大的差异，结直肠的腺瘤性息肉从 16 岁开始出现。到 35 岁，95% 的 FAP 患者出现息肉。在 16 岁之前难以诊断肠息肉病，但 Gardner 综合征的肠外表现可在婴儿期或儿童早期识别。

Gardner 综合征的最初描述包括明显的肠外表现：骨瘤、表皮样囊肿和皮下纤维瘤伴发肠息肉病。一般情况下，骨瘤的出现早于息肉。骨瘤最常见于颅骨和下颌骨，出现在儿童期，早于息肉出现之前。儿童可在胸部、背部和上臂出现许多 3~5mm 的小囊肿。有包膜的皮下纤维瘤可见于头皮、肩部、手臂和背部。

硬纤维瘤和牙齿异常对 Gardner 综合征患者有显著的影响。硬纤维瘤表现为软纤维组织的良性、弥漫性增生。它是腹壁肿瘤，可长到数厘米大小，常发生在创伤或手术的部位，也可能是其他部位。硬纤维瘤有局部侵袭性，并可导致死亡。肠系膜纤维化有类似的病程。牙齿异常包括牙瘤、含牙囊肿、未萌牙、先天性缺牙、多生牙。多达 90% 的患者有先天性视网膜色素上皮增生，其不引起视觉障碍。

Gardner 综合征和散发性表皮样囊肿的区别主要基于 Gardner 综合征皮损数量巨大且有家族史。硬纤维瘤的存在提示 Gardner 综合征的诊断。

评估

诊断主要依靠临床表现。有皮肤表现提示 Gardner 综合征的患者应采集详细的家族史。下颌骨的全景 X 线检查可能发现隐匿性骨瘤。结肠镜检查和活检可确定诊断。FAP 和 Gardner 综合征的患者终生都有肠息肉转变成腺癌的风险，概率接近 100%。

高危人群（家庭成员）应每年常规性结肠镜检查。一般情况下，Gardner 综合征的第一代家族成员应该在 10~15 岁时开始预防性检查。每年行结肠镜检查直到 35 岁。APC 基因的分子检测可发现 90% 的 FAP 患者。分子检测是针对高危家族成员早期诊断最常用的方法。分子检测的一个好处是可以让结肠内镜检查阴性但已证实有基因突变的家族成员免于每年常规的结肠镜筛查。与 APC 有关的基因检测结果应进行遗传咨询，以避免对患者和家属产生不利影响。

治疗

当超过 20~30 个已知腺瘤有进展倾向时应行结肠切除术。不切除结肠，结肠癌是无法避免的。据报道，结肠的恶变最早发生在 9 岁。青春期前息肉病的肿瘤发生率约为 5%，而到 30 岁时几乎为 100%。未经治疗的患者其结肠癌诊断的平均年龄为 39 岁。如果患者做过预防性的结肠切除术及回肠直肠吻合术，残留直肠仍有癌变的危险。由胃肠科专科医生密切监测是必需的。

硬纤维瘤可手术切除，其具有局部侵袭性。虽然它不发生转移，但可导致死亡。肿瘤浸润到周围肌肉和筋膜也需要切除，但由于难以确定切缘，在技术上存在困难。如果需要，表皮样囊肿和纤维瘤也可手术切除。这种皮损没有增加恶变的风险。骨瘤可能因美容目的而去除。

错构瘤性息肉病综合征

遗传性错构瘤性息肉综合征（inherited hamartomatous polyposis syndromes）特征性表现为胃肠道多发的错构瘤性息肉，其遗传模式是常染色体显性遗传。错构瘤性息肉是生长过度的肠黏膜畸形。

Peutz-Jeghers 综合征由胃肠道错构瘤性息肉和唇部、颊黏膜、手掌和足底的皮肤黏膜色素沉着组成。唇部、颊黏膜和指（趾）的雀斑样痣可在婴儿期或儿童早期出现。多发性错构瘤性息肉有症状表现，最常见于小肠。消化道出血、梗阻和肠套叠是常见的并发症。癌肿累及整个胃肠道的少见病例需要密切关注。有报道，该综合征患者卵巢和乳腺肿瘤发生率增加。Peutz-Jeghers 综合征女性患者应对相关的卵巢癌和乳腺癌密切随诊。一旦怀疑 Peutz-Jeghers 综合征的诊断，须每 2 年进行一次胃肠道内镜检查。建议内镜下或外科手术去除所有息肉。还应考虑行胰腺癌的筛查。Peutz-Jeghers 综合征是因丝氨酸/苏氨酸激酶 STK11 基因突变所导致的，其定位于染色体 19p13.3。STK11 基因的分子检测可确定大多数病例。它是一种常染色体显性遗传病。

磷酸酶和张力蛋白类似物（PTEN）错构瘤综合征（Cowden 综合征）与多发息肉相关。Cowden 综合征的特征为皮肤、黏膜、乳腺和甲状腺多发性错构瘤。面部毛根鞘瘤为肉色、细长的疣状丘疹，分布于口周和面中心部位。乳头瘤病见于唇、牙龈和颊黏膜。较少发生于掌趾角化病、脂肪瘤、血管瘤及神经瘤。错构瘤性息肉可出现于整个胃肠道。错构瘤有潜在的恶变可能，常见结肠癌。乳腺癌有高发病率，因此须密切监测恶变情况。使用 DNA 标记对受累家族行常染色体基因扫描发现，本病致病基因定位在染色体 10q22-q23，其编码 PTEN。80% 的 Cowden 综合征患者检测到 PTEN 基因突变。

Cronkhite-Canada 综合征的特征表现为泛发的错构瘤性息肉、皮肤色素沉着、脱发、甲萎缩。斑秃进展迅速，导致所有毛发脱落。甲萎缩可累及所有甲，表现为正常甲周围绕以甲营养不良和甲分离，形成独特的倒三角形。色素沉着为弥漫性，而 Peutz-Jeghers 综合征色素沉着呈斑点状。所有病例都是散发的。本病预后差。

营养吸收不良

营养吸收不良可伴有特征性的皮肤表现，如疱疹样皮炎和锌缺乏症。特异性皮肤表现通常足以诊断肠道异常疾病。营养吸收不良的非特异性的皮肤表现通常与吸收不良的原因无关，包括维生素 B 缺乏引起的口炎和舌炎、口角炎、维生素 C 缺乏引起的螺旋形的头发和紫癜、维生素 K 缺乏相关的紫癜、不明原因的乏脂性湿疹样皮疹、片状色素沉着、甲和毛发生长缓慢以及蛋白营养不良继发的脱发。

肠病性肢端皮炎

肠病性肢端皮炎（acrodermatitis enteropathica）的特征是口周和肢端的皮炎、腹泻及显著的脱发，是肠道锌吸收不良所致。经典病例是遗传性的。获得型见于缺乏锌的全胃肠外营养患者，或与其他吸收不良综合征相关。病因归纳见表 29-3。口服超大剂量的锌可治愈本病。口服大于正常量的锌是有效的，但由于本病的遗传模式须无限期坚持。

发病机制

肠病性肢端皮炎呈常染色体隐性遗传，基因定位于 8q24.3，已证实其表型为肠道锌特异性转运体，溶质载体家族 39（锌转运体）4 号（SLC39A4）的突变所致。SLC39A4 编码在十二指肠和空肠高表达的锌特异性转运体。该病的血清锌水平、尿锌排泄量和血清碱性磷酸酶处于持续的低水平。

表 29-3 锌缺乏的原因
遗传：肠病性肢端皮炎
饮食不足
酒精摄入过量
吸收不良
炎性肠病
神经性厌食
获得性免疫缺陷综合征
长期腹泻
全部胃肠外营养
螯合剂（青霉胺）
慢性肾病
儿童"短肠综合征"

肠病性肢端皮炎的组织学表现无特异性。表皮出现棘层肥厚，可见苍白、角化不良的角质形成细胞。受累皮肤还可见表皮内水疱、角层下脓疱和真皮表皮交界处空泡样变性。广泛结痂的表皮内可出现中性粒细胞浸润。

锌是多种参与蛋白质和 DNA 合成以及细胞分裂过程的金属酶所必需的成分。锌缺乏对免疫系统有重大影响，包括影响辅助 T 细胞功能、抑制 T 细胞功能和自然杀伤细胞活性。锌还影响中性粒细胞的趋化功能，这些异常可能是导致并发感染的重要问题。有报道，儿童可出现胸腺发育不全和大脑皮质萎缩，这些异常在补充锌后是可逆的。

除了遗传性锌缺乏症外，还有其他多种原因可引起锌缺乏（表 29-3）。在不发达国家，饮食中缺锌是比较普遍的，在美国也有中等程度的发病，尤其是在婴儿。肉类是食物中锌的最好来源。食用富含高肌醇六磷酸的粗粮会引起锌吸收障碍。膳食摄入不足的原因包括厌食（例如神经性厌食）和限制性饮食（如素食者）。摄入乙醇可引起低锌血症造成临床缺锌状态，其机制尚不明确。

锌缺乏可见于各种原因引起的脂肪泻。脂肪吸收不良产生肠道碱性环境，锌与脂肪和磷酸盐形成不溶性复合物，导致锌从大便中丢失增加。炎症性肠病和严重慢性腹泻时，大量锌蛋白复合物从胰腺和肠黏膜排至肠腔，引起血浆锌浓度降低。有报道，肠道旁路手术后可出现锌缺乏，其发生机制大概类似。

缺乏锌的全胃肠外营养液引起严重的锌缺乏，可出现常染色体隐性遗传性肠病性肢端皮炎的临床特征。有报道，青霉胺或其他螯合剂治疗后也可见严重锌缺乏。

临床表现

遗传性和获得性锌缺乏症的临床表现类似，然而锌缺乏症的皮肤表现呈多形性，包括肢端、口周和肛周可见水疱大疱、脓疱和湿疹样皮损（图 29-5 和图 29-6）。面部、腹股沟、身体屈侧和肢体末端皮肤可形成伴有结痂的红色鳞屑性斑片。角化性唇炎和口腔炎伴随着肢端皮损。也可出现甲变薄的甲营养不良。脱发呈弥漫性，但头皮、睫毛、眉毛处明显。锌缺乏者腹泻、易激惹及发育不良与皮疹同时出现，则为临床疑似病例。

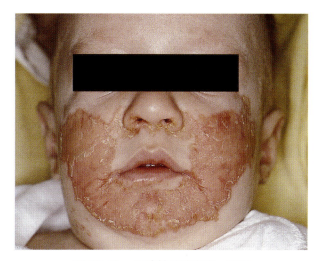

图 29-5　肠病性肢端皮炎：面部

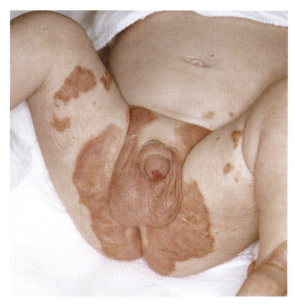

图 29-6　肠病性肢端皮炎：腹股沟

遗传性锌缺乏症的症状通常在出生后3周到18个月的婴儿中出现，在母乳喂养改为牛奶之后。低分子量结合因子将锌转运到肠上皮细胞，并进入到母乳中。母乳中的低分子量锌结合因子提高了人乳中锌的吸收率。有报道，因母乳中缺乏锌结合因子而出现锌缺乏症。如果这种疾病没有被识别，患者可出现脱发、腹泻、生长停滞、神经精神障碍和反复感染。

评估

在样本没有溶血或被污染的情况下，通过测定血浆锌浓度即可诊断。尤其需要注意的是确保试管和其他检测设备是不含锌的。血浆锌水平下降可见于假性锌缺乏症。血浆锌水平的非特异性下降见于心、肝、肾、肺、神经系统疾病、感染性疾病和恶性疾病的急性期。红细胞和毛发的锌水平也用来评估机体里锌的状况，但这种方法一般可靠性较低。尿锌排泄量减少也是锌缺乏所致，24小时尿锌测定有助于诊断高尿锌症和因乙醇摄入过量及慢性肾病所致的血浆锌缺乏症。血清碱性磷酸酶，一种锌金属酶，在锌缺乏时常降低。

鉴别诊断

经典的肠病性肢端皮炎临床表现是口周、肛周和肢端均受累。这些皮肤表现不完全时，可能与口周皮炎、手部皮炎、念珠菌病以及脓疱型银屑病相混淆。当皮炎严重时，可继发细菌和白念珠菌定植及感染。

生物素缺乏可能出现口周皮炎和脱发。该病发生于过度食用包含大量生蛋白的不均衡饮食者。生物素结合于蛋白中的抗生物素蛋白，继而导致肠道生物素吸收障碍。胰高血糖素综合征早期出现的口周和皱褶部位局限性皮损，也可与锌缺乏症相混淆。

通过口服补锌很容易纠正锌缺乏症。如果进食足够的动物蛋白，每天15~30mg硫酸锌已足够。如果进食的蛋白以谷类为主，每天则需要50~200mg硫酸锌。疗效是显著的。数天至数周内皮损、腹泻和行为异常可得以纠正。毛发生长和生长停滞的改善则需要数月才见成效。

疱疹样皮炎

疱疹样皮炎（dermatitis herpetiformis，DH）是乳糜泻疾病的皮肤表现，为前臂、肘部、膝部和臀部伸侧的簇集的红色丘疹和水疱。活检显示在基底膜带水疱形成伴有真皮乳头顶部中性粒细胞聚集。皮损周围皮肤活检显示真皮乳头顶部出现颗粒状IgA沉积即可确诊该病。

超过85%的DH患者空肠活检显示有一定程度的小肠炎症，一般较乳糜泻的程度轻。吸收不良的伴随症状和体征与谷蛋白敏感性肠病的严重程度成正比。DH已在第16章详细讨论，这里仅讨论DH与吸收不良的关系。

发病机制

超过90%的DH患者有特征性的人类白细胞抗原（HLA）基因型。几乎所有的DH患者携带HLA DQ2基因型或HLA DQ8基因型。携带该基因增加了萎缩性胃炎、胃酸缺乏症、内因子缺乏的发病率，并由此导致系统性维生素B_{12}缺乏。大于10%的DH患者存在这些临床表现。10%的DH患者伴有内分泌或结缔组织疾病。DH相关的内分泌疾病包括1型糖尿病、甲状腺疾病和Addison病。

90%以上的DH患者有一定程度的谷蛋白敏感性肠病，其严重程度从肠固有层单核细胞浸润伴轻微绒毛萎缩到小肠黏膜完全扁平化。这种肠道病变呈片状，需要多次活检标本来证实。不到10%的DH患者有严重的吸收不良。这些患者表现重型的乳糜泻，伴有严重的黏膜扁平化。严重受累患者吸收不良的临床表现是由谷蛋白敏感所致。吸收不良的症状包括脂肪泻和恶臭便，仅见于少数患者。体重下降、干燥症、脱发和脂肪泻仅见于最严重的患者。更多的主诉是痉挛、腹痛及餐后胀气。这些轻微症状在停止谷蛋白饮食后消失，可借此作出诊断。

绒毛萎缩与皮肤病的严重程度无关。很多组织学检查提示小肠有明显萎缩的患者其营养良好甚至肥胖。另外，能改善皮肤病变的氨苯砜治疗对绒毛萎缩无效。小肠萎缩是由谷蛋白所致。无谷蛋白饮食能改善乳糜泻和DH。恢复正常饮食可使肠病及其皮肤疾病复发。

评估

皮损周围皮肤免疫病理检查显示颗粒状IgA沉积可确诊该病。这种IgA是针对表皮转谷氨酰胺酶（转谷氨酰胺酶3），而转谷氨酰胺酶3抗原可以检测IgA聚集，尤其是当IgA广泛存在时。对IgA表皮转谷氨酰胺酶抗体的血清学检测在常规饮食的绝大多数DH患者是阳性的。约70%常规饮食的DH患者血浆中有IgA组织转谷酰胺酶（转谷酰胺酶2）抗体，其被作为与乳糜泻相关的一种反应。IgA组织转谷氨酰胺酶抗体在无皮肤表现的乳糜泻患者也是阳性的。IgA肌内膜抗体可通过免疫荧光技术检测相同的组织转谷氨酰胺酶抗体。这些抗体检测是乳糜泻最特异和最敏感的血清学指标。IgA组织转谷氨酰胺酶抗体的水平与小肠损伤的严重程度相关，在坚持无谷蛋白饮食后可恢复正常。由于存在很高的假阳性和假阴性，谷蛋白和麦醇溶蛋白的抗体测试对DH的诊断是没有价值的。谷蛋白敏感性肠病的最终证据是无谷蛋白饮食治疗可改善症状。它可能需要数个月到数年的无谷蛋白饮食才能完全治愈皮肤问题。

鉴别诊断

DH的鉴别诊断包括天疱疮、大疱性类天疱疮、线状IgA皮病、大疱性红斑狼疮、细菌性毛囊炎以及湿疹。线状IgA可通过基底膜带直接免疫荧光与DH鉴别。

治疗

限制谷蛋白饮食可使皮肤和小肠病变得到改善，但至少要6个月的随诊才能评估限制谷蛋白饮食的疗效。口服氨苯砜治疗皮肤病变有效。患者应评估是否有D-6-PD缺乏以避免引起严重的溶血性贫血。由于氨苯砜的肝毒性和与剂量相关的血液系统影响，需要监测全血细胞计数和肝功能。通常需维持氨苯砜治疗直到限制谷蛋白饮食治疗有效，然后氨苯砜可逐渐减量并停用。

炎性肠病

炎性肠病泛指一组累及肠道的特发性慢性炎症性疾病。溃疡性结肠炎累及直肠和结肠，而Crohn病可能累及肠道的任何部位，且经常是不连续的。

临床表现

炎性肠病可有多种肠外表现（表29-4）。转移性Crohn病的特点为胃肠道远端出现皮肤肉芽肿（图29-7）。6%~8%的溃疡性结肠炎和Crohn病患者发生口腔阿弗他溃疡。阿弗他溃疡可能与肠道炎症活动性相关。阿弗他溃疡无特异性，因为20%以上的正常人群也可患阿弗他溃疡。炎性肠病可伴有铁、叶酸和维生素B_{12}的吸收不良。纠正这些物质的缺乏可使伴发的阿弗他溃疡得到改善。

表29-4　炎性肠病相关的皮肤表现

特征性损害
裂隙和瘘管
转移性Crohn病
黏膜损害

反应性损害
阿弗他溃疡
脓疱性脓皮病（肠相关性皮病-关节炎综合征）
坏疽性脓皮病
结节性红斑
血管炎
多形性红斑
荨麻疹
Sweet综合征

其他
获得性大疱性皮肤松解症
白癜风
斑秃
杵状指

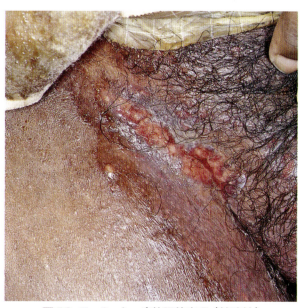

图29-7　Crohn病的肠外表现（转移性）

炎性肠病伴坏疽性脓皮病的发生率为1%~5%。炎性肠病是引起坏疽性脓皮病的最常见独立因素，见于15%~25%的病例（图29-8和图29-9）。坏疽性脓皮病的特点为具有紫蓝色潜行性边界的慢性溃疡，可累及口周、切口处、四肢、胸部、背部、腹部以及头颈部。溃疡快速进展是标志性特征。排除动静脉疾病、白细胞碎裂性血管炎和感染是非常重要的。溃疡边缘组织学检查显示内皮损伤、纤维素样坏死和真皮层明显的中性粒细胞浸润。坏疽性脓皮病病情活动与炎性肠病一致。系统应用免疫抑制剂治疗有效，但单纯创面护理无效是本病的特点。环孢素对坏疽性脓皮病有显著疗效。

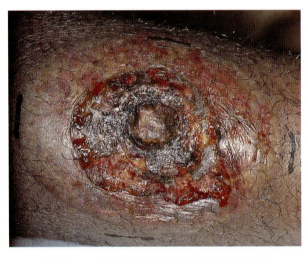

图 29-8 溃疡性结肠炎患者的坏疽性脓皮病

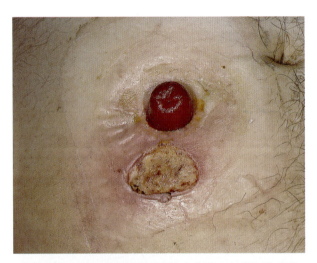

图 29-9 造口边缘的坏疽性脓皮病该患者皮损出现前，其结肠因慢性溃疡性结肠炎已行手术切除10余年

结节性红斑在炎性肠病患者中发生率为1%~5%，Crohn病患者中常伴有周围性关节炎。结节性红斑在Crohn病中的发病率比溃疡性结肠炎的高。然而，大多数结节性红斑除了炎症性肠病，还有其他潜在的病因。

其他的反应性皮肤病也可能见于炎性肠病患者，包括Sweet综合征、多形性红斑、荨麻疹、白细胞破碎性血管炎、结节性多动脉炎和获得性大疱性皮肤松解症，还可见血栓性静脉炎、斑秃、白癜风和杵状指。很多炎性肠病患者的皮肤改变是因吸收不良继发的营养缺乏所致。

治疗

炎性肠病肠外表现的活动性常与肠病病情进展一致。药物治疗炎性肠病可促进坏疽性脓皮病的缓解。系统免疫抑制治疗有效，而传统的伤口护理无效是该病的特征。局部治疗包括封闭性水性胶体敷料、强效糖皮质激素、皮损内注射激素和外用他克莫司。系统性治疗通常包括柳氮磺胺吡啶、糖皮质激素、硫唑嘌呤、甲氨蝶呤、环孢素、英夫利昔单抗和阿达木单抗。结肠切除术可能使溃疡性结肠炎的肠外表现得到临床缓解。结节性红斑的治疗方法包括卧床休息、弹力袜、非甾体类抗炎药、泼尼松、秋水仙碱和碘化钾。甲硝唑、泼尼松、美沙拉嗪、环孢素和肿瘤坏死因子抑制剂可能对皮肤Crohn病有效。

胰 腺 疾 病

胰腺疾病的皮肤表现可能是继发于胰腺炎或胰腺癌。胰腺疾病引起的皮肤表现是多种多样的，包括出血、脂膜炎、血栓性静脉炎、转移性结节和坏死松解性游走性红斑（表29-5）。

表 29-5 胰腺疾病的非糖尿病性皮肤表现

胰腺炎相关的皮肤改变
　　皮肤出血（Cullen征、Turner征和Fox征）
　　脂膜炎
胰腺内分泌肿瘤相关的皮肤改变（胰高血糖素瘤综合征）
　　坏死松解性游走性红斑
胰腺癌相关的皮肤改变
　　转移性结节尤其是脐周
　　脂膜炎
　　游走性血栓性静脉炎

胰腺炎

皮肤病变最常见于急性胰腺炎。急性胰腺炎患者的皮肤病变主要有两种类型：紫癜和脂膜炎。Turner 征是腹膜内出血性液体渗透到皮下形成的瘀斑所致（图 29-10）。多达 5% 的急性胰腺炎的患者中可观察到这种紫癜。在解剖学上，出血性液体流经腹膜前、后间隙进入侧腹的皮下组织。脐周的出血性皮肤颜色异常（Cullen 征）（图 29-11）是出血性液体从肝胃韧带扩散，跨过镰状韧带到达脐周组织而产生的。

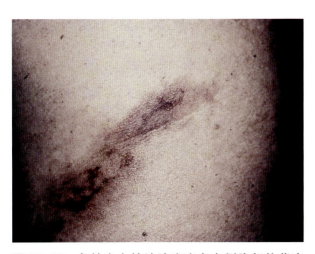

图 29-10　急性出血性胰腺炎患者左侧腹部的紫癜（Turner 征）

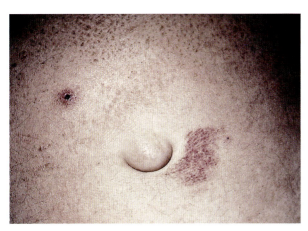

图 29-11　急性出血性胰腺炎相关的脐周紫癜

脂膜炎与胰腺炎、胰腺癌都有关，指皮下或结节性脂肪坏死。由此所致的炎性皮下结节或斑块直径 1~5cm，好发于大腿和小腿上，也可见于手臂、臀部或躯干（图 29-12 和图 29-13）。皮损常有疼痛感；严重的病例可出现自发破裂，排出黏稠、含有游离酯化胆固醇、中性脂肪、泡沫和游离脂肪酸的无菌物质。胰腺炎相关的脂膜炎通常发生在 35~40 岁，胰腺癌相关的患者年龄通常较大，更容易出现血嗜酸性粒细胞增多症，而血清淀粉酶和脂肪酶水平仅轻度升高（或偶尔正常）。组织学上，与胰腺疾病相关性脂膜炎的表现包括灶性脂肪坏死伴"影子样"厚壁的"鬼影样"无核细胞，周围有中性粒细胞、嗜酸性粒细胞、淋巴细胞、组织细胞和异物巨噬细胞的混合炎性浸润。这些表现提示应针对潜在的胰腺疾病包括胰腺癌进行细致的检查。治疗方法为支持治疗，主要是针对潜在的胰腺疾病进行治疗。

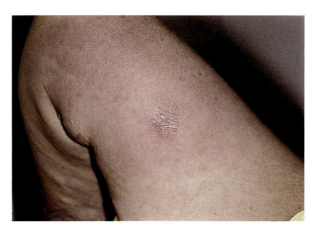

图 29-12　脂膜炎导致的上臂大片红色硬肿区域

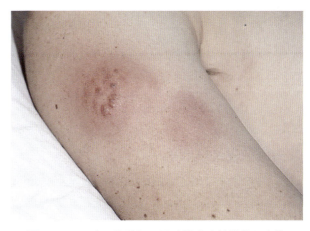

图 29-13　皮下脂肪坏死导致的疼痛性结节和斑块

胰高血糖素瘤

胰高血糖素瘤（glucagonoma）是一种罕见的疾病，坏死松解性游走性红斑是其中的一种症状。体重减轻和糖尿病是胰高血糖素瘤综合征的特征表现。胰高血糖素瘤通常是恶性的，常不伴有胰高血糖素瘤综合征的典型皮肤表现。此外，罕有报道坏死松解性游走性红斑发生于无胰腺肿瘤或血浆胰高血糖素水平升高的患者。大多数的胰高血糖素瘤综合征患者症状起病隐匿，通常在确诊前1.5~2年出现。然而到诊断时，多数胰高血糖素瘤患者已转移到肝脏和局部淋巴结。该病好发于中年人，在女性中更常见。

胰高血糖素瘤综合征患者的症状非常相似。患者常有口腔炎或舌炎、糖尿病、正色素性贫血、体重减轻和腹泻。复发性静脉血栓和抑郁与胰高血糖素瘤综合征相关。空腹血浆胰高血糖素水平（通常为50~200pg/ml）在几乎所有患者中均升高，可达到正常水平的5~10倍。

该综合征最显著的特点是坏死松解性游走性红斑，其常呈周期性出现，并具有特征性分布。皮疹泛发全身，但最常见于口周和间擦部位，尤其是会阴部。表皮的浅表坏死可产生糜烂和伴有结痂的水疱大疱，最终脱落。皮损的基底通常为明显的红斑，并且边缘常呈环状或匐行性。活动性的炎症过程周期为7~14天。多种必需的营养和维生素B缺乏可导致皮肤病。

活检的特点是表皮上层坏死松解伴有空泡化细胞，包括明显的海绵水肿、表皮上层苍白和突然坏死、表皮角质形成细胞空泡化和表皮中的中性粒细胞的聚集。真皮浅层可见轻度的炎性细胞浸润，主要是血管周围的单核细胞。同样的病变在糙皮病和肠病性肢端皮炎患者中也可见。

当怀疑胰高血糖素瘤综合征诊断时（通常根据皮肤病变和血浆胰高血糖素水平升高），应筛查胰腺肿瘤。化疗应用于治疗转移性胰高血糖素瘤已获得部分成功。

非激素分泌性胰腺癌

非激素分泌性胰腺癌（nonhormone-secreting pancreatic adenocarcinomas）的三种最常见的皮肤表现为转移性皮肤结节；游走性血栓性静脉炎；和脂膜炎，尤其是皮下或结节性脂肪坏死性脂膜炎。脂膜炎可见于胰腺腺癌患者。胰腺癌皮肤转移，尤其是转移到脐部，是不常见的，但大约10%脐周转移癌（Sister Mary Joseph结节）来源于胰腺肿瘤。浅表和深静脉的游走性血栓性静脉炎也不常见。来源于胰腺腺癌的血栓性静脉炎约占所有肿瘤相关的血栓性静脉炎的30%。静脉炎常发生在浅表静脉的短分支，分布于躯干、颈部和四肢。静脉炎常对抗凝治疗抵抗，可能导致危及生命的栓塞现象。炎症可能在几周内自行消退，但在静脉的原处或远端再复发。复发性和游走性血栓性静脉炎可能是恶性肿瘤的症状。

（刘慧洁　译，陈永锋、张锡宝　审校）

推荐阅读

Dourmishev LA, Draganov PV. Paraneoplastic dermatological manifestation of gastrointestinal malignancies. World J Gastroenterol 2009;15(35):4372–9.

Fotiadis C, Tsekouras DK, Antonakis P, Sfiniadakis J, Genetzakis M, Zografos GC. Gardner's syndrome: a case report and review of the literature. World J Gastroenterol 2005;11(34):5408–11.

Huang BL, Chandra S, Shih DQ. Skin manifestations of inflammatory bowel disease. Front Physiol 2012;3:13.

Jelsig AM, Qvist N, Brusgaard K, Nielsen CB, Hansen TP, Ousager LB. Hamartomatous polyposis syndromes: a review. Orphanet J Rare Dis 2014;9:101.

Lankisch PG, Weber-Dany B, Maisonneuve P, Lowenfels AB. Skin signs in acute pancreatitis: frequency and implications for prognosis. J Intern Med 2009;265(2):299–301.

Maverakis E, Fung MA, Lynch PJ, Draznin M, Michael DJ, Ruben B, et al. Acrodermatitis enteropathica and an overview of zinc metabolism. J Am Acad Dermatol 2007;56(1):116–24.

McDonald J, Bayrak-Toydemir P, Pyeritz RE. Hereditary hemorrhagic telangiectasia: an overview of diagnosis, management, and pathogenesis. Genet Med 2011;13(7):607–16.

Patel F, Fitzmaurice S, Duong C, He Y, Fergus J, Raychaudhuri SP, et al. Effective strategies for the management of pyoderma gangrenosum: A comprehensive review. Acta Derm Venereol 2015;95(5):525–31.

Shah KR, Boland CR, Patel M, Thrash B, Menter A. Cutaneous manifestations of gastrointestinal disease: part I. J Am Acad Dermatol 2013;68(2):189. e1-21; quiz 210.

Thrash B, Patel M, Shah KR, Boland CR, Menter A. Cutaneous manifestations of gastrointestinal disease: part II. J Am Acad Dermatol 2013;68(2):211. e1-33; quiz 44–6.

Uitto J, Li Q, Jiang Q. Pseudoxanthoma elasticum: molecular genetics and putative pathomechanisms. J Invest Dermatol 2010;130(3):661–70.

van Beek AP, de Haas ER, van Vloten WA, Lips CJ, Roijers JF, Canninga-van Dijk MR. The glucagonoma syndrome and necrolytic migratory erythema: a clinical review. Eur J Endocrinol 2004;151(5):531–7.

Zone JJ. Skin manifestations of celiac disease. Gastroenterology 2005;128(4 Suppl. 1):S87–91.

第 30 章

皮肤与肝脏疾病

J.Mark Jackson·Jeffrey P.Callen·Kenneth E.Greer

> **要点**
> - 肝脏疾病的皮肤表现可能与原发性肝脏疾病、肝脏异常相关性皮病、多种器官包括肝脏和皮肤在内的疾病改变以及药物对肝脏的直接作用和超敏反应引起的间接作用有关。
> - 瘙痒症或结节性痒疹不伴可辨认皮疹时,有必要筛查肝脏疾病。
> - 肝硬化的皮肤特征包括黄疸、蜘蛛痣和其他类型血管扩张、掌红斑、腹壁静脉扩张、特里甲等甲改变以及体毛变细等。
> - 原发性胆汁性肝硬化,通常发生于40~60岁女性,可出现瘙痒、黄疸、色素沉着及黄瘤病等症状。
> - 血色沉着症和Wilson病为常染色体隐性遗传病,可影响肝脏,表现出皮肤或眼睛损害,前者表现为金属灰色或棕色色素沉着,后者表现为特征性金褐色或绿褐色角膜缘。
> - 病毒性肝炎以及相关治疗,可引起众多皮疹。

多种皮肤症状与肝脏疾病相关,但均无特异性。即使是黄疸,通常与肝脏发育不成熟(新生儿黄疸)或衰竭有关,可与溶血伴发,甚至在肝功能完全正常的情况下发生,也不具特异性。肝脏疾病的皮肤改变可能与原发性肝脏疾病、肝脏异常相关性皮病、多种器官包括肝脏和皮肤在内的疾病改变有关。多种治疗皮肤病的常用系统药物,如甲氨蝶呤、酮康唑、伊曲康唑、特比萘芬、维A酸类及维生素A,可引起肝脏损害。多种药物可产生超敏反应,以发热、淋巴结肿大、嗜酸性粒细胞增多、肝炎和皮疹为特征,可导致严重的肝脏损害,此种药物反应有多种术语描述,但最常用的是药疹伴嗜酸性细胞增多和系统症状(drug reaction with eosinophilia and systemic symptoms,DRESS)。这类药物包括苯妥英、苯巴比妥、卡马西平、氨苯砜、米诺环素和别嘌呤醇等(参见第47章)。

通常,有皮损表现的原发性肝脏疾病包括酒精性肝硬化和血色沉着症,但其他疾病如Wilson病、病毒性肝炎和原发性胆汁性肝硬化,也可出现皮肤表现。以皮肤表现为主的迟发性皮肤卟啉病和红细胞源性原卟啉病,也与肝脏异常有关(参见第28章)。迟发性皮肤卟啉病患者经常出现丙型肝炎病毒感染。起初认为Gianotti-Crosti综合征与病毒性肝炎有关,但仅在欧洲南部更普遍。扁平苔藓,尤其是口腔扁平苔藓,也与丙型肝炎病毒感染有关。其他可影响多个器官系统以及累及肝脏和皮肤的疾病包括梅毒、结节病、Gaucher病(葡萄糖脑苷脂沉积病)、结节性多动脉炎和组织细胞吞噬性脂膜炎。以上大多数疾病在本书其他章节中已讨论,其他罕见的将不作详细讨论。

皮肤症状,诸如瘙痒和黄疸,是诊断肝脏疾病的重要依据,尤其伴发非特异性症状如疲劳、厌食、呕吐、体重下降、性欲减退和右上腹不适时。除这些症状外,某些体查结果,特别是同时出现时,可提示诊断肝脏疾病。皮肤黏膜损害尤为明显,包括巩膜黄染、蜘蛛痣、掌红斑、搔抓(例如神经源性搔抓和结节性痒疹)、睑黄瘤、斑秃、甲损害、男性乳房发育和上腹部皮肤静脉突出。任何出现瘙痒和/或神经源性搔抓或结节性痒疹(图30-1)的患者,当缺乏原发性皮肤疾病时,应筛查肝脏疾病。

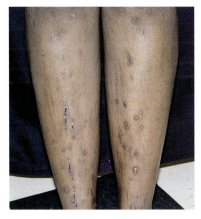

图 30-1 继发于溃疡性结肠炎的硬化性胆管炎引起的肝病性瘙痒,表现为抓痕和湿疹样皮炎

肝 硬 化

肝硬化意味着肝脏结构的不可逆改变，包括肝纤维化、结节状再生区和肝细胞的大量丢失。在美国，尽管酒精是引起肝硬化的最常见原因（Laënnec肝硬化），其他原因也可引起，如药物、对乙酰氨基酚等毒物、感染（丙型肝炎病毒）、胆道梗阻（例如胰腺癌或胆管癌、胆囊结石、囊肿性纤维化）、代谢性疾病（如血色沉着症和Wilson病）、慢性右心衰以及结节病、原发性胆汁性肝硬化、空肠回肠旁路术等其他一系列疾病。也有一些肝硬化患者为特发性。肝硬化患者通常表现为以下两种病理生理模式：①急性肝细胞坏死伴黄疸；②原发性肝内血管阻力升高及随之发生的门静脉高压（如腹水、脾肿大、出血性静脉曲张和肝性脑病）引起的肝硬化并发症。患者同时出现这两种病理生理改变并不常见。

肝硬化的皮肤表现已得到充分认识，包括皮肤、甲和毛发改变。血管病变常见，包括蜘蛛痣和其他血管扩张、掌红斑以及腹壁静脉扩张，后者发生在门静脉高压患者，代表门脉系统侧支循环的形成（图30-2~图30-4）。大多数肝硬化患者出现蜘蛛痣，但并不特异，因其常发生于儿童、孕妇和其他健康成年人。之所以这样命名，因其中央为搏动的动脉点，周边伴放射状分支血管，几乎仅发生在上半身，尤其是面部、颈部和躯干上部。蜘蛛由一螺旋小动脉盘旋至一中心点，然后分支出薄壁血管与正常毛细血管融合而形成。这类血管疾病的发病机制尚不清楚，但似乎与门静脉高压无关。门静脉高压可引起食道和胃静脉曲张出血，是肝硬化最严重的并发症之一，可能与过量雌激素有关，因雌激素的肝脏代谢减少所致。掌红斑表现为大小鱼际隆起处以及指尖的弥漫性或斑点状红斑，常与蜘蛛痣伴发。掌红斑也可发生于健康个体和非肝源性疾病如人类免疫缺陷病毒感染。一些患者可出现泛发性薄壁线网状血管扩张，偶尔呈单侧分布（图30-3）。

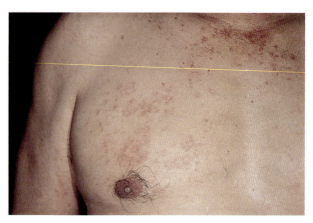

图30-3 丙型肝炎引起的肝硬化男性患者单侧痣样毛细血管扩张

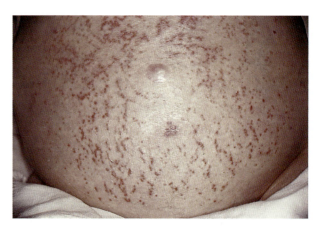

图30-4 与肝硬化和门静脉高压相关的腹壁静脉扩张伴干皮症和湿疹。（Courtesy of Dr Neil Fenske, Tampa, FL, USA.）

肝硬化中已有各种甲病的描述，包括特里描述的经典白甲。特里氏甲以甲板不透明白色，而远端部分保持原有的正常粉红色为特征（图30-5）。此外，患者可出现横向白色条带（Muehrcke甲）、杵状甲或匙状甲，但均无特异性。体毛改变很常见，主要见于男性患者。腋下、外阴和胸部毛发通常稀疏，但全身体毛变细也很常见。通常发展为女性阴毛模式，与其他女性化特征伴

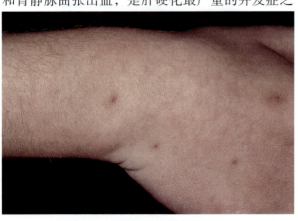

图30-2 手臂和手背蜘蛛痣

发，如睾丸软化和男性乳房发育。这些与迟发性皮肤卟啉病和肝脏疾病患者的多毛症形成鲜明对比。

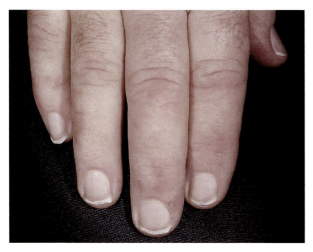

图 30-5　肝硬化患者特里氏甲，表现为不透明白色改变

肝硬化有多种非特异性系统症状，如虚弱、厌食、恶心、体重下降和腹部不适。瘙痒在肝内胆汁淤积患者较少见，多发生于原发性胆汁性肝硬化、硬化性胆管炎和慢性肝外胆管梗阻等疾病患者。硬化的肝脏通常变小、坚实及结节状。脾脏通常肿大。腹水可引起腹腔的显著膨胀。发生于慢性肝功能不全的低白蛋白血症，可引起水肿，尤其是下肢水肿，导致淤积性皮炎和水肿区的皮肤干燥。因肝功能受损，可出现凝血酶原缺乏，导致皮肤紫癜、鼻出血和牙龈出血，也可引起静脉曲张出血的难以控制。肌注维生素 K 有助于逆转凝血酶原的缺乏，罕见报道引起注射部位周围出现不常见的环状红斑反应。

对肝硬化的诊断、病程、治疗及预后的综述已超出本书的范畴。然而关于肝硬化，需额外补充一点，即使用甲氨蝶呤治疗银屑病或其他皮肤病引起的潜在肝硬化，对皮肤科医生而言尤为重要。目前认为甲氨蝶呤诱导的肝脏改变与肥胖有关，而银屑病患者常出现肥胖。同样也与治疗剂量的增加和疗程延长很相关。无其他危险因素的肝脏疾病患者，给与甲氨蝶呤治疗，发生肝硬化并不常见。使用甲氨蝶呤治疗的患者，增加发生肝硬化倾向的因素包括肥胖、脂肪性肝炎、糖尿病、高脂血症、甲肝、乙肝或丙肝、潜在肝毒性药物如对乙酰氨基酚、他汀类药物、系统使用抗真菌药物和 / 或过度饮酒。使用甲氨蝶呤的患者，在没有其他危险因素情况下，不需要肝活检。尽管许多指南已停止采用肝活检手段，但最近非侵入性技术越来越多得应用于长期使用甲氨蝶呤治疗的患者随访。在欧洲，已广泛使用 III 型前胶原氨基端肽水平的检测，来评估早期肝纤维化，尤其是在英国，但在美国尚未应用。已有两种检测纤维化的方法即丙肝和脂肪性肝炎检测试剂，用于疾病的随访。已证实脂肪性肝炎检测试剂对使用甲氨蝶呤治疗的患者随访有帮助，但目前未得到 FDA 批准使用。还有一些非侵入性方法用于评估纤维化的存在，有效的评估手段包括磁共振弹性成像和超声弹性成像。迄今为止，这些方法还尚未常规用于甲氨蝶呤诱导的纤维化评估。

原发性胆汁性肝硬化

原发性胆汁性肝硬化是一种相对少见的肝硬化类型，主要发生于 40~60 岁女性，因表现出特征性症状如瘙痒、黄疸、色素沉着和黄瘤，值得特别关注。原发性胆汁性肝硬化的原发性缺陷即小的肝内胆管梗阻，以免疫学改变为发病基础。该疾病本质上是一种自身免疫性疾病，高于 90% 的患者出现抗线粒体抗体。此外，近四分之三的原发性胆汁性肝硬化患者发现伴有其他自身免疫性疾病，如类风湿性关节炎、甲状腺炎、干燥综合征和局限性系统性硬化症。该病可呈家族性。首发且最重要的症状为瘙痒，也是半数就诊患者的主诉。患者可出现多个抓痕，背部出现蝴蝶状炎症后色素沉着并不少见。此模式的形成与患者很难抓到上背部皮肤而周边皮肤则轻而易举抓到所致，中央皮肤看上去相对正常，但周边则呈现色素沉着，苔藓化常见。原发性胆汁性肝硬化更容易出现扁平苔藓，也可表现为黄疸、色素沉着和黄瘤，后者与高脂血症有关，可出现显著的黄瘤改变，如睑黄瘤、掌纹扁平黄瘤和瘢痕、关节和受压区域伸侧面结节性黄瘤以及相对少见的腱黄瘤（图 30-6）。疾病的晚期可出现骨软化（继发于维生素 D 吸收减少）、门静脉高压和肝衰竭。原发性胆汁性肝硬化的治疗包括熊去氧胆酸和非诺贝特。还有多种药物正在探索，如口服布地奈德、霉酚酸酯、苯扎贝特和奥贝胆酸。当肝硬化晚期，死亡迫在眉睫时，可进行肝移植。

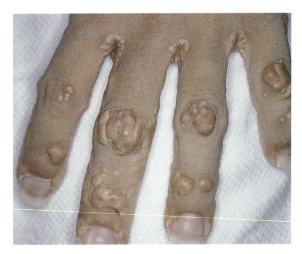

图30-6　原发性胆汁性肝硬化患者多发性黄瘤伴色素沉着

血色沉着症

血色沉着症，又称为青铜色糖尿病，是一种常染色体隐性遗传疾病，以皮肤色素沉着、糖尿病和肝硬化为特征。因铁代谢存在基础缺陷，导致肠道内铁吸收增加和各种组织内铁沉积，尤其是皮肤、肝脏、心脏、胰腺和内分泌器官。也有继发性血色沉着症，由于铁摄入过多、难治性贫血的反复输血或先天性转铁蛋白缺乏引起。与原发性胆汁性肝硬化不同，血色沉着症90%患者为男性，常发生于40~60岁之间。

色素沉着比较广泛，但以暴露部位为主（图30-7）。小部分患者出现口腔黏膜和结膜色素沉着，类似于艾迪森病中所见的色素沉着模式。三分之一患者出现色素沉着，通常呈明显的金属灰色，尽管也可能呈棕色，由皮肤中黑素增多所致，推断过量的铁存储刺激黑素生成系统引起。皮肤变得干燥伴脱屑，也可出现肝硬化中的皮肤、毛发及甲改变。常见的皮肤外表现有糖尿病、性腺不足、心脏疾病和独特的关节病伴软骨钙质沉着症。与其他类型肝硬化不同，对于某些血色沉着症患者，有一种有效治疗方法即反复放血去除铁存储。

Wilson 病

Wilson病（hepatolenticular degeneration，肝豆状核变性）也是一种与肝硬化相关的少见常染色体隐性遗传疾病，但其临床和病理表现因多种器官内铜过量蓄积引起，尤其是脑、肝脏、角膜和肾脏。该病的特征性三联征为基底节变性、肝硬化和角膜缘特殊的色素沉着（Kayser - Fleischer环）。Kayser - Fleischer环是一种金褐色或绿褐色色素环，由铜沉积在角膜周边的Descemet膜所致（图30-8A）。此眼部的发现对诊断很重要，但大多数患者表现为神经系统症状或肝功能不全。由于早期诊断的延迟，对肝脏和神经系统造成不可逆损伤，Wilson病的预后通常比较严重。另外一个提示Wilson病诊断的体征为出现蓝色弧影，尽管这种蔚蓝色在正常个体和服用酚酞或抗疟药的患者中也可出现。Wilson病的治疗通常给予D-青霉胺，但可引起较多皮肤不良反应，最特殊的为匐行性穿通性弹力纤维病（图30-8B）。

与病毒性肝炎相关的皮肤病

病毒性肝炎由多种因素引起，临床病程从亚临床感染、隐性感染至严重和爆发性感染伴肝衰竭和死亡不等。有些病毒优先攻击肝细胞、尤其是甲、乙、丙型肝炎病毒，但其他病毒通常与急性肝炎相关，包括Epstein - Barr病毒（传染性单核细胞增多症）、巨细胞病毒、风疹病毒、单纯疱疹病毒、疱疹病毒-6和黄热病毒。

与皮肤综合征最相关的肝炎病毒为丙型肝炎病毒，但乙型肝炎病毒也与一些皮肤病相关。随着免疫接种的广泛使用和血制品的检验，乙型肝炎的新发感染发病率已下降。乙型肝炎与反应性红斑有关，如荨麻疹和血管炎。在意大利，乙型肝炎病毒感染与儿童丘疹性肢端皮炎（Gianotti - Crosti综合征）相关。

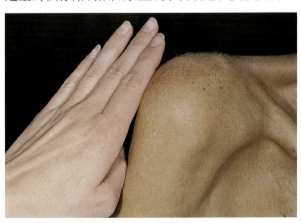

图30-7　血色沉着症泛发性色素沉着

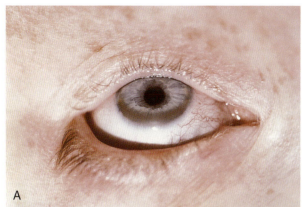

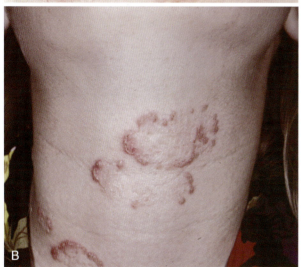

图 30-8　A，Wilson 病角膜周边色素带（Kayser-Fleischer 环）。B，既往服用 D-青霉胺的患者匐行性穿通性弹力纤维病

引起传染性肝炎最常见的病毒是丙型肝炎病毒（Hepatitis C virus，HCV）。HCV 主要通过肠外途径传播，或者通过明确的接种（如输血或污染的针头），或者通过亲密的个人接触，包括性伴间、感染患者与医护人员之间。HCV 感染患者通常呈慢性感染过程，表现为明显的肝脏疾病或健康携带。HCV 至少有六个血清型，与其疾病的进展和严重程度相关。此外酒精摄入也是重要的辅助因素，可导致更为严重、进展更迅速的肝脏疾病。不幸的是，目前尚无该病毒的疫苗可用，自然获得性感染所产生的免疫反应不具保护性。

多种皮肤病与 HCV 感染相关，如血清病样前驱症状、原发性混合型冷球蛋白血症、迟发性皮肤卟啉病（图 30-9A）、网状青斑、坏死性肢端红斑（图 30-9B）和扁平苔藓。少见的皮肤表现有荨麻疹、白癜风、坏疽性脓皮病、结节性多动脉炎和斑秃。原发性冷球蛋白血症患者出现可触性紫癜或小血管血管炎（白细胞碎裂性血管炎）

（图 30-10）、红绀病和雷诺现象。对于迟发性皮肤卟啉病、小血管血管炎（白细胞碎裂性血管炎）、结节性多动脉炎和扁平苔藓患者，筛查是否存在 HCV 感染是必要的。口腔溃疡性扁平苔藓（图 30-11）和患有慢性而弥漫性病变的患者，其症状与 HCV 感染更为相关。

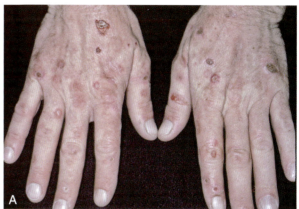

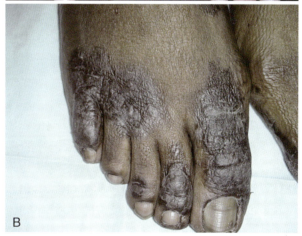

图 30-9　A，丙型肝炎（HCV）感染患者迟发性皮肤卟啉病。B，与 HCV 感染相关的坏死性肢端红斑

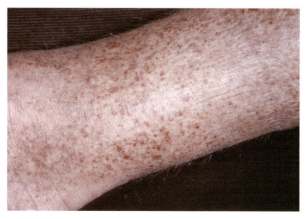

图 30-10　丙型肝炎病毒（HCV）感染诱导的冷球蛋白血症患者白细胞碎裂性血管炎（leukocytoclastic vasculitis，LCV）

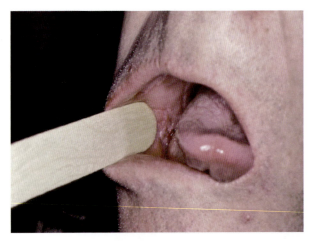

图 30-11　HCV 感染和肝硬化患者糜烂性口腔扁平苔藓

HCV 感染有多种肝外表现，如自身免疫性甲状腺疾病、口干症引起的唾液腺炎、自身免疫性血小板减少性紫癜、再生障碍性贫血、神经病变、血清病反应和非霍奇金 B 细胞淋巴瘤。

HCV 的传统治疗包括使用干扰素和利巴韦林等药物。最近研发了多种新型蛋白酶抑制剂来治疗 HCV 感染，但所有这些药物均有发生皮肤反应的可能。已观察到干扰素可引起苔藓样组织反应、加重银屑病病情和旧的创伤部位形成结节病样肉芽肿（图 30-12）。特拉匹韦和波普瑞韦是口服 NS3/4A 蛋白酶抑制剂，尤其用于治疗 HCV 基因型 1 型感染患者。在接受这两种药物治疗的患者中，50% 可出现海绵水肿性丘疹性皮炎以及药疹伴嗜酸性粒细胞增多和系统症状（图 30-13）。更新型的蛋白酶抑制剂，过敏反应的发生率降低。

这些蛋白酶抑制剂治疗 HCV 感染者有效率高，且可同时治疗肝外相关疾病如迟发性皮肤卟啉病和混合型冷球蛋白血症。

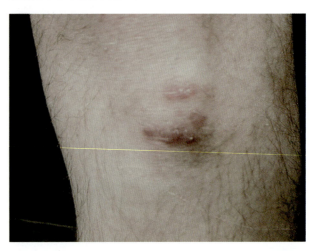

图 30-12　给予干扰素治疗的 HCV 感染患者瘢痕处发生结节病样肉芽肿

在启用任何具备潜在肝毒性治疗之前，应筛查 HCV。HCV 感染患者肝功能检查可正常，因此常规肝功能检查不是一种合适的筛查方法。因常规血清筛查可出现假阳性，HCV 筛查阳性的患者应通过聚合酶链反应进行确证，但筛查阴性者，可确信无 HCV 感染，因极少发生假阴性。早期确诊 HCV 感染至关重要，可预防晚期肝硬化以及由此进展而来的肝癌。

（薛汝增　译，陈俊溢、杨斌　审校）

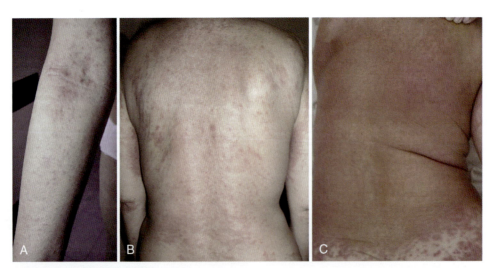

图 30-13　特拉匹韦治疗引起的 1 级皮炎（A）、2 级皮炎（B）和药疹伴嗜酸性粒细胞增多和系统症状（C）。(引自 Cacoub P et al.Dermatological side effects of hepatitis C and its treatment: patient management in the era of direct-acting antivirals.J Hepatol 2012; 56（2）: 455－63.Copyright Elsevier.)

推荐阅读

Akhter A, Said A. Cutaneous manifestations of viral hepatitis. Curr Infect Dis Rep 2015;17(2):452.

Bergasa NV. Pruritus of cholestasis. In: Carstens E, Akiyama T, editors. Itch: mechanisms and treatment. Boca Raton (FL): CRC Press; 2014. [chapter 6]. PMID: 24830019.

Ekanayake D, Roddick C, Powell LW. Recent advances in hemochromatosis: a 2015 update: a summary of proceedings of the 2014 conference held under the auspices of Hemochromatosis Australia. Hepatol Int 2015;9(2):174–82.

Jackson JM. Hepatitis C and the skin. Dermatol Clin 2002;20:449–58.

Kim YD, Ahn SH, Han KH. Emerging therapies for hepatitis C. Gut Liver 2014;8(5):471–9.

Lynch M, Higgins E, McCormick PA, Kirby B, Nolan N, Rogers S, et al. The use of transient elastography and FibroTest for monitoring hepatotoxicity in patients receiving methotrexate for psoriasis. JAMA Dermatol 2014;150(8):856–62.

Menter A, Korman NJ, Elmets CA, Feldman SR, Gelfand JM, Gordon KB, et al. Guidelines of care for the management of psoriasis and psoriatic arthritis: section 4. Guidelines of care for the management and treatment of psoriasis with traditional systemic agents. J Am Acad Dermatol 2009;61(3):451–85.

Sarkany I. The skin-liver connection. Clin Exp Dermatol 1988;13:151–9.

第31章

病毒性疾病

Ramya Kollipara·Sheevam Shah·Stephen K.Tyring

要点

- 麻疹为良性自限性疾病，表现为红斑，融合性斑丘疹，皮疹从头向下发展，有 Koplik 斑。
- 手足口综合征由柯萨奇病毒引起，为自限性疾病。表现为指趾背侧及外侧椭圆或线状丘疹或水疱，亦可表现为口腔黏膜疼痛性丘疹或水疱。
- EB 病毒感染表现为躯干和上肢的斑疹、铜色麻疹样瘙痒性皮疹（接受半合成青霉素治疗的患者）。四肢远端和面部对称性苔藓样丘疹（Giantti-Crosti 综合征）。
- 水痘表现为躯干水疱，渐发展为脓疱，最终结痂。
- 带状疱疹表现为皮疹分布区域的簇集性水疱、溃疡、结痂。可继发感染，形成瘢痕及带状疱疹后遗神经痛。
- 尽管单纯疱疹病毒可引起多种临床症状，疱疹皮损表现为红斑基础上簇集性水疱。在免疫受损患者偶可出现慢性溃疡的形成。

病毒感染可导致多种皮肤改变，包括麻疹样、丘疹样和水疱性皮损。麻疹样药疹和病毒疹通常难以区分，但两者间存在的细微特征可用于鉴别。

麻 疹

麻疹是由一种单链 RNA 副黏病毒引起的疾病，一般通过呼吸道分泌物传播。美国疾病预防控制中心（Centers for Disease Control and Prevention，CDC）建议所有无血清学感染证据的婴幼儿、大学新生和医务人员都需要常规接种减毒活疫苗。疫苗的广泛接种显著降低了麻疹的发病率。然而，近年来，美国麻疹的发病率逐年上升。尽管大部分是父母拒绝接种疫苗导致的小范围的局部流行，但其中有部分患者既往接种过疫苗。然而，接种麻疹疫苗对健康的益处远大于建立在无医学基础的潜在的副作用的担忧。麻疹有两种亚型：顿挫型和不典型型。前者为被动免疫，即在哺乳中或含有经胎盘转移的抗体的个体发生麻疹病毒感染，后者主要发生于 20 世纪 60 年代灭活麻疹疫苗接种者。

临床表现

病毒感染后，经过 10 天的潜伏期后出现前驱症状，包括发热（可能超过 40℃）、咳嗽、卡他症状、结膜炎、畏光和肌痛，这些症状持续约 1 周。感染后 2 周可出现典型的发疹。特征性表现为融合性红斑和丘疹。皮疹 3 天内累及全身。皮疹消退后遗留细小脱屑及褐色色沉。位于颊、唇、牙龈黏膜的 Koplik 斑（Koplik's spots）具有特征性，常出现在红斑之前，表现为红斑基础上直径 1~2 mm 的蓝色斑疹。麻疹病毒感染通常为良性自限性疾病，但在恶病质及免疫功能受损患者可能是致命性的。

麻疹最常见的并发症为继发性细菌感染。儿童常继发肺炎，是麻疹患者死亡最常见原因。不典型麻疹是一种特征性的临床综合征，见于 1963—1967 年美国接种灭活疫苗者。皮疹最初发生于手腕，手臂及足底，向心性蔓延至四肢和躯干。初起为麻疹样皮疹，进行发展至水疱、紫癜和出血。Koplik 斑罕见。

诊断

麻疹的临床表现通常很典型。然而，麻疹发病率低的地区，麻疹的确诊应通过病毒培养或血清学检查（麻疹病毒 IgM）。值得一提的是，不典型麻疹表现出独特的抗体模式：发疹前或发疹初期，抗体滴度为 1∶5，但发疹 10 天时，抗体滴度为 1∶1 280。

治疗

以对症支持治疗为主。免疫球蛋白可用于有接触史的免疫受损易感者。一些研究表明，利巴韦林可能对免疫受损患者有帮助。

风疹

风疹（德国麻疹），由一种单链 RNA 披膜病毒感染引起的儿童自限性感染性疾病。自 1968 年开始接种减毒活疫苗以来，风疹的发病率显著下降。感染主要通过飞沫传播，好发于春季。

临床表现

潜伏期为 2~3 周，疾病的前驱症状包括乏力、食欲缺乏、发热、头疼和卡他症状。皮疹首先出现在前额，并迅速蔓延至面部、躯干和四肢。皮损有粉红色斑疹和丘疹，可融合形成猩红热样皮疹。可出现瘙痒。皮疹常持续 3 天，可与麻疹相鉴别（麻疹发疹时间通常为 6 天）。风疹的皮疹也不会脱屑。可能伴有耳后、枕部和颈后淋巴结肿大。可出现软腭瘀斑，即 Forsheimer 斑。关节炎和关节痛是常见的并发症，多见于女性，关节的红肿疼痛可能会持续到感染 1 个月后。

风疹疫苗接种的广泛开展主要用于预防先天性风疹综合征（congenital rubella syndrome）。妊娠前 16 周感染风疹病毒，胎儿先天性风疹的患病风险为 65%。先天性风疹的临床表现包括髓外造血、血小板减少症、白内障、耳聋以及动脉导管未闭。妊娠 20 周后，风疹病毒的感染对胎儿的影响急剧下降。

诊断

根据临床表现即可做出风疹诊断，确诊需要血清学证据。病毒可从口腔分泌物或关节腔穿刺液中分离培养。

治疗

主要为对症支持治疗。

传染性红斑

传染性红斑（erythema infectiosum）（又称"第五病"）是一种儿童急性红斑，由人类细小病毒 B19 引起。冬春季好发，由呼吸道飞沫传播。

临床表现

大多数细小病毒 B19 感染无明显症状，传染性红斑常见于学龄期儿童。病毒血症时可出现轻微的前驱症状，表现为低热、卡他症状、头痛等。继而很快出现特征性的双侧面颊红斑，通常称为"拍红性面颊"（slapped check）。伴有咽炎、肌肉酸痛、腹泻、恶心或结膜炎。皮疹数天内可蔓延至全身，出现短暂性躯干及四肢的网状红斑。手套和袜套样综合征（gloves and sock syndrome）是细小病毒 B19 感染引起的表现为丘疹性紫癜性的独特皮肤表现。常累及青年人，出现对称性手足远端肿胀及疼痛，继而出现紫癜样皮损。并发症多见于成人，包括关节炎、溶血性贫血、脑病和再障危象。妊娠期感染细小病毒可导致自然流产及胎儿水肿。

诊断

通常根据临床表现作出诊断，可检测血清细小病毒特异性 IgM。

治疗

对症支持治疗为主。关节症状对非甾体类抗炎药反应效果可，慢性贫血和再障危象可采用免疫球蛋白或输血疗法。

手足口综合征

手足口综合征（hand, foot, and mouth syndrome），是一种主要侵犯婴幼儿的皮肤和黏膜的发疹性疾病，病原体为柯萨奇病毒，最常见为 A16 型，但 A5、A10、B1 或 B3 型肠道病毒亦可引起皮疹。近期有报道柯萨奇病毒 A6 可引起成人非典型、严重手足口综合征。柯萨奇病毒为小 RNA 病毒，属于小核糖核酸病毒科。常在夏季和秋初爆发流行。

临床表现

典型的临床表现为突发的口腔疼痛、皮疹和发热。可出现全身乏力、腹泻、关节痛、淋巴结肿大。典型的肢端皮损数目较少，表现为指趾背或侧缘的椭圆、线状或足球状红色丘疹和水疱。掌跖也可受累（图 31-1），也可出现四肢近端发疹或红色丘疹。口咽部病变包括软腭、扁桃体和咽后壁散在的丘疹、水疱，最后形成糜烂。在儿童，皮疹常累及臀部。值得一提的是，有可能出现不完全的手足口综合征，皮疹出现的部位并不全。由柯萨奇病毒A6引起的手足口综合征皮疹分布不典型。累及阴囊、耳朵、头皮及下巴。手足口病是自限性疾病，病程在一周以内。

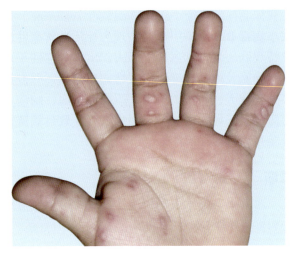

图 31-1　手足口综合征患者红斑丘疹和脓疱

诊断

皮疹通常具有特征性，一些病例中，粪便或咽喉部分泌物病毒培养可用于确诊。急性期及恢复期患者血清可用于评估柯萨奇病毒滴度。

治疗

对症支持治疗。

疱疹性咽峡炎

疱疹性咽峡炎（herpangina）的病原体是柯萨奇病毒，A2、A4、A5、A6、A8和A10是最常见病原体。常发生于3~10岁的儿童。

临床表现

疱疹性咽峡炎的特点是突然发热、咽痛、食欲下降、吞咽困难和呕吐。皮疹表现为麻疹样，为泛发性粉红色丘疹，在臀部尤为明显。偶尔可有瘀点出现。口腔损害为1~8 mm大小的疼痛性糜烂，周围有红晕，位于软腭、悬雍垂、咽后壁、舌、扁桃体弓前缘。偶见生殖器溃疡。疱疹性咽峡炎病情轻微，病程只持续数天。极少情况下可并发腮腺炎。

诊断

粪便或咽分泌物病毒培养可用于确诊。急性期及恢复期患者的血清也可用于病情评估。

治疗

支持治疗。

婴儿玫瑰疹／幼儿急疹（人类疱疹病毒6型）

人类疱疹病毒6型（HHV6）在遗传学和致病性上与巨细胞病毒类似，是幼儿急疹的病因（也称为儿童玫瑰疹或第六病）。幼儿急诊有时由人类疱疹病毒7型（HHV7）引起。几乎100%的2岁儿童HHV6型血清学检测阳性。HHV7引起的幼儿急疹发病年龄较晚。传播途径可能为呼吸道分泌物传播。

临床表现

暴露于病毒7~15天后以突发高热为前驱症状。全身症状包括全身乏力、鼻炎、咽痛、头痛、厌食和恶心，几天后出现皮疹。发疹表现为散在的粉红色斑丘疹，主要分布于躯干、臂部、颈部，皮疹可融合成大的红斑。每个皮疹周围可见苍白晕。1~4天后皮疹完全消退。此病有自限性，并发症少见，最常见的为高热惊厥，发生率为10%。

诊断

不明原因高热后出现发疹为该病主要特征，通常据此足以作出诊断，可用血清学实验进行确诊。

治疗

支持治疗。

EB病毒

EB病毒（EB virus，EBV）属于疱疹病毒的一种，是传染性单核细胞增多症的主要病原体。EBV感染好发于儿童和青少年，病情常轻微且有自限性。

临床表现

EBV 感染后潜伏期长，为 3~7 周。急性感染表现为发热、咽炎和淋巴结肿大，常有明显的眼睑水肿。年幼儿童的皮肤黏膜表现更为常见，可出现躯干和上肢的斑疹、荨麻疹性斑块、瘀点或紫癜。黏膜常受累，表现为软腭和硬腭交界处的上颚瘀点。接受氨苄西林或其他半合成青霉素治疗的患者可出现明显的特征性的铜色麻疹样瘙痒性皮疹（图 31-2）。Giantti-Crosti 综合征表现为四肢远端和面部对称性苔藓样丘疹，1 个月后消退。EBV 感染通常为自限性。也可出现 EBV 相关的晚期表现，即淋巴组织增生性疾病，后者极少数情况下可侵犯皮肤。

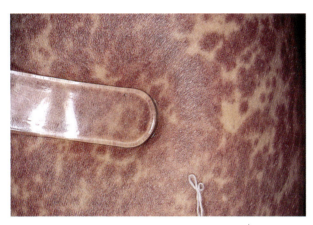

图 31-2 传染性单核细胞增多症患者用青霉素治疗引发的皮疹

诊断

外周血涂片检查见淋巴细胞增多伴不典型淋巴细胞。常出现轻度血小板减少，可出现肝转氨酶升高。异嗜性抗体（monospot）或 EBV 特异性抗体可用于确诊。可从口咽部分泌物中分离培养病毒。

治疗

支持治疗为主，避免使用氨苄西林。少数情况下，如咽部水肿造成呼吸阻塞时可使用系统性糖皮质激素。

水　痘

水痘（varicella, chicken pox）是一种常见的儿童感染，由疱疹病毒家族的水痘-带状疱疹病毒（varicella-zoster virus，VZV）引起，通常由飞沫或直接接触传播。

临床表现

通常在感染 2 周后发病，从头部突然发疹，向骶尾部蔓延。原发性皮损为由红色丘疹，进而出现红斑基础上充满透明液体的水疱，常被描述为"玫瑰花瓣上的露珠"（图 31-3）。水疱随后变为脓疱，最后结痂。皮疹相继成批出现，导致各阶段皮损同时存在，很容易与天花相鉴别，后者所有皮损处于同一阶段。掌跖通常不受累。腭部常出现水疱和糜烂。皮疹常伴随轻度全身症状，且年龄大的患者全身症状更重。儿童水痘为自限性疾病，也可出现继发性感染。成人或免疫抑制者可并发肺炎、脑炎或心肌炎。免疫正常的成人患者死亡率为 10%，而免疫抑制患者死亡率为 30%。胎儿宫内感染 VZV 可导致先天性水痘综合征，包括肢体缺陷、脑皮质萎缩、出生低体重和眼睛异常。妊娠早期感染的风险最大，妊娠前 20 周有暴露的胎儿中，约 2% 会受累。暴露于野生型病毒的 VZV 免疫患者 20% 出现爆发性水痘。其中 50% 表现为斑丘疹样发疹而只有少量传染性水疱。目前常规接种减毒活疫苗，血清转化率达 96%，预防严重疾病的有效率为 100%。

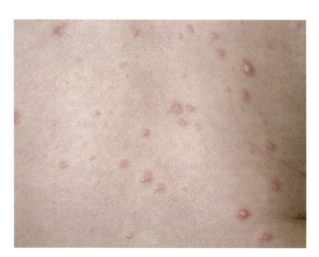

图 31-3 急性水痘的表现：小水疱周围绕有轻度红斑

诊断

VZV 感染根据临床表现和暴露史可诊断，是一种临床诊断。对于不能确诊的、孕妇或免疫受损者，可通过病毒培养、PCR、直接／间接免疫荧光、酶联免疫吸附试验或 DNA 杂交进行确诊。此外，疱液或水疱基底的细胞学检查（Tzanck 涂片）可见特异性的病毒诱导的细胞变性，即单核或多核的棘层松解性气球样细胞。此诊断方法受检验人员的影响很大，阳性率取决于皮损所处的时期，其中水疱的阳性率最高。

治疗

在成人中，非复杂性水痘治疗推荐口服无环鸟苷（无环鸟苷或福克洛韦），播散性水痘建议静脉用药。免疫功能受损的儿童无论是否复杂性水痘，均推荐静脉无环鸟苷抗病毒治疗。此外，年龄超过 12 岁的儿童和患有慢性皮肤病和肺部疾病的儿童应予无环鸟苷治疗。无环鸟苷在发疹后的 24 小时内使用效果最佳，24~72 小时内亦认为有效。对于年龄小于 12 岁免疫正常患儿，推荐仅给予对症支持治疗。孕期的无环鸟苷治疗可能对孕妇有益，但不影响胎儿的预后。水痘 – 带状疱疹免疫球蛋白适用于可疑感染的孕妇或母亲分娩前有新近感染的新生儿。

带 状 疱 疹

带状疱疹（Herpes zoster）也是 VZV 感染导致的，为既往水痘发病时感染的病毒潜伏后再激活所致。

临床表现

皮肤出疹前常出现的严重的疼痛，局限于单一皮节范围（图 31-4）。皮损表现为成簇的水疱，可为紫色的，继而发生溃疡和结痂。好发部位依次为胸部、三叉神经、腰骶部及颈部皮节。三叉神经的眼支受累可引起带状疱疹性角膜炎或眼带状疱疹，可导致失明。鼻部出现水疱（Hutchinson 征）提示可能出现眼带状疱疹。可伴有轻微的全身症状。免疫抑制、家族史和高龄是该病的危险因素。获得性免疫缺陷综合征（AIDS）患者的皮损可能累及多个皮节或呈播散性和复发性。皮损继发感染可导致瘢痕形成。尿潴留和眼结膜瘢痕可能使得生殖器和眼周感染变得复杂。

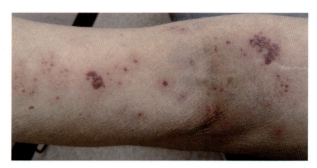

图 31-4　带状疱疹沿皮节分布的簇集性血疱

诊断

临床上可根据特征性沿皮区分布的簇状水疱做出诊断。Tzanck 涂片可见特征性的病毒导致的细胞变性。病毒培养可用于确诊。非典型病例可用单克隆抗体免疫组化和 PCR 检测病毒 DNA 来辅助诊断。

治疗

免疫功能正常者，带状疱疹通常是自限性的。治疗上予局部护理预防继发细菌感染、抗病毒和镇痛通常是足够的。皮疹开始出现的 72 小时内开始口服阿昔洛韦、伐昔洛韦 7 天，可缩短病程、缓解急性疼痛。但抗病毒感染能否减少带状疱疹后遗神经痛（postherpetic neuralgia，PHN）的风险和病程尚不明确。疼痛明显的患者发生 PHN 的风险最大。对于疼痛指数 ≥ 4 的患者，联合使用抗病毒药物、加巴喷丁及止痛剂可更有的效预防 PHN。一项研究发现若发病时即伴有神经痛，用加巴喷丁治疗可能可以缩短 PHN 病程，降低其疼痛程度。免疫功能低下者应予静脉阿昔洛韦治疗以防止病毒播散。PHN 的治疗较困难。疼痛常随时间可缓解。局部辣椒素或利多卡因可能对一些患者有效。口服阿米替林、加巴喷丁、普瑞巴林和低剂量阿片类药物也可能有效。上述治疗无效者，鞘内注射甲泼尼龙可能有效。

2006 年食品药品管理局批准使用带状疱疹疫苗。Zostavax 含有活的水痘 – 带状疱疹病毒，适用于 50 岁以上患者，可使带状疱疹的发生率减少 51%，PHN 的发生率减少 66%。

单纯疱疹病毒

单纯疱疹病毒（herpes simplex virus，HSV）

1型和2型通过黏膜表面或皮肤破损处侵入机体。最常侵入的部位为口腔黏膜（HSV1多于HSV2）和生殖器黏膜（HSV2多于HSV1），通过与感染者密切接触而被感染。HSV感染的特点是具有长期潜伏的能力。

临床表现

单纯疱疹病毒感染通常发生于免疫功能正常者，表现为复发性疼痛性水疱，最常累及口腔和口周（前软腭、嘴唇或牙龈）或生殖器区域（图31-5）。原发感染的皮疹的持续10~14天，复发皮疹持续时间随复发次数增加而逐渐减少。皮肤-皮肤接触，如摔跤时，可能导致单纯疱疹病毒传播，称为外伤性疱疹（herpes gladiatorum）。医务人员和牙医的职业暴露可导致手部或指部皮损，称为疱疹性瘭疽（herpeic whitlow）。皮疹的复发通常由外界因素诱发，包括局部创伤或晒伤。与复发感染不同，HSV的原发感染会产生更为严重的全身症状，包括高热、局部区域淋巴结肿大和全身不适。新生儿单纯疱疹病毒感染是最严重的致死性感染之一，源于分娩时经产道逆行感染。新生儿HSV感染可表现为皮肤黏膜疾病、病毒性脑炎不伴皮肤受累，或多器官受累的播散性感染（最常累及肝脏和肾上腺）。进展迅速或病情严重的HSV感染可见于移植后免疫功能低下，或有基础疾病如白血病（图31-6），或HIV感染的患者。皮肤泛发性疱疹病毒感染可继发于其他原有皮肤病，如特应性皮炎和银屑病，称为疱疹性湿疹（ecema herpeticum）或kaposi水痘样疹（Kaposi's varicelliform eruption）。眼周的感染需要进行眼科检查，以排除疱疹性角结膜炎，因为在美国疱疹性角膜炎是最常引起失明的感染因素。HSV亦是多形红斑复发的常见感染性诱因。

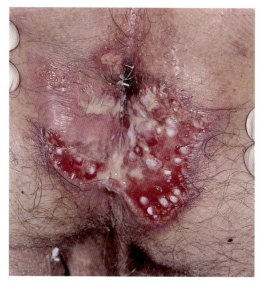

图31-6　慢性淋巴细胞白血病患者臀部的慢性疱疹性溃疡

尽管临床表现多变，疱疹性皮损的共同点是红斑基础上的成簇水疱。皮疹部位是区别不同类型疱疹的关键，口周和生殖器部位表现为成簇水疱的局限部位的复发性感染分别为特征性的HSV1和HSV2感染。免疫功能低下者，皮疹可表现为类似恶性病变的慢性溃疡、角化过度或增殖性损害。

诊断

病毒培养是诊断HSV感染的金标准。Tzanck涂片可见特征性的病毒感染性改变。单克隆抗体的免疫组化或DNA杂交技术可用于快速诊断。血清学检查仅对原发感染有诊断价值，阴性结果有助于排除该病毒感染的可能。

治疗

健康个体的单纯疱疹病毒感染是自限性的，仅需局部护理以预防细菌感染和止痛。原发性口腔或生殖器感染常与高发病率有关。阿昔洛韦、伐昔洛韦或泛昔洛韦可降低病毒载量，缓解疼痛，促进皮损愈合。对于复发性疱疹患者，阿昔洛韦、伐昔洛韦或泛昔洛韦的持续的抗病毒治疗是有效的，且无药物蓄积毒性或耐药的证据。免疫功能低下的重症感染者或新生儿感染者需要胃肠外阿昔洛韦治疗。艾滋病患者出现阿昔洛韦耐药时，可选用静脉磷钾酸钠，而西多福韦皮损内注射或1%的局部给药也有效。

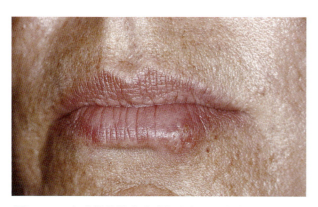

图31-5　复发性单纯疱疹感染患者下唇疱疹的典型表现

巨细胞病毒

巨细胞病毒（cytomegalovirus，CMV）是另一种疱疹病毒家族成员。10%的单核细胞增多综合征由该病毒引起，而单核细胞增多症也是CMV感染后的主要临床表现。CMV抗体的研究表明该病毒感染普遍存在。先天性感染可来自于母亲感染者经胎盘传播。

临床表现

1/4的CMV单核细胞增多症会出现皮疹。典型的皮疹表现为主要累及面部和躯干的麻疹样红斑，持续2~5天。偶见瘀点，无黏膜疹。常伴发热、扁桃体肿大、乏力和肌痛，但无咽痛和淋巴结肿大。常有轻度肝炎。CMV单核细胞增多症的病程较长，可持续数周至数月。与EBV单核细胞增多症一样，使用氨苄西林治疗可极大程度增加麻疹样皮损的可能性。新生儿的先天性CMV感染表现为瘀斑或者紫癜样皮疹（称为"蓝莓松糕样斑点"），伴肝脾肿大、血小板减少、耳聋、视网膜脉络膜炎和生长发育迟缓。

诊断

CMV的尿液培养和血清滴度测定是最为有效的确诊手段。尿液中常可检测到病毒包涵体。皮肤活检可见典型的中性粒细胞性血管反应。

治疗

非免疫抑制患者以支持治疗为主。免疫抑制患者的视网膜脉络膜炎用更昔洛韦或西多福韦治疗。

多瘤病毒

多瘤病毒是一种双链DNA病毒，是乳多孔病毒科家族成员的一部分。最具临床意义的多瘤病毒是JC和BK病毒。此类病毒主要在免疫受损的宿主中引起疾病，导致进行性多灶性脑白质病变（progressive multifocal leukoencephalopathy，PML）和生殖道感染。多瘤病毒的另外两种重要表现包括毛发发育不良和默克尔细胞癌（Merkel cell carcinoma，MCC）。大多数研究报告称80%的MCC中可见多瘤病毒。

临床表现

虽然JC和BK病毒感染非常常见，但在免疫功能正常宿主中罕见出现临床症状。临床症状通常见于免疫功能受损宿主的病毒再激活。PML的临床表现包括精神状态改变、运动障碍（半瘫或单瘫）、四肢共济失调、步态共济失调、视觉改变如复视和偏盲等。BK病毒通常表现为出血性膀胱炎。毛发发育不良相关的多瘤病毒感染导致数量不等的脱发，尤其是眉毛和睫毛脱落，以及累及面中部的红色至肤色针刺样丘疹。MCC典型表现为快速生长的无痛性、坚实的、光亮的、无触痛的鲜红或蓝红色皮内结节。主要见于老年白人，女性平均诊断年龄为76岁，男性为74岁。

诊断

多瘤病毒通常在原发性感染后被诊断出，其在免疫功能正常的宿主中常为无症状性感染。诊断方法多样，通常使用血清学抗体检测。也可以使用PCR和尿细胞学检查。病毒培养很少用于诊断，仅用于研究。

病毒相关毛发发育不良（viral-associated trichodysplasia，VAT）需通过PCR和免疫组织化学染色法诊断。PCR可鉴定人类多瘤病毒的DNA，而免疫组化染色可显示人类多瘤病毒的中央T抗原。由于最初染色的不同特征，最初人们认为病毒相关毛发发育不良（VAT）是由一种乳头状瘤病毒引起的，直到发现了中央T抗原，病毒相关毛发发育不良（VAT）才与人类的多瘤病毒联系在一起。

MCC的诊断需要行组织病理学检查。有三种组织学类型：中间型（最常见）、小梁型和小细胞型。

治疗

JC和BK多瘤病毒感染没有具体的治疗方法。进行性多灶性脑白质病变（PML）是通过恢复宿主的适应性免疫反应来治疗的。在因HIV感染导致免疫功能低下的患者，推荐使用抗反转录病毒疗法。BK病毒相关的出血性膀胱炎可用静脉注射西多福韦治疗，但是目前还没有进行任何对照试验来评估这种治疗的效果。

VAT 局部使用西多福韦治疗后可得到明显的临床改善。包括伐昔洛韦和 valgancyclovir 的多种抗病毒疗法也对 VAT 有效。

手术是 MCC 的主要治疗选择。有三种治疗方式。前哨淋巴结活组织检查或选择性淋巴结切除被用于临床正常的区域淋巴结。治疗性放射治疗用于原发性肿瘤、引流淋巴管和 / 或区域淋巴结。辅助化疗可用于局限性病灶。

登革热

登革热是最流行的由蚊子传播的病毒性疾病。据估计，全球每年约有 4 亿例登革热病毒感染，其中 25% 的感染可致病。登革热病毒是一种单链 RNA 病毒，属于黄病毒属。病毒的主要生命周期发生在人类和伊蚊之间。

临床表现

登革热病毒感染的典型临床表现可以从无症状感染到伴有休克综合征登革出血热（dengue hemorrhagic fever，DHF）。大多数感染是无症状的。典型的登革热的特点是头痛、眶后疼痛、肌肉和关节疼痛，通常被称为"断骨热"。症状通常在被感染蚊子叮咬后的 4~7 天内出现，在此之后，发烧可以持续 7 天。接下来是一段持续数天至数周明显的疲劳期。出血性的表现可能会危及生命。DHF 可与循环衰竭和休克相关。世界卫生组织已经定义了 DHF 的 4 个基本特征，包括血管通透性增加，血小板显著减少（少于 10 万个细胞 $/mm^3$），持续 2~7 天的发热，以及出血倾向或自发性出血。

诊断

登革热的诊断主要依靠临床表现。发达国家有条件进行实验室确认，但发展中国家通常实验室条件不够。实验室确诊方法包括病毒 RNA 或 NS1 抗原的血清学检测，有助于在早期发现登革病毒感染。最常用的血清学检查包括血压抑制试验和 IgG 或 IgM 免疫测定法。

治疗

目前没有针对登革热感染的治疗方法。CDC 建议用止痛剂、休息和多饮水治疗。登革出血热也没有特定治疗方法。如果疾病早期得到诊断，建议补液及住院治疗。虽然研究人员正在开发一些疫苗，但目前还没有被批准用于治疗登革热的疫苗。

基孔肯雅热

基孔肯亚病毒是甲病毒属的一种单链 RNA 病毒，可引起人类基孔肯亚热。流行区域为西非的部分地区。因 2014 年美国报道了第一例病例而受到了人们的关注。基孔肯亚病毒在亚洲和印度洋的岛屿上迅速传播。病毒生命周期涉及人和伊蚊，病毒传播是其生命周期的一部分。主要的蚊媒是埃及伊蚊和白纹伊蚊，也是登革热病毒的传播媒介。

临床表现

潜伏期为 2~4 天，临床表现包括突然发热和不适。发热可以高达 40℃。其他的临床表现有关节痛，常对称性累及手、手腕和脚踝。皮肤表现也很常见，主要为黄色斑疹或斑丘疹。

诊断

在基孔肯雅病流行地区，可根据临床进行诊断。在非流行区域地区，具备实验室设施的，血清学是主要诊断手段。ELISA 可用于检测抗基孔肯雅病毒 IgM 抗体。病毒 IgG 抗体大约在症状出现两周后阳性。病毒培养和分子技术主要用于研究。

治疗

基孔肯雅病的治疗包括为支持对症，包括抗炎和止痛剂的使用。目前没有可预防基孔肯雅感染的疫苗；然而，疫苗的早期研究显示有希望。

马尔堡 / 埃博拉病毒

马尔堡病毒和埃博拉病毒属丝状病毒科，是一种单链 RNA 病毒。最近，由于埃博拉病毒在西非的流行，引起了媒体的广泛关注。此前，埃博拉和马尔堡病毒因可导致出血、休克和凝血功能障碍而被称为"出血热病毒"。但因只有很小一部分患者会出现严重出血，埃博拉病毒不再被归类为出血热病毒，目前称"埃博拉病毒病"。

临床表现

马尔堡病毒和埃博拉病毒可引起相似的临床表现。症状在暴露后大约6~12天突然出现。潜伏期的无症状的患者无传染性。然而，一旦出现症状，血液及其他体液中就有病毒的存在，因此应采取安全预防措施。

临床表现为发病1周后出现的弥散性的、红斑性的、非丘疹性的斑疹性皮疹。胃肠道症状很常见，包括水样腹泻、恶心和呕吐。如前所述，出血并不是埃博拉病毒的常见表现，但在马尔堡病毒感染中更常见。神经系统症状也会发展，包括意识水平的改变，颈部僵硬和/或癫痫发作。致命性感染的特点是，在感染早期即出现严重的临床体征，并在发生多器官衰竭，死亡通常发生在感染的第2周。

诊断

对埃博拉病毒和马尔堡病毒的诊断通常首先是临床诊断。在出现症状的3天内，可通过逆转录聚合酶链反应（RT-PCR）在血液样本中检测出埃博拉病毒。由于需要及早采取隔离和安全措施，以防止进一步的传播，因此必须有一个较低的诊断标准。因此，美国疾病防控中心已经发布了评估美国疑似感染埃博拉病毒病的患者的指导方针。确诊感染埃博拉病毒的患者应转移到专门的治疗中心。由于埃博拉病毒和马尔堡病毒的临床表现相似，RT-PCR可以用于两种病毒之间的鉴别。

治疗

目前还没有针对马尔堡病毒或埃博拉病毒的治疗。治疗以对症支持为主。目前，两种病毒的疫苗均在研制中。对于马尔堡病毒感染的出血性表现，在感染早期可进行抗凝治疗，防止播散性血管内凝血。在晚期可使用凝血剂防止出血。

总　　结

病毒感染经常伴有皮肤损害，详细的皮肤专科检查有利于系统病毒感染的诊断。

（刘应辉　译，陈永锋、杨斌　审校）

推荐阅读

Arduino PG, Porter SR. Oral and perioral herpes simplex virus type 1 (HSV-1) infection: review of its management. Oral Dis 2006;12:254–70.

Biesbroeck L, Sidbury R. Viral exanthems: an update. Dermatol Ther 2013;26(6):433–8.

Cutts FT, Lessler J, Metcalf CJ. Measles elimination: progress, challenges and implications for rubella control. Expert Rev Vaccines 2013;12(8):917–32.

Fatahzadeh M, Schwartz RA. Human herpes simplex virus infections: epidemiology, pathogenesis, symptomatology, diagnosis and management. J Am Acad Dermatol 2007;57:737–63.

Gomez-Flores M, Mendez N, et al. New insights into HIV-1 primary skin disorders. J Int AIDS Soc 2011;14:5.

Nkoghe D, Leroy EM, Toung-mve M, Gonzalez JP. Cutaneous manifestations of filovirus infections. Int J Dermatol 2012;51(9):1037–43.

Warris A, Kroom FP. Viral exanthems. In: Cohen J, Powderly WG, Opal SM, editors. Infectous diseases: expert consult. Philadelphia: Mosby; 2010. p. 99–108.

第32章

细菌和立克次体疾病

Dirk M.Elston

要点

- 大部分皮肤革兰氏阳性菌感染可用半合成青霉素或头孢菌素治疗。
- 耐甲氧西林葡萄球菌感染典型临床表现为脓肿或毛囊炎症,主要的干预手段为引流。
- 莱姆病典型表现为游走性红斑,对口服多西环素治疗有效,脑膜炎及心脏受累时静脉使用头孢曲松钠。
- 立克次体病常表现为皮疹、发热、头痛。可选择的治疗药物有多西环素。对于落基山斑疹热,如在流行区域,出现发热和头痛症状即应开始治疗。

细 菌

细菌感染导致的系统性疾病可引起多种皮肤改变。皮肤损害可以由细菌毒素、超敏反应或细菌直接播散至皮肤造成。一般情况下,皮损改变具有高度的特征性,可对疾病进行早期诊断及治疗。

链球菌感染

猩红热

猩红热由产生红疹性毒素的 A 组 β- 溶血性链球菌感染引起。免疫反应可产生中和毒素的特异性抗体。

临床表现

猩红热主要发生于儿童,通常继发于链球菌性咽炎或扁桃体炎。特征性皮损由点状红色丘疹组成,形成砂纸样纹理。皮疹开始于颈部,逐渐向下蔓延到躯干及四肢,一般不累及掌跖。面部潮红,伴口周苍白圈。肘部、腹股沟和腋下皱褶部位可出现瘀点,通常被称为 Pastia 线(Pastia's lines)。皮疹 4~5 天后开始消退。发病最初几天内出现"白色草莓舌"(white strawberry tongue),即突出的肿胀的红色舌乳头。之后中站消退"红色草莓舌"。常伴有颈部淋巴结肿大和发热。

诊断

培养出 A 组链球菌即可明确诊断。血清抗链球菌溶血素 O 和抗 DNase B 水平升高也有助于链球菌感染的诊断。

治疗

目前首选青霉素治疗,青霉素过敏者可用红霉素治疗。

风湿热

风湿热由 A 组链球菌感染上呼吸道后引起。其特征性表现为累及关节、心脏、皮肤和中枢神经系统的炎症性皮损。该病发病高峰在 5~15 岁,复发率很高。

临床表现

急性风湿热的临床表现包括游走性红斑、皮下结节、多关节炎、心脏炎和舞蹈病。从链球菌性咽炎的前驱感染到急性风湿热的发病,潜伏期约为 3 周。游走性红斑开始为红色斑疹或丘疹,呈离心性向外扩展,中央消退。相邻皮损可融合成匐行状。每个皮损可很快消退,但总体皮疹可持续数周。皮下结节为坚硬的、数毫米至数厘米大小的无痛性损害,其上方皮肤可活动,无炎症反应。损害多发生在骨骼突出处或肌腱处。

诊断

诊断标准最初由 Duckett Jones 制定,用主要标准和次要标准来支持那些具有高度可能的诊断。

治疗

咽痛发作的1周内使用青霉素治疗可预防风湿热的发生。但抗生素对急性风湿热的病程进展无影响。急性风湿热可用系统性糖皮质激素治疗或用非甾体类抗炎药对症支持。预防性使用小剂量青霉素可有效预防该病复发。

丹毒及蜂窝织炎

丹毒是真皮浅层A组链球菌感染，而蜂窝织炎的感染位于真皮更深层。

临床表现

丹毒和蜂窝织炎都最常发生于下肢。面部皮肤亦可累及，常常继发于微小创伤后（图32-1）。典型的皮损为境界清楚的暗红色水肿性红斑，进展性边缘可出现水疱。患者可出现脓毒血症和高热。复发性丹毒与淋巴水肿密切相关。

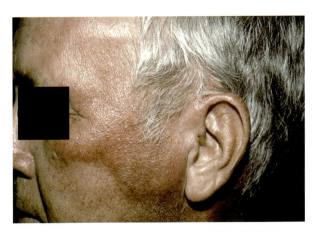

图32-1 丹毒的皮损特征为境界清楚和边缘隆起

诊断

因本病病原菌的分离较困难，诊断主要基于临床。双侧受累的疾病极少为蜂窝织炎，需考虑其他诊断，特别是皮肤脂肪硬化症。链球菌可引起丹毒和大多数蜂窝织炎，但也有少数（尤其是大疱性）蜂窝织炎由葡萄球菌引起。皮肤组织活检可见真皮水肿和中性粒细胞浸润。

治疗

常用半合成青霉素及静脉用结晶青霉素（丹毒时）。头孢菌素可用于轻度蜂窝织炎，当怀疑有毒素产生时推荐用克林霉素。青霉素过敏者可用红霉素治疗。

脓疱疮

脓疱疮（impetigo）是一种以蜜黄色色结痂或半月形水疱为特征表现的浅表皮肤感染。大多数非大疱性脓疱疮的原发感染为链球菌，但当皮肤屏障功能破坏后，主要病原菌迅速变为葡萄球菌。

临床表现

典型的临床表现为红斑基础上蜜黄或暗色结痂（图32-2）。大疱性脓疱疮的水疱非常表浅，因此水疱极少能保持完整，患者皮损典型表现为边缘附着鳞屑的圆形糜烂面（图32-3）。

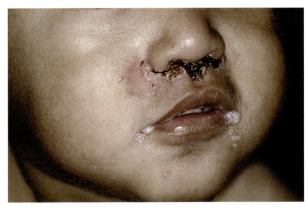

图32-2 脓疱疮表现为蜜黄色至黑色结痂，鼻腔携带病原常见

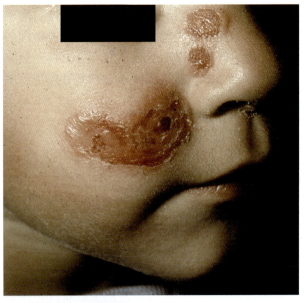

图32-3 大疱性脓疱表现为短暂的水疱，迅速留下一个伴环状鳞屑的剥落区域

诊断

皮损处细菌培养可找到致病菌，但大多数患者采用经验性治疗而未经细菌培养。

治疗

皮损局限者可局部外用抗生素软膏,如莫匹罗星或瑞他帕林。皮损广泛者需要系统使用抗生素。耐酶青霉素和头孢菌素为良好的首选药物,有时也根据局部抗菌谱选择其他合适的抗生素。

疖和痈

疖是单个毛囊的葡萄球菌化脓性感染(图32-4)。而痈是多个疖聚合而成。复发性疖患者通常为金黄色葡萄球菌鼻腔带菌者,但该菌在潮湿处,如腋窝、腹股沟和肚脐皮肤表面的定植也同样重要。

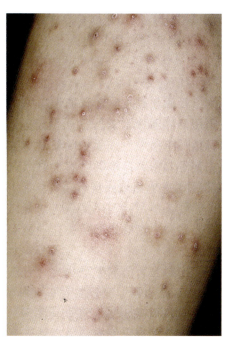

图 32-4 葡萄球菌性毛囊炎表现为散在毛囊性脓肿

治疗

个别皮损需要引流。泛发性皮损需要加用耐酶青霉素或第一代头孢菌素。若治疗反应差,需考虑病原菌可能为耐甲氧西林菌(图32-5)。对于金黄色葡萄球菌携带者,可用莫匹罗星软膏鼻腔前部外用(每日1次,连用5日)治疗,局部抗菌药如氯己定或漂白剂洗浴(每半桶水配1/4杯)也可用于减少皮肤表面定植。最近研究支持每日使用漱口水来控制口咽部病原菌的携带。

葡萄球菌性烫伤样皮肤综合征

葡萄球菌性烫伤样皮肤综合征(staphylococcal scalded skin syndrome,SSSS)由金黄色葡萄球菌产生的外毒素所致,最常见病原菌为噬菌体Ⅱ组71型。患者多为儿童,大多数成人患者有肾功能不全,因而不能排除毒素。

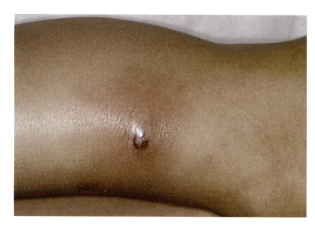

图 32-5 社区获得的MRSA感染通常表现为脓肿

临床表现

突然发热和弥漫性质软的苍白斑片预示该病的发生。皮疹通常始发于口周、耳旁及褶皱部位,并迅速发展至身体其余部位(图32-6)。邻近的表皮摩擦后很容易剥脱(尼氏征)。掌跖及黏膜部位通常不受累。

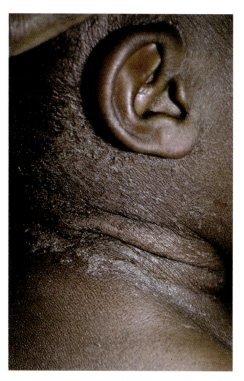

图 32-6 葡萄球菌烫伤皮肤综合征呈红斑及颗粒层水平的分裂

诊断

诊断通常为临床诊断。组织病理可证实颗粒层处的棘层松解。

治疗

治疗选择从微生物分离出来的耐酶青霉素，该微生物通常不能从皮肤培养出来，同时注意维持水电解质的平衡。

中毒性休克综合征

中毒性休克综合征（toxic shock syndrome）是一种多系统疾病，主要特点为发热>38.9℃、弥漫的红色斑疹或红皮病伴肢端剥脱、低血压以及≥3个器官系统受累。该病由产毒性金黄色葡萄球菌导致，多数报道的病例为经期使用阴道棉塞的妇女或有伤口感染者。

临床表现

皮疹一般是弥漫性猩红热样红斑。皮疹出现约1周后开始剥脱。草莓舌和口腔糜烂常见。

诊断

与使用阴道棉塞有关的患者，阴道分泌物金黄色葡萄球菌培养常阳性。血液培养阳性率较低。

治疗

治疗包括系统应用抗生素以及积极纠正水电解质平衡。

革兰氏阴性细菌感染

脑膜炎球菌血症

脑膜炎球菌血症的病原体为革兰氏阴性脑膜炎双球菌。由于疫苗的使用，该病的发病率已下降。现常规推荐11~12岁儿童、未接种过的高中新生、入伍前新兵、大学新生、脾切除或终端补体缺陷者，以及去流行疫区（包括亚撒哈拉以南非洲和中东地区、印度和尼泊尔）旅游者接种疫苗。因旅行接种者应至少在到达疫区前1周接种疫苗。

临床表现

肢端瘀斑常见，但最有特征的病变包括出血性星状梗死和网状紫癜。广泛的血栓形成可导致爆发性紫癜。

诊断

皮损或血培养中用革兰氏染色检测到病原体可确诊。皮肤组织病理活检示累及大、小血管的白细胞碎裂伴血栓形成，以及内皮细胞坏死。

治疗

在获得培养及药敏结果前，目前常选择第三代头孢菌素如头孢曲松或头孢噻肟来治疗。维持血流动力学稳定（通常在重症监护室进行）至关重要。

坏疽性臁疮

坏疽性臁疮患者常病情较重，皮疹为脓疱或出血性斑疹，周围绕紫罗兰色晕。皮疹随后发展为圆形溃疡，中央黑色坏死。常受累部位包括摩擦部位、臀部及四肢。诊断依靠革兰氏染色和血培养，常鉴定出革兰氏阴性杆菌铜绿假单胞菌，或较少见的肺炎杆菌、气单胞菌、黄瘤菌、黄原体、马氏菌、大肠埃希菌或柠檬菌。

假单胞菌毛囊炎（热水浴毛囊炎）

热水浴毛囊炎的典型临床表现为暴露于合适病原体生长温度的水环境后摩擦部位和覆盖部位的瘙痒性丘疹及脓疱。脱离污染水源后1~2周可自行消退。

猫抓病

猫抓病由多形性革兰氏阴性杆状巴尔通体导致。

临床表现

猫抓病的最初表现为一过性丘疹，随后出现发热、全身乏力和局部淋巴结肿大。患儿可伴有结膜炎和同侧耳前淋巴结肿大——Parinaud眼腺综合征（oculoglandular syndrome of Parinaud）。本病可通过已有的小伤口传染或跳蚤叮咬传播，不一定需要猫抓。

诊断

间接荧光试验和酶联免疫吸附法（enzyme-linked immuno sorbent assay，ELISA）可用于监测血清巴尔通体抗体。在组织中，病原菌可通过 Steiner 染色或聚合酶链反应（PCR）鉴别。

治疗

局限性猫抓病是良性自限性疾病。偶有化脓性局限性猫抓病建议外科引流。严重者或免疫受损者，联合使用利福平（600~900mg/d）和阿奇霉素治疗有效。

螺旋体

梅毒的病原体梅毒螺旋体在第 29 章中讨论。本章仅讨论疏螺旋体（Borrelia burgdorferi）感染。

莱姆病

莱姆病（Lyme disease）是伯氏疏螺旋体感染引起的多系统受累的疾病。是美国最常见的蜱传播疾病，主要疫区为东北部海岸、北部的中西区域和西海岸。在东北部和中西部地区主要的传播媒介为鹿蜱。太平洋硬蜱是太平洋西海岸主要传播媒介。

临床表现

游走性红斑（erythema migrans）是该病最早和最特异的临床表现。它发生在蜱咬后 1~2 周，常伴随红斑开始于咬伤部位，可扩大为红色可触及的斑。病灶逐渐环形扩大后，中心部位可能会消退或坏死，大约 20% 的莱姆病患者感染后在远离原发部位处出现多个由疏螺旋体播散而继发的环形皮损。发热、全身乏力、关节痛、肌肉痛、心脏及神经系统提示疾病进展。肢端皮炎患者可能是慢性疾病的表现，其特征是四肢的红斑性病变。

诊断

血清学检测可提示诊断，但只有培养和临床表现能确诊活动性疾病。ELISA 是常用的筛查方法，免疫印迹可确认。有其他感染的患者可发生假阳性结果，包括亚急性细菌性心内膜炎、单核细胞增多症、钩端螺旋体病、梅毒和系统性红斑狼疮患者。

治疗

口服强力霉素是治疗红斑患者的首选治疗方法。脑膜炎或感染累及心脏时用静脉注射头孢曲沙治疗。阿莫西林是儿童和孕妇或哺乳期妇女的首选。

立克次体

立克次体是有感染血管内皮细胞倾向的专性胞内微生物。

落基山斑疹热

落基山斑疹热（Rocky Mountain spotted fever，RMSF）是美国最常报道的立克次体感染。未经治疗死亡率达 30%，有效治疗可使死亡率下降到 3%~5%。其病原体立克次体通过受感染的蜱传播，美国西部主要是巨头蜱（Dermacentor andersoni），而东部主要为木蜱（D.Variabilis）。

临床表现

经过 5~10 天的潜伏期后出现严重头痛、发热和肌痛，在流行区域，出现发热及头痛即应治疗。皮肤表现包括手腕、脚踝和掌跖部位的出血性斑疹。

诊断

可通过间接免疫荧光法、ELISA、免疫印迹和乳胶凝集法确诊本病。通过特殊抗体的直接免疫荧光纤维技术或免疫组织化学法也能发现皮肤活检切片中的立克次体。

治疗

成人和儿童的首选治疗是多西环素，立克次体感染不治疗可导致死亡，治疗时不应过度关注多西环素相关牙齿副作用。

地方性斑疹伤寒

地方性斑疹伤寒是由伤寒杆菌引起，在美国西部由老鼠跳蚤印鼠客蚤（Xenopsyllacheopis）传播，而在得克萨斯州南部由猫蚤传播。

临床表现

潜伏期为 12 天，随后可出现发热、寒战、严重头痛和恶心等症状。几天后出现麻疹样皮疹，通常为瘀点，皮肤主要累及躯干。可出现脾肿大和局部或全身的淋巴结病。系统性大血管性血管炎为罕见的并发症。

诊断

补体固定和间接的荧光抗体法可用于诊断。

治疗

目前的治疗选择为多西环素。

立克次体痘

立克次体痘由是由立克次体引起的一种轻度发热性疾病，通过家鼠螨（*Allodermanyssus sanguineu*）传播。在纽约市区常见。

临床表现

原发性红斑性丘疹发生在螨虫叮咬处，可能形成焦痂，随后出现发热、头痛、肌痛和水痘样皮疹，可出现泛发性淋巴结病和脾肿大。

诊断

补体固定和间接的荧光抗体，或通过直接的荧光抗体或免疫组织化学法鉴定病原体，可确诊。

治疗

大多数患者可自愈，但在严重的患者可能需要强力霉素治疗。

恙虫病

恙虫病也叫恙虫热，由东方恙虫引起，通过恙螨传播。常见于东南亚、日本、韩国和澳大利亚。

临床表现

原始焦痂一般在 1~2 周内形成，数天后出现中轴麻疹样皮疹，离心性扩展，伴发热不适。大多数死亡源于血管内凝血。

诊断

补体固定和间接的荧光抗体法可用于诊断。

治疗

目前治疗可选多西环素。

（刘应辉　译，刘红芳、张锡宝　审校）

推荐阅读

Atanaskova N, et al. Innovative management of recurrent furunculosis. Dermatol Clin 2010;28:479.

Bangert S, et al. Bacterial resistance and impetigo treatment trends. Pediatr Dermatol 2012;29:243–8.

Berk DR, et al. MRSA, staphylococcal scalded skin syndrome, and other cutaneous bacterial emergencies. Pediatr Ann 2010;39:627–33.

Elston D. Community acquired methicillin-resistant *Staphylococcus aureus*. J Am Acad Dermatol 2007;56:1–16.

Gutierrez K, et al. Staphylococcal infections in children, California, USA, 1985–2009. Emerg Infec Dis 2013;19:10–20.

Thomas KS, et al. Penicillin to prevent recurrent leg cellulitis. N Engl J Med 2013;368:1695–703.

第33章

真菌病

Scott A.Norton

要点

- 真菌病原体以多种方式感染皮肤：浅部真菌感染，如癣菌，极少引起系统性感染。皮下真菌感染，如孢子丝菌病、足菌肿和着色芽生菌病，环境中的真菌主要通过皮肤微小的、易忽略的伤口侵入皮肤及皮下组织。宿主对这些低毒性真菌的免疫反应轻微。
- 经典的系统性真菌病（组织胞浆菌病，球孢子菌病，芽生菌病，副球孢子菌病）几乎均为吸入真菌孢子而致病。一旦进入肺内，真菌就与致病性的酵母相长。感染一般限于短暂性的肺炎，但也能通过血液播散到任何器官，皮肤被认为是播散性系统性真菌病最主要的靶器官。
- 免疫缺陷患者易患严重的、致命性的真菌性疾病，例如曲霉病和毛霉病。
- 治疗皮下真菌感染经常需要二联治疗，例如，口服抗真菌药物辅助手术清创。
- 一过性吸入性真菌病的亚临床感染不需要治疗。对于更多的严重的病例（特别是免疫缺陷患者），治疗包括使用静脉抗真菌药物及后续长期的口服抑菌治疗。
- 文献报道地球上有数以万计的真菌，但经常感染人类的少于25种——尽管有上百种真菌作为罕见病原菌从系统性真菌病，特别是免疫缺陷患者中分离出来。

临床上根据感染方式及组织受累程度，累及系统的皮肤真菌感染被分为皮下真菌病（subcutaneous mycoses）和系统性真菌病（systemic mycoses）。皮下真菌病，其中为大家所熟知的孢子丝菌病，被认为是"植入性"（implantation mycoses）真菌病，因为它是通过外界污染物接种创伤皮肤而获得的。

相反，系统性真菌病，被认为是"吸入性真菌病"，因为它们主要是通过呼吸道感染。系统性真菌病主要包括2个亚群：4种病（组织胞浆菌病，球孢子菌病，芽生菌病，副球孢子菌病）在免疫正常的患者中经常导致亚临床或一过性、自限性的肺部感染。然而，它们在免疫正常及免疫受抑的患者中也可能播散至皮肤。在免疫正常的宿主中，皮肤黏膜受累通常表现为慢性结痂性或肉芽肿性丘疹或斑块。

最常见的皮肤真菌病、皮肤癣菌感染，由亲角质真菌感染表皮、头发、指甲，但是极少引起系统性真菌病（极罕见的病例见于免疫严重受损的患者）。这些将不在本章讨论。显然，活动的、未经治疗的癣菌感染能够破坏表皮屏障并且可以作为其他感染的入口，特别是细菌和酵母感染，所以当在宿主中寻找潜在的感染源时，全面的皮肤科检查非常重要。

具有系统性表现的皮下真菌病

皮下真菌病（subcutaneous mycoses）通常是由寄生在腐败有机物中的多种类型的真菌引起，它们通常没有固定的毒力因子。人们通常因为死的或腐败的植物造成的微小的、不被注意的皮肤伤口而导致感染。哺乳动物对这些生物的免疫反应轻微，所以这些真菌感染经常发展为局限于皮肤及皮下组织的慢性、持续性感染。皮下真菌病好发于热带及温带人群中因为他们通常暴露于腐败的有机物中。农民及砍柴的人，特别是赤足的话，具有高危性。

其他几种通过微小伤口获得的皮下感染，特别是腐霉病（pythiosis）、鼻孢子菌病（rhinosporidiosis）、放线菌性足菌肿（actinomycetoma）和原藻病（protothecosis），一般包括在真菌性疾病章节，尽管分类学方法显示这些病原菌实际上不是真菌。这些病将不在本章讨论。

孢子丝菌病

孢子丝菌病（sporotrichosis）是由申克孢子丝菌（*Sporothrix schenckii*）引起的真菌感染，呈世界性分布，但最常见于温暖潮湿地区，其气候条件有利于真菌生长。病原菌主要是通过植物引起的微小伤口接种皮肤，如玫瑰棘刺、水藓（sphagnum moss）、潮湿的稻草，真菌可以在上面生长。在罕见情况下，孢子丝菌孢子被吸入导致肺部感染并引起继发性的皮肤播散。最近，在巴西城市贫民窟的孩子中爆发最大规模的孢子丝菌病，野猫被认为是其宿主。

临床表现

典型的孢子丝菌病开始时在接种部位出现一个小的无痛的结节（图33-1），皮损逐渐发展为坚硬的，紫色的皮肤结节，表面溃疡，暴露出不规则坏死的基底部，周围为假上皮瘤样增生，形成孢子丝菌性下疳。当原发损害出现在肢体远端，局部扩散，称为孢子丝菌病样扩散，也可能沿皮肤淋巴管扩散，将产生上行的链状的柔软的皮肤结节或者溃疡性皮下结节（图33-2）。孢子丝菌病皮损通常分布在手部或手臂，但是固定在面中部的皮损会出现于儿童，特别是有猫暴露史的患者（图33-3）。

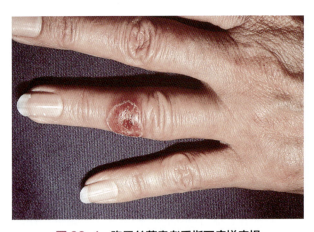

图33-1　孢子丝菌患者手指下疳样皮损

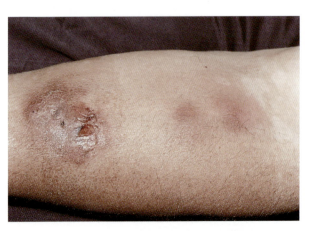

图33-2　孢子丝菌患者皮疹沿淋巴管扩散

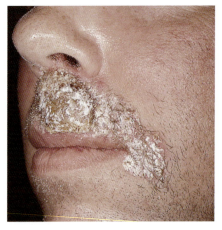

图33-3　孢子丝菌病面部皮损

播散型的孢子丝菌病罕见，通过从原发的皮肤感染或原发的吸入性感染血行播散形成。最常见的皮肤外累及部位为肺、骨和脑膜。播散性感染的危险因素包括血液/淋巴恶性肿瘤、酗酒、使用免疫抑制剂和艾滋病患者。

诊断

因为孢子丝菌通常分散在组织内，组织病理学诊断孢子丝菌病敏感性很低。标准沙堡弱培养基培养很快生长出特征性的黑色毛状菌落。

治疗

伊曲康唑被用于治疗免疫正常成人的局部皮损，加用口服碘化钾溶液用于治疗耐药的患者。播散型孢子丝菌病经常需要两性霉素B，序贯长期的伊曲康唑治疗。在巴西和墨西哥，孢子丝菌病高发的国家，口服特比萘芬是标准治疗。

其他皮下真菌病

不常见的植入性真菌病，如着色芽生菌病（chromoblastomycosis）、真菌足菌肿（eumycetoma）、瘢痕疙瘩性芽生菌病（lobomycosis）、虫霉病（entomophthoromycosis），通常局限于皮肤及皮下组织。播散型罕见，但是会出现在免疫缺陷患者中。这些将不在本章讨论。

系统性真菌病

有4种与免疫正常人群系统性感染密切相关的真菌，这些真菌包括荚膜组织胞浆菌（组织胞浆菌病）、皮炎芽生菌（芽生菌病）、粗球孢子菌（球孢子菌病）、巴西副球孢子菌（巴西副球孢子菌病）。这些疾病有时被统称为地方流行性真菌病，因为它们曾经被认为具有严格的地域分布。它们也被归类为温度依赖的双相性真菌（thermally dimorphic mycoses），因为培养的菌落有两种温度依赖的形态表现。在室温下，模仿自然，户外腐生阶段，培养产生霉菌相（大量交联的菌丝，具有毛状或棉絮状外观）。相比之下，在体温、培养形成均一，酵母样光滑菌落。在病变组织的组织切片中（不管是从皮肤、肺或其他器官），只看到酵母，有时有出芽现象，但没有菌丝。孢子丝菌和马尔尼菲青霉感染也由双相性真菌引起的；这些病将在其他章节讨论。

人体主要通过吸入霉菌释放的孢子而感染，导致原发性肺部感染。在人体内，病原菌为致病性酵母相，以具有诊断价值的特征性的出芽方式繁殖。在组织中，粗球孢子菌病形成独特的球形结构，并在内部产生子囊孢子。在病理标本中，特殊真菌染色，如六胺银染色或过碘酸盐雪夫氏染色极大方便了识别这些真菌。

需要注意的是，双相真菌必须在具有特殊功能的设备中进行真菌学培养和检查。在室温下，霉菌，特别是粗球孢子菌，容易产生雾化繁殖造成实验室感染风险。

这些疾病导致的原发性皮肤损害是罕见的，通常发生在病原体经皮植入后。

组织胞浆菌病

组织胞浆菌病（histoplasmosis）被认为是主要分布在美国中东部的一种疾病，特别是沿俄亥俄河盆地。实际上，荚膜组织胞浆菌（*Histoplasma capsulatum*）自然生长的鸟类或蝙蝠粪呈世界性分布。荚膜组织胞浆菌的一个亚种杜波氏变种，是撒哈拉以南非洲地区的致病菌。大多数组织胞浆菌病例临床或亚临床表现为轻度、自限性肺炎。播散性的组织胞浆菌病是艾滋病，恶性肿瘤以及其他免疫抑制患者中常见的机会性感染。

临床表现

孢子吸入后出现原发感染，80%的感染者中无症状。许多患者有短暂的，自限性肺炎，常被误诊为支气管炎或非典型性肺炎。皮肤组织胞浆菌病是来自原发肺部病灶经血行播散导致。皮损非特异性，形态多样，包括斑疹、丘疹、斑块、脓疱、脓肿、溃疡、紫癜。黏膜，尤其是口腔咽部，溃疡比皮损更常见。结节性红斑是一个常见但非特异性反应性皮肤病，提示着在初次暴露后产生强烈、有效的免疫反应。

诊断

组织胞浆菌病通过组织或痰培养、血清学抗体检测和/或尿抗原检测确诊。从皮肤或黏膜活检标本（包括肺、骨髓或其他被感染的组织）显示血管周围炎症细胞与淋巴细胞、浆细胞、组织细胞和特征性组织寄生体内含有丰富的细胞内酵母，直径为1~3μm，必须与其他几个相似的孢内寄生菌相鉴别，如利什曼小体。在播散性感染的患者中，骨髓活检和培养可得到正确的诊断。组织胞浆菌菌素皮试，对于以人群为基础的流行病学研究是有用的，不作为临床诊断标准。

治疗

重症肺部感染或有皮肤或黏膜损害的患者，提示播散性感染，需要静脉使用两性霉素B治疗。在免疫功能抑制的患者中，两性霉素B治疗后通常需要长期口服伊曲康唑治疗。相反，免疫功能良好的良性、局限性肺炎患者可单纯支持性治疗。

球孢子菌病

球孢子菌病（coccidioidomycosis）（又称山谷热）是由粗球孢子菌（*Coccidioides immitis*）感染引起。该病原体是一种土壤腐生菌，流行于美国西南部干旱地区、墨西哥北部、美国中部、南美洲。与其他呼吸道真菌病相似，吸入孢子后产生感染，好发于工作暴露于沙漠土壤的人群中，如农场工人、考古学家、军事人员和建筑工人。一般在因地震、沙尘暴等自然灾害导致的沙漠土壤飞扬后,往往会爆发疫情。对于免疫易感因素了解很少,粗球孢子菌在非洲裔美国人,菲律宾裔美国人和孕妇中毒力特别强大。免疫损害状态,包括淋巴组织增生性疾病和艾滋病,是播散性感染的危险因素。

临床表现

大多数感染球孢子菌的患者为无症状感染。其余的可能患原发性球孢子菌病,表现为发热、咳嗽、肋膜炎,肌痛的肺炎症状。一些患者急性发作期有麻疹样红斑爆发。其他人可能会发展为典型的结节性红斑,这是预后良好的表现,预示着短暂、简单的病程,通常发生在年轻,健康的白人/欧洲妇女。也可出现多形红斑。这些皮肤反应是非特异性的,在某些情况下提示球孢子菌感染可能,从而提示诊断。在正常宿主中,肺炎在一个月内就可以清除,但偶尔会出现慢性播散性病例。

在播散性病例中,皮损具有多形性,包括丘疹、脓疱、皮下脓肿、肉芽肿性斑块和溃疡(图33-4)。血源性播散可导致伴有直接皮肤受累的骨球孢子菌病。

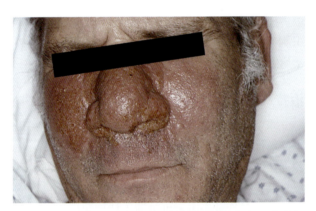

图33-4 球孢子菌患者颧部皮肤和鼻部的红斑和蜂窝织炎样表现的皮损

诊断

在活检组织标本中,皮肤病专家能够通过找到30~60μm的孢子囊,内含大量的内生孢子来诊断球孢子菌病。其他诊断技术包括抗体血清和尿抗原的检测。真菌培养,必须在专业的生物安全实验室进行,因为在室温下,大分生孢子容易雾化,从而导致实验室感染的风险。球孢子菌素皮肤试验有助于以人口为基础的流行病学研究,而不是为了个体诊断。

治疗

在大多数情况下,短暂的原发性肺炎可自愈;然而,重要的是治疗具有免疫易感因素的患者,如菲律宾裔美国人,防止疾病的传播。两性霉素B是治疗播散性疾病的首选药物,常序贯伊曲康唑或氟康唑的长期维持。

芽生菌病

北美芽生菌病(North American blastomycosis)多数病例发生在美国,包括密西西比河和俄亥俄河盆地,那里的土壤富含降解的有机物。病例多发于暴露于森林地区的人(如伐木工人、猎人、露营者)。芽生菌病在美国大多数的州均被报道,但在美国之外的流行病学尚不明确。

临床表现

大约50%的感染者会出现肺炎症状,伴有咳嗽、发烧和肌痛。大多数患者可在没有抗真菌治疗的情况下恢复,但是一些发展为慢性肺部感染患者病原菌会随血液播散到皮肤、骨骼或泌尿生殖道。皮肤是肺外最常见的累及部位。皮损初始为丘疹或脓疱,好发于头部、颈部或四肢,后期可发展为伴有活动性扩张边缘和中心萎缩性瘢痕的硬化性疣状斑块(图33-5和图33-6)。未经治疗的皮损继续扩大,具有破坏性。对狗进行尸检的兽医报道称芽生菌病可原发接种皮肤,因为狗的肺部芽生菌病发病率高于人类。

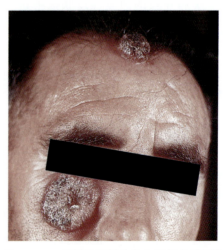

图33-5 北美芽生菌病患者面颊疣状斑块

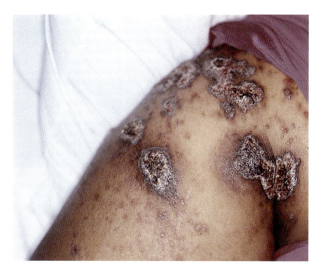

图 33-6 芽生菌病患者手臂疣状斑块

诊断

芽生菌病急性呼吸道感染通过痰液检查和培养后可确诊。皮损可用于组织病理学检查和真菌培养。诊断皮肤芽生菌病最快的方法是在脓疱或黑色的刺状表面刮取分泌物制成氢氧化钾刮片，寻找具有典型广基性出芽的酵母菌。

治疗

肺部感染用两性霉素 B 治疗，局限性的皮损可口服伊曲康唑治疗。治疗持续时间根据播散的程度和患者的免疫状态决定。在免疫功能抑制的患者中，球孢子菌的发病率低于地方性真菌病。

副球孢子菌病

副球孢子菌病（paracoccidioidomycosis），也被称为南美洲芽生菌病（South American blastomycosis），局限分布在中美洲和南美洲，在那里，它通常表现为肺炎样的肺部综合征，伴有颈部腺体炎症和肉芽肿性口腔病变。雌激素似乎抑制了其毒力，所以在 10~50 岁的人群中，患者几乎全是男性。艾滋病患者病情尤为棘手。

机会性真菌感染

机会性真菌感染通常是由两组酵母菌（念珠菌和隐球菌）和两组霉菌引起（毛霉和曲霉）。这些真菌和其他数以百计的真菌在全球范围内分布，几乎均可在那些患有艾滋病、血液恶性肿瘤，或接受大剂量的皮质类固醇和 / 或细胞毒素治疗的免疫系统严重受损的患者中引起严重的感染。

隐球菌病

隐球菌病（cryptococcosis）是由两种密切相关的菌种 - 新生隐球菌（*Cryptococcus neoformans*）和格特隐球菌（*Cryptococcus gattii*）引起的系统感染。这些微生物寄生在鸟粪中，在自然界中广泛分布，一般通过吸入方式在世界范围内引起感染。

临床表现

隐球菌病会引起肺炎样表现，症状为呼吸困难和发烧。在艾滋病患者中，严重的中枢神经系统症状最为常见，在早期及终末期均可出现。皮肤损害相对常见，但由于皮损形态多样，很难仅凭临床诊断。伴有播散性皮损的艾滋病患者可能有大量的、形态单一的、有脐凹的、皮色到轻度色沉的面部丘疹。这种皮损形态类似于传染性软疣，痘病毒感染在艾滋病患者中常见。其他的机会性真菌（组织胞浆菌病和马尔尼菲青霉感染）也可能出现软疣样丘疹。另一种在免疫抑制患者中常见的皮损表现称为隐球菌蜂窝织炎，由巨大的、硬化的、红色斑片和斑块组成（图 33-7）。

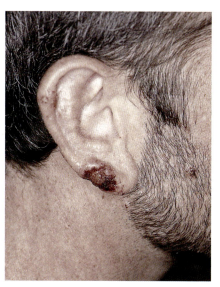

图 33-7 HIV 感染患者播散性隐球菌病结节、溃疡性损害

诊断

隐球菌抗原可应用于检测血液和脑脊液的隐球菌感染。在组织中，隐球菌可以通过黏蛋白卡红染色来鉴定，隐球菌的夹膜红染，但其他有类似组织学形态的真菌染色均阴性；临床诊断实验包括皮肤印片，用印度墨水可以快速诊断这种病原体。皮肤的累及常提示播散性感染，必须识别并治疗其他部位的感染病灶，特别是中枢神经系统。

治疗

隐球菌性脑膜炎的治疗方法为系统性应用两性霉素 B 联合氟胞嘧啶。氟康唑是一种有效的预防 HIV 患者隐球菌性脑膜炎的治疗药物。在症状较轻的非中枢神经系统感染的隐球菌感染中，可延长氟康唑的治疗时间。

毛 霉 病

毛霉菌病（mucormycosis）是由条件致病菌如根霉（Rhizopus）、犁头霉（Absidia）、毛霉（Mucor）和相关的属引起。这些真菌以前归类为接合菌，但随着分子分类学的进展已经改变了命名。毛霉是在土壤和腐烂物中广泛存在的腐生霉菌。感染常见于器官移植、恶性血液肿瘤或控制欠佳的糖尿病患者中。随着骨髓移植中针对曲霉的抗真菌药物预防性治疗的发展，毛霉感染的频率也不断上升。在哺乳动物组织中，毛霉是亲血管性的，产生大量的菌丝侵入血管，迅速导致广泛的血管血栓形成和组织坏死。

临床表现

最常见的累及皮肤黏膜的毛霉病是鼻脑毛霉感染。它常侵犯糖尿病酮症酸中毒患者，初起为急性面中部和眼眶周围肿胀，鼻中隔溃疡坏死，侵袭鼻窦，出现鼻血性分泌物，并迅速扩展到更深的组织引起脑神经麻痹导致致命的大脑损害。此外，皮损可由原发性肺部病灶沿血行播散而来，也可发生罕见的原发性接种。播散性皮肤病变常产生坏死性溃疡伴有黑色焦痂，临床类似坏疽性臁疮。

诊断

疑似毛霉菌病必须进行紧急评估，因为即使使用恰当的抗真菌药物，毛霉病的死亡率仍很高。如果怀疑皮肤感染，快速诊断是很重要的，可以通过冰冻切片活检或皮肤标本的实时触诊来提高诊断率。皮肤活检标本中，毛霉病出现血管内广泛的网络性（血管性）宽大的菌丝，无分隔，近端直角分枝（相对而言，皮肤癣菌菌丝具有统一口径，有规律的分隔及正规的锐角分支）。毛霉培养生长迅速，生产生棉花或羊毛状菌落形态，显微镜检查可鉴定到种的水平。

治疗

毛霉菌病的治疗需要多学科联合治疗。解决患者免疫功能低下的状态是必要的，这通常意味着控制糖尿病酮症酸中毒。在局限性或原发性皮肤/原发性接种毛霉感染中，大多数情况下外科清创是有效的。两性霉素 B 脂质体是治疗严重感染的首选药物。新的第三代的唑类药物例如泊沙康唑，用于治疗较轻的感染患者或不能耐受两性霉素的患者。

曲 霉 病

曲霉病（aspergillosis）是由曲霉属真菌引起的机会性感染，主要致病菌为烟曲霉（Aspergillus fumigatus）和黑曲霉（Aspergillus niger）。这两种曲霉和其他曲霉往往可以从指甲和皮肤表面分离培养，所以被误认为致病菌而不是良性共生真菌。真正的皮肤曲霉感染可能是原发性或继发的。原发性曲霉病是由被污染物直接接种引起，较为罕见，但在儿童中比成人更常见。更常见的是继发性皮肤曲霉病，即从肺部的原发灶沿淋巴或静脉播散。恶性血液病患者，使用免疫抑制药物，慢性粒细胞病或囊性纤维化的儿童患系统性曲霉病的风险增高。

临床表现

曲霉病原体导致不同的肺部症状和播散性曲霉病，产生继发性皮肤损害，心内膜炎和眼内炎。原发性皮肤曲霉病与污染的黏合性敷料、静脉内置管、中央静脉置管、污染的烧伤和其他创伤伤口相关。皮肤损害是非特异性的，包括斑疹，丘疹，血疱和溃疡（图 33-8）。继发性皮肤曲霉病可以产生覆有黑痂的浅表坏死性溃疡，本质上是一种坏疽性脓皮病，另一种较危险的情况是发生在恶性血液性疾病的曲霉病。

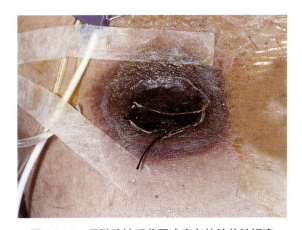

图 33-8　骨髓移植后曲霉病患者的结节性损害

诊断

皮肤活检标本可在中性粒细胞浸润的皮肤中发现锐角分枝的分隔菌丝，伴有坏死和肉芽肿形成。更复杂的分子和血清学研究，如真菌抗原检测半乳甘露聚糖和 β-D- 葡聚糖，在曲霉检测中起着越来越重要的作用，特别是在重症监护室中。在等待确证性真菌培养和血清学试验时，应对临床疑诊患者开始经验性抗真菌治疗。

治疗

因为毛霉对伏立康唑耐药，在等待确证性诊断试验结果时，特别是如果不能排除患者是毛霉病，两性霉素 B 是系统性曲霉感染有效的经验性治疗药物。

念珠菌病

念珠菌属（*Candida*）包括许多酵母样真菌，其中一些是人体天然结肠菌群的组成部分。这些念珠菌和其他念珠菌也可能导致各种机会性感染，在新生儿、控制欠佳的糖尿病患者和艾滋病患者尤其如此。宿主免疫因素导致了临床的多样性，并决定了产生危及生命的感染的可能性。

临床表现

皮肤黏膜局部念珠菌感染较常见，包括口咽念珠菌病（鹅口疮）、阴道炎、龟头炎、间擦疹、慢性甲沟炎和尿布皮炎。易感因素包括高温、闭塞、潮湿、上皮屏障功能受损、抗生素或皮质类固醇治疗。糖尿病促进念珠菌定植。

念珠菌感染可以累及任何上皮表面，好发于潮湿的皮肤皱褶部位（腋窝、腹股沟、乳房下部，或在血管翳的下面）。临床特征通常是潮湿的，"牛肉样"潮红，通常伴有非滤泡性的卫星状脓疱（图 33-9）。口腔念珠菌病通常表现为白色假膜覆盖舌及颊黏膜（图 33-10）。在免疫功能正常的患者中，宿主的天然防御系统通常限制了临床疾病的进展。持续、严重的念珠菌病可能预示着恶性肿瘤或 HIV 感染。口咽念珠菌病，常见于艾滋病患者，引起吞咽困难，导致虚弱。

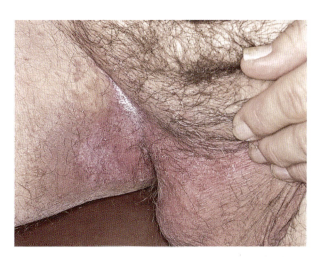

图 33-9　念珠菌性间擦疹的特征，红斑鳞屑性斑块

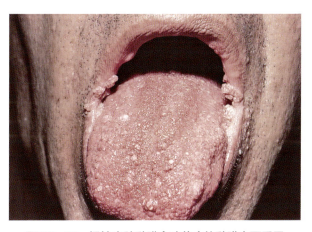

图 33-10　慢性皮肤黏膜念珠菌病的黏膜表面受累

系统性念珠菌病通常起源于胃肠道感染，可危及生命。大多数病例是由白念珠菌（*Candida albicans*）引起，其次是热带念珠菌（*Candida tropicalis*），后者是系统性感染播散到皮肤最常

见的念珠菌种。继发性皮损是非特异性的，包括红色或紫色的斑疹、丘疹、脓疱、假水疱和血管病变。

慢性皮肤黏膜念珠菌病与一组对念珠菌感染无应答的T淋巴细胞功能缺陷性疾病相关。大多数慢性皮肤黏膜念珠菌病患者在儿童时期起病。皮肤、指甲和黏膜通常会受累，一般对治疗抵抗。

诊断

氢氧化钾制片可用于诊断局部念珠菌病，当临床标本取材恰当时，可发现芽生酵母或假菌丝。当怀疑是念珠菌菌血症时应进行血培养。

治疗

局限性皮肤念珠菌感染通常局部治疗即可。免疫缺陷且伴有播散性念珠菌病的患者，需使用氟康唑或棘白菌素进行系统治疗。需长期预防治疗的患者（如骨髓移植后）耐药性是一个问题，耐药菌感染及光滑念珠菌或克柔念珠菌感染应使用米卡芬净治疗。

新现的机会性真菌

马尔尼菲青霉（*Penicillium marneffei*）出现于生长水稻的东南亚地区。在过去的二十年中，它越来越被认为是一种可引起艾滋病患者多系统损害的病原体。患者通常伴有发热，结核状肺部表现和广泛的传染性软疣样丘疹。所有患者都与泰国或周围地区有明确的流行病学相关性。

淡紫拟青霉（*Paecilomyces lilacinus*）作为骨髓移植患者机会性感染病原体被越来越多的报道，并经常导致眼部感染。它经常对药物治疗抵抗，可能需要手术清创。某些酵母属、丝孢酵母属的部分成员，普遍存在于自然界中，被认为是与人类共生的微生物。一些物种会导致皮肤轻微的浅部感染，如在毛干上凝结称为白结节病，或念珠菌样间擦疹，其他物种，如阿萨希毛孢子菌（*Trichosporon asahii*）和皮状毛孢子菌（*Trichosporon cutaneum*），越来越多地被发现作为致病病原体侵入人体，特别是在晚期HIV感染或正在接受血液恶性肿瘤治疗的患者中。播散型毛孢子菌病的皮肤表现大不相同，从脓疱到坏死性溃疡。侵袭性毛孢子菌属感染的治疗具有挑战性；可用的治疗数据虽然有限，但要提示应去除或改变医疗缝线和外科器械，以及应用系统三唑类抗真菌药物。

（刘红芳　译，薛汝增、杨斌　审校）

推荐阅读

Barros MB, de Almeida Paes R, Schubach AO. *Sporothrix schenckii* and sporotrichosis. Clin Microbiol Rev 2011;24:633–54.
Norton SA. Deep fungal skin infections. In: James WD, editor. Military dermatology. Textbook of military medicine, vol. 3. Washington: Office of the Surgeon General; 1995. p. 453–92.
Ruddy BE, Mayer AP, Ko MG, Labonte HR, Borovansky JA, Boroff ES, et al. Coccidioidomycosis in African Americans. Mayo Clin Proc 2011;86:63–9.
Segal BH. Aspergillosis. N Engl J Med 2009;360:1870–84.
Smith JA, Kauffman CA. Blastomycosis. Proc Am Thorac Soc 2010;7:173–80.
Welsh O, Vera-Cabrera L, Rendon A, Gonzalez G, Bonifaz A. Coccidioidomycosis. Clin Dermatol 2012;30:573–91.

第34章

原虫病

Dirk M.Elston

要点

- 滴虫病典型的表现为阴道瘙痒和泡沫样分泌物,用甲硝唑治疗疗效明显。
- 对于免疫抑制或在有报道的皮肤黏膜利什曼病区域中获得感染的患者推荐进行系统治疗。
- 苏拉明在治疗早期的罗得斯氏锥虫病方面仍然很有用,而美拉肿醇是中枢神经系统(central nervous systernCNS)锥虫病的首选药物。戊脒仍被用于冈比亚锥虫病的治疗。
- 对于美国锥虫病,硝呋替莫和苄硝唑用于降低急性疾病的严重程度。
- 棘阿米巴影响免疫功能受损的患者,而狒狒巴拉姆希阿米巴则会导致面中部持续性红斑,以及在既往体检患者中出现中枢神经系统的侵犯。

滴虫病

临床表现

滴虫病的病原菌为阴道毛滴虫,是一种有鞭毛的原虫。外阴瘙痒,烧灼感及泡沫样分泌物是滴虫病的典型表现。男性患者表现为包皮龟头炎。

诊断

湿片找到活动的毛滴虫可确诊。直接免疫荧光和聚合酶链反应(polymerase chain reaction,PCR)也可用于诊断。

治疗

治疗药物包括口服甲硝唑,2g 单次或者 500mg 每天连服 7 天。局部外用药物亦可。提醒患者用药期间勿饮酒,谨防饮酒引起双硫仑样反应。孕妇可局部外用克霉唑。

利什曼病

临床表现

旧世界利什曼病的农村类型以慢性湿性溃疡为特征,溃疡可在 6 个月内痊愈。啮齿动物是病原菌携带者,传播媒介为沙蝇。干性皮损和复发性皮损(复发性利什曼病)与此病的城市类型相关,由热带利什曼原虫引起的。新世界利什曼病可能仅有皮肤的病变,尤其当病原菌是墨西哥变种时。原发皮疹初起为丘疹,结痂,疣状或溃疡,伴浸润性红色边界(图 34-1 和图 34-2)。皮下外周结节提示淋巴管扩张感染模式,可能出现淋巴结病。在尤卡坦半岛和危地马拉,收割制备口香糖的树胶的工人会在耳部患上奇卡罗溃疡。病原体是墨西哥利什曼原虫,传播媒介为沙蝇(*Lutzomyia flaviscutellata*)(图 34-3)溃疡型皮肤利什曼病出现在秘鲁高地(Uta occurs in the Peruvian highlands)。与奇卡罗溃疡一样,病变发生在暴露部位而不累及黏膜。

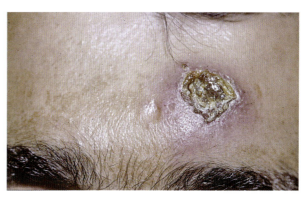

图 34-1 **皮肤利什曼病:质硬基底部上覆痂皮**

播散性皮肤利什曼病是由新世界和旧世界利什曼病引起,但最具破坏性的临床表现是由新世界利什曼病引起的黏膜损害。弥散性的静止期利什曼病可模拟麻风或瘢痕型芽生菌病(Lobo's disease)。

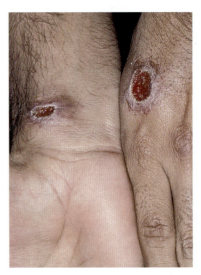

图 34-2　皮肤利什曼病

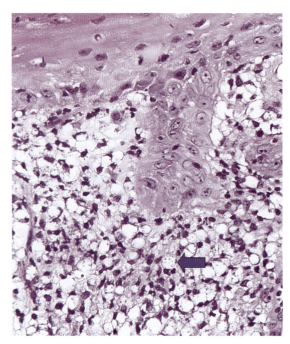

图 34-4　组织中，胞浆空泡周围可见利什曼原虫的无鞭毛体（箭头所指）

诊断

利什曼原虫为无夹膜的胞内寄生菌，包含一个核及副核。组织细胞内，病原体通常围绕空泡的边缘线状排列，就像一个老式电影周围的灯泡一样（图 34-4）。

组织涂片、病理活检或培养出利什曼原虫即可确诊。从溃疡的活动边缘进行穿刺活检，组织可接种在 Nicoly-Novy-Macneal 培养基中，在室温下运往实验室。美国疾病预防控制中心（the Centers for Disease Control and Prevention，CDC）提供培养基和诊断的支持服务。PCR 也可用于诊断，但与组织培养方法相比并无优势。因为疾病可以在黏膜表面复发，表现为鼻溢液等非特异表现。因此利什曼病原菌感染患者如果为黏膜感染型，建议监测患者的晚期后遗症复发迹象。如果出现这些类型的症状，则需要密切关注患者病情。

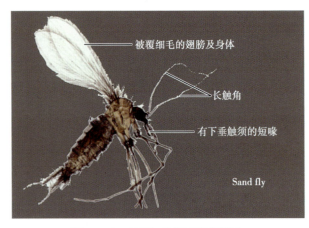

图 34-3　沙蝇：利什曼传播媒介

旧世界热带利什曼原虫、大型利什曼原虫、人类利什曼原虫和婴儿利什曼原虫可导致皮肤利什曼病，后者可导致地中海式内脏利什曼病。新世界墨西哥利什曼原虫不导致黏膜利什曼病。巴西利什曼原虫圭亚那亚种、巴西利什曼原虫巴西亚种及巴西利什曼原虫巴拿马亚种可导致皮肤损害，后两者可导致皮肤黏膜疾病。杜氏利什曼虫属－杜氏利什曼原虫、婴儿利什曼原虫、恰氏利什曼原虫可导致内脏利什曼病。

皮肤利什曼病流行于西南亚、地中海及拉丁美洲地区。在美国，皮肤利什曼病主要在德州南部，但北部的宾夕法尼亚及中西部地区也有少数的病例被报道。

狗及啮齿类动物为利什曼原虫的天然宿主，旧世界利什曼病的传播媒介为白蛉沙蝇，而新世界利什曼病的传播媒介为恶毒白蛉和疏沙蝇。在人体内，可在组织中找到无鞭毛体。

治疗

皮肤原发皮损自愈发生在数月内，局部使用温热疗法可加快愈合。其他治疗选择包括 15% 硫酸巴龙霉素加上 12% 甲苄索氯铵；封闭治疗、冷冻治疗和光动力治疗后使用酮康唑软膏。皮损内注射锑酸锑钠及盐酸依米丁亦可使用。对于旧世界皮肤利什曼病，一些数据显示：肌注葡甲胺联合皮损内注射葡甲胺优于单一皮损内注射。伊曲康唑的副作用较葡甲胺小，但疗效不一。口服伏立康唑和硫酸锌被用来治疗大型利什曼原虫感染。在黏膜利什曼发生率低的小的单独病变区域，可选用皮损内注射葡甲胺治疗。

免疫抑制或在有黏膜利什曼病报道区域获得感染的患者建议接受全身治疗。大剂量静脉注射钠锑酸钠（锑酸钠-葡萄糖酸钠），每天 20mg/kg，分两次用药，疗程 28 天。此药可从 CDC 药物服务中心获得（亚特兰大，GA30333，美国）。在中美洲和南美洲经常使用锑-甲基谷氨酰胺（葡萄糖）。二线系统治疗的选择包括氟康唑，每日 200mg 使用 6 周，酮康唑、氨苯砜、利福平、和异丙醇。与大多数局部治疗一样，其中一些没有进行对照的临床试验。脂质体两性霉素 B 对锑剂耐药的病例有效。肌肉注射喷他脒用于治疗对系统锑剂耐药的利什曼原虫圭亚那亚种引起的皮肤利什曼病。米替福新被用于播散性皮肤利什曼病及黑热病后皮肤利什曼病，但是在治疗病原虫为大型利什曼原虫及巴西利什曼原虫的病例时出现治疗失败。血清型与黏膜皮肤利什曼病病原菌相关的患者，应该监测鼻内症状及体征。活动中的皮肤黏膜利什曼病需要两性霉素 B 或者锑剂联合利福平、阿奇霉素、干扰素或白介素-2。

人类锥虫病

临床表现

冈比亚锥虫及罗德西亚锥虫引起非洲锥虫病，而克氏锥虫则导致了新世界查加斯病，这是一种在新世界中不断扩大的疾病。病原体向北已经扩散到美国西南部。

在非洲锥虫病的早期阶段，在采采蝇叮咬处出现硬下疳，随后出现红斑、淋巴结受累、发烧、不适、头痛、关节痛等。西非（甘比亚）区域的锥虫病，病程呈慢性，进行性恶化。然而东非（罗得西亚）区域的锥虫病，病程呈急性。可出现环状或深在性的红斑结节样病变，可伴发广泛的或局限于宫颈后组的淋巴结肿大（Winterbottom 征）。

在美国夏格病（Chagas' disease）中（图 34-5），猎蝽虫常夜间叮咬，如果被感染的虫子的叮咬发生在眼睛附近，则会出现单侧的结膜炎和眼睑水肿（Romana 征）。晚期临床表现包括心肌炎、心律不齐、心力衰竭、巨食管和巨结肠。

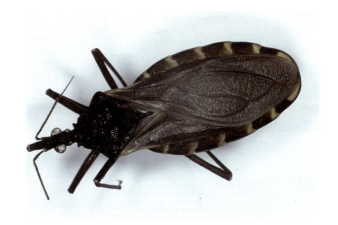

图 34-5　猎蝽虫是美国锥虫病的传播媒介

诊断

在非洲锥虫病的血液中可发现鞭毛的形态，而在恰加斯病中也可见到类似利什曼病的细胞内的无鞭毛体。

治疗

罗得西亚锥虫病早期使用苏拉明治疗。当中枢神经系统累及时，可选择美拉肿醇。甘比亚锥虫病可选择喷他脒羟乙磺酸盐。依洛尼塞是治疗二期西非锥虫病的不错的替代药物。对于美国锥虫病，苄硝唑及依洛尼塞杀伤寄生虫，降低急性疾病的严重程度。苯并尼达唑不能预防慢性心脏病变。钉络合提高了苄硝唑的生物利用度，联用可能疗效更佳。

肠阿米巴病

临床表现

溶组织内阿米巴是人类最常见的一种阿米巴原虫，可引起肠道疾病。但溃疡性的肛门生殖器皮肤阿米巴病可能通过直接接触引起。慢性荨麻疹可能是感染的表现。

诊断

痢疾变形虫的直径为 50~60μm，有嗜碱性的细胞质和一个有核中央核的偏心核。直接涂片或活组织检查可以找到病原体。在感染后的数年，间接的血凝血检结果仍可阳性。而凝胶扩散沉淀测试和免疫反应在感染后 6 个月转为阴性。

治疗

治疗可选择甲硝唑,每天口服750mg,持续10天。脓肿可能需要手术引流。

其他阿米巴感染

临床表现

棘阿米巴和狒狒巴拉姆希阿米巴是一种广泛存在于土壤的阿米巴病原体,可导致肉芽肿性脑炎。棘阿米巴主要影响免疫功能受损的患者,尤其是那些获得性免疫缺陷综合征或实体器官移植的患者。棘阿米巴角膜感染与自制的隐形眼镜使用有关,而有一些是受污染的牙科医疗设备相关的医源性病例。播散性病变表现为溃疡。狒狒巴拉姆希阿米巴会引起面中部的持续性红斑。这两种病原虫都可引起致命的中枢神经系统感染。感染者可出现发烧、鼻塞、流涕、鼻出血、咳嗽、头痛、嗜睡、精神状态改变和癫痫发作。

诊断

涂片和皮肤活检标本中可找到病原菌(图34-6)。在大肠杆菌菌落上培养出阿米巴原虫可明确诊断。

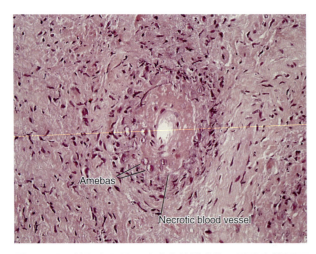

图 34-6 棘阿米巴是一种噬血管性生物,导致血管坏死和溃疡

治疗

二氯化乙酯比米特福辛或戊脒活性更强。5-氟胞嘧啶和磺胺嘧啶也可用于治疗。

弓形虫病

临床表现

弓形虫病是由原生动物弓形虫引起的。本病通常是通过与动物(特别是猫)的接触而获得的。先天性感染通常伴有脑积水、绒毛膜炎和脑钙化。肝脾肿大和黄疸也可能出现。皮肤的病变通常是黄斑和出血性改变,但也可以看到蓝莓松饼样病变,提示病理性皮肤红细胞生成增多。在后天性弓形虫病,可出现皮肤结节和出血性黄斑。其他的特征可包括脱屑、玫瑰疹样皮损、多形红斑、皮肌炎及伴有高烧和全身不适的扁平苔藓。

据报道,在利妥昔单抗治疗中可出现脑疾病,泛发性弓形虫病在PET扫描上可模拟黑素素瘤转移的表现。

诊断

弓形虫为一有裂缝的或椭圆形的原生动物,可以感染任何细胞株。通过赖特或吉姆萨染色可在组织切片、涂片或体液中找到病原菌。血清检测亦可诊断。

治疗

经典的治疗为乙胺嘧啶联合磺胺嘧啶。治疗的剂量和持续时间根据患者的年龄和免疫能力而定。

(刘应辉 译,刘红芳、杨斌 审校)

推荐阅读

Ahmad AF, et al. The in vitro efficacy of antimicrobial agents against the pathogenic free-living amoeba *Balamuthia mandrillaris*. J Eukaryot Microbiol September 2013;60(5):539–43.

Blum J, et al. Local or systemic treatment for New World cutaneous leishmaniasis? Re-evaluating the evidence for the risk of mucosal leishmaniasis. Int Health September 2012;4(3):153–63.

Centers for Disease Control and Prevention (CDC). Investigational drug available directly from CDC for the treatment of infections with free-living amoeba. MMWR Morb Mortal Wkly Rep August 23, 2013;62(33):666.

Hemmige V, et al. *Trypanosoma cruzi* infection: a review with emphasis on cutaneous manifestations. Int J Dermatol May 2012;51(5):501–8.

Neitzke-Abreu HC, et al. Detection of DNA from leishmania (viannia): accuracy of polymerase chain reaction for the diagnosis of cutaneous leishmaniasis. PLoS One July 5, 2013;8(7):e62473.

Schwebke JR, et al. Intravaginal metronidazole/miconazole for the treatment of vaginal trichomoniasis. Sex Transm Dis September 2013;40(9):710–4.

第35章

获得性免疫缺陷综合征与性传播感染

Eseosa Asemota·Carrie Kovarik

要点

- HIV/艾滋病患者可能出现皮肤损害，反映其免疫低下状态。这种损害可以分为感染（病毒、细菌、真菌、寄生虫和外寄生）、炎症、肿瘤或其他。
- 梅毒由梅毒螺旋体引起的性传播疾病，随着HIV的流行而死灰复燃，通常分为四个阶段（一期、二期、潜伏期和三期），每一个阶段都可出现皮肤表现。
- 导致性传播的生殖器溃疡包括单纯疱疹、梅毒、软下疳、腹股沟肉芽肿或性病性淋巴肉芽肿（不常见）。应进行适当的实验室检查，以区分这些疾病并制定相应的治疗方案。医务人员应该始终记住，并不是所有的生殖器溃疡都有传染性，要注意鉴别诊断。
- 由于抗生素的敏感性发生了变化，目前美国疾病预防控制中心（CDC）的治疗建议已在2010年和2012年进行更新。这些更新在本章节会进行总结和讨论。

本章的重点是性传播疾病的皮肤表现。一些其他疾病，如传染性软疣，尖锐湿疣和疥疮，有提到但没有详细叙述。关于单纯疱疹，带状疱疹及反应性关节炎（Reiter综合征）的讨论放在第7章和第31章。

人类免疫缺陷综合征

获得性免疫缺陷综合征（acquired immunodeficiency syndrome，AIDS）是感染2种人类免疫缺陷病毒（human immunodeficiency virus，HIV）中的一种引起，HIV-1（毒力更强，是多数患者致死的原因）或HIV-2。HIV为反转录病毒。在20世纪80年代初，对艾滋病患者一些最初的描述来自皮肤科医生，因为他们发现在一个新的患者群里高发皮肤Kaposi肉瘤。这个群体里没有老年人、高加索人或犹太人后裔，而是年轻男性，这些男性会与其他男性发生性行为或经常有多个性伴。多年来，其他高危人群也逐步被鉴定出来了，包括误输了污染因子Ⅷ浓缩液的血友病患者，注射吸毒者、商业性工作者和他们的性伴侣。在HIV感染负担较重的发展中国家，主要的传播方式是异性恋。

撒哈拉以南非洲是受影响最严重的地区，2013年艾滋病毒感染者为2470万人。此外，撒哈拉以南非洲的HIV感染数占全球新增HIV感染人数的70%。在美国和西欧，艾滋病的年发病率已达到平稳状态。公共教育、孕妇的常规检测及接下来对HIV阳性患者的抗反转录病毒治疗、高效抗病毒联合疗法（highly active antiretroviral therapy，HAART）在这其中起到了重要作用。但随着HAART的治疗，出现了一系列药物引起的皮肤方面的副作用，以下会进行描述。

美国的大多数HIV患者不知道自己已经处于感染状态，是多数新发感染的主要传染源。许多专家共识建议应更广泛或普遍筛查HIV。皮肤科医生在其门诊中应放低患者检测HIV的门槛。

在这章节中，HIV感染和艾滋病的皮肤表现被分为感染性、炎症性、肿瘤性和混杂性。

皮肤表现：感染性

HIV感染和艾滋病的皮损本质上是感染的可分为四大类：病毒、细菌、真菌、寄生虫和体外寄生虫。

病毒感染

急性反转录病毒综合征大约发生在HIV急性感染后的2~4周，是一种不同程度的自限性临床综合征。它可出现"流感"样症状，如发热、乏力、体重减轻、头痛、肌痛、咽炎、淋巴结肿大的症状，此外还可出现麻疹样皮疹、黏膜溃疡等。皮肤免疫系统对HIV病毒播散的反应可能是引起斑丘疹的原因。由于急性反转录病毒综合征症是非特异性的，且抗HIV抗体在这个阶段通常是阴性的，故这个时期HIV的诊断需要检测血浆病毒RNA（通常 $>5 \times 10^4$ 拷贝/毫升，可高达 1×10^6 拷贝/毫升）和/或p24抗原。病毒血症常伴随着外周血 CD4$^+$T 淋巴细胞计数下降和 CD8$^+$T 淋巴细胞计数上升。

HIV 感染和艾滋病患者皮肤黏膜感染的常见病毒有单纯疱疹病毒（Herpes Simplex Virus，HSV-1、HSV-2）和水痘-带状疱疹病毒（varicella-zoster virus，VZV）。这 3 种病毒感染的典型临床表现在第 31 章中有叙述。因为带状疱疹（单发或多节段）可以作为 HIV 感染的提示（图 35-1），故给予这个诊断时应讨论其风险因素。带状疱疹或口唇生殖器单纯疱疹病毒感染正常人后会表现出自限性，但艾滋病患者感染此类病毒，其皮疹可持续几个月，直到给予正确的治疗后才能消退。最近，带状疱疹或严重复发性单纯疱疹病毒感染已在鸡尾酒疗法初期的免疫重建炎症综合征（immune reconstitution inflammatory syndrome，IRIS）里进行描述。HSV 引起的慢性肛周溃疡有时被误诊为褥疮（图 35-2），而其引起的慢性口腔溃疡也可被误认为是阿弗他口炎（图 35-3），直到从溃疡边缘取材进行直接免疫荧光抗体检测、病毒培养、聚合酶链反应（polymerase chain reaction，PCR）才能做出正确地诊断。扇贝型溃疡和水疱史是诊断 HSV 感染的线索（图 35-4）。在艾滋病患者中，慢性皮肤弥漫性 VZV 感染可表现为疣状（图 35-5），因此见到此类病变临床诊断需要高度怀疑艾滋病。对于那些免疫低下的患者，包括艾滋病，抗病毒治疗必须持续到临床症状完全缓解。一些严重的病例甚至需要住院和静脉输液。

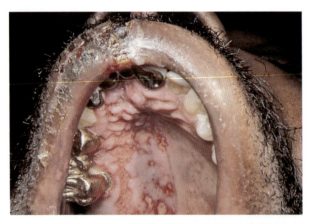

图 35-1 HIV 患者的带状疱疹，累及上腭及唇部

当 HSV 或 VZV 皮损在抗病毒治疗（系统使用阿昔洛韦、泛昔洛韦或伐昔洛韦）后没有改善，则需要排除病毒对阿昔洛韦耐药的可能，特别是曾长期接受阿昔洛韦口服抑制疗法的患者。静脉注射膦甲酸钠（它与病毒 DNA 聚合酶作用时不需要磷酸化）推荐用于耐阿昔洛韦病毒株感染的治疗。然而，现有已有 HSVDNA 聚合酶基因突变引起的膦甲酸钠耐药株的报道。另一种治疗方法是西多福韦局部用药（1% 凝胶）、皮损注射或静脉注射。

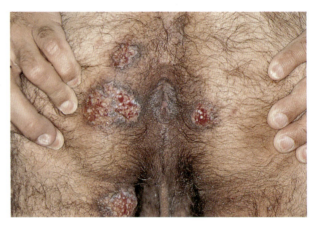

图 35-2 HIV 患者单纯疱疹感染后典型的慢性肛周溃疡

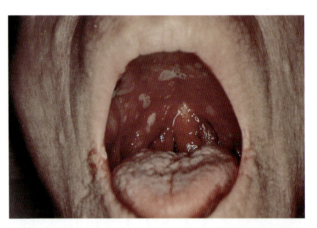

图 35-3 HIV 患者单纯疱疹感染引起的硬腭和软腭多发糜烂。（Courtesy of Yale Residents' Slide Collection.）

目前水痘疫苗是预防未患过水痘的儿童和成人发生水痘的重要策略。疫苗可以用于 CD4 淋巴细胞计数 >200 细胞 / 微升的 HIV 感染者，尽管在这一人群中存在活病毒疫苗风险的理论。一些临床医生会给大于 50 岁，HIV 控制良好，CD4 计数 >200 细胞 / 微升的患者注射带状疱疹疫苗。但带状疱疹疫苗应避免用于 CD4 细胞计数 <200 细胞 / 微升的 HIV 患者（注意用来预防 VZV 被动激活的疫苗（Zostavax）所包含的病毒量是原发性感染所需病毒量的 14 倍）。如果 HIV 感染的成人发生了

免疫后的水痘样皮疹，需立即进行评估并考虑开始抗病毒治疗。

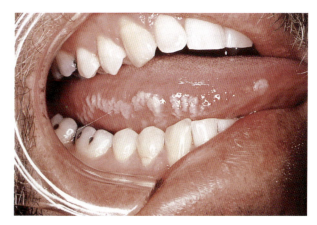

图 35-6　口腔毛状白斑

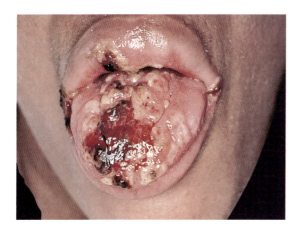

图 35-4　HIV 患者舌部及上唇的多发水疱，部分呈血性。注意上唇部皮损的扇形边缘是 HSV 感染的特征。（Courtesy of Yale Residents' Slide Collection.）

由人乳头状瘤病毒（human papillomavirus, HPV）和痘病毒分别感染皮肤引起的尖锐湿疣和传染性软疣（molluscum contagiosum, MC）都可以通过性传播，因此 HIV 患者感染这些病毒的风险也会增加。由于两种病毒共同的免疫抑制作用，其临床表现常变得更加严重。例如，MC 往往聚集成大斑块，可能发展成"巨疣"等。尖锐湿疣通常累及生殖器部位，但 MC 除了累及生殖器部位外，最常见受累的部位是面部（图 35-7）。即使是寻常疣或扁平疣在 HIV 患者也可以像在器官移植患者中一样广泛分布（图 35-8），尽管患者一直坚持 HAART 治疗。

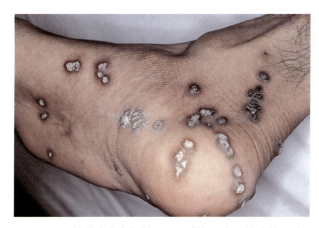

图 35-5　艾滋病患者慢性 VZV 感染后出现的疣状丘疹。（Courtesy of Yale Residents' Slide Collection.）

感染艾滋病患者的另外两个疱疹病毒为巨细胞病毒（cytomegalovirus, CMV）和 EB 病毒（epstein-barr virus, EBV）。口腔毛状白斑最常见，是由 EBV 引起的皮肤黏膜疾病，其特点是丝状白色斑块、丘疹，主要在舌侧面（图 35-6）。这些病变可能会出现波纹状的外观，在 HAART 疗法后有所改善。

CMV 感染最常累积的部位是视网膜，但也可导致消化性溃疡，偶见口腔生殖器或肛周溃疡以及麻疹样皮疹。检测真皮血管内皮细胞核内的 CMV 通常比病毒培养更敏感（通过特定的免疫组化染色）。在皮肤黏膜溃疡中，CMV 常与其他病毒共感染，如 HSV 或 VZV，故其真正的致病性常受到质疑。

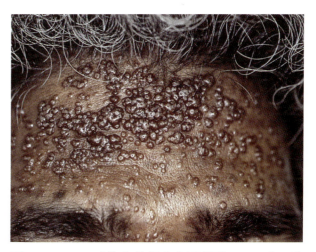

图 35-7　HIV 感染者前额多个圆顶型 MC 丘疹。注意部分皮损中央出现凹陷。（Courtesy of Yale Residents' Slide Collection.）

妇女中特定亚型的 HPV 感染（如 16 型和 18 型）与子宫颈癌的发生有关，这种风险在 HIV 感染的患者中会增加。此外，这两种 HPV 病毒也会增加外阴、阴茎和肛门癌的风险（图 35-9）。有男性性行为的 HIV 感染者如合并高危 HPV 感染，发生肛门癌的风险非常高。因此推荐对这类人群进行肛门检查和肛门细胞学检测的联合筛查，发现任何可疑病变则进行组织学检查。

病（sexually transmitted diseases，STD）（见下文）、核分枝杆菌和非典型分枝杆菌感染。因为 HIV 通常是性接触感染的，所以 HIV 阳性患者也需要进行其他性病的筛查，反之亦然。此外，由细菌（如梅毒）或病毒（如 HSV）引起的肛门生殖器的糜烂、溃疡也可以增加 HIV 的传播风险。

HIV 患者的软组织细菌感染常由金黄色葡萄球菌或链球菌属引起，其临床可以表现为卵巢炎、脓肿蜂窝织炎、坏死性筋膜炎等（图 35-10）。当金黄色葡萄球菌被确定为皮肤感染的病原菌时，要考虑鼻部携带及耐甲氧西林金黄色葡萄球菌的可能性。非典型分枝杆菌感染的皮肤表现也是千变万化的，可以从细微的红斑到坏死性溃疡。已经从艾滋病患者皮损中分离出非典型分枝杆菌的几个菌属，可以是局限性或播散性的，包括嗜血分枝杆菌、偶发分枝杆菌、M. 玛尔摩、M. 杆菌。HIV 感染者也有发生皮肤结核的风险，包括播散性粟粒性肺结核。皮肤分枝杆菌感染与系统分枝杆菌感染一样都需要多种药物联合治疗。

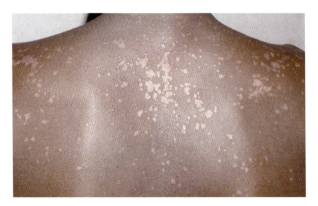

图 35-8　HIV 感染者背部弥漫性色素减退的扁平疣

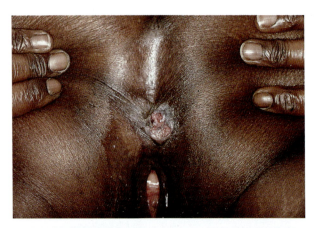

图 35-9　肛周红色斑块为尖锐湿疣上继发的鳞状细胞癌。（Courtesy of Yale Residents' Slide Collection.）

MC 和 HPV 感染在标准的破坏性治疗后仍较顽固（例如液氮冷冻治疗、刮疣术等），但 MC 在 HAART 后会出现好转。MC 和尖锐湿疣外用咪喹莫特或西多福韦有一定疗效；病灶内或静脉给予西多福韦偶尔用于广泛融合的 MC 或尖锐湿疣。在一项 HIV 阳性男同的肛门上皮内瘤变研究中，使用咪喹莫特乳膏（肛周）、栓剂（肛内）每周 3 次，共 16 周可消除本病 75% 的临床和组织学病变。

细菌感染

HIV 和艾滋病患者皮肤的细菌感染可以分为几大类：软组织感染（主要由革兰氏阳性球菌毛引起的毛囊炎）、杆菌性血管瘤病、性传播疾

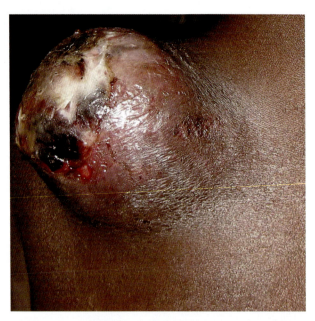

图 35-10　大血管瘤，儿童艾滋病患者的细菌性血管瘤病表现，可模仿 Kaposi 肉瘤

杆菌性血管瘤病是一种细菌感染，其诊断需要排除潜在的 HIV 感染或免疫抑制，偶尔也见于正常人。引起皮肤血管非连续性增生的病原体是汉氏巴尔通体和五日热巴尔通体；前者也是猫抓病病原

体。特征性皮肤表现是红紫色丘疹，类似于"血管瘤"化脓性肉芽肿或 Kaposi 肉瘤（图 35-11）。其他累及部位包括皮下组织（皮下结节）、肝（肝炎性紫癜）、淋巴结、骨骼和心脏（心内膜炎）。其诊断主要依靠病理组织切片 Warthin-Starry 染色后的细菌鉴定或活检组织 PCR 分析。治疗主要选择第一代和第二代大环内酯类药物。

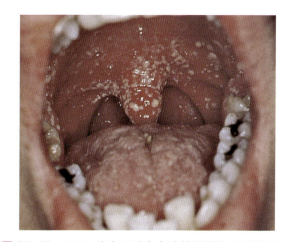

图 35-12　AIDS 患者口腔白念珠菌感染的易碎性斑块。(Courtesy of Yale Residents' Slide Collection.)

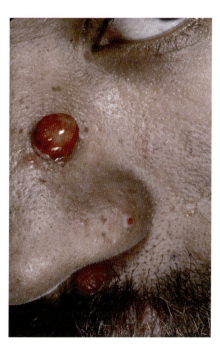

图 35-11　HIV 患者杆菌性血管瘤病的红色圆顶状结节，病变类似化脓性肉芽肿。(Courtesy of NYU Slide Collection.)

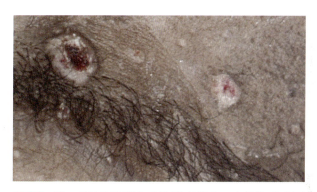

图 35-13　AIDS 患者的皮肤隐球菌病，表现为多个圆顶形丘疹，有些中央出现凹陷，类似传染性软疣

真菌感染

某些真菌感染可以作为提示 HIV 感染的提示，如口腔念珠菌病（鹅口疮）（图 35-12），而其他如隐球菌病，通常在病程晚期出现。由念珠菌和皮肤癣菌引起的浅表皮肤黏膜真菌感染在 HIV 感染者中风险增加。此外隐球菌、念珠菌和双相型真菌（如组织胞浆菌、粗球孢子菌、马尔尼菲青霉菌）系统感染的风险也会增加。隐球菌和双相型真菌感染的皮损常为无特征性的丘疹或溃疡，有时类似于 MC 的圆顶状丘疹（图 35-13）。皮屑的氢氧化钾镜检、病理切片 PAS 染色或者银染色可做出初步诊断，而组织的真菌培养可用于确诊。隐球菌的皮肤感染通常是系统性感染的征象，应及时进行全面的系统评价，包括腰椎穿刺。

皮肤癣菌通常感染三个含有角蛋白的结构：皮肤、头发和甲。HIV 感染患者不仅容易发生一些常见的癣，如足癣、手癣（手）、甲癣（甲）和体癣（图 35-14），更易出现严重或广泛的感染。这些患者也会发生少见甲癣，如近端甲下型甲真菌病。在更常见的甲癣中（远端甲下型甲真菌病），典型的病变为指甲或趾甲远端营养不良的改变，如远端甲增厚、发黄，而近端甲下型甲真菌病首先表现为近端甲下变白，该表现同样见于其他免疫功能低下的患者，如器官移植患者。

最近 DNA 分析已将耶氏（卡氏）肺孢子菌（*Prcamocystisjiroveci, carinii*）重新分类为一种真菌。肺炎是其感染后最常见的临床表现，其次是外耳道和鼻孔很少累及皮肤。

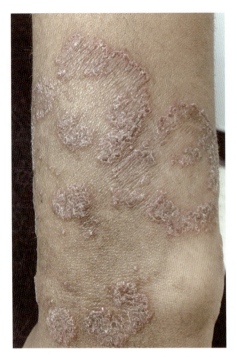

图 35-14 免疫功能低下患者的体癣，表现为环形红斑鳞屑性斑块

寄生虫／寄生性感染

疥疮是艾滋病患者比较常见寄生性感染，尤其是以鳞屑性厚痂为特点的人疥螨感染，有时也被称为结痂疥或挪威疥。免疫功能正常的宿主身上仅有几十个疥螨，而艾滋病患者不同，患者可感染成百上千的疥螨，因此具有高度传染性。厚层鳞屑可能是仅局部使用杀疥螨的外用药物（如 5% 的氯菊酯霜）难以根治本病的原因之一。口服伊维菌素作为说明书之外的用药，可试用于这类患者，此类患者通常需要长时间且反复的联合治疗。

HIV 感染者经常发生毛囊炎，其病原体可为金黄色葡萄球菌、单纯疱疹、马拉色菌、双相型真菌或蠕形螨等。蠕形螨为毛囊常见的寄生虫，目前其致病性的主要依据是研究发现患有毛囊炎里 AIDS 患者毛囊中存在大量蠕形螨，而这些患者的毛囊炎无法用其他原因解释。

艾滋病患者的皮损也可能由系统性寄生虫感染导致，如系统性马形虫（主要是中枢神经系统、阿米巴属（主要是中枢神经系统和鼻窦）、粪小杆线虫（主要是胃肠道和肺）、利什曼原虫属（主要是骨髓）和微孢子虫（主要是胃肠道）等感染。尽管继发的皮损非常少见且临床表现多样化，但都能通过受累器官的组织活检明确诊断。

皮肤表现：炎症

HIV 感染的初期临床表现可为炎症性皮肤病，尤其是脂溢性皮炎、银屑病和反应性关节炎（以前称为 Reiter 综合征，见第 7 章）（图 35-15~图 35-17）。有些患者为新发皮损，有些患者则表现为原有皮肤病再发。在这种情况下，脂溢性皮炎，尤其是面部受累者，常表现为中度至重度皮疹；银屑病的皮损分布则十分广泛。很多年前，在 HIV 患者的脂溢性皮炎中发现马拉色菌（属于正常菌群部分的一种酵母）数量明显增加。基于此，在免疫功能受损或正常的患者中均可外用抗真菌乳膏和洗剂治疗本病。

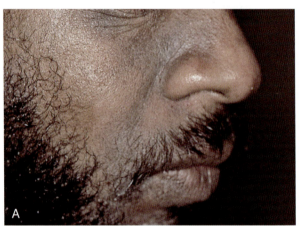

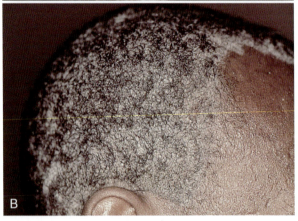

图 35-15 2 例艾滋病患者脂溢性皮炎的特征性鳞屑。A，鼻唇沟；B，头皮。(Courtesy of Yale Residents' Slide Collection.)

晚期 HIV 患者往往出现银屑病皮损（图 35-18）。银屑病在 HIV 感染者和普通人群的患病率相当。但 HIV 患者的银屑病往往更严重。其银屑病性关节炎发生率也比正常人更高。与典型的银屑病相

比，HIV 患者的银屑病可在一个病人身上同时出现多种形态的银屑病皮损，这是其一个显著的特征。目前其发病主要的假设机制是 T 细胞失衡，表现为 CD4 T 细胞下降和记忆性 CD8 细胞相对增加；干扰素 γ 介导的细胞因子为主的环境；HIV 病毒感染；其他病毒或细菌感染相关的超抗原刺激引起的自身免疫；HLA Cw0602 状态等。HIV 患者的中重度银屑病治疗和管理充满挑战，当选择治疗时要考虑风险效益比，如光疗、阿维 A、甲氨蝶呤、环孢素、羟基脲、TNF 抑制剂（如英夫利昔单抗）等。患者皮损通常在高抗反转录病毒治疗的早期出现改善。

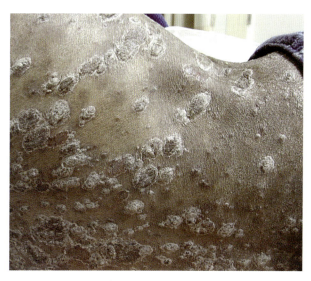

图 35-18　HIV 患者银屑病的弥漫性厚皮损。（Courtesy of Emily Chu.）

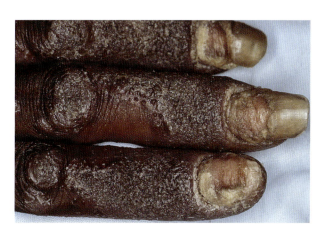

图 35-16　HIV 患者的指部银屑病，注意伴发的甲营养不良。（Courtesy of Yale Residents' Slide Collection.）

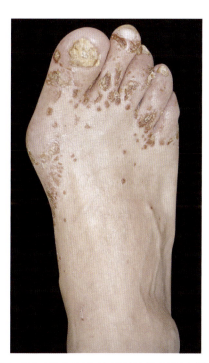

图 35-17　HIV 患者反应性关节炎的银屑病样皮损（曾称为 Reiter 综合征）

瘙痒是艾滋病患者常见的主诉。仅表现为慢性摩擦的继发病变，如长期搔抓导致的慢性单纯性苔藓和结节性痒疹，可以与特异性的原发损害混合存在。当排除疥疮、药疹及特异性皮肤病，如银屑病、节肢动物叮咬反应和其他系统性原因引起的全身性瘙痒（如胆汁淤积、肾衰竭、淋巴瘤、寄生虫感染）后，还需要鉴别的疾病包括干燥症（见下文）、毛囊炎、嗜酸性毛囊炎、HIV/艾滋病瘙痒性丘疹。嗜酸性毛囊炎的特点是瘙痒性水肿性毛囊周围丘疹，主要累及躯干、头颈部（图 35-19），通常疾病晚期相关。病理切片可见毛囊内有嗜酸粒细胞。HIV/艾滋病相关的瘙痒性肤色丘疹常出现在肢端，也可累及躯干，有人认为这种皮疹可能是机体对节肢动物叮咬或其他过敏原的过度反应。这两种疾病在 UVB 光疗或免疫重建后均可获得改善。

HIV 患者发生皮肤药疹的几率增加，通常表现为麻疹样或荨麻疹样，但也可表现为光线性苔藓样变、红皮病、药物超敏综合征、色素异常、针刺反应、维 A 酸类反应或者 Stevens-Johnson 综合征/中毒性坏死性表皮松解症等。随着预防性抗生素使用的普及，尤其是口服复方磺胺甲噁唑治疗耶氏（卡氏）肺孢子菌肺炎，药疹的发生倾向尤为明显（约为普通人群的 10 倍以上）。目前可能的解释是 HIV 感染或与其他病毒（如 CMV 或 EBV）共同感染后引起的免疫失衡。正如病名所示光化性苔藓样变皮损好发于曝光部位，常与使用含磺胺类药物有关，可表现为区域性的色素沉着。但特发性光敏感也可见于艾滋病患者。

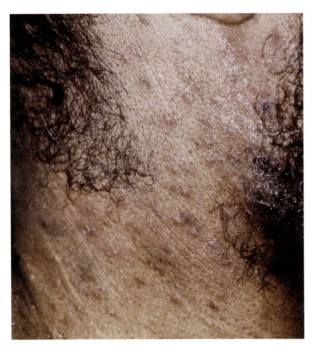

图 35-19　AIDS 患者颈部瘙痒性的嗜酸性毛囊炎。（Courtesy of Yale Residents' Slide Collection.）

最后，皮肤的小血管炎和持久性隆起性红斑，一种与链球感染有关的慢性血管炎，也好发于 HIV 患者。另一种特发性疾病，表现为肤色丘疹的是环状肉芽肿（图 35-20），在 HIV 患者中泛发型较局限型更常见（在免疫正常的人群中正好相反）；有时甚至口腔也可受累。

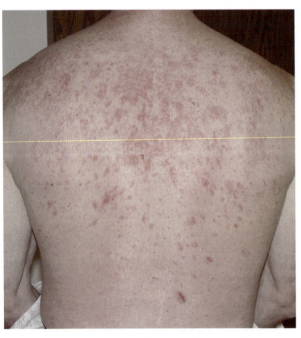

图 35-20　HIV 患者的播散性环状肉芽肿，皮疹分布不典型。（Courtesy of Kalman Watsky, MD.）

皮肤表现：肿瘤

HIV 患者各种肿瘤发生的风险都会增加，包括卡波西肉瘤（Kaposi's sarcoma，KS；图 35-21 和图 35-22）、淋巴瘤（通常为非霍奇金淋巴瘤）、宫颈和肛门的鳞状细胞癌（见上文）。合并人类疱疹病毒 8 感染通常与 KS、内脏淋巴瘤和多发性 Castleman 病相关。共感染似乎在男男性行为者中更常见。鸡尾酒疗法有助于 KS 的改善，如同免疫重建综合征（IRIS）复燃的表现之一；有的 KS 需要特定的靶向治疗，可能是局部或全身性用药，包括化疗。HIV 患者的非霍奇金淋巴瘤往往是结外的，且与 EB 病毒相关，可累及脑、胃肠道和/或皮肤。皮肤的淋巴瘤皮疹偶尔可以是最初的临床表现。已观察到鸡尾酒疗法可降低淋巴瘤的发病率。人乳头状瘤病毒（HPV）与 HIV 患者的生殖器和肛门癌、口腔癌以及其他部位（如甲周）皮肤癌均有关系。

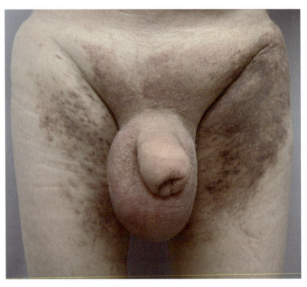

图 35-21　AIDS 患者卡波西肉瘤继发的淋巴水肿，使用阿霉素脂质体后可改善

皮肤表现：其他

有几种 HIV 感染的皮肤表现并不完全符合以上所提到类型，包括：皮肤干燥（干痒鳞屑），严重时像寻常型鱼鳞病；无系统用药或肾上腺功能正常的面部色素沉着；胸部的线性毛细血管扩张；睫毛粗长（图 35-22）；头发性状变化，如厚而卷曲的头发可以变得细而直。弥漫性脱发；异位性

皮炎；休止期脱发；与艾滋病相关的假性淋巴瘤。HIV 患者的复杂型口疮（多个"口疮"），尤其累及口腔黏膜，其治疗是一个挑战。溃疡外观类似白塞病。一旦排除感染，需要系统治疗。口服沙利度胺可用于治疗 HIV 患者的重度口疮。

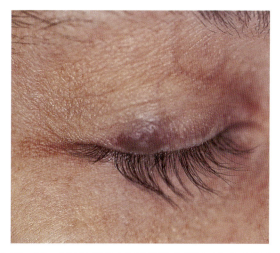

图 35-22　AIDS 患者上眼睑的睫毛粗长症和卡波西肉瘤

最后，脂肪代谢障碍或脂肪的再分配综合征可在 HAART 治疗后出现。临床表现包括面部、四肢和臀部皮下脂肪减少（脂肪萎缩）（尤其是脸颊），以及"水牛背"、向心性肥胖、高甘油三酯血症、胰岛素抵抗。核苷类反转录酶抑制剂如司他夫定（胸腺嘧啶核苷类似物）可增加患脂肪萎缩的风险，蛋白酶抑制剂也与脂肪异常堆积有关。

性传播感染

梅毒

梅毒（syphilis，又称 lues）是一种感染性疾病，主要通过性接触传播。少数通过垂直传播，由母亲传播给胎儿，引起先天梅毒。本病的病原体为梅毒螺旋体。自第二次世界大战以来，青霉素的应用使得梅毒的发病率下降。但随着 HIV 的流行，梅毒死灰复燃。HIV 感染的危险因素时也是感染梅毒的危险因素。

不同阶段的梅毒，其临床表现也不同。经典的梅毒分为四期：一期、二期、潜伏期和三期。除潜伏期外，特异性的皮肤表现在临床上常用于本病的辅助诊断。

一期梅毒

一期梅毒的特征性皮损是硬下疳（chancre），常表现为直径 1~1.5 cm 大小的无痛性溃疡。接触患病部位后，硬下疳可出现在螺旋体入侵处（通过黏膜或破损皮肤侵入），其发病潜伏期约为 3 周。最常见的部位是阴茎、阴唇、宫颈，其次是泌尿生殖系统的其他部位、口唇、口腔、肛门、乳房、手指。多数患者仅出现单个溃疡（图 35-23 A），约有 1/4 的患者可见多个皮损（图 35-23 B）。硬下疳的基底常湿润，但不化脓，其边缘通常比杜克雷嗜血杆菌感染引起的溃疡边界清楚，也不出现单纯疱疹感染引起的口腔生殖器溃疡的扇贝状边缘（见第 31 章）。

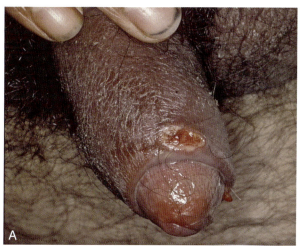

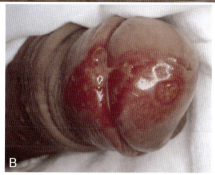

图 35-23　阴茎硬下疳：(A) 单个，(B) 多个，特征性基底干净湿润的溃疡

任何皮肤黏膜溃疡目视检查后都要戴手套再进行触诊。硬下疳通常触痛不明显，除非继发细菌感染。更重要的是，典型的溃疡由于真皮层淋巴细胞、巨噬细胞和浆细胞的浸润，其质地常很硬。可能会出现区域淋巴结肿大，因为二期梅毒疹可在硬下疳自行消退前出现，因此建议行全面的皮肤和口腔检

查。未经抗生素治疗，硬下疳一般可持续 3~6 周；经过治疗的溃疡一般 2 周内可消退（表 35-1）。

二期梅毒

二期梅毒疹反映了梅毒螺旋体血症，皮疹可泛发全身。二期梅毒皮肤黏膜表现通常发生于硬下疳出现后的 3~12 周。但正如先前所述，一期和二期皮疹可以同时发生在同一个患者。躯干四肢的皮损通常表现为丘疹鳞屑（图 35-24）和不常见的黄斑。丘疹和斑块大小不同，一般为 2mm~2cm 之间，颜色可为粉红色至红棕色。皮疹的炎症程度和皮肤的黑色素含量都会影响到皮损的颜色。类似的病灶可在手掌和脚掌出现，有时被称为"铜板"（图 35-25）。典型的皮损鳞屑常集中在掌跖丘疹的边缘。极少数情况下，二期梅毒疹可出现脓疱和溃疡。

的症状，但在发疹时很少有系统症状。

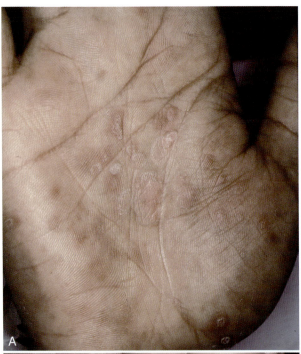

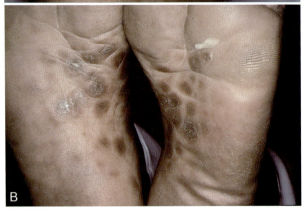

图 35-25　手掌（A）和足底（B）粉褐色至黑褐色的二期梅毒疹。注意皮损边缘领圈状鳞屑

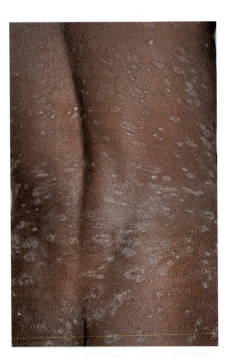

图 35-24　二期梅毒患者足部多发的鳞屑性斑块

二期梅毒皮肤黏膜损害包括无瘢痕性"虫蚀状"脱发（主要是头皮）、黏膜斑（主要是口腔黏膜）、口角皲裂性丘疹、伴中心色素沉着的环形斑块（主要是面部）、肉芽肿性结节、扁平湿疣，主要在生殖器区域（图 35-26）。虽然二期梅毒最常见的临床表现为皮肤黏膜损害，但患者也可有全身不适，如发热、乏力头痛、骨痛症状、淋巴结肿大、咽炎等。这与玫瑰糠疹的患者相反，玫瑰糠疹在发疹前 6~10 周可有上呼吸道感染（URI）

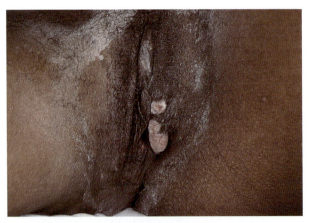

图 35-26　二期梅毒生殖器部位的扁平湿疣

其他症状可包括发烧、喉咙痛、身体不适、体重减轻、头痛。罕见的表现包括肝炎、肾脏病、关节炎、骨膜炎、视神经炎、葡萄膜炎、间质性角膜炎。血清学检查对二期梅毒的诊断非常有帮助，超过99%的二期梅毒患者快速血浆反应（Rapid Plasma Reagin，RPR）是阳性的。排除前带现象后，对于RPR阴性的患者我们应质疑其皮肤梅毒的诊断。经适当治疗（表35-1），RPR滴度应在6个月内下降4倍，然后逐渐转为阴性（无血清学反应）。过去认为，荧光密螺旋体抗体吸收试验（FTA-ABS）即使经过治疗，仍会终身阳性，所以在观察疗效时，并不检测其滴度。但最近研究发现，一期、二期或早期潜伏梅毒治疗3年后，有24%的患者（n= 882）FTA-ABS（fuorescent treponema antibody absorption test）转阴。丘疹鳞屑病变的组织学检查也可以进行确诊，通常表现为皮肤的淋巴细胞和浆细胞浸润；银或免疫组织化学染色可检测出螺旋体。对扁平湿疣的浆液性渗出物可以进行暗视野检查，但需要排除腐生螺旋体（见下文）。

和硬下疳一样，即使未经过驱梅治疗，二期梅毒疹也可在2~4个月后自愈。少数患者（25%）皮疹可再发2~3次，但时间很短。未经驱梅治疗的患者（表35-1）会进入梅毒的下一个分期——潜伏期。虽然没有临床症状或体征，但潜伏梅毒也分为早期（<1年）和晚期（>1年），两者的推荐治疗方案不同（表35-1）。

三期梅毒

约1/3潜伏梅毒患者最终发展为三期梅毒。临床最常受累的是皮肤（15%为非治疗患者），其次是心血管系统（10%）和中枢神经系统（5%）。

表35-1　CDC推荐的不同分期梅毒的治疗（2010）

	一线用药	二线用药
一期	苄星青霉素 G 2.4×10⁶ U IM×1剂	多西环素 100mg 口服 bid ×2周*
二期§	苄星青霉素 G 2.4×10⁶ U IM×1剂	多西环素 100mg 口服 bid ×2周*
潜伏：早期	苄星青霉素 G 2.4×10⁶ U IM×1剂	多西环素 100mg 口服 bid ×2周*
晚期	苄星青霉素 G 2.4×10⁶ U IM，每周1次×3周	多西环素 100mg 口服 bid ×4周*
三期：心血管梅毒、皮肤梅毒、神经梅毒	苄星青霉素 G 2.4×10⁶ U IM，每周1次×3周，水剂青霉素 G 18~24×10⁶ U IV（q4h 或连续输注）×10~14天或普鲁卡因青霉素 2.4×10⁶ U imqd 加丙磺舒 500mg 口服 q6h×10~14天	多西环素 100mg 口服 bid ×4周†,‡ 脱敏；头孢曲松钠 1g IV×14天，效果不如一线药物
早期、二期或潜伏梅毒		
孕期	苄星青霉素 G 2.4×10⁶ U IM×1剂或每周1次，连续3周（根据分期）	脱敏治疗
HIV感染‖	苄星青霉素 G 2.4×10⁶ U IM×1剂或每周1次，连续3周（根据分期）或所有分期均每周1次，连续3周（神经梅毒除外）	一期和二期的处理同HIV阴性患者，潜伏期应进行脱敏治疗
婴儿和儿童剂量	苄星青霉素 G 50 000 U/kg IM，最多240万U单剂量或每周1次×3周（取决于分期）	

*或四环素 500mg 口服 qid×2周．阿奇霉素 2g 单剂量口服头孢曲松 1g/d，IM 或 IV 10~14天可能对一期梅毒治疗有效
†或四环素 500mg，口服4周
‡HIV 阴性且排除神经梅毒
§无眼科或神经系统受累
‖神经梅毒除外
详见美国CDC网站：www.cdc.gov/std

对比未治疗患者的数目和其中出现梅毒皮肤系统损害的比例，我们便可理解为什么皮肤的三期梅毒如此罕见，尤其是在发达国家。三期梅毒的皮肤病变主要有两种类型：肉芽肿型（结节状或银屑病样）和树胶肿型。肉芽肿型呈厚的暗红色瘢块或结节，常类似于其他肉芽肿性疾病，如结节病。逐渐扩大的边缘伴中心瘢痕形成为特征性改变。树胶肿常发生坏死，因此其周围组织（如软骨和骨）也可被破坏。RPR 在三期梅毒中可为阴性。

先天梅毒

先天梅毒一般分为早期（<2岁）和晚期（>2岁）。但区分患者的临床症状和体征是由于宫内感染引起还是出生后感染所致也同样重要。先天梅毒为血源性梅毒螺旋体感染，一般不会出现一期损害。早期先天梅毒皮肤表现类似二期梅毒疹，但丘疹鳞屑型皮疹可发展为水疱且更易出现糜烂。其他临床表现包括"鼻塞"（血或脓性黏液性鼻涕）、口周和肛周裂隙、肝脾肿大和骨软骨炎。晚期表现包括树胶种、间质性角膜炎及神经梅毒（通常无症状）。

孕期梅毒的治疗越晚，胎儿出现宫内感染特征的可能性越大，即使胎儿已经治愈。最常累及面部骨骼和牙齿（>50% 的患者），表现为前额突出、上颌骨短、高腭弓、马鞍鼻、哈钦森牙齿（永久性上切牙中央间隙和基底增宽）、桑椹齿（下颌第一磨牙齿尖由多个较小的突起组成，而不是 4 个完整的小突起）。一些"经典"的特征更常见，如完整的哈钦森三联症（哈钦森的牙齿，间质性角膜炎、神经性耳聋）、皲裂（由之前裂隙发展而来的口周线性瘢痕）、马刀胫骨和 Higouménakis 标志（锁骨的胸锁部分单侧增厚）。

诊断

直接检测。硬下疳的浆液性渗出液进行暗视野显微镜检查可发现活动的螺旋形的螺旋体。但如果病变位于口腔或肛管，梅毒螺旋体必须区别于寄生于这些部位的腐生螺旋体，后者无致病性。这需要咨询微生物学家并进行种属特异性免疫荧光染色。其他两种用于硬下疳分泌物不太常用的检测包括直接荧光抗体试验和核酸扩增试验。直接荧光检测是采用荧光素标记与梅毒的特异性蛋白相结合的抗体。核酸扩增则使用 PCR 等技术来检测特异性的梅毒基因。

此外，取溃疡边缘皮肤组织进行银或免疫过氧化物酶染色可检测到螺旋体。同时，病理下也可对溃疡形成的其他原因进行鉴别诊断。

血清学试验。血液测试分为非梅毒螺旋体和梅毒螺旋体试验。在一期梅毒，血清学检测的敏感性比二期梅毒低，如非梅毒螺旋体试验，20% 的一期梅毒患者性病研究实验室和 RPR 试验可以为阴性。非梅毒螺旋体试验一般用于初筛。但由于这些检测偶尔会出现假阳性，因此需要进行梅毒螺旋体试验进行确证，如梅毒螺旋体颗粒凝集试验（TPHA）或 FTA-ABS。非梅毒螺旋体试验出现假阳性可能与一些病毒感染有关，如水痘和麻疹。其他疾病如淋巴瘤、肺结核、疟疾、感染性心内膜炎、结缔组织病、妊娠等也可出现假阳性。当血中存在大量梅毒螺旋体时，非梅毒螺旋体试验可出现假阴性，我们称之为前带现象，这时应进行滴度稀释后再评估。前带现象在 HIV 感染的患者中可以见到。梅毒抗体试验通常在最初感染的 2~5 周后转阳。血清学检测对二期梅毒的诊断非常有帮助，因为超过 99% 的二期梅毒患者 FTA-ABS 是阳性的。

神经梅毒的诊断主要依靠梅毒患者脑脊液中白细胞明显升高（免疫吸附后确认主要是淋巴细胞）和蛋白质升高。

检测新生儿的梅毒螺旋体 IgM 抗体有助于先天梅毒的确诊。因为 IgM 抗体体积较大，一般无法通过胎盘屏障。据说 Captia（IgM）酶联试剂盒对先天梅毒的检测敏感型达到 100%。

HIV 感染或艾滋病相关的梅毒

由于 HIV 和梅毒螺旋体的主要传播方式相同，均为性接触，因此发现其中一种感染，都要对另一种进行筛查。此外，硬下疳的溃疡面可成为 HIV 进入体内的途径。艾滋病患者的早期梅毒临床过程往往如上所述，但也有更严重的病例报道（恶性梅毒的血清学定义），表现为血清学治疗失败的频率增加，神经梅毒的发生风险增加以及神经梅毒青霉素治疗后较高的复发率。HIV 感染患者的二期梅毒早期血清 RPR 偶尔会呈阴性。最后，HIV 感染也可能是 RPR 慢性假阳性的原因之一。最近，几项研究证明梅毒也可能影响 HIV 感染的进程。这些研究表明梅毒和许多其他急性感染一样，会导致病毒载量的短暂增加和CD4细胞计数的减少，而这种影响在梅毒治疗后可消失。

软下疳

与梅毒一样，软下疳（Chancroid）的主要传播方式是亲密接触，所以多性伴者患该病风险最高。软下疳的病原体是革兰氏阴性杜克雷嗜血杆菌。暴露后的3~7天，可在生殖器区域（主要是阴茎和外阴）出现皮肤溃疡。与梅毒相反，本病通常有多个皮损（图35-27），包括对吻损害。溃疡大小从2mm~3cm不等，边缘不规则、隆起，有时被描述为"表面粗糙的"，溃疡伴有疼痛及触痛，但触之柔软。临床上常出现疼痛而明显的淋巴结肿大和脓肿（简称腹股沟淋巴结炎）。

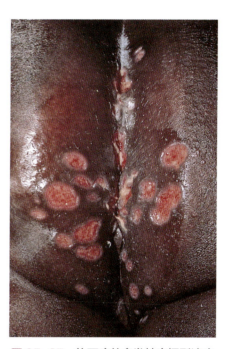

图35-27 软下疳的多发性穿掘型溃疡

软下疳临床确诊需要行溃疡基底组织和溃疡边缘内侧面的细菌培养与革兰氏染色。在革兰氏染色中可以看到革兰氏染色阴性杆菌的平行线列阵，并被比作鱼群。杜克雷嗜血杆菌的生长对营养要求苛刻，需要用含血清和血红蛋白的专门培养基培养。目前基于PCR的微生物鉴定也可应用。

本病的治疗详见表35-2。与梅毒相同，其鉴别诊断包括最常见的导致生殖器溃疡的疾病：单纯疱疹和外伤。如溃疡变为慢性或久治不愈，要排除其他少见疾病，如鳞状细胞癌、淋巴瘤、腹股沟肉芽肿和白塞病。

腹股沟肉芽肿

腹股沟肉芽肿（granuloma inguinale，GI）是一种由革兰氏阴性的肉芽肿性杆菌引起的罕见性病。这种菌以前被称为肉芽肿荚膜杆菌。皮损主要位于生殖器区域，刚开始可仅表现为丘疹，但随着时间推移，可出现较大的易出血的肉芽肿性斑块和溃疡（图35-28），因此常有正常组织被破坏。该病潜伏期为2周~3个月，在发展中国家更为流行。

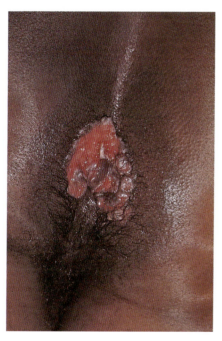

图35-28 腹股沟肉芽肿的溃疡性斑块

临床诊断基于病人的性生活史和体格检查发现无痛性、特征性的肉芽组织边缘卷曲的"牛肉色溃疡"。与梅毒溃疡，特别是软下疳相比，腹股沟淋巴结肿大一般为轻度或无。

GI的诊断建立在组织压片或病理活检中找含细胞内被包裹的杆状生物（Donovan小体）来进行明确。通常存在于巨噬细胞的细胞质中。该组织学表现被称为"寄生性巨噬细胞"，也可见于组织胞浆菌病、青霉病、鼻硬结病和利什曼病。GI的显著特点是Giemsa染色下见深紫色的Donovan小体周围有清楚的晕（为未染色的荚膜）和形如安全钉的双极染色的微生物。治疗

表 35-2 软下疳、腹股沟肉芽肿、性病性淋巴肉芽肿和淋病的治疗 [美国疾病控制和预防中心（CDC）推荐（2010/2012 更新；www.cdc.gov/std/treatment ）]

	推荐治疗	替代治疗
软下疳	**阿奇霉素** 1g 单剂量口服 或 **头孢曲松** 250mg IM 单剂量 或 **环丙沙星** 500mg，bid×3 天 [a, b] 或 **红霉素碱** 500mg 口服，tid×7 天 [b] 如患者出现症状之前的 10 天内与性伴有性接触，应对性伴进行治疗	
腹股沟肉芽肿	**多西环素** 100mg 口服 bid，至少 3 周 [c, d]	**阿奇霉素** 1g 口服，每周 1 次，至少 3 周 [c, d] 或 **环丙沙星** 750mg 口服，bid，至少 3 周 [c, d] 或 **红霉素** 500mg 口服，qid，至少 3 周 [c, d, e] 或 **复方磺胺甲噁唑片**，双倍药效型 1 片，bid，至少 3 周 [c, d]
性病性淋巴肉芽肿	**多西环素** 100mg 口服，bid×21 天的性伴侣患者症状出现前 60 天内接触的性伴都需要进行检查，有症状的性伴应对症治疗	**红霉素** 500mg 口服，qid×21 天 [f]
淋病无并发症的尿道、宫颈和直肠淋球菌感染	**头孢曲松** 250mg，单次肌注剂量 加 **阿奇霉素** 1g 单剂量口服 或 **多西环素** 100mg 口服 bid × 7 天	如果没有头孢曲松： **头孢克肟** 400 mg 单剂量口服 加 **阿奇霉素** 1g 单剂量口服 或 **强力霉素** 100mg 口服 bid × 7d 加 1 周后的判愈试验 如果病人有严重的头孢菌素过敏史：**阿奇霉素** 2g，单剂量口服 加 1 周后的判愈试验
无并发症的咽部淋球菌感染	**头孢曲松** 250mg，单次肌注 加 **阿奇霉素** 1g，单剂量口服 或 **多西环素** 100mg 口服，bid × 7 天	头孢菌素脱敏或**阿奇霉素** 2g 口服，仅用于无条件脱敏的情况下 [g]
播散性淋球菌感染（DGI）	**头孢曲松** 1g IM 或 IV，每 24 小时 1 次 所有的治疗应持续 24~48 小时 临床改善后，可改用适当的口服疗法，总的抗菌治疗时间不得小于 1 周	**头孢噻肟** 1g IV q8h 或 **头孢唑肟** 1g IV q8h 或头孢菌素脱敏

[a] 环丙沙星禁用于孕妇及哺乳期妇女
[b] 世界范围内，已经报道了几株对环丙沙星或红霉素有中度耐药的菌株
[c] 治疗持续到所有病灶完全愈合；然而，尽管进行了有效的初期治疗，仍可能在 6~18 个月后出现复发
[d] 对于任何一种治疗方案，如果皮损在治疗的最初几天内无反应，都应考虑加氨基糖苷类药物（庆大霉素 1mg/kg IV q8h）
[e] 孕妇和哺乳期妇女都应接受红霉素治疗；应着重考虑加用氨基糖苷类抗生素（如庆大霉素）
[f] 孕妇应给予红霉素治疗
[g] 注意耐药的出现
更新自美国疾病预防控制中心；www.cdc.gov/std

见表35-2。

性病性淋巴肉芽肿

性病性淋巴肉芽肿（lymphogranuloma venereum, LGV）是一种少见的性传播疾病，病原体为沙眼衣原体的侵袭性血清型L1、L2、L2a或L3。最初的病变是可自愈的小溃疡（<1cm）或"钮扣样"丘疹。进而发生单侧腹股沟和/或股部淋巴结肿大。当腹股沟（poupart）韧带上下方均出现扩大融合的淋巴结时，中央会形成凹陷，常称为"沟槽征"（groove sign）LCV可导致瘘管（继发于引流淋巴结）、生殖器淋巴水肿和直肠受累症状。其他表现包括发热、结膜炎、关节痛和丘疹型日光疹。虽然该病确诊需通过组织培养分离到病原体（需要特殊的培养基，放线菌酮治疗后的McCoy或HeLa细胞），但临床医生常依赖于特异性不高的血清学检测。高IgG滴度（>1：64）和/或滴度增加4倍均支持其临床诊断。有时也对可能的感染区域和脓液进行直接荧光抗体（DFA）试验和/或PCR。DFA试验对沙眼衣原体的L型检测是最敏感和特异的试验，但没有现成的试剂盒。如果沙眼衣原体感染的PCR检测阳性，则需要进一步分析来确定基因型。最近已开发的快速实时PCR诊断LGV。

治疗方案见表35-2。

播散性淋球菌感染

淋球菌引起的菌血症可出现发热、腱鞘炎、关节痛、关节炎和一些散在的皮疹。后者通常在肢端部位出现红色至紫色斑片（图35-29）；其中央通常可以见到脓疱。播散性淋菌感染（disseminated gonococcal infection，DGI）在女性（常与月经相关）和男男性行为者中更加常见。其原因可能是两组患者原发的隐匿性感染发生率高，且均未经过治疗。播散性淋球菌感染的几种临床表现包括经典型的三联症：皮肤病、腱鞘炎和关节炎。DGI的其他少见表现包括肝周炎、心内膜炎和脑膜炎。原发感染部位包括宫颈、尿道、直肠和咽部。

本病的治疗相对于原发病灶的治疗需要更积极的疗法（表35-2）。疾病预防控制中心不再推荐使用氟喹诺酮类药物，因为淋球菌在美国对这类抗生素的耐药性越来越强，仅在药物敏感试验后证明敏感才考虑可能作为替代药物。

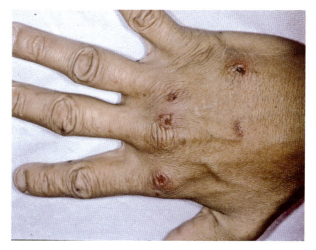

图35-29 播散性淋球菌感染患者多发性的痂性丘脓疱疹

（张晓辉、梁云生 译，吉苏云、张锡宝 审校）

推荐阅读

Afonso JP, Tomimori J, Michalany NS, Nonogaki S, Porro AM. Pruritic papular eruption and eosinophilic folliculitis associated with human immunodeficiency virus (HIV) infection: a histopathological and immunohistochemical comparative study. J Am Acad Dermatol 2012;67(2):269–75.

Centers for Disease Control and Prevention (CDC). Sexually transmitted diseases trends in the United States. MMWR Morb Mortal Wkly Rep; 59 (No.RR-12).

Centers for Disease Control and Prevention (CDC). Update to CDC's Sexually transmitted diseases treatment guidelines, 2010: oral cephalosporins no longer a recommended treatment for gonococcal infections. MMWR Morb Mortal Wkly Rep 2012;61(31):590–4.

Chua SL, Amerson EH, Leslie KS, McCalmont TH, Leboit PE, Martin JN, Bangsberg D, Maurer TA. Factors associated with pruritic papular eruption of human immunodeficiency virus infection in the antiretroviral therapy era. Br J Dermatol 2014;170(4):832–9.

De Vries HJ. Skin as an indicator for sexually transmitted infections. Clin Dermatol 2014;32(2):196–208.

Dlova NC, Mosam A. Inflammatory noninfectious dermatoses of HIV. Dermatol Clin 2006;24:439–48.

Galarza C, Ramos W, Gutierrez EL, Ronceros G, Teran M, Uribe M, Navincopa M, Ortega-Loayza AG. Cutaneous acanthamebiasis infection in immunocompetent and immunocompromised patients. Int J Dermatol 2009;48(12):1324–9.

Gormley RH, Kovarik CL. Human papillomavirus-related genital disease in the immunocompromised host: parts I & II. J Am Acad Dermatol 2012;66(6):867–900.

Hogan MT. Cutaneous infections associated with HIV/AIDS. Dermatol Clin 2006;24:473–95.

Laurent F, Gómez-Flores M, Mendez N, Ancer-Rodríguez J, Bryant JL, Gaspari AA. Trujillo. New insights into HIV-1-primary skin disorders. J Int AIDS Soc 2011, 24;14:5.

Marin M, Güris D, Chaves SS, Schmid S, Seward JF. Advisory Committee on Immunization Practices, Centers for Disease Control and Prevention (CDC). Prevention of varicella: recommendations of the Advisory Committee on Immunization Practices (ACIP). MMWR Recomm Rep 2007; 22;56(RR-4):1–40.

Nagot N, Ouédrago A, Foulongne V, et al. Reduction of HIV-1 RNA levels with therapy to suppress herpes simplex virus. N Engl J Med 2007;356:790–9.

Palacios R, Jimenez-Onate F, Aguilar M, et al. Impact of syphilis infection on HIV viral load and CD4 cell counts in HIV-infected patients. J Acquir Immune Defic Syndr 2007;44:356–9.

Wanat KA, Gormley RH, Rosenbach M, Kovarik CL. Intralesional cidofovir for treating extensive genital verrucous herpes simplex virus infection. JAMA Dermatol 2013;149(7):881–3.

WHO fact sheet on HIV/AIDS Available from: http://www.who.int/mediacentre/factsheets/fs360/en/ [accessed 08.08.14].

第36章

结节病

Misha A.Rosenbach·Joseph C.English III·Jeffrey P.Callen

> **要点**
> - 结节病是一种影响各年龄段和各种族人群，病因不明的多系统肉芽肿性疾病。
> - 全面的多系统评估对所有患者是有必要的，因为在疾病对机体造成明显损害时，结节病性炎症可能处于临床静止状态。
> - 皮肤结节病皮损形态变化多端，但通常表现为群集发生于面部，尤其是鼻周的紫红色浸润性丘疹。
> - 多达三分之二的结节病患者可能会在疾病的头几年自发消退，皮肤广泛受累者更可能转为慢性病程。
> - 结节病患者死亡率达5%，通常是严重肺部受累、心脏受累或神经结节病患者。
> - 治疗方法可从外用或皮损内注射类固醇，到应用抗疟药或抗炎类抗生素，再到甲氨蝶呤，以及TNF-α抑制剂。

结节病是一种原因不明的多系统疾病，其特征在于未知抗原诱导T淋巴细胞、单核细胞和上皮样巨噬细胞聚集，形成非干酪样肉芽肿，导致组织和器官功能异常。结节病几乎总累及肺脏，并常累及皮肤、眼睛和淋巴结，但可累及任何器官系统。尽管已有支持诊断的提示性实验室及影像学检查，但尚无可作为金标准的确诊方法。该病的特征为在多于一个器官中出现肉芽肿性炎症。当多个器官系统的组织标本中出现该组织病理学改变，并且采用合适的检测方法，排除引起结节病性肉芽肿的其他原因时，可确认结节病的诊断。

结节病的病程变化很大，可从急性自愈过程到主要影响皮肤的慢性病程，再到使人衰弱的系统性疾病，导致失明、进行性呼吸功能不全，甚至有时死亡。尽管与发病率显著相关，但结节病很少是原发性死亡的原因，只有不到5%的患者死于该病，通常因严重的肺、神经或心脏受累。

病因及发病机制

结节病病因未明，目前认为遗传易感性宿主，暴露于环境诱发因素，引发宿主免疫反应导致肉芽肿形成和临床表现。这些年以来，提出许多病因，包括病毒（HCV、HIV、HHV-8）、细菌（分枝杆菌、丙酸杆菌、疏螺旋体、立克次氏体、缺壁细菌）、真菌（隐球菌），自身抗原或错误折叠蛋白（淀粉样蛋白A）和异物（松花粉、铍、滑石、硅）。多个小型研究报道了与自身免疫性疾病，如自身免疫性甲状腺炎、斑秃和白癜风等共存，发生频率不一，各种胶原血管疾病（硬皮病、红斑狼疮或皮肌炎）患者可能更易发生结节病。

尚无单一基因可以解释结节病，相反，是由宿主免疫系统和环境触发因素之间复杂的相互作用，造成多个基因出现潜在致病风险。因单卵双胞胎的发病率显著高于双卵双胞胎，并在受累患者家属中，疾病的相对危险度高达4.7，结节病的遗传因素得以认知。多个HLA等位基因可能在发生疾病的倾向性方面起作用，并且因种族而异。HLA-DRB1*01和DRB1*04可能具有保护性，而DRB1*03、DRB1*11、DRB1*12、DRB1*14和DRB1*15可能增加致病风险。Löfgren综合征作为一种结节病的亚型，以肺门淋巴结肿大、发热、关节炎和结节性红斑为特征，趋于急性和自限性，可能与HLA-B8/DR3有关。非裔美国患者是一具有结节病最高发病率和慢性疾病倾向的族群，可能会更容易受HLA-DQB1等位基因影响。除HLA等位基因外，特定基因也可能赋予疾病易感性，如*TNF*基因和*IL23R*基因的多态性；编码血管紧张素转换酶基因的多态性也在结节病患者中确认。尽管一直以来认为结节病是Th1占主导的免疫反应，但肉芽肿性炎症级联反应很可能同时累及先天性免疫系统（通过Toll样受体）和潜在的Th17免疫系统。关键细胞因子包括Th1细胞因子如IL-2、IL-12、IL-18和IFN-γ，粒细胞-单核细胞集落刺激因子和巨噬细胞产生的TNF-α。炎症模式可能因种族、激发抗原或潜在疾病表型的差异而变化，急性和自我消退的结节病患者，与慢性炎症或纤维化疾病患者相比，具有不同的炎症模式。最终而言，结节病由可能的免疫因素（T细胞受体）、遗传因素（HLA）、感染因素或环境因素（抗原）等多因素导致，目前为止尚无单一因素可以解释所有结节病病例。

由于缺乏一致的可识别抗原，疾病的多态性以及缺乏动物模型，目前确切的发病机制仍处于推测阶段，并在积极研究中。目前认为结节病是一种淋巴网状系统疾病，以细胞介导的免疫反应受抑制（迟发型超敏反应）、CD4/CD8细胞比例失衡（辅助性/抑制性T细胞比例）、B细胞高反应性以及循环免疫复合物的合成增加为特征。普遍认为在正确的遗传环境中，T细胞与抗原、抗原呈递细胞和细胞因子之间的相互作用影响T细胞功能，导致B细胞活性的继发性增强。延长的抗原刺激可影响巨噬细胞。随着结节病性肉芽肿的形成，可产生酶分泌（特别是血管紧张素转换酶-ACE的分泌）。ACE的升高可能是肉芽肿形成的结果，尽管ACE的总体水平缺乏敏感性、特异性或可靠性，并且不能用于诊断或随访疾病活动度，但在一些患者中可反映出肉芽肿的总体载量。假定致病抗原对结节病患者影响的确切原因尚不清楚。然而，其结果似乎是一种总体上有点免疫无能状态，对诸如纯化蛋白质衍生物、念珠菌属、腮腺炎病毒等回忆抗原的反应性降低，以及使结节病患者对诸如二硝基氯苯类抗原失去敏感性。也可发生γ-球蛋白水平升高，以及各种病毒和真菌成分的非特异性抗体滴度升高。

临床表现

皮肤表现

25%~30%的结节病患者伴有皮肤受累，且表现多变。基于组织病理学检查，单个皮损可分为特异性或非特异性。以非干酪样肉芽肿为组织病理学特征的皮损称为结节病的"特异性"皮损。那些没有表现出非干酪样肉芽肿的病变称为非特异性皮损，通常应用于诸如结节性红斑类皮损。特异性皮损包括丘疹、斑块、结节、皮下结节（Darrier-Roussy结节病）、瘢痕或纹身相关性丘疹，以及冻疮样狼疮。此外，还有多种不常见的特异性皮损，如获得性鱼鳞病、红皮病、银屑病样、溃疡性、疣状、瘢痕性或非瘢痕性脱发、曝光部位分布和血管性类狼疮结节病。有趣的是，已报道指甲病变可为特异性和非特异性。

结节病最常见的非特异性表现是结节性红斑（erythema nodosum，EN）。这些皮损呈坚实、微红至红棕色皮下结节，最常对称出现于胫前，触痛。当结节性红斑与结节病相关时，常伴有葡萄膜炎、发热、关节炎和无症状性双侧肺门淋巴结肿大。这四种症状的综合征称为Löfgren综合征。这是一种急性结节病，尽管有时患者需要暂时的抗炎治疗来控制症状，90%或更多的受累个体可自愈。推测这些患者体内有引起结节性红斑的循环免疫复合物。患者肺和淋巴结的活检显示为结节病性肉芽肿。具有典型四联症的患者不推荐做活检。Löfgren综合征在北欧血统的患者中最为常见，而在非裔美国人中相对罕见。已有其他几种结节病综合征的描述，包括Heerfordt-Waldenström综合征（发热、腮腺肿大、前葡萄膜炎和面神经麻痹）、Mikulicz综合征（双侧泪腺、舌下、颌下腺和腮腺结节病）和结节病-淋巴瘤综合征（慢性活动性结节病患者中发生霍奇金病或非霍奇金淋巴瘤）。

大约10%~25%的系统性结节病患者出现"特异性"皮损。皮肤结节病性肉芽肿的诊断通过皮肤活检而获得。玻片压诊法可见"苹果酱"样橙棕色（图36-1），有助于皮肤科医生考虑肉芽肿疾病，但并非结节病特有。某些皮损可能高度提示结节病，但都不能作为临床诊断依据。结节病的皮损可模仿多种皮肤病，应经常纳入鉴别诊断，尤其是其他非感染性肉芽肿疾病如环状肉芽肿、类脂质渐进性坏死、坏死性黄色肉芽肿、光化性弹性纤维溶解性肉芽肿、间质性肉芽肿性皮炎和栅栏样嗜中性肉芽肿性皮炎等反应性肉芽肿性发疹、皮肤克罗恩病、肉芽肿性唇炎、异物反应和肉芽肿面部皮炎，以及感染性肉芽肿性疾病如深部真菌感染、非典型分枝杆菌、麻风、梅毒和皮肤结核病或对远端结核感染的皮肤结核疹反应，均需列入鉴别诊断。结节病最常见的皮损为丘疹性病变：红色至紫红色、直径3~5mm的小丘疹，常见于头部和颈部（图36-2）。眶周和口周区域通常受累，表现为鼻孔周围以及眼周和/或口周皮损（图36-3）。皮损可呈皮色、红色、紫罗兰色或轻度色素沉着。有时丘疹扩大或融合形成环状皮损（图36-4）、结节（图36-5）或斑块（图36-6）。口角处的丘疹常融合和分裂，与二期梅毒的经典分裂性丘疹无法区分。

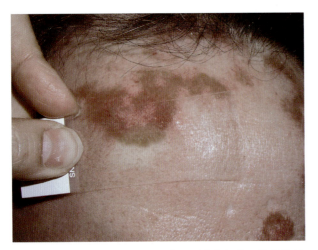

图36-1　对于结节病患者，玻片压诊法有助于临床诊断

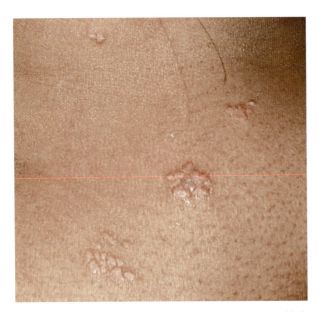

图36-2　颈部小丘疹性结节病，一些聚集形成小环状或融合成小斑块

硬化斑块型皮损也很常见，可累及身体的任何部位。累及面部的浸润性皮损，特别是鼻部和脸颊，有或无鳞屑，统称为冻疮样狼疮（图36-7）。如果伴有明显的广泛毛细血管扩张，称为血管性类狼疮结节病。慢性长期冻疮样狼疮和血管性类狼疮结节病可发生溃疡，广泛鼻部受累的结节病患者更易累及上呼吸道（如鼻窦）、肺纤维化和可能出现骨囊肿。冻疮样狼疮和血管性类结节病患者常表现为慢性结节病，并且肺部受累往往是持续性的。这种皮损模式通常难以治疗，需要激进的干预治疗才能获得部分或完全缓解。面部出现丘疹、结节或斑块样病变的患者无数次被误诊为冻疮样狼疮，且与高风险的肺部疾病不相关。事实上，除结节性红斑外，所有皮损尚未有力证实对预后有影响。

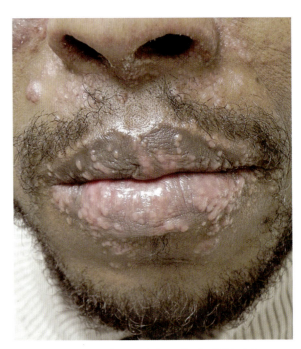

图36-3　鼻孔、人中和嘴唇泛发性丘疹

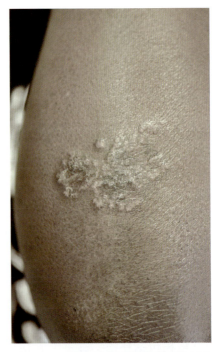

图36-4　男性结节病患者的环状斑块

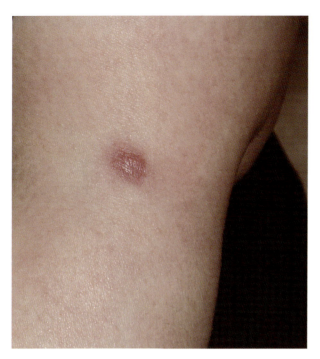

图 36-5　结节性结节病

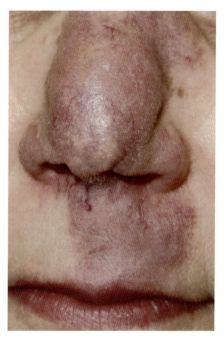

图 36-7　面中部冻疮性狼疮

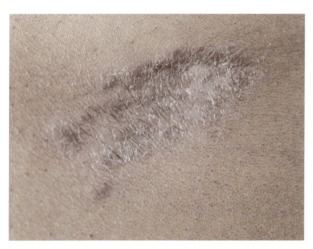

图 36-6　结节病中细鳞屑性紫红色斑块

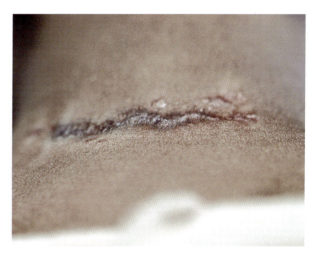

图 36-8　线状瘢痕中的结节病性肉芽肿

结节病常发生在瘢痕（图 36-8）、文身（图 36-9），或先前受感染、辐射或创伤的部位。有时难以确定这些病变是否为真正的皮肤结节病，抑或是对异物的局部肉芽肿反应。系统性结节病患者活检组织的病理分析表明有时会出现异物（约 25%）。在没有系统性损害的情况下，特别是仅累及身体的一个部位时，不能轻易诊断结节病。皮下结节性病变往往无症状，常发生在躯干和四肢（图 36-10）。这些病变很少触痛。梅奥诊所关于皮下结节病患者的回顾性分析显示，这些更易发生于 40 岁年龄段的女性，并且与双侧肺门淋巴结肿大密切相关，由于所有结节病患者肺部受累率高，故此相关性尚不确定（包括肺门淋巴结肿大）。

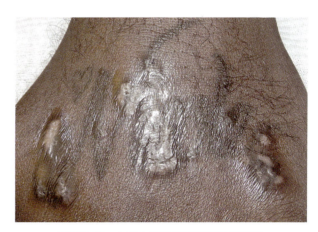

图 36-9　文身内的结节病性丘疹和斑块

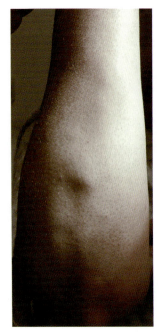

图36-10　Darrier-Roussy型结节病患者的皮下斑块和结节

如前所述，结节病有许多不常见的表现形式。结节病性皮损的溃疡并不常见，但可在下肢见到，临床和组织学表现类似类脂质渐进性坏死。疣状病变同样罕见，但最常见于黑人女性的下肢，也可发生在其他任何部位。斑状色素减退极为少见，可能误认为是色素减退性蕈样肉芽肿或麻风（图36-11）。许多结节病患者可出现鱼鳞病样皮损（图36-12）。虽然获得性鱼鳞病的病因有很多种，但结节病患者的鱼鳞病样皮损的活检显示为典型的肉芽肿性炎症改变。结节病也可累及口腔生殖器黏膜或甲单位，也可导致瘢痕性或非瘢痕性脱发（图36-13）。结节病的红皮病表现十分罕见，但已有相关报道。目前尚无表现为水疱或脓疱的结节病报道。

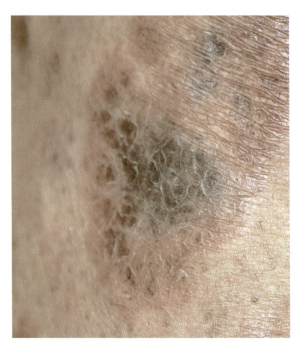

图36-12　胫前鱼鳞病样结节病

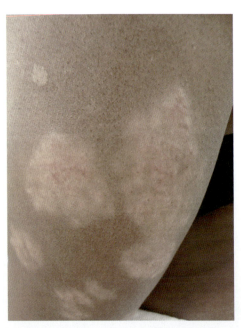

图36-11　治疗过程中，先前紫红色结节病中出现色素减退；结节病性皮损可能变亮、"破碎"和变平。这里所显示病变的外观类似于原发性色素减退性结节病

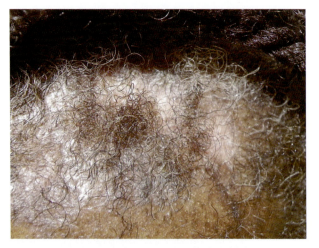

图36-13　慢性皮肤结节病引起的瘢痕性脱发

胸腔疾病

胸腔疾病，包括肺门淋巴结肿大和肺实质疾病，是系统性结节病中最常见的表现，超过90%

的结节病患者可发生。许多患者无症状，而症状可出现呼吸困难、慢性干咳或严重呼吸功能障碍。根据胸部 X 线检查结果，肺结节病可分为 0 到 Ⅲ 期。0 期在胸部 X 射线检查中无改变，Ⅰ期为双侧肺门淋巴结肿大但无实质性病变，Ⅱ期为肺门淋巴结肿大伴间质性肺纤维化，Ⅲ期则为广泛肺纤维化但无肺门淋巴结肿大。放射学检查结果的分期并不代表发展顺序。完全无症状的患者中，结节病的诊断通常依赖"常规"胸部 X 射线检查。双侧肺门淋巴结肿大而无症状的患者需要监测病情，通常肺结节病在各个阶段可自发消退。通过仔细地肺功能测试和/或支气管肺泡灌洗或超声引导的经支气管活检检查，可以发现异常。还可使用诸如正电子发射断层摄影术和高分辨率计算机断层扫描（CT）等技术。

双侧肺门淋巴结肿大是结节病最早也是最常见的胸腔表现。如前所述，虽然结节性红斑、葡萄膜炎、关节炎和发热可伴随肺门淋巴结肿大，但双侧肺门淋巴结肿大的患者通常无症状。Ⅰ期患者很少发展为进行性实质病变。绝大多数患有 Löfgren 综合征的双侧肺门淋巴结肿大患者或无症状患者不需要活检。然而，只有小部分单侧肺门淋巴结肿大或呼吸困难的患者出现结节病。双侧肺门淋巴结肿大的鉴别诊断包括深部真菌感染、结核、淋巴瘤和支气管癌。有这些表现的患者应进行肺活检，并尽可能进行纵隔淋巴结活检。Ⅱ期和Ⅲ期肺结节病发展为慢性进行性疾病的发生率更高，不太可能通过 X 线检查进行判断。症状可有可无，然而异常的肺功能检测与胸部 X 线检查中所见的更严重疾病相关，并且用力肺活量可用于疾病进展的随访和临床试验中治疗反应的评估。

眼部表现

大约四分之一的结节病患者发生眼部受累，并可影响眼睛的任何部位。急性眼部结节病一般病程为 2 年或更短时间，在此期间需要积极治疗。慢性眼病不太常见。早期的积极干预可预防瘢痕形成和失明。

结节病最常见的眼部表现是葡萄膜炎，通常影响眼前段。患者可能完全无症状，或出现红眼、畏光或泪液增多（图 36-14）。前房裂隙灯检查可见"羊脂样"角膜后沉积物。眼后段受累较少见，其外观与脉络膜视网膜炎和神经结节病相关。必须积极治疗葡萄膜炎，防止粘连而引起青光眼、白内障或失明。由于眼结节病临床上可能无症状，直至产生严重的视力损害才察觉，患者必须进行定期检查，至少每年进行一次眼科检查。

结节病的其他常见眼部表现为结膜炎和泪腺受累，可能会或也可能不会产生眼部刺激症状。约三分之一的结节病患者出现结膜肉芽肿。即使患者缺乏结膜受累的临床证据，结膜活检标本也可能为阳性。

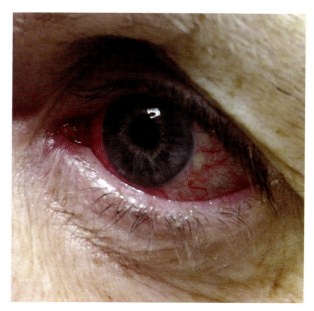

图 36-14 眼结节病引发严重的巩膜炎

淋巴结

结节病性肉芽肿通常浸润淋巴结。约有 30% 的系统性结节病患者发生周围淋巴结肿大。淋巴结肿大与急性和慢性疾病模式都有关。触诊发现的受累淋巴结通常无触痛，并且通常不被患者察觉。由于结节病患者伴发淋巴瘤的风险增加（称为结节病-淋巴瘤综合征），广泛淋巴结肿大或新发淋巴结肿大与结节病本身不同步时，应行细针穿刺或淋巴结活检进行评估，因组织学上很容易区分。

约 20%~25% 的结节病患者监测到脾脏受累，表现为脾肿大，但脾功能异常罕见。

肌肉骨骼表现

尽管基于活检的结节病性浸润并不少见，但结节病中症状性肌肉受累罕见。大量结节病患者的临床系列研究显示约 1% 有肌肉受累症状。然而，当结节病患者接受随机肌肉活检时，超过

50%患者出现肉芽肿性疾病组织学改变。有时肌肉受累可能表现为皮下结节，虽然罕见。

10%~15%的患者出现骨损害，通常与慢性进展性疾病相关。通常X线检查在手的末端指骨中见囊性改变，可伴有软组织肿胀（图36-15）。关节痛常见于急性结节病，特别是Löfgren综合征患者，并可伴有关节炎。手腕、膝和脚踝是最常受影响的关节。虽然已有慢性肉芽肿性关节炎的报道，但是一种罕见的系统性结节病并发症。

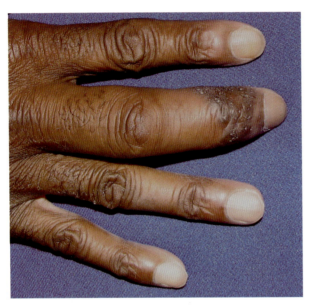

图36-15 结节性关节炎。该患者同时伴发丘疹性皮损

神经结节病

5%~15%的系统性结节病患者出现神经结节病。50%的神经结节病患者有中枢神经系统受累。神经结节病的出现与后葡萄膜炎和慢性皮肤病相关。结节病最常见的神经系统表现包括脑神经病变如视神经疾病或面神经麻痹、脑膜炎和脑肉芽肿，可导致脑病和癫痫发作。Heerfordt-Waldenström综合征也常与中枢神经系统受累有关。因受累组织不易采用显微评估，神经结节病的检查比较困难。可疑神经结节病患者的检查包括头颅X线检查、脑电图、CT扫描和/或脑部磁共振成像。腰椎穿刺对脑膜受累患者也有用。患者可因结节病发生小纤维神经病，表现为周围神经症状，如非典型疼痛。

肝结节病

结节病中肝脏受累常见。一项大型研究显示20%~50%的结节病患者中检测到肝肿大。约一半的肝受累患者出现肝功能异常。尽管需要先排除引起肝脏肉芽肿性疾病的其他原因，肝脏活检在确诊结节病诊断方面仍有帮助，但必须与身体其他部位的结节病相联系。肝脏受累很少进展为功能异常或肝硬化。由于肉芽肿和纤维化的整体负荷较高，肝脾肿大结节病患者预后较差。

内分泌、代谢和实验室异常

内分泌腺可被结节病性肉芽肿浸润。尽管垂体或下丘脑浸润可以导致尿崩症，或在极少数情况下引起垂体整体功能减退，但功能行异常并不常见。催乳素水平升高是下丘脑结节病累及的有用指标。许多研究表明，结节病患者伴发甲状腺疾病的风险增加，但尚不清楚是因肉芽肿性炎症直接引起，还是共同的自身免疫性炎症引起。其他内分泌器官，如甲状旁腺、肾上腺以及胰腺也可受累，但器官功能障碍不常见。

部分结节病患者可有高钙血症。偶尔患有广泛结节病的患者，血清钙水平可持续升高，并可导致尿路结石、肾钙质沉着症、甚至肾衰竭。高钙尿症比高钙血症更常见，并可能与疾病活动有关。结节病中肉芽肿具有代谢活性，并产生高水平的1α-羟化酶，将25-羟基维生素D转化成活性1，25-二羟基形式，导致维生素D活性增强和血钙升高。

约60%的系统性结节病患者血清ACE水平升高。ACE由上皮样细胞产生，可反映体内肉芽肿的负荷。ACE水平对结节病既不敏感，也不特异，药物和其他肺部炎症也可导致其水平升高。当ACE水平明显升高，达正常上限的两到三倍时，很大可能发生结节病。ACE在监测疾病活动方面并不可靠，但可在一部分患者中反映肉芽肿负荷。其他血液水平如血清IL2受体或壳三糖苷酶，还处于研究阶段，在评估系统性结节病患者中，并未广泛使用或具有临床可行性。

心脏疾病

结节病心脏受累的真正发病率尚不清楚。然而尸检结果表明比临床上更为常见，而且通常无症状。心脏结节病可导致充血性心力衰竭、心律失常或传导阻滞。最常见的症状是猝死。心脏结节病的合适筛查具有争议，并且指南仍在迅速改变。所有患者应行全面症状评估和心电图检查。任何异常（包括心悸史）都可能需要进一步检查，如 24 小时动态心电监护、超声心动图、心脏正电子发射断层扫描、磁共振成像或转诊给心脏科专家。

结节病其他临床表现

几乎身体的任何部位都会受到结节病的影响。尽管肾损害更常见于持续性高钙血症和高钙尿症，肉芽肿性肾病已多次报道。胃肉芽肿、乳房软组织肉芽肿、骨髓肉芽肿、脊髓损伤和性腺肉芽肿也有报道。

皮肤病与系统性疾病的关系

许多研究详细地描述了结节病患者的皮肤表现。不幸的是，这些研究都没有使用相同的方法，许多研究没有充分定义皮肤损害，但仍可得出一些共识。与无冻疮样狼疮的结节病患者，冻疮样狼疮患者更易发生上呼吸道和肺结节病，以及骨受累。结节性红斑和双侧肺门淋巴结病（Löfgren's 综合征）的患者有自限性，预后良好。所有皮肤结节病患者，都需要评估全身受累情况。

组织病理学

结节病的肉芽肿主要由上皮样细胞组成，偶见巨细胞，伴少量或无干酪样坏死，肉芽肿周围稀疏淋巴细胞浸润。有些标本中可见包涵体（Schaumann、Hamazalki–Wasserman 和星状体），但对结节病而言无特异性，也可见于其他肉芽肿性疾病。肉芽肿看上去可保持几个月或几年无改变、可完全消退，或发生纤维化。尽管组织学上其为一种经典的真皮病变，但已证实表皮也可发生改变（特别是外阴结节病中，有报道可发生经表皮排出肉芽肿）。

组织病理学鉴别诊断包括其他肉芽肿性疾病，可以通过特殊染色（感染性肉芽肿）和／或异物（异物肉芽肿）检查排除。由于非干酪性肉芽肿对结节病无特异性，在确诊结节病之前必须彻底排除其他疾病，由此可见结节病诊断为排他性诊断。组织病理标本的特殊染色应包括分枝杆菌的抗酸染色和 Fite 染色和真菌的过碘酸–雪夫染色。此外尽管异物的存在并不能完全排除诊断，结节病活检标本中折光性物质的报告高达 25%，因此至少应行偏振光检测。还应排除各种肿瘤，特别是淋巴瘤，因为偶尔有报道在毗邻癌变组织的淋巴结，发生结节病性肉芽肿反应。

诊断与鉴别诊断

结节病的诊断依赖临床、影像学和实验室检查结果以及非干酪样肉芽肿组织学改变等相结合。鉴别诊断因受累器官而异。鉴别主要围绕着每个器官系统的感染性和非感染性肉芽肿疾病进程，并且在上文已经进行了讨论。唯一的例外是对无症状性双侧肺门淋巴结肿大或 Löfgren 综合征患者的诊断，二者临床表现具有足够特征性，不需要组织病理来证实，但需要适当的随访以确保疾病的消退。通过各个部位的组织活检进行组织病理诊断仍然是确诊结节病的主要方法。活检最好选取皮肤，因其易于获得且高效。应特别注意瘢痕、文身或近期新发的任何丘疹、结节或斑块，尤其是鼻部、鼻孔周围或眼睛和口周皮损。此外即使没有结膜结节，在多达 1/3 的结节病患者中结膜活检也可呈阳性。如果条件允许，可对触及的淋巴结进行活检。通过纤维支气管镜进行肺活检也有助于确诊。纵隔镜可用于不能通过支气管镜检查的胸腔内淋巴结检查。据报道，高达 60% 的结节病患者下唇小唾液腺的盲活检可呈阳性。肝组织活检也是一种高效方法，但其发病率和死亡率使其不如上文提及的方法有效。在高达 50% 患者中肌肉活检可见结节病性肉芽肿，特别是针刺活检。当怀疑受累时，其他较难取材的活检部位包括骨髓、肾脏和脾脏。

评 估

诊断结节病后，应对患者进行全面评估，以确定受累器官系统，有助于判断预后和治疗决策。这需要内科医生、眼科医生、呼吸科医生和皮肤科医生一起合作。应对患者进行仔细地病史询问和体格检查，重点放在所有器官系统上，但优先选择肺、眼睛、神经系统、心脏和皮肤。应行血液生化、肾功能、肝酶和钙水平的检测。需要行心电图检查，并且如果患者病史、症状或心电图异常提示病变，则需要进行进一步的心脏评估。应安排胸部影像学检查和具有弥散功能的肺功能检查，并应每年复查。所有患者均应在诊断时及以后每年都行眼科检查。持续性高钙血症或肾结石患者，诸如 24 小时尿钙水平的仔细尿液检查很重要。其他检查应包括针对皮肤的无变应性和纯化蛋白质衍生物或干扰素 -γ 释放测定，疑似肌肉病变的肌酸激酶 / 醛缩酶、尿液分析、定量免疫球蛋白和蛋白电泳。血清 ACE 水平的测定偶尔有助于随访肺结节病患者，但不能常规用于皮肤结节病。应评估患者的维生素 D 水平，可行 25- 羟基和 1，25- 二羟基两种形式检测。鉴于结节病与甲状腺疾病的潜在联系，甲状腺功能的筛查是合理的。

预　后

结节病的死亡率从 3%~6% 不等，部分病人的死因包括心脏疾病（日本最常见原因）、进行性肺部疾病（美国最常见原因）和神经结节病。

结节病的症状可能很严重。未经治疗的眼部疾病可导致失明，而肺部疾病可引起虚弱性疲劳和呼吸急促，有时需要吸氧，在严重的情况下甚至需要肺移植。已有报道指出肉芽肿累及肾脏、钙沉积和慢性尿路结石所致的肾衰竭，需要透析。部分皮肤结节病患者可能会出现容貌畸形，尤其是冻疮样狼疮患者。尽管许多肺结节病患者可自发消退，但消退率随发病阶段不同而异。结节病 I 期大约 60% 的患者可消退，II 期大约 40% 患者可消退，而 III 期只有 12% 患者可消退。

尽管在细胞介导的免疫检测中发现异常，但未经治疗的结节病与感染数量增加无关。然而已将其与恶性肿瘤的发病率上升相关联，尽管近期一些 META 分析已经对其相关性提出了质疑，并提出结节病患者发生恶性肿瘤风险，可能不会增加。先前的研究表明皮肤癌（非黑色素瘤和黑素瘤）的风险增加，并且一些研究已经报道了血液系统恶性肿瘤如淋巴瘤、白血病和实体瘤（即肺、睾丸、皮肤）的发病率增加。值得注意的是，吸烟可降低肺结节病发病风险，因其可改变肺的免疫功能，但出于显而易见的原因，不应鼓励患者吸烟。然而从这些研究中，尚不清楚该组病人中结节病是原发性的疾病，还是对恶性肿瘤的局部结节病性反应。有趣的是，用于治疗霍奇金和非霍奇金淋巴瘤的抗肿瘤药，以及治疗白血病的生物调节剂 α- 干扰素（IFN），可诱发结节病。在接受 IFN-α 治疗慢性丙型肝炎的非癌症患者中也有此现象的报道。药物诱发的结节病在接受 TNF-α 抑制剂治疗的患者如银屑病，也有报道。

治　疗

单独出现双侧肺门淋巴结肿大，或与结节性红斑、葡萄膜炎或关节炎等症状同时出现的急性结节病，通常呈自限性，不需要特殊治疗。对结节性红斑或关节炎的症状性治疗包括非甾体类抗炎药如阿司匹林或吲哚美辛。急性葡萄膜炎可用皮质类固醇滴眼液。一些症状严重的患者需要短期口服皮质类固醇。

目前还没有 FDA 批准的皮肤结节病治疗方案，支持各种超范围使用的证据水平，通常仅限于病例系列报道和回顾性分析。尽管如此，还是有由专家意见和共识得出的整体治疗方法，即从外用皮质类固醇开始治疗，并逐渐过渡到免疫调节和免疫抑制治疗。慢性皮肤病变，尤其是冻疮样狼疮和硬化性斑块，可导致瘢痕形成和毁容，更应积极治疗。外用皮质类固醇和免疫调节剂疗效不一。外用激素应根据具体部位选择，以避免萎缩和色素脱失风险。皮损内注射皮质类固醇通常更为有效，而且在一些病变中可能产生持久效应，病灶内注射曲安奈德的浓度应在 5~40mg/cm^3 的范围内。

抗疟药，尤其是硫酸羟氯喹（200~400mg/d）或磷酸氯喹（250mg/d），对皮肤结节病患者治疗有效，并且应作为外用皮质类固醇无效或因病变面积过于广泛而不适合外用皮肤结节病患者的一线治疗。应用抗疟药治疗时需要进行眼科监测，不过结节病患者无论如何都需眼科医生常规随访。抗疟药对结节病皮肤外表现无效。四环素类抗生素，特别是米诺环素（100mg，每日 2 次），对皮肤结节病也有效。

甲氨蝶呤（10~15mg/week）是补充或作为抗疟药的替代疗法。甲氨蝶呤治疗皮肤结节病非常有效，并且还经常用于治疗皮肤外症状。皮质类固醇是严重皮肤结节病患者的另一种选择，但大多数患者在使用时表现出短暂的改善，随药物逐渐减量而复发。沙利度胺是需要超过抗疟药物而需要甲氨蝶呤治疗患者的又一选择，但患者必须加入监测项目，其副作用的发生率，尤其是神经系统的发生率，非常显著。

慢性皮肤结节病如冻疮性狼疮患者，TNF-α抑制剂治疗有效，在既往治疗顽固的患者中，具有优异的耐受性和响应率。阿达木单抗和英夫利昔单抗最为有效，依那西普在小规模试验中显示无效。

其他药物选择包括己酮可可碱、阿普斯特、硫唑嘌呤、环磷酰胺、环孢菌素、苯丁酸氮芥、来氟米特、异维A酸、褪黑素、富马酸酯和别嘌醇，在非对照治疗报道或小系列病例报道中，已用于治疗皮肤结节病。非药物治疗包括外科手段如激光、磨削术、手术切除后植皮、整形手术和光疗（窄谱中波紫外线、紫外线A-1和光动力疗法），但均无作为标准治疗的足够证据，并且破坏性治疗方案应谨慎使用，因结节病可发生在创伤部位。

因眼结节病可导致瘢痕形成和失明，所以必须积极治疗。皮质类固醇滴眼液有效，但对此治疗无反应或仅部分反应的患者，需要眼内注射皮质类固醇或系统使用皮质类固醇治疗。

进行性肺部疾病认为是系统应用皮质类固醇治疗的指征之一。已有经治疗引起肺功能测试发生改变的报道。可有效或降低皮质类固醇剂量的替代疗法包括各种免疫抑制剂，特别是甲氨蝶呤。然而，几乎没有研究能够可靠地评估除系统应用皮质类固醇以外的任何药物的作用。

除慢性皮肤损伤、眼部病变和进行性肺部疾病外，系统应用皮质类固醇治疗的适应证还包括高钙血症、神经结节病、症状性心脏结节病和功能性内分泌异常。

（陈俊溢、梁云生　译，薛汝增、杨斌　审校）

推荐阅读

Ahmed H, Harsdad SR. Subcutaneous sarcoidosis: Is it a specific subset of cutaneous sarcoidosis frequently associated with systemic disease? J Am Acad Dermatol 2006;54:55–60.

Baughman RP, Lower EE. Medical therapy for sarcoidosis. Semin Respir Crit Care Med 2014;35:391–406.

Callen JP. The presence of foreign bodies does not exclude the diagnosis of sarcoidosis. Arch Dermatol 2001;137:485.

Chen ES, Moller DR. Etiologic role of infectious agents. Semin Respir Crit Care Med 2014;35:285.

Chen ES, Moller DR. Sarcoidosis—scientific progress and clinical challenges. Nat Rev Rheumatol 2011;7:457.

Haimovic A, Sanchez M, Judson MA, Prystowsky S. Sarcoidosis: a comprehensive review and update for the dermatologist. Part I: cutaneous disease. J Am Acad Dermatol 2012;66:699.

Haimovic A, Sanchez M, Judson MA, Prystowsky S. Sarcoidosis: a comprehensive review and update for the dermatologist. Part II: extra-cutaneous disease. J Am Acad Dermatol 2012;66:719.

Judson MA. The clinical features of sarcoidosis: a comprehensive review. Clinic Rev Allerg Immunol 2014a. ePub.

Judson MA. Advances in the diagnosis and treatment of sarcoidosis. F1000 Prime Rep 2014b;6:89.

Judson MA, Costabel U, Drent M, Wells A, Koth L, et al. The WASOG Sarcoidosis organ assessment instrument: an update of a previous clinical tool. Sarcoidosis Vasc Diffuse Lung Dis 2014;31:19–27.

Moller DR. Potential etiologic agents in sarcoidosis. Proc Am Throac Soc 2007:465–8.

Rossman MD, Kreider E. Lessons learned from ACCESS (A Case Controlled Etiologic Study of Sarcoidosis). Proc Am Thorac Soc 2007;4:453–6.

Wanat KA, Rosenbach M. A practical approach to cutaneous sarcoidosis. Am J Clin Dermatol 2014;15:283–97.

第37章

心血管疾病与皮肤

Alisa Femia·Kathryn Schwarzenberger·Jeffrey P.Callen

要点

- 多种系统疾病可影响心脏和皮肤
- 皮肤表现可作为这些疾病的诊断线索。
- 皮肤科医生和心脏病科医生必须熟悉这些疾病的多系统表现，以利于正确的诊断和管理。
- 多种心脏疾病治疗方法可引起皮肤并发症，对皮肤科医生而言，熟悉这些潜在并发症至关重要。
- 认识与伴发心脏病相关的皮肤表现，使皮肤科医生在帮助这些患者群体降低心血管疾病风险中，发挥独一无二的作用。

多种多系统疾病能影响心脏和皮肤，同时皮肤表现可为其提供诊断线索。皮肤科医生和心脏病科医生认识这些疾病的多系统表现，对疾病的诊断和管理非常必要。知晓心脏病治疗方法具有潜在皮肤并发症，对皮肤科医生而言，也是必要的。针对改善肌肉功能（如地高辛）的疗法很少导致皮肤疾病，而减少液体（利尿剂）、降低后负荷和控制心律失常的疗法可影响皮肤。此外，越来越多地使用强效免疫抑制剂治疗自身免疫性心血管疾病和心脏移植，可导致各种皮肤表现，包括增加皮肤癌风险。这一切都再次强调需要多专科合作。

本文回顾了多种与心血管异常相关的多系统疾病。表37-1列出与多系统疾病相关的心脏异常，表37-2列出与原发性心血管疾病相关的常见皮肤发现，以及表37-3中列出了心脏药物的常见皮肤副作用。

表37-1 具有显著皮肤特征的多系统疾病中心脏表现

疾病	心脏表现	皮肤特征	注解
原发性系统性淀粉样变	充血性心力衰竭、传导障碍、心脏扩大	拧捏性紫癜、蜡样半透明丘疹或弥漫性蜡样皮肤浸润、舌肥大、出血性水疱	由免疫球蛋白轻链引起；与非进行性浆细胞恶液质和骨髓瘤，以及肾脏和神经系统受累相关
白塞氏病	心包炎、传导异常、瓣膜病、冠状动脉炎、心肌炎、复发性血栓形成	口腔和生殖器溃疡、针刺反应、脓疱性血管炎、坏疽性脓皮病样皮损、无菌性脓疱、结节性红斑、浅表性血栓性静脉炎	眼部受累（发病的主要原因）、关节炎、中枢神经系统（CNS）疾病、炎症性肠病可与白塞病有多种相似症状，应予以排除
类癌综合征	心内膜斑块–三尖瓣关闭不全、肺动脉狭窄、右心衰竭、由于血管活性物质的肺部失活，左心脏表现极其罕见	面部潮红、毛细血管扩张、硬皮病样特征可为晚期表现	最常见是产血清素的肠道肿瘤。通常在症状发作前已转移到肝脏
心脏–面–皮肤综合征	稀疏、卷曲、羊毛状或易碎的毛发，鱼鳞样皮肤	肺动脉狭窄、房间隔缺损、肥厚性心肌病	与其他皮肤表现也相关，如毛发角化病、掌跖角化、咖啡斑
Carney综合征（包括NAME和LAMB综合征）	心房黏液瘤	皮肤黏液瘤和黑子	Carney综合征包括肾上腺、垂体和/或睾丸的内分泌肿瘤。已经发现家族性心脏黏液瘤的患者发生PRKRA1A基因突变
库欣综合征	高血压	萎缩纹、瘀斑、痤疮、毛细血管扩张	因过度产生皮质醇引起，通常为医源性

续表

疾病	心脏表现	皮肤特征	注解
皮肤松弛	主动脉扩张和破裂、肺动脉狭窄、右心衰竭	皮肤松弛、早老症、皮肤表现在出生后即出现	显性遗传（OMIM # 123700）、隐性遗传（OMIM # 219100）和X性联遗传（OMIM # 304150）形式。也可为获得性
皮肌炎	心律失常如房颤/心房扑动、充血性心力衰竭、冠状动脉疾病	Gottron 丘疹、heliotrope 皮疹、曝光部位的皮肤异色症，甲周毛细血管改变	临床上明显的心脏受累是不良的预后迹象
糖尿病	冠状动脉和外周血管疾病	见第24章	—
唐氏综合征	间隔缺损、动脉导管未闭、法洛四联症	掌跖角化过度、斑秃、大理石样皮肤、裂纹舌	特征性的畸形表现，如睑裂上斜、内眦赘皮、通贯掌纹
Ehlers-Danlos 综合征	主动脉和肺动脉扩张、二尖瓣和三尖瓣脱垂、动脉破裂	皮肤弹性过度、"卷烟纸"样瘢痕、瘀斑	心脏病仅限于经典型（OMIM # 130000）、运动过度型（OMIM # 130020）和血管型（OMIM # 130050）
心内膜炎—细菌性或真菌性	瓣膜赘生物和功能障碍可引起心肌脓肿和心力衰竭	紫癜、片状出血（甲床内线状紫癜）、Janeway 病变（掌跖无痛性斑片）、Osler 结节（通常位于指趾远端的触痛皮下结节）	发热 Roth 点（视网膜出血）可能与血管炎相似
剥脱性红皮病	高输出量心力衰竭	弥漫性剥脱性皮炎	可能因湿疹或特应性皮炎、银屑病、皮肤T细胞淋巴瘤、药疹或其他原因引起
Fabry 病	二尖瓣脱垂、传导缺陷、充血性心力衰竭、心肌梗死、脑血管意外等	弥漫性躯体血管角皮瘤可为早期特征，并有助于诊断	α-半乳糖苷酶 A 缺乏，X-连锁（OMIM # 301500），基因位点 Xq22。肾衰竭是常见的死亡原因
血色沉着症	充血性心力衰竭、室上性心律失常	广泛的青铜色色素沉着	糖尿病、肝硬化
高脂血症	冠状动脉疾病	各种类型黄瘤	—
川崎病（皮肤黏膜淋巴结综合征）	冠状动脉瘤是主要并发症，也可发生冠状动脉炎、瓣膜功能不全、心包积液	舌炎和唇炎、肢端水肿、会阴脱屑性红斑、弥漫性麻疹样发疹、结膜充血	高热、淋巴结肿，静脉注射免疫球蛋白治疗有益，小于1岁的婴儿患心脏病的风险最高
多发性黑子（LEOPARD）综合征	心电图异常、肥厚性心肌病	多发性黑子	—
Loeys-Dietz 综合征	动脉迂曲和动脉瘤	一些患者可见天鹅绒或半透明皮肤改变	2005年报道；由编码转化生长因子-β受体1和2的基因发生杂合突变引起；其他特征包括器官距离过宽、悬雍垂裂或腭裂；与马凡氏综合征和血管型 Ehlers-Danlos 综合征有共同特征，但 Loeys-Dietz 患者缺少过度伸展的关节，常常可以通过血管手术成功治疗
莱姆病	心脏阻滞、心肌心包炎	一些欧洲病例中可见游走性红斑、伯氏淋巴细胞瘤	多系统疾病分为几个阶段：早期局限型、早期播散型和晚期型

续表

疾病	心脏表现	皮肤特征	注解
多中心网状组织细胞增生症	心包炎、心肌炎、充血性心力衰竭	手部及偶见于脸部的红色结节	常见变形性关节炎
新生儿红斑狼疮（NLE）	先天性心脏阻滞	一过性、光敏性、非瘢痕性红斑狼疮皮损（SCLE样），好发于面部和眶周。可于新生儿黄疸光疗后首次发现。消退后伴色素异常沉着	推测是经胎盘输入自身抗体引起，最常见的是Ro（SS-A）。可能有一过性血细胞减少、肝炎。母亲可能没有症状。羟氯喹可预防再次怀孕时NLE的发生，但数据有限
神经纤维瘤病	嗜铬细胞瘤引起的高血压	咖啡斑、神经纤维瘤、腋下雀斑	—
弹力纤维假黄瘤	早发性动脉粥样硬化性血管病、高血压	间擦部位表面黄色丘疹，多余而松弛的皮肤	上消化道或下消化道出血。眼睛中出现血管样条纹、子宫出血。常染色体显性遗传和隐性变异（OMIM # 264800和 # 177850）
银屑病	心肌梗死和冠状动脉疾病的风险增加	界限清楚的鳞屑性红色斑块，通常累及膝、肘、脐、臀沟、头皮	与代谢综合征、肥胖、糖尿病、高脂血症和吸烟相关
复发性多软骨炎	主动脉瓣关闭不全、主动脉夹层动脉瘤、瓣膜病、心律失常	牛肉干样红耳朵或其他软骨区域；晚期呈菜花样耳畸形或其他软骨破坏	关节炎、气管塌陷；氨苯砜治疗有效，皮质类固醇和/或其他免疫抑制疗法也同样有效
风湿热	急性期为全心炎。晚期表现为二尖瓣和/或主动脉瓣功能障碍	边缘性红斑 皮下结节	美国少见。由A型β溶血性链球菌感染导致咽炎引起；多发性关节炎、舞蹈病、发热
结节病	传导缺陷、充血性心力衰竭	肉芽肿性丘疹、结节和斑块，好发于瘢痕或纹身。也可见皮下结节。也可发生非特异性病变如结节性红斑，伴结节性红斑者，预后较好	肺部疾病、高钙血症、淋巴结肿大、肝脏、神经系统和眼部受累。心脏受累意味着预后不良，并可能导致猝死。一经诊断，所有患者中推荐行心电图，心悸者行超声心动图和24小时动态心电图监测
硬皮病	传导缺陷、肺动脉高压、心包炎	皮肤硬化、雷诺现象	心脏受累表示预后不良
梅毒	主动脉炎，尤其是升主动脉	多种潜在皮肤病变，包括原发病中的生殖器下疳、累及掌跖的弥漫性丘疹鳞屑性皮疹、脱发、扁平湿疣、继发性疾病中的黏膜斑	—
系统性红斑狼疮	疣状心内膜炎、心包炎、冠状动脉疾病	蝶形红斑、光敏性、特异性皮肤损害如盘状和亚急性皮肤狼疮	抗心磷脂抗体在心脏疾病中起作用。皮质类固醇治疗可能促使冠状动脉疾病的发生
结节性硬化症	心脏横纹肌瘤	皮脂腺腺瘤、甲周和甲下纤维瘤、叶状斑片、鲨鱼斑、纤维性前额斑块	肾和视网膜错构瘤、CNS肿瘤、智力发育迟滞、癫痫、肺淋巴管平滑肌瘤病

疾病	心脏表现	皮肤特征	注解
Turner 综合征（性腺发育不全）	主动脉缩窄	额部脱发、蹼状颈、身材矮小、匙状甲、多发性色素痣	尽管存在多发性色素痣，但发生黑色素瘤的风险似乎很低。甲状腺疾病的风险增加这也可能与斑秃和晕痣的发病率增加相关
甲状腺疾病	心律失常、心悸、心肌病	黏液水肿、Grave病的眼球突出、瘙痒	—
血管炎	冠状动脉血管炎	可触及性紫癜、结节、网状青斑、溃疡	关节炎、胃肠绞痛或出血、心脏受累并不常见
Werner 综合征	早发性动脉粥样硬化	过早出现白发、脱发、硬皮病样改变、皮下脂肪丢失、踝部溃疡	心肌梗死通常是 50 年龄段死亡的原因。常染色体隐性遗传（OMIM # 277700，位点为 8p12-p11.2）。其他特点包括白内障、恶性肿瘤

表 37-2 与原发心脏异常相关的皮肤表现

皮肤改变	心脏疾病
对角线耳垂折痕、雄激素源性脱发、胸部多毛	冠状动脉疾病/动脉粥样硬化
坠积性水肿、腹水	充血性心力衰竭
皮肤癌风险增加（一些数据显示风险高于肾移植）	任何原因的心脏移植
单纯疱疹和水痘带状疱疹的风险增加	
淤积性皮炎、外周水肿、脂性硬皮病、小腿溃疡（常与内踝相邻）	静脉高血
可触及性紫癜、网状青斑、溃疡	栓塞现象［如由于胆固醇栓塞（通常发生在侵入性操作如导管插入术或血管造影术后），左心房黏液瘤，亚急性细菌性心内膜炎］
Osler 淋巴结、Janeway 病变、瘀点、紫癜性脓疱、片状出血、白细胞碎裂性血管炎	心内膜炎——细菌性、真菌性或增殖性
睑黄瘤、扁平黄瘤、腱黄瘤	高脂血症
发疹性黄瘤、结节性黄瘤	高甘油三酯血症
发绀	发绀型心脏病、循环高铁血红蛋白或硫化血红蛋白、动脉或静脉阻塞、小动脉血管收缩（即雷诺现象）
杵状指	发绀型心脏病、肺部疾病也可能伴有杵状指

表 37-3 心脏药物的常见皮肤副作用

皮肤改变	药物/手术
光敏、深蓝灰色色素沉着	胺碘酮
血管性水肿、药物引起的亚急性皮肤红斑狼疮	ACE 抑制剂
银屑病复发、雷诺现象恶化	β- 肾上腺素阻滞剂

续表

皮肤改变	药物 / 手术
多毛症	米诺地尔
瘀点（血小板减少症）、光敏	奎尼丁
药物引起的系统性红斑狼疮	盐酸普鲁卡因酰胺
光敏、药物引起的亚急性皮肤红斑狼疮	噻嗪类利尿剂、钙通道阻滞剂、ACE 抑制剂
男性乳房发育症	安体舒通
干皮症	他汀类药物
足部水肿	钙通道阻滞剂
肝素引起的血小板减少性瘀点、网状紫癜或肝素诱导的非炎症性坏死	肝素
由于华法林引起的疼痛性界限清楚的红斑，迅速坏死，在脂肪区更常见	华法林
辐射烧伤	长期的血管成形术和辐射暴露

抗磷脂抗体综合征 / 抗磷脂综合征

抗磷脂综合征（antiphospholipid syndrome，APS）是一种可影响心脏和皮肤的多系统疾病。抗磷脂抗体（如抗心磷脂、狼疮抗凝物、抗 β2 糖蛋白 –1）都与抗磷脂综合征相关。该病可原发或继发于相关的自身免疫性疾病，其中系统性红斑狼疮最常见。症状由抗体导致的动脉或静脉血栓形成引起，最常见的包括皮肤表现、深静脉血栓形成、肺栓塞、脑血管意外和 / 或复发性流产。该病常见血小板减少症，然而重要的是并不影响血栓形成的风险。最常见的皮肤表现为网状青斑或葡萄状青斑（图 37–1）。也可发生腿部溃疡、网状紫癜、青斑样血管病或浅表性血栓性静脉炎。已有心肌梗死和心脏瓣膜病的报道，包括无菌性赘生物，可使患者易患细菌性心内膜炎。皮肤表现通常呈现 APS 的特征，使皮肤科医生在诊断这种潜在病态的过程中起重要作用。网状青斑的出现，特别是 APS 患者，与增加动脉血栓形成、脑血栓形成和心脏瓣膜异常的风险相关。皮肤科医生应对这些潜在的并发症保持警惕。最近更新的诊断标准要求抗磷脂抗体在间隔 12 周的两次血清学检测中均为阳性，以及有客观证据的血栓形成或妊娠发病率。治疗方案的选择取决于血栓栓塞的病史，包括抗凝剂、血小板抑制剂，以及其他降低抗体水平的方法。尽管目前缺乏令人信服的证据，羟氯喹也可有助于预防血栓形成，特别是对那些系统性红斑狼疮患者。尽管治疗是否对心脏受累产生影响仍然未知，在这种情况下仍常推荐使用低剂量阿司匹林或抗凝药物。

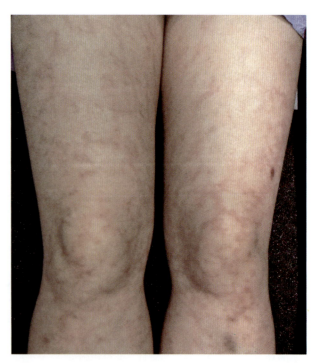

图 37–1 双下肢紫红色网状红斑，代表抗磷脂综合征患者的网状青斑

类癌综合征

类癌综合征是由类癌肿瘤释放神经内分泌血管活性物质，主要是血清素，引起的一系列症状。面部、颈部和胸部的阵发性潮红及间歇性腹泻、支气管痉挛和低血压都是该疾病的特征性表现。症状通常发生于肝转移或源自胃或肺的肿瘤。疾病持续发作可导致血管扩张和硬皮病改变。右侧心力衰竭、三尖瓣关闭不全和肺动脉狭窄是最常见的心脏表现。大约50%有症状患者出现心脏受累，并且预后不良，凸显了早期诊断和干预的必要。皮肤科医生可能会因患者不明原因阵发性潮红，而怀疑类癌综合征的诊断。引发类似潮红的其他原因包括生理事件、嗜铬细胞瘤、血管活性肠肽瘤（VIPoma）、系统性肥大细胞疾病、酒渣鼻、酒精和某些药物（如烟酸）。

恶性萎缩性丘疹病（Degos病）

恶性萎缩性丘疹病是一种罕见的特发性动脉病变，其特征为具有中心坏死的淡红色丘疹，并逐渐发展为具有毛细血管扩张边缘的萎缩性象牙瓷白色瘢痕。类似病变可发生于胃肠道或中枢神经系统（CNS）中，较少见于眼科系统、呼吸系统或心血管系统。心包炎和/或心包积液是典型的心脏表现。系统性受累可因缺血并发症或不可控制的出血而致死。肠穿孔是最常见的死因。皮肤病变可能会在系统性受累前的数月至数年发生，使皮肤科医生在识别早期系统性疾病中发挥独一无二的作用。

耳垂折痕

对角线耳垂折痕的发病率随年龄增长而增加。皮肤改变的特征为从耳屏延伸到耳叶后方的折痕，至少累及三分之一的长度。虽然数据有些矛盾，但大多数研究显示对角线耳垂折痕与冠状动脉疾病（coronary artery disease，CAD）风险的增加相关，同时有限的数据显示对角线耳垂折痕与颈动脉动脉粥样硬化相关联。而且近期研究表明将对角线耳垂折痕纳入CAD风险评估法（Diamond-Forrester法），可提高对CAD的预测能力。因此建议对角线耳垂折痕患者，应行全面的心脏病风险评估。目前存在对角线耳垂折痕与CAD相联系的两种假设：①末端动脉几乎无侧支循环来供应两个部位；②弹性蛋白和弹性纤维的普遍缺失可导致两种疾病。

雄激素源性脱发

早前已发现雄激素源性脱发与胰岛素抵抗有关并间接地增加了患CAD的风险，特别是60岁以下的男性。最近数据也显示55岁以下女性，女性雄激素源性脱发与CAD也相关。

血色沉着症

血色沉着症是一种常见的遗传疾病，因过度的铁沉积引起，特别在肝脏、心脏、胰腺、关节和垂体等部位。皮肤的过度色素沉着，特别是在曝光区域，认为是因皮肤铁沉积过多导致黑色素生成增加所致。大多数患者都有皮肤受累，可为此多系统疾病提供诊断线索。晚期心脏疾病是此人群的主要死因。心脏受累最初以舒张功能障碍和心律失常为特征，晚期则表现为扩张型心肌病和心力衰竭。早期发现和治疗，可预防心脏受累，同时早期心脏疾病也可逆转。此外，重复放血治疗也是治疗选择。

复发性多软骨炎

复发性多软骨炎是一种以软骨组织反复发生炎症为特征的罕见疾病，最常影响耳、鼻、关节和呼吸道。约30%的患者存在自身免疫性疾病或骨髓增生异常综合征。在疾病发作时，约20%的患者可突发外耳疼痛性红斑和水肿，但耳垂不受累（图37-2），是最常见的临床表现。1~2周后，炎症可自发消退，然后再复发，可导致软骨畸形和破坏。复发性多软骨炎也可能发生小血管炎、网状青斑和结节性红斑，更常见于伴有骨髓增生异常综合征的患者。大约 30% 的患者发生心脏受累，表现为主动脉功能不全、主动脉瘤、瓣膜病和/或心律失常。因心脏病可能隐匿发病，建议常规行超声心动图检查。复发性多软骨炎中最严重的并发症是由于气管塌陷导致的致命性窒息。该病与针对Ⅱ型胶原蛋白和 matrilin-1 的自身抗体相关，但这些抗体既不敏感也不特异。耳软骨活检可支持疾病诊断，但最终诊断依赖于临床表现。治疗针对阻断嗜中性粒细胞炎症反应，可系统使用皮质类固醇、免疫抑制剂、秋水仙碱和氨苯砜。

Ehlers-Danlos 综合征

Ehlers-Danlos 综合征以关节过度运动、皮肤过度伸展和各种器官受累为特征，是一组遗传性异质性胶原缺陷异疾病（图 37-3）。容易擦伤和"卷烟纸"样瘢痕是常见的皮肤表现。心脏表现包括二尖瓣和三尖瓣脱垂、主动脉扩张伴功能不全、动脉破裂，常见于经典型、运动过度型和血管型。

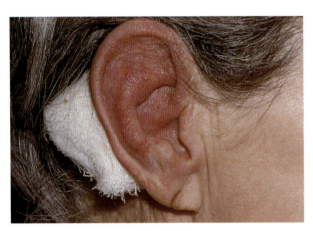

图 37-2　复发性多软骨炎耳垂处红斑性发疹

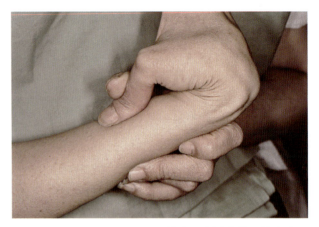

图 37-3　Ehlers-Danlos 综合征中过度伸展的皮肤和关节

栓　塞

栓子形成可起源于许多原因，包括血栓、感染、草酸盐结晶或结晶化副球蛋白。血管造影时由于动脉粥样硬化斑块的脱落可发生胆固醇栓塞，引起网状青斑、网状紫癜和外周血嗜酸粒细胞增多相关的综合征。在"Carney 综合征"（皮肤、心脏和/或乳房黏液瘤，内分泌紊乱和黑子）及其亚型 LAMB 综合征（黑子、心房黏液瘤，皮肤黏膜黏液瘤和蓝痣）、NAME 综合征（色素痣、心房黏液瘤、黏液性神经纤维瘤和雀斑）中，典型的心房黏液瘤是栓塞的另一个原因。因栓塞引起的最常见皮肤症状为是片状出血、瘀点、紫癜、指端坏死和网状青斑，由上游小或中等大小血管阻塞造成。栓子也可影响内部器官，如中枢神经系统、眼睛和肾脏。治疗是以支持治疗和针对潜在的病因治疗为主。

多发性黑子综合征（LEOPARD）和 Noonan 综合征

LEOPARD 综合征和 Noonan 综合征属于 RAS-MAPK 通路缺陷引起的一组常染色体显性遗传疾病。LEOPARD 综合征的特征为黑子、心电异常、眼距增宽、肺动脉狭窄、生殖器异常、发育迟缓和感音神经性耳聋。黑子集中分布在躯干，初发于出生时或幼儿时期，随着年龄增长而颜色加深，可作为诊断线索（图 37-4）。Noonan 综合征与 LEOPARD 综合征共享等位基因，其特征为身材矮小、特征性面容、肘外翻、隐睾及心血管异常。皮肤表现包括淋巴水肿、色素痣和萎缩性毛发角化症。上述两个综合征中都可能出现一系列心脏症状。肥厚性心肌病是 LEOPARD 综合征中最常见的心脏异常，而肺部狭窄则在 Noonan 综合征中最常见。已经证实两种综合征中一些患者出

现 *PTPN11* 基因突变。

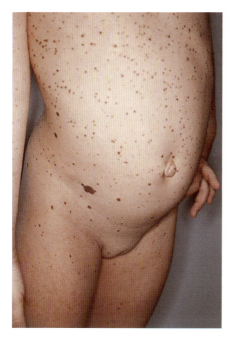

图 37-4 LEOPARD 综合征患者多发性黑子。(Courtesy of Paul Lucky, MD, Cincinnati, Ohio. Reprinted with permission from Color Atlas of Dermatology. Philadelphia: WB Saunders, 2000.)

弹力纤维假黄瘤

弹力纤维假黄瘤是一种以弹性纤维异常钙化为特征的遗传性疾病。最常累及皮肤、眼睛和心血管系统。黄色丘疹和皮肤松弛，尤其是累及间擦部位表面（包括颈部），为常见临床特征。皮肤活检可见钙化和碎裂的弹性纤维。患者可出现间歇性跛行、中风、腹绞痛、高血压、缺血性心脏病和终末期充血性心力衰竭，影响预后，因此所有弹力纤维假黄瘤患者都应进行心血管评估。

银屑病与心脏疾病

一系列有力证据包括 meta 分析和基于人群的大型研究表明，中重度银屑病发生心血管疾病的风险增加，并因此引起死亡。特定的心血管危险因素，如肥胖、高甘油三酯血症和代谢综合征，已证实与银屑病有关，最近的 meta 分析证实与糖尿病和高血压也相关。此外，最近一项以人群为基础的大型研究显示银屑病与慢性肾病相关，而一项 meta 分析显示轻度银屑病使发生中风和心肌梗死的风险增加。引起这些关联的确切机制尚在评估中，但已提出了皮肤炎症和动脉粥样硬化之间共享炎症通路，特别涉及 T 细胞和嗜中性粒细胞。银屑病治疗对心血管风险的影响仍不清楚，但最近的流行病学数据认为具有保护作用，特别是肿瘤坏死因子（TNF）抑制剂。事实上，一个大型的回顾性研究表明 TNF 抑制剂、口服药物（如甲氨蝶呤、环孢素、阿维 A）和光疗等治疗可降低心血管风险，并且与 TNF 抑制剂最为相关。此外，一项大型的以丹麦人群为基础的研究表明 TNF 抑制剂和甲氨蝶呤可降低心血管事件发生风险和全因死亡率。近期专家共识提倡对所有中重度银屑病患者进行心血管风险评估，包括每年测量血压、体重指数、腰围、血脂、空腹血糖、HbA1c 以及吸烟状况调查。

肌　　炎

包括皮肌炎患者在内的特发性炎性肌病的心脏受累情况已经得到良好的阐述。亚临床受累通常以传导异常和心律失常的形式出现。有症状的 CAD 或心力衰竭较少见，但也可发生。最近的一项 meta 分析显示 CAD 与特发性炎症性肌病合并风险比为 2.24。显性心脏疾病提示预后不良，并且已经报道了因心肌梗死引起的死亡率增加。有人提出，系统免疫调节疗法可以改善一些患者的心脏症状。在青少年人群中，糖尿病与脂肪萎缩、血脂异常和心脏受累相关联。最近有限的数据表明持续的早期皮肤疾病活动可以预测此人群的心脏收缩功能障碍。

（陈俊溢、梁云生　译，薛汝增、张锡宝　审校）

推荐阅读

Abdelmalek NF, Gerber TL, Menter A. Cardiocutaneous syndromes and associations. J Am Acad Dermatol 2002;46:161–83.

Ahlehoff O, Skov L, Gislason G, et al. Cardiovascular outcomes and systemic anti-inflammatory drugs in patients with severe psoriasis: 5-year follow-up of a Danish nationwide cohort. J Eur Acad Dermatol Venereol 2015;29(6):1128–34.

Gelfand JM, Neimann AL, Shin DB, et al. Risk of myocardial infarction in patients with psoriasis. JAMA 2006;296:1735–41.

Kremers HM, McEvoy MT, Dann FJ, et al. Heart disease in psoriasis. J Am Acad Dermatol 2007;57:347–54.

Lundberg IE. The heart in dermatomyositis and polymyositis. Rheumatology 2006;45:iv18–21.

Miric D, Fabijanic D, Giunio L, et al. Dermatological indicators of coronary risk: a case-control study. Int J Cardiol 1998;67:251–5.

Mosca S, Gargiulo P, Balato N, et al. Ischemic cardiovascular involvement in psoriasis: a systemic review. Int J Cardiol 2014;178C:191–9.

Motamed M, Pelekoudas N. The predictive value of diagonal ear-lobe crease sign. Int J Clin Pract 1998;52:305–6.

Pupo RA, Wiss K, Solomon AR. Disorders affecting the skin and the heart. Dermatol Clin 1989;7:517–29.

Ungpraser P, Suksaranjit P, Spanuchart I, et al. Risk of coronary artery disease in patients with idiopathic inflammatory myopathies: A systematic review and meta-analysis of observational studies. Sem Arthitis Rheum 2014;44:63–7.

第38章

肾脏疾病与皮肤

Mary P.Maiberger · Julia R.Nunley

要点

- 临床中常常遇到慢性肾病（chronic kidney disease，CKD）的皮肤表现，病因可分为：①潜在的肾脏疾病引起，遗传性或获得性；②尿毒症特有的皮肤病变；③免疫抑制治疗和/或肾移植患者自身的免疫抑制状态。

- 在美国，大多数终末期肾病（end-stage renal disease，ESRD）由糖尿病和高血压引起。然而，许多疾病，如淀粉样变、结缔组织病、乙型和丙型肝病毒感染以及多种遗传病，都可以引起终末期肾病。这些疾病通常有特征性的皮肤损害，可作为发现潜在性肾脏疾病的第一线索。

- 脱发、甲改变、色素改变、瘙痒、干燥都不是尿毒症的特征性表现，但常常可以在肾功能受损的患者中观察到，并影响患者的生活质量。

- 钙化防御是一种少见而严重的综合征，具有较高的发病率和死亡率，由真皮及皮下组织小血管钙质沉积引起，导致明显的触痛、网状紫癜性斑块，通常发展为溃疡。

- 获得性穿通性皮肤病是一谱系疾病，指真皮内物质经表皮穿出，而很少损伤周围组织，临床表现为通常发生在躯干和四肢的角化性皮损。

- 肾源性系统性纤维化的特征为皮肤及其他器官的胶原增厚，以及通常先发于四肢的色素沉着性硬化性斑块和丘疹。在肾功能受损患者中，常与含钆造影剂的使用有关。

- 慢性肾病相关的大疱病包括迟发型皮肤卟啉病、假性卟啉病和透析相关大疱病。

- 肾移植患者具有罹患药物相关的皮肤改变、感染和由免疫抑制引起皮肤恶性肿瘤的高风险。

介 绍

慢性肾病可对机体多个系统产生有害影响，如心、脑和神经系统的功能损伤、激素水平紊乱、骨代谢紊乱以及感染机会增加。皮肤疾病在慢性肾病患者中常见，可由遗传性或获得性疾病引起，也可由代谢异常导致。这些皮肤病变可总结为以下三类：①引起肾衰竭疾病的皮肤表现（表38-1）；②尿毒症特有的皮肤表现（表38-2）；③肾移植患者（renal transplant recipients，RTR）免疫抑制状态和/或免疫抑制药物引起的皮肤表

表38-1 引起慢性肾病相关疾病的皮肤病变

疾病	皮肤表现	肾脏改变
代谢性疾病		
糖尿病	黑棘皮病 发疹性黄瘤 类脂质渐进性坏死 糖尿病性皮病 糖尿病性大疱	糖尿病性肾病 肾病综合征
淀粉样变病	巨舌 紫癜（典型部位在眶周）	肾病综合征
动脉粥样硬化/胆固醇栓塞	蓝色趾头 皮肤坏死 网状紫癜 片状出血	伴有血尿和嗜酸细胞尿的肾栓塞

333

续表

疾病	皮肤表现	肾脏改变
结缔组织病		
系统性硬化症	皮肤钙质沉着 皮肤硬化 远端指趾梗死 甲皱襞毛细血管改变 肢端硬化 毛细血管扩张 盐状和胡椒粉样色素脱失	恶性高血压 肾危象
结节性多动脉炎	可触及性紫癜 结节 溃疡	肾小球肾炎 血管炎
系统性红斑狼疮	急性皮肤型红斑狼疮(蝶形红斑) 慢性皮肤型红斑狼疮(盘状红斑狼疮) 网状青斑 亚急性皮肤型红斑狼疮	肾小球肾炎 肾病综合征
肉芽肿性多动脉炎 (既往称为韦格纳肉芽肿)	可触及性紫癜 瘀点 鞍鼻畸形 草莓状齿龈	肾小球肾炎 血管炎
肝炎病毒感染		
丙型肝炎病毒	扁平苔藓 迟发性皮肤卟啉病 曝光部位分布 粟丘疹 硬皮病样改变 水疱/大疱 多毛症(两鬓为主) 坏死性肢端红斑 混合性冷球蛋白血症 指/趾梗死 网状青斑 可触及性紫癜	肾小球肾炎
乙型肝炎病毒	结节性多动脉炎	肾小球肾炎
先天性疾病		
法布瑞氏病 遗传方式：X连锁隐性遗传 缺陷：α-半乳糖苷酶A基因缺陷	下腹、臀部、腹股沟的血管角皮瘤	不同程度的蛋白尿 神经酰胺三己糖苷尿 肾皮质和肾盂囊肿 肾衰竭多见于男性患者
Birt-Hogg-Dubé 遗传方式：常染色体显性遗传 缺陷：FLCN基因突变	毛盘瘤 纤维毛囊瘤 软垂疣(见第17章)	不同组织类型的肾癌

续表

疾病	皮肤表现	肾脏改变
结节性硬化症遗传方式：遗传异质性；常染色体显性遗传伴高度自发突变率 缺陷：*TSC1/TSC2* 基因及其蛋白产物：错构蛋白和马铃薯球蛋白	面部血管纤维瘤 结缔组织痣 色素减退斑（叶状白斑） 鲨鱼斑 甲周纤维瘤（见第 17 章）	血管平滑肌脂肪瘤 肾囊肿 多囊肾 肾细胞癌
甲-髌综合征（nail-patella syndrome） 遗传方式：常染色体显性遗传 缺陷：编码 LIM 同源性蛋白的 *LIMX1B* 基因	甲发育异常： 三角形甲半月 甲发育不全 远端指间关节褶皱消失	不同程度的蛋白尿 肾小管缺陷
皮肤遗传性多发性平滑肌瘤 遗传方式：常染色体显性遗传 缺陷：编码延胡索酸水化酶的基因突变	多发性皮肤平滑肌瘤，通常呈区域性群集分布（见第 17 章）	肾细胞癌

表 38-2　尿毒症相关皮病

脱发

皮肤钙质沉着

钙化防御

Kyrle 病（获得性穿通性皮肤病）

甲改变
Beau 线（横向凹陷）
对半甲（Lindsay 甲）
甲皱襞毛细血管异常

肾源性系统性纤维化

瘙痒相关性皮肤改变

色素改变

迟发性皮肤卟啉病

假性卟啉病

干皮症

尿毒症霜

现（表 38-3）。本章节将会重点介绍尿毒症特有的皮肤表现，其他两种将仅以表格的形式总结介绍。因慢性肾病的死亡率下降，此类皮肤病的发病率在增加。因此，皮肤科医生将会不断遇到慢性肾病相关皮肤病，并可能首诊和治疗这些疾病。

表 38-3　肾移植相关疾病

疾病	显著特征
药物相关皮病	
库欣样改变 • 满月脸 • 颈部脂肪垫（水牛背） • 膨胀纹 • 皮肤萎缩 • 毛细血管扩张 • 老年性紫癜	• 50%~90% 的患者可出现 • 与系统性使用糖皮质激素有关，激素减量可改善
牙龈增生	• 1/3 使用环孢素的患者可出现 • 发生早，随着时间延长可逐渐改善
毛囊皮脂腺单位的改变 • 寻常痤疮/激素性痤疮 • 毛囊炎 • 多毛 • 毛周角化症 • 皮脂腺增生	• 15% 使用糖皮质激素的患者可出现激素性痤疮，主要发生在胸背部，激素减量后可改善 • 使用环孢素偶然可见寻常痤疮的发生 • 60% 患者可出现多毛，与环孢素使用相关，也可能与毛周角化相关
免疫抑制相关皮病	
感染 • 细菌 • 真菌 • 分枝杆菌	• 常与免疫抑制的程度相关 • 移植后 6 月内感染机会较高 • 真菌感染十分常见，见于 7%~

疾病	显著特征
• 寄生虫 • 病毒	75%的患者，最常见的致病菌是马拉色菌 • 病毒感染主要是疱疹病毒，移植后第1年出现的尤为严重，后期可出现人类乳头瘤病毒感染
恶性肿瘤	
• 日光性角化（癌前） • 基底细胞癌 • 卡波西肉瘤 • 黑素瘤 • 默克尔细胞癌 • 鳞状细胞癌	• 根据免疫抑制程度、移植后时间、地理位置、紫外线照射量和主要的皮肤类型的不同，危险因素有所不同 • 非黑素瘤皮肤癌的发生率是普通人群的20~40倍 • 与普通人群相比，更有侵袭性，复发率更高，转移可能性更大 • 在免疫抑制治疗中，西罗莫司是引起皮肤癌可能性最小的药物 • 鳞状细胞癌是移植后最常见的肿瘤，发病率是普通人群的50~250倍 • 基底细胞癌的发病率是普通人群的6~10倍 • 卡波西肉瘤的发病率是普通人群的400~500倍，最常出现在移植后第1年 • 黑素瘤的发病率是普通人群的2~9倍

引起慢性肾病的系统性或遗传性疾病的皮肤病变

许多系统性和遗传性疾病均可引起皮肤及肾脏的病变，总结见表38-1。

尿毒症的皮肤表现

很多终末期肾病患者接受血液透析或者腹膜透析治疗，然而，这些治疗均不能完全代偿，因此大多数患者会发生显著的代谢性疾病，包括贫血、代谢性酸中毒、钙磷稳态改变、甲状旁腺功能亢进以及糖耐量异常。以上这些疾病都是引起尿毒症临床表现的原因，并显著影响多个器官系统。然而，有一些皮肤表现是透析患者相对特有的，如钙化防御；其他表现如干燥和瘙痒并非尿毒症特有，但常见于终末期肾病患者（表38-2）。

脱发

尽管脱发在终末期肾病患者中很常见，但尚无专门针对此群体的相关研究。引起脱发的相关疾病包括系统性红斑狼疮、营养不良或慢性休止期脱发，也可能因其他合并症，或此群体常用的降压药、降脂药或抗凝药导致。

皮肤钙质沉着

1855年Virchow首次提出皮肤钙质沉着（calcinosis cutis）是由局部或系统性因素引起的皮肤钙化。皮肤钙质沉着主要有四种类型：营养不良性、转移性、医源性和特发性。转移性皮肤钙质沉着是由钙磷比升高引起，最常见于终末期肾病患者。1%正在血透的终末期肾病患者发生转移性皮肤钙质沉着，认为是一晚期并发症。临床上主要表现为坚硬的丘疹、结节或者斑块，可经表皮排出白色粉末样物质（图38-1），好发于关节周围或者指尖。一般无明显不适，但可引起活动受损，皮损偶有触痛。皮肤病理显示真皮内有均质蓝色物质，有时伴有异物巨细胞，钙沉积物可用特殊染色来确认。目前尚无治疗方法的金标准，然而钙和磷酸盐水平的正常化有助于皮疹的消退。对于甲状旁腺功能亢进的难治性病例，甲状旁腺切除术可能有帮助。

钙化防御

钙化防御（Calciphylaxis），也称为钙化性尿毒症性小动脉病，是一种皮肤小动脉缺血性病变，可引起剧烈疼痛，最常见于慢性肾脏病患者，具有高发病率和致死率。1989年White首先提出此病与尿毒症有关，直到1962年Selye才通过在肾切除大鼠中，模拟人类钙化防御建立了全身性钙化防御的实验模型。大约有1%~4%的透析患者可发生钙化防御。也有报道在非尿毒症患者中出现钙化防御，主要为恶性肿瘤、酒精肝、原发性甲状旁腺功能亢进、糖尿病、克罗恩病或结缔组织病。虽然发病机制仍模糊不清，但

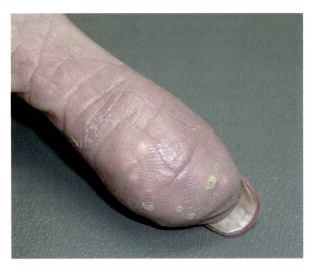

图38-1 皮肤钙质沉着症：肾病引起的转移性钙质沉着症，患者指尖疼痛性皮损

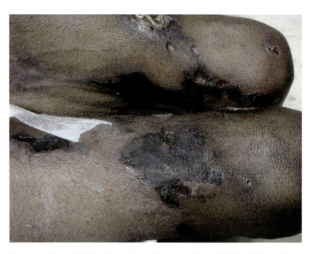

图38-2 钙化防御：肾衰竭患者下肢剧烈触痛性星状紫癜，中央可有坏死

高凝状态是存在的，已经发现此类患者存在蛋白C或蛋白S异常以及抗磷脂抗体，因此内源性凝血异常导致组织坏死是合理的。本病的危险因素包括高钙血症、含钙磷结合剂的使用、维生素D治疗、高磷酸血症、钙磷酸盐产物增多、甲状旁腺功能亢进、女性、糖尿病患者、肥胖、全身使用皮质类固醇激素、免疫抑制剂、高凝状态和创伤。

钙化防御临床表现为剧烈疼痛性，常对称分布网状紫癜性斑块，常发生溃烂，多见于皮下脂肪丰富的部位（图38-2）。早期皮损表现为非特征性的紫色瘀点、网状青斑或者红色的丘疹、结节或斑块。晚期皮损表现为中央坏死的星状紫癜。处于不同发展阶段的病变可出现在同一患者中。实验室异常包括高钙血症和伴有磷酸钙产物升高的高磷血症，一般大于$60\sim70\,mg^2/dl^2$。

皮肤组织病理检查可见中小动脉钙化，伴有广泛的内膜增生和纤维化，通常伴有混合性炎细胞浸润（图38-3），偶尔可见伴有脂膜炎和脂肪坏死的皮下钙质沉积，以及血管微血栓形成。值得注意的是，在取材过程中深切或楔形切口比环钻取材对本病的诊断更有帮助。另外，由于取材部位、时间和深度都可能影响组织病理的表现而导致皮肤组织中的钙化不能被发现，因此需根据临床表现可高度怀疑患该病的可能，特别是在一些易感个体中。

钙化防御的治疗方法多样，包括药物治疗和手术治疗。应去除可引起沉积物的因素，如铁、钙、维生素D的补充治疗。如果钙磷产物增加，应该采用保守的方法使其恢复正常，如调整饮食、使用低钙透析液和不含铝磷酸盐的结合剂。拟钙剂有效，可增加钙离子受体的敏感性，从而减少甲状旁腺激素的分泌；双磷酸盐类药物可促进骨保护素的生成和抑制血管钙化，也同样有效。对保守治疗失败的甲状旁腺功能亢进患者，采取甲状旁腺切除是值得考虑的，尽管目前仍存在争议。

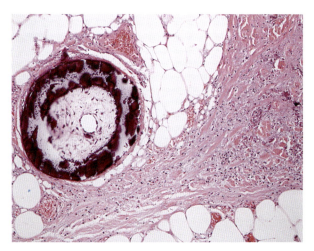

图38-3 钙化防御典型组织病理表现：中小血管中层钙沉积，伴血管内膜广泛增生和纤维化。（Courtesy of Jyoti Kapil，MD.）

过去几十年，静脉用硫代硫酸钠作为有效的抗氧化剂和促钙沉积物溶解剂，越来越多用于治疗尿毒症性和非尿毒症性钙化防御。已有报道其能迅速缓解疼痛，稳定和/或改善病情。剂量5~25g，静脉使用，每周3次（透析群体透析后使用）。虽然这种治疗通常有良好的耐受性，但显著的副作用是由硫代硫酸导致的阴离子间隙代谢性酸中毒的风险，可通过改变透析液的碳酸氢盐水平来控制。虽然疼痛缓解，病情也稳定了，但使用硫代硫酸钠后创面愈合延长，因此需要进一步的创面护理治疗、细致地清除坏死组织以及高压氧治疗。钙化防御伴溃疡性疾病患者的死亡率在60%~80%之间，硫代硫酸钠在降低其死亡率方面尚未有研究。目前来说，钙化防御患者的1年和5年生存率分别为45%和33%。

Kyrle病（获得性穿通性皮肤病）

获得性穿通性皮肤病（acquired perforating dermatoses，APD）是一种谱系性疾病，主要指真皮成分经表皮排出，而周围组织损伤轻微的一类疾病，通常与终末期肾病和/或糖尿病有关。终末期肾病患者的穿通性疾病如Kyrle病、穿通性毛囊炎和反应性穿通性胶原病具有典型的临床和病理特点。大约4%~10%的血透患者受累，表现为瘙痒性、角化性丘疹、结节或疣状斑块，多见于躯干和四肢，面部和头皮少有累及（图38-4）。一般情况下，丘疹呈脐凹状，中心可见角质栓，多分布于伸侧。APD的病因尚不清楚。治疗具有挑战性，通常旨在改善潜在的瘙痒症状。已报道的治疗方法主要有局部使用强效激素，通常采用封包、皮损内注射皮质类固醇激素、局部外用或口服维A酸、冷冻和UVB光疗，均有不同疗效。某些病例可自愈。

甲改变

Lindsay甲或称对半甲（half-and-half nails），是慢性肾病最常见的甲改变，可见于近40%透析患者，肾移植后数月内消退。特征性表现为甲近端呈白色，远端呈红棕色（图38-5）。白色是因甲床水肿引起。慢性肾病患者的其他常见甲改变还有Beau线，甲分离和甲皱襞毛细血管异常。

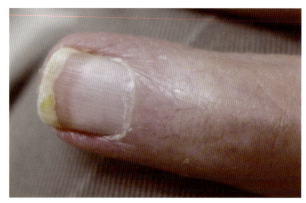

图38-5 慢性肾衰竭患者的Lindsay甲或对半甲，以甲近端白色而远端粉/棕色为特征

肾源性系统性纤维化

肾源性系统性纤维化（nephrogenic systemic fibrosis，NSF）最初称为肾源性纤维性皮肤病（nephrogenic fibrosing dermopathy），1997年Cowper等人首次把该病作为与肾功能不全和血液透析相关的皮肤硬皮病样纤维化疾病，命名为肾源性系统性纤维化（NSF）。此病在年龄和性别上没有差异，最终发现其既可累及皮肤，也可累及内脏系统。尽管最初的病因并不明确，但是已经认识到与肾功能不全患者使用钆类造影剂有关。美国FDA在2010年对三种钆类造影剂——钆喷酸（Magnevist™）、钆双胺（Omniscan™）、钆弗塞胺（OptiMARK™），除了发出黑框警告之外，还发布声明禁止其用于急性或者慢性肾衰患者。NSF发病机制尚不清楚，目前认为与受钆元素刺激形成的一种特殊类型的循环成纤维细胞有关。

NSF病情进展非常快，表现为对称性分布、增厚、坚实性丘疹和斑块，常见于躯干和四肢，

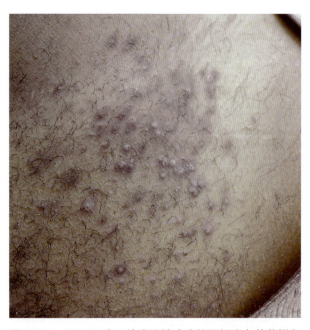

图38-4 Kyrle病：伴难治性瘙痒的透析患者苔藓样角化过度性丘疹

早期皮损可伴瘙痒（图 38-6）。随着纤维化进展，皮肤因坚韧变得紧绷伴严重色素沉着，常常引起疼痛以及关节挛缩。晚期可出现表皮萎缩、脱发、毛囊凹陷或橘皮样外观。纤维化还可累及骨骼肌、膈、淋巴结、心、肺、胸膜、肝、甲状腺和泌尿生殖道。另外，NSF 患者可出现伴有结膜下充血的巩膜黄斑。尽管 NSF 容易误诊，但并没有系统性硬化症和硬化性黏液水肿的面部皮损表现。此外，系统性硬化症患者皮肤硬化的发生趋向于从更远端开始，如指尖部位，并且 NSF 患者无雷诺现象和甲皱襞毛细血管改变。NSF 的实验室检查无结缔组织病的相关抗体和硬化性黏液水肿的异常蛋白。深部组织检查对于诊断至关重要，表现为胶原束增厚，伴少量炎细胞浸润和真皮成纤维细胞样细胞增多，这类细胞 CD34 和 I 型前胶原阳性。在一些组织标本中可检测到钆颗粒。

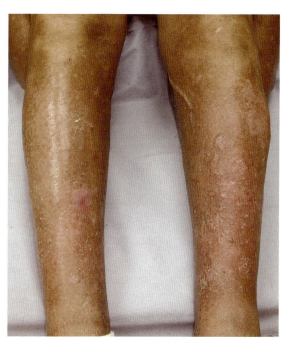

图 38-6 肾源性系统性纤维化：慢性肾病患者双小腿的对称性、坚实性色素沉着性斑块

NSF 导致患者的致残率和死亡率增加，患者可因关节挛缩、活动减少而变得虚弱。该病治疗方法有限，伊马替尼、雷帕霉素、UVA1 光疗、静脉用免疫球蛋白、血浆置换、体外循环光疗、静脉用硫代硫酸钠和肾移植有一定作用。目前严格执行指南和避免钆类造影剂的使用，已大大降低了 NSF 的发生。虽然 NSF 还未完全消灭，但不久的将来有希望让其成为过去。

瘙痒性皮肤病

严重难治性瘙痒症通常见于终末期肾病患者，与年龄、性别、种族或引起肾衰的疾病无关。瘙痒可呈持续性或间歇性、全身性或局部，前臂和背部常较严重。50%~90% 的透析患者均可出现瘙痒，常发生于透析后 6 个月或以上。有些患者透析治疗后可以缓解，而有些患者则持续瘙痒。慢性搔抓可以引起抓痕、结节性痒疹和苔藓样变。目前对尿毒症性瘙痒的发病机制的认识仍有限。可能的病因包括泛发性皮肤干燥、代谢及内分泌异常、尿毒症引起的神经病变以及引起瘙痒的"中分子"物质清除减少，此物质因分子量大难以透析清除。

肾病患者瘙痒症的治疗具有挑战性。不论恢复钙磷代谢平衡，还是切除甲状旁腺，均未能有效缓解瘙痒。治疗方法包括：润肤剂、抗组胺药物、外用皮质类固醇和 UVB 光疗；UVB 光疗是最有效的治疗手段，常与嗜睡性抗组胺药同时使用。最近研究表明，阿片类受体拮抗剂如纳洛酮和纳曲酮，或者加巴喷丁、普瑞巴林，对部分患者有效，然而，仍没有能完全缓解此瘙痒的治疗手段。肾移植后瘙痒往往能明显缓解。

色素改变

25%~75% 的透析患者会出现色素改变，往往随着时间推移而增加，认为主要与尿毒症有关。随着时间推移皮肤出现黄色，可能是因尿色素和胡萝卜素沉积所致。此外，光暴露部位也可出现褐色色素过度沉着，因透析治疗不能有效清除 β-黑素细胞刺激激素，使黑色素堆积而出现。并且体内铁含量过多，使含铁血黄素沉积，导致这种色素沉着过度更多的转变为棕灰色。

大疱性疾病（卟啉病和假性卟啉病）

肾病患者可以出现多种水疱性皮肤病包括迟发性皮肤卟啉病（porphyria cutanea tarda，PCT），假性卟啉病和透析相关的不明原因大疱病。终末期肾病患者发生迟发性皮肤型卟啉病的原因很多：血浆内卟啉难以透析出来导致体内卟啉升高、输血后引起的铁超负荷、透析患者丙肝病毒感染增多也是其中因素之一。透析相关大疱病和假性卟啉病临床症状与迟发性皮肤卟啉病相似，但体内卟啉含量不升高（图 38-7）。大多数此类病例都与药物有关。详见第 28 章。

尿毒症霜

1865 年 Hischsprung 首次提出尿毒症霜（uremic frost），现在由于透析的广泛使用已经很少出现。体内尿素氮升高，汗液里的尿素因蒸发作用，会析出结晶沉积在皮肤上。当体内尿素氮非常高时，通常超过 250~300mg/dl，可以肉眼观察到这种结晶，称为尿毒症霜。这种黄白色细粉末样结晶物通常最先出现于长胡子的部位，或者面、颈和躯干。如果不紧急治疗，尿毒症霜是预后严重不良的标志。

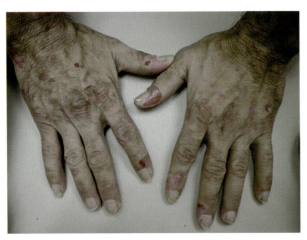

图 38-7 假性卟啉病或透析相关性大疱病，临床上与迟发性皮肤卟啉病难以区别，表现为手背或手指多处糜烂和水疱

干皮症

50%~90% 的透析患者出现原因不明的皮肤干燥。有些认为皮肤水含量降低，可能与汗液含量减少和/或皮脂腺萎缩有关，也有人认为可能与维生素 A 过量有关，然而，针对此方面的检测或检查均正常。治疗方法主要是润肤，根据情况可适当选用角质剥脱剂。

肾移植相关皮病

虽然透析治疗能很大程度改善终末期肾病患者的病情，但仍无法完全替代肾脏功能，因此最佳的治疗是同种异体肾移植。但同种移植物存活所必需的免疫抑制药物和患者的免疫抑制状态也可导致多种皮肤并发症，见表 38-3。

（赵敏玲 译，薛汝增、杨斌 审校）

推荐阅读

Bernstein EJ, Schmidt-Lauber C, Kay J. Nephrogenic systemic fibrosis: a systemic fibrosing disease resulting from gadolinium exposure. Best Pract Res Clin Rheumatol 2012;26:489–503.

Giardi M, Kay J, Elston D, LeBoit P, Abu-Alfa A, Cowper S. Nephrogenic systemic fibrosis: clinicopathological definition and workup recommendations. J Am Acad Dermatol 2011;65:1095–106.

Kurban MS, Boueiz A, Kibbi AG. Cutaneous manifestations of chronic kidney disease. Clin Dermatol 2008;26:255–64.

Vedvyas C, Winterfield L, Vleugels RA. Calciphylaxis: a systemic review of existing and emerging therapies. J Am Acad Dermatol 2012;67:e254–260.

第39章

移植相关性皮肤病

Fiona Zwald · Manisha J.Loss · Dennis L.Cooper · Jean L.Bolognia

要点

- 实体器官移植和骨髓移植患者频繁发生皮肤感染，很大程度上归因于免疫抑制。
- 肿瘤，尤其是鳞状细胞癌，具有较高发生率，而且比非移植群体更难治疗，更容易转移。
- 移植物抗宿主病，尤其是慢性型，仍然是一个难题，特别是骨髓移植和干细胞移植患者。
- 免疫抑制剂具有潜在的皮肤黏膜毒副作用，必须密切观察并及时处理。

免疫抑制剂的使用让移植的实体器官得以长期存活，但由此而来的直接后果是皮肤感染和皮肤肿瘤发病率的增加。而且，免疫抑制剂本身可产生一系列皮肤副作用。

临床上，诊断移植相关性皮肤病有一定挑战性，因其临床表现包括皮损形态会随着持续的免疫抑制过程而发生变化。此免疫抑制可导致更严重的临床表现，如寻常疣或侵袭性的病变如皮肤鳞状细胞癌或深部真菌感染时，仅有轻微炎症反应。

感 染

早期的肾移植常常以并发致死性感染为特征，超过半数的患者死于移植后3年内的感染。虽然近10年在感染预防（抗细菌、抗真菌和抗病毒）、早期诊断、有效治疗措施方面取得了很大进步，但感染仍然是移植受者发病和死亡的主要原因。

器官移植受者很容易发生细菌、病毒和真菌性皮肤感染。移植后1个月内发生的感染常常由院内病原体或潜伏性感染再激活引起。移植后6个月发生的感染主要是潜伏性感染疾病再激活或机会性感染。中等至大剂量糖皮质激素的使用增加了机会性感染的发生。晚期的感染主要是机会性感染或常规病原体的感染，前者多见于出现移植物排斥反应和活动性移植物抗宿主病（graft-versus-host disease，GVHD）需要加强免疫抑制治疗的患者。

抗病毒治疗

疱疹病毒［尤其是单纯疱疹病毒-1（herpes simplex virus-1，HSV-1）、HSV-2和水痘带状疱疹病毒（varicella-zoster virus，VZV）］和巨细胞病毒［cytomegalovirus，CMV］感染曾经是移植患者第1年，引起发病和死亡的主要原因。一项系列分析发现97%移植患者发生一种或以上的疱疹病毒感染。然而，随着预防性抗病毒药物的常规使用以及万乃洛韦和更昔洛韦的优先使用（基于每周检测同种异体基因造血干细胞移植患者的血液中CMV抗原或PCR检测CMV的结果），此感染情况已经得到了显著的改善。由于患者需要接受终生的免疫抑制治疗，因此慢性人类乳头瘤病毒感染仍然是实体器官移植患者的一个难题。相反，在超过12~18个月同种异体基因造血干细胞移植患者中，若无活动性移植物抗宿主病，则可尝试免疫抑制的减量，并逐渐停用。

单纯疱疹病毒（HSV-1，HSV-2）

在常规预防性使用阿昔洛韦之前，HSV是移植患者发生感染的常见病原体。虽然HSV可在移植后的任何时期发生活动性感染，但更多的发生于移植后第1个月。未予抗病毒治疗的病例中，肾移植患者病毒播散率高达70%、心肺移植患者为20%、骨髓移植患者为60%。HSV感染大部分都是潜伏感染再激活，偶见原发性感染，也有罕见的经移植器官传播。HSV潜伏感染的再激活可能是因细胞免疫功能受损所致，针对病毒的抗体滴度尽管很高，仍可发生感染。

在皮肤黏膜交界部位，原发性皮损与免疫力正常患者发生感染时的表现相似，即红斑基础上群集性水疱、结痂或糜烂。然而，除鼻黏膜、唇缘、牙龈、手指、臀部和生殖器部位之外，免疫受损宿主 HSV 感染还可以累及柔软的口腔黏膜、肛周和食管。此外，免疫正常的患者 HSV 感染不予抗病毒治疗也可在 7~10 天内自愈，而移植患者疱疹性溃疡则会范围更广且易转为慢性（图 39-1）。

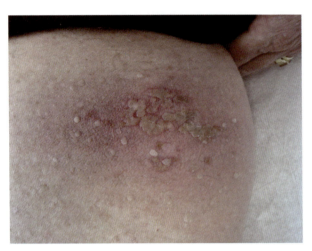

图 39-1　心肺移植患者典型的 HSV-2 潜伏感染再激活

移植患者发生系统性 HSV 感染并不少见，并且通常不伴皮肤损害。因此，临床诊断时应高度警惕。报道显示系统性 HSV 感染可累及中枢神经系统（central nervous system，CNS）、肺、肝和胃肠道。免疫抑制患者偶可出现躯干和四肢播散性 HSV 感染。

PCR 检测由于其精确性和快速性（几个小时的循环时间），是目前诊断 HSV 感染最有效的检测方法。皮肤黏膜处皮损取材时，需要有足够的角质形成细胞。每个 PCR 检测的组织标本包括皮肤在内，都应进行病毒培养。皮肤科医生仍应该行 Tzanck 涂片检查（图 39-2），寻找病毒感染形成的多核巨细胞（可见于 HSV-1、HSV-2、VZV 感染，偶见于 CMV 感染），但这项检查敏感度低于 PCR，而且需要更多经验来判断。

考虑到免疫功能受损患者 HSV 感染的严重性，其治疗方案包括提高生物利用度的口服抗病毒药物（如泛昔洛韦和伐昔洛韦）或者静脉用阿昔洛韦。抗病毒疗程应持续到临床症状完全消失，而不是预先设定的疗程。如果诊断及时而正确，治疗通常都是有效的。已有多次使用或者长疗程使用阿昔洛韦治疗的 HIV 感染患者，有发生耐药性 HSV 感染的报道，这些患者应使用膦甲酸钠，而少用西多福韦静滴治疗。轻型感染病例可尝试局部外用西多福韦（1% 凝胶）治疗。

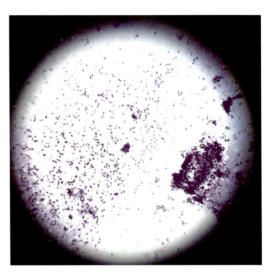

图 39-2　Tzanck 涂片检查，视野中央见一多核巨细胞

水痘-带状疱疹病毒

水痘-带状疱疹病毒感染（Varicella-Zoster Virus，VZV）是移植患者常见的感染类型，约占 15%。与免疫正常患者一样，移植患者的 VZV 感染是由潜伏于脊髓后根或脑神经神经节的 VZV 病毒再激活引起。临床表现主要是红斑基础上的群集性水疱、结痂，呈单侧分布，皮损往往局限于一个皮节或相邻几个皮节（图 39-3A）。然而，移植患者可出现慢性 VZV 感染和播散性感染（图 39-3B），后者至少有 20 处水痘样皮损，广泛分布于躯干和四肢。合并脑膜炎、肺炎、肝炎则较少发生。长时间感染多与特异性细胞免疫功能低下有关。

与 HSV 感染一样，VZV 感染的诊断也需要通过 PCR 检测、Tzanck 涂片。VZV 培养比 HSV 培养需要更长时间。对于患有严重疾病、皮肤播散性感染和可疑的系统性感染的病例，应静滴阿昔洛韦治疗。如果感染较轻，且无皮肤播散，应口服生物利用度高的抗病毒药物治疗（如泛昔洛韦、伐昔洛韦）。

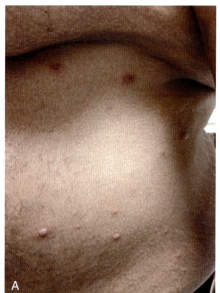
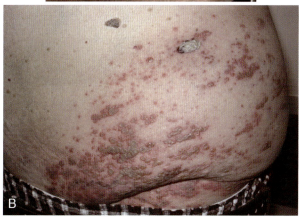

图 39-3　A，肾移植患者播散性 VZV 感染，红斑基础上多个类似水痘的水疱；B，肾移植患者的皮肤带状疱疹

巨细胞病毒

巨细胞病毒感染（cytomegalovirus，CMV）是移植受者最常见的机会性感染之一，而且是移植后致病和致死的主要原因。在研发出更有效的抗CMV药物之前，CMV 感染可导致 25% 肾移植患者死亡、20% 移植失败、30% 出现发热和 35% 出现白细胞减少。目前主要进展之一是每周分别使用抗体染色法检测循环中性粒细胞的抗体或者每周基于 PCR 的外周血测定，作为检测 CMV 抗原或 CMV DNA 的手段，尤其在同种异体造血干细胞移植患者中，这两种方法均有助于早期感染的诊断。PCR 法检测病毒 DNA 对于合并中性粒细胞减少的 CMV 患者的诊断尤为重要。由于其明确的治疗效果，口服万乃洛韦或静滴更昔洛韦治疗，可以在发热、肺炎和胃肠炎等临床症状出现之前使用。

移植患者 CMV 感染可以原发，由携带病毒的移植器官或者细胞传播而来，或者潜伏感染再激活。过去 CMV 临床感染最常见于移植后前 6 个月，一项肾脏移植患者的系列分析发现出现 CMV 感染的时间中位数是肾移植后第 46 天。然而，随着越来越多实体器官移植患者移植后 3 个月内接受预防性抗病毒治疗，感染发病的时间常常推迟到抗病毒治疗停止后。

CMV 感染的临床表现包括白细胞减少、肺炎、胃肠炎、视网膜炎、肝炎、脑炎以及单核细胞增多综合征。少数系统性 CMV 感染可以出现皮肤受累，包括麻疹样发疹、疣状斑块、瘀点、紫癜和溃疡。偶见无明显皮疹的患者出现病毒感染的皮肤组织病理改变。皮肤黏膜交界处的溃疡 CMV 常常合并 HSV 或 VZV 感染，因此，CMV 的实际致病作用值得进一步明确。

组织学上，CMV 感染的主要诊断依据是在内皮细胞见到晕环包绕的核内包涵体。对感染部位（包括皮肤）进行病毒培养或 PCR 检测有助于确诊。重要的是不要混淆活动性病毒感染伴病毒释放，因在移植患者的尿液和喉冲洗液中很常见。

人类疱疹病毒 6 型

人类疱疹病毒 6 型（Human Herpesvirus 6，HHV-6）感染除了引起幼儿急疹外，还引起移植患者出现发热、全血细胞减少、肺炎、胃肠炎和脑炎。个别报道显示 HHV-6 再激活可出现麻疹样发疹。皮肤和外周血单核细胞均可检测到病毒 DNA。

EB 病毒（和人类疱疹病毒 8 型）

移植患者 EB 病毒（Epstein-Barr Virus）和人类疱疹病毒 8 型（Human Herpesvirus 8，HHV-8）的感染均与肿瘤的发生发展相关，分别可引起移植后淋巴细胞增生性疾病和卡波西肉瘤（Kaposi's sarcoma，KS）。使用"移植后淋巴细胞增生性疾病"这一术语而不用"淋巴瘤"是因为组织病理发现此病中多克隆和单克隆 B 细胞浸润的情况均可出现，而 T 细胞淋巴瘤罕见。

移植后淋巴细胞增生性疾病是因"过度"免疫抑制引起的，因此减少免疫抑制是初始治疗的一部分。当然，免疫抑制剂的减少程度取决于移植的类型。肾移植患者可选择透析治疗后，但心、肺、肝移植患者则不能承受移植排斥反应。对于局部病变，外科手术切除或者放疗联合免疫抑制剂减量证明有效。然而，泛发或快速进展的侵袭性疾病则需要利妥昔单抗系统治疗，常联合多种药物化疗。鉴于化疗的免疫抑制作用，标准免疫抑制与化疗联合治疗的中断，通常不会导致移植排斥。

HHV-8感染与卡波西肉瘤有关，可见于免疫力正常或者低下的患者（见第23和35章）。在该病流行的地区，实体器官移植患者发生卡波西肉瘤是流行地区普通人群的50倍，是非流行地区正常人群的400~500倍。卡波西肉瘤皮肤黏膜的皮损可随着免疫抑制减少或从系统使用钙调神经磷酸酶抑制剂（如雷帕霉素）转为使用mTOR抑制剂而消退。

人类乳头瘤病毒

寻常疣（病毒疣）在接受实体器官移植患者中十分常见，也是其接受终生免疫抑制治疗的一个反映。寻常疣可随移植物存活时间的延长而增多，例如，大部分肾移植超过5年的患者都会出现寻常疣。人类乳头瘤病毒（human papillomavirus，HPV）有超过90种亚型，有些亚型或分组与特定的临床症状相关。如HPV-1、HPV-2和HPV-4与寻常疣的发病相关，皮损常常出现在手足（图39-4）；HPV-3和HPV-10与扁平疣的发病相关；而HPV-6、11（非高危型）和HPV-16、18（高危型）则与尖锐湿疣的发病相关（图39-5）。

移植患者不仅可以感染上述提及的所有HPV类型，而且还可以感染一些罕见类型，曾认为与罕见的疣状表皮发育不良有关（如HPV-5、HPV-8、HPV-19~HPV-25）。另外，与普通人群相比，疣状皮损范围更广，治疗更困难。某些HPV亚型的潜在致癌性，以及慢性免疫抑制的联合作用，使得许多患者病情棘手。宫颈、外阴、肛门和皮肤的感染具有发展成鳞状细胞癌的潜在可能性（见下文），对患者是一大威胁。因此，有必要开展筛查，如进行严格的检查和对任何可疑皮损进行活检。HPV感染的治疗在第33章和35章讨论。

传染性软疣

传染性软疣（molluscum contagiosum，MC）

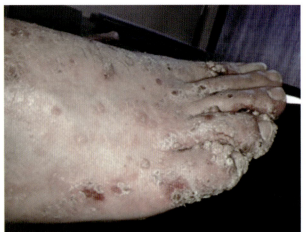
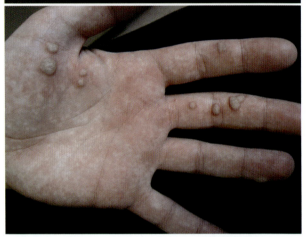

图39-4　肺移植患者多发性寻常疣

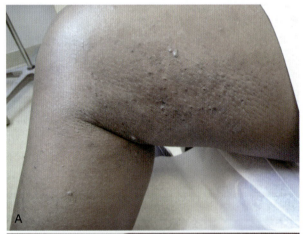
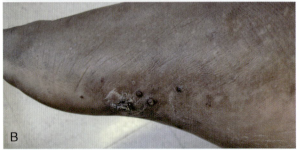

图39-5　A，肾移植相关卡波西肉瘤患者，大腿上的木样硬结；B，同一个患者，位于足部的卡波西肉瘤皮损

临床表现为 2~10mm 大小的圆形丘疹，呈皮色或者粉红色，中央有脐凹，为痘病毒感染引起。传染性软疣在特应性皮炎和免疫功能受损的患者（见第 33 章和 35 章）中更为常见，且后者的皮损往往很难治疗。新型隐球菌病和系统性双相真菌感染的皮肤表现可与传染性软疣相似，因此，如果诊断不确定的病例应进行皮损刮片或活检。

细菌

化脓性细菌

金黄色葡萄球菌（Staphylococcus aureus）是引起移植患者出现化脓性皮肤和软组织感染的主要病原体。移植患者的鼻腔金葡菌携带率高于普通人群，此类化脓性皮肤病包括毛囊炎、疖、脓肿、脓疱疮和臁疮。因免疫抑制，导致其临床表现不典型（图 39-6）。就蜂窝织炎而言，移植患者出现红肿的程度比普通患者轻微。由于存在于免疫正常的患者中，耐甲氧西林金葡菌感染在移植患者中也是一个难题，因此，软组织感染时必须进行细菌培养。

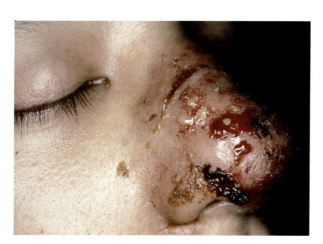

图 39-6　白血病患者伴中性粒细胞减少同种异基因造血干细胞移植前，鼻部软组织金葡菌感染。（Courtesy of Yale Residents Slide Collection）

脓肿切开引流是治疗的关键，在严重感染时，在药敏结果出来前，推荐经验性静脉用万古霉素或利奈唑胺。化脓性链球菌常常定植在上呼吸道，往往在皮肤轻微损伤处侵入感染，而发生二次感染（脓毒症）。其他链球菌类型如 B 族链球菌，通常定植在会阴，往往引起软组织感染。接受免疫抑制治疗的患者特别容易发生坏死性筋膜炎，其为一种累及皮下脂肪和深部筋膜的严重软组织感染。治疗方法包括使用广谱抗生素联合克林霉素、静脉用免疫球蛋白以及重症监护、适当的外科手术清创。

有一种称为"移植肘（transplant elbow）"的皮肤病，是指发生在移植患者肘关节伸侧皮肤的反复葡萄球菌感染。此病与长期系统性使用皮质类固醇激素导致的皮肤萎缩有关，也与患者从坐位到站位时，依靠双肘支撑导致双肘关节伸侧皮肤反复摩擦受损有关，此情况是由系统性皮质类固醇激素治疗诱发肌病后，影响了腰臀部肌肉力量所致。

移植患者皮肤感染的致病菌并不都是革兰氏阳性球菌，其他类型如革兰氏阳性杆菌（图 39-7）、革兰氏阴性杆菌（蜡样芽胞杆菌）、非典型分枝杆菌、疱疹病毒、条件致病性真菌和寄生虫也应考虑。在免疫功能低下的患者，皮损可由多种致病菌感染引起，例如坏疽性臁疮（见下文），其感染致病菌的范围甚至包括铜绿假单胞菌。

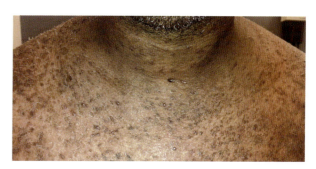

图 39-7　肾移植患者革兰氏阴性毛囊炎，表现为胸前单一形态的丘疹和脓疱

奴卡菌属。移植患者出现皮肤和系统性奴卡菌感染，均有报道。肺部病灶可通过血行播散引起皮肤和其他器官（如脑部）的感染。原发性皮肤感染可表现为脓肿、溃疡、肉芽肿、软组织感染、足菌肿或者孢子丝菌病样感染。如果移植患者皮肤奴卡菌病诊断明确，那么寻找皮肤外的感染病灶来判断其皮肤病变是原发性的还是播散而来，显得非常重要。

皮肤活检或皮损刮片后革兰氏染色见细长、有分支的菌丝，可诊断皮肤奴卡菌病，也可以使用改良的抗酸染色鉴定奴卡菌。星形奴卡菌和巴西奴卡菌生长缓慢，培养时间比其他常见细菌更长。对于孤立的皮损，手术切除是治疗方法之一，但使用抗生素治疗（尤其是复方新诺明）往往也很有效。长疗程治疗对于阻止静止期疾病的再激活很重要。

分枝杆菌

分枝杆菌感染流行地区的肾移植患者感染率明显高于普通人群。感染的发生可能是潜伏感染再激活或社区获得性感染或罕见的供体肾传播。结核分枝杆菌感染的皮损可表现为皮肤瘰疬（皮下组织结核感染发展而来）、感染再激活引起表现为口周溃疡的寻常狼疮，以及因基础疾病引起的泛发性丘疱疹。

皮肤非典型分枝杆菌感染可以原发，如外伤部位接种感染或者继发于系统性疾病。前者可见于免疫功能正常或者受损的患者，典型致病菌是海分枝杆菌，呈皮肤淋巴管感染模式，也称为孢子丝菌病样感染，先于损伤局部出现丘疹或结节，随后沿着淋巴管走向出现结节。免疫功能不全患者发生非典型分枝杆菌感染时，可因炎症反应被抑制而临床表现不明显，也可因机体免疫防御功能受损而表现严重，也就是说，临床表现可能会从轻微的红斑到巨大的难以愈合的溃疡等程度不同。

皮肤分枝杆菌感染的诊断主要依据活检标本抗酸染色和培养出分离致病菌。条件允许的情况可进行PCR检测，可以更快得到结果。QFT检测（QuantiFERON-TB Gold test）越来越多地应用于结核病的诊断，用两种人工合成的结核分枝杆菌多肽（卡介苗中不含此成分）与患者的血液共孵育，检测IFN-γ的量来判断是否感染。然而，免疫功能不全的个体中，QFT检测结果常不确定（如阳性内对照失败）。最后，应寻找其他部位的感染，如肺部。具体的联合药物治疗方案应根据分离菌及药敏结果决定（www.cdc.gov/mmwr/preview/mmwrhtml/rr5211a1.htm）。

皮肤分枝杆菌感染的治疗很复杂，而且取决于疾病的范围、感染种类以及免疫抑制的程度。典型分枝杆菌感染的治疗需要以下三种药物：异烟肼、利福平、吡嗪酰胺和乙胺丁醇。多重耐药菌感染要联合喹诺酮类或者克拉霉素治疗。这些药物均影响免疫抑制药物的血药浓度和药效，应严密监测。深部皮肤分枝杆菌感染应该进行手术清除病灶，以减少大量分枝杆菌的感染。此外，调整免疫抑制治疗方案来加强免疫防御，对免疫抑制患者任何分枝杆菌感染的成功治疗是必不可少的。

真菌

浅部真菌

浅部真菌（superficial fungi）感染原发性致病菌主要是酵母菌，尤其是念珠菌属和皮肤癣菌，特别是红色毛癣菌和须癣毛癣菌。口服糖皮质激素、广谱抗生素以及血糖过高均可加剧皮肤念珠菌病，是很多肾移植患者的一个复杂问题。其临床表现包括鹅口疮、传染性口角炎、甲分离、慢性甲沟炎、甲真菌病、间擦疹、龟头炎和外阴阴道炎。另一种可在移植患者中引起临床症状的酵母菌是马拉色菌（既往称为糠秕孢子菌），最初表现为花斑癣和糠秕孢子菌性毛囊炎（图39-8）。这些酵母菌感染的诊断可以通过KOH涂片镜检，但念珠菌感染还需要真菌培养来明确。

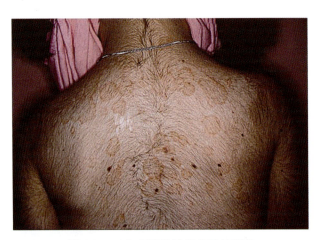

图 39-8　年轻肾移植患者的花斑癣

移植患者除了常见的皮肤真菌感染，如足癣、手癣和甲癣之外，还可出现体癣和面癣这类泛发性感染（图39-9）。免疫抑制治疗增加了其罹患Majocchi肉芽肿（以毛囊性丘疹和丘脓疱疹为特征的一种毛囊性皮肤癣菌感染，图39-9）和少见的近端甲下真菌病的风险（见第33章和第35章）。深部或侵袭性皮肤癣菌病，是指真皮部位发生真菌感染，相当罕见但通常可见于免疫受损患者。口腔念珠菌病，或称为鹅口疮，是移植患者最常见的真菌感染，最常见于移植后第1年。经典皮肤真菌感染诊断依靠KOH涂片镜检和真菌培养。念珠菌属和马拉色菌感染的最佳治疗是局部使用咪唑类药物和口服氟康唑，而皮肤癣菌感染最好选择局部或者口服丙烯类药物（如特比萘芬)。

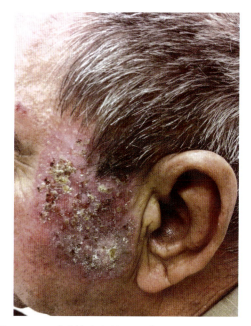

图 39-9　肺移植患者的面癣（Majocchi 肉芽肿）

深部真菌感染（deep fungal infections）

需要接受更强免疫抑制的患者，可发生系统性机会性真菌感染，如隐球菌、念珠菌、曲霉菌和腐生菌。移植患者系统性双相真菌感染也可呈播散性。

念珠菌。播散性念珠菌病是移植患者最常见的系统性真菌病，但自从预防性使用氟康唑后，其发病率和死亡率均大大降低。外周血干细胞移植（平均移植期 14 天）替代骨髓移植（平均移植期 21 天）后，也大大降低了移植后即刻播散性念珠菌病的发生。

中性粒细胞减少、系统使用糖皮质激素、高血糖、中心静脉置管和使用广谱抗生素都是念珠菌感染的易感因素。发热、肌肉痛和皮疹是典型三联症，但仅 10%~15% 的患者会出现皮肤损害。最常见的皮损是多发性粉红色坚实丘疹，中央苍白（图 39-10A）。其他皮损表现包括紫癜样斑疹和丘疹（图 39-10B）、脓疱和皮下结节。这些脓疱最初可能会误诊为单纯性毛囊炎。虽然肌肉痛通常与系统性念珠菌感染有关，但其他机会性感染中的脓毒性栓子也可引起肌肉痛和触痛（见下文）。

虽然播散性念珠菌病的血培养阳性检出率高于其他系统性真菌感染，但也有血培养阴性的情况。但在紫色皮损处取活检，于真皮及血管内见到孢子以及假菌丝（图 39-10C），更有助于诊断。组织真菌培养应尽量在无菌条件下进行，也就是说，培养组织取于真皮而不是角质层。从播散性念珠菌病中分离出的念珠菌属包括白念珠菌、热带念珠菌、克柔氏念珠菌、近平滑念珠菌和光滑念珠菌。

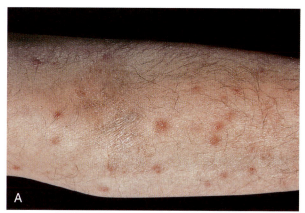

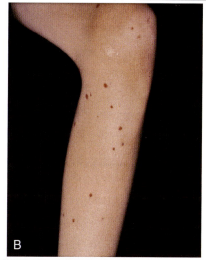

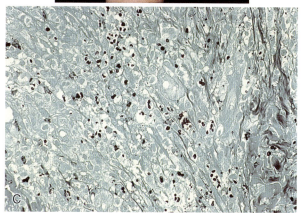

图 39-10　A 和 B，两名白血病患者移植前预处理导致中性粒细胞减少，发生播散性念珠菌感染；C，活检标本银染见真皮内大量孢子和假菌丝。（Courtesy of Yale Residents' Slide Collection.）

播散性念珠菌病的治疗取决于疾病严重程度和菌株特异性及其药敏结果。预防性使用氟康唑，导致非白念珠菌属耐药性的发生增加，如克柔氏念珠菌（著名的耐氟康唑真菌）。治疗方法包括静脉或口服唑类/三唑类药物［如氟康唑（除非是此药治疗期间发生的真菌感染）、伏立康唑］或棘白菌素类（如卡泊芬净、咪克芬净和阿尼芬净），均可抑制多聚糖合成酶。静脉用两性霉素（包括脂质体形式）也有效，但因其毒性以及其他抗菌效力相当而副作用更少的药物出现，临床上使用减少。

曲霉。 免疫功能受损患者也可发生条件致病菌—曲霉感染的风险，尤其是黄曲霉和烟曲霉。曲霉是一种无处不在的双相真菌，其感染是移植患者中第二常见的机会性感染，尤其在移植后的早期阶段，而且如果患者预防性使用的抗菌药不是具有抗曲霉活性的唑类，其感染发生率甚至可超过念珠菌。曲霉感染的主要危险因素是系统性糖皮质激素治疗和长期中性粒细胞减少。与播散性念珠菌病一样，移植期更短的外周血干细胞移植替代骨髓移植后，早期曲霉感染大大减少。造血干细胞移植患者晚期发生曲霉菌感染，通常与使用糖皮质激素治疗移植物抗宿主病有关。高危患者通常使用伏立康唑作为预防性治疗。然而，近来有报道皮肤肿瘤的发生与使用伏立康唑有关，推荐有皮肤肿瘤易感因素的移植患者使用泊沙康唑（见下文）。

原发性皮肤曲霉感染往往发生在创伤部位，如静脉导管使用的部位。使用闭合性胶带和臂板均与曲霉感染有关，幸运的是由于中心静脉置管的使用，前者已很少用。继发性曲霉感染的皮肤损害由系统性感染的脓性栓子引起。原发感染灶往往在肺部，皮损表现为红斑性丘疹或坏疽性臁疮样等多种表现（图 39-11A）。皮肤组织病理可见真皮内具有分隔的锐角分支性真菌，并侵犯血管壁（图 39-11B）。

如果曲霉病的原发性感染相当局限，可外科手术切除配合口服抗真菌药物。伏立康唑广泛用于移植患者的预防性抗真菌治疗和侵袭性真菌感染的治疗。但目前认为伏立康唑被是移植受体发生皮肤恶性肿瘤的一个独立危险因素。多个系列研究报道造血干细胞移植和实体器官移植患者，长期使用伏立康唑（12个月）发生皮肤癌，尤其是皮肤鳞状细胞癌。尽管伏立康唑诱发皮肤癌的机制还不清楚，但其代谢物伏立康唑氮氧化物可增加皮肤光毒性。美国 FDA 已修改说明，称应谨慎使用伏立康唑，使用期应该少于 6~9 个月，尤其是有皮肤癌危险因素的患者。需要长期使用伏立康唑的患者，建议密切筛查皮肤癌，防晒以及例行使用紫外线防护剂。

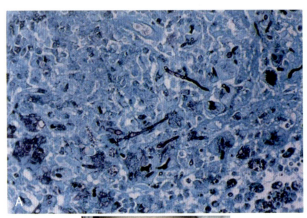

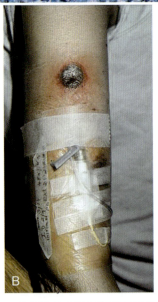

图 39-11 A，曲霉菌病皮肤组织病理见分割性菌丝，其分支呈锐角。B，白血病出现中性粒细胞减少患者，静脉通道开口近端出现红色斑块，中央有坏死性焦痂

然而，目前针对有记录的系统性曲霉病，还是需要伏立康唑治疗，因其比两性霉素更有效。棘白菌素类药物是二线治疗。有研究尝试减少口服糖皮质激素用量来控制病情，尽管采取了这些治疗措施，系统性曲霉病的死亡率仍然相当高。

隐球菌。 免疫功能受损的患者，不论是 AIDS 感染者还是肾移植患者，均易感染新型隐球菌。

原发性和继发性感染的皮损均可见于移植患者，而且继发性感染多代表发生了系统性感染，原发病灶往往在肺部。此外，中枢神经系统也是常见的感染部位。皮损表现可以是非特异性的丘疹和溃疡，也可以是蜂窝织炎和传染性软疣样皮疹（见第33章）。皮肤组织病理见真皮大量孢子，且大多数可见特征性荚膜。治疗方案取决于感染的严重程度和部位，可选择氟康唑，必要时使用两性霉素B；中枢神经系统感染应使用两性霉素B联合氟胞嘧啶治疗。

双相真菌

在美国，三种主要的双相真菌（dimorphic fungi）感染分别是荚膜组织胞浆菌、粗球孢子菌和皮炎芽生菌。每种都与特定区域有关：俄亥俄河谷（组织胞浆菌病）、西南部和加利福尼亚州（球孢子菌病）、东南部和中西部河流山谷地区（芽生菌病）。原发性感染途径是吸入性感染，流行地区的居民往往是无症状感染或仅有流感样症状。免疫功能受损人群可发生感染再激活或者播散性感染。

这三种双相真菌均可出现各种各样的皮损，包括丘疹、结节、脓疱、进行性扩大的斑块伴周围脓疱、脓肿和溃疡。组织胞浆菌病的口腔溃疡是其典型病变。皮肤组织病理见肉芽肿性改变和中性粒细胞浸润，并可在巨噬细胞和多核巨细胞里找到酵母相的荚膜组织胞浆菌和皮炎芽生菌。而球孢子菌病则见到充满内生孢子的球状体，而非酵母相。

其他感染部位因致病菌不同而有所不同，荚膜组织胞浆菌好发于网状内皮系统（肝、脾和骨髓），粗球孢子菌好发于骨骼、关节和中枢神经系统，皮炎芽生菌好发于皮肤和骨骼。这三种真菌感染的治疗均可选择伊曲康唑和两性霉素B，粗球孢子菌感染还可选用氟康唑。

其他条件性致病真菌和寄生虫

免疫功能受损患者可继发腐生菌感染，而在正常人群往往此类菌作为污染菌。腐生菌种类包括链格孢属、德雷克斯霉菌属、镰刀霉菌属、毛霉属、根霉属和犁头霉菌属。皮损通常代表脓性栓子，其临床表现类似于革兰氏阴性杆菌和其他真菌（如曲霉）导致的脓性栓子（图39-11）。另外，鼻窦部潜在性真菌感染累及皮肤的表现，可表现为单侧面部水肿。识别这种微小病变有助于早期诊断和治疗。免疫功能受损患者发生腐生性甲真菌病时，也可累及软组织和系统性播散（图39-12）。不幸的是，即使采取合适的手术清创治疗和系统性使用伏立康唑（镰刀菌属敏感）或者两性霉素B，此类感染的治疗失败还是很常见（图39-13）。

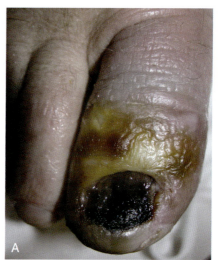

图39-12　A，同种异体基因造血干细胞移植患者发生坏死性软组织感染，原发病为镰刀霉菌属引起的腐生性甲真菌病。B，下肢MRI检查见肌肉内多个镰刀霉菌引起的脓性栓子（白色箭头）。（A，Courtesy of Yale Residents' Slide Collection.）

免疫功能受损患者除了容易发生腐生性真菌感染外，还可发生螨虫感染导致的毛囊炎（蠕形螨病，见第33章）和系统性寄生虫感染（粪类圆线虫、棘阿米巴属）。播散性粪类圆线虫病可出现紫色斑疹和斑片，尤其在腹部，还可以累及肺部、胃肠道，且死亡率相当高。棘阿米巴感染通常起源于鼻旁窦和肺，可以播散到中枢神经系统和皮肤（图39-14）。

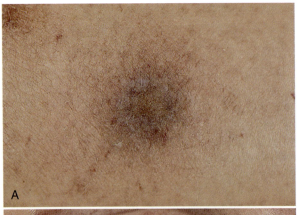

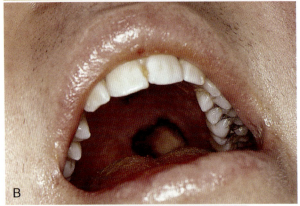

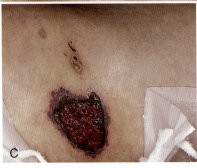

图 39-13　两例同种异体基因骨髓移植患者出现的镰刀霉菌属（A）和德克斯氏菌属（B、C）脓性栓子，注意其临床表现与图 39-8 和图 39-11 相似。（A, Courtesy of Yale Residents' Slide Collection）

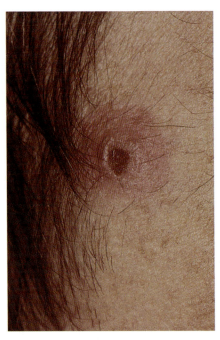

图 39-14　单配型相合干细胞移植后感染棘阿米巴属引起的脓性栓子，患者最后死于此感染。（Courtesy of Yale Residents' Slide Collection）

肿　瘤

移植患者发生肿瘤的风险增加，包括卡波氏肉瘤（见第 33 章）和非黑素细胞肿瘤。这种情况尤其多见于实体器官移植患者，因其需要接受终生免疫抑制治疗，而且皮肤肿瘤的发生随着免疫抑制时间的延长而增加。

鳞状细胞癌和基底细胞癌

非黑素细胞皮肤肿瘤（nonmelanoma skin cancer，NMSC）的两种主要类型是基底细胞癌（basal cell carcinoma，BCC，图 39-15~图 39-19）和鳞状细胞癌（squamous cell carcinoma，SCC，图 39-16）。普通人群发生 BCC 和 SCC 的比例大约是 4∶1，而器官移植患者 BCC/SCC 比几乎相反。实体器官移植患者发生 SCC 和 BCC 分别是普通人群的 65 倍和 10 倍。美国和澳大利亚的两项研究显示，心脏移植后 10 年和肾移植后 9 年非黑素细胞皮肤肿瘤发生率分别为 35% 和 44%。澳大利亚一项针对心脏移植患者惊人数据统计发现移植后 4 年以上，有 27% 的患者死于转移性非黑素细胞瘤。高危型 SCC 的特点是复发、体积大（>2cm），多累及眼、耳或唇部、侵犯周围神经和/或组织学低分化（图 39-17）。

这些肿瘤的临床表现与发生在正常人群中的临床表现相似。BCC 的表现是珍珠样粉红色丘疹，表面见毛细血管扩张，中央可出现溃疡或坏死形成结痂（图 39-15）。SCC 临床表现为粉红色或红色丘疹、结节或斑块，有鳞屑，因此可与寻常疣、银屑病或者湿疹的表现类似，这种情况尤其多见于原位 SCC（鲍温病）。角化棘皮瘤型的 SCC 临床表现为外生性肿物，中央有火山口样溃疡（图 39-16）。

通常而言，如正常人群一样，这些肿瘤好发

于曝光部位，且最常见于接受大量日光照射累积的皮肤白皙的人中，常表现出皱纹、颈后和前额侧面的黄色变色区域（日光弹力变性）、斑驳状色素沉着和日光性角化（光线性角化病）。日光性角化经常被认为是癌前病变，因其可发展为 SCC 但不会发展为 BCC，其临床表现有特征性的坚硬鳞屑，可通过触诊辨识（图 39-18）。

但是，良性、癌前病变和恶性皮肤病变的器官移植患者皮损上可检测到极其多样化的 HPV 亚型，尤其是疣状表皮发育不良相关 HPV 亚型（图 39-19）。很多时候，一次皮肤活检即可发现多种 HPV 亚型。移植后病毒疣的发生往往增加，同时 HPV 感染发生病毒疣的数量与皮肤肿瘤的发生有很大相关性。疣状表皮发育不良相关 HPV 可能主要存在于毛囊区域。来源于多种皮肤 HPV 类型的 E6 蛋白可抑制紫外线诱导细胞损伤而发生的凋亡。因此，可以推测疣状表皮发育不良相关 HPV 感染的患者发生日光性角化和 SCC 的风险增加可能与抑制紫外线诱导的细胞凋亡有关。

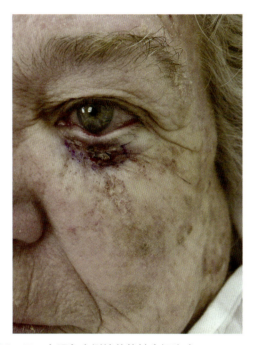

图 39-15　左眼角内侧结节状基底细胞癌

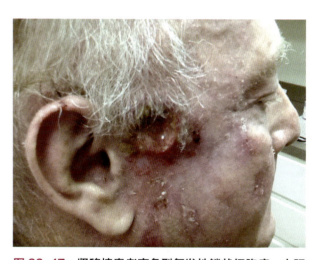

图 39-17　肾移植患者高危型复发性鳞状细胞癌，太阳穴部位的溃疡

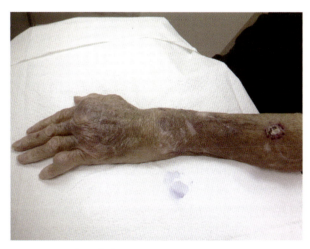

图 39-16　螺旋样角化棘皮瘤型鳞状细胞癌

日光曝露并不是这些肿瘤发生的唯一因素。HPV 感染也是其中之一，尤其是 SCC，与致癌型 HPV 感染引起的尖锐湿疣有很大相关性。HPV 感染在皮肤 SCC 发病中的具体机制还不是很清楚。

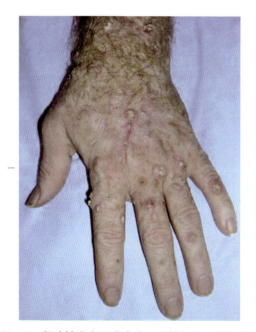

图 39-18　肾移植患者手背多个日光性角化和色素减退

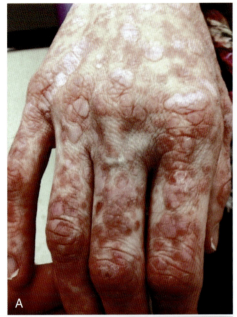

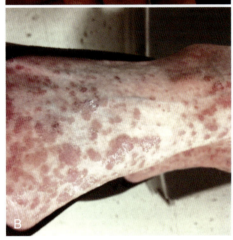

图 39-19 疣状表皮发育不良，鳞屑性、点滴状、多形性的粉红色斑疹和薄的斑块。A，手背；B，足背

全身性皮肤检查的频率应根据免疫抑制的程度和持续时间、器官移植的类型、皮肤色素减退和累积曝光量、尖锐湿疣的有无、既往日光性角化和非黑素细胞瘤的数量来决定。此疾病谱的一端是几个月内发生多种肿瘤，这种情况下应考虑降低免疫抑制和预防性使用药物治疗（如口服维A酸类药物）。有研究表明阿维A能够减少移植患者新出现的SCC，但停药可能出现反弹。需要衡量口服维A酸的副作用（如畸胎、高甘油三酯血症）与疗效来合理使用。

由于皮肤SCC侵袭性较强，需要快速诊断和治疗。治疗方法包括针对癌前病变的电灼法和刮除法，对大范围、快速生长、边缘不清或者复发性的皮损可采取常规手术切除或者Mohs手术，有时术后还需要辅助放疗（如亲神经病变）。多个日光性角化和显著日光性损伤的患者可局部外用5-氟尿嘧啶、咪喹莫特或光动力治疗。持续发生多发性非黑素细胞瘤的器官移植患者，可与其移植方案管理团队商讨用雷帕霉素代替环孢素或者他克莫司，或者最小量使用免疫抑制。

其他

免疫抑制相关性毛囊营养不良（棘状毛发发育不良）是一种独立疾病，过去几十年，已在免疫功能受损患者中发现此病（包括移植患者）。已经提出了关于由病毒诱导（"病毒相关的免疫抑制性毛发发育不良"），或环孢菌素的副作用（"环孢菌素诱导的毛囊营养不良"）等病因学的各种理论，临床表现为毛囊性丘疹，尤其是在面部中央，可有眉毛和睫毛脱落。

移植物抗宿主病

移植物抗宿主病（graft-versus-host disease，GVHD）是同种异体基因造血干细胞移植患者最常见的发病和致死的病因，该病是由供体免疫活性T淋巴细胞针对失去排斥移植物功能的受体，发生免疫反应引起。移植物的T细胞减少可以降低发生GVHD的风险，但肿瘤复发和移植失败的几率增加。复发风险较高的原因是缺乏移植物抗肿瘤作用。因此，大多数移植物仍未经T细胞处理（也就是说，仍富含T细胞），患者出现急性或慢性移植物抗宿主病的风险仍较高。

同种异体移植后，复发性淋巴瘤和白血病的治疗方法包括快速降低免疫抑制和输注供体T淋巴细胞。这些治疗措施的主要风险是发生GVHD，因此，临床医生不断尝试去控制肿瘤和GVHD间的平衡。

急性 GVHD

通常将GVHD分为急性GVHD（移植后100天内出现）和慢性GVHD（移植100天后发病），但按照目前分类方法，这种分类越来越不明显了。25%~40%的同种异体基因造血干细胞移植患者可出现显著的急性GVHD，其危险因素包括非亲缘性供体（配型符合）、亲缘性供体（但一种或以上HLA配型不符）、T细胞未经处理的移植物、供体或受体老龄、移植一方为女性供体而另一方受体为男性。

急性GVHD主要累及部位为皮肤、肝（肝炎）

和胃肠道（腹泻），皮损表现类似于普通斑丘疹样（麻疹型）药疹。皮损最初往往出现在手足部位（图39-20）。急性皮肤GVHD可通过计算斑丘疹累及体表面积的百分比来进行分级（Ⅰ级<25%、Ⅱ级25%~50%、Ⅲ级>50%），红皮病伴大疱形成（图39-21）和/或脱屑代表Ⅳ级。其他受累部位还包括黏膜表面，如结膜（图39-22）。

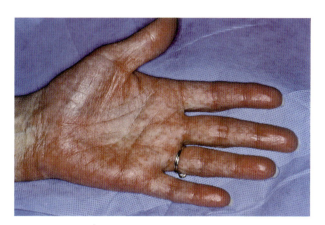

图39-20　同种异体基因骨髓移植后30天，手掌出现红斑和丘疹

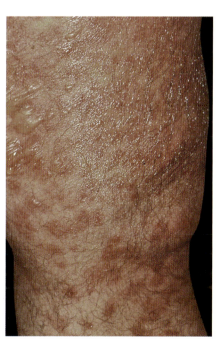

图39-21　同种异体基因骨髓移植后急性GVHD患者，水肿性斑块和大疱。（Courtesy of Yale Residents' Slide Collection）

急性皮肤GVHD的组织学特征为坏死角质形成细胞和淋巴细胞出现在表皮及真皮乳头上层。当淋巴细胞邻近坏死角质形成细胞时，称为细胞坏死卫星灶。不幸的是，早期GVHD组织学改变并不特异，容易误诊为药疹和病毒疹，如同麻疹样发疹的临床鉴别诊断。有研究表明，疑似急性GVHD的患者是否采取治疗并不取决于皮肤组织学改变，而取决于（取皮肤活检时）临床严重程度。然而，这项研究并没有提及随后免疫抑制剂的减量，毕竟活检结果可能会对其造成影响。

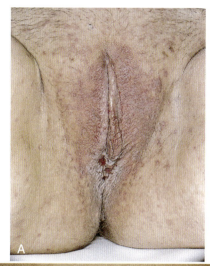

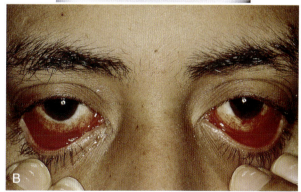

图39-22　两名同种异体基因骨髓移植后急性GVHD患者，分别累及生殖器黏膜（A）和眼结膜（B）。（B, Courtesy of Yale Residents' Slide Collection）

急性GVHD的预防性治疗药物通常包括环孢素A（cyclosporine, CsA）或他克莫司联合甲氨蝶呤。然而，甲氨蝶呤逐渐被麦考酚酸酯或西罗莫司（雷帕霉素）代替，因为这两种药物可减少黏膜炎的发生。环孢素A或者他克莫司在移植后需使用大约180天，随后逐渐减量。对于发生在预防性治疗期的急性GVHD，可系统使用糖皮质激素。对于增加使用糖皮质激素无效的患者，并没有标准的治疗方案，但可选择体外光化学疗法

(extracorporeal photopheresis, ECP)、英夫利昔单抗、达利珠单抗、巴利昔单抗和霉酚酸酯治疗，多数对治疗无反应的患者会发展为慢性 GVHD。

慢性 GVHD

慢性 GVHD 更多发生于同种异体基因造血干细胞移植后急性 GVHD 患者中，可以是急性 GVHD 进展而来，也可以急性 GVHD 缓解后再发，或者没有急性 GVHD 病史而发生（如原发）。此类移植后，大约 50%~80% 患者可发生慢性 GVHD。除皮肤、肠道和肝脏外，慢性 GVHD 还可以累及眼、唾液腺（类似干燥综合征）、肺（血栓闭塞性支气管炎）和食道（类似硬皮病样食管改变）。慢性皮肤型 GVHD 通常分为两种主要类型：苔藓样型和硬皮病型。

苔藓样 GVHD 与扁平苔藓有相似的临床和组织学特征，主要表现为扁平粉色至紫色的鳞屑性丘疹（图 39-23A）和口腔黏膜网状白色斑块。偶可累及头皮，引起瘢痕性脱发。皮肤组织病理见苔藓样浸润（淋巴细胞浸润在真表皮交界处），基底层空泡变以及坏死角质形成细胞，与扁平苔藓的病理改变相似。

硬皮病型 GVHD 的名称来源于严重的慢性 GVHD 晚期发生更加弥漫的皮肤硬化。然而，此病早期具有潜在的可逆性，因此将之命名为硬斑病型更适合，因为早期皮损是直径几厘米的局限性坚实性斑块，与硬斑病的临床表现相似。早期皮损常常出现在腰部和四肢伸侧。此外，患者常出现斑块（尤其是颈部、躯干上部和先前静脉内导管部位），类似于硬化性苔藓，表现为具有鳞屑和/或毛囊角栓的，具有光泽的色素减退性斑块。随着病情进展，硬斑病型 GVHD 的斑块可融合并且围绕躯干，类似于伴有异常色素沉着的弥漫性硬皮病（图 39-23B）。组织学上可见真皮增厚、硬化，皮下脂肪减少，汗腺萎缩（与硬斑病和硬皮病相似）。

除了上述两种类型，慢性 GVHD 偶可出现嗜酸性筋膜炎的临床表现。考虑到深部硬斑病和嗜酸性筋膜炎病变有重叠，出现这种情况并不奇怪。几种自身免疫性结缔组织病和慢性 GVHD 之间的相似之处，反映出慢性 GVHD 无法清除自身免疫性 T 淋巴细胞或产生调节性 T 淋巴细胞。

慢性 GVHD 的治疗与急性 GVHD 相似，包括泼尼松、环孢素 A、他克莫司、麦考酚酸酯和体外光化学疗法。局限于皮肤的慢性 GVHD，可选择糖皮质激素局部外用、羟氯喹、PUVA、UVA-1 或者体外光化学疗法。最近有研究发现利妥昔单抗可治疗累及皮肤、肌肉及骨骼的慢性 GVHD，甲磺酸伊马替尼可以改善皮肤硬化，但这些药物的治疗作用机制尚不清楚。因此，无法预测这些药物的有效性。

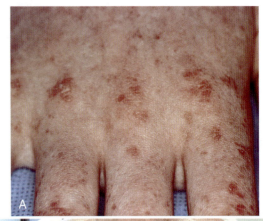
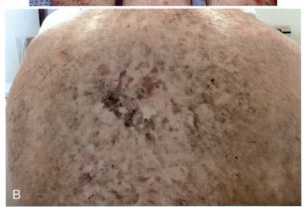

图 39-23　A，慢性 GVHD 患者手背处粉红色鳞屑性扁平丘疹。B，慢性 GVHD 患者出现非典型黑素细胞增生。（A，Courtesy of Yale Residents' Slide Collection）

药 物 反 应

移植患者使用的主要药物对皮肤黏膜的副作用见表 39-1。近年来，治疗药物的选择已经从环孢素 A 进展到他克莫司，以及从硫唑嘌呤进展到麦考酚酸酯和雷帕霉素。将来特定抗炎作用的药物将会在 GVHD 和器官排斥的治疗中发挥更大的作用。

表 39-1　典型皮肤黏膜副作用

药物	皮肤黏膜副作用[*]
糖皮质激素	毛囊炎、痤疮、脂肪分布异常、皮肤萎缩、萎缩纹、紫癜、黑棘皮病
环孢素	多毛、牙龈增生、皮脂腺增生、表皮囊肿、毛囊炎、脱发
他克莫司	瘙痒、周围性水肿、瘀斑、脱发、光敏感、毛囊炎
硫唑嘌呤	麻疹样发疹、荨麻疹、超敏反应，罕见 Sweet 样反应
麦考酚酸酯	周围性水肿、痤疮、血栓性静脉炎、超敏反应
雷帕霉素	痤疮、周围和面部水肿、口腔溃疡和牙龈增生

[*] 除外皮肤感染和肿瘤

（赵敏玲　译，刘振锋、杨斌　审校）

推荐阅读

Bavinck JN, Tieben LM, Van der Woude FJ, et al. Prevention of skin cancer and reduction of keratotic skin lesions during acitretin therapy in renal transplant recipients: a double-blind, placebo-controlled study. J Clin Oncol 1995;13:1933–8.

Bouwes Bavinck JN, Feltkamp M, Struijk L, ter Schegget J. Human papillomavirus and skin cancer risk in organ transplant recipients. J Investig Dermatol Symp Proc 2001;6(3):207–11.

Chakrabarti S, Pillay D, Ratcliffe D, et al. Resistance to antiviral drugs in herpes simplex virus infections among allogeneic stem cell transplant recipients: risk factors and prognostic significance. J Infect Dis 2000;181:2055–8.

Cowen EW, Nguyen JC, Miller DD, et al. Chronic phototoxicity and aggressive squamous cell carcinoma of the skin in children and adults during treatment with voriconazole. J Am Acad Dermatol 2010;62(1):31–7.

Herbrecht R, Denning DW, Patterson TF, et al. Voriconazole versus amphotericin B for primary therapy of invasive aspergillosis. N Engl J Med 2002;347:408–15.

Horn TD, Zahurak ML, Atkins D, et al. Lichen planus-like histopathologic characteristics in the cutaneous graft-vs-host reaction. Prognostic significance independent of time course after allogeneic bone marrow transplantation. Arch Dermatol 1997;133:961–5.

Nichols WG. Management of infectious complications in the hematopoietic stem cell transplant recipient. J Intens Care Med 2003;18:295–312.

Sable CA, Strohmaier KM, Chodakewitz JA. Advances in antifungal therapy. Ann Rev Med 2008;59:361–79.

Schaffer JV, McNiff JM, Seropian S, et al. Lichen sclerosus and eosinophilic fasciitis as manifestations of chronic graft-versus-host disease: expanding the sclerodermoid spectrum. J Am Acad Dermatol 2005;53:591–601.

Venkatesan P, Perfect JR, Myers SA. Evaluation and management of fungal infections in immunocompromised patients. Dermatol Ther 2005;18:44–57.

Williams K, Mansh M, Chin-Hong P, Singer J, Arron S. Voriconazole-associated cutaneous malignancy: a literature review on photocarcinogenesis in organ transplant recipients. Clin Infect Dis 2014;58(7):997–1002.

Wolfson JS, Sober AJ, Rubin RH. Dermatologic manifestations of infections in immunocompromised patients. Medicine 1985;64:115–33.

Zwald FO, Brown M. Skin cancer in organ transplant recipients: advance in therapy and management: part I. Epidemiology of skin cancer in solid organ transplant recipients. J Am Acad Dermatol 2011;65(2):253–61.

Zwald FO, Brown M. Skin cancer in organ transplant recipients: advances in therapy and management: part II. Management of skin cancer in solid organ transplant recipients. J Am Acad Dermatol 2011;65(2):263–79.

Zwald FO, Spratt M, Lemos BD, et al. Duration of voriconazole exposure: an independent risk factor for skin cancer after lung transplantation. Dermatol Surg 2012;38(8):1369–74.

第40章

神经皮肤疾病

Sarah D. Cipriano · John J. Zone

要点

- 神经纤维瘤病是一种常染色体显性遗传疾病，其特点是皮肤神经纤维瘤、咖啡牛奶斑和多种具有显著不同异常的系统性特征。
- 神经纤维瘤病患者有发展为恶性外周神经鞘瘤的风险。
- 已有丛状神经纤维瘤出现疼痛加剧或持续疼痛、一致性改变或呈结节快速生长，是恶性转化的迹象。
- 结节性硬化症综合征（tuberous sclerosis complex，TSC）是一种常染色体显性遗传的多系统疾病，其特点为多个器官系统具有发生错构瘤的倾向，包括大脑、眼、心脏、肺、肝、肾和皮肤。
- TSC 的皮肤表现可以很容易被识别，见于 >90% 的 TSC 患者。
- TSC1/TSC2 和 mTORC1 之间功能学关系的认识，导致了将 mTOR 抑制剂用于治疗多种 TSC 临床表现的重要的临床进展。
- Sturge-Weber 综合征（Sturge-Weber syndrome，SWS）是一种散发性先天性疾病，特征为与软脑膜血管瘤病和青光眼相关的面部毛细血管畸形（葡萄酒色斑）。
- SWS 的神经系统表现可能是渐进性的，包括癫痫发作、局部神经功能受损和认知障碍。
- 共济失调－毛细血管扩张症（ataxia-telangiectasia，AT）是一种常染色体隐性遗传病，由进行性小脑共济失调、眼和皮肤毛细血管扩张及多种免疫缺陷组成。
- 约有 10%~25% 的 AT 患者出现恶性肿瘤，大多数为恶性淋巴组织增生性疾病。

神经皮肤疾病的讨论通常局限于对 4 种"瘢痣病"的描述。这些病常放在一起讨论，因为它们都累及中枢神经系统（central nervous system，CNS）且有视网膜肿瘤（晶状体瘤）。瘢痣病包括神经纤维瘤病、结节性硬化综合征、Sturge-Weber 综合征和 von Hipple-Lindau 综合征（von Hippel-Lindau syndrome，VHL），前三种有明显的皮肤表现。这些疾病发病机制的认识多年未变。然而，基因鉴定的进展导致这些神经皮肤疾病的效应基因的发现。基因、基因产物和在发病机制中的作用的明确导致了显著的临床治疗进展。本章讨论内容包括了对重要的神经皮肤疾病，以及多种有皮肤和神经系统表现的其他疾病的广泛概述。

分　类

皮肤和神经系统的关系可能基于：①发育异常，通常是共同胚胎发育的结果；②代谢紊乱、感染或免疫反应在两个器官系统发生的全身作用。发育和代谢异常主要源于遗传，而感染和免疫异常则代表皮肤和神经系统对一个共同损害的反应。神经嵴是一个暂时性胚胎结构，分化出背神经根节细胞、施万细胞、自主神经节细胞和黑素细胞。神经嵴细胞的异常导致许多临床表现。不幸的是，所产生的疾病实体很少能被提炼成一种通过演绎推理完全解释的模式。累及皮肤和神经系统的疾病，如果仅包括瘢痣病就可进行简要归类，但如果要包括不常见的综合征和一些有这两个器官受累的系统性疾病，则列表将变得非常广泛。表 40-1 的分类包括经典的神经皮肤疾病和神各种综合征代表性的病例。

术语"瘢痣病"源于希腊语"phakos"，意思是"母斑或痣"。虽然最初用于描述结节性硬化症的视网膜病变，但后来逐渐用来指代一组疾病，包括：①结节性硬化综合征；②神经纤维瘤病；③ Sturge-Weber 综合征；④ VHL 综合征。我们将对这些疾病以及其他血管异常进行详细讨论。发育异常的剩余部分，表现为与神经系统同一外胚层来源的表皮及其附属器的异常。表 40-1 提到的综合征是一些罕见但可能代表神经嵴异常的例子，还有一些虽然我们知之甚少但已有明确记录的同时累及皮肤和神经系统的疾病。

表 40-1 神经性皮肤病的分类

1. 神经嵴细胞的发育不良
   a. 神经纤维瘤病
   b. 结节性硬化症
2. 血管畸形
   a. Sturge-Weber 综合征
   b. Cobb 综合征
   c. 共济失调-毛细血管扩张症
   d. Hippel-Lindau 综合征
3. 色素异常
   a. Waardenburg 综合征
   b. 色素失禁症
   c. 伊藤色素减退症
   d. 沃格特-小柳-原田综合征
4. 表皮痣综合征
5. 与鱼鳞病相关的综合征

神经纤维瘤病

神经纤维瘤可能以几种临床形式出现。偶发的孤立性皮肤肿瘤可在成年期出现，且与咖啡牛奶斑无关。神经纤维瘤病（von recklinghausen disease）在临床和遗传学上有三种主要类型：神经纤维瘤病 1 型、神经纤维瘤病 2 型和施万细胞瘤型。经典的神经纤维瘤病（1 型或 NF1——OMIM#162200）由 von Recklinghausen 报道，其特点是多发的咖啡牛奶斑、皮肤神经纤维瘤以及伴有明显异质性表现的多系统受累。听神经纤维瘤病（2 型或 NF2——OMIM#101000）表现为双侧听神经瘤以及咖啡牛奶斑和皮肤神经纤维瘤。NF2 的基因位于 22 号染色体上，编码名为 MERLIN 的负向增长调控子。施万细胞瘤病（神经鞘瘤病-OMIM#162091）的特点是多发的非皮肤施万细胞瘤，且缺乏听神经肿瘤。大多数患者被认为是由肿瘤抑制基因 SMARCB1 和 LZTR1 的突变导致的。节段性（皮肤型）神经纤维瘤病是一种综合征，其咖啡牛奶斑、皮肤神经纤维瘤和有时存在的内脏神经纤维瘤均局限分布于一个界限清楚的单侧躯干节段内。Watson 综合征是 NF1 的一个变型，患者有多发的咖啡牛奶斑、身材矮小、肺动脉瓣狭窄，但只有少数神经纤维瘤。本节的讨论仅限于 NF1，术语"神经纤维瘤病"也仅用于指代该病。

发病机制

神经纤维瘤病是一种常染色体显性疾病，累及约 1/3 000 的新生儿。新发突变占神经纤维瘤病患者的约 50%。遗传外显率在 20 岁时达到 100%，但表达程度是高度可变的。据估计每一代每一配子有 1/10 000 的突变率，NF1 基因是具有最高的突变率的基因之一。目前 NF1 中已发现超过 1 000 多致病性突变。新的突变有大约 90% 发生在父系衍生的染色体上，主要引起基因产物截断。

NF1 基因已经定位于染色体 17q11.2 上。基本的缺陷为一种被称为神经纤维蛋白的肿瘤抑制基因出现异常表达。该基因产物与能下调 p21^{ras} 原癌基因活性的鸟苷三磷酸酶活化蛋白（GTPase）在功能上和结构上具有同源性。在其活性（GTP）状态下，p21^{ras} 蛋白以高亲和力结合鸟嘌呤，作为细胞增殖的信号转导器。神经纤维蛋白通过将 GTP 水解成鸟苷二磷酸来关闭此信号通路（图 40-1）。神经纤维蛋白的缺陷可使 p21^{ras} 蛋白持续活化，导致细胞增殖和可能的肿瘤形成。有趣的是，神经纤维蛋白不只存在神经嵴细胞中，还存在于皮肤、脑、脾脏、肝脏和肌肉中。神经纤维瘤病的异常增生主要集中在神经嵴，其分子水平的原因尚不清楚。

一般认为，伴杂合性丢失的躯体"第二次打击"突变会导致向恶性肿瘤进展，也可能形成良性神经纤维瘤。但是，即使是近亲患者间仍存在广泛的临床表型，这种多变性仅用神经纤维蛋白的缺陷是不足以解释的。其他研究证据指出：修饰基因（即与 NF1 基因无关联，但在神经纤维瘤病中发挥表型作用的基因）可能是这些差异背后的原因。临床表现的结果将取决于另一个基因发生第二次突变所在的位置。最后，最近的研究发现，环境（特别是创伤）可能导致良性神经纤维瘤的形成。由于神经纤维蛋白参与愈合过程，因此有缺陷的神经纤维蛋白联合创伤性事件可能会导致细胞增殖异常和肿瘤形成。

临床表现

咖啡牛奶斑

可见于几乎所有患者中，这些色素沉着性斑片是在神经纤维瘤病最早出现的临床表现（表 40-2）。高达 15% 的正常人群也有 1~3 个咖啡牛奶斑。该病目前的诊断标准是 ≥ 6 个咖啡牛奶斑，成人直

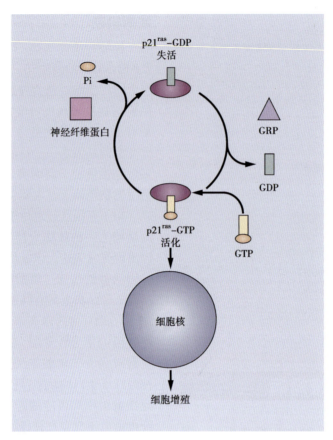

图40-1 神经纤维瘤蛋白参与了 p21^{ras}/GTP 复合物的失活

径 >1.5c，青春前期直径为 0.5cm（图 40-2）。咖啡牛奶斑通常在出生时或生后不久出现，而后数量和大小逐渐增加。咖啡牛奶斑的色素沉着通常是均匀的，具有清晰的边缘。皮疹分布是随机的，更倾向于头皮、手掌和足底部位，日晒后颜色加深，并随着时间逐渐淡化变得不那么明显。

表40-2 美国国家健康机构（National Institutes of Health，NIH）神经纤维瘤病诊断标准中列出的临床特征
咖啡样斑
腋窝雀斑
Lisch 结节
神经纤维瘤

皮肤折皱雀斑

雀斑样特征性病变（Crowe 征）（图 40-2）通常发生在 3~5 岁之间，位于腋窝和 / 或腹股沟处。大约有 90% 的成年患者有雀斑样皮损。这些雀斑通常很小，可与咖啡牛奶斑相区别。其他可累及的区域还包括眼睑上方、颈部一周和女性的乳房下区域。

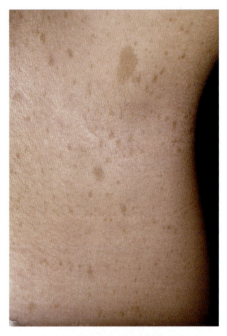

图40-2 该神经纤维瘤病患者的腋窝顶部可见有一个咖啡牛奶斑和多发的雀斑样斑片（Crowe 征）

神经纤维瘤

神经纤维瘤可根据其外观和位置分为以下几组：皮肤型、结节（皮下）型和丛状型。他们全部是由施旺细胞、成纤维细胞、神经周细胞、血管成分和肥大细胞的各种组合形成的。皮肤神经纤维瘤很少见于婴儿，更常于儿童晚期和青春期开始出现，并随着时间逐渐增大、增多。临床上表现为质软、肉色、无蒂或带蒂的肿瘤，可向内凹陷（扣眼征）（图40-3）。皮下或结节型神经纤维瘤往往在儿童晚期或成年早期变得明显。皮下的结节可在皮肤触诊时注意到，可能沿着受累的神经出现压痛或刺痛。孕期和青春期时，神经纤维瘤数量和体积会增加。丛状神经纤维瘤可能是表浅的、深在的或两者均有。这些肿瘤起源于多个神经束，倾向于沿着神经长轴生长，感觉像一个"袋虫"。还可以延伸到周围的结构，包括皮肤、筋膜、肌肉、骨骼和内脏器官。可出现疼痛感，并影响受累区域的生长发育和功能。

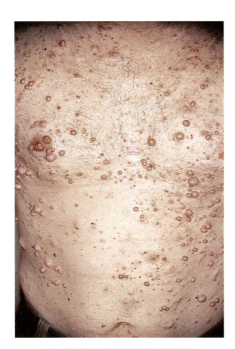

图40-3　多发性神经纤维瘤

神经纤维瘤病患者有发展为恶性外周神经鞘瘤（malignant peripheral nerve sheath tumor，MPNST）的风险。NF1患者发展为这种高侵袭性梭形细胞肿瘤的终生风险为10%。MPNSTs通常来自丛状神经纤维瘤。现有丛状神经纤维瘤出现剧烈和持续的疼痛、一致性改变，或瘤内结节迅速增大，被认为是恶性转变的征象。

Lisch 结节

这些色素性虹膜错构瘤存在于>90%的成年神经纤维瘤病患者。是无症状的，与其他临床表现或疾病的严重程度不相关。临床上表现为虹膜上随机分布的奶油色至褐色结节。虽然大多数很容易诊断出来，但通常需要由经验丰富的眼科医生进行裂隙灯检查，以排除单一的"盐粒"病变。组织学上，他们表现为黑素细胞错构瘤。

中枢神经系统受累

中枢神经系统肿瘤见于3%~10%的患者，包括良性肿瘤如视神经胶质瘤、听神经瘤、神经鞘瘤、脑膜瘤、室管膜瘤、星形细胞瘤和神经纤维瘤。这些在临床上表现出CNS肿瘤的体征和症状。脊髓肿瘤常表现出相应外周部位的征象。视神经胶质瘤（optic pathway glioma，OPG）为这些肿瘤中最常见的，累及视神经、视交叉和视束中的一些组合。它们可能会导致视盘水肿、球后视神经炎，并最终导致视神经萎缩。有些可能侵犯下丘脑而表现为性早熟。多数OPG在6岁内发病，绝大部分为良性病程，不需要进行干预。对于肿瘤发生进展的患者，治疗可选化疗。恶性肿瘤也可能发生，最常见的是低级别星形细胞瘤。它们侵犯脑干并可能出现颅神经病和脑积水的复杂症状。然而，这些肿瘤的恶性程度比与神经纤维瘤病不相关的脑桥肿瘤要低得多。

最近的一个发现是在T2磁共振成像（MRI）中有高密度信号的存在。这些NF相关的亮点（也称为未明确的高亮物质）常发现于基底节、小脑和脑干，可见于70%~80%的神经纤维瘤病患者。这些图像代表的意义仍不清楚，目前的猜测包括血肿、脑发育不良、脱髓鞘、空泡样改变或低级别的肿瘤。这些发现的临床意义也存在争议。一些研究已经证明亮点的存在与低IQ值相关，但这一结论存在争议。一些人认为应该把亮点的发现作为神经纤维瘤病的一条诊断标准，可能诊断处30%不符合目前诊断标准的儿童患者。然而，必须考虑到对儿童进行MRI检查时可能还需要采取麻醉。

学习障碍发生在50%~75%的患者中。约5%的患者有弗兰克智力障碍。与神经纤维瘤病有关的学习障碍可持续到成年期。注意力缺陷障碍、自闭症、行为异常和心理社会问题的发生率更高。甚至在没有CNS肿瘤的情况下，头痛发生频率也增加。30%~40%的患者有轻度言语障碍。神经纤维瘤累及脑动脉引起的脑血管病也有发生。在没有明显的肿瘤或脑血管受累的情况下，不到5%

的患者发生运动型癫痫大发作或小发作。另有26%的患者会有关于脑电图异常或临界异常。

脑积水至少27%的患者，这种表现在6岁后更常见。巨头畸形和智力障碍的表现、癫痫发作或脑电图异常之间没有相关性。

肌肉骨骼疾病

蝶骨翼发育不良是神经纤维瘤病中一种独特的骨病，表现眶骨板和额骨的单侧缺损。约14%的神经纤维瘤病患者出现长骨发育不良，通常在1岁内出现。最常受累的是胫骨，表现为向前外侧弯曲。反复骨折和愈合不良会导致假关节的形成。据报道，高达10%的神经纤维瘤病患者会出现脊柱侧凸，且通常在10岁时变得明显。营养不良性脊柱侧凸是一种迅速进展的疾病，有导致多神经系统并发症的潜力。放射性骨异常也可能是骨内或骨旁神经纤维瘤的压力所致。目前没有治疗共识，严重的病例会导致截肢。

身材矮小也是神经纤维瘤病另一个突出的特点。与正常儿童相比，该病患儿表现出相似的生长曲线，直到青春期前，神经纤维瘤病患儿的生长速度明显下降。此外，他们之后患骨量减少和骨质疏松症的风险是增加的。

血管疾病

高血压在NF1患者中更为普遍并可发生于任何年龄。高血压通常是无法避免的，但可继发于肾动脉狭窄、主动脉缩窄或嗜铬细胞瘤。血管病变可能累及心脏和大脑的动脉。合并先天性心脏病和肺动脉瓣狭窄在神经纤维瘤病患者中更常见。

胃肠道疾病

内脏肿瘤起源于腹内神经组织，包括神经纤维瘤、平滑肌瘤和错构瘤。最常见的并发症是由带蒂肿瘤的侵蚀或坏死所引起的梗阻、肠套叠和出血。持续便秘见于10%的患者，是由于结肠肌肉和Auerbach神经丛的功能混乱引起的。

内分泌疾病

内分泌功能异常不是神经纤维瘤病的常规表现，虽然经常提到，但可能仅见于不到1%的患者。嗜铬细胞瘤是最常见的内分泌异常，常为良性、单侧发病，主要产生去甲肾上腺素。甲状腺髓样癌和甲状旁腺功能亢进更不常见。此外，已有报道下丘脑受累儿童的视神经胶质瘤可伴有性早熟或青春期延迟。

其他多种疾病

其他多种恶性肿瘤，包括肾母细胞瘤、横纹肌肉瘤和白血病，以及多种神经嵴起源的肿瘤包括恶性黑素瘤，在神经纤维瘤病患者中比正常人群中更常见。现已发现神经纤维瘤病患儿与少年黄色肉芽肿和少年骨髓单核细胞白血病相关。NF1基因的肿瘤抑制功能的丧失的更易发生髓系疾病。

鉴别诊断

美国国立卫生研究院基于NF1特异性临床表现列出了诊断标准。其诊断需要达到以下两个或更多条标准：

1. ≥6个咖啡牛奶斑，成年人的>1.5cm，青春期前的儿童的>0.5cm。
2. ≥2个任何类型的纤维瘤，或1处丛状神经纤维瘤。
3. 腋窝或腹股沟雀斑。
4. 视神经胶质瘤。
5. ≥2个Lisch结节。
6. 特征性的骨改变，如蝶骨发育不良、长骨皮质增厚伴或不伴假关节。
7. NF1的一级亲属。

这些诊断标准对成人神经纤维瘤病有高度的敏感性和特异性。但是对儿童，尤其是8岁以下儿童不敏感，因为有些标准在年幼时尚未表现出来。其他可能有助于诊断的次要特征包括巨头畸形、器官距离过远、身材矮小和胸部异常。

Legius综合征（OMIM # 611431），是一种常染色体为主的NF1样疾病，具有与NF1相似的表型但遗传学上完全不同。是由生殖细胞SPRED1功能缺失性突变导致的。SPRED1基因编码一个类似于神经纤维蛋白的RAS-MAPK途径负调控子。该病的特征是多发CALMs、腋窝雀斑和巨头畸形。这些患者没有神经纤维瘤、Lisch结节或NF1基因异常。

患者评估

鉴于神经纤维瘤病有无数临床特征，广泛的筛选试验的效用仍然存在争议。一般情况下，相较于对无症状患者的筛查研究，临床评估更有助于发现并发症。每年一次的随访应包括全面体检、一次规范的眼科检查、对青春期性早熟的评估、发育评估、患者在学校表现的回顾，以及对丛状神经纤维瘤的监测。

基因检测

用现有的方法可以识别出约 85%~95% 的已知突变。在神经纤维瘤的家族病例中，可以进行间接连锁关系研究。当在重组过程中标记靠近 NF1 位点一起分离时，基因被认为是有关联的。通过对多个家庭成员进行广泛的评估，可找到与异常 NF1 相关的标志物，并用于遗传咨询。此外，还正在进行子宫内诊断的研究。然而，神经纤维瘤病的基因检测仍是个问题。神经纤维瘤病的表型表达有巨大的变异性，不能与特定的基因突变相关联。阳性的遗传结果无法预测是否发病、发病年龄以及病情严重程度。但有两个例外。一个是完整的基因删除，发生于 4%~5% 的 NF1 患者，会出现较大的肿瘤负担、更严重的认知障碍、手足变大、面部畸形，以及更高的出现 MPNST 的终生风险。第二个例外是 NF1 基因第 17 外显子出现三碱基对框内缺失。有这种基因突变的患者没有皮肤神经纤维瘤表现，严重并发症的发生率较低。遗传分析阴性不能排除该病。因此，产前检查的需求仍然有限。基因检测对于未达到诊断标准的可疑患者可作为诊断工具提供帮助。然而，随着基因检测的投入和预测能力的提高，未来基因检测可能会发挥更重要的作用。

治疗

神经纤维瘤病是一种多系统疾病，需要多学科管理。目前的管理专注于遗传咨询和对具体并发症的对症治疗。NF1 患者预计寿命为 15 年，低于正常人群，其中恶性变性是早期死亡的主要原因。目前神经纤维瘤病没有整体完整的治疗方案。个体表现及并发症将在出现时予以相应处理。应进行定期随访，病变迅速扩大时进行手术切除。另外，推荐切除破坏性或损害功能的病变。皮下神经纤维瘤切除术可能会导致神经缺陷，应由熟练的外科医生进行。对丛状神经纤维瘤的多种药物治疗正在临床试验中。

该病的美容、医疗、行为和社会学特点可能导致神经纤维瘤病患者的生活质量降低。及时识别各种并发症和采取应对措施是降低长期发病率的关键。

结节性硬化症综合征（Bourneville 病）

结节性硬化症综合征（tuberous sclerosis complex，TSC）（OMIM#191100 和 #613254）是一种常染色体显性遗传的多系统疾病，以多器官系统发生错构瘤为特征，包括大脑、眼、心脏、肺脏、肝脏、肾脏和皮肤。TSC 的经典三联征包括癫痫发作、认知障碍和血管纤维瘤。但是此三联征仅发生在 29% 的患者中，6% 的患者缺乏所有三种症状。

发病机制

结节性硬化症的发病没有明显的种族、民族或性别倾向，发病率估计为 1/6 000~1/10 000。实际发病率未知，因为存在许多轻度或无症状的患者未被诊断。它是一种以常染色体为主导模式的遗传病，几乎完全外显，但是大部分病例（约 80%）都是散发的新发突变。由于会发生频繁而严重的智力低下，该病患者的有效生育力是下降的。结节性硬化的表型高度可变。

TSC1 和 *TSC2* 两个基因被确定为结节性硬化的遗传缺陷。新发突变中，*TSC2* 突变的发生率是 *TSC1* 的 4 倍，而家族病例中 *TSC1* 和 *TSC2* 的突变率几乎相同。*TSC1* 位于染色体 9q34 上，编码 130kDa 的 hamartin 蛋白。*TSC2* 位于 16p13 染色体，编码 180kDa 的 tuberin 蛋白。通过躯体"二次打击"突变导致的杂合性丧失，揭露了疾病的发展过程。*TSC2* 突变患者比 *TSC1* 突变患者的病情更严重。

证据表明，tuberin 和 hamartin 可形成一种起抑制肿瘤作用的细胞内异源二聚体，可感受各种细胞内和细胞外信号，包括生长因子刺激、缺氧和能量水平。该复合物还以大脑中富含的 Ras 同源物（Rheb）作为靶点，转而抑制与细胞生长和增殖相关的丝氨酸/苏氨酸激酶——哺乳动物雷帕霉素靶蛋白（mTOR）。tuberin/hamartin 复合体包含了一个与 rap1 GTP 酶活化蛋白的催化结构域同源的区域。该异源二聚体催化 GTP 酶活化蛋白（GAP）而诱导失活，下调 Rheb 来发挥功能。Rheb 在其活化状态可诱导 mTOR，并依次将 4E 结合蛋白（4e-BP1）、核糖体蛋白 S6 激酶 b（S6K1）和真核翻译因子 2 磷酸化；它们都参与了在核糖体生物合成的招募和启示翻译过程。GAP 结构域中的突变大多数情况下可导致 TSC。进一步了解

hamartin/tuberin 复合体在 mTOR 信号中的作用，促使了 mTOR 抑制剂依维莫司的开发。

临床表现

面部血管纤维瘤

错构瘤，既往称为皮脂腺腺瘤，是对称分布于鼻唇沟、脸颊和下颌处的红色、光滑的丘疹（图40-4）。临床医师仔细检查患者时，发现它们可见于 70%~90% 的 5 岁以上的结节性硬化症患者。青春期时，其大小和数量逐渐增加。常伴有面部毛细血管扩张和面部潮红。这些肿瘤实际上是结节性硬化症的特征性体征。主要组织学表现与纤维血管错构瘤性增生相同，伴有皮肤附属器萎缩和挤压。

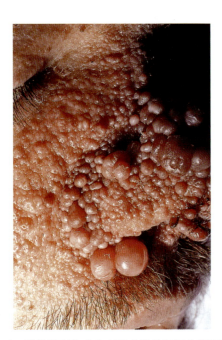

图 40-4　结节性硬化症患者的多发性面部血管纤维瘤

色素减退斑（灰叶斑）

这些斑疹是 TSC 最常见和最早发的临床表现之一。灰叶斑是不对称分布的、最常见于在躯干和臀部的色素减退斑（图 40-5）。其大小从几毫米到数厘米不等，数量从 3~100 个不等，形状通常是柳叶状（"灰叶斑"）或多边形的。据报道，此斑片见于 >90% 的结节性硬化症患者并可持续终身。在绝大多数结节性硬化症患者中，灰叶斑出生即存在（基于用伍德灯仔细检查新生儿的研究）。伍德灯通过增强色素减退区区分度，可能能够检测出皮损表现轻微的患者身上轻微的灰叶斑。活检显示灰叶斑处黑素细胞数量正常，但电子显微镜下可见黑色素的强度下降，伴黑素颗粒的大小和黑化程度下降。TSC 中可见的另一种色素减退斑为五彩纸屑般的斑点。这些微小的 1~3mm 的色素减退的斑片对称分布于四肢，更常见于 10~20 岁的患者。

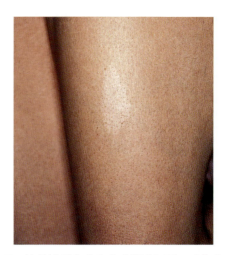

图 40-5　结节性硬化症患者大腿上可见一个灰色叶状的色素减退斑

无毛纤维瘤（Koenen 瘤）

这些是从趾甲床或指甲床长出的 1~10mm 不等的粉红色或肉色丘疹（图 40-6）。可位于甲沟侧缘、甲板下，或沿着近端的甲沟分布。他们通常在青春期出现，总体发生率约 20%。可能会引起疼痛，且手术切除后有复发的倾向。组织学上，它们与面部血管纤维瘤类似，伴有纤维化和毛细血管扩张。陈旧皮损中可能含有大的星状成纤维细胞，形成"胶质外观"。

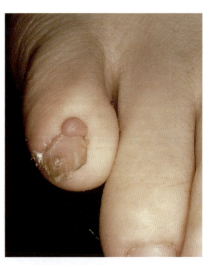

图 40-6　结节性硬化症患者出现一个甲周纤维瘤

鲨革斑

这些结缔组织错构瘤呈斑块样（图40-7），通常发生于躯干，特别是在腰骶部位。大小从几毫米到 >10cm 不等。呈黄褐色至粉红色，并具有坚实的质地，类似于橘皮。皮损在婴儿期罕见，而青春期后更常见，达到 70%~80% 的结节性硬化在的发病高峰。然而，鲨革斑在临床上及组织病理学上都不同于其他结缔组织痣，其在正常个体中可能作为孤立的发育缺陷出现。

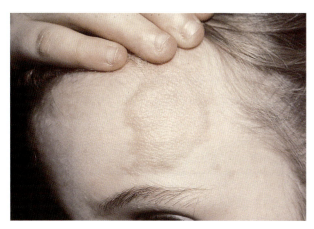

图 40-7　结节性硬化症患者出现一个代表结缔组织痣的红色斑块

其他多种痣样病变

咖啡牛奶斑可能作为独立表现见于 10%~20% 的 TSC 患者。多达 20% 的 TSC 患者中也可见到灰色或白色斑块。各种尺寸和形状的纤维瘤可发生在其他位置，包括：①面部和头皮大的、不对称的纤维瘤，称为纤维性头部斑块；②颈部，躯干或四肢柔软带蒂的（软疣纤维瘤）；③颈部，躯干和四肢成组、坚硬的斑块；④颊黏膜或牙龈黏膜有蒂或无蒂的结节。前额斑块见于约 25% 的患者，可能是 TSC 最特异的皮肤表现。多发性牙龈纤维瘤是 TSC 临床诊断标准中的一个次要标准。

中枢神经系统受累

局灶性或全身性癫痫发作可见于高达 90% 的 TSC 患者，可能是提示诊断的首要症状。婴儿痉挛是广泛性肌阵挛性癫痫发作，是 TSC 常见的症状。这些主要与胶质瘤有关，称为皮质块茎和室管膜下结节。超过 80% 的结节性硬化综合征患者通过脑 MRI 确定了皮层神经元型错构瘤和室管膜下结节。大多数病变是多发的，并涉及额叶或顶叶。这些肿瘤在约 50% 的患者中发生钙化，并产生特征性的 X 射线照相变化。在 5%~20% 的患者中发现一种称为室管膜下巨细胞瘤（subependymal giant cell tumors，SGCT）的特征性脑肿瘤。也称为室管膜下巨细胞星形细胞瘤，这些肿瘤可能会扩大和阻塞脑脊液的流动，导致脑积水。据认为，SGCT 来自先前存在的室管膜下结节。块茎的数量与癫痫发作状态和认知功能的程度相关。60%~70% 的患者在 3 岁时表现出癫痫发作和认知障碍。脑白质径向迁移线是皮质发育不良的另一种形式，与癫痫和学习困难有关。结节性硬化综合征患者的患有智障概率为 40%~50%。自闭症和行为问题在结节性硬化综合征儿童中很常见。

视网膜错构瘤见于 30%~50% 的 TSC 患者。视网膜神经胶质瘤可能表现为分布于周边的非钙化性病变，其平坦、白色至鲑鱼色且呈圆形（晶状体瘤 – "白色斑点"）。在眼底镜检查中，其在发生钙化前很难被发现，但在钙化后很容易发现在视乳头边缘的珍珠白色肿物。它们常位于视网膜血管表面。视网膜病变的第二种类型是形如桑葚的经典结节状病变，具有成簇的小的闪光性颗粒。通常情况下，视网膜病变不会明显增大，也罕见失明。治疗不是必要的。视网膜色素减退，即视网膜消色脱色斑，可见于 39% 的 TSC 患者，被认为是一个次要表现。虹膜色素减退斑、白色睫毛以及眼睑和结膜的错构瘤也可能发生。

肾脏受累

结节性硬化症有两种特征性肾损害：血管平滑肌脂肪瘤和肾囊肿。血管平滑肌脂肪瘤的患病率随年龄而增长（10 岁以上的患者超过 90% 发病）。这些可以是 TSC 的唯一表现。血管平滑肌脂肪瘤通常多发、双侧且良性。有症状时可能会出现疼痛和/或血尿。肿瘤的大小从几毫米到 20cm 不等，而肿瘤的重量通常是引起症状的原因。大于 4cm 的肿瘤出血风险增加。肾衰竭罕见。已有多个血管平滑肌脂肪瘤恶化的报道，但无肿瘤转移。

肾囊肿可以是小且无症状的，或是大且导致肾损伤的。有趣的是，*TSC2* 基因位于常染色体显性遗传性多囊肾病（polycystic kidney disease，PKD1）的基因旁边。同时累及 *TSC2* 和 *PKD1* 的突变与严重的肾囊肿有关。小的囊肿见于仅 *TSC2* 或 *TSC1* 基因出现突变的患者。极少肾细胞癌的病例已被报道。

心脏和肺部受累

结节性硬化症的心脏受累包括多发性、非连续性横纹肌瘤，见于30%~50%的患者。典型的心脏横纹肌瘤在胎儿阶段开始出现，常在产前超声检查中可以发现。80%的心脏横纹肌瘤患儿有结节性硬化症。这些肿瘤通常是良性的，可随着时间逐渐消退。但是也已经出现与流出道阻塞或传导缺陷相关的死亡。它们与心律失常，包括Wolff-Parkinson-White综合征有关。

肺部受累很少见，通常为弥漫性间质纤维化，称为淋巴血管肌瘤病（lymphangiomyomatosis, LAM）。这是一种囊性肺病，可导致明显的肺功能受限。可能出现气胸、进行性劳累性呼吸困难和肺心病。这种情况在怀孕期间可能恶化，并可能是TSC的一个威胁生命的并发症。LAM也在非TSC患者中被诊断。TSC的其他肺部表现包括多灶性微结节肺细胞增生和肺透明细胞瘤。

其他各种系统表现

已报道大量各种各样的非特异性表现。包括甲状腺肿、甲状腺功能减退症、库欣综合征、葡萄糖耐量试验异常、青春期性早熟、肾上腺增生、脾错构瘤、掌骨和指骨囊性影像学改变、颅骨硬化病变以及牙釉质点状凹陷。牙齿点状凹陷在TSC中高发，也是TSC临床诊断的一个次要标准。

鉴别诊断

没有哪一种症状是所有患者都必出现的，因此诊断可能较困难。儿童出现特征性皮肤灰色叶状斑片并伴有癫痫发作和/或智力低下则足以确诊。然而，疾病早期阶段和顿挫型可能会给诊断带来麻烦。TSC的一些特征是仍是无症状的，而其他特征则随着时间的推移逐渐出现、扩大和衰退，这降低了该病被发现和诊断的可能性。许多TSC患者直到成年才被诊断出来。

多发性面部血管纤维瘤和胶原瘤也可见于Birt-Hogg-Dubé（BHD）综合征和多发性内分泌肿瘤1型（multiple endocrine neoplasia type 1, MEN1）。这些疾病中，面部血管纤维瘤的出现晚于TSC。当成年患者出现血管纤维瘤时，应将其视为次要特征，此时鉴别诊断应扩大至包括BHD和MEN1。

患者评估

详细家族史以及家庭成员检查是必需的。然而，80%的患者为新发突变，无相关家族史不应用来排除结节性硬化症。皮肤表现很容易识别，见于>90%的TSC患者。适当皮损处的皮肤活检可能有助于诊断。TSC的早期识别是至关重要的，因为进行推荐的检查（例如神经影像学检查）可以预防严重的临床后果发生。最近的一次国际结节性硬化综合征共识会议修订了结节性硬化症的诊断标准（表40-3），并为监测和管理提供了推荐的指南。应该进行详细的皮肤和口腔检查。患者应该进行详细的眼科检查，寻找错构瘤；进行脑MRI以评估CNS受累的严重程度；18岁及以上的女性应行高分辨率胸部计算机断层扫描（CT）和肺功能检查来检测肺部受累；儿童患者应行超声心动图检查来评估心脏肿瘤；以及肾脏肿块的放射性检查评估。建议所有儿科患者即使没有癫痫发作，也要有基线脑电图检查。

表40-3　修订的结节性硬化综合征诊断标准

A. 遗传诊断标准
　　从正常组织的DNA中鉴定出 *TSC1* 或 *TSC2* 的致病性突变
B. 临床诊断标准
　　主要标准
　　　　血管纤维瘤（≥3个）或头部纤维性斑块
　　　　无毛纤维瘤（≥2个）
　　　　色素减退斑（≥3个，直径至少5mm）
　　　　鲨革斑
　　　　多发的视网膜错构瘤
　　　　皮质发育不良[*]
　　　　室管膜下结节
　　　　室管膜下巨细胞星形细胞瘤
　　　　心脏横纹肌瘤
　　　　淋巴血管肌瘤病[#]
　　　　血管肌脂肪瘤[#]
　　次要标准
　　　　牙釉质凹点（≥3个）
　　　　口腔纤维瘤
　　　　非肾脏的错构瘤
　　　　视网膜脱涩斑
　　　　"五彩纸屑"样皮肤损害
　　　　多发的肾囊肿

注：诊断TSC：满足2个主要标准或1个主要特征+2个次要标准

可疑TSC：满足1个主要标准或≥2个次要标准

[*] 包括脊髓和大脑白质的径向迁移线

[#] 当同时出现淋巴血管肌瘤病和肾血管肌脂肪瘤时，在明确诊断TSC前应有其他特征出现

改编自Northrup et al.（2012）

在 TSC 共识会议期间，专家组建议患者每 1~3 年进行一次头部 MRI 成像直到 25 岁，以监测 SCGTs 的发生。女性应在成年期至少行一次胸部 CT 检查，以评估罕见的发生淋巴管平滑肌瘤病的风险。TSC 相关神经精神障碍的筛查应在每次随访中进行。其他定期检查应该基于病史和临床发现来进行。

基因检测

分子遗传学检测目前可检测 TSC1 或 TSC2 中发现的 75%~80% 的突变。找到 TSC1 或 TSC2 的致病性突变是一个独立的诊断标准，足以诊断 TSC。基因检测被推荐用于遗传咨询目的，或者 TSC 诊断有疑问或有问题但不能被临床证实时。遗传咨询对于即使只有很小的结节性硬化症症状成人也是很重要的，因为他们的孩子可能会受到严重影响。患病父母将疾病传给子女的风险有 50%。产前检测可以在已知 TSC 突变基因的家庭中进行。检测结果正常不能排除 TSC 的可能，因为一部分（10%~25%）TSC 患者不存在通过常规基因测试可鉴定的突变。

治疗

TSC 是一种需要多学科共同管理的多系统疾病，是一种进行性疾病，不同个体不同时期出现特征不同。TSC 的神经系统表现代表着相关的发病率和死亡率的主要原因。TSC1/TSC2 与 mTORC1 之间的功能学关系的认识，引起了使用 mTOR 抑制剂治疗 TSC 的几种临床表现的重要临床进展，包括脑室管膜下巨细胞性星形细胞瘤、肾血管脂肪瘤和肺淋巴管平滑肌瘤病。

TSC 的癫痫用传统抗癫痫药难以控制。至少三分之一的患者发展为难治性癫痫。氨己烯酸和促肾上腺皮质激素已被推荐为婴儿痉挛的一线治疗药物。氨己烯酸的确切机制尚不清楚。研究发现小鼠模型中氨己烯酸可抑制 mTOR 通路。简单部分性或复杂部分性癫痫发作经常用抗惊厥药治疗。在 TSC 患者的研究中，西罗莫司（雷帕霉素）和依维莫司（雷帕霉素类似物）已成功用于治疗肾血管平滑肌脂肪瘤和 SCGTs。西罗莫司也一定程度上（但非全部）减少了患者 LAM 的生长。现已发现，鼠 TSC 模型中雷帕霉素或雷帕霉素类似物可有效抑制 mTOR 途径，结果提示这也可用于控制 TSC 患者的癫痫发作。目前临床试验正在研究这些药物对其他神经系统并发症的影响。

外科手术和 mTOR 抑制剂药物治疗是皮外错构瘤的两种主要治疗方法。手术指征各不相同，手术切除与药物治疗之间的选择取决于个体情况。

患者可能因美容问题要求治疗皮损。用电灼和激光烧灼治疗面部血管纤维瘤可获得优良的美容效果，但常出现再发。局部雷帕霉素也被成功用于治疗面部血管纤维瘤。

Sturge-Weber 综合征

Sturge-Weber 综合征（SWS）（OMIM # 185300）是一种散发性先天性疾病，其特征是面部毛细血管畸形（facial capillary malformation，PWS）伴软脑膜血管瘤和青光眼。SWS 中的 PWS 特征性地出现在三叉神经的眼科分支区域内的前额和上眼睑（图 40-8）。这可单独出现或合并 V2 和 V3 分布区域发病。SWS 的神经系统表现可能是渐进性的，包括癫痫发作、局灶性神经功能障碍和认知缺陷。眼部特征包括青光眼和结膜、巩膜外膜、脉络膜和视网膜的毛细静脉血管畸形。

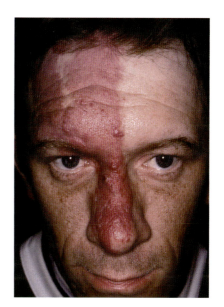

图 40-8　Sturge-Weber 综合征患者出现单侧葡萄酒色着色

发病机制

SWS 是由 GNAQ 基因体细胞嵌合性突变引起的。GNAQ 基因编码调节细胞内信号通路的核苷酸结合蛋白 G-α-q。胚胎后期发生的 *GNAQ* 体细胞突变可能仅影响血管内皮细胞前体，引起非综合征性 PWS，而胚胎早期发生的突变则可能影响更多种前体细胞，并导致 SWS。

Sturge-Weber 病的血管异常可能代表了胚胎发育第 4~8 周发生的中胚层缺陷。在此时，将形成皮肤的外胚层逐渐覆盖住最终将形成同侧大脑的组织。随后，软脑膜血管发展成静脉血管瘤和薄壁扩张的小静脉网，填充蛛网膜下腔。出生时，葡萄酒色痣是平坦的，与孩子的生长发育成比例扩大。脑血管瘤逐渐丧失静脉回流，出现静脉淤滞和钙化。钙化被认为是胶体纤维在网状蛋白纤维基质上沉积，伴钙盐在网状纤维上沉淀的结果。这种钙化在整个生命中都会增加。这种钙化在一生中逐渐增加。血管扩张和钙化的组合随后引起脑组织缺血，导致弥漫性皮层萎缩和神经系统异常。

临床表现

PWS 是一种常见的血管畸形，在新生儿的发生率为 0.3%，表现为粉色至深紫色的扁平的血管性病变。病变由大量扩张的境界清楚的真皮毛细血管构成。PWS 的血管壁随着年龄的增长而逐渐扩大，在成年中期形成外生性蓝莓样扩张。到五六十岁，超过 50% 的面部 PWS 患者病变部位出现肥大增生和结节。在 SWS 中，PWS 最常见于三叉神经的第一或第二分支的分布范围中。

软脑膜血管畸形（也称为软脑膜血管瘤病）可见于 8%~20% 存在典型的面部 PWS 的患者。尽管大脑的任何部分都可能受累，但是顶叶和枕叶区最常受到影响。当存在单侧 PWS 时，软脑膜血管瘤病倾向于位于同侧。癫痫发作是最常见的中枢神经系统表现。75%~80% 的 SWS 患者有癫痫。癫痫发作可在出生后不久出现，但更发生于婴儿后期或儿童早期。癫痫发作常常始于热性发作，引起对侧局灶性运动性癫痫发作，随后进展为癫痫全身性发作。卒中样发作可见于 SWS 患者，表现为短暂性偏瘫或视野缺损。还可出现偏瘫、感觉异常、同侧偏盲和肢体萎缩。头痛也是 SWS 患者的常见症状。

认知功能障碍可能极少发生于儿童早期，但在癫痫发作之后呈渐进性发展。与发育迟缓相关的因素包括双侧脑损伤、脑萎缩的程度、难治性癫痫的存在以及多种类型癫痫发作的存在。一些证据指出癫痫发作抑制血流、导致神经功能障碍加重的可能性。通过药物或手术方式控制癫痫发作可能可以延缓精神异常的进展。SWS 患者也会出现行为问题。较低的认知功能、癫痫和更大的癫痫发作频率与更多的心理问题有关。

约 60% 的 SWS 患者有眼部受累。青光眼是最严重的眼部问题，30%~70% 的患者会出现。十岁前出现青光眼的风险是最高的。受累眼睛的双眼睑出现的 PWS 通常与青光眼有关。先天性或后天性的脉络膜毛细血管静脉畸形可能导致青光眼或视网膜脱离。可能出现视网膜血管样条纹症和眼球增大。还可能发生虹膜异色症，这是由虹膜前表面聚集的黑素细胞错构瘤造成的。

生长激素缺乏症和中枢性甲状腺功能减退症的神经内分泌异常在 SWS 患者中更常见。

5%~14% 的患者可能在没有皮损的情况下发生特征性的脑血管瘤、钙化和萎缩。这类患者也被称为 Sturge-Weber 病，但显然不符合传统的综合征的标准。偶尔 SWS 患者也有广泛的皮肤畸形、肢体肥大和血管淋巴管畸形，这与 Klippel-Trenaunay 综合征一致。这些孩子被归类为 Klippel-Trenaunay-Weber 综合征。

评估和治疗

PWS 伴有青光眼、有脑部受累的临床证据并经神经影像学确认的患者，可直接诊断为 SWS。对于没有神经症状的面部 PSW 的婴儿，诊断则更具挑战性。放射性钙化极少见于出生时，但在儿童早期可出现。钆 MRI 是首选的神经系统成像技术。新的 MRI 序列还在研究中，有望提高某些患者脑部受累的早期诊断能力。出生后几个月内脑 MRI 正常不能排除 SWS。只有婴儿出现特征性的眼或神经系统异常时，才会对婴儿进行 MRI 检查。年龄稍大的有症状的儿童典型的脑 MRI 表现包括：软脑膜增强、深部引流血管扩张和血管球畸形。颅内钙化的 CT 表现具有高度特征性，表现为与脑回平行的高密度双曲线，形成"轨道"征。脑部受累的脑电图证据通常在儿童早期出现。

神经系统受累的程度和症状的严重程度有很大的差异。脑部受累的部位和程度影响神经表现。癫痫发作可能难以用抗惊厥药控制，手术治疗可能变得必要。局灶性病变的患者可以行视觉引导的脑小叶切除及血管瘤皮质切除术。难治性癫痫发作和单一脑室受累的患者可考虑脑半球切除术。

终身对视觉功能和眼压进行定期评估,对于在视力丧失之前识别和治疗青光眼是至关重要的。

可以用化妆品(例如,Covermark™ 或 Dermablend™)来改善皮损的外观。激光技术大大改善了治疗的美容效果。脉冲染料激光(PDL)是专门为皮肤血管病变设计的。PDL 能够在皮损血管处的血管内血红蛋白上短时间爆发能量,而不累及其他组织成分。这些模式已被证明对幼儿的 PWS 特别有效,最终可能达到 75% 以上的症状缓解。激光治疗对萎缩性口腔损害或之后发生的丘疹性扩张性病变也有效。

Cobb 综合征

Cobb 综合征是指一组累及脊髓相同节段的伴血管畸形的 PWS 或海绵状血管瘤。神经症状与脊髓血管畸形有关,可能包括疼痛、运动功能障碍、感觉异常和截瘫。治疗选择包括手术治疗和血管内栓塞治疗。

共济失调 – 毛细血管扩张症(Louis-Bar 综合征)

共济失调 – 毛细血管扩张症(ataxia-telangiectasia,AT)(OM # 208900)是一种常染色体隐性遗传疾病,由进行性小脑共济失调、眼睛和皮肤毛细血管扩张以及多种免疫缺陷组成。免疫缺陷使患者容易发生复发性鼻窦感染,并增加肿瘤发病率。患者在细胞生长和染色体完整性方面存在缺陷,且与对电离辐射的敏感性增加有关。最近对具有类似放射敏感性表型的疾病的理解有所进展,使得对各种 AT 样疾病有了更好的阐释和理解。下面的讨论限于经典型 AT 表型。

发病机制

AT 在 4 万 ~10 万活产婴儿中有 1 例发生,无症状杂合子的发病率高达 1/100。AT 相关的基因位于染色体 11q22.3 上,被命名为 *ATM*(即共济失调毛细血管扩张症性突变)。该基因包括 150 kb 的 DNA,编码磷蛋白。磷蛋白与磷脂酰肌 –3– 激酶的亚基具有明显的同源性,该亚基参与细胞周期的调控、维持基因组稳定性以及对 DNA 损伤做出反应。

成纤维细胞和淋巴母细胞对 X 射线和化疗的杀伤作用极为敏感。这些细胞受辐射后的 DNA 修复存在缺陷,且不能减慢 DNA 合成速度。这些缺陷是由于 DNA 损伤时不能将细胞周期阻断在 G1 和 G2 期,反而是分别进入到 S 期和有丝分裂期而导致的。目前认为,ATM 蛋白可激活 p53 蛋白,触发 DNA 细胞周期中起检查点调控作用的 p53 信号通路。另外,有证据表明 ATM 参与了 DNA 链修复和重组调控相关的蛋白质的活化。

临床表现

共济失调是最早的临床表现,通常在患儿开始会走路时出现。学龄前儿童的眼球运动通常是正常的,但之后会出现眼球运动障碍。手足舞蹈徐动症、语言障碍和强直性肌痉挛是童年期主要表现。青春期患者通常被受限在轮椅上。毛细血管扩张症一般于 2~8 岁开始出现,首先表现为球结膜的丝状血管,而后在耳廓、颈部和四肢屈侧等暴露部位出现。其他皮肤异常包括早发白发、皮下脂肪丢失、白癜风、咖啡牛奶斑和非感染性肉芽肿。内分泌异常随时间逐渐发生,包括伴胰岛素抵抗的高胰岛素血症、性功能减退性发育迟缓,和生长发育迟缓。大多数患者会出现复发性肺部感染伴支气管扩张和呼吸衰竭,是最常见的死亡原因。在共济失调 – 毛细血管扩张的病程中,常出现轻度至中度的认知障碍。

患者可出现细胞免疫和体液免疫缺陷。由于胸腺缺失或发育不全,其细胞免疫缺陷是可预知的。细胞免疫缺陷包括对记忆抗原反应的皮肤测试异常、淋巴细胞数量减少和 T 细胞比例降低。三分之二的患者对有丝分裂原和特异性抗原的体外增殖反应降低。由于抗体水平异常,患者对外源蛋白或病毒的抗原产生的抗体应答不足。70% 的患者有 IgA 缺陷,80% 有 IgE 缺陷,60% 有 IgG 缺陷。这些缺陷主要由抗体合成缺陷引起。据推测,正常体液和细胞免疫功能所需的基因重组受 ATM 基因缺陷的影响。胎儿蛋白会持续产生,近期不断发现患者血清甲胎蛋白水平升高证明了这一点。2 岁以上患者测定甲胎蛋白有助于确诊。

大约 10%~25% 的患者发生恶性肿瘤,其中 85% 是淋巴组织增生性疾病。另外,ATM 基因杂合子的患者出现恶性肿瘤的风险更高,尤其是女性乳腺癌。对于在 AT 双等位基因携带者而言，ATM 杂合性突变者相关的乳腺癌风险约增加两倍。这些显著的异常被认为是由于 ATM 基因的免疫监视受损、染色体不稳定性和肿瘤抑制功能导致的。

治疗

治疗方式限于对控制感染、早期发现恶性肿瘤和遗传咨询。大多数患者在儿童时期死于感染或恶性肿瘤。目前在 ATM 基因上已经发现了超过 400 种突变，而基因型/表型关系仍然不甚了解。子宫内甲胎蛋白浓度升高有助于产前诊断。

其他神经皮肤疾病

von Hippel-Lindau 综合征（OMIM#193300）

von Hippel-Lindau 综合征（von Hippel-Lindau syndrome，VHL）是一种显性遗传的家族性癌综合征，发病率为 1/36 000。VHL 患者易患各种恶性和良性肿瘤。VHL 的基因位于 3 号染色体上，起肿瘤抑制因子的作用。最常见的肿瘤是小脑和脊髓血管母细胞瘤、肾细胞癌、嗜铬细胞瘤和胰腺肿瘤。一些患者的头颈部可出现葡萄酒色痣，但大多数患者没有皮肤损害。

Waardenburg 综合征（OMIM#193500）

Waardenburg 综合征（Waardenburg syndrome，WS）是一种基因异质性遗传性色素病，其特征为头发、皮肤和眼睛的色素缺乏；先天性耳聋；以及内眦移位（内眦间距增加）。根据表型将其分为四类。WS1 为经典型，通过其内眦增宽可与其他类型区分。WS2 无内眦改变，但相关性耳聋的发生率高。WS3 具有相关的肢体异常，而 WS4 具有先天性巨结肠的特点。WS1 和 WS3 由 PAX3 基因的突变引起，而 WS2 由转录因子 MITF 基因和 SNAI2 基因的突变引起。WS4 是内皮素 -B 受体（EDNRB）或其配体（EDN3）的基因突变，或 SOX10 基因突变的结果。该病无特效疗法。

色素失禁症

色素失禁症（incontinentia pigmenti，IP）是一种 X 连锁的显性遗传病，多系统受累，对男性患者通常是致命的。它是由 Xq28 的 NEMO 基因突变引起。女性患者于胎儿期开始发病，表现为散在红斑和水疱。几个月内皮损发展为疣状线状斑块（图 40-9），然后最终被色素沉着性斑片和斑块取代。色素沉着性漩涡在躯干和四肢沿着 Blaschko 线（外胚层胚胎发育线）分布。随着时间的推移，这些漩涡变为色素减退性。大多数患者出现皮肤外表现，包括中枢神经系统、眼、牙、头发、甲和骨骼的异常。其中中枢神经系统异常见于 20%~30% 的患者，包括癫痫发作、发育迟缓和痉挛性异常。患者需要在神经科和眼科进行检查和长期随访。皮肤损害不需要特殊的治疗。

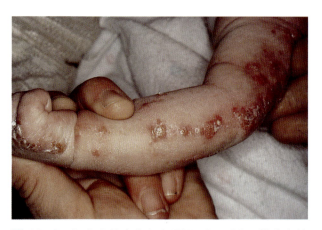

图 40-9 色素失禁症患者出现沿 Blaschko 线分布的多发囊泡和疣状皮损

Ito 色素减退症

Ito 色素减退症（hypomelanosis of Ito，HI）（OMIM#300337）是一种色素性嵌合体，其特征为一部分克隆的表皮细胞产色素能力降低。HI 临床表现为沿着 Blaschko 线分布的色素减退条纹和螺纹（图 40-10）。约 30% 的患者出现神经系统异常，包括癫痫发作、脑电图异常、斜视和语言障碍。色素减退随着年龄而消退。

Vogt-Koyanagi-Harada 综合征

这种综合征的特征为皮肤（特别是眉毛和睫毛）的脱色素、头痛、无菌性脑膜炎、葡萄膜炎和偶尔的视神经炎。发病与发热性疾病相关，并不知道是遗传性的还是与先前存在的神经嵴缺陷有关。

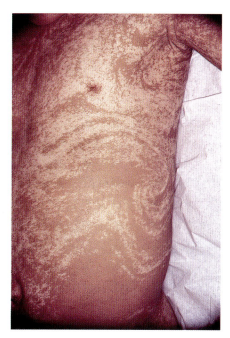

图40-10 无色素性色素失禁症患者出现色素脱失的漩涡状斑片

表皮痣综合征

表皮痣综合征是指与肌肉骨骼、眼睛和/或神经系统异常相关的一组表皮痣疾病。表皮痣综合征的表现是基因嵌合的结果，不同临床表现取决于发育期间不同的遗传缺陷和突变时间。表皮痣常为单侧或偶尔双侧广泛分布的疣状丘疹或鳞屑性斑块，呈连续或间断性条带状分布（图40-11）。皮损颜色从黄色到棕色不等，通常无自觉症状。皮肤外的异常包括半侧巨脑症、癫痫发作、轻偏瘫、发育迟缓、眼脂肪瘤、（眼组织）残缺、迷芽瘤、颅骨畸形、脊柱侧凸出和肢体肥大。泛发性表皮痣可出现低血磷–抗维生素D佝偻病。

鱼鳞病相关综合征

已发现很多与神经系统先天畸形相关的鱼鳞病。其中包括Sjögren–Larsson综合征，即由脂肪醛脱氢酶基因 *FALDH* 突变引起的常染色体隐性疾病。临床特征包括伴瘙痒的层状鱼鳞病、手掌和足跖部增厚（掌跖角化）、伴视网膜晶体的黄斑变性、智力低下、癫痫以及痉挛性二肢瘫或四肢瘫痪。目前还没有发现任何疗法能够延缓进行性神经退化。

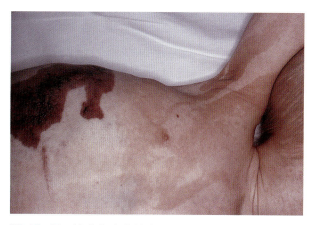

图40-11 该患者患有伴多种异常的表皮痣综合征，可见血管瘤和表皮痣，以及表现为光滑、轻微色素沉着的皮肤

（张娇 译，陈永锋、张锡宝 审校）

推荐阅读

De Bella K, Szudek J, Friedman JM, et al. Use of the National Institutes of Health criteria for diagnosis of neurofibromatosis 1 in children. Pediatrics 2000;105:608–14.

Friedman JM, Gutmann DH, MacCollin M, Riccardi VM, et al. Neurofibromatosis: phenotype, natural history, and pathogenesis. 3rd ed. Baltimore: Johns Hopkins University Press; 1999.

Gatti RA, Becker-Catania S, Chun HH, et al. The pathogenesis of ataxia-telangiectasia. Learning from a Rosetta Stone. Clin Rev Allergy Immunol 2001;20(1):87–108.

Krueger DA, Northrup H. Tuberous sclerosis complex surveillance and management: recommendations of the 2012 International Tuberous Sclerosis Complex Consensus Conference. Pedatr Neurol 2013;49:255–65.

Lo W, Marchuk DA, Ball K, et al. Updates and future horizons on the understanding, diagnosis, and treatment of Sturge-Weber syndrome brain involvement. Dev Med Child Neurol 2012;54:214–23.

Meyn MS. Ataxia-telangiectasia, cancer and the pathobiology of the ATM gene. Clin Genet 1999;55:289–304.

Northrup H, Krueger DA. Tuberous sclerosis complex diagnostic criteria update: recommendations of the 2012 International Tuberous Sclerosis Complex Consensus Group. Pedatr Neurol 2013;49:243–54.

Williams VC, Lucas J, Babcock MA, et al. Neurofibromatosis type 1 revisited. Pediatrics 2009;123:124–33.

第41章

妊　娠

Bethanee J.Schlosser

> **要点**
> - 与妊娠相关的生理变化都对皮肤产生影响，包括：色素改变，如黑线和黄褐斑；血管改变如毛细血管扩张、静脉曲张和蜘蛛痣；结缔组织改变，如膨胀纹；以及腺体结构、毛发、甲和黏膜表面改变。
> - 妊娠也会影响良恶性肿瘤的发展。
> - 妊娠对先前存在的慢性皮肤病可产生不同程度的影响，并且很难预测，包括银屑病、特应性皮炎、皮肌炎、红斑狼疮和感染，如病毒、真菌和分枝杆菌。
> - 瘙痒是妊娠的一个突出特征，可能与先前存在的疾病以及胆汁淤积有关，或与妊娠"特有"的皮肤病有关。
> - 有两种主要的"特异性"妊娠期皮肤病：妊娠多形皮疹（既往称为妊娠瘙痒性荨麻疹样丘疹和斑块）和妊娠类天疱疮。

在妊娠期，皮肤可发生生理性和病理性的各种各样改变。妊娠相关的皮肤改变可分为：①生理性改变；②皮肤肿瘤的改变；③对先前存在的皮肤疾病或内脏疾病的皮肤表现产生的影响；④妊娠瘙痒症；⑤妊娠期特有皮肤病。本章回顾了在妊娠期间观察到的非特异性和特异性皮肤改变，强调准确诊断的必要性，以及提高对任何与母婴相关的风险认识。

生理性皮肤改变

妊娠可以引起皮肤、毛发、甲和黏膜的生理性改变。在妊娠期间观察到的皮肤变化是由色素沉着、脉管系统、结缔组织和腺体的改变而引起。尽管有时皮肤改变非常明显，但这种生理变化对孕妇或胎儿的健康没有影响。

色素改变

色素沉着

90%的孕妇表现出不同程度的色素沉着，通常局限和分散。怀孕期间很少发生广泛的色素沉着，当看到时，应考虑到其他病因（如肾上腺功能不全、甲状腺功能亢进）。妊娠期色素沉着最常见的表现为黑中线，即腹壁白线变黑（白线是从耻骨联合到剑突的前腹壁中线），出现在妊娠期前三个月，并在肤色较深的女性中更为明显。生理性色素沉着也影响乳头、乳晕、颈部、腋下、生殖器、会阴、肛周皮肤和大腿内侧。色素沉着在产后几个月逐渐消退。色素性分界线是指皮肤色素沉着区和色素减退区之间的明显分界线，最常出现在下肢（即B型色素分界线，又称Futcher线）。据报道，在妊娠期间颜色会变深或妊娠一开始即出现。妊娠期间可出现不常见的色素沉着模式，包括假性黑棘皮病、真皮黑素细胞增生和外阴黑变病。

黄褐斑（又称为"妊娠面具"）表现为对称性、不规则的色素沉着性斑片，累及脸颊和鼻部的曝光部位（面颊型）；前额、鼻部、脸颊、上唇皮肤和下巴（面部中心型）；或下颌支区域（下颌型）。妊娠期黄褐斑患病率从5%~46%不等，不同人群和地理位置间差异很大。黄褐斑的危险因素包括皮肤分型的中间型（Fitzpatrick Ⅲ~Ⅳ）、紫外线（ultraviolet，UV）辐射、黄褐斑家族史、口服避孕药和甲状腺功能异常，以及怀孕次数和初次妊娠的年龄。大约一半的女性在怀孕或口服避孕药的情况下发生黄褐斑。黄褐斑的发病机制了解甚少，怀孕期间雌激素、黄体酮和促黑素细胞激素水平的升高，可能在黄褐斑的发生中起作用。

一般在产后1年内黄褐斑患者接受治疗，可以得到有效改善，自发缓解率很低（6%）。多达30%的患者持续存在色素异常。危险因素包括以前口服避孕药和以前有更严重的黄褐斑色素沉着。再次妊娠或口服避孕药可导致黄褐斑复发。避免紫外线照射和规范使用广谱防晒霜（≥SPF30）具有预防和治疗作用。应建议患者避免使用潜在刺激性和敏感性化妆品，并考虑采用非激素方法避孕。产后可用氢醌、壬二酸、外用维甲酸或联合治疗黄褐斑。此外，治疗产后黄褐斑的方法还包括激光和化学剥脱。

黄疸

非异常妊娠血清胆红素水平可增加2%~6%，但几乎总是低于2mg/dl。妊娠期间严重的肝功能异常罕见。妊娠黄疸的最常见病因是病毒性肝炎。妊娠期肝内胆汁淤积（intrahepatic cholestasis of pregnancy，ICP）严重者，可发生黄疸（见"妊娠期瘙痒"部分）。

血管改变

妊娠期间雌激素水平的升高和血容量的增加可导致血管增生、血管扩张、血管舒缩不稳定和皮肤血流增加。产后皮肤血管的改变通常会消退。

掌红斑

大约2/3的白人女性和1/3的黑人女性在妊娠头3个月内，发生掌红斑。掌红斑呈对称分布，弥漫性或局限于大鱼际和小鱼际隆起处、掌指关节和指腹。患者可能诉有间歇性烧灼感。在妊娠期，掌红斑与肝脏或甲状腺功能异常不相关。可在产后消退。

蜘蛛状血管瘤

在怀孕的第2~5个月之间，约2/3的白人女性和11%的黑人女性中发生蜘蛛状血管瘤（也称动脉蜘蛛、圆蛛痣、蜘蛛痣、血管蜘蛛）。蜘蛛状血管瘤表现为中央红色丘疹（扩张小动脉），伴有放射状扩张毛细血管分支，常环绕直径约3~4mm的贫血晕。妊娠蜘蛛状血管瘤最常见于上腔静脉（即头部、颈部、上胸部、上肢）流经区域。大部分在产后3个月内消退。持续性血管蜘蛛痣的美容治疗方法包括电灼、强脉冲光和血管激光。

水肿

眼睑、面部和下肢的非凹陷性水肿可发生在妊娠晚期，约1/3的女性在妊娠38周出现水肿。约50%的孕妇出现眼睑水肿，而约70%时孕妇出现良性下肢水肿。对孕期发生水肿的性，医生应警惕妊娠高血压的可能，这会对母亲和胎儿造成重大风险，应进行适当的进一步评估。

静脉曲张

妊娠子宫对盆腔和股骨血管的压迫导致形成下肢（大隐静脉）、外阴和痔静脉曲张。遗传易感性增加引起静脉曲张的额外风险。40%的孕妇可发生下肢静脉曲张。休息、下肢抬高、避免长时间站立或坐立、使用梯度压缩/弹力袜，并在睡眠时采取左侧卧位可改善下半身循环和减少静脉曲张相关症状。产后孕妇静脉曲张可能会改善，但一般不会完全消退。产后静脉曲张的治疗可选择硬化剂注射、激光和静脉切除术。再次怀孕后静脉曲张可能会复发。

大理石样皮肤

大理石样皮肤在寒冷暴露下呈现为下肢一过性浅蓝色斑驳状斑片，由雌激素水平升高，导致血管舒缩不稳定引起。大理石样皮肤并不是妊娠期特有的表现，对孕妇或胎儿健康无影响。

结缔组织变化

妊娠纹

妊娠纹（膨胀纹、扩张纹）是一种常见但认识不足的现象。发病率从50%~90%不等，所有种族均易感。妊娠24周前，43%的女性可发生妊娠纹。妊娠纹的病因尚不清楚。内分泌和物理因素导致真皮弹力纤维和纤维蛋白的微纤维数目减少和排列方向改变。妊娠纹的危险因素包括妊娠纹家族史、乳房或大腿萎缩纹个人史、年龄较小妊娠、孕期体重增加较多。妊娠纹最初表现为粉红色至紫色线状或弓形斑片，逐渐转变为色素减退性、萎缩性细纹状斑片。最常见的部位是腹部、乳房和大腿，其余部位还包括臀部、腰部和上臂。妊娠纹随着时间推移变得不那么明显，但不会完全消失。迄今为止，尚无成功预防妊娠纹形成的治疗方法。血管激光和强脉冲光可改善早期红斑。外用维甲酸类（含或不含乙醇酸）、激光和光疗可改善妊娠纹外观。

腺体变化

妊娠期间，小汗腺功能增强，这解释了痱子、出汗不良和多汗患病率的增加，但也有报道手掌出汗减少。怀孕期间，顶泌汗腺活性可能会降低，有助于降低怀孕期间 Fox-Fordyce 病的发病率。妊娠对化脓性汗腺炎有不同程度的影响，少数孕妇诉妊娠期症状有改善。据报道，妊娠期皮脂腺功能会出现不同程度的变化，导致妊娠期痤疮的病程不可预测。一项研究显示，70% 患者的痤疮受到妊娠影响，其中 41% 得到改善，29% 症状加重。妊娠期头 3 个月由于皮脂腺增生，30%~50% 的女性乳房上形成小的棕色丘疹即蒙哥马利（Montgomery）结节，这些结节产后可以消退。

毛发改变

妊娠多毛症是由于卵巢和胎盘中的雄激素对毛囊皮脂腺单位活性增强所致，在体毛丰富或头发乌黑的女性更为突出。多毛症好发于面部，但可能累及手臂、腿、背部和下腹部。细软毛发在产后 6 个月内退化，但终毛通常是永久性的。如果多毛症严重或伴有其他男性化征象时，应排除卵巢或肾上腺分泌雄激素的肿瘤、黄体瘤、黄体囊肿和多囊卵巢等疾病。

休止期脱发是指大部分毛发同时进入休止期而发生的脱发。在妊娠晚期，多达 95% 的头发处于生长期，在分娩后突然进入休止期。据报道，产后 6 周时休止期毛发占 24%，2 个月时则为 65%。从生长期到终末期转变的原因包括分娩应激和内分泌平衡的变化，如催乳素分泌与泌乳。产后 1~5 个月，头发脱落的严重程度会有所不同。头发再生在 6~12 个月内自发发生，但完全恢复可能需要长达 15 个月。头皮毛发密度可能永远不会恢复到孕前水平，特别是在伴有女性型脱发者。

已经报道，怀孕后期头顶头发减少，类似男性型雄激素性脱发，通常产后可以恢复。

甲改变

妊娠期甲生长加快，其他变化包括脆性增加、远端甲分离、白甲、黑甲、甲软化、甲下角化过度和横沟。早在妊娠第 6 周就可发生甲改变。这些变化的病因尚不清楚，但有些也出现在服用避孕药的非妊娠女性。甲改变通常在产后改善，不需要特殊治疗。应评估妊娠患者的甲单位是否受到其他皮肤疾病（如银屑病、扁平苔藓）和感染的影响。外源性敏化剂（如指甲油和抛光剂）的影响也要去除。应修短指甲，并使用甲润肤霜是有益的。

黏膜改变

孕期牙龈炎可影响 30%~75% 的孕妇。临床上，在妊娠头 3 个月可出现牙龈齿间乳头增生、感觉钝化伴红斑、水肿、溃疡和不同程度的出血。通常患者已患牙龈炎，而怀孕会加剧之前的症状。治疗包括严格的牙齿卫生，专业的清创和洁治以及偶尔口服抗生素。2% 的孕妇可发生口腔化脓性肉芽肿（见"受妊娠影响的皮肤肿瘤"部分）。妊娠期间其他黏膜改变包括鼻腔黏膜充血和淤血、阴道黏膜（Chadwick 征）和宫颈（Goodell 征）蓝紫色改变。

受妊娠影响的皮肤肿瘤

受妊娠影响的各种皮肤肿瘤（表 41-1）。

表 41-1　受妊娠影响的皮肤肿瘤

皮肤纤维瘤
隆突性皮肤纤维肉瘤
硬纤维瘤
血管球性血管瘤
血管球瘤
血管内皮瘤
血管瘤
瘢痕疙瘩
平滑肌瘤
黑素细胞痣
黑素瘤
妊娠纤维软疣
神经纤维瘤
妊娠期化脓性肉芽肿（妊娠性肉芽肿）

黑素细胞痣

妊娠期间，原先存在的黑素细胞痣可能会增大和/或颜色加深，也可出现新的痣。然而，一项使用皮肤镜检和皮内分光光度仪的前瞻性研究分析显示，在妊娠期间黑素细胞痣没有显著变化。与非妊娠期相比，妊娠期发育不良痣综合征患者，其黑色素细胞痣发生变化的可能性更高。孕妇色素性皮损的病变不应只归因于怀孕，应该像非妊娠患者一样去评估。目前没有证据表明妊娠可引起先前存在的痣发育不良或恶变。

黑素瘤

黑素瘤是育龄期女性最常见的恶性肿瘤。黑素瘤合并妊娠的发生率为千分之 0.1~2.8。尽管起初认为妊娠会影响黑素瘤，但最近的研究表明妊娠不会影响患有局限性黑素瘤孕妇在妊娠前、中、后的存活率。孕妇黑色素瘤的预后判断应采用与非妊娠患者相同的诊断标准，包括 Breslow 厚度和溃疡。经胎盘转移的母体恶性肿瘤极为罕见，但黑素瘤是最常见的转移至胎盘的恶性肿瘤（20 例）。就胎盘转移性黑素瘤而言，仅 25% 发生胎儿转移，最常见部位为皮肤和肝脏。对患有黑素瘤的孕妇，应讨论系统辅助治疗的风险和益处。应尽早选择终止妊娠，为决策治疗提供充足时间。

妊娠纤维软疣

妊娠纤维软疣（软垂疣、皮赘）是软组织纤维瘤，通常发生在妊娠后期的面部、颈部、胸部、腋下、乳房下皱褶和腹股沟皮肤，产后退化。残留的病变可通过剪除、冷冻或电灼去除。

神经纤维瘤

超过半数的 1 型神经纤维瘤病患者怀孕期间，新发或原有的神经纤维瘤增大；1/3 者可在分娩后瘤体缩小。大的神经纤维瘤可并发病灶内出血。目前尚不清楚神经纤维瘤病孕妇是否患有高血压、早产、胎儿生长受限或其他母婴并发症的风险增加，建议密切监测。

化脓性肉芽肿

妊娠期化脓性肉芽肿（妊娠龈瘤、妊娠肉芽肿、怀孕龈瘤、妊娠瘤）是毛细血管和成纤维细胞增生所致的常见良性肿瘤（小叶性毛细血管瘤）。化脓性肉芽肿呈红色、易碎、无蒂或带蒂丘疹。病变通常无痛，但轻微创伤可导致出血。口腔化脓性肉芽肿发生于 2% 的孕妇，可位于唇、牙龈、舌、腭或颊黏膜；牙菌斑沉积物或妊娠牙龈炎可促进其形成。其他常见的部位包括面部和手/手指。化脓性肉芽肿可在妊娠的任何时候发生，可在清除后复发，并有产后消退倾向。

受妊娠影响的原有皮肤病和伴有皮肤表现的内脏疾病

妊娠期为避免胎儿排斥而发生的免疫改变，可能对系统性和炎症性皮肤疾病产生程度不一的影响，且常常不可预测（表 41-2）。主要与 Th1 免疫反应相关的疾病通常在妊娠期得到改善，而 Th2 相关的疾病则倾向加重。在妊娠期可改善的疾病包括慢性斑块型银屑病、线性 IgA 大疱性皮肤病、类风湿性关节炎和结节病。

表 41-2　妊娠加重的皮肤病和伴有皮肤表现的内脏疾病

感染
　　单纯疱疹病毒感染
　　人类免疫缺陷病毒感染和获得性免疫缺陷综合征
　　人类乳头瘤病毒感染（鲍温样丘疹病、尖锐湿疣、寻常疣）
　　麻风
　　马拉色菌性毛囊炎
　　滴虫病
　　水痘 – 带状疱疹病毒感染
　　外阴阴道念珠菌病

自身免疫性疾病
　　皮肌炎
　　红斑狼疮
　　落叶型天疱疮
　　寻常型天疱疮 / 增殖型
　　系统性硬化症

代谢性疾病
　　肠病性肢端皮炎
　　迟发性皮肤卟啉病
　　胶原弹力纤维 / 结缔组织病
　　Ehlers–Danlos 综合征
　　弹力纤维假黄瘤

其他的疾病
　　黑棘皮病
　　多形红斑
　　　　结节性红斑
　　　　可变性红斑角化病
　　　　遗传性出血性毛细血管扩张症
　　　　蕈样肉芽肿
　　　　结节性硬化症

特应性皮炎

大型研究中报道特应性皮炎（atopic dermatitis，AD）是妊娠期最常见的皮肤病，占所有皮肤病的36%~50%。大多数受累女性为新发特应性皮炎，只有27%的人有特应性个人史（哮喘、湿疹、花粉热）和/或婴儿期特应性皮炎。对原本存在特应性皮炎的女性，52%病情恶化，24%可以改善。此外，特应性家族史（50%）和后代婴儿湿疹史（19%）也是AD妊娠的危险因素。75%的患者在晚期妊娠前出现症状，1/3的患者可回忆起前次妊娠时发生过类似的皮疹。这与胎次或孕期无关。AD最常见的是瘙痒性红斑鳞屑性斑片，累及面部、颈部、四肢屈侧和躯干。较少见的表现包括躯干毛囊性湿疹、丘疹性湿疹和汗疱疹。双重感染（细菌和病毒）并不少见，痒疹样丘疹可能由慢性搔抓引起。

诊断主要依靠临床表现。组织病理学呈非特异性，免疫荧光（immunofluorescence，IF）检查阴性。20%~70%的患者中血清IgE水平升高，但无诊断或判断预后意义。治疗上类似于未怀孕的患者，着重使用润肤剂改善皮肤屏障功能、外用皮质类固醇减少皮肤炎症、口服抗组胺药减轻瘙痒以及治疗继发性微生物感染。UVB光疗可以在怀孕期间安全使用。怀孕期间即使外用温和的类固醇药物，也应该与产科医生讨论，因为有研究表明存在类固醇外用药物吸收的可能性，可导致胎儿宫内生长受限、小胎龄胎儿和/或低出生体重胎儿。

AD既不影响母体也不影响胎儿的预后。妊娠期和哺乳期母乳喂养以及母体食物变应原的避免，对下一代患AD风险的影响是值得商榷。AD症状通常在分娩后有所改善，但也可能持续数月。随后再次妊娠，AD复发也是常见的。

自身免疫性孕酮性皮炎

自身免疫性孕酮性皮炎（autoimmune progesterone dermatitis，APD）是一种罕见的、无特异性表现的周期性瘙痒性发疹，认为与血清孕酮水平的波动有关。APD因对内源性或外源性黄体酮过敏引起，并且黄体酮自身抗体参与发病机制。异质性临床表现包括荨麻疹、湿疹、多形红斑或水疱性皮疹，对诊断造成相当大的挑战。可能会发生口腔炎及阿弗他溃疡。超敏反应罕见。比较典型的是皮疹在月经来潮前3~10天突然出现，随后在月经期结束后数天消失。诊断的关键取决于周期性经前皮疹的发生，肌注孕酮诱发皮疹以及对抑制排卵的反应。妊娠期新发APD、自发消退和恶化的病例少见，但也有报道。

疱疹样脓疱病

疱疹样脓疱病（impetigo herpetiformis，IH，妊娠脓疱性银屑病）由妊娠期内分泌变化引起的银屑病急性脓疱期表现。一些关于IH是否是妊娠特有的泛发性脓疱性银屑病的少见表现，仍存在争论。发病机制尚不清楚，可能与妊娠晚期黄体酮升高和低血清钙有关。IH在甲状旁腺功能减退或甲状腺术后状态中，也有发病的报道。

IH最常发生于妊娠晚期，但在妊娠和产后的任何阶段都有报道。这与胎次或孕期无关。虽然家族性发病已有报道，但通常不存在个人或家族的银屑病病史。

表皮浅层针头大小的脓疱呈群集或环状排列在红斑边缘，有时呈多环形、斑块。随着时间推移，病变可发展为结黄色痂皮的斑块。IH起初累及皱褶及间擦部位，随后呈离心性扩展及泛发。面部、手足通常不受累。瘙痒通常并不明显。口腔黏膜可出现环形斑块或糜烂。甲下脓疱可引起甲分离和/或甲脱落。发疹时常伴有发热、寒战、萎靡不振、腹泻和呕吐，并可能伴有脱水。继发于低钙血症的并发症包括手足抽搐、惊厥及谵妄，比较少见。

皮肤组织病理学显示脓疱型银屑病的特征；可以观察到角化不全和银屑病样增生。免疫荧光为阴性。实验室异常包括白细胞增多伴中性粒细胞增多、红细胞沉降率升高，低钙血症、血清维生素D水平降低和/或甲状旁腺功能减退。血液和皮肤脓疱培养阴性，除非伴有多重细菌感染。

系统性皮质类固醇历来是一线治疗，可使用不同剂量（初始剂量泼尼松龙或强的松15~30mg/d，如果需要，可增加至60~80mg/d），但潜在风险包括巨大胎儿、妊娠糖尿病和胎膜早破。2012年，美国国家银屑病基金会医疗委员会推荐环孢素[2~3mg/（kg·d）]和英夫利昔单抗为IH一线治疗的补充。根据相关疾病情况，必须及时发现和纠正低钙血症。应进行补液、补充维生素D和治疗细菌多重感染。在严重的情况下，可以考虑引产或通过剖宫产分娩。产后顽固IH的其他治疗方法包括口服维甲酸类药物、甲氨蝶呤或PUVA治疗，可单一药物或联合用药。对于正在哺乳的患者，应评估每个药物是否能渗入母乳中。

IH既往病例报告显示心脏或肾脏衰竭或败血症，导致围产期死亡率的增加。目前这种风险并不常见，孕妇的预后随着早期诊断、支持治疗和积极治疗而得到显著改善。由于胎盘功能不全引发包括胎儿宫内发育迟缓、死产、早产和胎儿畸形在内的胎儿风险，有报道认为即便该病得到很好控制，也要强化胎儿监护。IH通常产后可以缓解，但是皮损可能会持续数周。IH倾向在随后的怀孕中复发，通常更早发病和更严重的症状。也可能随月经和使用激素类避孕药时复发。

皮肤黏膜感染

怀孕对许多皮肤黏膜感染的次数和/或严重程度有不利影响（表41-2）。同样，皮肤黏膜感染也可能对孕妇及其后代的预后具有显著不良影响。

尖锐湿疣

尖锐湿疣（生殖器疣）是由人乳头瘤病毒（HPV）引起的，最常见的是6型和11型。据报道，尖锐湿疣在怀孕期间生长更快，体积增大，从而干扰阴道分娩。孕妇的尖锐湿疣与婴儿的喉乳头状瘤（复发性呼吸道乳头状瘤病）有关，尽管传播途径（经胎盘、围产期、出生后）尚未完全清楚。剖腹产是否能够阻止HPV传播给新生儿尚不清楚。但是，当盆腔出口被尖锐湿疣阻塞或阴道分娩导致过度出血时，有必要采取剖宫产。怀孕期间可接受烧蚀或其他破坏性的治疗。咪喹莫特外用风险较低，但数据资料有限。在怀孕期间禁忌使用鬼臼脂素、鬼臼毒素或酚瑞净（sinecatechins）。

单纯疱疹病毒感染

母体发生单纯疱疹病毒（HSV）感染会引起胎儿的风险包括：①局部原发性或复发性生殖器HSV感染；②播散性皮肤黏膜和/或内脏HSV感染。孕妇生殖器局部HSV感染的发生可为原发性或复发性。虽然HSV向胎儿的传播可能来自原发性或复发性母体感染，但原发性生殖器感染对胎儿造成更大的风险。有复发性HSV感染史，但在分娩时无活动性病变的孕妇，新生儿很少感染（<1%）。没有生殖器HSV感染症状或体征的女性可以经阴道分娩。怀孕期间原发性HSV感染的女性，40%的新生儿可能出现早产、自然流产、宫内发育迟缓和新生儿疱疹。新生儿疱疹通常为一种局限于皮肤、眼睛和口腔的轻微疾病，但可能会进展为脑炎（15%死亡率）或播散性疾病（57%死亡率）。胎儿在妊娠中晚期感染HSV，可能会导致严重的新生儿发病或死亡。母体播散性皮肤黏膜HSV感染可发生在妊娠后期。播散性感染的后遗症可能很严重，孕妇和胎儿死亡率可增加至40%左右。妊娠各个阶段和哺乳期，可安全口服阿昔洛韦。小部分证据支持使用伐昔洛韦和泛昔洛韦，都认为对怀孕女性有低风险。

麻风

麻风反应由妊娠及其相关的免疫改变而诱发：1型（可逆的）反应主要发生在产后，2型反应（麻风结节性红斑）在整个孕期和哺乳期发生，后者与"麻痹性神经炎"有关，导致神经功能的早期丧失。这些反应应该口服皮质类固醇治疗。妊娠期禁忌服用沙利度胺。与母亲麻风相关的胎儿风险包括低体重儿等。20%麻风母亲所生的孩子，会在青春期发生麻风病。

水痘－带状疱疹病毒感染

孕妇原发性水痘感染的发生率低于每千名孕妇0.4~0.7个，对母亲、胎儿和新生儿健康有潜在后遗症风险。大约10%~20%的水痘孕妇会发生肺炎，死亡率高达40%。10%会发生早产。水痘感染经胎盘传播可导致先天性水痘综合征或新生儿水痘，取决于暴露病毒的时间。发生先天性水痘综合征的风险较低，仅在妊娠早期（约0.4%）和中期（约2%）接触水痘病毒时才会发生。临床特征包括皮肤瘢痕、肢体发育不全、脉络膜视网膜炎和小头畸形。新生儿水痘感染发生在分娩前5天至分娩后2天发生。新生儿水痘感染可表现为播散性皮肤黏膜感染、内脏感染或肺炎，胎儿死亡率高达30%。育龄女性易患水痘者，应提供水痘疫苗接种，应至少在受孕前30天进行和分娩后及哺乳期间立刻进行。

外阴阴道念珠菌病

怀孕期间，外阴阴道念珠菌病（vulvovaginal candidiasis，VVC）发生率更高（高达50%的孕妇，其中10%~40%是无症状的）。白念珠菌占所有 VVC 病例的 80%~90%，其余为非白念珠菌（光滑念珠菌、热带念珠菌等）。VVC 表现为外阴阴道红斑、水肿、裂隙和瘙痒，伴或不伴阴道分泌物。预防疾病控制中心建议阴道内使用唑类抗真菌药物，治疗无并发症的 VVC 7 天。制霉素（每天 10 万 U，连用 14 天）也是安全的选择。口服氟康唑（400mg/d）与胎儿畸形有关，限制其在妊娠期使用。VVC 可能与羊膜腔内感染相关，并可能增加胎膜早破的风险。先天性念珠菌病由宫内垂直感染引起，并在出生 12 小时内出现泛发性红斑丘疹和脓疱。新生儿念珠菌病可由胎儿通过感染的产道而感染发病，表现为分娩后数日后尿布区域出现伴卫星状脓疱的红斑糜烂面和/或口腔鹅口疮样外观。

自身免疫性疾病

皮肌炎

皮肌炎常在妊娠期间加重，并且可能在妊娠期间首发。约半数皮肌炎患者在妊娠期间皮肤症状加重和/或近端肌肉无力加重。超过 50% 的活动性皮肌炎孕妇可能会发生自发流产、死产和新生儿死亡。

红斑狼疮

慢性皮肤型红斑狼疮不受妊娠影响。患系统性红斑狼疮（SLE）但无肾脏或心脏受累的孕妇，或在受孕前系统性红斑狼疮已缓解至少 3 个月的孕妇，在怀孕期间其症状通常不会恶化。妊娠期间 SLE 加重和发生胎儿并发症的危险因素包括妊娠期 SLE 活动、血小板减少症、狼疮性肾炎、动脉性高血压、抗磷脂综合征和先兆子痫。怀孕期间活动性 SLE 中半数患者在妊娠期间会加重。妊娠期间 SLE 发作是常见的（高达 65% 受累女性）。大多数发作呈轻度至中度，仅 15%~30% 的患者出现中度至重度发作。妊娠期间首次发作 SLE，出现严重症状的几率较高，包括肾炎、心脏疾病、肝炎、胰腺炎、发热和淋巴结肿大。与 SLE 相关的母体和胎儿的风险，特别伴有狼疮性肾炎的情况下，包括先兆子痫（30%~40%）、宫内生长受限（13%）、流产（6%）和早产（39%）。

新生儿红斑狼疮是胎儿经胎盘获得母体抗 Ro/SS-A、或少见的抗 La/SS-B 或抗 U1RNP 抗体所致，表现为自限性丘疹鳞屑或环形-多环形皮损。系统并发症包括心包炎/心肌炎、血细胞减少和肝脾肿大。在抗 Ro/SS-A 和/或抗 La/SS-B 抗体阳性的婴儿中，先天性心脏传到阻滞发生率为 1%~2%，但如果母亲先前分娩过红斑狼疮的新生儿，这种风险会增加到 20%。虽然许多母亲没有临床症状，也不清楚自身抗体的状态，但有相当比例（26%~57%）最终发展为结缔组织疾病。习惯性流产常提示抗磷脂抗体综合征，患者还可能患有血栓性静脉或动脉疾病、血小板减少症和/或心脏瓣膜病。

天疱疮

妊娠期寻常型、增殖型或落叶型天疱疮可能发病或加重（超过 50%），产后也常见疾病发作。在寻常型天疱疮中，胎儿和新生儿可以经胎盘过继母体 IgG 抗体，而导致皮肤损害，但在产后 2~3 周内皮疹自发消退。天疱疮与自然流产、早产和死产有关。

系统性硬化症

妊娠期大多数系统性硬化症患者的病情稳定。雷诺现象可能会得到改善。只有系统受累者会增加母体（8%~12% 出现肺动脉高压伴死亡率为 17%~33%、肾危象）和产科并发症（胎儿生长受限 6%、早产 25%）的风险。最近发病和疾病快速进展的孕妇，尤其容易发生肾脏危象。

其他皮肤病

肠病性肢端皮炎

肠病性肢端皮炎（acrodermatitis enteropathica，AE）是一种罕见的常染色体隐性遗传代谢性疾病，由锌转运蛋白 hZIP4 突变，导致锌的胃肠吸收部分缺陷。AE 表现为脱发、腹泻和由红斑、糜烂性斑片组成的腔口、生殖器和肢端的皮炎。疾病较轻者可能会在青春期得到缓解。妊娠早期，由于消耗量增加和/或雌激素影响，血清锌水平下降，AE 常常发作。直到分娩前，症状可能会进行性恶化，分娩后快速消退。口服补锌可使血锌水平正常化，能够预防或缓解皮疹发作。AE 对胎儿没有危险。口服避孕药可能会加重 AE。

Ehlers-Danlos 综合征

Ehlers-Danlos 综合征（Ehlers-Danlossyndrome，EDS）是以胶原改变为特征的异质性遗传性疾病。总体发病率约为 1:5 000。主要表现为皮肤伸展过度、关节活动过度和结缔组织脆性增加。异常 III 型胶原蛋白的产生导致脆性增加，增加了动脉、肠和子宫破裂的风险。EDS IV 型（脉管型）女性有产科并发症的显著风险。EDS IV 型的产妇死亡率为 11.5%，尤其在围产期和产后阶段。引起母体死亡的原因包括子宫破裂和大血管破裂。其他风险还包括胎膜早破、严重的产后出血、伤口愈合延迟和伤口裂开。

结节性红斑

结节性红斑（erythema nodosum，EN）是一种好发于女性（3~5 倍）的常见脂膜炎。2%~6% 的 EN 与妊娠相关。EN 最常发生在孕中期，一直持续到分娩。特征性表现为急性起病的胫前红色疼痛性结节。不会发生溃疡和瘢痕，但色素过度沉着（挫伤样红斑）常见。在结节性红斑完全归因于妊娠之前，应充分评估该病是否因感染（链球菌、Epstein-Barr 病毒）和炎症（结节病）因素导致。治疗通常为支持治疗，包括卧床休息、弹力绷带、镇痛药以及皮损内注射皮质类固醇。EN 对母体或胎儿健康没有不利影响。

遗传性出血性毛细血管扩张症、马方综合征、结节性硬化症

与孕妇有关的严重和潜在致命的风险包括遗传性出血性毛细血管扩张症（脑、胃肠道和肺的动静脉畸形）、马方综合征（主动脉瘤和夹层）和结节性硬化症（肾动脉血管平滑肌脂肪瘤和动脉瘤）的血管并发症，应及时诊断和处理。

卟啉病

由于受到雌激素的不利影响，急性间歇性卟啉病、迟发性皮肤卟啉病（porphyria cutanea tarda，PCT）和变异性卟啉病可在妊娠期加重，口服避孕药引起的症状加重也有报道。据报道，妊娠早期 PCT 恶化，妊娠晚期有所改善。疾病的活动与妊娠早期血清雌激素和尿卟啉水平升高，以及妊娠晚期水平下降相平行。挪威一个基于卟啉病人群的队列研究显示，活动性急性卟啉病和遗传性 PCT 的母亲，首次妊娠时，围产期死亡风险增加。散发 PCT 母亲首次妊娠时，发生低体重儿和早产的风险较高。

弹力纤维假黄瘤

弹力纤维假黄瘤（pseudoxanthoma elasticum，PXE）是由三磷酸腺苷结合盒转运体 C6（ABCC6）突变引起的罕见遗传性结缔组织疾病，导致皮肤、视网膜和心血管系统内弹性纤维的进行性退化而发病。患病率从 1/70 000~1/160 000 不等。女性好发，男女患病率约 1:2。黄色的小丘疹对称出现在颈侧、肘窝和腘窝、腋下、腹股沟和脐周皮肤。口腔和肛门生殖器黏膜也可受累。Bruch 膜中弹力纤维钙化导致视网膜出现血管样条纹。血管弹性中层和内膜的进行性钙化，可表现为外周脉搏减少、消化道出血，伴高血压的肾动脉狭窄和冠状动脉疾病/心肌梗死。妊娠可加速 PXE 血管并发症，并与胃肠道出血风险增加相关。其他风险包括动脉性高血压和血栓栓塞。胎盘功能不全可导致宫内发育迟缓和自然流产增加。尚无分娩并发症增加的报道。

妊娠期瘙痒

据报道，在没有任何皮肤或系统病变的情况下，有 18% 的孕妇出现瘙痒，最常见受累部位为头皮、生殖器、肛周和腹部，特别是在妊娠晚期。应排除瘙痒性皮肤病（如 AD、药疹、玫瑰糠疹），皮肤感染（如虱病、疥疮、皮肤癣菌病）和引起全身性瘙痒的原因（如淋巴瘤、HIV 感染、丙型肝炎病毒感染以及肝胆或肾功能不全）后，才考虑妊娠为引起瘙痒的唯一原因。在没有原发性皮肤损害的情况下，还应考虑 ICP（妊娠期肝内胆汁淤积症）。

妊娠期肝内胆汁淤积症

妊娠期肝内胆汁淤积症（ICP，妊娠黄疸、产科胆汁淤积、妊娠痒疹）是最常见的妊娠特异性肝脏疾病，也是引起妊娠期黄疸的第二大原因。发病率存在地域差异，南美洲（9.2%~15.6%）高于斯堪的纳维亚半岛（1.5%）或欧洲（0.1%~0.2%）。危险因素包括高龄产妇（>35 岁）、多胎、先前妊娠期肝内胆汁淤积史、口服避孕药

史、肝内胆汁淤积症家族史。遗传、激素和环境（季节性、地理性）因素也参与了发病机制。ICP 患者存在肝磷脂转运体 MDR3/ABCB4、氨基磷脂转运体（ATP8B1/FIC1）和胆盐输出蛋白（BSEP/ABCB11）的突变。临床表现可由不伴黄疸的轻度瘙痒至胆汁淤积性黄疸不等。通常在妊娠 30 周后出现瘙痒，最初发生于肢端，夜间加重，可能在实验室指标异常之前出现。皮损仅表现为抓痕和瘙痒性丘疹/结节。非特异性症状包括厌食、上腹不适、疲劳、失眠和萎靡不振。一半患者可见深色尿液和白陶土样变。黄疸不常见（14%~25%）。患者可出现脂肪泻，继而因维生素 K 吸收不良导致出血风险增加。

血清总胆汁酸（>11μmol/L，达 10~25 倍）升高是 ICP 最敏感的生化标志物，并与瘙痒严重程度相关。在 60% 的患者中，肝转氨酶轻度升高（一般小于正常妊娠上限的 2 倍）。γ-谷氨酰转移酶和胆红素升高较少见（分别为 <33% 和 10%~25%）。

ICP 对胎儿造成的重大风险包括早产（44%）、胎粪染色（25%~45%）、产时胎儿窘迫（22%）和胎儿宫内死亡/死胎（1%~2%）。当母体血清胆汁酸水平超过 40μmol/L 时，胎儿并发症风险增加。维生素 K 的吸收不良与颅内出血风险增加有关。已经提倡预防性使用维生素 K。已经明确的胎儿风险必须加强胎儿监护。

熊去氧胆酸［15mg/(kg·d)，500mg 每天 2 次］是治疗中重度胆汁淤积的一线药物，并可降低脐血、初乳和羊水中的胆汁酸水平。越来越多的证据表明，熊去氧胆酸降低了与 ICP 有关的胎儿风险。消胆胺（8~16g/d）可改善瘙痒，但不能改善 ICP 的生化异常或胎儿并发症，并且患者在治疗第一周后可能会出现瘙痒的反弹。消胆胺可导致维生素 K 缺乏，使用时应该每周补充维生素 K。使用依地二醇、水飞蓟素、S-腺苷-1-甲硫氨酸、活性炭、地塞米松和苯巴比妥也有一定的效果。已报道 UVB 光疗可有效控制瘙痒。

分娩后，瘙痒通常在 48 小时内缓解，实验室异常指标在 2~4 周内恢复。应告知患者 ICP 可能在随后的怀孕（45%~70%）或口服避孕药时复发。有 ICP 病史的女性，在晚年发生肝胆疾病（即胆石症、胰腺炎）的风险更大。

妊娠特异性皮肤病

随着时间的推移，妊娠特异皮肤病的分类也在改变。妊娠类天疱疮（pemphigoid gestationis，PG）和妊娠多形性疹（polymorphic eruption of pregnancy，PEP）已有明确的定义，但妊娠痒疹（prurigo of pregnancy，PP）和妊娠瘙痒性毛囊炎（pruritic folliculitis of pregnancy，PFP）的发病机理尚不清楚。在"妊娠特应性皮疹"的统称下，关于妊娠痒疹和妊娠瘙痒性毛囊炎分类的争论，仍在继续。

妊娠类天疱疮

妊娠类天疱疮（PG，妊娠疱疹）是发生在妊娠期或产后的一种罕见瘙痒性自身免疫性皮肤病，与大疱性类天疱疮在免疫病理机制上相似。在孕妇中 PG 发病率约 1:2 000~1:50 000，取决于单倍型 HLADR3 和 DR4 的频率。PG 也发生在滋养细胞肿瘤（葡萄胎、绒毛膜癌）。针对真表皮连接处大疱性类天疱疮 180kDa 半桥粒糖蛋白（BP180）非胶原区域中表位（NC16A2 或 MCW-1）的致病性 IgG1 自身抗体，导致组织破坏和表皮下水疱形成。已显示这些自身抗体与绒毛膜和羊膜上皮存在交叉反应。

尽管孕早期也有报道，但 PG 主要发生在孕中晚期，约 10%~16% 的病例发生在产后。通常瘙痒剧烈。荨麻疹样的丘疹/斑块可演变为紧张性水疱，也可呈现环形外观（图 41-1 和图 41-2）。

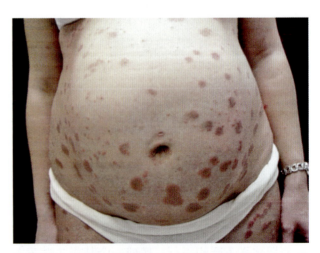

图 41-1 妊娠类天疱疮表现为多发性荨麻疹样斑块，多数周围有小水疱。注意皮损可直接累及脐周皮肤

起初皮损特征性的累及脐周腹部，随后扩展到躯干和四肢。累及手足末端也是典型表现。面部和黏膜通常不受累。瘢痕仅发生在搔抓或重复感染的情况下。

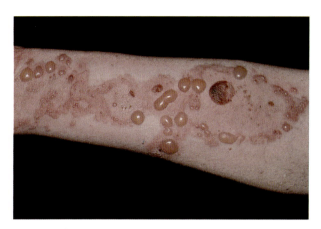

图 41-2 妊娠类天疱疮患者荨麻疹样皮损基础上群集的紧张性水疱

除常规组织病理学外，诊断还需要免疫学检查。皮损周围皮肤直接免疫荧光显示基底膜带 C3 呈线状沉积，仅 25% 的病例显示 IgG 沉积。然而间接补体免疫荧光检测显示 IgG 呈阳性。在盐裂实验中，抗体结合在疱顶。患病母亲所分娩的新生儿皮肤和羊膜上皮基底膜区，也显示 IgG1 和 C3 呈线状沉积。针对 BP180 NC16A 结构域的 IgG 自身抗体的酶联免疫吸附测定法表现出高敏感性和特异性，滴度与疾病活动相关。荨麻疹样病变的皮肤组织病理学显示表皮海绵水肿，真皮乳头显著水肿和嗜酸性粒细胞浸润。角质形成细胞空泡变性，偶尔伴个别基底细胞坏死和表皮下水疱形成，可见于早期荨麻疹样皮损，但在充分发展的大疱中更为显著。可外周血嗜酸性粒细胞增多，但对判断预后没有意义。

治疗取决于疾病的严重程度，旨在缓解瘙痒和预防水疱形成。病情较轻时，可外用合适强度的皮质类固醇（必要时可使用超强效）和口服抗组胺药。大多数患者需要系统治疗，其中最常用的是口服皮质类固醇［泼尼松龙/泼尼松，0.5~1.0mg/（kg·d）］。一旦新的水疱停止形成，可开始逐渐减量。因此病产后特征性病情迅速恶化，分娩时可增加剂量。妊娠期间也可使用血浆置换法、静脉注射免疫球蛋白和环孢菌素，单用或联合治疗。产后可使用甲氨蝶呤、硫唑嘌呤、金制剂、环孢菌素、环磷酰胺、静脉注射免疫球蛋白以及米诺环素联合烟酰胺治疗，但疗效并不一致。已报道用醋酸戈舍瑞林诱导的化学卵巢切除术或盐酸利托君成功治疗难治性 PG。

尽管 PG 在妊娠晚期有所改善，但在分娩时或产后早期，在高达 75% 的患者中特征性地发作。产后 PG 的持续时间差异很大，从 5 周到 18 个月不等。发展为慢性病程的患者往往年龄更大、胎次更多、皮损更广泛，并且在之前的怀孕中有患 PG 的病史。母乳喂养可能会缩短活动性皮损持续的时间。在随后的妊娠中 95% 的孕妇再次发生 PG，并且在复发期间，症状可能出现更早且更严重。PG 也可在月经和口服避孕药时再发，比例分别为 12%~64% 和 20%~50% 之间。

妊娠类天疱疮与孕期 Grave 病（约 14%）的风险增加相关。小样本调查显示可导致婴儿出生体重过低和早产，这与 PG 的严重程度有关而与皮质类固醇的使用无关。导致胎儿并发症发生的原因为轻度胎盘功能不全。除 1 例患儿脑出血外，没有任何关于胎儿死亡率增加的报道。5%~10% 的新生儿会出现暂时性水疱大疱，因经胎盘被动接受母体类天疱疮抗体所致。

妊娠多形疹

妊娠多形疹［PEP，瘙痒性荨麻疹样丘疹和斑块（pruritic urticarial papules and plaques of pregnancy，PUPPP）、晚发性妊娠痒疹、妊娠中毒性红斑、妊娠毒血性皮疹］是妊娠期最常见的特异性皮肤病，发生率为 1：160~1：200。PEP 通常累及首次妊娠者（73%），多在妊娠后期发病。其他孕期或产后发病也有报道。引起多形疹的其他危险因素包括多胎妊娠（增加 10 倍）、孕妇体重增加和男性胎儿（2：1 风险，约占 55% 的病例）。

PEP 的发病机制尚不清楚。PEP 与母体体重增加和多胎妊娠相关的观点支持此假设理论，即腹壁快速膨胀［和/或对膨胀的反应］可能会引起 PEP 的炎症过程。PEP 皮损中已经检测到胎儿 DNA，从而提出微嵌合体与发病存在潜在相关性的问题。

发病初始患者腹部膨胀纹出现瘙痒性、红斑性、荨麻疹样丘疹是本病的典型特征（2/3 患者中），脐周通常不受累（与 PG 相反）（图 41-3）。随着时间推移，皮损可累及躯干和四肢，面部、掌跖和黏膜通常不受累。皮损通常呈多形性，表现为环形、多环和靶形外观。大疱性病变，特别是发生

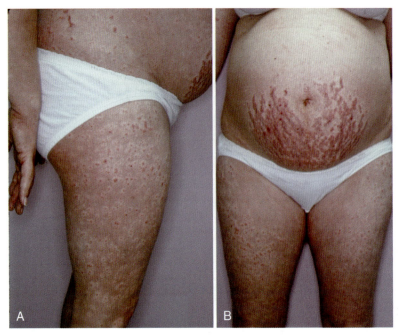

图 41-3　A 和 B，妊娠多形疹的瘙痒性丘疹始于腹部膨胀纹，靠近脐周区域不受累

在下肢的，以及湿疹样改变并不少见（50%）。

组织病理学呈非特异性，可表现为海绵水肿、角化不全、轻度棘层肥厚和细胞外溢，以及在真皮浅中层血管周围淋巴组织细胞浸润，伴数量不等的嗜酸性粒细胞。免疫荧光检查阴性，实验室检查正常

治疗主要是对症处理，包括外用止痒药物、外用皮质类固醇和口服抗组胺药。严重和／或泛发性疾病患者需要系统使用皮质类固醇［泼尼松龙 0.5mg/（kg·d）］，使用时间根据病情而定。零散报告显示 UVB 光疗也有一定疗效。

PEP 不影响母体或胎儿的预后。有报道表明 PEP 女性剖宫产分娩率增加，但 PEP 本身并不是剖宫产或早期引产的指征。PEP 在 7~10 天内自发缓解，通常在随后的怀孕中不再发生。

妊娠痒疹

妊娠痒疹（PP，Besnier 妊娠痒疹、Nurse 妊娠早期痒疹），发病率大约 1∶300~1∶450。PP 的病因尚不清楚。最近，一些作者根据血清 IgE 升高以及相当比例的 PP 患者有 AD 的个人或家族史，将其归入"妊娠特应性皮疹"。许多 PP 患者可能只符合特应性的次要标准。

PP 通常在妊娠中晚期（第 25~30 周）开始出现，表现为四肢近端伸侧和躯干部瘙痒性、红斑性丘疹和结节。随着时间推移，表现出不同程度的抓痕和结痂，也可发生湿疹样改变。组织病理学呈非特异性，免疫荧光检查阴性。一些患者的血清 IgE 水平可能升高。PP 的治疗上采用对症处理，包括外用止痒药物和中效皮质类固醇，以及口服抗组胺药物。UVB 光疗可能有一定的疗效。该病可贯穿整个妊娠期间，虽然有报道部分病例症状可持续至产后 3 个月，但通常在分娩后缓解。PP 对母体或胎儿并无影响。不确定随后的怀孕 PP 是否复发。

妊娠瘙痒性毛囊炎

妊娠瘙痒性毛囊炎（PFP）是一种罕见的无菌性毛囊炎。其病因尚不清楚，因其非特异性临床表现和组织学特征，影响了该病的探讨和分类。既往提到的与血清雄激素升高或 ICP 有关，证明是一种巧合。PFP 缺少黑头粉刺，不支持其为激素诱导性痤疮的一种表现形式。

皮损通常在妊娠第 4~9 个月发生，表现为躯干上部 3~5mm 的红色毛囊性丘疹和脓疱。皮损可泛发，但面部通常不受累。患者常常自觉瘙痒，但无症状表现。皮肤组织病理学改变为无菌性毛囊炎，微生物染色阴性。免疫荧光和血清实验阴性。脓疱微生物培养阴性。

治疗上，PFP 可外用皮质类固醇、过氧化苯

甲酰和窄谱UVB光疗。口服抗组胺药可控制瘙痒。PFP对母婴均无影响。分娩后数周内可自发消退，很少在随后的再次怀孕中复发。

（刘振锋　译，薛汝增、张锡宝　审校）

推荐阅读

ACOG Committee on Practice Bulletins. ACOG Practice Bulletin. Clinical management guidelines for obstetricians-gynecologists. No. 82 June 2007. Management of herpes in pregnancy. Obstet Gynecol 2007;109:1489–98.

Ambros-Rudolph CM, Müllegger RR, Vaughan-Jones SA, et al. The specific dermatoses of pregnancy revisited and reclassified: results of a retrospective two-center study on 505 pregnant patients. J Am Acad Dermatol 2006;54:395–404.

American College of Obstetricians and Gynecologists. Practice bulletin no. 151: Cytomegalovirus, parvovirus B19, varicella zoster, and toxoplasmosis in pregnancy. Obstet Gynecol 2015;125:1510–25.

Cohen LM, Kroumpouzos G. Pruritic dermatoses of pregnancy: to lump or to split? J Am Acad Dermatol 2007;56:708–9.

Driscoll MS, Grant-Kells JM. Nevi and melanoma in the pregnant woman. Clin Dermatol 2009;27:116–21.

Geraghty LN, Pomeranz MK. Physiologic changes and dermatoses of pregnancy. Int J Dermatol 2011;50:771–82.

Ostensen M, Andreoli L, Brucato A, et al. State of the art: reproduction and pregnancy in rheumatic diseases. Autoimmun Rev 2015;14:376–86.

Ozkan S, Ceylan Y, Ozkan OV, et al. Review of a challenging clinical issue: intrahepatic cholestasis of pregnancy. World J Gastroenterol 2015;21:7134–41.

Regnier S, Fermand V, Levy P, et al. A case–control study of polymorphic eruption of pregnancy. J Am Acad Dermatol 2008;58:63–7.

Roth MM. Pregnancy dermatoses: diagnosis, management, and controversies. Am J Clin Dermatol 2011;12:25–41.

第42章

肥大细胞疾病

Michael D.Tharp

> **要点**
> - 肥大细胞增生症是一种儿童和成人均可罹患的疾病。
> - 大多数儿童病变局限于皮肤并且预后良好。
> - 多数成人,不管是仅皮肤受累还是惰性的系统性肥大细胞增生症,均有很好的预后。
> - 病情较重的患者预后较差,包括可能出现继发性血液恶性肿瘤。
> - 诊断的基础是明确皮肤或其他器官中的肥大细胞增多。
> - 治疗方法局限于控制由肥大细胞介质释放引起的症状。

肥大细胞病,或肥大细胞增生症,是指由肥大细胞(mast cells,MCs)异常增生导致的一系列临床病谱性疾病。其发病年龄从刚出生到晚年不等。在一项101名肥大细胞增生症患儿的研究中,73%患儿在6个月以内发病,97%患儿2岁内发病。婴儿或儿童肥大细胞增生症的发病率,从西班牙人群的5.4/1 000到墨西哥人群的1/500不等。成人肥大细胞增生症发病率不详,但一般认为远低于儿童。该病男女比例相当,大多数患者缺乏相关家族史,但也有至少40例家族性肥大细胞病的报道,其中一些家系涉及几代人。

发病机制

MCs来源于骨髓中的$CD34^+$前体细胞,进入循环为单核细胞。循环中的肥大细胞前体表达CD4、酪氨酸激酶KIT(CD117)和FcγRII,但不表达高亲和力IgE受体(FcεRI)。KIT是一种Ⅲ型酪氨酸激酶,在MCs、黑素细胞、原始造血干细胞、原始生殖细胞和Cajal间质细胞中均有表达。KIT的激活可诱导细胞生长,并通过阻止细胞凋亡延长细胞存活期。KIT的配体为干细胞因子(stem cell factor,SCF),其对于肥大细胞的生长非常重要。SCF由骨髓基质细胞、成纤维细胞、角质形成细胞、内皮细胞、支持细胞和颗粒细胞产生。正常情况下,肥大细胞前体一旦进入组织中就变为$KIT^+/CD34^-/FcγRII^-/FcεRI^+$,并产生特异性的细胞质颗粒。

c-KIT结构的改变参与肥大细胞病的发病。成人和儿童肥大细胞病中已明确发现c-KIT原癌基因第816位密码子存在突变。其突变的结果是氨基酸中天冬氨酸(D)被缬氨酸(V)或另一个氨基酸替代,包括D816V、D816Y、D816F、D816I和D816H。突变会导致KIT活化,从而引起肥大细胞持续增殖。成人和儿童肥大细胞增生症患者还发现c-KIT的其他突变(del419、K509I、F522C、V533D、A533D、V559A、V560G、R815K、I817V、D820G、E839K),但较少见。这些突变通常通过mRNA而非DNA检测到。在最近一项关于50名年龄为0~16岁的肥大细胞增生症患儿的研究中,86%患儿检测到基因突变。其中24%发生在816位密码子,其他突变位于编码近端胞外区(第五种免疫球蛋白样结构域)的基因内。这些患儿的突变中,除M541L外的所有c-KIT突变类型均与KIT活化有关。有趣的是,在一个肥大细胞增生增患儿中还发现了失活性的突变(如E839K)。在极为罕见的家族性肥大细胞病中,c-KIT突变情况不确定,可以是无突变或出现K509I和A533D突变。一些肥大细胞增生症的患者和家族中出现c-KIT失活突变或无突变,这提示除了KIT受体异常,还有其他一些因素也参与该病的发病。实际上,在一些更严重的成年患者中已发现了其他基因突变,包括抑癌基因TET2以及Ascl1、JAK2、SRSF2、DNMT3A、RUNX1和CBL。总之,这些发现提示c-KIT的突变直接导致肥大细胞增生症的发生,但也存在其他的基因突变,使得该病持续存在。

分 类

肥大细胞病被世界卫生组织（WHO）明确分类为：皮肤肥大细胞增生症（cutaneous mastocytosis，CM）、惰性系统性肥大细胞增生症（indolent systemic mastocytosis，ISM）、进展性系统性肥大细胞增生症（smoldering systemic mastocytosis，SSM）、孤立的骨髓肥大细胞增生症（isolated bone marrow mastocytosis，IBMM）、系统性肥大细胞增生症伴相关的克隆性血液非肥大细胞系疾病（systemic mastocytosis with an associated clonal hematologic nonmast cell lineage disease，SM-AHNMD）、侵袭性系统性肥大细胞增生症（aggressive systemic mastocytosis，ASM）、肥大细胞白血病（mast cell leukemia，MCL）、肥大细胞肉瘤（mast cell sarcoma）和皮肤外肥大细胞瘤（extracutaneous mastocytoma）（表42-1）。以CM和ISM的患者最多，包括大多数CM患儿和多数CM或ISM成年患者。所有CM患者和多数ISM患者有皮肤损害。肥大细胞病累及皮肤定义为具有典型肥大细胞增生症的皮损（见"临床表现"部分），且病理改变为形态单一的肥大细胞巢（>15个MCs/巢）或超过20个MCs/高倍视野（hpf）的散在分布的MCs。系统性肥大细胞病（SM）的诊断依据包括主要标准和次要标准，主要标准是在骨髓中或其他皮肤外器官中出现多处密集的肥大细胞浸润灶（15个MCs/浸润灶），次要标准包括组织切片或骨髓涂片中梭形或非典型MCs>25%、c-KIT的819位密码子突变、MCs表达CD2和/或CD25，以及总血清类胰蛋白酶水平持续>20ng/ml（表42-2）。满足主要标准加一条次要标准，或满足三条次要标准可诊断为SM。大多数SM患者病情呈惰性，小部分患者由于病情严重被认为是SSM，如出现肝脾肿大、淋巴结肿大、血清类胰蛋白酶含量>200ng/ml。另一个公认的SM类型为伴有相关的克隆性非肥大细胞血液病。这类SM相关的血液疾病包括真性红细胞增多症、骨髓增生异常综合征、慢性嗜酸性粒细胞性白血病、慢性髓细胞性白血病、慢性髓-单核细胞性白血病、淋巴细胞性白血病、急性早幼粒细胞白血病、巨幼红细胞白血病以及非霍奇金淋巴瘤。SM-AHNMD患者可有或无皮肤损害，但通常有肝、脾和/或淋巴结受累。这类患者往往是老年人，多数有系统性症状如发热、食欲不振、消瘦和全身不适。侵袭性系统性肥大细胞病的特点是淋巴结肿大伴或不伴外周血嗜酸性粒细胞增多。此类型罕见，通常缺乏皮损表现，但有累及骨髓、胃肠道、肝、脾和淋巴结的肥大细胞浸润。MCL是一种更为罕见的类型，其诊断标准为外周血和/或骨髓涂片中MCs比例>20%。大多数MCL患者无皮肤损害，但常有发热、体重减轻、腹痛、腹泻、恶心和呕吐等症状。这些患者还可出现肥大细胞浸润所导致的肝脾大和淋巴结肿大。MCL患者的骨髓活检可发现MCs增多，且通常为梭形或形态不典型。肥大细胞肉瘤和皮肤外肥大细胞瘤非常罕见，仅有个别病例报道。

表42-1 肥大细胞疾病分类

皮肤肥大细胞增生症（CM）
　丘疹斑块型CM
　弥漫型CM
　肥大细胞瘤
惰性系统性肥大细胞增生症（ISM）
　缓慢进展的系统性肥大细胞增生症（SSM）
　孤立性骨髓肥大细胞增多症（IBMM）
系统性肥大细胞增多症伴相关的克隆性
血液非肥大细胞病（SM-AHNMD）
　SM-骨髓增生异常综合征
　SM-骨髓增生性疾病
　SM-慢性嗜酸粒细胞白血病
　SM-非霍奇金淋巴瘤
侵袭性系统性肥大细胞增生症（ASM）
　伴嗜酸性粒细胞增多症（SM-eo）
肥大细胞白血病（MCL）
肥大细胞肉瘤
皮肤外肥大细胞瘤

表42-2 系统性肥大细胞病的标准诊断

主要标准
骨髓或皮肤外器官出现多灶性致密肥大细胞浸润（>15 MCS/灶）

次要标准
骨髓涂片或组织切片中，25%的MCS为梭形或非典型
血液、骨髓或皮肤外组织中第816位密码子出现 *c-KIT* 突变
CD117阳性MCS表达CD2和/或CD25
总血清类胰蛋白酶持续>20ng/ml（在合并另一种非肥大细胞血液病的条件下）

临床表现

症状

肥大细胞相关临床症状很大程度上与肥大细胞释放的介质有关，如组胺、前列腺素和细胞因子（表42-3）。症状轻者为发疹、瘙痒，重者可表现为腹痛、腹泻、心悸、头晕和晕厥（表42-4）。多数情况下，抗组胺药可抑制或缓解这些症状，提示肥大细胞释放组胺是出现症状的原因之一。多数CM或ISM的患者几乎没有症状，或仅出现间歇性瘙痒。有趣的是SM患者肺部症状相对缺乏。发热、盗汗、乏力、消瘦、骨痛、上腹部不适和心理问题（认知混乱）等主诉常常是患SM的信号。肥大细胞病的症状可因运动、遇热、局部皮肤创伤以及酒精、毒品、水杨酸盐和抗胆碱能药物的摄入而加重。一些全身麻醉药物（如鸦片）也可能加重症状。

表42-3 肥大细胞介质

预先形成的介质	细胞因子
组胺	TNF-α
肝素	IL-1
	IL-3
	IL-4
中性粒细胞和嗜酸性粒细胞趋化因子	IL-5
类胰蛋白酶	IL-6
糜蛋白酶	IL-8
	IL-9
	IL-10
	IL-13
	IL-16
	IL-18
	SCF
	GM-CSF
受刺激后新形成的介质	
PGD_2	
LTC_4、LTD_4、LTE_4	
PAF	

表42-4 肥大细胞增多症的症状和体征

心肺系统	胃肠系统
胸痛	腹部绞痛
头晕	腹泻
呼吸困难	胃痛*
心悸	恶心
晕厥	呕吐
皮肤	神经系统
大疱（儿童）	认知混乱*
发疹	头痛
紫癜	精神状态
荨麻疹	疲劳*
骨骼系统	发热*
骨痛*	萎靡不振*
	体重减轻*

*提示可能为系统性肥大细胞增多症

皮肤表现

多数CM患儿表现为孤立的、棕褐色或黄褐色斑块或结节（肥大细胞瘤）（图42-1）或多发的棕褐色丘疹（色素性荨麻疹，UP）（图42-2）。肥大细胞瘤常出现在四肢远端，也可发生于任何部位。色素性荨麻疹常发于儿童早期，多分布于面部、头皮和掌跖部位。毛细血管扩张斑片（持久性斑状毛细血管扩张，TMEP）是一种罕见的年轻人CM的表现，目前至少有三个儿童TMEP的报道。一些患儿会发展为弥漫性皮肤肥大细胞增生症（DCM），表现为大量红斑、黄褐色丘疹和斑块。UP和DCM的婴儿和儿童还可出现非瘢痕性水疱或大疱（图42-3）。CM出现大疱性反应通常发生在3~5岁。尽管皮损非常泛发，DCM的患儿极少发展为SM。一项涉及10名DCM患儿的研究中，随访8年未发现DCM患儿发展为SM。成人肥大细胞增生症的皮肤表现明显不同于儿童，主要表现为直径数毫米的红棕色斑丘疹（图42-4）。皮损好发于躯干和四肢近端，较少见于面部、肢体远端和掌跖。虽然个别皮损可自然消退，但皮损数量总体上会逐渐增多。肥大细胞瘤和DCM极少见于成人。

肥大细胞病患者皮肤中的肥大细胞数量增多，临床上可通过持续摩擦一个特征性皮疹来证实。皮损摩擦产生荨麻疹样风团（Darier征）（图42-5）是肥大细胞介质释放的表现。Darier征在肥大细胞瘤和儿童UP皮损处常见，而在成人肥大细胞病和TMEP几乎不可见。这是因为，肥大细胞瘤和儿童UP皮肤中的肥大细胞密度分别高于正常皮肤150倍和40倍，而成人肥大细胞病皮损的肥大细胞密度仅为正常皮肤的8~9倍。

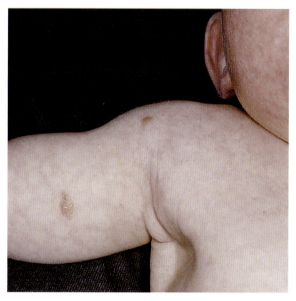

图 42-1　孤立性肥大细胞瘤

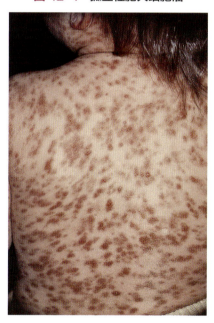

图 42-2　色素性荨麻疹的多发性黄褐色至棕色丘疹

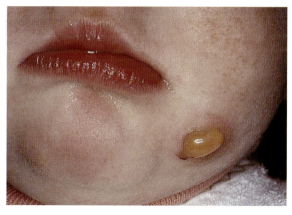

图 42-3　大疱性肥大细胞瘤

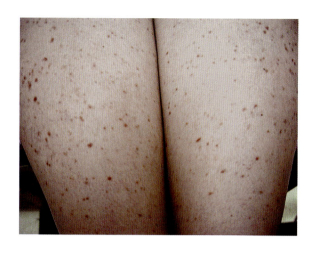

图 42-4　成人肥大细胞增多症典型的红褐色皮疹

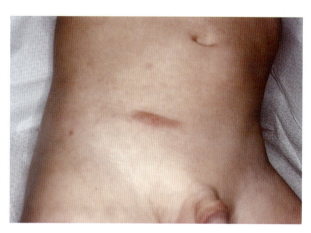

图 42-5　Darier 征：注意在皮肤摩擦部位的荨麻疹样风团的形成

系统症状

成人 SM 患者中约 70% 有骨髓受累。X 线中骨骼的改变表现为骨密度增高、降低或二者皆有，颅骨、脊柱和骨盆最易受累。骨质疏松症是 SM 患者弥漫性骨病最常见的改变，其次为骨硬化、骨强直和骨质疏松混合性病变。这些骨骼改变是由于肥大细胞因子局部释放所导致的。肥大细胞病的患儿很少累及骨骼。

骨髓受累通常发生在成人 SM 患者（70%~90%）而极少见于儿童 SM。骨髓肥大细胞病的诊断标准是骨髓中表达 CD25 和 / 或 CD 的 MCs 聚集成团（>15 个 MCs/ 团），而正常 MCs 不表达这两个标记。SM-AHNMD 患者由于合并有其他血液病，因此通过骨髓活检来诊断比较困难。SM 患者骨髓涂片中出现 >5%MCs 提示预后不良，>20%MCs 可诊断为 MCL。

据报道，约 50% 成人 SM 患者脾大；然而在最近两个超过 140 例成人肥大细胞病患者的大型研究中，仅 8% 到 9% 患者出现脾大。脾大在 ASM 和 MCL 中最常见。淋巴结肿大在 ISM 患者中不常见，但 ASM 和 MCL 患者较常见。58 例有全身症状的患者中，26% 有外周淋巴结肿大，19% 出现中心淋巴结肿大。SM 患者还可有消化道症状，如腹痛、腹泻、恶心和呕吐。腹泻通常是间断性的，由消化不良、胃肠动力增加和 / 或胃酸分泌过多引起。有报道一些 SM 患者出现消化道出血，常继发于胃炎或消化性溃疡。SM 患者胃肠道的影像学特点包括荨麻疹样损害、胃壁增厚、十二指肠或空肠皱襞、黏膜结节和 / 或消化性溃疡。黏膜结节的活检通常可见大量 MCs 和数量不等的嗜酸性粒细胞。约 40% 的成年 SM 患者可见肝脾肿大，但肝功能多数正常。

有报道 SM 患者出现混合性器质性脑病综合征，表现为易怒、乏力、头痛、注意力不集中和多动、短时记忆受限、工作效率低和交流障碍。据推测，这些症状可能由肥大细胞介质释放所引起。这些患者的脑电图检查结果不一，呈正常结果，或出现与中毒性或代谢性脑病一致的脑电图。

诊　　断

肥大细胞病的诊断依据是在一个或多个组织中出现 MCs 明显增多（表 42-5）。有皮肤损害的患者可以通过皮肤活检证明 MCs 增多。肥大细胞病的结节、丘疹和斑片处的肥大细胞数量分别相当于正常皮肤的 150 倍、40 倍和 8~9 倍。特殊染色如甲苯胺蓝、吉姆萨和 Leder 染色法，或类胰蛋白酶或 CD117（KIT）的单克隆抗体有助于标记组织中的 MCs。肥大细胞增多症患者皮肤受累的病理标准，包括显微镜下 >15 个单一形态的 MCs/ 细胞团，或 >20 个散在 MCs/ 高倍视野，且伴有 cKIT 第 816 位密码子突变。肥大细胞病患者的外观正常的皮肤处 MCs 数量正常，所以，对于疑似肥大细胞病的患者，取正常皮肤的活检没有诊断意义。缺乏皮肤表现的 SM 可通过骨髓或胃肠道的活检来诊断。

检测循环中肥大细胞介质和 / 或其代谢产物可为肥大细胞增生症提供诊断依据（表 42-5）。现已发现两种肥大细胞相关的类胰蛋白酶（α 和 β）。α- 类胰蛋白酶在 SM 患者中持续升高，可用于评估全身肥大细胞增生程度。β- 类胰蛋白酶常见于肥大细胞病患者，也可见于其他血液病患者和有过敏症状的正常人。一项研究发现，血清类胰蛋白酶水平在 20~75ng/ml 之间的患者有 50% 为 SM，而 >75ng/ml 的患者全部被证实有系统受累。值得注意的是，总血清类胰蛋白酶水平 >20ng/ml 是 SM 诊断的次要标准之一。部分 SM 患者尿中组胺代谢产物升高。多数情况下，无症状 SM 患者的尿中非代谢性组胺水平可能是正常的，而主要的组胺代谢产物 1, 4- 甲基咪唑乙酸（MelmAA）常持续性升高。富含组胺的食物，如菠菜、茄子、奶酪（脱脂干奶酪、蓝奶酪和羊奶酪）和红酒，可以导致尿组胺及其代谢产物水平升高。一些 SM 患者尿中前列腺素 D_2（PGD_2）主要代谢产物 9α, 11β- 二羟基 -15- 氧 -2, 3, 18, 19- 四氢普罗前列素 -5- 烯 -1, 20- 二酸（PGD2M）也会升高。

表 42-5　肥大细胞增多症的患者的诊断性检测

直接检测
皮肤活组织检查
胃肠道活组织检查
骨髓活组织检查

间接检测
血清类胰蛋白酶（全部或 α）水平
24 小时尿组胺代谢水平（甲基咪唑乙酸）
尿前列腺素 D_2（PGD_2）水平
骨 X 线或骨扫描

预　　后

大多数 CM 患儿预后良好，病程有自限性。将近 50% 的 CM 患儿到青春期会自愈，其余的在成年后皮损数量也会明显减少。ISM 患者的总体预后良好。一项对 145 名 ISM 成年患者的研究表明，在病程第 10 年和 25 年进展为 ASM 的累积概率分别为 1.7% 和 8.4%。SM-AHNMD 患者的预后与所伴发的血液疾病的严重程度直接相关。ASM 患者预后不佳，平均生存期仅几年，MCL 的预后也极差，确诊后该病生存期常低于 1 年。

治　　疗

目前肥大细胞增生症没有治愈的方法；治疗的主要目的是缓解症状。CMS 和 ISM 患者很少出现症状，因此基本不需要治疗。患者应注意避免接触可能的肥大细胞脱颗粒剂，如摄取酒精、阿司匹林、非甾体类药物、毒品和硫酸多黏菌素B。此外，遇热和摩擦可导致局部或系统性症状，因此应该尽量避免。一些全身麻醉药物，包括利多卡因、吗啡、可待因、筒箭毒碱、甲筒箭毒、依托咪酯、硫喷妥钠、琥珀胆碱、恩氟烷和异氟醚，已证实可直接或间接诱发肥大细胞增生症患者的过敏性反应。虽然证据有限，但似乎丙泊酚、芬太尼和维库溴铵可以作为肥大细胞病患者安全的全身麻醉替代药物。由于过敏反应通常发生在全身麻醉后数小时，因此建议肥大细胞增生症患者在术后至少监测24小时。与全身给药相反的是，局部注射利多卡因对于肥大细胞增生症患者是安全的。

组胺（H1）或联合使用H1和H2受体拮抗剂通常有助于控制与肥大细胞病相关的大多数症状。第二代抗组胺药氯雷他定、西替利嗪和非索非那定，与第一代抗组胺药相比有明显优势，因为他们有较长的半衰期且是更具特异性的H1受体拮抗剂。控制症状通常需高于推荐剂量并联合H1受体拮抗剂。例如，有些患者可能需要早上非索非那定360mg与夜间盐酸西替利嗪40mg联合使用，来控制组胺相关症状。在某些情况下，加用H2受体拮抗剂（西咪替丁、雷尼替丁、法莫替丁或尼扎替丁）可能是有益的，尤其是对胃酸分泌过多的患者。H2受体拮抗剂必须与H1受体拮抗剂联合使用，反馈性抑制MCs中通过H2受体介导的肥大细胞脱颗粒。酮替芬同时具有抗组胺和肥大细胞稳定功能，联合雷尼替丁可有效控制肥大细胞病的症状，同样有效的有三环类抗抑郁药多塞平，其对H1和H2组胺受体均有拮抗作用。口服色甘酸钠（400~1 000mg/d）可缓解肥大细胞病相关的胃肠道、皮肤和中枢神经系统症状，儿童患者尤其有效。

奥马珠单抗是一种人源化的小鼠抗IgE单克隆抗体，批准用于哮喘和慢性荨麻疹的治疗，已被证明可有效控制一些对抗组胺药/抗白三烯联合治疗抵抗的成人肥大细胞增多症患者的症状。然而，似乎持续治疗对控制症状是必要的。补骨脂素联合紫外线照射（PUVA）治疗一周四次，对控制肥大细胞病患者的瘙痒和皮肤风团发作有益。然而，这种治疗对该病相关的其他症状无效，也不会永久性地减少皮肤肥大细胞浸润。与口服PUVA相比，外浴PUVA对症状性肥大细胞病患者疗效较差。此外，早期积极的UVA-1治疗也不如口服PUVA疗法有效。

外用皮质类固醇激素封包6周或更长时间可以明显减少皮肤肥大细胞的含量，并缓解肥大细胞病相关的症状。皮损内注射曲安奈德也可成功清除皮肤内肥大细胞浸润。系统性皮质类固醇通常对肥大细胞病患者并无益处，但可以缓解疾病晚期的皮肤和胃肠道症状。环孢菌素联合系统性皮质类固醇已被用于一名进展期肥大细胞病患者，不仅可缓解症状，而且使得血清类胰蛋白酶和尿组胺代谢物水平降低。

皮下注射干扰素-$\alpha 2b$（INF-α_{2b}）也已被成功用于一些严重的SM患者。在一项前瞻性研究中，6例ISM患者用INF-α_{2b}治疗；但是骨髓MCs和尿MelmAA水平仅见小幅度下降，血清类胰蛋白酶水平未见明显变化。干扰素治疗具有显著的副作用，包括过敏反应、甲状腺功能减退、血小板减少和抑郁症，这些副作用似乎超过了治疗获得的益处。

一些肥大细胞病患者由于肥大细胞介质释放而反复出现危及生命的低血压。这些患者应做好给予一个预定剂量的肾上腺素（肾上腺素）的准备（EpiPen）。在一些情况下，他们可能在初始事件发生后的数小时内再次出现类似症状。泼尼松（20~40mg/d，2~4天）往往可以中止或消除这种反复发作。

许多化疗药物对晚期肥大细胞病无效。但最近有报道显示2-氯脱氧腺苷可有效消除泛发性系统性肥大细胞并患者的皮损，并显著降低其骨髓MCs的数量。而另一方面，化疗发挥着重要作用，可以在治疗该病的同时有效治疗SM-AHNMD伴发的血液疾病。局部放射治疗（约2 000~30 000 cGy）可以缓解骨痛。一些病例可以在治疗期间或之后不久获得疼痛缓解，从而减少控制疼痛所需的口服止痛药的频率和数量。脾切除术可用于脾功能亢进导致显著的血细胞减少的肥大细胞病患者，能够提高侵袭性患者的生存率。

甲磺酸伊马替尼是一种酪氨酸激酶抑制剂，可阻断KIT和PDGF受体以及与慢性髓细胞性白血病相关BCRABL原癌基因蛋白。伊马替尼在KIT受体中的活性位点接近最常发生突变的第816位密码子，这使得c-KIT 816位点突变的患者对该药的反应差。另一方面，伊马替尼能够缓解有

罕见 *c-KIT* 基因突变（如 del419、k509i、f522c 和 v560g）、D816 阴性及表达 *FIP1L1-PDGFRA* 融合基因的肥大细胞增生症患者的症状和体征。达沙替尼、尼洛替尼和米哚妥林是多靶点的 BCR-ABL 和 SRC 家族激酶抑制剂，在表达 D816V 的肥大细胞系的体外试验中有抑制增殖和促进凋亡的作用。不幸的是，现已证实这些酪氨酸激酶抑制剂在肥大细胞增多症的患者中长期使用是无效的，进一步提示，该病的致病因素包含了 *c-KIT* 和非 *c-KIT* 突变。未来对进展性肥大细胞增生症的治疗可能会包括联用针对特定突变的药物。

（文玮 译，陈永锋、杨斌 审校）

推荐阅读

Akin C, Valent P. Diagnostic criteria and classification of mastocytosis in 2014. Immunol Allergy Clin North Am 2014;34(2):207–18.

Andrew SM, Freemont AJ. Skeletal mastocytosis. J Clin Pathol 1993;46:1033–5.

Bodemer C, Hermine O, Palmerini F, Yang Y, Grandpeix-Guyodo C, Leventhal PS, et al. Pediatric mastocytosis is a clonal disease associated with D816V and other activating c-KIT mutations. J Invest Dermatol 2010;130(3):804–15.

Borgeat A, Ruetsch YA. Anesthesia in a patient with malignant systemic mastocytosis using a total intravenous anesthetic technique. Anesth Analg 1998;86:442–4.

Butterfield JH. Response of severe systemic mastocytosis to interferon-alpha. Br J Dermatol 1998;138:489–95.

Caplan RM. The natural course of urticaria pigmentosa. Arch Dermatol 1963;87:146–57.

Escribano L, Alvarez-Twose I, Sanchez-Munoz L, Garcia-Montero A, Nunez R, Almeida J, et al. Prognosis in adult indolent systemic mastocytosis: a long-term study of the Spanish Network on Mastocytosis in a series of 145 patients. J Allergy Clin Immunol 2009;124(3):514–21.

Kasper C, Freeman RG, Tharp MD. Diagnosis of mastocytosis subsets using a morphometric point counting technique. Arch Dermatol 1987;123:1017–21.

Keyzer JL, DeMonchy JGR, vanDoormaal JJ, et al. Improved diagnosis of mastocytosis by measurement of urinary histamine metabolites. N Engl J Med 1983;309:1603–5.

Kolde G, Frosch P, Czarnetzki B. Response of cutaneous mast cells to PUVA in patients with urticaria pigmentosa: histomorphometric, ultrastructural, and biochemical investigations. J Invest Dermatol 1984;83:175–8.

Lange M, Niedoszytko M, Renke J, Glen J, Nedoszytko B. Clinical aspects of paediatric mastocytosis: a review of 101 cases. J Eur Acad Dermatol Venereol 2013;27(1):97–102.

Longley BJ, Metcalfe DD, Tharp MD, et al. Activating and dominant inactivating c-kit catalytic domain mutations in distinct forms of human mastocytosis. Proc Natl Acad Sci USA 1999;96:1609–14.

Rogers M, Bloomingdale K, Murawski B, et al. Mixed organic brain syndrome as a manifestation of systemic mastocytosis. Psychosom Med 1986;48:437–47.

Sagher F, Even-Paz Z. Mastocytosis and the mast cell. Chicago: Yearbook Medical Publishers; 1967. p. 10–291.

Schwaab J, Schnittger S, Sotlar K, Walz C, Fabarius A, Pfirrmann M, et al. Comprehensive mutational profiling in advanced systemic mastocytosis. Blood 2013;122(14):2460–6.

Tefferi A, Li CY, Butterfield JH, Hoagland HC. Treatment of systemic mast-cell disease with cladribine. N Engl J Med 2001;344(4):307–9.

Valent P, Akin C, Escribano L, et al. Standards and standardization in mastocytosis: consensus statement on diagnostics, treatment recommendations and response criteria. Eur J Clin Invest 2007;37:435–53.

第43章

系统性疾病的毛发异常

Kimberly S.Salkey·Amy McMichael

要点

- 系统性疾病中出现脱发，可能是通过以下五种机制之一：休止期脱发（telogen effluvium）、毛发生长停滞（anagen arrest）、毛发微小化（hair miniaturization）、瘢痕性脱发（scarring alopecia）和毛干异常（hair shaft disorder）。
- 脱发最常见原因是休止期脱发，根据病理性延长或缩短发生在不同的毛发周期，可分为五种亚型。
- 毛发生长停滞在毛母质细胞的有丝分裂活动突然停止时出现。
- 毛发微小化是由遗传和激素影响通过复杂的相互作用所导致的。
- 瘢痕性脱发是毛囊永久性损伤的结果，可为原发性或继发性。
- 结节性脆发是最常见的毛干异常。
- 全身性疾病可引起毛发过多，发生多毛症或毛增多症。

毛发异常通常与系统性疾病有关。相对于患者当时的系统性疾病而言，毛发异常可能被临床医生忽视。实际上，毛发可能成为个人健康、财富甚至社会地位的重要标志。一项关于脱发（不论原因）对患者的心理影响的回顾性研究表明，脱发患者更容易出现精神病、自卑和生活质量下降。而同时，美国人估计每年在脱毛上花费超过20亿美元。在诊断和治疗与毛发疾病相关疾病时，临床医生必须注意到此类患者的独特需求和敏感性。

毛囊生物学

为了了解毛囊在系统性疾病中的改变，首先要了解正常的毛囊生物学。人出生时，头皮上大约有15万个毛囊。在人的一生中，每个毛囊都不断地经历周期性生长（毛囊生长周期）。毛发生长的头两个周期发生在子宫内和出生后不久。此后，每个毛囊都有一个独立于外界的生长周期。

毛发生长周期的持续时间长短取决于多种因素，包括毛发的位置、个体年龄、营养习惯、激素因素和健康状况。

在健康人的头发生长速度约为每天0.35mm（每月1cm）。然而，值得注意的是，数据表明，非洲人的头发生长速度较慢，大约每月0.77cm，生长速度也受毛发类型和解剖位置的影响。毳毛在人体内分布广泛，其毛囊位于真皮上部。他们细而小且缺乏黑色素和毛髓质，直径0.03mm或更细小，长度小于1cm。毳毛的生长速度为每天0.03~0.13mm。青春期激素的影响下，激素敏感区域，如腋窝和耻骨区的毳毛被终毛替代。终毛有毛髓质且含有黑色素，因而有颜色。终毛植根于真皮更深层。

每个毛囊生长周期分为3个阶段：生长期（生长）、退行期（退化）和休止期（休息）（图43-1）。80%毛囊出现潜伏生长期和外生长期。在外生长期，毛干脱落难以再生，之后接着是新一个生长期。毛发的长度是由生长期的生长速度和持续时间来决定的，取决于每个毛囊内部的"生物钟"。毛囊生长期平均持续时间为2~6年。退行期的开始标志着生长期的结束。

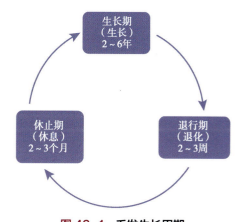

图43-1 毛发生长周期

退行期是急性毛囊退化的过渡阶段，其过程是不可逆的，持续时间相对较短，只持续2~3周。

退行期的标志是形成角化性、脱色素的毛发。任一时间退行期毛发仅占头发的 1%~2%。

休止期，即毛囊休息的阶段，在退行期结束后开始。平均持续 3 个月，任一时间大约有 15% 的头发处于休止期。正常情况下每天有 50~100 根休止期头发脱落。休止期毛发的百分比即休止期毛发计数，在不同人甚至同一个人的头皮不同部位有很大不同。休止期毛发（杵状发）在外生长期脱落，可能与新的生长期一致或不一致。下一个生长期起始于毛囊干细胞，位于靠近立毛肌插入毛囊的部位的毛囊隆起部。干细胞迅速向下增殖，形成新的生长期毛囊，开始新的毛发生长周期。

全身性疾病的毛发异常

维持正常毛发周期的机制很容易被系统性疾病破坏。在许多情况下就导致毛发丢失（脱发），有时也出现毛发过度生长。

秃 发

秃发（alopecia）传统上分为三大类：瘢痕性、非瘢痕性和毛干异常。此外 Solomen 提出用术语"双相性秃发"来描述早期为非瘢痕性但晚期为瘢痕性的脱发类型。双向性秃发的例子包括模式化头发脱失和牵拉性秃发。另一种分类法把脱发分为永久性脱发和非永久性脱发。为了便于讨论，我们将继续使用文献中广泛接受的瘢痕性和非瘢痕性的分类法。

系统性疾病出现脱发的机制有 5 种（表 43-1）：休止期脱发、生长期脱发和毛发微小化（所有非瘢痕性脱发的形式）、瘢痕性秃发和毛干异常。在毛发异常的评估和诊断中，要注意同一时间可能多个机制在发挥作用。这可能会加重脱发的程度，改变脱发的模式，使得临床表现复杂化。

表 43-1　全身性疾病导致脱发的五种机制
休止期脱发
生长停滞
雄激素性脱发和头发的微小化
瘢痕性秃发（瘢痕性秃发）
毛干疾病

休止期脱发

系统性疾病相关的脱发最常见原因的是休止期脱发（telogen effluvium）。这种非瘢痕性脱发表现为突然发生的弥漫性、非瘢痕性的毛发脱落。这种头发脱落是正常的毛发周期突然中断所造成的，所以使得大量毛发的生长周期在同一时间内进入退行期和休止期。这可能是由代谢或激素应激反应或药物（严重疾病、感染、药物、外科手术或麻醉和内分泌疾病）所诱发的。在突发事件后大约 3~4 个月（毛发从进入退行期和休止期早期到最终脱落所需要的时间），正常表现的杵状发开始大量脱落。通常这些患者可能会回忆起表 43-2 中的一种突发事件。

表 43-2　休止期脱发的原因
损伤或生理应激
发热后的状态（尤其是高热，如疟疾）
严重感染，包括 HIV
严重的慢性疾病
一般外科手术术后
甲状腺功能减退症等内分泌疾病
极度节食和/或体重减轻
药物
重金属
新生儿的生理性脱发
产后状态
雄激素性脱发的早期阶段

Headington 认为，休止期脱发可进一步分为五个亚型，取决于毛发周期中具体哪一部分出现病理性延长或缩短。这些亚型包括即刻生长期释放、延迟性生长期释放、生长期缩短、即刻休止期释放和延迟性休止期释放。各个亚型之间有很多重叠，临床中通常是不能完全区分开来。

即刻生长期释放

即刻生长期释放占休止期脱发的大多数。大多数药物和生理性应激因素包括发热性疾病，都通过这种机制引发脱发。顾名思义，此类头发的生长期突然中断，头发过早进入休止期。此类脱发通常在突发事件后 3~5 周突然发生。

延迟生长期释放

延迟生长期释放通常在毛发保留在生长期的时间过长，而又同一时间内突然同时进入退行期和休止期的情况下发生。一个典型例子是产后休止期脱发。妊娠期间的代谢和内分泌变化导致生长期延长。生产后这些因素消失，毛发进入休止期，新妈妈们便会出现大量的脱发。这也是新生儿出生后不久出现胎毛脱落的原因。这种新生儿脱发有时被称为生理性脱发。

生长期缩短

特发性生长期缩短可能导致轻微但持续增加的脱发。由于生长期的持续时间是决定头发长度的主要因素，生长期缩短会使得头发难以长长。一些人认为这是慢性休止期脱发内在的机制。值得注意的是，通常生长期缩短50%以上才能引起临床注意。

即刻休止期释放

即刻休止期释放是正常休止期缩短的结果。很好的证据是，药物如米诺地尔通过在即刻休止期释放时通过激活受累毛囊进入生长期来发挥作用。休止期释放通常在突发事件后数天内出现，一些患者在使用米诺地尔后1天至数周内脱发量继续增加。

延迟休止期释放

延迟休止期释放在动物中比人类更常见。是一些动物在春天到来时同时脱去冬季毛发的主要机制。大量休止期毛发同时释放后进入新的生长期。虽然其确切机制还不清楚，但这个过程被认为是由神经光学信号驱动的。延迟性休止期释放可以解释一些人出现的季节性脱发。

休止期脱发和药物

药物通常导致即刻生长期释放类型的休止期脱发。一些较常见的相关药物见表43-3。虽然这些药物类别广泛，但心血管药物最常见（抗凝血剂、β受体阻滞剂、血管紧张素转换酶抑制剂）。一些药物（如卡托普利、阿的平、纳多洛尔、柳氮磺胺吡啶）已明确与组织学上炎症性休止期脱发有关。最近10年有很多新的、生物靶向性的化疗药物上市。其中舒尼替尼，一种多靶点酪氨酸激酶抑制剂，有6%的患者出现相关性脱发。有趣的是，舒尼替尼还导致约10%患者头发颜色改变。患者服用舒尼替尼后脱发的机制尚不清楚，服用类似药物尼洛替尼的患者已从组织学上证实了其为休止期脱发。类似的，司美替尼，一种MEK1和MEK2抑制剂，也导致9%的患者出现脱发。

表43-3　与休止期脱发相关的药物

维A酸类（阿维A酯、异维A酸）
抗血小板聚集药（香豆素、肝素）
抗甲状腺药（丙硫氧嘧啶、甲巯咪唑）
抗癫痫药（苯妥英钠、丙戊酸钠、卡马西平）
重金属
β-肾上腺素受体阻断剂
苯丙胺
溴隐亭
卡托普利
依那普利
达那唑
左旋多巴
锂
吡啶斯的明

休止期脱发和雄激素性脱发

休止期脱发和雄激素性脱发都是比较常见的诊断。当这两种情况并存时，患者脱发病程会进展的更快。早期的雄激素性脱发往往伴有轻度和偶发的休止期脱发。雄激素性休止期脱发与毛发周期缩短有关，出现大量终毛微小化和短小化，分别继发于毛基质体积减小和生长期缩短。只有当大的终毛脱落时脱发才明显。在随后的毛发周期中，受累的毛囊产生逐渐微小化的毛发（毳毛），其脱落是不明显的。

慢性休止期脱发

休止期脱发通常是自限性。慢性休止期脱发指头发持续脱落超过6个月。最常见于中年女性，是一个弥漫性、慢性、有起伏的影响整个头皮的脱发形式。有时会与雄激素性脱发混淆，慢性静止期脱发可能引起弥漫性稀疏和双鬓角后移，但罕见严重的秃顶。值得注意的是，慢性休止期脱发是一个排他性诊断，没有明确的潜在病因。

诊断和治疗

休止期脱发的临床诊断需要有明确的突然发病史、弥漫性脱发以及明确的诱因。此外应当与雄激素性脱发和弥漫性斑秃相鉴别。休止期脱发的患者通常主诉在洗头时大量脱发，以及在衣物、浴室地板和车上找到大量头发。如此大量的脱发有时会促使患者收集脱落的头发并带到诊室。带着一大袋脱落的头发来就诊的患者极有可能诊断为休止期脱发。患者头发减少约20%时可感觉到明显的脱发。然而，正常的头发密度可能减少50%之前，临床上头发细化是显而易见的。如果脱发在临床上已经很明显，患者脱发可能是弥漫性的（图43-2）。典型的休止期脱发患者，休止期数很少超过50%。然而，在一些病例，休止期数可以达到80%。休止期毛发超过80%时可能并非简单的休止期脱发。详细的病史、饮食史和用药史是诊断休止期脱发的基础。

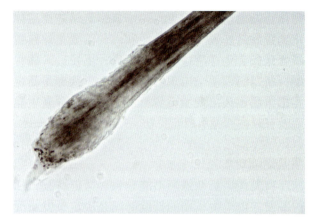

图43-3　休止期脱发的患者自发性脱发数量增加

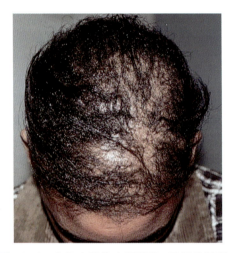

图43-2　年轻女性休止期脱发，弥漫头发稀疏

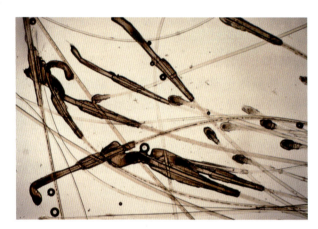

图43-4　休止期脱发患者拔下的毛发——休止期毛发和生长期毛发混合。该例患者休止期毛发比例超过30%

对所有秃发患者的体格检查应该从头发密度开始。休止期脱发患者的头皮大致正常，无明显红斑或鳞屑（除非合并其他疾病）。需要在头皮四个象限均进行毛发牵拉试验，即每次将25~50根头发从发根至发梢用同等的力持续牵拉。休止期脱发患者毛发牵拉试验阳性，即超过3根头发脱落，脱落的头发发根无色、角化、呈杵状，为休止期头发（图43-3）。在进行毛发牵拉试验前1天，患者应避免洗头。用力牵拉可拔下包括正常生长期和休止期的头发，偶尔还有退行期头发。休止期头发百分比增高是休止期脱发一个必要的诊断标准（图43-4）。正常头皮4mm环钻活检切片中应见到25~50个终毛毛囊。若超过12%~15%的毛囊为休止期毛囊，则可疑为休止期脱发。

休止期脱发的主要治疗为安慰。一旦查明其原因，就可告诉患者这是一种自限性疾病，可以自愈，同时适当地让患者了解毛发生长周期，告诉患者每根头发脱落后都会长出新的头发，以进一步安慰患者。

生长期停滞

当毛母细胞有丝分裂活动突然停滞时，发生生长期停滞（anagen arrest）。发干出现严重营养不良，逐渐变细，形如削尖的铅笔头。此时，即使最轻微的外力都会引起远端毛干脱落。虽然生长期停滞有时等同于生长期脱发，但这是一种名词误用，因为生长期停滞只有远端毛干从中锥形断落，而不是整根头发脱落。该过程与毛发生长周期无关，变细的毛干会在诱发事件后1~2周迅速脱落。由于任何时间都有约85%的头发为生长期头发，所以生长期停滞会引起非常严重的脱发。

所有抑制活跃细胞分裂的治疗都会引起生长期

停滞而出现大量脱发。治疗恶性肿瘤时系统使用化疗药可引起典型的非炎症性生长期停滞。不同药物作用机制不同（如抗代谢药物或烷基化剂），能抑制快速分裂的生长期毛母细胞的代谢。联合化疗比单药化疗引起的生长期停滞更严重，且严重程度通常是剂量依赖性的。最严重的脱发见于多柔吡星、亚硝基脲和环磷酰胺。抗肿瘤剂量的放疗对毛囊有类似影响（图43-5）。其他可引起生长期停滞的药物见表43-4。值得注意的是，铊和X线均曾用于全部毛发脱落的治疗。生长期停滞也可见于内分泌疾病、创伤或压力以及寻常型天疱疮。

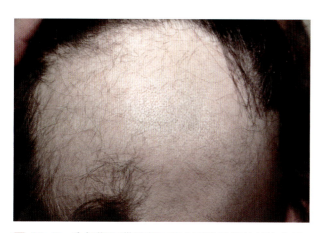

图43-5 生长期阻滞继发于颅内恶性肿瘤放射治疗后。虽然在这种情况下头发最终会再生，但高剂量的辐射也会导致永久性脱发

表43-4 毛发生长期停滞的系统性原因

非炎症性
抗肿瘤化疗
药物（秋水仙碱、左旋多巴、环孢霉素、铋）
放射性治疗
内分泌疾病
创伤/压力
毒物（毒药，如铊、硼、砷）

炎症性
斑秃、全秃、普秃，
系统性红斑狼疮（斑片状）
二期梅毒（斑片状或弥漫性）

生长期停滞还可由炎症因素所致。典型的例子是全秃，其迅速的发病和病情进展均类似于化疗后脱发。据推测，生长期毛囊毛球周围炎症细胞浸润与毛母细胞代谢停滞有关。尽管具体的机制尚不清楚，可能与抑制上皮生长的细胞因子释放有关。其他炎症性生长期停滞的例子包括系统性红斑狼疮患者的片状脱发和二期梅毒患者的片状或弥漫性脱发。然而，值得注意的是，生长期停滞只是系统性红斑狼疮或梅毒患者脱发的若干机制之一。

诊断和治疗

通过详细的病史、弥漫性脱发和头发牵拉试验见易断的近端变细、铅笔头样断端的营养不良的生长期毛发（图43-6），可直接诊断生长期停滞。水平方向组织切片可见生长期/休止期毛囊比例正常，因为该病发病突然。由于头发在数周内迅速脱落，如果在病程后期拔下一撮头发，则几乎所有脱落的头发都是休止期头发，因为生长期头发在前期已经全部脱落了（图43-7）。而在休止期脱发中，休止期头发计数很少超过50%，其余的头发都是正常的生长期头发。

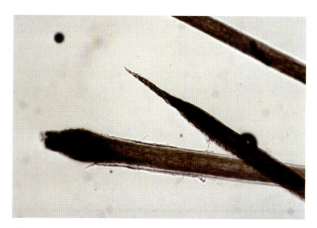

图43-6 接受系统性化疗的患者出现毛发生长期阻滞，自行脱落的"铅笔状"发。发干在某一点突然变细并脱落

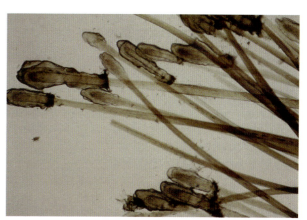

图43-7 系统性化疗引起大量脱发的患者拔下的头发。只有休止期毛发的毛干保持在头皮上，所以此时头发100%为休止期毛发

寻找和治疗引起脱发的潜在原因是治疗生长期停滞的关键。已经有很多减少化疗导致脱发的措施，包括使用压力头套和局部降低头皮温度，以及局部使用血管收缩剂。这些处理措施均用来避免头皮暴露于化疗药物。需要注意的是，由于头皮可能是循环中的恶性肿瘤细胞逃避免疫的地方，恶性血液病患者通常不进行上述处理。外用米诺地尔对预防化疗引起的脱发是无效的；但似乎可以促进化疗后头发再生。大多数情况下，生长期停滞导致的脱发是完全可逆的，但再生的头发可能会与以前的头发颜色或质地不同。此外，某些化疗方案，如大剂量白消安和环磷酰胺联合大剂量放疗，导致永久性脱发的报道越来越多。

雄激素性秃发 / 毛发微小化

雄激素性秃发（androgenetic alopecia）是第三常见的与系统性疾病有关的非瘢痕性脱发。雄激素性秃发中，基因和激素之间发生复杂的相互作用，共同导致毛囊结构改变和毛发生长周期紊乱。其生长期缩短，毛母质细胞减少。这二者共同导致典型的头顶处终毛向短而细的毳毛转化。与此同时，雄激素性秃发的毛囊的休止期时间相对稳定，休止期和下一个生长期之间的延迟变长。

成人毛发微小化的发生机制是个研究热点。最初认为男性和女性的病理生理学改变是相同的。男性雄激素性秃发中，前额部毛囊中二氢睾酮（DHT）和 5α- 还原酶的水平升高。在 DHT 的直接影响下毛囊变小，DHT 的阻断作用使得微小化持续存在或有时可逆。女性患者中相似的 DHT 阻断作用却并不总是产生相同的结果。因此，用秃顶（男性型或女性型）来描述该病更为合适。秃顶的青年女性（20~40 岁）更倾向于有显著的秃顶家族史和潜在雄激素过多。有人提出用老年性脱发来描述 60 岁以后出现的男性和女性的秃顶。年龄在其中起到的作用比激素的作用更大。

雄激素增多症的原因可能是雄激素产生过多、遗传性雄激素高敏感或二者皆有。雄激素产生过多可能与痤疮、多毛症和月经不规律有关。雄激素过多综合征包括多囊卵巢综合征、迟发性先天性肾上腺增生症（图 43-8）、库欣综合征及 HAIR-AN 综合征（即雄激素增多症、胰岛素抵抗和黑棘皮病）。

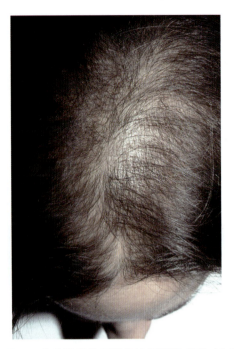

图 43-8　一名晚发性先天性肾上腺增生症的 14 岁女孩的头顶，头发严重稀疏（雄激素性秃发）。该患者的脱发提示需要进行内分泌检查

大量流行病学研究发现男性雄激素性秃发与缺血性心脏病、高血压和代谢综合征的风险升高有关。最近还发现雄激素性秃发与前列腺癌有关。

诊断和治疗

雄激素性秃发或秃顶是一种临床诊断，根据头皮典型部位的毛发逐渐变细可作出诊断。男性患者的头发呈双侧对称分布，额颞部和顶部头皮受累。女性头顶部容易受累，而前额发际线保留。虽然存在一些变异类型，但典型病例可以用男性的 Norwood-Hamilton 量表和女性的 Ludwig 量表来评估病情。如果怀疑雄激素过多，应检测血清激素水平。通过询问女性患者是否患有囊肿性痤疮、月经不规律、不孕、泌乳和男性化，可以很容易地筛查女性患者是否激素水平异常。如果上述这些症状都没有，则该患者不太可能有激素水平异常。

唯一被食品药品监督局批准用于女性雄激素性秃发的药物是米诺地尔。此种局部用药作为动脉扩张剂可促进毛囊角质形成细胞的 DNA 合成，使得微小化毛发的毛干增粗，虽然具体机制尚不明。对于男性患者可选择米诺地尔或非那雄胺。非那雄胺是一种口服的 5α- 还原酶抑制剂，通过显著降低头皮毛囊 DHT 来发挥作用。非那雄胺未批准用于女性，因为该药会导致明显的出生缺陷（男性胎儿生殖器官异常）。最后，无论男女都可选择植发，取雄激素低度敏感的枕部头皮，种植到受累的顶部或额部头皮上。

瘢痕性秃发

顾名思义，瘢痕性秃发（scarring alopecia, cicatricial alopecia）是由毛囊的永久破坏引起的。系统性疾病相关的瘢痕性秃发可分为两种类型：原发性和继发性。原发性的毛囊作为疾病的直接靶点被破坏，例如扁平苔藓（图 43-9）或盘状红斑狼疮，其毛囊间真皮无受累。继发性瘢痕性秃发的毛囊受到周围因素侵犯。通常浸润性、感染性、转移性或遗传性疾病可引起继发性瘢痕性秃发。继发性瘢痕性秃发的具体发生机制可能是直接压迫、血液供应变化或浸润细胞释放有害的细胞因子。引起继发性瘢痕性秃发的疾病有结节病、头皮线状硬斑病（en coup de sabre）（图 43-10）和皮肤 T 细胞淋巴瘤（图 43-11）。感染性因素包括皮肤结核、麻风病、梅毒和利什曼病。内脏肿瘤包括肾癌和乳腺癌的皮肤转移可能通过挤压毛囊导致瘢痕性秃发。同样，严重的缺血或压力、放射线和化疗也可导致继发性瘢痕性秃发，如瘢痕性类天疱疮和大疱性表皮松解症。最后，遗传性疾病如色素失禁症或角膜炎 – 鱼鳞病 – 耳聋（KID）综合征也可导致继发性瘢痕性秃发（表 43-5）。

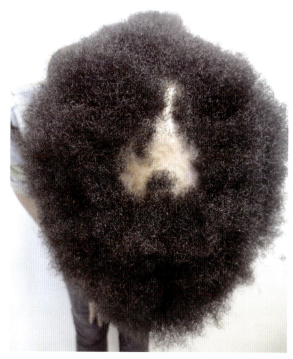

图 43-10　线状硬皮病累及头皮导致的秃发斑

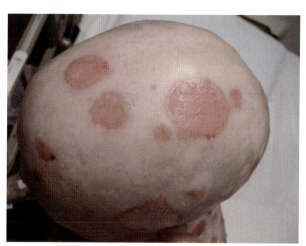

图 43-11　有皮肤 T 细胞淋巴瘤活动性皮损的患者，头皮出现多灶性瘢痕性脱发

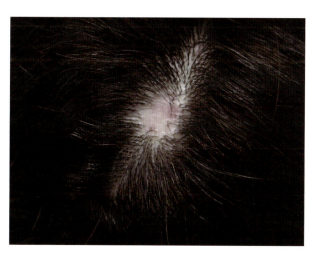

图 43-9　扁平苔藓导致的瘢痕性脱发

表 43-5　瘢痕性秃发的原因

原发性
盘状红斑狼疮
扁平苔癣
前额纤维化秃发
离心性瘢痕性脱发
假性斑秃
秃发性毛囊炎

续表

蜂窝织炎
颈部瘢痕疙瘩性痤疮
黏蛋白性脱发

继发性
感染
　　细菌
　　病毒的
　　真菌
　　麻风
　　利什曼病
　　三期梅毒
炎症/自身免疫性
　　瘢痕性类天疱疮
　　线状硬斑病（刀砍状）
　　移植物抗宿主病
　　结节病
物理/化学损伤
　　缺血
　　热损伤
　　放射治疗
　　药物（如大剂量化疗）
肿瘤
遗传性（如角膜炎-鱼鳞病-耳聋综合征、色素失禁症）

诊断和治疗

瘢痕性脱发处皮肤的典型特征为毛囊标记丢失。皮肤可能看起来正常或出现一些潜在疾病的特征，如盘状红斑狼疮中出现色素沉着。建议在疾病活动处而非陈旧瘢痕处进行皮肤组织活检，以明确潜在的疾病过程。活检组织水平方向和垂直方向的切片都应该做。水平（横向）切片可用于评估毛囊分布、数量和类型，以及观察处于不同水平面的毛囊。垂直切片可观察到表皮真皮交界处以及毛囊漏斗部表皮和周围真皮的异常改变。其他检查如弹力纤维、PAS 和黏蛋白染色以及直接免疫荧光也有助于诊断原发性疾病。一旦出现瘢痕，治疗方案是有限的，因为一旦毛囊被瘢痕组织取代了头发便不能再生。因此，在可能引起瘢痕性秃发的疾病早期进行积极治疗是非常重要的。治疗以控制潜在疾病为目标，以阻断脱发的进程。

毛干异常

毛干异常，又称为毛发营养不良，可以为原发性或获得性。获得性包括 HIV 患者出现的毛发改变。这类患者常出现卷发变直，以及轻-重度的毛干萎缩伴有毛干直径大小不一、纵向沟、毛小皮缺失和裂发。其可能的机制有很多，包括 HIV 感染本身、继发感染、免疫和内分泌失调以及药物导致。营养不良也可能是原因之一。系统性红斑狼疮患者脱发十分常见，约 70% 患者都会在疾病的某一时期出现脱发。出现盘状皮损者的脱发如前所述为瘢痕性脱发。其他一些狼疮患者前额发际线处的头发断裂成为狼疮发。其他可能导致毛发营养不良的获得性因素有过度修饰（如梳头、染发、烫发）和使用化学产品。

数种先天性综合征均有毛干异常。毛发硫营养不良患者毛发由于含硫量低而变得十分易脆且容易横向折断（脆发）（图 43-12）。偏振光显微镜下可见头发呈现出明暗交替带（虎尾发）。毛发硫营养不良的其他特征包括鱼鳞病、身材矮小、智力缺陷、光敏感、甲营养不良、癫痫和不孕。这些症状不同的组合有不同的名称，包括 Tay 综合征和 PIBIDS（光敏感、鱼鳞病、脆发、智力缺陷、生育能力下降和身材矮小）。扭曲发是一种在自身发轴上扭曲导致易脆易折的畸形。典型的扭曲发为显性遗传，通常在童年早期发病，青春期前改善。扭曲发还与毛发硫营养不良、神经性厌食症、Bjornstad 综合征、Crandall 综合征以及异维 A 酸和阿维 A 酯治疗有关。Menkes 卷发综合征是由于铜代谢异常，导致神经系统发育异常、结缔组织异常如皮肤松弛，以及过早死亡。神经运动发育迟缓在出生几个月就出现，伴有嗜睡、体温调节障碍和抽搐。缺陷基因位于 X 染色体上（Xq13），具有编码一个高度进化保守的铜转运 P 型 ATP 酶的功能。该基因几乎表达于所有人体组织，这可解释该基因突变引起的多系统损害。该病的毛发是苍白、易脆的扭曲发（图 43-13）。

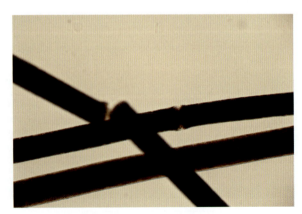

图 43-12　裂发症，见于毛发硫营养不良患者

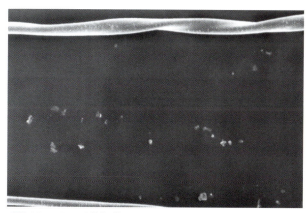

图 43-13　毛发扭曲，见于 Menkes 卷发综合征患者

诊断和治疗

一些毛干异常可以通过裸眼观察就可明确。除了完整而全面的家族史，毛发的显微镜检查有助于诊断。当存在疑问时，可以进行遗传学咨询。毛干异常的治疗应该尽量以纠正原发病为主。此外，温和的头发护理可以减少创伤。一些毛干异常会随着年龄增加而逐渐改善。

毛 发 过 多

系统性疾病可能通过两种机制引起毛发生长过多：先天遗传性多毛症和妇女多毛症。

毛增多症

毛增多症（hypotrichosis）是指非雄激素依赖性的毛发过度生长。毛增多症可为局部的或泛发的，先天性或后天性。毛增多症的发生可能有一种或两种主要机制：毫毛向终毛转化；或改变毛发生长周期。

很多先天因素会引起毛增多症。其中最引人注目的是先天性胎毛增多症。这是一种罕见的综合征，患者胎毛持续生长而不脱落，所有有毛的地方的毛发均为长且正常的毛发。此综合征的一种亚型，先天性终毛增多症，患者全身都是终毛。这种亚型几乎都与牙龈增生有关。局部毛增多症也可为先天性的，伴或不伴潜在的痣，通常为良性、孤立的，除了位于脊柱底部的可能为脊柱裂的表现。巨大先天性黑素细胞痣有进展成黑素瘤的风险，可伴有毛增多。Cornelia de lange 综合征是一种先天性疾病，患者出现身体和智力发育迟缓、特定面容和牙齿不规则，也可出现睫毛增多、躯干后颈部和肘部

毫毛增多，以及眉毛浓密（一字眉）。其他导致先天性毛增多症的原因（表 43-6）。

表 43-6　先天性毛增多症的原因
先天性多毛症 lanuginosa
大的先天性黑素细胞痣
Cornelia de Lange 综合征
胎儿乙内酰脲综合征
胎儿酒精综合征
黏多糖症
● Hunter 综合征
● Sanfilippo 综合征
● Hurler 综合征
卟啉症
● 迟发性皮肤卟啉症
● 促红细胞生成原卟啉症
● 促红细胞生成卟啉症
● 杂色卟啉症

获得性局限性毛增多症可能与潜在疾病，如血栓性静脉炎、骨髓炎或慢性单纯苔藓有关。也可见于长期石膏绷带下的皮肤。睫毛增多症（睫毛粗且长）可能与 HIV 感染有关，也偶见于系统性红斑狼疮。泛发性毛增多症见于慢性汞暴露引起的肢痛症以及甲状腺功能减退症的儿童。青少年皮肌炎也可出现毛增多症，以面部和四肢为重。泛发性毛增多症还见于 36% 的神经性贪食症患者和 77% 的神经性厌食症患者。获得性胎毛增多症，也称为"恶性胎毛"，是内脏恶性肿瘤的皮肤表现，最常见的恶性肿瘤为肺癌和结肠癌。与毛增多症相关的药物见表 43-7。

表 43-7　与毛增多症有关的药物
苯妥英钠
链霉素
拉坦前列素
环孢菌素
补骨脂素类
二氮嗪
米诺地尔
乙酰唑胺

诊断和治疗

若毛增多症为继发性的，则治疗原发病可改善毛增多症。当毛增多症是先天的，或患者有美容需求时，有很多治疗方法可用。机械和

化学脱毛只是暂时的。电解法用直流电破坏毛囊。热解法用交流电产生的热量来破坏毛囊。这两种方法的效果都依赖于操作者，若操作得当，可永久性脱毛。激光脱毛已广受欢迎，可有效去除深色、粗大的毛发。不幸的是，激光脱毛不适用于纤细、羊毛状发，因其颜色浅，对激光治疗无反应。局部外用盐酸依氟鸟氨酸，一种鸟氨酸脱羧酶抑制剂，已批准用于治疗女性面部毛发增多，但很多患者超适应证用于其他地方。该药可能通过抑制细胞合成或有丝分裂来减缓毛发生长，可降低患者使用机械脱毛方法的频率。

有些患者需要毛发增多，可使用促进头发生长的药物，如前列腺素类似物比马前列素使睫毛增多，以及米诺地尔用于秃顶。

多毛症

多毛症（hirsutism）是指雄激素依赖性的终毛性体毛过度生长。在临床中，多毛症通常用于描述女性患者出现男性化的体毛分布模式。基于文化和种族因素，这样的毛发数量被认为是不正常的。这类患者会在通常不长终毛的部位长出终毛，如面部、胸部、腹部和背部（图43-14）。多毛症、痤疮与雄激素性脱发是高雄激素状态的皮肤表现。有时候，患者可能雄激素水平正常，但对循环中雄激素的敏感性增加。多毛症可能是遗传性的，或继发于肾上腺、卵巢疾病或二者皆有（表43-8）。多囊卵巢综合征是雄激素生产过多最常见的原因，除了皮肤症状，还可出现特征性的月经紊乱、胰岛素抵抗、高血压和血脂异常。多毛症也可能与肢端肥大症、甲状腺功能异常有关。合成代谢类固醇、雄激素孕激素和糖皮质激素是多毛症的医源性原因。

表 43-8　多毛症的病因

肾上腺
先天性肾上腺皮质增生症
库欣综合征
雄激素分泌性肾上腺肿瘤
严重的胰岛素抵抗

卵巢
雄激素分泌性肾上腺肿瘤

肾上腺/卵巢合并
多囊卵巢综合征
特发性（包括皮肤对雄激素的敏感性增加）

其他
雄激素治疗
合成代谢类固醇
雄激素源性的孕激素
糖皮质激素
高泌乳素血症
甲状腺功能异常
肢端肥大症

诊断和治疗

在进行昂贵的实验室研究之前，多毛症患者大致可以通过全面的问病史来筛选是否存在激素异常。应该询问关于囊性痤疮、月经周期、不孕、溢乳相关的问题。如果这些均为否定，但家族史中有患者多毛的女性，则不太可能存在潜在的荷尔蒙失调。如果存在以上异常，则可以用实验室检查来排除多毛患者严重的基础疾病。

多毛症的药物治疗包括抑制卵巢或肾上腺分泌雄激素，或阻断皮肤中雄激素的作用。口服避孕药和抗雄激素药物如螺内酯、醋酸环丙孕酮和氟他胺已用于治疗。糖皮质激素、促性腺激素释放激素激动剂如醋酸亮丙瑞林、胰岛素增敏剂也有在用。虽然多毛症的内分泌评估和治疗超出了本章的范围，但我们提供优秀的参考文献。多毛症的整形可以通过前面提到的方式实现。

（文玮　译，薛汝增、杨斌　审校）

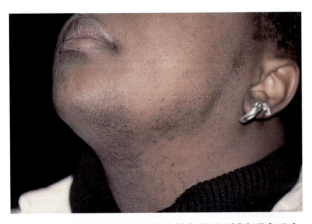

图 43-14　多囊卵巢综合征的女性在胡须区域出现多毛症

推荐阅读

Blume U, Ferracin J, et al. Physiology of the vellus hair follicle: hair growth and sebum excretion. Br J Dermatol 1991;124(1):21–8.

Drake L, Hordinsky M, Fiedler V, et al. The effects of finasteride on scalp skin and serum androgen levels in men with androgenetic alopecia. J Am Acad Dermatol 1999;41:550–4.

Giles GG, Severi G, Sinclair R, et al. Androgenetic alopecia and prostate cancer: findings from an Australian case-control study. Cancer Epidemiol Biomark Prev 2002;11:549–53.

Headington JT. Telogen effluvium. Arch Dermatol 1993;129:356–63.

Hunt N, McHale S. The psychological impact of alopecia. BMJ 2005;331:951–3.

Khumalo NP. African hair length: the picture is clearer. J Am Acad Dermatol 2006;54:886–8.

Kuster W, Happle R. The inheritance of common baldness: two B or not two B? J Am Acad Dermatol 1984;5:921–6.

McMichael AJ. Hair and scalp disorders in ethnic populations. Dermatol Clin 2003;21:629–44.

Rittmaster RS. Hirsutism. Lancet 1997;349:191–5.

Sellheyer K, Bergfeld WF. Histopathologic evaluation of alopecias. Am J Dermatopathol 2006;28:236–59.

Sinclair R, Jolley J, Mallari R, et al. Morphological approach to hair disorders. J Investig Dermatol Symp Proc 2003;8:56–64.

Soref CM, Fahl WE. A new strategy to prevent chemotherapy and radiotherapy-induced alopecia using topically applied vasoconstrictors. Int J Cancer 2015;136(1):195–203.

van der Donk J, Hunfeld JAM, Passchier J, et al. Quality of life and maladjustment associated with hair loss in women with alopecia androgentica. Soc Sci Med 1994;33:159–63.

Wendelin DS, Pope DN, Mallory SB. Hypertrichosis. J Am Acad Dermatol 2003;48:161–79.

Whiting DA. Chronic telogen effluvium. Dermatol Clin 1996;14:723–31.

Whiting DA. Cicatricial alopecia: clinico-pathological findings and treatment. Clin Dermatol 2001;18:211–25.

Wolfram LJ. Human hair: a unique physiochemical composite. J Am Acad Dermatol 2003;48:S106–14.

第44章

系统性疾病的甲异常

Shari R.Lipner·Richard K.Scher

> **要点**
> - 完整详细的病史和所有甲的体格检查对评估患者系统性疾病可疑甲改变是必要的。
> - 亚急性细菌性心内膜炎是最常见的导致甲下裂片状出血的原因,甲裂片状出血常见于近端甲,常累及多个甲。
> - Muehrcke线、对半甲和Terry甲都是白血病的表现,其中有异常的甲床血管,从而改变了甲板的半透明性状。体格检查时,变白的部分随压力消失,且不受指甲生长的影响。
> - 黄甲综合征的特征是黄甲、淋巴水肿和呼吸道受累。甲变厚、发黄,横向弯曲度增加,角质层消失,生长速度缓慢。

甲不同于其他皮肤附属器,是独一无二的,通过甲的改变往往可以窥视全身系统情况。对甲单位解剖结构的基本了解是发现甲异常和其与全身性疾病关系的基础(图44-1)。甲从外观上由甲床上方坚硬耐用的甲板,和被称为"半月板"的白色"半月"形的远端甲基质构成。其余甲基质被近端甲皱襞覆盖。近端甲皱襞的下表面形成角质上皮(表皮)。甲床位于甲板下方和远端指骨上方。由于具有丰富的血液供应,甲床呈现为一个从半月板一直延伸至指甲游离缘近端的红色区域。近端和侧甲皱襞包围甲板,甲小皮是甲板游离缘合甲板远端下方的结构区域。指甲的血供来源于指动脉的掌浅和掌深支。

甲板坚硬耐用是由于其成分中有角蛋白和硫,且后者以半胱氨酸的形式存在。有丝分裂活跃的甲基质形成甲板的角蛋白。甲基质近端1/3形成甲板的上1/3,甲基质中部形成甲板中层,甲基质远端1/3形成甲板下1/3。利用这些解剖学知识,可以明确甲板中的黑素来源于近端还是远端甲基质,从而必要时可指导正确的活检。

完整而详细的病史以及对20个指(趾)甲进行体格检查,是对有可疑系统性疾病表现的患者进行评估的基础。一些甲的异常可能是特定疾病的特征性表现,而另一些则可缩小鉴别诊断范围,有利于早期诊断。

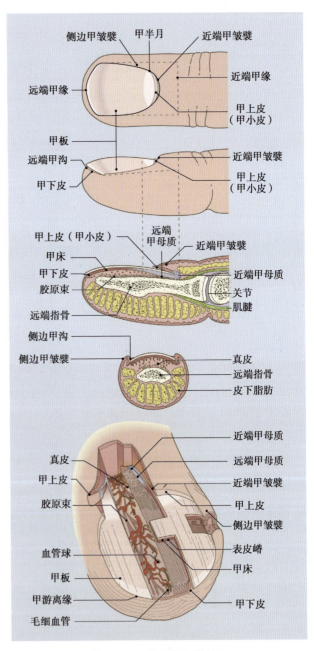

图44-1 甲的解剖学结构

甲单元的解剖学结构（表 44-1）

表 44-1　甲异常及相关性

甲状态	描述	病因 / 相关疾病状态
甲缺失 / 甲过小	甲完全或部分缺失	创伤；大疱性疾病；指甲的特发性萎缩；银屑病样肢端皮炎；缺血；指甲髌骨综合征；大疱性表皮松解症；外胚层发育不良综合征；DOOR 综合征；Iso-Kikuchy 综合征
Beau 线	甲板横向凹槽	非特异性；急性感染或其他代谢损伤；肾衰竭；心肌梗死；癫痫；反射性交感神经营养不良症或臂丛神经损伤（单侧）；深海潜水 / 登山；Heimler 综合征；格林-巴粒综合征；局部创伤；甲沟炎；化疗；风湿热；疟疾；天疱疮；雷诺现象
指甲变脆（脆甲症）	甲板粗糙，指甲远端变脆，容易裂开、剥离	特发性；脆甲综合征；营养缺乏；甲状腺功能异常；胰高血糖素瘤；糖尿病；毛发营养不良；药物；创伤；动脉供血不足；雷诺现象；肾衰竭；外胚层发育不良；异物沉积（痛风、淀粉样变性等）；骨质疏松症；结核；支气管扩张症；垂体功能低下；结节病
Bywate 病变	甲皱襞出血 / 梗死	类风湿关节炎相关血管炎
杵状指	Lovibond 三角消失（甲板和近端甲皱襞之间的三角空隙）	非特异性；特发性；遗传性；心；肺；胃；肾；内分泌；血管异常（动脉瘤、瘘、分流）；淋巴结炎；肺上沟瘤；反射性交感神经营养不良（单侧）；红斑性肢痛症；获得性肥大性肺性骨关节病
反甲	匙状甲	特发性；遗传性（常染色体显性遗传）；缺铁性贫血；真菌感染；银屑病；高海拔；毛发；Raynaud 现象 / 损伤；创伤；肝疾病；消化道肿瘤；正常儿童；婴儿（暂时）；卟啉症；血色病；职业
白甲	甲呈白色褪色（真性白甲或症状性白甲）	真性全白（甲板）：锌缺乏；外伤；化疗；充血性心力衰竭；高度的变化（增加）；感染；糖尿病；淋巴瘤；heimler 综合征 症状性白甲（甲床）：见琳赛指甲（对半指甲）；Terry 甲；Muehrcke 甲；肾；低蛋白血症
Lindsay 甲 / 对半甲	甲床近端一半呈白色，远端呈红棕色带；受压后分离	慢性肾衰竭；Crohn 病；川崎病；肝硬化；锌缺乏；化疗；白塞病；糙皮病
半月板颜色改变	蓝色或红色半月板	蓝色——Wilson 病；银中毒；紫绀；遗传性良性毛细血管扩张 红色——充血性心力衰竭；肺气肿；慢性阻塞性肺疾病；慢性支气管炎；一氧化碳中毒；系统性红斑狼疮；斑秃；白癜风；扁平苔藓；类风湿关节炎；银屑病
Mees 线（Aldrich-Mees 线）	横穿整个甲板的白色条带（通常多个甲受累）；不受压力的影响	砷、铊或其他重金属中毒；感染；急性肾衰竭；充血性心力衰竭；溃疡性结肠炎；乳腺癌；系统性红斑狼疮
黑甲（纵向色素带）	甲板棕色或黑色的垂直条纹	良性黑素细胞活化；雀斑样痣；痣；Laugier-Hunziker 综合征；感染；PUVA 治疗；Addison 病；肾上腺切除术后继发的库欣病；药物；外源性色素；内分泌疾病；创伤；药物；肿瘤，鳞状细胞癌，黑色素瘤（Hutchinson 征 = 色素沉着累及近端甲皱襞，需警惕黑色素瘤）

续表

甲状态	描述	病因/相关疾病状态
Muehrcke线	多个（通常为两个）横向白色条带，与半月板平行；不受指甲生长的影响，随压力扩散	低蛋白血症；肾病综合征；心脏移植后；心肌病；ACTH依赖性库欣病；伴肝腺瘤的Peutz-Jeghers综合征；化疗；肝疾病；营养不良；HIV/AIDS
近端甲襞毛细血管异常	正常毛细血管结构发生畸变	毛细血管扩张伴无血管区：系统性硬化症；皮肌炎 毛细血管迂曲，毛细血管密度正常：系统性红斑狼疮
嵌甲	甲板向内生长	创伤；老年；HIV的高活性抗反转录病毒疗法（尤其是茚地那韦、利托那韦）；Rubinstein-Taybi综合征；Turner综合征；化疗；表皮生长因子受体抑制剂
甲分离（Plummer甲；光-甲分离）	甲板从甲床上分离	特发性；创伤；接触性皮炎；感染；银屑病；扁平苔藓；黄甲综合征；甲状腺疾病；卟啉症；糖尿病；Raynaud病；Halopeau连续性肢端皮炎；药物（补骨脂素、多西环素、氟喹诺酮类）
无甲（甲脱落）	甲板剥离和/或甲板在近端甲皱襞处与甲床分离	史蒂文斯-约翰逊综合征/中毒性表皮坏死松解症；感染；寻常型天疱疮；大疱性表皮松解症；川崎病；透析；蕈样肉芽肿；普秃；危重病；药物；免疫球蛋白类开关重组缺陷
灰指甲/甲癣	甲板/甲床感染皮肤癣菌、酵母菌和非皮肤癣菌类真菌	非特异性；免疫缺陷状态（艾滋病毒/艾滋病）；糖尿病；老年；原发性指甲损伤；银屑病；扁平苔藓
脆甲症（参见指甲变脆）	出现甲纵嵴，甲游离缘偶尔分裂	老年；脆甲综合征；寻常型天疱疮；银屑病/银屑病性关节炎；Witkop齿和甲综合征；Darier病；掌跖角化病（点状）；药物；汽油暴露
甲分裂	指甲板水平分层	创伤；脆甲综合征；化学物质暴露；胰高血糖素瘤；HIV；寻常型天疱疮
甲沟炎/瘰疬	甲周皮肤炎症/感染	非特异性；Stevens-Johnson综合征；糖尿病；感染（念珠菌，葡萄球菌，疱疹病毒，梅毒，麻风病，利什曼病）；HIV抗反转录病毒治疗；化疗（EGFR抑制剂，卡培他滨）
假性杵状指	甲横向和纵向弯曲度过大，Lovibond三角正常	甲状旁腺功能亢进症；甲下血管瘤；结节病；系统性硬化症；甲床肿瘤；银屑病关节炎
钳状甲（喇叭状、折扇状、瓦片状）	甲板横向弯曲度过大，钳住甲床远端	系统性红斑狼疮；结肠癌；大疱性表皮松解症（Dowling Meara-型）；川崎病；药物（β-受体阻滞剂、SSRI）；感染（癣）；银屑病；甲肿瘤（外生骨疣，内生性囊肿，黏液囊肿）；前臂动静脉瘘置入术后；足部畸形；骨关节炎
点蚀	甲板小凹陷	非特异性；银屑病/银屑病性关节炎；反应性关节炎；扁平苔藓；斑秃；特应性皮炎；朗格汉斯组织细胞增生症；交界性大疱性表皮松解症
翼状胬肉（背部）	在近端甲皱襞与甲床或甲母质接触处的三角形或"翼"状畸形	扁平苔藓；银屑病和银屑病关节炎；斑秃；汗孔角化症；苔藓样移植物抗宿主病；马凡氏综合征；先天性角化不良；瘢痕性类天疱疮；Stevens-Johnson综合征/中毒性表皮坏死松解症；烧伤；放射性皮炎；Raynaud现象；外周血管疾病
翼状胬肉（腹侧）	甲床和远端甲板融合	系统性硬化症；脑卒中；丙烯酸酯过敏；创伤；系统性红斑狼疮

续表

甲状态	描述	病因/相关疾病状态
裂片状出血	甲板中薄而纵向的红棕色线条	非特异性；创伤；亚急性细菌性心内膜炎（近端可能更特异）；二尖瓣狭窄；其他感染（旋毛虫病，真菌败血症）；妊娠；肾病（肾透析、肾移植后慢性肾小球肾炎）；肝病（肝硬化、肝炎）；坏血病；血管炎；青少年肝硬化；高海拔；消化性溃疡；贫血；特应性皮炎；银屑病；类风湿关节炎；系统性红斑狼疮；抗磷脂综合征；恶性肿瘤
Terry 甲	甲床近端80%变白色，远端为红棕色条带，受压扩散，不随甲生长而改变	肝脏疾病（肝硬化、低蛋白血症）；糖尿病；充血性心力衰竭；甲状腺功能亢进症；营养不良；老年；赖特综合征；麻风；POEMS（Crow-Fukase）综合征；肺结核；外周血管疾病
粗糙性加床炎/20甲营养不良	甲粗糙、变薄、有纵嵴	扁平苔藓；银屑病；寻常型天疱疮；斑秃；鱼鳞病；结节病；药物；点状掌跖角化病；反射性交感神经营养不良（单侧）
三角形半月板	半月板呈三角形	甲-髌骨综合征；肝硬化；低蛋白血症
瘭疽	指端肿大伴红斑	冷性无痛性瘭疽：指端缺血 冷性痛性瘭疽：骨转移（肺源性肿瘤向手指转移、泌尿生殖系肿瘤向脚趾转移） 热性痛性瘭疽：感染（带状疱疹）
黄甲	甲板变黄	黄甲综合征；肺病（哮喘、肺结核、胸腔积液、慢性阻塞性肺病）；低蛋白血症；肝疾病；艾滋病；恶性肿瘤（喉癌、非霍奇金淋巴瘤）；淋巴水肿/淋巴管阻塞；类风湿性关节炎（黄金治疗）；药物

DOOR，耳聋、甲营养不良、骨营养不良和神经发育迟滞；PUVA，补骨脂和 UVA；ACTH，促肾上腺皮质激素；AIDS，获得性免疫缺陷综合征；EGFR，表皮生长因子受体；SSRI，选择性 5-羟色胺再摄取抑制剂；POEMS，多发性神经病变、内脏器官肿大、内分泌失调、M-蛋白和皮肤变化

甲基质和甲板异常

Beau 线

Beau 线（Beau line）是甲板上横向的沟槽，是由于甲基质发生暂时性的甲生长抑制而产生的，常在急性/慢性应激和/或全身性疾病时发生（图44-2）。突发事件可能是局部外伤、甲沟炎、对甲母质产生细胞毒性的化疗药物，或突然发生的全身性疾病。这些槽也可见于风湿热、疟疾、天疱疮、雷诺病和心肌梗死中，以及深海潜水后。采用指甲 3mm/月和趾甲 1mm/月的平均增长率，临床医生可通过 Beau 线距离近端甲皱襞的距离来估计发生急性应激的时间。

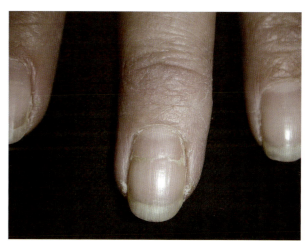

图 44-2　Beau 线

Mees 线

Mees 线（Mees line）是 1~2mm 宽的水平平行

的白色条纹（白甲病），横跨整个甲板宽度，通常所有指甲同时出现。大多数情况下，它们的出现与砷中毒有关，可用来确定中毒事件，因为从初次接触砷剂到在甲板上出现异常需要大约 2 个月。Mees 线也见于多种急性全身性应激情况，如急性肾衰竭、充血性心力衰竭、溃疡性结肠炎、乳腺癌、感染如麻疹、肺结核、系统性红斑狼疮，和暴露于其他有毒金属如铊。白甲病也通常与指甲母质创伤有关，如修剪甲。临床医生可以区分白甲病是由局部创伤引起还是与全身性疾病有关，因为后者的白线与半月板弧度平行、边界光滑、更为均匀的横跨整个甲板宽度且累及多个指甲。Mees 线是白甲病的一种类型，其中甲母质存在异常角化，导致甲板的角化不全和不透明的外观。白色变色不受压力的影响，且随着甲生长会向远端移动。

点蚀

甲的点蚀（pitting）包括甲板小凹陷，是由于近端甲母质异常角化，导致甲板出现成群的角化不全细胞。点蚀是一种非特异性表现，与影响近端甲母质的疾病有关，如银屑病、银屑病关节炎、反应性关节炎（图 44-3）。它还被报道与斑秃、特应性皮炎、朗格罕细胞组织细胞增多症和交界性大疱性表皮松解有关。

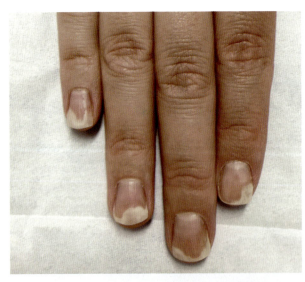

图 44-3 白甲和点蚀（第五指）见于银屑病

纵向黑甲带（黑甲）

纵向黑甲（melanonychia）指的是在甲板出现棕黑色垂直的色素带，外伤、细菌、真菌、HIV 感染、药物、内分泌失调、外源性色素或黑色素均是可能的病因。与内部疾病相关的纵向色素带通常同时出现在多个指甲，可见于 Addison's 病、系统性硬化症、麻风病和双侧肾上腺切除术后库欣病。纵向色素带也可能由许多药物引起，包括博来霉素、氟、苯丙氨酸氮芥、环磷酰胺、阿霉素、紫杉醇、抗疟药和齐多夫定（图 44-4）。另外，深色的横带可能与多柔比星、环磷酰胺和奎纳克林有关。氮芥和甲氨蝶呤可能引起甲板弥漫性色素沉着。

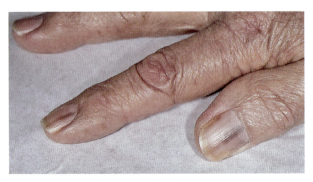

图 44-4 人类免疫缺陷病毒感染者齐多夫定治疗后产生的纵向色素带

黑色素是由甲母质中黑素细胞产生的色素，可能由良性过程产生，如良性黑素细胞活化、雀斑样痣和痣，或者有恶性肿瘤如黑色素瘤产生。幸运的是，良性黑素细胞的激活和良性痣分别是成人和儿童纵向黑甲最常见的原因。

Laugier - Hunziker 综合征是一种罕见的获得性疾病，其特点为弥漫的灰色到深褐色斑疹，最主要分布在嘴唇和口腔黏膜。约 50% 的患者的指甲也有纵向黑甲。

脆甲

指甲变脆可能是脆甲（brittle nails）综合征的一个表现，它是一种异质性的异常，特征为甲板表面粗糙、远端甲脆弱或粗糙、分裂和剥离。虽然发病机制尚不清楚，但它与角蛋白、角蛋白相关蛋白、水分和 / 或脂质含量异常有关。也与甲板角质细胞间黏附性降低有关。大多数病例是特发性的，但有些与全身疾病有关，包括动脉供血不足性、雷诺现象、缺铁、支气管扩张症、糖尿病、骨质疏松、淀粉样变性、甲状腺功能亢进和减退、痛风、肺结核、垂体功能低下和结节病。

反甲

反甲（koilonychia）的定义为甲板中央凹陷、远端和侧缘外翻，形成勺子样的甲外观。指甲比趾甲更容易出现反甲，第二和第三指甲最常受累。反甲的发病机制不明，可能与铁和蛋白的吸收和分布有关，或远端甲母质和近端甲母质的相对位置有关。

反甲最先在缺铁性贫血（Plummer-Vinson综合征）（图44-5）患者中报道，并随着补铁而逐渐恢复正常。随后在正常儿童中被报道，也被认为是婴儿的暂时性表现，也可以以遗传性（常染色体显性）、获得性和特发性形式存在。获得性是反甲最多的类型，常见于银屑病、真菌感染、远端缺血（例如Raynaud现象）和创伤。它的出现也可能与卟啉病、血色素沉着症和职业暴露（理发师的化学暴露和有机溶剂的暴露）有关。反甲也被报道与上消化道癌有关。

征、消化性溃疡病、妊娠、恶性肿瘤、透析和肾移植术后有关。

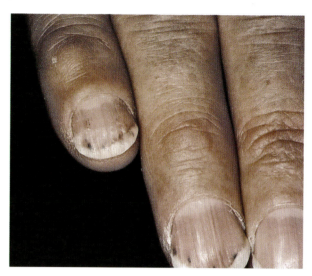

图44-6　甲床裂片状出血

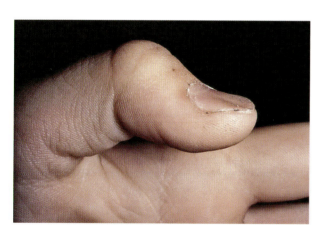

图44-5　反甲，与缺铁性贫血相关

甲床异常

裂片状出血

裂片状出血（splinter hemorrhages）由纵向排列的毛细血管血液外渗而形成（图44-6），通常是由于外伤所致。亚急性细菌性心内膜炎是裂片状出血最常见的全身性原因，此时裂片状出血发生在近端甲，通常是多个指甲同时出现。裂片状出血也与贫血、旋毛虫病、慢性肾小球肾炎、血管炎、银屑病、坏血病、青少年肝硬化、高海拔、湿疹爆发、甲真菌感染、类风湿性关节炎、二尖瓣狭窄、败血症、系统性红斑狼疮、抗磷脂综合

Muehrcke 线、对半甲和 Terry 甲

Muehrcke线、对半甲（Lindsay甲）和Terry甲都是白甲的类型，均因甲床血管异常导致甲板透明度改变。体格检查中，白色会随压力消失，且不受指甲生长的影响。

Muehrcke线是横穿甲床整个宽度的成对的白色横带，与半月板平行向外移动。Muehrcke线首次发现于严重低蛋白血症的患者，其中一些合并肾病综合征，甲异常随着血清白蛋白水平正常而消失。Muehrcke线随后报道于肝病、营养不良、化疗、器官移植、人类免疫缺陷病毒/获得性免疫缺陷综合征（HIV/AIDS）的患者。这些白线与代谢应激期有关；此时身体合成蛋白的能力下降。

对半甲，也被称为Lindsay指甲，其特点为近端白色条带、远端粉红或红-棕色条带，两者之间有一个明显的分界（图44-7）。他们最初在慢性肾脏疾病中发现，并随着肾移植而消退，但不因血液透析治疗或血红蛋白或白蛋白水平的变化而改变。此后有报道对半指甲与川崎病、肝硬化、Crohn病、锌缺乏、化疗、白塞病和糙皮病有关。

对半甲应该与Terry甲相鉴别。后者的特点是白甲累及超过总甲长度的80%。Terry甲最初报道与肝硬化有关，多为酒精性肝硬化，但后来发现其与充血性心脏衰竭、成人发病的糖尿病、肺结

核、反应性关节炎、老年、麻风病和外周血管疾病有关。

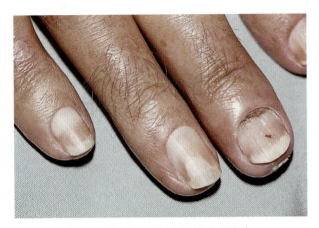

图 44-7 对半甲，见于肾衰竭患者

甲分离

甲分离（onycholysis）是指一部分甲板与甲床脱离，可完全无症状或无痛。最常见的原因是外伤（由于留长指甲、美甲），其他原因还包括银屑病、感染（皮肤癣菌、念珠菌、细菌）、刺激性或变应性接触性皮炎、扁平苔藓和药物反应。甲分离罕见于全身性疾病的后遗症，如甲状腺功能亢进症、甲状腺功能减退症、卟啉病、Raynaud 病、黄甲综合征、全身性感染或糖尿病。在甲状腺功能亢进症中，指甲通常呈波状弯曲向上。银屑病和银屑病关节炎中，甲分离可能伴有点蚀（图 44-3）。当服用四环素、卡托普利、氯丙嗪、噻嗪类利尿药、口服避孕药和氟喹诺酮并经过紫外光照时，可能引起光诱导的甲剥离。光照性甲剥离在接受 PUVA 治疗的患者中最常见（补骨脂素联合紫外线），但可以在治疗前将甲涂成深色以避免。

甲周和指远端异常

杵状指

杵状指（clubbing）临床上表现为指甲横向和纵向弯曲度增加，伴有手指远端软组织结构增大。好发于双手的拇指和 / 或食指。当近端甲皱襞受压时，有一种"海绵状"的感觉。杵状指是数学上的定义；正常指甲的甲板和近端甲皱襞之间的夹角（Lovibond 角）通常约为 160°，小于 180°，但在杵状指，这个角度大于 180°。杵状指必须与假性杵状指相区分，假性杵状指的指甲横向和纵向弯曲度增大但 Lovibond 角正常。虽然有很多方法可用来识别杵状指，但最简单的方法是将两个手指的远端指节背面靠在一起。正常的指甲，两个手指的远端指间关节和指尖之间形成的空间是钻石形的，而杵状指则无该空间形成。杵状指的发病机制可能是由于基质和骨膜之间的软组织血管增生。

双侧杵状指可能是遗传的，青春期开始发病，患者为健康个体。获得性双侧杵状指更常见，通常与肺部疾病（如肺脓肿、肺癌）或心血管疾病（如充血性心力衰竭、心内膜炎）有关，但也见报道于胃肠道疾病（如溃疡性结肠炎）、肾脏疾病（如慢性肾盂肾炎）和内分泌疾病（如 Graves 病）中。获得性单发杵状指最常与同一肢体血管病变相关，包括动脉瘤、动静脉瘘和外围分流。淋巴结炎、肺上沟瘤、反射性交感神经营养不良以及红斑性肢痛症也能导致单侧杵状指。当只累及仅一个指甲受累时，病因通常是外伤性的，先天性的可能性较小。

杵状指是获得性肥大性肺 – 骨关节病综合征的关键征象之一，其他还包括肌肉无力、关节疼痛、肿胀、骨疼痛、上肢和下肢肢端肥大和外周血管疾病。当出现所有这些征象时，超过 90% 的可能是恶性胸腔肿瘤—常为支气管癌（图 44-8）。

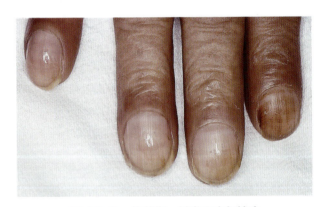

图 44-8 杵状指，继发于支气管癌

甲皱襞毛细血管异常

近端甲皱襞毛细血管的正常结构发生扭曲可见于糖尿病、心血管疾病和一些结缔组织疾病。皮肌炎和系统性硬化症常出现毛细血管扩张和无血管区。血管密度正常的迂曲毛细血管对系统性红斑狼疮更具特异性。

特定疾病的甲改变

心血管和血液系统

杵状指和红色甲半月见于充血性心衰患者，裂片状出血可能是细菌性心内膜炎或肺动脉栓塞的特征。川崎病患者最常见的是甲周脱屑和Beau线，也可出现甲剥离、甲脱落和钳状甲。最近报道川崎病患者有橘红-棕色甲，常于发热第5~7天开始出现，第7~10天消失。遗传性出血性毛细血管扩张症（Osler-Weber-Rendu综合征）患者近端甲皱襞出现持续性巨大毛细血管环。反甲是色素沉着病患者最常见的甲改变，也可以出现黑甲（灰色、蓝色或棕色甲）、白甲和纵向条纹。贫血患者可能出现甲床苍白，相反的，红细胞增多症患者可能出现红色甲床。

胃肠系统

Terry甲是肝硬化患者最常见的甲改变。乙型或丙型肝炎患者可能出现纵向条带、甲营养不良、脆甲、甲裂和真性白甲。持续高胆红素血症患者色素沉积可能形成棕色甲。Wilson病患者和色素沉着症患者可能出现蓝色甲半月。Cronkhite-Canada综合征的特点为非家族性胃肠息肉、弥漫性皮肤色素沉着、脱发和甲改变。这类患者98%出现甲营养不良，包括指甲变薄、脆甲、甲剥离、甲裂、白甲和三角形甲板。少年息肉综合征是一种常染色体显性遗传病，特点为青年患者胃肠道多发息肉。这类患者可能出现杵状指，提示患者合并遗传性毛细血管扩张症。

内分泌系统

糖尿病患者常见Beau线，可能由局部供血不足引起。其他常见甲改变包括真性白甲、甲皱襞扩张和毛细血管曲折（晚期病变）、继发甲念珠菌病、甲真菌病和急慢性甲沟炎（图44-9）。由于fusine和果糖-赖氨酸在甲板中沉积，剪下的指甲可用于评估近3~5个月的糖尿病控制情况。Addison病患者有黏膜、乳头、生殖器、肘部和膝部的色素沉着，也可出现纵向甲色素带。类似的甲改变也见于双侧肾上腺切除术后库欣病的患者。皮肤、黏膜和甲的色素沉着是由于黑素刺激激素增加导致的。

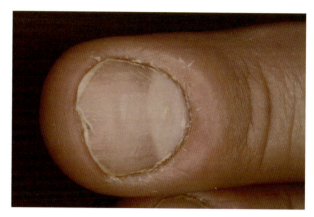

图44-9 糖尿病患者的慢性念珠菌性甲沟炎

肢端肥大症患者可出现短、宽、厚且扁平的指甲。其他甲改变包括甲半月消失、反甲、白甲，以及X线片上远端趾骨横截面可见锚状改变。甲状腺功能减退症患者可出现脆甲、甲生长缓慢和甲纵脊，而甲状腺功能亢进患者最常见的甲改变为甲剥离和脆甲。甲状腺毒症患者有裂片状出血。Plummer甲是甲剥脱的一种，见于甲状腺毒症，甲游离缘呈波状且向上卷曲。第四、第五指甲最常受累。

感染性疾病

感染性疾病有关的甲改变多数是非特异性的。梅毒可引起甲沟炎、甲变薄、甲半月消失、甲变脆、游离缘裂隙、Beau线以及甲皱襞硬下疳。淋巴肉芽肿可见红色甲半月，疟疾患者可见苍白灰色甲。麻风患者可见甲半月消失、甲沟炎、白甲、痛性甲下脓肿、Milan线和翼状胬肉。此外，甲沟炎还见于皮肤利什曼病。

AIDS患者可出现黄甲、甲真菌病（可能是浅表型的）、裂片状出血和纵脊。现已发现齐多夫定可引起纵向甲色素带和黄棕色甲。

中枢和外周神经系统

神经系统疾病引起的甲改变多数是非特异性的。Lesch-Nyhan病患者会强迫性咬手指，导致手指和指甲毁损（咬甲癖）。中枢神经系统疾病可能出现裂片状出血和白甲。甲过度弯曲见于脊髓损伤，Beau线见于癫痫。纵向条纹见于多发性硬化症、脊髓空洞症和偏瘫。

更多特异性甲改变见于神经纤维瘤Ⅰ型和结节型硬化症患者。神经纤维瘤Ⅰ型患者可出现继发于甲下血管球瘤的红甲。约 50% 的结节性硬化症患者出现病理性甲周纤维瘤（Koenen 瘤），表现为从近端甲皱襞延伸至甲板上的光滑、带蒂、肉色的丘疹。

精神疾病

咬甲癖是强迫症的一种表现，其甲异常可能包括甲分离、裂片状出血和血肿。严重者产生瘢痕、翼状胬肉、甲沟炎，还可能出现嵌甲。纹状白甲可以在双相情感障碍患者中出现，可见到毛细血管丛与精神分裂症家族史有关。在一些精神病患者可见双角指甲，在急性精神病发作后可能出现广泛的指甲发白。神经性厌食症患者可出现脆性指甲。

呼吸系统

黄甲综合征的特征是黄甲、淋巴水肿和呼吸道受累，包括哮喘、胸腔积液、肺结核、支气管扩张、慢性鼻窦炎、慢性支气管炎或慢性阻塞性肺病。甲增厚且黄，弯曲度显著增加，甲小皮消失，甲生长缓慢（图 44-10）。黄甲综合征与一系列潜在基础疾病有关，包括恶性肿瘤如黑色素瘤、肉瘤、淋巴瘤和肾细胞癌，以及糖尿病、甲状腺功能障碍、类风湿性关节炎、心肌梗死和肾病综合征。此外，最近报道了一些黄甲综合征患者出现体内钛含量升高。

甲综合征描述的是甲板纵向过度弯曲伴有远端甲床萎缩，导致厚的甲板和薄的甲床之间一种贝壳样的改变。这种异常见于支气管扩张和支气管肿瘤。肉瘤很少有甲受累（0.2%~1.5%），但当存在慢性、系统性疾病伴有骨受累时更容易发生甲受累。甲单位和周围皮肤肉芽肿性损害、指炎、裂片状出血、翼状胬肉、萎缩、甲分离、甲下角化过度和白甲均有报道。

肾脏和泌尿系统

对半甲（Lindsay 甲）（图 44-7）、甲分离、嵌甲、甲板黄色或灰色变、Mees 线、Muehrcke 线和裂片状出血都可见于肾功能不全。血液透析患者可出现裂片状出血、对半甲、甲半月消失、光-甲分离和假性杵状指。肌酐水平可通过剪下的指甲来测量，也可用于区分急性和慢性肾衰竭。毛细血管镜下放大见甲皱襞毛细血管扩张，常见于 Henoch-Schönlein 紫癜患者。肾移植者常见的甲改变包括白甲、甲半月消失、甲真菌病和甲纵脊。

甲-髌骨综合征（图 44-11）是 9 号染色体 LMX1B 基因突变导致的一种常染色体显性遗传病，患者表现为肾衰竭伴无甲、甲板变薄和/或甲板变色、甲半月呈三角形或境界模糊、甲纵脊和反甲。

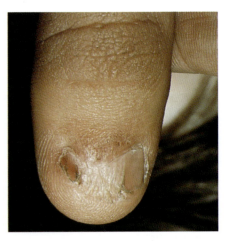

图 44-11 三角形半月板，见于甲-髌骨综合征

一些肾腺癌的患者可能由于肿瘤产生促红细胞生成素而出现甲床红斑。

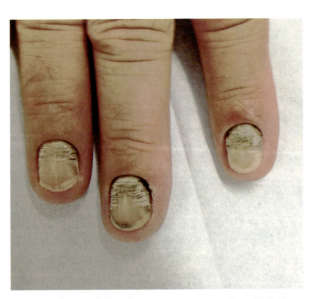

图 44-10 黄甲综合征，甲小皮缺失和指甲板变黄

杵状指和红色甲半月见于肺气肿、慢性支气管炎、肺结核、肺炎和慢性阻塞性肺疾病。贝壳

生殖系统

妊娠中指甲的生长速度增快，特性的指甲变

化包括甲软化、脆甲、Beau 线、甲剥离、甲下角化，嵌甲的发生率和严重程度也增加。这些变化在分娩后消失。据报道，Beau 线和痛经以及月经周期有关。

风湿性疾病

类风湿性关节炎可能出现指甲增厚、变色、红色半月板、纵嵴伴串珠状改变、裂片状出血、相关的黄甲综合征和甲周出血性梗死（Bywater 皮损）。系统性红斑狼疮患者也可能出现一系列的指甲异常，但没有一个具有足够的特异性来作为诊断标准。甲剥离是最常见的甲改变，其次是近端甲皱襞红斑。其他可能的改变包括近端甲皱襞毛细血管祥扩张伴血管密度正常、裂片状出血、甲板变薄和甲小皮粗糙。其他还包括 Beau 线、白甲、甲沟炎、油污甲、杵状指、腹侧翼状胬肉和甲下角化过度。还可能见到继发于雷诺现象和远端缺血的改变。

皮肌炎患者的甲异常往往十分突出。包括毛细血管祥扩张、甲皱襞毛细血管缺失、甲小皮粗糙和甲小皮肥厚。其他可能的改变还包括点蚀、裂片状出血和甲皱襞红斑。

反应性关节炎中，很多甲的变化类似于银屑病中的改变，包括黄甲、甲剥离、甲下角化过度和点蚀。

长期的雷诺病可能产生明显的指端改变。指甲往往是薄而脆，伴有纵嵴形成，容易分裂。变色通常继发于碎片堆积和感染。可能出现甲剥离、匙状甲和甲生长缓慢。暴露于极度寒冷环境可能导致指甲生长暂时中断而产生 Beau 线。翼状胬肉的形成可能并发血管运动性缺血。雷诺病患者常伴有慢性甲沟炎以及甲真菌感染。

系统性硬化症患者的指甲变化包括近端甲皱襞红斑和毛细血管扩张、裂片状出血，腹侧翼状胬肉和继发于缺血的远端指端梗死。其他改变包括杵状指、脆甲、甲剥离、半月板消失、甲缺失、甲小皮粗糙、甲周血管的形成、指甲纵向和横向弯曲度增加、弯甲和深纵沟。

骨关节炎相关的甲改变包括白甲、凹形管状营养不良、"搓板"样横纹和伴串珠样的纵嵴。指端黏液（黏液样）囊肿和影像学证实的骨关节炎之间也有很强的相关性。

多中心网状组织细胞增生症是另一种与甲病有关的风湿性疾病。包括脆甲、甲剥离、纵嵴、萎缩和色素沉着，以及出现甲皱襞特征性的"串珠状"或"珊瑚珠"样丘疹。指甲的宽度也大于长度。

点蚀和甲剥离是银屑病和银屑病性关节炎的特征。在银屑病、风湿热和 Still 病中，指甲生长速度比正常指甲快。慢性多发性关节炎的患者中可见半月板消失和半胱氨酸含量降低。脆甲、白甲、甲板松动和纵向条纹已被报道见于痛风患者。

与恶性肿瘤相关的甲异常

Bazex 综合征（副肿瘤性肢端角化症）是一种罕见病，其特征为好发于肢端部位包括耳、鼻部位的柔软的银屑病样斑块，与内脏恶性肿瘤有关。甲异常很常见，包括纵脊、发黄、甲剥离和甲下角化过度。严重的患者可能出现甲板萎缩和甲小皮缺失。一个特征性表现是远端指骨呈球状膨大伴甲营养不良。

胰高血糖素瘤综合征是由于一种罕见的分泌胰高血糖素的胰腺 α 细胞瘤所导致的，表现为胰高血糖素水平升高、糖耐量异常、体重减轻、贫血、氨基酸尿、腹泻、血栓栓塞病和精神障碍。坏死性游走性红斑是其特征性皮肤表现，而脆甲也很常见。

Cowden 综合征是一种罕见的常染色体显性遗传性疾病，由肿瘤抑制基因 *PTEN* 突变导致。患者可出现毛鞘瘤、乳头瘤样丘疹、肢端角化，以及高风险的乳腺癌、子宫内膜癌和甲状腺癌。病案报道表明相关的甲改变包括 Heller 样正中管状指甲营养不良、指甲下纤维化结节和线性甲下角化过度。

虽然不常见，恶性肿瘤皮肤转移可能表现为甲下肿瘤。最常见的原发恶性肿瘤为肺癌、泌尿生殖道（如肾脏）肿瘤和乳腺癌。甲下转移通常是疼痛性的，可表现为远端指节肿胀或红－紫色结节，导致甲板和/或远端指节的扭曲畸形。手指比脚趾更容易受累。甲下转移的患者通常预后不佳，在肿瘤确诊后数月内死亡。

其他

其他很多甲异常都可能与全身性疾病有关。甲脱落可见于 Steven-Johnson 综合征、中毒性表皮坏死松解症、大疱性表皮松解症和中毒性休克综合征。获得性大疱性表皮松解症患者的指甲的变化通常比其他大疱性疾病更严重。指甲营养不良，包括角化过度、脱落、出血和横向脊可见于大疱性类天疱疮，甲下脓疱可能是疱疹样脓疱病的特征之一。

甲异常常见于寻常型天疱疮，且其严重程度与皮肤水疱数量和病程长短呈正相关。包括点蚀、甲沟炎、指甲变色、横线、脆甲、甲脱落、甲下出血、Beau 线、甲下角化过度、真菌感染、翼状胬肉和甲剥离。

甲剥离或消弧可见于多发性骨髓瘤，而朗格罕细胞组织细胞增生症可出现甲沟炎、紫癜、甲剥离、甲下角化过度及裂片状出血。甲下紫癜可见于莱-雪病。Mees 线已见报道于霍奇金病，可能与预后不良相关。甲剥离、脆性增加、脆甲症、甲下增厚和条纹、纵嵴和碎裂可见于原发性和多发性骨髓瘤相关的系统性淀粉样变性。这些改变在临床上可能模仿扁平苔藓。组织病理学上，淀粉样沉积物存在于真皮和周围血管。最后，白甲可见于冷球蛋白血症。

（文玮 译，薛汝增、张锡宝 审校）

推荐阅读

Baran R, Dawber RPR, de Berker DAR, et al. Baran and Dawber's diseases of the nails and their management. 4th ed. Oxford: Blackwell Publishing Ltd. 2012.

Cohen PR. Metastatic tumors to the nail unit: subungual metastases. Dermatol Surg 2001;27(3):280–93.

Cutolo M, Smith V. State of the art on nailfold capillaroscopy: a reliable diagnostic tool and putative biomarker in rheumatology? Rheumatology 2013;52(11):1933–40.

Decker A, Daly D, Scher RK. The role of titanium in the development of yellow nail syndrome. Skin Appendage Disord 2015;1:28–30.

Haneke E. Surgical anatomy of the nail apparatus. Dermatol Clin 2006;24:291–6.

Hinds G, Thomas VD. Malignancy and cancer treatment-related hair and nail changes. Dermatol Clin 2008;26:59–68. viii.

Pappert AS, Scher RK, Cohen JL. Longitudinal pigmented nail bands. Dermatol Clin 1991;9:703–16.

Piraccini BM, Urciuoli M, et al. Yellow nail syndrome: clinical experience in a series of 21 patients. J Dtsch Dermatol Ges 2014;12(2):131–7.

Piraccini BM, Iorizzo M, Starace M, Tosti A. Drug-induced nail diseases. Dermatol Clin 2006;24:387–91.

Scher RK, Daniel CR. Nails: Diagnosis, Therapy, Surgery. 3rd ed. Elsevevier Saunders; 2005 (Scher RK, Daniel CR, Rubin AI, Jellinek NJ, 4th edition, in press).

Shah KR, Boland BR, et al. Cutaneous manifestations of gastrointestinal disease: Part I. J Am Acad Dermatol 2013;68(2):189–210.

Tosti A, Iorizzo M, Piraccini BM, Starace M. The nail in systemic diseases. Dermatol Clin 2006;24:341–7.

Tunc SE, Ertam I, Pirildar T, et al. Nail changes in connective tissue diseases: do nail changes provide clues for the diagnosis? J Eur Acad Dermatol Venereol 2007;21:497–503.

Tully AS, Trayes KP, Studdiford JS. Evaluation of nail abnormalities. Am Fam Phys 2012;85(8):779–87.

第45章

口腔疾病

Charles Camisa · Jeffrey P.Callen

要点

- 包括触诊在内的全面口腔软组织检查，是发现提示系统性疾病和局部疾病的微小征象（如黏膜白斑）所必需的。
- 常染色体显性遗传性癌综合征可出现多种黏膜病变：痣样基底细胞癌综合征中的牙源性角化性囊肿；多发错构瘤和瘤综合征中的乳头状瘤病；以及Peutz-Jegher综合征的色素斑。
- 唇及舌丛样毛细血管扩张见于遗传性出血性毛细血管扩张症综合征和CREST（钙质沉着、雷诺现象、食管运动功能障碍、皮肤硬化、毛细血管扩张症）综合征（局限性硬皮病）。
- 口腔色素沉着最常见的原因有种族、吸烟、药物、重金属、抗疟药及米诺环素。
- 免疫缺陷患者，尤其是CD4计数极低的患者，患口腔病变的风险极高，包括坏死性溃疡性牙龈炎、牙周炎、骨炎、口腔毛状白斑、Kaposi肉瘤和非霍奇金淋巴瘤。
- 盘状红斑狼疮和移植物抗宿主病的口腔病变与扁平苔藓相似，可能需要结合临床和病理活检来鉴别。
- 抗癫痫药物、钙通道阻断剂和环孢素会引起牙龈增生，治疗包括细致的个人及专业口腔卫生护理，或停药。

口腔黏膜的病变可发生于任何系统性疾病，包括从发育异常和自身免疫性疾病，到感染性和肿瘤性疾病均可发生（表45-1；图45-1~图45-7）。对口腔软组织进行全面的检查，包括对gutters、上颚、舌及唾液腺的触诊时必要的，有助于找到有诊断意义的线索以揭示诊断，如黏膜白斑及口腔癌。本章选择性地讨论一些可成为系统性疾病诊断线索的口腔疾病。本章节描述的主要是有口腔黏膜损害表现的皮肤病（例如，Stevens-Johnson综合征/中毒性坏死性表皮松解症、红斑狼疮等）。

表45-1 伴有皮肤黏膜病变的全身性疾病

分类	疾病	口腔表现	皮肤表现
遗传性	痣样基底细胞癌综合征	牙源性角化囊肿	掌凹点，多发性基底细胞癌
	遗传性出血性毛细血管扩张症（Osler-Weber-Rendu综合征）	唇、舌、颊黏膜及上颚毡样毛细血管扩张	口周皮肤和手部尤其是指尖丛状毛细血管扩张
	多发性错构瘤综合征（Cowden病）	牙龈、舌背及颊黏膜的乳头状瘤病（图45-1）	面部毛根鞘瘤，肢端角化病，偶尔有手掌或足底凹点
炎症性	白塞病	严重的复发性口腔溃疡（图45-2）	生殖器溃疡、脓疱性血管炎、坏疽性脓皮病样皮损、结节样红斑样病变，常见过敏反应
	炎症性肠病	口腔溃疡、增殖性化脓性口炎、黏膜的鹅卵石样外观（图45-3）、线性溃疡、口面部肉芽肿	红斑结节，坏疽性脓皮病
	红斑狼疮	片状黏膜白斑、盘状红斑狼疮病变（图45-4）、口腔溃疡	光敏，盘状红斑狼疮，亚急性皮肤红斑狼疮，急性"蝶形"皮疹，大泡性系统性红斑狼疮，白细胞碎裂性血管炎

411

续表

分类	疾病	口腔表现	皮肤表现
	硬皮病（进行性系统性硬化症）	张口受限、丛状毛细血管扩张（图45-5）[尤其是在CREST综合征（钙质沉着、雷诺现象，食管运动功能障碍，指端硬化，毛细血管扩张）患者中]、口腔干燥综合征	肢端或近端硬化、皮肤钙质沉着症、雷诺现象、丛状毛细血管扩张、鼠面、色素沉着或减退
	Wegener 肉芽肿	牙龈增生症伴淤点（草莓状牙龈炎）、口腔溃疡、取材部位愈合不良	可触及性紫癜，皮肤肉芽肿性血管炎
	结节病	浸润性病变，口面部肉芽肿病	丘疹、结节，瘢痕组织中的肉芽肿性损害
感染性	念珠菌病	鹅口疮，口角炎（图45-6），正中菱形舌炎	—
	口腔毛状白斑	最常见位于舌侧面的白色波纹状斑块	—
肿瘤性	卡波西肉瘤	蓝紫色斑疹或结节	类似于口腔的病变
	白血病/淋巴瘤	牙龈表面的浸润性病变、湿润、易破溃，位于硬腭侧面的红色或紫红色结节（溃疡常见）	—
其他	移植物抗宿主病	网状扁平苔藓样损害、（图45-7），唾液腺功能障碍、鹅口疮、口腔黏膜炎、口腔干燥症	苔藓样病变或硬皮病样改变

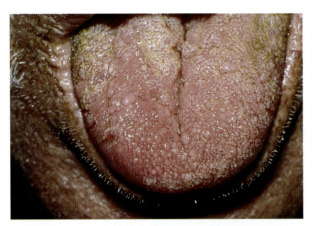

图 45-1　多发性错构瘤合并肿瘤患者的舌乳头状瘤病

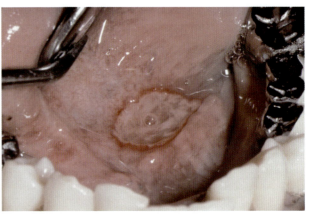

图 45-2　白塞病患者典型的阿弗他溃疡。（由 Carl M.Allen 博士提供）

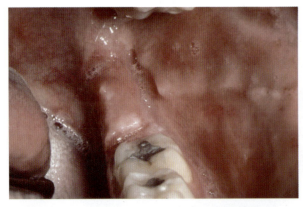

图 45-3　克罗恩病患者口腔黏膜呈鹅卵石样外观

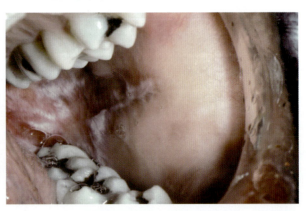

图 45-4　颊黏膜上的盘状红斑狼疮皮损类似于扁平苔藓

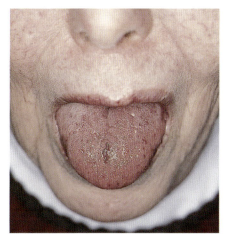

图 45-5 CREST 综合征患者舌部的丛状毛细血管扩张。（引自 Callen，JC.Color atlas of dermatology.2nd ed.Philadelphia：WB Saunders；2000.）

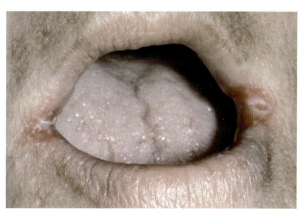

图 45-6 念珠菌感染性口角炎。（由 Carl M.Allen 博士提供）

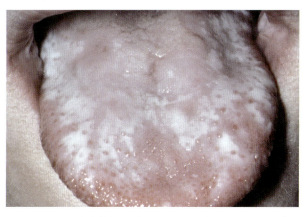

图 45-7 慢性移植物抗宿主病患者舌部苔癣样斑块。（由 Carl M.Allen 博士提供）

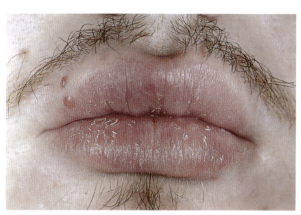

图 45-8 肉芽肿性唇炎患者的唇部对称性肿胀

痣样基底细胞癌综合征

痣样基底细胞癌综合征（nevoid basal cell carcinoma syndrome，NBCCS）是由位于染色体 9q22 的 PTCH1 基因、1p32 的 PTCT2 基因或 10q24-q25 上的 SUFU 基因突变引起的。此种常染色体显性遗传具有高外显率和变异性表现度，自发突变率也较高（约占 40%）。NBCCS 的主要特征包括早发且多发的基底细胞癌、骨骼异常、掌跖凹点和多发性颌骨囊肿。颌骨囊肿见于约 75% 患者，为牙源性角囊肿（odontogenic keratocyst，OKC），来源于牙板残余部分或口腔上皮的基底细胞成分，通常发生在颌骨后部。OKC 可能是儿童期痣样基底细胞癌综合征首发表现，如果出现不止一个 OKC，应查找是否存在该综合征的其他表现。虽然 OKC 是良性的，但其生长可能导致周围骨压迫、牙齿移位和病理性骨折。OKC 的病理表现具有特异性：其囊腔充满角蛋白。手术切除是可选用的治疗方法，但是复发率很高。除了多发性牙源性角囊肿外，如果还发现符合 NBCCS 的一个或多个主要诊断标准，则应进行遗传咨询和皮肤癌的预防并开始进行长期随访。一种新型的口服的 Hedgehog 信号通路抑制剂 - 维莫德吉可能成为多发性或进展性 BCC 成年患者的福音。

肉芽肿性唇炎（Melkersson-Rose-Nthal 综合征）

肉芽肿性唇炎是一种病因不明的具有独特临床病理学特征的疾病，好发于年轻成人，其特征为单唇或双唇（图45-8）及口腔内其他部位的弥漫性、无痛性、质软或硬的慢性肿胀。临床上，肉芽肿性唇炎与血管性水肿容易混淆，但该病的慢性唇部肿胀的病史与血管性水肿不符。该病组织病理表现为非坏死性肉芽肿、淋巴水肿和淋巴管扩张。诊断需先排除克罗恩病和结节病，因为这两种疾病也可以引起肉芽肿性唇炎。肉芽肿性唇炎伴面部肿胀（包括眶周皮肤）、裂纹舌和面神经麻痹组成梅-罗综合征。由于很少有患者同时出现上述所有症状，所以现常用"口面部肉芽肿"对概念来描述各种各样组织病理表现为非特异性肉芽肿性炎症的疾病。

肉芽肿性唇炎患者可采用醋酸曲安奈德（10~20mg/ml）皮损内注射治疗。可通过局部麻醉来改善患者不适。治疗通常是有效但短暂的，需要每隔数月或数年重复注射。其他可选择的抗炎药物治疗，包括泼尼松、硫酸羟氯喹（hydroxychloroquine sulfate, HCl）、柳氮磺胺吡啶、甲氨蝶呤及肿瘤坏死因子（TNF）-α 拮抗剂（非融合性抗体）。静止期的唇部再造手术可能纠正持续的巨唇并改善功能和外观。建议术后局部或系统性使用糖皮质激素来降低复发的风险。

坏死性溃疡性牙龈炎

坏死性溃疡性牙龈炎（necrotizing ulcerative gingivitis, NUG；"战壕口炎"；文森特感染）是一种发生于正常人群的常见的、病因复杂的口腔疾病。致病因素包括梭状螺旋体性口腔菌群、免疫缺陷、营养不良、口腔卫生不良、吸烟和精神压力。NUG在HIV感染者中发病率高，如果治疗不足，可能会迅速进展为为口腔炎、牙周炎和骨炎。如果坏死性感染扩展至面部皮肤，则称为坏疽性口炎，又称口颊坏疽。NUG（和口腔毛状白斑）与辅助T细胞消耗显著相关。

该病患者的主诉通常为疼痛性牙龈出血。患者的呼气具有特征性的恶臭，出现"凿除状"溃疡性牙间乳头有助于与原发性疱疹性牙龈炎相区分。治疗包括彻底清创、由牙医清洁牙齿、餐后氯己定漱口，以及系统应用抗生素如青霉素、四环素和甲硝唑。对标准治疗抵抗的病例，建议筛查非致病性肠道细菌和念珠菌，排除传染性单核细胞增多症和HIV感染。

口腔色素沉着

口腔色素沉着最常见的类型是深色肤色人种堆成分布的色素沉着，虽然颜色的深度与肤色并不直接相关。长期抗疟治疗的患者腭部可变为青灰色。铋剂治疗和铅中毒可在牙龈边缘出现蓝黑色狭窄色素带。米诺环素可能会使骨骼、发育完全牙齿及少数口腔黏膜着色。唇和牙龈的色素沉着与吸烟有关。其他引起口腔内和皮肤色素沉着的疾病包括Addison病、血色病和神经纤维瘤病。Peutz-Jeghers综合征是一种高外显的常染色体显性遗传疾病，其特征为胃肠道错构瘤性息肉和口周、唇部、唇和颊黏膜以及掌跖和手足背的色素沉着斑。早发的色素记号提示警惕息肉恶变，恶变率为2%~3%，肠外恶性肿瘤也较常见。

口腔干燥症

口腔干燥症是由于唾液分泌减少引起口干的主观感觉。口腔干燥症患者总是随身携带水瓶或冰块。木压舌板通常可轻易粘住这类患者的舌背。口腔干燥症是引起舌痛和口灼伤综合征的原因之一。有抗胆碱能作用的药物，如抗组胺药、抗抑郁药及利尿剂可引起该症状。口腔唾液分泌减少也常见于头颈部癌症放射治疗后。口腔干燥症和干眼症是原发性和继发性干燥综合征的症状之一。干燥综合征除了结缔组织病外，通常还有复杂的干燥症状，如舌头发红、干燥及粗糙，还可能合并干燥性角膜炎。口腔溃疡可继发于微小的创伤，且愈合缓慢（图45-9）。唇腺小唾液腺或腮腺活检可见灶性淋巴浆细胞炎症浸润，与血清学阳性指标支持干燥综合征。

本病患者特别容易发生龋齿；因此，应使用无糖硬糖和含有羧甲基纤维素或羟乙基纤维素的唾液代用品。口服毛果芸香碱和西维美林可治疗唾液减少和口腔干燥症，最常见的副作用是多汗。

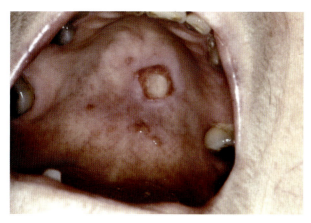

图 45-9　干燥综合征患者，继发于口腔干燥和创伤的上颚溃疡

牙龈增生

药物引起的牙龈增生主要是纤维性和非炎症性的。通常始于齿间乳头，逐渐蔓延至牙齿。引起本病的经典药物是苯妥英和其他抗惊厥药。最近研究发现环孢素和钙通道阻滞剂包括硝苯地平、地尔硫䓬、维拉帕米和氨氯地平也可引起。良好的口腔卫生、抑制牙菌斑和专业的牙龈清洗有助于预防牙龈增生，停用上述药物后可恢复。阿奇霉素可减少环孢素引起的牙龈增生。

（张娇　译，陈永锋、杨斌　审校）

推荐阅读

Banks T, Gada S. A comprehensive review of current treatments for granulomatous cheilitis. Br J Dermatol 2012;166:934–7.

Clementini M, Vittorini G, Crea A, et al. Efficacy of AZM therapy in patients with gingival overgrowth induced by cyclosporine A: a systematic review. BMC Oral Health 2008;8:34.

Critchlow WA, Chang D. Cheilitis granulomatosa: a review. Head Neck Pathol 2014;8:209–13.

Daniels TE, Cox D, Shiboski CH, et al. Associations between salivary gland histopathologic diagnoses and phenotypic features of Sjogren's syndrome (SS) among 1726 registry participants. Arthritis Rheum 2011;63:2021–30.

Gaetti-Jardim E, Nakano V, Wahasugui TC, et al. Occurrence of yeasts, enterococci and other enteric bacteria in subgingival biofilm of HIV-positive patients with chronic gingivitis and necrotizing periodontitis. Braz J Microbiol 2008;39:257–61.

Ho AW, Sato R, Ramsdell A. A case of oral melanosis. J Am Acad Dermatol 2014;71:1030–3.

Lazerrini M, Bramuzzo M, Ventura A. Association between orofacial granulomatosis and Crohn's disease in children: systematic review. World J Gastroenterol 2014;20:7497–504.

Macaigne G, Hamois F, Boivin JF, et al. Crohn's disease revealed by a cheilitis granulomatosa with favorable evolution by perfusions of infliximab: report of a case and review of the literature. Clin Res Hepatol Gastroenterol 2011;35:147–9.

Neville BW, Damm D, Allen C, Bouquot J. Oral and maxillofacial pathology. 3rd ed. Philadelphia: WB Saunders; 2009.

Ponti G, Pollio A, Pastorino L, et al. Patched homolog 1 gene mutation (p.G1093R) induces nevoid basal cell carcinoma syndrome and non-syndromic keratocystic odontogenic tumors: a case report. Oncol Lett 2012;4:241–4.

Sasportas LS, Hosford AT, Sodini MA, et al. Cost-effectiveness landscape analysis of treatments addressing xerostomia in patients receiving head and neck radiation therapy. Oral Surg Oral Med Oral Pathol Oral Radiol 2013;116:e37–51.

Tang JY, Mackay-Wiggan JM, Aszterbaum M, et al. Inhibiting the hedgehog pathway in patients with the basal-cell nevus syndrome. N Engl J Med 2012;366:2180–8.

Tincani A, Andreoli L, Cavazzana I, et al. Novel aspects of Sjogren's syndrome 2012. BMC Med 2013;11:93.

Tokgoz B, Sari HI, Yildiz O, et al. Effects of azithromycin on cyclosporine-induced gingival hyperplasia in renal transplant patients. Transpl Proc 2004;36:2699–702.

第46章

腿部溃疡

Katherine L.BaquerizoNole · Robert S.Kirsner

要点

- 静脉性腿部溃疡是引起腿部溃疡最常见的原因，其次是混合性静脉/动脉性疾病和动脉功能不全。然而，高达10%的腿部溃疡是由于不典型病因、感染、代谢紊乱、肿瘤和炎症引起。
- 静脉功能不全或功能障碍是由于流出异常或静脉回流，造成持续动态静脉压力或静脉高压而引起的。
- 动脉供血不足导致氧气和营养物质向组织输送障碍。渐进性动脉粥样硬化是最常见的病因。
- 如果存在临床相关性，则应进行动脉供血不足的筛查，以及测量踝-肱压力指数（ankle-brachial pressure index，ABI）。如果ABI>0.7，则可以安全的应用加压治疗。
- 当怀疑存在不典型病因或治疗反应差时，应考虑进行溃疡活检。
- 伤口大小和持续时间是影响伤口愈合的主要因素。
- 静脉性溃疡的护理标准包括清创、控制感染、适当运用伤口敷料、抬高下肢和加压疗法。如仍失败，应重新评估诊断和/或辅以辅助治疗，包括自体皮肤移植和组织工程产品等。
- 动脉性溃疡的护理标准是血管重建。

创伤，特别是慢性创伤，是医疗工作者的一个临床挑战，也是患者亟待解决的医疗需求。仅在美国，每年约有700万慢性创伤的患者。腿部溃疡是位于膝盖和踝部之间区域的创伤，这也是我们将在本章中使用的定义。

- 腿部溃疡的发生率约为0.3%~0.6%，给社会造成很大的经济负担。
- 下肢静脉性溃疡是最常见的腿部溃疡原因，其次是混合性静脉/动脉性疾病和动脉供血不足。
- 多达10%的腿部溃疡是由于不典型病因、感染、代谢紊乱、肿瘤和炎症引起。

流行病学和经济学成本

腿部溃疡是一种常见的临床问题，发病率相当高，社会花费高，且常对患者的生活质量造成严重影响。

腿部溃疡的发生率为0.3%~0.6%，终生患病风险为1.0%~1.8%。腿部静脉性溃疡（Venous leg ulcerations，VLUs）最常见，约占80%~90%。VLUs的平均年发病率在美国老年人群中为2.2%，在年轻人中为0.5%。

VLUs与医疗保健成本的增高有关。最近的数据表明，VLUs患者与没有VLUs的患者相比，明显占用更多的医疗资源，增加了每年的医疗成本。此外，有工作的VLUs患者错过大量工作日，造成了大量的失业损失。

病理生理学

概述

腿部溃疡的鉴别诊断应考虑多方面的因素，在西方国家腿部溃疡最常见的原因是静脉功能不全、动脉供血不足或混合有这些原因（表46-1）。一个关于腿部溃疡患者的大型队列研究显示，72%的皮损归因于静脉功能不全，22%归于动静脉混合疾病，6%由动脉疾病所致。

非典型伤口指那些不是由这些原因继发的慢性伤口，而是由感染、代谢紊乱、肿瘤和炎症过程等所致。据估计，高达10%的慢性下肢溃疡是由这些不太常见的病因造成的。皮肤科医师由于受过对这些疾病诊断的训练，尤其有责任认识到这些少见病因。

正确治疗的关键取决于对溃疡病因的准确诊

表 46-1　腿部溃疡的病因

静脉性
　深静脉流出道阻塞
　静脉瓣功能不全
　腓肠肌泵功能不全
　小腿静脉曲张

缺血性
　动脉粥样硬化伴或不伴有创伤（见图 46-12）
　粥样硬化栓子（胆固醇栓子）
　小动脉病变
　白细胞碎裂性血管炎（毛细血管后静脉血管炎）*
　血管阻塞
　　凝血异常（见图 46-11）
　　青斑样血管炎（见图 46-1）

非血管性
　创伤
　压力
　损伤
　外部的
　自我导致的或人为的（见图 46-9）
　烧伤（化学、热、射线）
　　寒冷（冻疮）
　　蜘蛛咬伤（棕隐士蜘蛛）

感染
　细菌
　真菌（深部）
　　芽生菌病
　　隐球菌病
　　球孢子菌病
　　组织胞浆菌病
　　孢子丝菌病
　病毒（单纯疱疹）
　分枝杆菌
　寄生虫（利什曼病）
　螺旋体

骨髓炎
　炎症
　　结缔组织病

　红斑狼疮
　结节性多动脉炎
　类风湿性关节炎
　Wegener 肉芽肿
　脂膜炎
　感染性
　非感染性
　　类脂质渐进性坏死
　　胰腺脂肪坏死（恶性胰腺）
　　α_1-抗胰蛋白酶脂膜炎

恶性疾病
　鳞状细胞癌
　基底细胞癌
　恶性黑色素瘤
　淋巴瘤
　转移性疾病
　肉瘤
　卡波西肉瘤
　血管肉瘤

代谢性疾病
　糖尿病
　痛风
　α_1-抗胰蛋白酶缺乏
　钙化防御

血液性疾病
　镰状细胞性贫血
　地中海贫血
　凝血障碍
　冷球蛋白血症

药物（羟基脲）
　坏疽性脓皮病
　　溃疡性
　　大疱性
　　脓疱性
　　增殖性

多因素（任何因素的组合）

经允许改编自 Davis MDP.Leg ulcerations.In：Rooke TW，Sullivan TM，Jaff MR，editors.Vascular medicine and endovascular interventions. Malden（MA）：Blackwell Futura；2007.p.141-148.

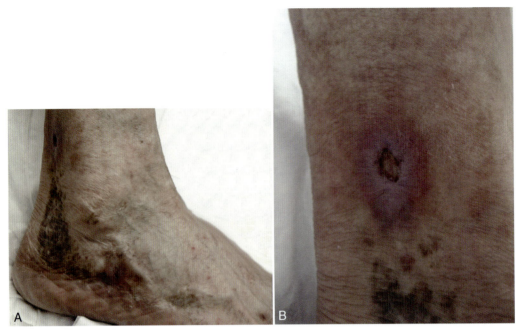

图 46-1 青斑样血管病引起的溃疡。A，足侧面和足背见光滑、瓷白色瘢痕，周围有放射状扩张的毛细血管和色素沉着。B，浅的针头样溃疡

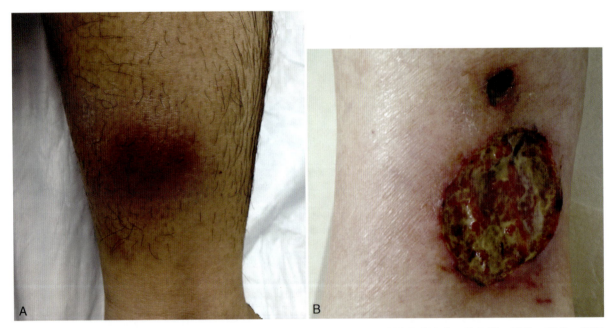

图 46-2 坏疽性脓皮病。A，紫色结节，初始病变。B，溃疡形成。化脓性皮肤溃疡，伴水肿、松软、蓝色、潜行性和坏死性边缘，可迅速扩大

断。例如，小血管疾病相关的腿部溃疡表现可能较难识别，可能表现为疼痛性针尖大小的溃疡，愈合后留下白色萎缩性瘢痕（青斑样血管病；图46-1）。诊断坏疽性脓皮病（图46-2）时也必须谨慎，因为许多其他疾病可能具有类似的表现。此外，认识到溃疡常有多个促成因素和不同发病机制也很重要。例如，坏疽性脓皮病的患者可能有关节炎和踝关节活动度受限，引起小腿肌肉泵功能障碍，从而导致静脉功能不全。

慢性溃疡的病理生理学

正常伤口愈合是一个需要多种因素相互作用的动态的整体过程。急性伤口的愈合是包括止血、炎症、增生和重塑的一系列连续又相互重叠的过程（图46-3）。慢性伤口不能及时通过这个有序的过程愈合，而是保持在失调的、非同步的和持续的炎症状态，因此不能愈合。导致慢性溃疡的各种因素已被识别。①细胞受到影响，例如成纤维细胞异型和功能失调。②信号通路受到干扰，例如生长因子缺乏及金属蛋白酶过量与伤口内持续破坏的状态有关。③生物膜（多糖基质中的微生物群落）可以存在于伤口中，并形成抗生素难以穿透的屏障，影响愈合。此外，年龄增长、营养缺乏（特别是蛋白质和维生素缺乏症）、慢性病、慢性免疫抑制、缺氧、血管病变和感染都可能导致伤口愈合不良。

我们将简要回顾小腿动静脉溃疡最常见病理生理学原因。

静脉溃疡的病理生理学

- 静脉功能不全或障碍是由静脉流出异常或静脉回流引起的，包括瓣膜功能障碍、深静脉阻塞、肌肉疾病引起的小腿肌肉衰竭，或踝关节活动度减小。
- 这导致持续的不稳定的静脉压或静脉高压。
- 进行性动脉粥样硬化是最常见的病因，但是阻碍动脉血流的任何其他因素都可能导致动脉功能不全。

下肢静脉血流依赖于浅静脉、交通静脉和深静脉系统。浅静脉系统由大隐静脉、小隐静脉及其分支构成。交通（或穿通）静脉连接腿部的深浅静脉系统。交通静脉内有单向的双瓣膜，使血液只能流向深静脉系统。深静脉包括肌肉内及肌肉间的静脉，均有瓣膜（图46-4和图46-5）。

当一个人站立时，浅静脉及深静脉系统的压力约等于腿部的流水静压（80mmHg）。在步行及踝关节的全方位运动时，小腿肌肉收缩施加于深静脉的压力大于80mmHg，使血液流向头部。静脉瓣膜功能正常保证了血流的单向性，并可防止

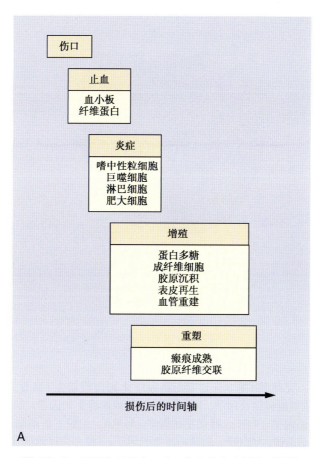

图46-3　正常伤口愈合。A，伤口愈合事件的时间线

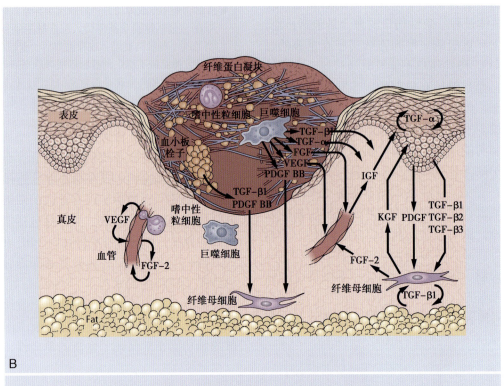

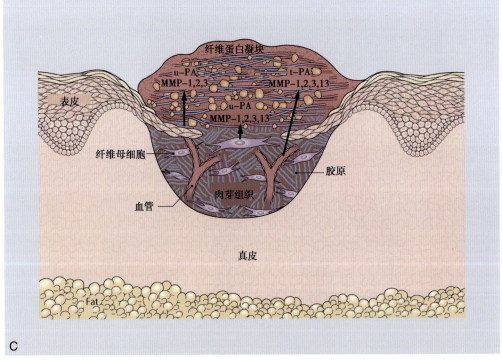

图 46-3（续） B，炎症期（第 3 天）。C，再表皮化和血管新生（第 5 天）。FGF，成纤维生长因子；IGF，胰岛素样生长因子；KGF，角质形成细胞生长因子；MMP，基质蛋白酶；PDGF，血小板生长因子；TGF，转化生长因子；t-PA，组织-纤溶酶原激活物；u-PA，尿激酶-纤溶酶原激活物；VEGF，血管内皮生长因子。（经允许转载自 Singer AJ, Clark RAF. Cutaneous wound healing. N Engl J Med 1999; 341: 738-746。）

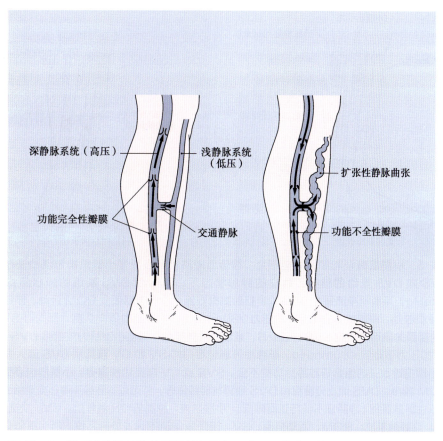

图 46-4 低压浅静脉系统被瓣膜的保护免受高压深静脉系统干扰。静脉功能不全与瓣膜功能障碍有关。此时高的静脉压力从深静脉系统向浅层静脉传播。（经允许转载自 Phillips TJ，Dover JS.Leg ulcers.J Am Acad Dermatol 1991；25：965-987.）

高静脉压传导到浅静脉系统。在深静脉排空及腓肠肌舒张时，深静脉压力降至 0~10mmHg。交通静脉的瓣膜开放，使浅静脉的血液得以流向深静脉系统。通常，健康人在运动时，静脉排空压力及非卧床静脉压降低；这个过程需要有完整的下肢静脉、功能健全静脉瓣、有效的腓肠肌泵，以及畅通的深静脉流出道（图 46-5）。

相反，静脉功能不全或障碍者存在瓣膜流出或反流问题。这与瓣膜功能不全、深静脉阻塞和小腿肌肉衰竭有关，偶尔由踝关节活动度受限引起。这导致运动过程中动态静脉压持续升高（也称为静脉高压），最常由浅静脉、交通支、深静脉阻塞或瓣膜功能障碍引起。最终导致患者在小腿及近脚踝附近最易发生水肿和伤口愈合延迟。

尽管人们对慢性静脉高压（静脉功能不全）的病因已经有了相当的了解，但是慢性静脉功能不全的病理机制仍不明确。其中一种理论认为，毛细血管管腔内压力增高导致纤维蛋白原通过毛细血管壁向外渗漏，在管周形成纤维蛋白袖套样沉积，减少氧及营养物质向周围组织的弥散；这些变化共同导致组织坏死和溃疡（图 46-6）。另一种理论认为，静脉功能不全处白细胞沉积导致毛细血管阻塞，聚集的白细胞可被激活并释放蛋白水解酶，从而促进溃疡的形成。第三种理论即"陷阱"假说，认为纤维蛋白和其他大分子渗入真皮"陷阱"，或与生长因子结合，减少参与组织修复的生长因子的量。

动脉性溃疡的病理生理学

动脉功能不全的可导致局部溃疡和皮肤、指端甚至肢体坏死，取决于缺血的严重程度；氧和营养物质向腿部运输受阻导致组织坏死。进行性动脉粥样硬化——脂质在血管壁沉积以及斑块形

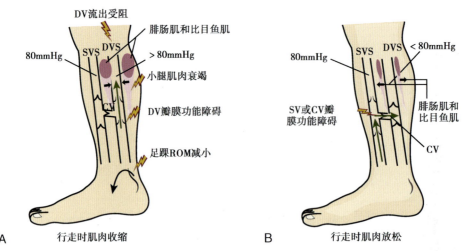

图 46-5 小腿肌肉泵和静脉功能不全。静脉血液回流到心脏是小腿肌肉泵活动使得血液从 SVS 向 DVS 流动的结果。直立的静息状态下，SVS 和 DVS 系统的静水压均约为 80mmHg，两者间净流量为 0。A，步行时肌肉收缩：步行时踝部全 ROM 运动，腓肠肌和比目鱼肌收缩，使得施加在 DVS 的压力 >80mmHg，深静脉血流向头侧，而同时 SVS 和 CV 的瓣膜关闭可防止向 SVS 逆流。B，运动时肌肉松弛：随着小腿肌肉放松和 DVS 排空，DVS 的压力下降到 <80mmHg，静脉血流通过专门的 SV 和 CV 瓣膜从 SVS 流入 DVS。可能出现病理改变的组合导致静脉功能不全。SVS 或 CV 瓣膜功能障碍、小腿肌肉衰竭、脚踝 ROM 减小、DVS 流出道梗阻和 DVS 瓣膜功能障碍等，都可以导致静脉高压或更恰当地称为持续性静脉高压（静脉压不随行走而降低）。小腿肌肉：腓肠肌和比目鱼肌。CV，交通静脉；DVS，深静脉系统；ROM，活动范围；SV，浅静脉；SVS，浅静脉系统。箭头指向 DVS，小腿肌肉收缩；箭头远离 DVS，小腿肌肉放松。蓝色箭头，静脉血流方向。（经允许转载自 Kirsner RS, BaquerizoNole KL, Fox JD, Liu SN, Healing refractory venous ulcers: new treatments offer hope.J Inv Dermatol 2015; 135: 19–23.）

成而导致动脉硬化，是最常见的病因。虽然有些学者将此改变限制在大血管疾病，但任何阻碍动脉血流的过程都可能导致动脉性溃疡。与动脉功能不全及缺血性溃疡形成有关的疾病包括大血管疾病（血栓闭塞性脉管炎、动静脉畸形），小血管病（雷诺现象）、微血管栓塞性疾病（抗磷脂抗体综合征、冷球蛋白血症和胆固醇血栓）、血管炎、镰状细胞病和真性红细胞增多症等。

病史及体格检查

- 对腿部溃疡患者进行全面的动脉功能检查是必要的。
- 体格检查应包括足背动脉和胫后动脉的触诊。
- 当与临床相关时，应进行动脉供血不足的筛查，测量踝肱压力指数（ABI）。
- 如果 ABI>0.7，则可以安全的行加压治疗。

病史

应该获取充分的病史以明确溃疡的原因（表 46-2）。病史可预测以后是否还会形成溃疡。用药史、家族史、个人史和系统回顾均可能提供重要信息。例如，长期不愈的溃疡，尤其是超过 6 个月的溃疡愈合的可能性较小。非典型病因，包括恶性病因（图 46-7）通常造成诊断延误。腿部局部外用药接触性过敏是常见的加重因素（一些研究中见于高达 65% 的患者）。溃疡病的家族史可能提示凝血障碍；滥用静脉药物史提示溃疡可能是由感染或静脉注射外源物质造成。另一方面，既往有未控制的高血压病史可能是诊断 Martorell 溃疡的一个线索（图 46-8），美容注射史可能提示存在脂肪肉芽肿。患者也可能出现人工性溃疡（图 46-9）。

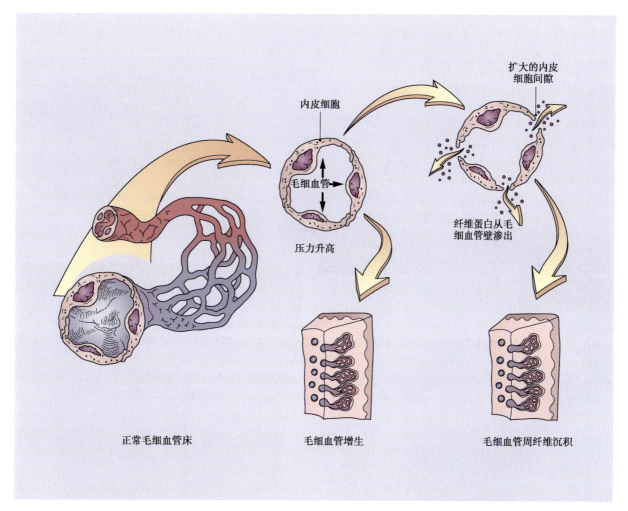

图 46-6 静脉功能不全。高静脉压传导至毛细血管循环。内皮孔扩大，允许纤维蛋白原渗出到细胞外液中，并在毛细血管周围沉积。也发生毛细血管增生。（经允许转载自 Phillips TJ，Dover JS.Leg ulcers.J Am Acad Dermatol 1991；25：965-987.）

表 46-2 溃疡诊断的重要病史特征

疼痛
　　伴有缺血性溃疡、坏疽性脓皮病、钙化、羟基脲引起的溃疡时，通常严重
　　与静脉溃疡相关时，不那么严重
病程进展速度（快与慢）
　　坏疽性脓皮病溃疡进展迅速
溃疡持续时间
　　溃疡持续时间长是愈合不良的先兆
初次治疗
　　系统性
　　局部的
病史和手术史
　　溃疡史（预测未来溃疡）
　　静脉疾病，动脉疾病，淋巴水肿
　　神经系统疾病
　　糖尿病
　　血液病（镰状细胞性贫血、地中海贫血、凝血障碍）

续表

胃肠道疾病（炎症性疾病可能是坏疽性脓皮病的基础）
肾脏疾病（钙过敏）
风湿性疾病（结缔组织疾病）
皮肤病
精神疾病
用药史（羟基脲）
家族史
　　溃疡
　　代谢紊乱
　　凝血障碍
社会史
　　有抓伤皮肤的历史
　　心理或精神因素
　　吸烟（加重缺血性溃疡）

经允许转载自 Davis MDP.Leg ulcerations.In：Rooke TW，Sullivan TM，Jaff MR，editors.Vascular medicine and endovascular interventions.Malden（MA）：Blackwell Futura；2007.p.141-148.

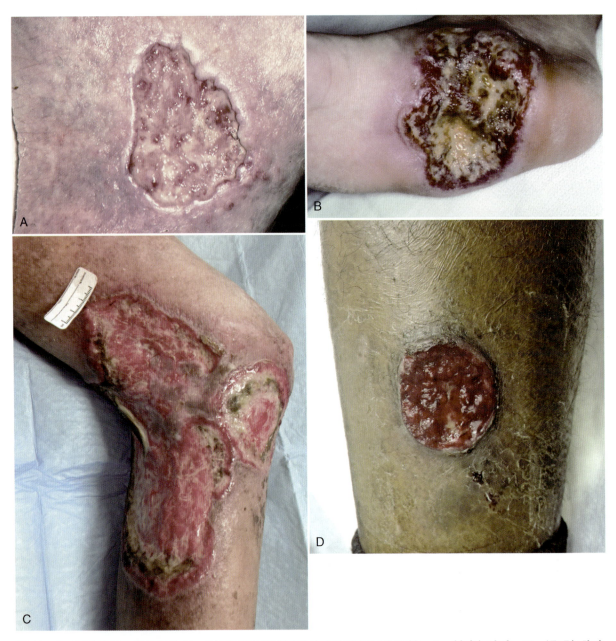

图46-7　恶性溃疡。卷曲的边缘、坏死组织和边缘高度肉芽增生提示为恶性。A，基底细胞癌。B，透明细胞肉瘤。C和D，皮肤T细胞淋巴瘤

体格检查

有针对性的体格检查可为诊断提供线索。例如，皮肤苍白和黄疸提示患者合并镰状红细胞，而足部动脉搏动减弱提示动脉供血不足。表46-3列出了可提供诊断信息的关键因素。每次随访应当通过拍照记录溃疡的大小，并测量溃疡的长度、宽度和深度。大小和深度是影响溃疡愈合的重要因素，较大的溃疡愈合较慢。任何深在性的破坏、窦道和瘘管必须进行确认。溃疡的模式也可能提供重要的线索。溃疡基底部的特征（颜色、是否存在坏死）会影响愈合。湿度（干燥、湿润或潮湿）和渗出物的存在与否均有助于明确溃疡的形成原因，并影响处理方式。周围皮肤可能提示形成溃疡的原因（例如红色、灼热的皮肤可能提示存在蜂窝织炎）。

的风险增加。表 46-4 列举了明确腿部溃疡原因时可能需要进行的检查。

表 46-3 体格检查所见及临床意义

位置

溃疡位于"绑腿"区（腓肠肌下 1/3 及踝下 1 英寸之间）为静脉性溃疡的特征

溃疡位于外踝、骨性突起处及远端区域为动脉性溃疡特征

大腿溃疡为结节性多动脉炎、钙化防御引起或人为造成

大小

小溃疡（<1.5cm）多在 20 周愈合

大溃疡愈合更慢

模式

线性溃疡多是人为造成

基底

颜色

多为牛肉红色外观；基底暗红表示血供差

黄色或棕色坏死性纤维素性腐肉或坏死物不利于创面愈合（需要清创）

深度

浅表性：易愈合

深表性（肌肉、骨骼）：难以愈合

如果溃疡达到骨骼，临床需怀疑骨髓炎

不确定："死腔"可能为复发或感染的滋位置

湿度

潮湿环境：易于愈合渗出物

干或湿的创面：愈合慢

　干的创面发生组织干燥

　湿的创面发生组织浸渍

渗出物

清：水肿

黄：感染

气味：腥臭味可能为假单胞菌属感染

溃疡边缘

斜面：静脉性溃疡特征

垂直：动脉性溃疡特征

卷面：基底细胞癌特征

浅掘性、紫罗兰色：坏疽性脓皮病特征

卫星状：青斑样血管炎

周围皮肤

皮肤病

　蜂窝组织炎

　皮炎：淤积性、干燥症、变应性接触性皮炎

　干燥皮肤（皮脂缺乏症、干燥症）

　脂膜炎

　其他皮肤病

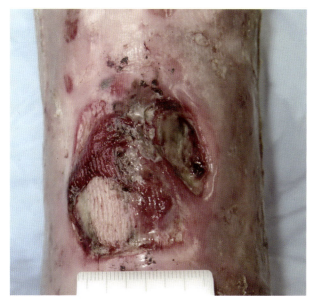

图 46-8　Martorell 溃疡。位于踝关节后侧、紫色边缘、有坏死组织以及潜行性破坏是诊断线索

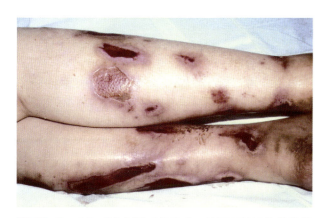

图 46-9　人为或自行造成的溃疡。位于可触及部位的线性、表浅性溃疡提示可能是外伤导致的

对于所有腿部溃疡患者，全面的动脉血供检查是至关重要的。体格检查应包括触诊足背动脉和胫后动脉。如果有临床相关性，多数患者应该进行动脉功能不全的检查，首选测量 ABI。目前的共识认为，可诊断外周血管疾病的 ABI 值为静息状态下 ≤ 0.90。老年患者或糖尿病患者 ABI 会出现假性升高（>1.1），可能需要额外的测试来评估动脉疾病。这个测量在诊室里可轻松完成。如果 ABI>0.7，则可以安全地使用加压疗法。感觉神经感觉病变可以通过使用尼龙单丝（10g）压力检测来排除。足底溃疡患者比腿部溃疡患者更常见感觉神经病变。当施加能让尼龙单丝弯曲的压力时，不能感觉到压力的患者出现神经性足部损伤

续表

颜色
 苍白：缺血性疾病
 炎症后色素沉着
 黄色斑块：类脂质渐进性坏死
水肿
 静脉疾病
 淋巴水肿
 系统性疾病（心、肺或肾）
硬化：脂性硬皮病
模式
 网状青斑（结节性多动脉炎导致）
 青斑样血管炎
脉搏减弱：大血管疾病
静脉曲张：患者易发生溃疡
感觉和运动功能异常：神经源性疾病

经允许转载自Davis MDP.Leg ulcerations.In：Rooke TW，Sullivan TM，JaffMR，editors.Vascular medicine and endovascular interventions.Malden（MA）：Blackwell Futura；2007.p.141-148.

表46-4　腿部溃疡的相关检查（若存在临床相关性）

动脉检查 踝-肱指数 运动踝-肱指数 动脉多普勒超声 磁共振血管成像 CT血管成像 经皮血氧测定 激光多普勒血流仪 **静脉检查** 多普勒超声排除深静脉血栓形成 静脉造影术 功能测试（体积描记技术） **淋巴检查** 淋巴管造影 淋巴闪烁显像 腹部或盆腔CT或MRI **神经检查** 肌电图 细纤维神经检查 自主反射（Valsalva、倾斜平板、轴突出反射定量实验） **血液学检查明确可能潜在的疾病** 全血细胞计数 红细胞沉降率、C反应蛋白	血生化（肝、肾、甲状腺功能） 蛋白电泳 风湿病学检查（抗核抗体、抗中性粒细胞胞浆抗体） 特殊血凝检查（V Leiden因子、冷纤维蛋白原、蛋白C和蛋白S、冷球蛋白、抗心磷脂抗体、抗磷脂抗体筛查） 创面拭子（作用有争议） 革兰氏染色、真菌染色、抗酸染色、奴卡菌涂片 培养或PCR分析（明确病毒、细菌、分枝杆菌、真菌等病原） **溃疡边缘活检** 梭形切口活检（优于环钻活检） 样本应包括溃疡边缘，深及皮下脂肪 常规组织学检查（HE染色） 特殊染色（革兰氏、六胺银、Fite）以检测微生物 用适当的培养基进行培养（细菌、真菌、分枝杆菌） **放射检查排除骨髓炎** 底部骨骼摄片 MRI 骨骼扫描

经允许转载自Davis MDP.Leg ulcerations.In：Rooke TW，Sullivan TM，JaffMR，editors.Vascular medicine and endovascular interventions.Malden（MA）：Blackwell Futura；2007.p.141-148.

溃疡的常见原因

- 大部分静脉性溃疡发生在典型的位于踝部上方的绑带区域，可具有不规则、粗糙的边界，并且是表浅的。
- 症状包括腿部疼痛和肿胀，下肢低垂时加重，下肢抬高时缓解。
- 典型的动脉性溃疡具有穿凿样外观，常发生在受压或创伤部位，或肢端。通常是干燥的，基底呈灰色/黑色，可能会覆盖坏死组织。偶尔可见深部结构暴露，例如肌腱，骨骼。
- 动脉性溃疡常伴有间歇性跛行症状。疼痛通常剧烈，肢体抬高时加重，低垂时改善。
- 如果溃疡出现在非典型的部位，皮损表现或症状不典型，或对常规治疗无反应时，则需考虑非典型病因。

静脉性溃疡

  静脉性溃疡的发病率随年龄增大而增加，发病高峰在60~80岁之间。静脉性溃疡的首次发作年龄更小，13%发生在30岁之前，22%发生在40岁之前。研究表明女性的发病风险偏高，男女风险比为1.6：1。

  大多数静脉性溃疡发生于踝部和腓肠肌下端之间的区域（绑腿区），典型的溃疡发生于内踝上，特征是具有不规则粗糙的边界（图46-10）。VLUs通常是表浅的，因此很少累及骨或肌腱。尽管此类患者出现皮肤和软组织感染（如蜂窝组织炎）的风险很高，但罕见骨骼感染，骨髓炎的发生率也很低。在没有合并动脉供血不足的情况下，截肢风险也很低。

  静脉性溃疡患者典型症状为腿部疼痛和肿胀，下肢低垂时加重，肢体抬高时缓解。溃疡本身是无痛性的，如果出现疼痛则通常为灼热感。下肢水肿很常见。由于红细胞外溢进入真皮、巨噬细胞吞噬含铁血黄素、黑素沉积及产黑素增多，导致皮肤出现棕色或棕红色含铁血黄素性色素沉着斑。常见红

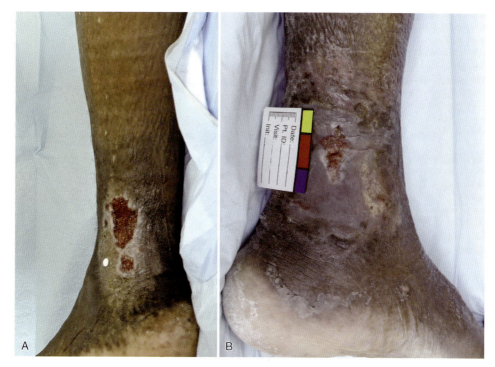

图 46-10 静脉性溃疡。A，内踝关节处的静脉性溃疡。B，"绑腿"区的溃疡，表现为不规则、境界不清的边界和浅的伤口床溃疡周围有棕色色素沉着，这是静脉功能不全特征

斑、结痂、瘙痒及偶有渗液的湿疹样改变。

静脉功能不全的患者常发生脂肪皮肤硬化或硬化性脂膜炎（真皮和皮下组织出现木板样硬化和纤维化），且常发生在静脉性溃疡之前。溃疡形成后，反复的感染和蜂窝组织炎会破坏淋巴系统，导致慢性淋巴水肿。最后，由于缺少活动可能造成踝关节的纤维性或骨性强直。踝关节运动受限可能是静脉性溃疡的原因，也可能是结果。

具有凝血功能障碍（图 46-11）、抗凝血酶因子Ⅲ缺乏，活化蛋白 C 抵抗（主要是 VLeiden 突变）、抗磷脂抗体和狼疮抗凝物、蛋白 C 或 S 缺乏、凝血酶原 G20210A 突变、异常纤维蛋白原血症、遗传性或获得性高同型半胱氨酸血症，以及促凝血因子Ⅳ、Ⅹ和Ⅺ升高的患者可能更易发生静脉血栓形成。静脉血栓形成高危的患者，其出现静脉功能不全的风险也高，而静脉功能不全的患者更容易发生静脉性溃疡。

表 46-5 列出了与 VLU 的发生相关的疾病。

静脉性溃疡患者发生接触性皮炎的概率可能更高，尤其对羊毛脂、外用抗生素（如庆大霉素、新霉素和杆菌肽）以及乌纳靴的成分特别敏感。尽管在创面处理技术不断改善，但几乎所有的封闭性或半封闭性敷料均可能产生接触性皮炎。

预后不良的因素包括创面较大、持续时间长、压迫顺应性差、膝关节或髋关节置换史、ABI<0.8 及纤维素覆盖 ≥ 50% 或更多的创面。最近一项研究表明，面积 <5cm^2 的溃疡有 72% 能完全愈合，而溃疡面积 ≥ 5cm^2 时，应用相同的方法治疗溃疡愈合率仅为 40%。同样，病程小于 1 年的溃疡愈合率为 65%，1 年或更长时间的溃疡愈合率低于 29%。有人发现持续时间 6 个月是难治性溃疡的指征。

表 46-5 与慢性静脉功能不全相关的疾病

机制	相关疾病
瓣膜功能障碍	**原发性** ● 先天性缺陷 ● 特发性 **继发性** ● 瓣膜的物理性损害 ● 静脉炎 ● 静脉扩张：激素效应、高血压 ● 继发于深静脉血栓的瓣膜损伤
血管障碍	● 血栓形成 ● 非血栓形成
腓肠肌功能障碍	● 肥胖 ● 硬化 ● 神经肌肉异常 ● 肌肉萎缩综合征
踝关节活动范围受限	● 骨关节炎 ● 类风湿关节炎 ● 继发于创伤

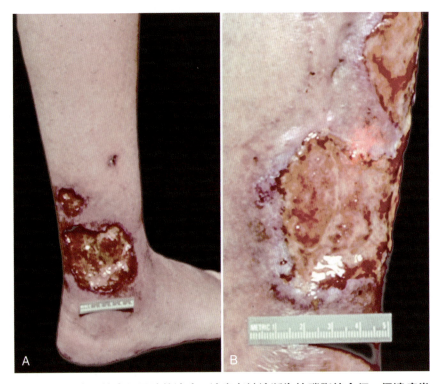

图 46-11 高凝综合征导致的溃疡。该患者被诊断为抗磷脂综合征,但溃疡类似于坏疽性脓皮病。(经允许转载自 Weenig, RH, Davis MDP, Dahl PR, Su WPD.Skin ulcers misdiagnosed aspyoderma gangrenosum: clinicopathologic correlation and proposed diagnostic criteria.N Engl J Med 2002; 347: 1412-1418.)

动脉性溃疡

动脉溃疡患者通常大于 45 岁。典型的初始症状为轻微活动后间歇性跛行和疼痛,但随着血管闭塞的进展最终会出现静息痛。溃疡痛通常是剧烈且难以控制的,常于腿部抬高时加重,下垂时减轻。吸烟、糖尿病、高血压、高脂血症、血管病家族史、冠心病、高同型半胱氨酸血症、肥胖和久坐的生活方式是下肢动脉粥样硬化的危险因素。

典型的动脉性溃疡有"钻孔样"锐利的边缘,好发于受压或易受外伤处(如骨性突起处、足后跟、小腿胫前)(图 46-12)或远端部位(如足趾)。基底通常干燥的,呈灰色或黑色,可覆盖坏死物质,偶见溃疡下方重要结构如肌腱、骨的暴露。

动脉性溃疡与外周脉搏减弱或消失有关,尽管轻度外周动脉疾病(PAD)中有 80% 患者的脉搏可触及。常见毛细血管充盈时间延长(>4~5 秒)以及肢体颜色随着抬高而改变。尽管普遍认为下肢毛发脱失与外周动脉疾病有关,但尚无相关证据。

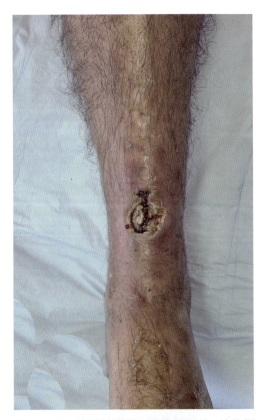

图 46-12 动脉性溃疡。溃疡呈圆形,边缘锐利清晰。注意溃疡底部坏死组织碎片

非典型创伤

虽然多数慢性腿部溃疡有血管因素[静脉性和/或动脉性],但高达10%的腿部溃疡可能由非典型病因引起。简言之,如果溃疡发生在非典型部位,临床表现或溃疡症状与常见的慢性溃疡不一致,或对常规治疗反应欠佳,则应当怀疑是非典型病因导致的。

例如,若一个溃疡位于腿内侧但深达肌腱,则应考虑为非典型溃疡,因为它虽然位于常见部位但其深度并非VLU常见的。最后,任何经过数周(8~12周)的规范治疗仍不愈合的溃疡,即便其分布部位和临床表现都是典型的,也都应考虑非典型病因。

一些最常见的非典型创伤的病因包括炎症、感染、血管病、代谢和遗传因素、恶性肿瘤以及外部损伤(图46-13)。

表46-6列出了最常见的非典型腿部溃疡、主要临床表现、处理和相关疾病。

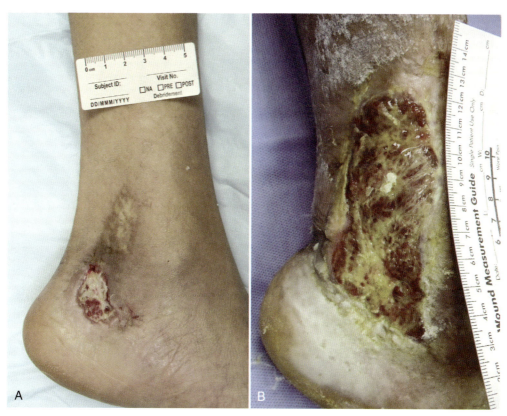

图46-13 镰状细胞溃疡。A,小溃疡,纤维脱落在脚踝内侧。B,小腿内侧大溃疡

表46-6 腿部溃疡的鉴别诊断、治疗和相关疾病

病因	疾病	临床特征	针对性治疗	相关情况
炎症	血管炎（图46-15）	楔形、不规则的边缘、坏死组织。通常双侧分布。有可触及的紫癜和网状青斑	局部糖皮质激素 系统性糖皮质激素 氨苯砜 秋水仙碱 碘化钾 司坦唑醇 免疫抑制剂 血浆置换	感染 结缔组织病 恶性肿瘤
	坏疽性脓皮病（图46-2）	丘疹/脓疱发展为不规则坏死性溃疡 紫罗兰色卷曲的潜行性边缘 遗留筛状瘢痕 剧烈疼痛	局部糖皮质激素 他克莫司 尼古丁贴剂 皮损内糖皮质激素注射 氨苯砜 米诺环素 环孢菌素 其他免疫抑制剂 TNF-α 拮抗剂	炎症性长柄 类风湿性关节炎 结缔组织病 骨髓增生性疾病 单克隆丙种球蛋白病
感染	布鲁里溃疡	结节、丘疹、斑块或水肿 无痛性溃疡、边缘潜行 关节处的大溃疡可能形成挛缩	抗生素 手术切除后植皮 必要时截肢	
	创伤弧菌	污染的海水：脓疱、淋巴管炎、淋巴结炎及蜂窝织炎食尸断：败血症 发热/低血压 大疱性蜂窝织炎/坏死性皮肤溃疡	多西环素和头孢他啶联用	肝脏疾病 糖尿病 肾衰竭 免疫抑制
	坏死性筋膜炎	血疱 皮肤紧绷发亮 Frank 皮肤坏疽 剧烈疼痛	外科清创术 静脉抗生素 高压氧疗法	重病患者 免疫抑制 糖尿病 AIDS 恶性肿瘤 肥胖 周围血管病

续表

病因	疾病	临床特征	针对性治疗	相关情况
血管病变	微血栓性溃疡（图 46-1）	多发、小、坏死性、痛性穿孔性溃疡。伴有网状青斑、点状出血、浅表血栓性静脉炎、紫绀及坏疽。	潜在病因直接导致 阿司匹林 华法林 强的松 纤溶剂：司坦唑醇、链激酶、链道酶	原发性高凝状态 抗凝酶Ⅲ缺乏 凝血酶基因突变 蛋白 C/S 缺乏 抗心磷脂抗体 冷球蛋白血症 冷纤维蛋白原血症 胆固醇栓子
代谢与遗传	钙化防御（图 46-14）	多发于大腿、腹部、乳房等脂肪丰富部位，广泛的、不规则的、坏死性痛性溃疡	磷酸盐结合剂 甲状旁腺激素 双磷酸盐 硫代硫酸钠 甲状旁腺切除术 植皮	慢性晚期肾衰竭 继发性甲状旁腺功能亢进
	高血压性溃疡（Martorell 溃疡）（图 46-8）	进展迅速，疼痛剧烈。小腿或跟腱背侧部的浅表溃疡上覆黑色焦痂并伴有紫色边缘 通常容易误诊为坏疽性脓皮病	清创植皮术 控制血压 戒烟 偶有显效 抗凝治疗 高压氧治疗 前列腺素 E1 贝卡普明 脊髓电刺激	局部皮下动脉粥样硬化： ● 高血压 ● 糖尿病
	类脂质渐进性坏死（图 46-16）	胫前红色斑块 中央呈黄褐色、萎缩；通常可见血管 大的皮损约 35% 形成溃疡	局部或皮损内糖皮质激素 系统性使用糖皮质激素 霉酚酸酯 皮损周围肝素 司坦唑醇 噻氯匹定 己酮可可碱 英夫利昔单抗 环孢素、氯法齐明、吡格列酮 PUVA 切除及植皮 生物功能改造皮肤	糖尿病

续表

病因	疾病	临床特征	针对性治疗	相关情况
	镰状红细胞性溃疡	越过内踝的浅表溃疡 许多相关的静脉功能不全和频繁的感染 锐痛	保持血红蛋白 >10g/dl 己酮可可碱 羟基脲、促红细胞生成素 外科移植及皮瓣成形术 生物工程组织 疼痛控制	镰状细胞性贫血
恶性肿瘤	鳞状细胞癌 基底细胞癌 淋巴瘤 Kaposi 肉瘤（图 46-7）	持久不愈的溃疡；通常具有丰富的肉芽组织和易破碎的中心	手术切除 局部外用 5-氟尿嘧啶 局部外用维 A 酸 咪喹莫特 放疗 光动力	
外部因素	辐射（图 46-17）	暴露于大于 10Gy 的放射剂量；红斑、水疱、糜烂及表浅的溃疡，通常有炎症后色素异常、毛细血管扩张及萎缩	高压氧疗法 手术切除及皮瓣成形术 己酮可可碱	
药物诱导	羟基脲（图 46-18）	报道称约 10% 患者有骨髓增生异常综合征；界限清楚的疼痛性伤口；通常位于踝部的外侧或中央	停药 葡聚糖敷料 前列腺素 E1 及 E2 局部外用粒细胞集落刺激因子 人皮肤仿生物 局部外用基质成纤维细胞生长因子 牛胶原蛋白 透明质酸酶	骨髓异常增生综合征

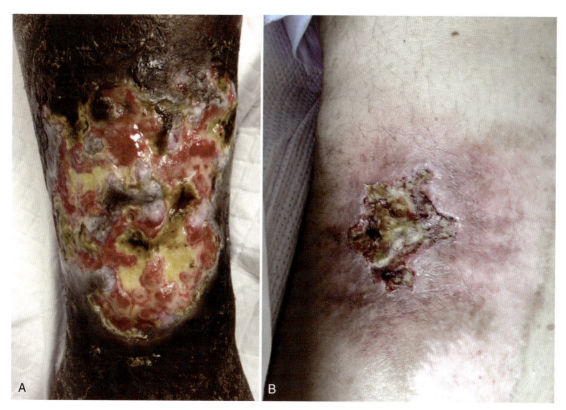

图 46-14 钙化防御引起的溃疡。A，形状不典型、伴有坏死组织的溃疡。B，位于下肢皮下组织的溃疡，质硬且难触及

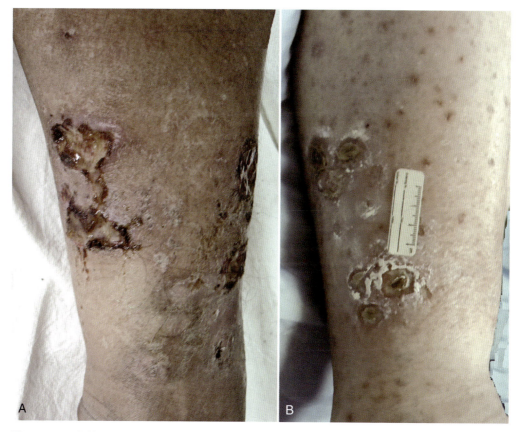

图 46-15 血管炎引起的溃疡。A，不规则溃疡伴坏死组织。B，多发的紫红色丘疹和坏死组织伴溃疡

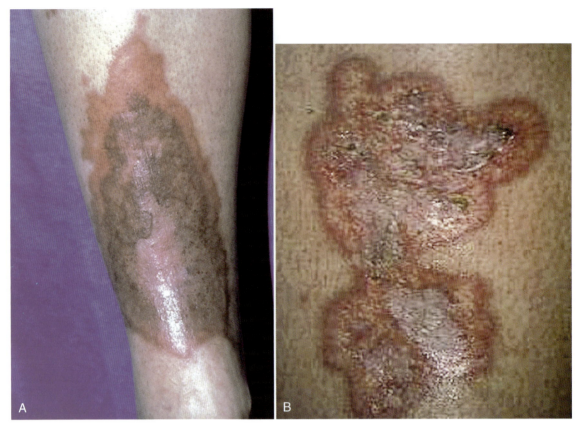

图 46-16　类脂质性渐进性坏死。A，胫前斑块，橙色色调，中央萎缩。B，溃疡的中心区域

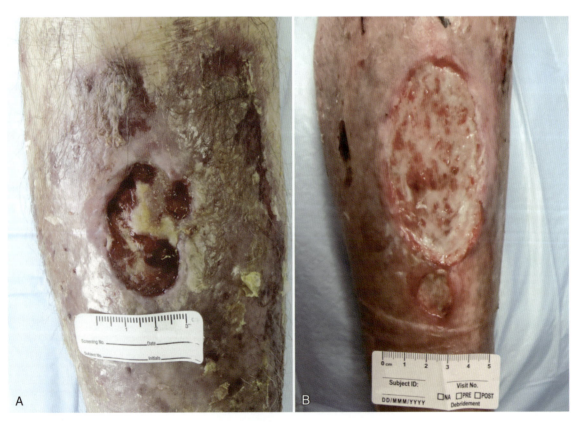

图 46-17　放射性溃疡。A，患者既往有鳞状细胞癌病史，5 年前接受放射治疗。注意周围的表皮改变。B，小腿前部的放射性溃疡

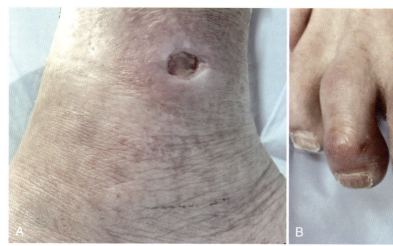
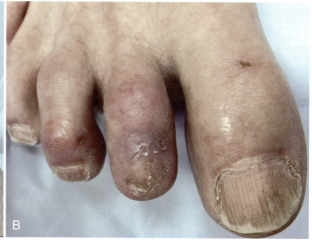

图 46-18　羟基脲引起的溃疡。患者骨髓增生异常综合征接受羟基脲治疗 5 年。A，内踝溃疡。B，远端足趾发红和萎缩

诊断性检查

实验室检查

实验室检查并非是所有腿部溃疡患者都必需的。但对于不愈性溃疡的患者，血常规和血糖水平检测有助于排除有临床意义的血液疾病如贫血、镰状红细胞病（图 46-13），或糖尿病。高红细胞沉降率可能提示骨髓炎或结缔组织病。低血清白蛋白或转铁蛋白水平可能提示营养不良。高肌酐水平可能提示钙化防御（图 46-14）。抗核抗体阳性可能与结缔组织病引起的溃疡相关。

潜在凝血功能障碍的评估应限于 50 岁以下有复发性静脉血栓形成史的患者，以及仅单次血栓形成但伴有凝血障碍或复发性静脉血栓形成家族史的患者。潜在凝血功能障碍的患者也应进行凝血功能检测，如青斑样血管炎（参见图 46-1）、钙化防御或其他特殊疾病。需要注意的是，在血栓性事件发生 6 个月内测定的血浆抗凝血酶、蛋白 C、蛋白 S 或促凝血因子水平可能出现假性升高或降低，因此在急性期这些检测需谨慎。但是，抗磷脂抗体或狼疮抗凝物可在急性期检测，V 因子和凝血酶原基因突变鉴定可在任何时间进行。在极少数情况下，冷球蛋白血症也可导致腿部溃疡。

血管检查

表 46-4 总结了可进行的实验室血管检查。

静脉检查

生理学测试和超声检查可用于评估静脉疾病。目前，超声检查最常用于评估急性和慢性静脉疾病。生理学测试通过测量血压、血流的变化，以及一些间接代表病变部位和严重程度的参数变化，来评价慢性静脉病变。其他静脉功能不全的检查包括多普勒超声扫描、光学体积描记术、空气体积描记术、应变体积描记术、光反射血流描记法、足容量测定及静脉造影术。多普勒超声扫描可对静脉、静脉血流直接显像，并可完成深浅静脉构图。多普勒超声扫描可能被当作诊断标准，但该检查方法对技术熟练程度要求较高。

动脉检查

测量踝部动脉收缩压是检测大血管病变最敏感的方法。ABI 是踝部收缩压与肱部收缩压的比值。中重度动脉性疾病患者的 ABI<0.7。外周脉搏不可触及的患者，可使用多普勒流速计测定足背动脉和胫后动脉搏动。多普勒流速计提示有动脉疾病的患者应该进行血管造影和外科血管重建的评估。对于糖尿病患者，无创性血管检查（包括 ABI）对动脉粥样硬化严重程度的意义差。因此，这类患者如果怀疑有缺血，应额外进行其他检查，如趾臂指数。

类风湿性关节炎或系统性硬化症患者的腿部溃疡可能存在动静脉功能不全，导致溃疡的发生且难以愈合。腓肠肌功能障碍的患者易患静脉性溃疡。一项对 15 名伴有上述情况之一的患者的研究中，除 1 人外的所有患者均存在血管功能不全导致腿部溃疡形成，尽管临床将其诊断为结缔组织病性溃疡。因此，对治疗反应差的风湿性疾病伴溃疡的患者，可能需要血管评估以寻找合并的疾病。

其他无创性检查（足趾脉搏波及经皮血氧测定）可能在对动脉疾病伴皮肤溃疡的患者进行截肢风险的评估中有帮助。用光学体积描记法可简单快速地记录足趾脉搏波，波幅提示血流。这些检查对动脉重建方案的指导有帮助。

经皮血氧测定（从毛细血管弥散到皮肤的氧量）能通过皮肤表面电极来测量。血氧监测可用于预测伤口愈合情况以及最佳截肢部位。一项研究中，腓肠肌部位经皮氧压 >20 mmHg 时，膝以下部位的截肢有 96% 可成功愈合，而氧压 ≤ 20 mmHg 的患者仅有 50% 能愈合。

活检

- 当怀疑非典型病因或治疗反应欠佳时，需要考虑溃疡的活检。
- 优先选择包括伤口边缘的组织活检。
- 活检组织可用于病理和培养，也可考虑进行相关的免疫荧光检查。

需要行组织活检的溃疡包括临床表现不典型（如增殖性、硬化性、潜行性边缘）、发病部位不典型、皮损表现不典型（如快速扩大、有出血倾向）或对治疗无反应的溃疡。所有经过数周适当的治疗仍无改善的溃疡均应行活检，以明确恶性肿瘤、血管炎、血管病变或其他炎性疾病等可能的因素。这类溃疡应行溃疡边缘至中心的活检取材，或对边缘和基底行多点活检。如果怀疑是免疫因素导致，应行特殊染色、组织培养和免疫荧光检查。

组织学检查对血管炎或血管病性、感染性和恶性肿瘤性因素有重要的鉴别作用，但在坏疽性脓皮病中特异性低。根据活检结果，可能需要行进一步的实验室检测以评估潜在的和相关的疾病。

约 0.33% 的慢性溃疡可出现恶变，以鳞状细胞癌和基底细胞癌最为常见。这种伴有溃疡的鳞癌比其他皮肤来源的鳞状细胞癌更具侵袭性，更易发生转移。

伤口拭子

几乎所有的伤口都有细菌存在，拭子可能只能鉴定出常驻菌而不是致病菌。临床怀疑感染时，伤口拭子培养将有助于指导抗生素的选择，但不能确定是否存在感染。

放射检查

尽管 VLUs 继发骨髓炎的可能性较小，但其他原因导致的腿部溃疡可引起骨髓炎。如果慢性溃疡的基底部可触及骨骼，就要怀疑骨髓炎。放射检查（X 线）可发现骨髓炎的特征性表现，但敏感性欠佳。为确诊骨髓炎，有必要行进一步检查，如骨扫描、CT 扫描、镓扫描或骨活检。虽然磁共振成像和三维骨扫描的相对价值存在争议，但两者均可用于骨髓炎的诊断。

预 后

很难评估所有原因导致的腿部溃疡的预后，但可以明确与 VLUs 预后相关的两个危险因素是伤口大小和持续时间。例如，一个面积 <5cm²、持续时间 <6 个月的 VLUs，比更大、持续时间更长的溃疡用加压疗法治愈的可能性更大。恰当的治疗方法对腿部溃疡的预后有很大影响。患者教育和护理教育对于预后也有非常重要的影响。VLUs 复发率很高，患者应接受关于预防措施重要性的教育，包括在完全愈合和可能的血管介入手术之后严格使用弹力袜。

创面护理的基本原则

创面护理是患者管理的关键部分，也是防止不必要的发病和死亡的基础。腿部溃疡很常见（高达 2% 的人在其一生中有发病），并且护理相关成本非常高。伤口延迟愈合与多种因素有关，包括血管功能障碍、糖尿病、神经缺损、营养缺乏及局部因素（例如渗出、静脉功能不全、感染和水肿）。明确并去除这些因素是必要的。

创面护理的最重要的是寻找病因并恰当地治疗基础疾病。例如，动脉疾病应该进行血运重建，静脉性疾病应进行加压治疗，炎症性疾病应用免疫抑制药物，感染性疾病应适当使用抗菌药物进行治疗。创面护理的基本原则包括适当的坏死组织清创术、及时处理伤口感染、保持湿润和清洁的愈合环境,以及对与 PAD 无关的腿部溃疡进行加压疗法。

坏死组织清创术

清创术是指去除溃疡基底及边缘的腐肉、渗出液、焦痂、细菌生物膜及异常细胞等,以提供有利于愈合的环境(表 46-7;图 46-19)。除了缺血性(缺血组织在清创术后干燥,可能导致溃疡扩大)和怀疑坏疽性脓皮病(可能出现过敏反应)外,通常认为这些因素均阻碍伤口愈合,应去除。理论上,清创术将慢性创面转变为急性创面,并触发急性创面愈合反应。同时清创导致的出血可能直接刺激潜在的肉芽组织生长。

表 46-7 清创方法

方法	描述
手术	最常用的清创操作 应用刮匙、剪刀和镊子,可在门诊进行 广泛清创术通常用于住院患者,需局部或全身麻醉
物理方法	溃疡面湿敷,局部风干后去除敷料和杂物 频繁更换盐水敷料是安全的。创面保持潮湿,表面的细菌被去除,有利于溃疡面愈合

续表

方法	描述
	其他方法有高压冲洗、脉冲灌注和水疗法
自溶	人体固有的酶把腐肉及坏死组织从创面上分离开来,产生最有利于愈合的潮湿创面环境
生物学方法	绿蝇的无菌蛆虫直接放入伤口床,幼虫摄取坏死组织同时避开新生的健康组织
酶	在美国有使用一些酶清创剂(胶原酶、预制木瓜 – 尿素) 酶清创剂可能影响邻近健康组织,导致溃疡扩大

控制感染

所有开放性的创口均有微生物定植。只有在伤口有感染的临床证据(例如蜂窝组织炎)时才系统性使用抗生素治疗。组织活检或伤口拭子的培养多数情况下能识别病原菌,并指导抗生素用药。治疗早期,可用经验性治疗;可选药物包括头孢氨苄、克林霉素、磺胺甲噁唑/甲氧苄啶和氟喹诺酮类药物。

针对创面培养结果来使用抗生素是不恰当的,因为培养处的微生物通常为定植菌。系统使用抗生素不能减少生物膜的形成,也不能增加非感染

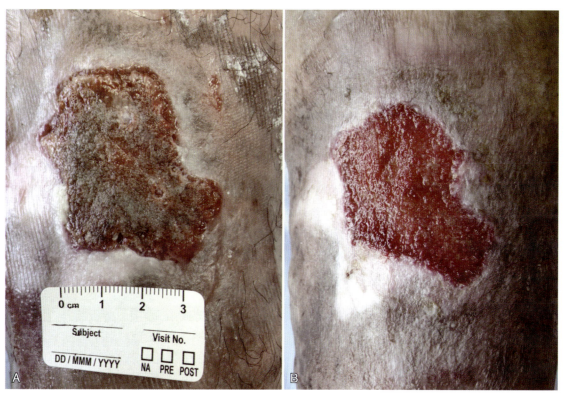

图 46-19 清创术。自溶性清创术用于去除覆盖溃疡的腐肉。基地部鲜牛肉红色的肉芽组织被认为是利于伤口愈合的最佳状态

性溃疡的治愈率。研究还表明，局部外用抗生素不能提高治疗成功的可能性；实际上，局部使用抗菌溶液通常对感染无效并且可能破坏肉芽组织。然而抗菌溶液仍经常用于小腿溃疡的治疗。最近，对含缓释碘的抗微生物敷料有了新的认识，其可能在表皮修复中发挥积极的作用。

总之，系统抗生素治疗应当仅在有组织感染的证据时才使用。

创面敷料

数百年来，溃疡的治疗提倡保持创面干燥，可吸水性纱布是处理创面的主要工具。然而，自20世纪60年代以来，临床医生认识到湿润的创面比干燥的创面（如暴露于空气中的创面）愈合得更快。现在提供的大部分敷料设计上主要维持创面的潮湿环境，以利于创面愈合。通常，可吸水性敷料（如藻酸盐、海绵）用于渗出性创面；湿润敷料（如水凝胶、水胶体）用于干燥的创面。必须避免创面的过度潮湿，以防周围皮肤浸渍导致溃疡扩大。

敷料不仅能提供一个潮湿的环境，还能帮助清洁伤口、改变细菌菌群以及改变生化环境。保湿敷料同时具有缓解局部疼痛、促进肉芽组织形成以及减少敷料更换频率的优势。一些商品组合了功能不同的创面敷料（如银与藻酸盐组合、胶原与水胶体组合）。对渗出性伤口，最佳的敷料组合是藻酸盐、海绵和干纱布。干燥性创面的最佳组合为水凝胶、水胶体和湿纱布。

抬高下肢

控制水肿对静脉性溃疡的治疗非常重要，可能对其他原因导致的溃疡也有效。主要通过肢体抬高和加压完成。腿部抬高最简单的方法是让患者尽可能卧床，把肢体抬高到比心脏水平高18cm以上，每天持续2~4小时最为有效。如果做不到，应告知患者将踝关节抬比膝盖高是有益的。应鼓励所有静脉功能不全的患者抬高患肢，除非患者有明确的动脉功能不全。

加压疗法

加压疗法在静脉性溃疡的管理中与抬高患肢同样重要，应当从起床开始并至少维持到入睡。升高局部静水压并降低浅静脉压力，可减少液体向细胞间隙渗漏，以此减轻水肿。加压疗法还能促进淋巴回流，降低细菌载量和促进纤维蛋白溶解。

对于大多数无动脉疾病患者，最佳的包扎压力为35~40mmHg，通常每周更换一次，渗液过多时则需要更频繁地更换。加压的方法包括弹力袜、弹性和非弹性单层绷带、多层绷带，以及间断性充气加压。

弹力袜

弹性袜应该足够舒适，晚上洗澡或睡觉之前可取下。弹力袜的主要缺点是不便于血液循环、穿脱困难，尤其是对老年患者。但现在有带拉链的新型弹力袜可方便使用。

乌纳靴

乌纳靴是一种非弹性压力绑带，由从足趾到膝部包裹的氧化锌纱布、表面覆盖一层棉布，以及弹力加压敷料组成。考虑到其非弹力性质，它仅能用于血供尚可的患者。适当使用乌纳靴对老年患者的治疗很有帮助，尤其是伴有轻度动脉功能不全的患者。

弹性多层绷带系统

一项回顾性系统评价认为，加压治疗比非加压治疗对VLUs更有效。此外，高压力系统比低压力系统更有效。不同压力的高压系统的疗效没有显著差异。

多层绷带系统可额外提供缓冲，具有吸收能力，并且可减少更换频率。但是只有经过培训的专业人员才能正确使用。

辅助创面愈合技术

生长因子

慢性创伤的动物模型发现生长因子可以促进伤口愈合，但生长因子加速伤口愈合的临床研究结果令人失望。迄今为止，美国食品和药物管理局仅批准重组血小板衍生生长因子BB（贝卡普勒明，凝胶剂）用于糖尿病神经性足溃疡的辅助治疗。此外，病灶内使用粒细胞－巨噬细胞集落刺激因子可以促进VLUs的创面愈合。影响该药使用的主要缺点是会有局部疼痛和骨痛的发生。

皮肤移植

手术植皮可能对一些顽固性溃疡患者有益。可采用刃厚皮片和全层皮片移植，刃厚皮片使用得更多。限制植皮的主要缺陷是供皮区存在病变和可用组织有限。一种较新的技术——表皮移植已被用于慢性溃疡。其主要优点是供皮区几天内可完全愈合，不产生瘢痕，并且同一供皮区可以再次使用。

组织工程产品

美国食品药品管理局（FDA）已经批准组织工程皮肤替代物用于治疗静脉性溃疡。皮肤替代物可有效治疗大而深的溃疡以及持续时间较长的溃疡。分为非细胞产物和细胞产物。

目前可用的是一种由人生长停滞的角质形成细胞、成纤维细胞和牛I型胶原蛋白组成的产品。一项对240名静脉性溃疡患者的研究显示，用该产品联合加压治疗比单独加压治疗在24周时的愈合率更高（分别为57%和40%）。

在非细胞产物中，猪源性小肠黏膜治疗VLUs 12周的愈合率为55%，而对照组单纯加压治疗12周愈合率仅为34%。在一项VLUs的随机对照研究中，观察重点为治疗4周后40%伤口愈合，结果发现接受人脱水羊膜/绒毛膜同种异体移植治疗的患者组有62%达到预期效果，而对照组仅为32%。

已酮可可碱

已酮可可碱是一种黄嘌呤衍生物的替代物，已被证明可改善与压力有关或无关的伤口愈合。大剂量使用（800mg/8h）具有较好的疗效，但胃肠道反应限制了其应用。该药可能的作用机制包括减少白细胞在血管内皮的黏附、有纤维蛋白溶解活性、降低血液黏度以减少血栓形成、增强红细胞可变性、增加胶原酶表达、抑制血小板聚集和抗TNF-α活性。

阿司匹林

当与加压疗法联合使用时，阿司匹林300mg/d可缩短46%的愈合时间。目前认为是通过抗炎和抑制血小板活性来发挥作用的。

静脉手术

尽管用外科手术来矫正静脉病变并不能改善溃疡的愈合，但其与弹力袜联合使用可防止溃疡复发。

其他方法

创面护理中心

患者的家庭环境及帮助清洁创面和更换敷料的人是非常重要的。对于顽固性溃疡患者，转送到有很多专家、能提供高水平的创面处理或创面愈合中心，可能会对治疗有相当大的好处。

疼痛管理

通常，伤口护理中会忽视疼痛的管理。许多腿部溃疡伴有伤残性疼痛，并因此影响日常活动和睡眠。由于慢性溃疡可能会持续数月甚至数年，患者可能发展为慢性疼痛综合征。静脉性溃疡患者的生活质量评分、心理健康和社会功能评分低于同龄健康人群。最近出版的，主要是护理类文献中描述的对慢性溃疡疼痛的处理方案普遍不恰当，重新唤起了人们对慢性溃疡疼痛管理的兴趣，但至今仍没有循证依据。

有时，用湿敷料简单地覆盖创面就可明显减轻疼痛。局部麻醉药，如利多卡因也可能有效。应同时采用系统和局部措施来控制疼痛。

动脉溃疡的管理

缺血性溃疡的治疗目标是缓解疼痛，建立足够的血液循环，并预防截肢。这个目的只能通过增加血液供应来实现；而缺血性溃疡的存在是进行干预的指征。建议患者在血管外科或介入放射科评估手术或血管重建术的可能性。控制任何可逆的风险因素，鼓励患者进行锻炼以促进侧支循环的构建。对于创伤引起的缺血性溃疡患者，应给予详细的下肢护理指导。定期使用镇痛药缓解局部缺血性疼痛也是有必要的。

皮气囊血管成形术、支架植入和激光血管成形术可与外科血管重建术联合使用。治疗失败或出现进行性坏疽或严重的静息痛时，可能需要截肢。

如果患者不具有血运重建的条件，或者缺血尚未引起严重的疼痛或坏疽，则动脉性溃疡可予保守治疗。

系统性药物促进动脉性溃疡愈合的治疗作用仍然存在争议。己酮可可碱、西洛他唑及某些前列腺素类药物可用于一些患者，但证据有限。

（张娇 译，梁云生、杨斌 审校）

推荐阅读

Alavi A, Mayer D, Hafner J, Sibbald RG. Martorell hypertensive ischemic leg ulcer: an underdiagnosed entity. Adv Skin Wound Care 2012;25:563–72.

Baquerizo Nole KL, Yim E, Van Driessche F, Davidson JM, Martins-Green M, Sen CK, et al. Wound research funding from alternative sources of federal funds in 2012. Wound Rep Regen 2014;22(3):295–300.

Brueseke TJ, Macrino S, Miller JJ. Lack of lower extremity hair not a predictor for peripheral arterial disease. Arch Dermatol 2009;145:1456–7.

Collins TC, Suarez-Almazor M, Peterson NJ. An absent pulse is not sensitive for the early detection of peripheral arterial disease. Fam Med 2006;38:38–42.

Davis MDP. Leg ulcerations. In: Rooke TW, Sullivan TM, Jaff MR, editors. Vascular medicine and endovascular interventions. Malden (MA): Blackwell Futura; 2007. p. 141–8.

Eberhardt RT, Raffetto JD. Chronic venous insufficiency. Circulation 2014;130:333–46.

Goyal S, Huhn KM, Provost TT. Calciphylaxis in a patient without renal failure or elevated parathyroid hormone: possible aetiological role of chemotherapy. Br J Dermatol 2000;143:1087–90.

Kirsner RS, Baquerizo Nole KL, Fox JD, Liu SN. Healing refractory venous ulcers: new treatments offer hope. J Inv Dermatol 2015;135:19–23.

Phillips TJ, Machado F, Trout R, et al. Prognostic indicators in venous ulcers. J Am Acad Dermatol 2000;43:627–30.

Quattrone F, Dini V, Barbanera S, Zerbinati N, Romanelli M. Cutaneous ulcers associated with hydroxyurea therapy. J Tissue Viability 2013;22:112–21.

Quattrone F, Dini V, Robetorye RS, Rodgers GM. Update on selected inherited venous thrombotic disorders. Am J Hematol 2001;68:256–68.

Rice JB, Desai U, Cummings AK, Birnbaum HG, Skornicki M, Parsons N. Burden of venous leg ulcers in the United States. J Med Econ 2014;17(5):347–56.

Serena TE, Carter MJ, Le LT, Sabo MJ, DiMarco DT. EpiFix VLU Study Group. A multicenter, randomized, controlled clinical trial evaluating the use of dehydrated human amnion/chorion membrane allografts and multilayer compression therapy vs. multilayer compression therapy alone in the treatment of venous leg ulcers. Wound Repair Regen 2014;22:688–93.

Shiman MI, Pieper B, Templin TN, Birk TJ, Patel AR, Kirsner RS. Venous ulcers: a reappraisal analyzing the effects of neuropathy, muscle involvement, and range of motion upon gait and calf muscle function. Wound Repair Regen 2009;17:147–52.

Singer AJ, Clark RA. Cutaneous wound healing. N Engl J Med 1999;341:738–46.

Smiley CM, Hanlon SU, Michel DM. Calciphylaxis in moderate renal insufficiency: changing disease concepts. Am J Nephrol 2000;20:324–8.

Tang JC, Vivas A, Rey A, Kirsner RS, Romanelli P. Atypical ulcers: wound biopsy results from a university wound pathology service. Ostomy Wound Manage 2012;58:20–2. 24, 26-9.

Trent JT, Falabella A, Eaglstein WH, Kirsner RS. Venous ulcers: pathophysiology and treatment options. Ostomy Wound Manage 2005;51:55.

Valencia IC, Falabella A, Kirsner RS, Eaglstein WH. Chronic venous insufficiency and venous leg ulceration. J Am Acad Dermatol 2001;44:401–21.

Weenig RH, Davis MDP, Dahl PR, Su WPD. Skin ulcers misdiagnosed as pyoderma gangrenosum: clinicopathologic correlation and proposed diagnostic criteria. N Engl J Med 2002;347:1412–8.

第47章

皮肤药疹

Kara Heelan · Neil H.Shear

要点

- 预防危害：熟悉高风险药物，始终将药疹作为鉴别诊断的一部分。
- 监测：监测系统损害。
- 诊断：确定皮疹形态，明确其为简单或复杂型药疹。
- 管理及治疗：因果评估后，如临床允许，停用最可能的致敏药物。

引 言

皮肤药物反应占药物副作用的很大比例，其诊断非常具有挑战性。可模仿多种其他皮肤疾病，在儿童时期尤其明显，此时病毒疹非常常见。当患者使用多种药物时，明确特定的致敏药物是非常困难的。

本章回顾总结了皮肤药物反应的一般规律、机制及临床表现。我们通过形态特点将药疹进行分类：发疹型、荨麻疹型、脓疱型及大疱型。在每种类型中再分为简单型、良性型或非发热型及复杂型或发热型反应。同时还纳入不便分类组，以确保其为方法学回顾。探讨其诊断策略，为临床医师寻找可能致敏药物提供方法。

药疹的分类有多种方法。我们的分类是一种基于形态学的被广泛接受且简单易行的方法，考虑到系统性特征，进一步分为简单型或复杂型。其他常用的分类方法要么分为 A 型（可预测的、急性的、与作用机理相关的）或 B 型（特殊的、不可预测的、与药物作用机理不相关的），要么根据免疫学反应进行分类（IgE 介导的速发型超敏反应、细胞毒反应、免疫复合物介导的反应及 T 细胞介导的 / 迟发型免疫反应）。

皮肤药疹的流行病学

皮肤药物不良反应（cutaneous adverse drug reactions，CADRs）是一种常见的药物不良反应（adverse drug reaction，ADR），可引起频繁的门诊就诊及治疗中断。皮肤反应是系统性药物超敏反应最常见的表现。高达 2%~3% 的住院患者经历过荨麻疹型或发疹型药疹。高达 5% 的接受某种抗生素治疗的住院患者出现荨麻疹型或发疹型药疹。住院期间 10%~20% 的患者出现过药物反应，成为院内第五位最常见死亡病因。

当人类免疫缺陷病毒（HIV）患者联合使用甲氧苄啶及复方新诺明时，超敏反应的发生率可达 50%。严重药疹如 Stevens-Johnson 综合征（Stevens-Johnson syndrome，SJS）或中毒性表皮坏死松解症（toxic epidermal necrolysis，TEN）在 HIV 阳性的患者和 SLE、同种异体骨移植患者以及其他免疫失调 / 异常的患者中，发生风险增加。青霉素肌注及使用显影剂导致的致死性过敏反应均为 1∶50 000。在住院儿童患者中，皮疹是最常见的药物不良反应。约 2.5% 门诊接受药物治疗的儿童，可发生药疹，若使用的药物为抗生素，则该比例可上升至 12%。

药物导致的皮肤损伤

国际严重不良事件联合会与其他利益相关组织协作发起了表型标准化项目，旨在对三种 ADR 建立标准化表型定义，包括药物引起的皮肤反应："药物导致的皮肤损伤（drug-induced skin injury，DISI）"。尽管大部分的 DISI 病情较轻，但亦可发生更严重药物超敏综合征（drug induced hypersensitivity syndrome，DIHS），也称为药疹伴嗜酸性粒细胞增多及系统症状（drug reaction with eosinophilia and systemic symptoms，DRESS）；SJS/TEN；及更复杂的与遗传因素更为相关的急性泛发性发疹性脓疱病（acute generalized exanthematous pustulosis，AGEP）。

可疑药疹患者的诊断方法

在提出治疗意见或建议之前，正确诊断是评估可疑CADR的重要步骤。因药疹可模仿其他疾病（比如发疹型药疹与病毒疹、中毒性红斑及急性移植物抗宿主病，或AGEP与脓疱型银屑病），故诊断有时较为困难。如果患者同时口服多种不同药物，确定致敏药物也比较复杂。合理的方法有助于正确诊断药疹，包括初步临床印象、形成鉴别诊断及分析药物暴露情况（包括新药物开始使用时间、剂量调整或增加、药物间相互反应及肝肾功能不全等代谢改变对药物水平的影响）、实验室结果、诊断性测试及采用有效的文献支持。诊断的优化次序应包括因果关系的评估。

初步临床印象主要根据发疹的形态，主要分为四种：发疹型、荨麻疹型、水疱型或脓疱型。系统表现（如精神萎靡、发热、低血压、心动过速、淋巴结肿大、滑膜炎、呼吸困难等）有助于进一步细化原始临床印象（表47-1）。这些系统表现有助于鉴别良性的、简单的皮肤型药疹或严重的、复杂型药疹（表47-2）。建立诊断是诊断的最后一步。表47-3列出了复杂药物反应可能累及的靶器官。

应仔细分析药物暴露情况。不管通过什么给药途径，所有处方药、非处方药、中草药等都应

表47-1 主要皮肤型药疹的特征

药疹类型	形态	黏膜受损	潜伏期	常见相关药物
发疹型	红斑、无水疱、泛发	无	4~14天	青霉素、磺胺类、抗癫痫药
药物超敏综合征/药疹伴嗜酸性粒细胞增多和系统症状	严重发疹型皮损、累及面部、水肿	不常见	2~8周	抗癫痫药、磺胺类、别嘌醇、米诺环素
荨麻疹型	风团、瘙痒	无	几分钟至几小时	青霉素、阿片类、阿司匹林/NSAIDS类、磺胺类、造影剂
血管性水肿	真皮深部和皮下组织水肿	可有可无	几分钟至几小时	ACEI类、阿司匹林/NSAIDS
痤疮型	炎性皮疹、无粉刺、部位不典型	无	不定	碘化物、异烟肼、皮质类固醇、雄激素、锂、苯妥英、表皮生长因子受体抑制剂
急性泛发性发疹性脓疱病	非毛囊性、水肿性红斑基础上的无菌性脓疱	可有可无	<4天	β-内酰胺类抗生素、大环内酯类、其他抗生素、钙离子通道阻滞剂、造影剂或透析液罕见
Stevens-Johnson综合征	不典型靶形损害、黏膜炎症、<10%体表面积	有	1~3周	抗癫痫药、磺胺类、别嘌呤、NSAIDS类
中毒性表皮坏死松解症	融合性、广泛性表皮分离、>30%体表面积	有	1~3周	抗癫痫类、磺胺类、别嘌醇类、NSAID类
固定型	一个或多个圆形、边界清楚的红斑水肿性斑块，有时中间有大疱	无	首次暴露 1~2周	复方新诺明
			再次暴露 <48小时，一般24小时内	NSAID类、四环素、伪麻黄碱

考虑在内。应认真询问患者或看护者关于维生素、止痛药、镇静药、泻药、口服避孕药及其他未被列入药物清单（如英夫利西单抗、造影剂等）的药物。波士顿协作药物研究组发现，大多数药疹发生在药物暴露后的第一周内。应详细记录皮肤反应的出现时间及患者药物激发试验和去激发试验情况。每一种药物及其剂量、持续时间和相关症状、体征也应当记录。

表 47-2　药疹的形态学分类

发疹型

简单	发疹型药疹
复杂	药物超敏综合征/药疹伴嗜酸性粒细胞增多和系统症状

荨麻疹型

简单	荨麻疹
复杂	血清病样反应

脓疱型

简单	痤疮型
复杂	急性泛发性发疹性脓疱病

水疱型

简单	皮肤假卟啉病、固定型药疹
复杂	药物诱导的天疱疮、药物诱导的类天疱疮、药物诱导的线状 IgA 大疱性皮病、Stevens-Johnson 综合征、中毒性表皮坏死松解症

不便分类

固定型药疹	紫癜（非血管炎）
嗜中性小汗腺炎	光敏
生物制剂引起的药疹	结节性红斑
药物诱导的狼疮	苔藓样
Sweet 综合征	脱发
血管炎	多毛
华法林引起的坏死	色素沉着
皮肌炎	系统性接触性皮炎

表 47-3　高风险药疹的靶器官

靶器官	反应类型
上呼吸道	过敏反应、类过敏反应
心血管系统	过敏反应、类过敏反应、红皮病
肺	过敏反应、类过敏反应、TEN、血管炎

续表

靶器官	反应类型
肝	药物超敏综合征/药疹伴嗜酸性粒细胞增多和系统症状
肾	血管炎、血清病、TEN、药物超敏综合征
胃肠道	血管炎、TEN
皮肤（灼伤样反应）	SJS/TEN、天疱疮、类天疱疮、严重光敏（败血症、体液/电解质紊乱）
黏膜（眼、口腔、生殖器）	SJS/TEN
甲状腺	药物超敏反应综合征

SJS，Stevens-Johnson 综合征；TEN，中毒性表皮坏死松解症

表 47-4　用于药疹的选择性诊断试验

体外试验

IgE 测定：放射性变应原吸附试验，免疫酶测定
嗜碱性细胞活化试验
淋巴细胞转化试验
淋巴细胞活化试验

体内试验（注意 – 由经验丰富的人员在适当的临床环境下进行测试）

点刺、划痕和皮内试验
斑贴试验
组织病理学检查
再激发试验

　　文献检索可提供有效信息，实验室检查有助于明确诊断。应对患者进行全血细胞计数和分类、肝肾功能检查。皮肤活检有助于鉴别诊断，但不能确定致敏药物。组织病理学有助于对药物反应模式进行分类，但也不能确定致敏药物。组织病理学检查可明确 SJS、固定型药疹、血管炎、红皮病的诊断，有助于荨麻疹型或麻疹型药疹的临床诊断。嗜酸性粒细胞被广泛认为是皮肤型药物反应的主要参与者。显微镜下，嗜酸性粒细胞的出现可提示药物引起可能，然而缺乏嗜酸性粒细胞不能排除药疹，嗜酸性粒细胞的出现亦不能明确药物即为可能的病因。

　　总体来讲，在皮肤药物过敏的情况下，尚无单一的诊断测试可以应用。这是因为致病机制的多样性导致了不同的形态学改变，临床上药物–病毒相互作用的重要性，或非药理性添加剂或赋

形剂均可造成这种改变。

表47-4列出了药物超敏反应的体外和体内诊断试验。体外试验包括淋巴细胞转化试验、淋巴细胞毒性试验、组胺释放试验、嗜碱性粒细胞脱颗粒试验、被动血细胞凝集淋巴细胞转化试验、白细胞和巨噬细胞迁移抑制因子试验和放射变应原吸附试验。特异性IgE测定,如放射变应原吸附试验,最常用于评估速发型超敏反应。这些速发型超敏反应包括荨麻疹、血管神经性水肿和过敏反应。只有少数药物可以用这种方法进行检测,如β-内酰胺类和胰岛素。尽管IgE检测不如划痕试验敏感,但应在适当的监护下,对具有过敏风险的患者,同时进行划痕试验和IgE检测。嗜碱细胞活化试验则为采用流式细胞术检测药物致敏原的反应标记物,已用于对β-内酰胺类、肌松剂和非甾体类抗炎药(non-steroidal anti-inflammatory drugs,NSAIDs)等速发型超敏反应的检测。

淋巴细胞转化试验(lymphocyte transformation test,LTT)检测的是患者T细胞在体外对可疑药物的增殖反应。据报道,这种试验比斑贴试验更敏感,但具有一定的局限性。首先,尽管大多数发疹型药疹、药物超敏综合征和AGEP可检测出阳性,但在TEN、固定型药疹和血管炎中却很少表现出阳性;其次,测试的时机非常重要,药物超敏综合征的患者在发疹的最初几周内呈阴性结果;最后,这项试验在大多数临床中心无法开展。

体内试验包括皮肤测试和激发试验、口服激发试验以及斑贴试验。点刺试验用于检测β-内酰胺类和麻醉肌松剂的过敏反应,被认为是有效的诊断方法。当点刺试验为阴性时,可进行皮内试验。迄今为止,青霉素是使用最广泛的系统性药物,其皮内试验相当可靠。大多数重要药物反应的患者,包括SJS和TEN、发疹型药疹、血管炎和红皮病,都不应进行此试验。

斑贴试验(patch testing)是目前研究最多的皮肤试验,其敏感性取决于过敏反应的类型、假定的药物、测试药物的浓度以及固定型药疹中放置部位。发疹型药疹、固定型药疹、AGEP、药物超敏综合征的斑贴试验得到阳性结果。其敏感性为30%~50%,特异性和阴性预测值目前尚未明确。

最终诊断的确立是诊断的最后一步。如果不能确诊,则必须结合所收集的信息来完成优先诊断。传统方法如高度可能、很可能、可能、不太可能、几乎可排除,有助于诊断。Naranjo评估将药物反应分为明确、很可能和可能。为达到明确的标准,必须满足四个要素,包括:①时间关系;②对可疑药物的公认反应;③停药后的改善程度;④激发反应。很可能的标准包括①~③,但不包括④激发反应,可能的标准只需要包括①时间关系。

停止药物治疗并后续再次使用可疑药物时,可能使免疫效应机制充分"补给",使得患者大规模暂停使用所有可能需要仔细审查的药物。在去激发决策时,需要考虑到停药后病情加重可能。每个患者都应个体化处理,考虑停药的风险和益处。在管理高风险反应类型的患者时,只有在非常罕见的情况下,即明确致敏药物的必要性超过再激发引起严重反应的风险时,方可实施可疑药物的再激发试验。仅当临床表现符合表47-5中的标准时,才能进行主动药物再激发试验。目前有意外再激发的报道,可提供致敏药物的有效信息,但应尽量避免此类意外再激发的发生。应注意药物再激发并不具备最佳的敏感性或特异性。尽管存在这些不足,药物再激发仍然是临床工作中准确识别致敏药物的最佳方法。但在这个诊断过程中,应始终考虑是否存在药物间或药物-病毒间的相互作用。

在药疹发生之前,同时开始使用一种高度可疑的药物及几种较低可疑的药物时,"逆向激发试验"似乎最为合理及实用的技术。当患者再接受较低可疑致敏药物后,未能再现该反应,则增加了高度可疑药物(未进行药物再激发)致敏的可能性。这种方法从根本上消除了具有实际再激发作用药物的效应。

口服再激发药物的阴性结果意味着测试药物不是致敏药物,可能因给药剂量太低,或再激发不能重现之前药疹的所有临床表现。再激发药物的阳性结果提示测试药物正是致敏药物。再次重申,除非在特殊情况下,高风险药物不推荐再激发试验。

为排除(达到合理的确定程度)反应形式的非药物原因,临床医师应结合准确的病史和体格检查结果,以及精准的实验室检查进行分析。最常见的情况是,多种感染因素可模仿大部分所讨论药疹的临床表现。

表47-5　潜在严重不良反应药物的主动再激发标准

可疑药物对治疗特定的疾病必不可少
没有合适的替代药物
需要治疗的疾病比较严重
再激发试验在反应消退后至少1~2个月时，较为理想
获得知情同意
在医院内进行，最好口服给药
适当情况下，预防性使用糖皮质激素、抗组胺药、或脱敏治疗

皮肤药疹的发病机制

患者的遗传背景很重要。人类白细胞抗原（human leukocyte antigen，HLA）分子在药物反应中起重要作用，因其可将抗原呈递给T细胞。已证明特异性HLA基因型对多种药疹，可传授极高的易感性，如HLA B*1502和卡马西平诱导的SJS、HLAB*5701和阿巴卡韦诱导的超敏综合征。活性代谢产物的解毒缺陷（抗惊厥药，经环氧化物羟化酶）认为是芳香族抗惊厥药和磺胺类引起超敏综合征家族倾向的原因。在药物诱导的狼疮中，乙酰化表型非常重要：慢乙酰化具有更高的风险。表47-6列出了特定皮疹和致敏药物的主要信息来源。

表47-6　特定皮肤药疹和相应药物的信息资源

皮肤病学书籍
综合性皮肤病教科书
药物反应专著
Kauppinen K, Alanko K, Hannuksela M et al. Skin reactionsto drugs. Informa Healthcare，1998
Breathnach SM, Hintner H.Adverse drug reactions and theskin. Oxford: Blackwell Scientifc Publications；1992
Litt's drug eruption and reaction manual，21st ed. CRCPress；2015

主要临床研究
波士顿协作药物监测项目
芬兰研究（见"推荐阅读"）
RegiSCAR研究（见"推荐阅读"）

期刊
药物和疗法医学通讯
WHO药物简讯
WHO药物信息

续表

其他资源
FDA药品监督网（http://www.fda.gov/medwatch/）
药品说明书
PDR Guide to Drug Interactions, Side Effects and Indications, 2008. Thompson Healthcare（每年更新）
药品公司数据
USP DI. Drug Information for the Health Care Professional. Greenwood Village, CO: Thomson Micromedex（每年出版）

大多数诱发皮肤药疹的药物分子量小于1 000Da，因此必须作为半抗原才可以引起免疫反应。对此类大小的药物，需要基于细胞或可溶性载体蛋白，才能成为完整的抗原。大多数情况下，药物代谢物，而不是母体药物，诱导免疫超敏反应。大多数过敏（免疫超敏）药物反应应表现出以下特征：①发生在少部分患者中；②曾接触过药物或化学相关复合物；③初次暴露与出现反应间存在1~2周的潜伏期，再激发潜伏期则为1~2天。药物反应不呈剂量依赖性，与药物的药理作用和其他已知的药物不耐受症状不同。停用药后药疹可消退，再次激发后重现。

对药物半抗原无特异性致敏的皮肤药疹称为"假过敏"或"类过敏"反应。药物如阿片类和放射性对照物可直接使肥大细胞脱颗粒，而之前无特异抗原致敏。阿司匹林和NSAIDs可通过花生四烯酸途径导致非特异性肥大细胞脱颗粒，诱导荨麻疹。特殊反应可导致器官特异性（如皮肤）或全身性超敏反应。

药物反应中已观察到病毒的再活化，特别是在药物超敏综合征中。病毒再激活进一步刺激免疫系统，导致更严重的临床过程，或病毒只是受药物诱导的免疫刺激再激活的旁观者，目前尚存在争议。

导致药疹最常见的给药方式为局部暴露。口服暴露比肠胃外（肌注或静注）暴露更容易导致特异性致敏。在发生特异性致敏后，通过肠胃外途径再激发，比口服给药风险明显升高。局部暴露再激发引起严重药物反应的风险最低。

在评估皮肤药物反应时，需要认真考虑化学相关药物组之间的交叉反应。最值得注意的是药物与β-内酰胺核之间诸多潜在的交叉反应，例如原始青霉素、氨基青霉素、半合成青霉素和可能的头孢菌素。这也适用于某些抗惊厥药物组。若对这一大类药物中的某一成员致敏，应考虑到与其他相关药物有存在交叉反应的可能。阿司匹林

常通过非过敏机制，与各种 NSAIDs 类药物发生交叉反应。另一方面，抗菌性和非抗菌性磺胺类药物之间的交叉反应基本不可能发生，因为它们的化学结构完全不同。

形态亚型

发疹型药疹

简单发疹型药疹

发疹型药疹（同义词：麻疹型、斑丘疹型或猩红热型药疹）是最常见的药疹（图 47-1）。1%~5%的多数药物初次使用者出现此种药疹。在存在病毒感染的情况下，此类型药疹的发生率增加，如 EB 病毒感染者使用青霉素后，皮疹发生率接近100%。人类免疫缺陷病毒感染者或骨髓移植者，发生药疹风险升高。涉及药物的最常见种类包括青霉素类、磺胺类、头孢菌素类和抗癫痫类。发疹型药疹的特征表现为红斑和/或丘疹，通常在使用新药后 7~14 天出现，有时在停药后发生。通常对称分布，由躯干开始，逐渐泛发全身，不伴水疱或脓疱。黏膜通常无受累，面部受累不常见，但手掌和足底常有累及。瘙痒为主要症状。

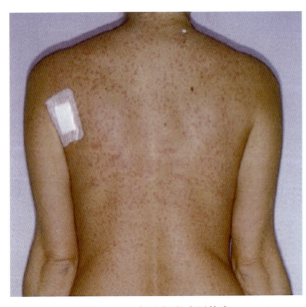

图 47-1　躯干部发疹型药疹

病理表现呈非特异性，表现为嗜酸性粒细胞、轻微的血管周围淋巴细胞浸润和基底层坏死角质形成细胞。发疹性皮疹的鉴别诊断非常广泛。病毒疹在儿科人群中更为常见，与发疹型药疹往往难以鉴别。症状和包括时间线在内的详细病史，对确定诊断非常重要。在临床特征基础上，应排除中毒性休克综合征、猩红热、急性移植物抗宿主病、川崎病和幼年特发性关节炎。可通过一些检测来进一步评估患者，包括用于评估内脏受损的实验室检测及快速链球菌检测/咽拭子细菌培养等。此时皮肤活检通常帮助不大。病毒感染可加重皮疹表现，则为更复杂的问题。

此类药疹为自限性，因此主要为支持治疗。必须决定是否停用相关药物，依赖于有无相关替代药物，或此药物极为重要，需要继续用药并予对症治疗。必须仔细权衡该选择的风险：受益比，并仔细监测药疹的演变。继续使用药物是否会导致 SJS，目前存在争议。口服抗组胺药、常用润肤剂和外用皮质类固醇，可用于治疗瘙痒。药疹通常变为红褐色，并在停用致敏药物 7~14 天内消失，可伴有鳞屑。再激发时，几天内即可导致药疹。

复杂型药疹：药物超敏综合征

当发疹型药疹出现发热和内脏受累时，应怀疑到药物超敏综合征（DIHS，也称为 DRESS）（图 47-2）。DIHS 具有皮肤、血液系统和内脏受累的表现，比较严重，个体死亡率高达 10%。通常发生于第一次暴露致敏药物的 2~8 周后，发生率约 1:3 000。最常见的药物是芳香类抗惊厥药如苯妥英、卡马西平和苯巴比妥。其他致敏药物包括拉莫三嗪、磺胺类、抗生素、氨苯砜、米诺环素、别嘌呤醇和奈韦拉平。

发热和精神萎靡通常为首发症状，可伴有颈淋巴结肿大和咽炎。尽管 DIHS 相关的皮疹可能表现轻微，但常更泛发、更严重。通常始于面部，常伴眶周水肿，随后表现为红斑和瘙痒，逐渐向下蔓延。面部水肿和淋巴结肿大常见。1/3 患者可出现手部水肿。黏膜不受累是与 SJS 鉴别的显著特征。文献报道描述了 DIHS 的多种不同形态，包括发疹型、紫癜、唇炎、水疱、大疱和靶形。

非典型淋巴细胞增多症和/或嗜酸性粒细胞增多通常在病程初期出现。肝脏是最常见的内脏受累器官（约50%）；肝炎可呈暴发性，并可能需要肝脏移植。淋巴结肿大、关节疼痛和肾脏、中枢神经系统、心脏以及肺部的炎症常见。心脏炎症可呈急性或迟发性，应根据相关症状立即进行器官重新评估。可发生甲状腺炎，但发病 2~3 个月后通常不再出现。其他形式的迟发型自身免疫反应可在皮疹后发生，包括糖尿病、白癜风和狼疮样综合征。药疹持续数周至数月后消退。在恢复期间，初期改善后，可出现皮肤和内脏症状复发。致敏药物再激发时，可导致数小时内重新出现发热和红皮病。经细胞色素 P450 酶代谢的抗惊厥药可发生交叉反应。对苯巴比妥、苯妥英或卡马西平过敏的患者，应避免使用这三种药物。

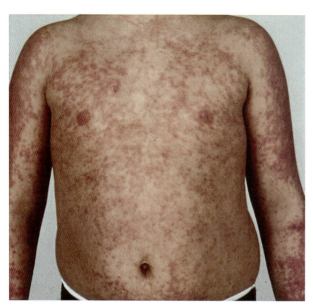

图 47-2 卡马西平诱导的药物超敏综合征（又称为药疹伴嗜酸性粒细胞增高和系统症状），表现为发热、咽炎、皮疹和肾炎

DIHS 患者应进行包括甲状腺检查在内的一系列实验室检查，以评估内脏受累情况，并应每隔 2~3 个月复查。在 DIHS 的管理中，立即停用致敏药物至关重要。系统使用糖皮质激素目前存在争议，但通常用于内脏受累或症状严重者，给予泼尼松 [1~2mg/（kg·d）]。患者通常需要长达数月的系统性糖皮质激素治疗（平均 50 天）。抗组胺药和外用糖皮质激素也用于缓解症状。静脉注射免疫球蛋白（intravenous immunoglobulin，IVIG）也用于 DIHS 的治疗，也有一些使用环孢素的报道。一级亲属发生同样药物反应的风险更高，所以应考虑对家属成员提供咨询。

荨麻疹型药疹

单纯性荨麻疹

荨麻疹的特征为皮肤黏膜一过性瘙痒性风团（图 47-3）。药物引起的荨麻疹约占所有皮肤药疹

的 5%。大多数（80%）新发荨麻疹患者 2 周内可消退，超过 95% 的患者 3 个月内完全消退。

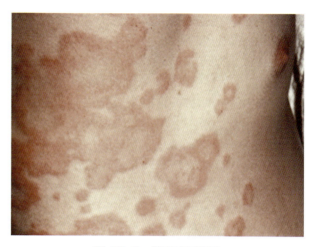

图 47-3 荨麻疹型药疹

复杂性荨麻疹：血清病样反应

真正的"血清病"是一种免疫复合物介导的（Arthus）反应，当抗体-抗原复合物沉积并激活补体级联反应时发生，可导致组织损伤。而不同的是，"血清病样反应"（serum sickness-like reactions，SSLRs）并不表现出血清病反应所见的免疫复合物、低补体血症、血管炎或肾脏损害。SSLR 以皮疹特征，通常为荨麻疹型，有时呈麻疹型，好发于四肢远端，且关节处皮疹突出（图 47-4）、精神萎靡、低热和关节痛。可出现淋巴结肿大和嗜酸粒细胞增多。SSLR 通常在用药后 1~3 周出现，停药后迅速消退。

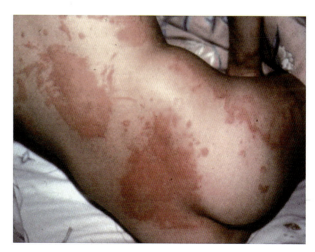

图 47-4 头孢克洛引起的血清病样反应，表现为发热、关节痛和皮疹。荨麻疹伴瘙痒——皮肤划痕征

关于 SSLR 的流行病学资料很少，但婴幼儿中更常见。在儿科患者中，头孢克洛相关 SSLR 的估计合并发生率达 0.02%～0.2%。研究还表明，与包括头孢菌素类在内的其他抗生素相比，头孢克洛发生 SSLR 风险更高。然而，细菌对头孢克洛的耐药性，降低了其在儿科感染中的使用，因此 SSLR 可能不如以往常见。其他药物包括生物制剂（依法珠单抗、奥马珠单抗、利妥昔单抗、英夫利西单抗）、抗生素（头孢呋辛、头孢唑林、美罗培南、米诺环素、环丙沙星、利福平）、抗真菌药物（灰黄霉素、伊曲康唑）以及其他药物如安非他酮、氯吡格雷、氟西汀、地特胰岛素、免疫球蛋白、美沙拉嗪或链激酶。

SSLR 是一种自限性疾病，停药后 2~3 周内可消退。此后应避免再次使用致敏药物。由于 SSLRs 的根本原因仍然未知，治疗纯粹为对症治疗，包括确定和停用致敏药物、抗组胺（如果出现荨麻疹）和 NSAID 类治疗关节痛和/或关节炎。目前尚不明确除抗组胺药物外，短期系统使用糖皮质激素对症状持续存在的患者是否为适宜治疗方案。

脓疱型药疹

单纯性：痤疮样

药物诱导的痤疮常累及手臂和腿部，与典型的寻常痤疮形成鲜明对比。皮损通常形态单一，愈后无瘢痕。报道认为碘化物、溴化物、促肾上腺皮质激素、糖皮质激素、异烟肼、雄激素、锂、放线菌素 D、表皮生长因子（EGFR）抑制剂和苯妥英均可诱发痤疮。糖皮质激素可在用药 2 周内引起类固醇痤疮。发病风险可与治疗的剂量和持续时间直接成正比，在严重痤疮患者中发生率更高。以油为基质的外用药物也可引起痤疮，称为油痤疮。已有睾酮用于治疗青春期男孩身材过高，而引发暴发性痤疮的报道。治疗包括外用过氧苯甲酰、外用抗生素和外用维 A 酸制剂。

复杂性：急性泛发性发疹性脓疱病（AGEP）

AGEP 是一种严重的脓疱型药物超敏反应，每百万普通人群中每年发生约 1~5 例。儿童人群少见，但已观察到儿童使用氨基青霉素、头孢克肟、克林霉素、对乙酰氨基酚、丁苯羟酸、阿糖胞苷、万古霉素和可能的拉贝洛尔治疗后可发生。近期病例报道将 AGEP 归因于使用放射造影剂或透析液，包括腹膜透析液。在极少数情况下，AGEP 可发生于病毒感染（如细小病毒、柯萨奇病毒、巨细胞病毒）和细菌感染（肺炎衣原体、肺炎支原体）的过程中。目前认为药物特异性 HLA 表达的 CD^+ 和 $CD8^+$ T 细胞在 AGEP 的发病机制中起关键作用。

AGEP 通常迅速发生于用药后的第 1 周（通常是第 1~2 天）。皮疹包括间擦部位红斑性水肿，随后出现成百上千的非毛囊性融合性无菌性脓疱（图 47-5）。多数患者出现发热，然而儿童患者中有无发热的报道。约 20% 发生轻度非糜烂性黏膜受累，内脏受累罕见。外周血白细胞明显升高，中性粒细胞计数通常超过 7 000/μl。鉴别诊断包括角层下脓疱病、念珠菌病和脓疱型银屑病。部分患者表现为其他皮疹，如面部水肿、非典型靶形损害、水疱和黏膜糜烂。

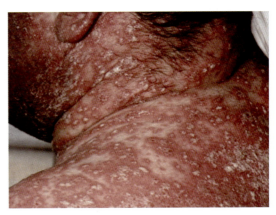

图 47-5 急性泛发性发疹性脓疱病

AGEP 是自限性的，停药后皮疹于 15 天内自发消退，伴细脱屑，无瘢痕，预后良好。治疗应该包括停止使用致敏药物，严重者可予糖皮质激素 1~2mg/（kg·d）治疗，直至皮疹消退。

水疱型药疹

简单水疱型药疹

假性卟啉症

假性卟啉症的特征是曝光部位皮肤出现红斑、皮肤脆性增加、水疱和瘢痕。与红细胞生成性卟啉症和迟发性皮肤卟啉症不同，无粟丘疹、多毛和皮肤蜡样改变，血浆卟啉水平不升高。假性卟啉症与使用 NSAID 类，特别是萘普生、抗生素（多西环素、萘啶酸）、利尿剂、维 A 酸类、口服避孕药和肾透析有关。

复杂水疱型药疹

药物诱导的天疱疮

天疱疮是一种影响皮肤和黏膜的自身免疫性大疱性疾病。药物诱导的天疱疮是天疱疮的一个已确认亚型。目前已报道与药物相关，如 D- 青霉胺和卡托普利。

药物诱导的类天疱疮

大疱性类天疱疮（bullous pemphigoid，BP）的发病率随着年龄增长而增加。一般来说，与特发性相比，药物诱导的 BP 易发生在年轻患者。涉及的药物包括镇痛药、抗生素、利尿剂、卡托普利、D- 青霉胺、PUVA、金和碘化钾。其他报道的病例见于乙型肝炎疫苗、百白破联合疫苗及脊髓灰质炎疫苗接种后。

药物诱导的免疫球蛋白 A 大疱性皮病

线状免疫球蛋白 A（IgA）大疱性疾病是一种自身免疫性表皮下水疱疾病，儿童和成人中均可发病。典型的水疱呈环状排列。报道显示多达 2/3 的成人由药物引起。涉及药物包括抗生素，主要是万古霉素、非甾体类抗炎药和利尿剂。尽管存在特发性儿童线状 IgA 大疱性皮病，但发病因素最常见于感染和药物。

Stevens-Johnson 综合征（SJS）和中毒性表皮坏死松解症（TEN）

SJS 和 TEN 是同一种严重大疱性药疹的不同临床亚型。SJS 和 TEN 的年发病率分别是 1.2~6/百万和 0.4~1.2/ 百万人口。HIV 患者中 SJS 和 / 或 TEN 的年发病率约为 1~2/1 000，较普通人群发病率高约 1 000 倍。SJS/TEN 的发病率随年龄增长而增加。在多数研究中，小于 15 岁儿童仅占 10%。其特征为广泛的角质形成细胞凋亡，导致广泛的表皮剥离。SJS 和 TEN 根据表皮分离的广泛程度而区分。按照定义 SJS 为 <10% 而 TEN 则 > 30%。受累面积介于 10%~30% 的患者分类为 SJS/TEN 重叠型。这些区分至关重要，因 TEN 的死亡率为 25%~30%，而 SJS 的死亡率则为 1%~5%。

药物暴露是引起 SJS/TEN 的最常见原因，目前已确定 200 多种药物。其他原因包括感染（肺炎支原体、登革热病毒、巨细胞病毒和小肠结肠炎耶尔森氏菌）、造影剂和疫苗接种。Fuchs 综合征是 SJS 的一种特殊类型，累及黏膜而无皮肤损伤，据报道其与肺炎支原体感染相关，主要发生在儿童和青少年。而有些作者认为是一种单独而独特的综合征，因为这些患者往往预后更佳。

症状通常在使用药物后 4~28 天内发生。前驱症状持续约 48~72 小时，非特异性症状包括精神萎靡、发热和食欲缺乏。此后不久，躯干和四肢出现对称性暗红色、触痛性斑片，迅速演变成具有中央水疱的非典型病灶，尼氏征阳性，演变成暴发性剥脱性皮炎的表现（图 47-6、图 47-7 和图 47-8）。表皮屏障破坏的症状包括低体温、脱水和败血症。远期后遗症包括皮肤色素沉着、甲营养不良和瘢痕形成。严重的眼部并发症可导致永久性视力损害。其他并发症包括肛门生殖器黏膜狭窄伴排尿困难和排便疼痛。肺黏膜损伤导致包括急性呼吸窘迫综合征在内的严重呼吸症状的发生率高达 30%。严重的结肠炎、肝炎和肾炎也可发生。

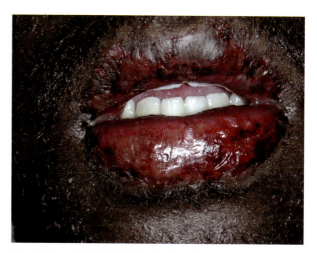

图 47-6 复方新诺明引起的疼痛性红斑、出血性糜烂和表皮凋亡

SCORTEN 由 Bastuji-Garin 及其同事开发，用以帮助预测成年患者的死亡率，包括 7 个独立预测结果的标准：年龄 >40 岁、总体受累表面积 >10%、血清尿素 >28mg/dl、血糖 >252mg/dl、碳酸氢盐水平 <20mEq/L、心率 >120 次 / 分钟以及存

在内脏或血液恶性肿瘤。由于存在年龄限制，该评分体系不适用于儿童，迄今尚未开发出改进的评分系统。

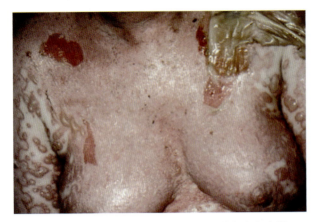

图 47-7　中毒性表皮松解症：活动性水疱及糜烂

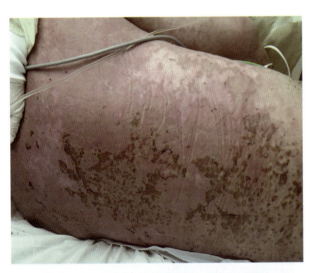

图 47-8　中毒性表皮松解症：早期上皮再生

尽管发病机制尚不清楚，但有证据显示 SJS 具有遗传倾向，汉族人群给予卡马西平（HLA-B*1502）后，可发生。因此，在给东亚裔人群卡马西平治疗前，HLAB*1502 的检测是非常重要的。如怀疑出现 SJS/TEN，应立即停止使用致敏药物和任何其他不必要的药物。患者应该在重症监护室治疗，回顾性无对照研究表明，在烧伤治疗中心进行治疗可缩短总住院时间，并且还可以降低患者发生系统感染及随后相关死亡的风险。

治疗应包括支持治疗，如补液、伤口护理和营养支持。如果血培养阳性或出现系统感染的表现可使用抗生素，不建议预防性使用抗生素。急性期的眼科咨询和眼科护理至关重要，以帮助最大程度减少潜在的并发症。系统治疗包括 IVIG、糖皮质激素、环孢素、环磷酰胺、肿瘤坏死因子 -α 拮抗剂、己酮可可碱、血浆置换和乌司他丁。大部分关于上述药物的非对照回顾性研究，显示结果并不一致。与 SCORTEN 预测相比，早期大剂量［连续 4 天，1g/（kg·d）］IVIG 可降低死亡率。环孢素的使用越来越广泛，尤其在欧洲，与 SCORTEN 的预测结果相比，其降低死亡率的作用令人振奋。有时早期给予大剂量的糖皮质激素，对部分病例可能有效，然而尽管给予糖皮质激素治疗，有许多患者仍然发生 TEN 和病情进展。ALDEN 是一种评估 SJS 和 TEN 的药物因果关系的参考工具，由 RegiSCAR 研究小组开发。ALDEN 使用六个参数去识别潜在的致敏药物。药物因果关系分为几乎不可能（very unlikely）、不太可能（unlikely）、可能（possible）、可能性较大（probable）或非常可能（very probable）。

其他类型药疹

固定型药疹

固定型药疹（fixed drug eruptions，FDE）的特点是再次给药时在同一部位复现皮肤黏膜损害。涉及药物包括四环素和磺胺类抗生素、巴比妥类、含酚酞类泻药和 NSAID 类。酚酞也可存在于酒浸樱桃和其他非常规应用的物质中。芬兰研究发现 FDE 的发生率低于发疹型药疹，高于荨麻疹和血管神经性水肿。其他系列研究显示其相对少见。其确切的发病机制仍然不明，而有证据认为是 CD8 淋巴细胞介导的反应，致敏药物诱导位于表皮和皮下组织的记忆 T 淋巴细胞局部再激活，而此淋巴细胞起初针对病毒感染。

皮疹表现为瘙痒性、边界清楚的红斑，有时表现为大疱性红斑或斑块。常孤立存在，偶可多发，停药愈后留有暗棕色色素沉着。药物再激发后约 1~8 小时内可复发。好发部位包括唇、躯干、腿、手臂和生殖器。生殖器受累在男性青少年中尤其常见。泛发性大疱性 FDE 的表现类似 SJS/TEN。病理显示基底层液化变性，导致色素失禁；表皮中可见角化不良细胞；可见真皮水肿和浅层或深层血管周围淋巴组织细胞伴散在嗜酸性粒细胞浸润；可出现表皮下水疱。药物再激发仍然是诊断的金标准。治疗主要为支持治疗，外用糖皮质激素可加速症状消退。

嗜中性小汗腺炎

此药疹的特征是局限于四肢、躯干（特别是腋窝）和面部的红斑和水肿性斑片、丘疹和/或斑块。通常无症状，化疗后出现，但也发生在未接受化疗个体的报道。大多数嗜中性小汗腺炎未经治疗，可自行消退。氨苯砜已被预防性地用于控制化疗期间皮疹的复发。

生物制剂引起的药疹

表皮生长因子受体抑制剂与皮肤药疹相关，即皮疹、毛囊炎、痤疮样发疹和瘙痒。肿瘤坏死因子-α拮抗剂、利妥昔单抗（一种针对B淋巴细胞上CD20抗原的单克隆抗体）和酪氨酸激酶抑制剂都可能引起药疹。已证实索拉非尼和舒尼替尼可引起手足皮肤反应。皮肤反应是BRAF抑制剂最常见的毒性反应，可影响74%的患者，并可表现出多种类型的皮肤反应（包括鳞状细胞癌、疣、毛发角化样发疹、掌跖增厚、毛发卷曲等）。

药物引起的狼疮

据报道，许多药物可引起药物性狼疮综合征。成人中最常见的药物包括肼苯哒嗪、普鲁卡因胺、甲基多巴、异烟肼、奎尼丁、氯丙嗪、抗惊厥药和抗甲状腺药。多种药物可引起亚急性皮肤型狼疮，尤其是噻嗪类、萘普生钠（非处方药，商品英文名"Aleve"）、特比萘芬，抗肿瘤坏死因子制剂及其他。

血管炎

药物诱导的血管炎（也称为过敏性血管炎）相对不常见，通常为小血管血管炎。通常出现可触及性紫癜，多数情况下可伴有不可触及的紫癜、血疱、糜烂和坏死性皮肤梗死，黏膜受累很少出现。

药物诱导的血管炎由循环的抗原抗体免疫复合物沉积于受累血管，激活补体和其他炎性介质所引起。靶器官包括关节、肾脏和胃肠道，很少累及中枢神经系统和肺脏。虽然很少导致死亡，但若累及肾、中枢神经系统或肺时，死亡风险较高。引起该类型药疹的常见药物包括抗生素、噻嗪类利尿剂、呋塞米、丙硫氧嘧啶和苯妥英。

部分患者可发生p-ANCA阳性的皮肤小血管炎。肼苯哒嗪、丙硫氧嘧啶和别嘌醇是常见的致敏药物，可诱发肾小球肾炎、上呼吸道疾病和肺出血。可卡因滥用，特别被左旋咪唑污染时，可诱发皮肤混合性血管炎/血管病，患者可能表现出双ANCA阳性。米诺环素罕见引起p-ANCA阳性，可表现出发热、关节痛、网状青斑和皮下结节。

其他类型药疹

还有多种其他药物反应超出了本章的范围。Sweet综合征可为药物诱导，与粒细胞集落刺激因子最相关。其他包括华法林坏死、皮肌炎、紫癜（非血管炎）、光敏感、结节性红斑、苔藓样变、脱发、多毛症、色素沉着以及系统性变应性接触性皮炎。

总 结

当怀疑皮肤药疹时，需要保持高度怀疑指数。急诊科对药疹的管理同样值得考虑。对于那些不经常处理药疹的专业人员，表47-7提供了怀疑药疹时，应采取的重要和关键步骤。为了降低潜在致死风险，需要及时停用致敏药物。如果诊断为药疹，这些患者的随访和善后处理尤为重要。应向患者提供有关其药疹的明确信息，需要提供药物名称和所有可能引起交叉反应的潜在药物。另外，应该强调可安全使用的药物。门诊患者的随访必不可少，例如药物超敏综合征需检查评估甲状腺功能。有些药疹应考虑遗传倾向，家庭成员咨询应成为综合评估的一部分。

表47-7　急诊科处理的重要步骤

怀疑并怀疑不良事件可作为鉴别诊断之一
立即停药
熟悉药疹类型
知道高风险药物
确定简单型或复杂型：测体温，全血细胞计数（complete blood count，CBC，）、尿液和电解质（urea and electrolytes，U & E）、肝功能检测（liver function tests，LFTS）
用药史：如果不熟悉药物，请查阅
查阅记录（临床医师、药房、医院）
如果存在疑问，需要确认
寻求帮助
如果需要，尽快转移至烧伤/重症监护病房
早期咨询其他团队，如皮肤科、眼科

（袁立燕　译，薛汝增、张锡宝　审校）

推荐阅读

Alanko K, Stubb S, Kauppinen K. Cutaneous drug reactions: clinical types and causative agents. A five year survey of inpatients (1981–1985). Acta Dermatol Venereol Stockh 1989;69:223–6.

Barbaud A. Drug patch testing in systemic cutaneous drug allergy. Toxicology 2005;209:209–16.

Bigby M. Rates of cutaneous reactions to drugs. Arch Dermatol 2001;137:765–70.

Cacoub P, Musette P, Descamps V, Meyer O, Speirs C, Finzi L, et al. The DRESS syndrome: a literature review. Am J Med 2011;124(7):588–97.

Dodiuk-Gad RP, Laws PM, Shear NH. Epidemiology of severe drug hypersensitivity. Semin Cutan Med Surg 2014;33(1):2–9.

Genin E, Schumacher M, Roujeau JC, Naldi L, Liss Y, Kazma R, et al. Genome-wide association study of Stevens-Johnson syndrome and toxic epidermal necrolysis in Europe. Orphanet J Rare Dis 2011;6:52.

Genin E, Chen DP, Hung SI, Sekula P, Schumacher M, Chang PY, et al. HLA-A*31:01 and different types of carbamazepine-induced severe cutaneous adverse reactions: an international study and meta-analysis. Pharmacogenomics J 2013. http://dx.doi.org/10.1038/tpj.2013.40. [Epub ahead of print].

Haddad C, Sidoroff A, Kardaun SH, Mockenhaupt M, Creamer D, Dunant A, et al. Stevens-Johnson syndrome/toxic epidermal necrolysis: are drug dictionaries correctly informing physicians regarding the risk? Drug Saf 2013;36(8):681–6.

Kardaun SH, Sekula P, Valeyrie-Allanore L, Liss Y, Chu CY, Creamer D, et al. The RegiSCAR study group. Drug Reaction with Eosinophilia and Systemic Symptoms (DRESS): an original multisystem adverse drug reaction. Results from the prospective RegiSCAR study. Br J Dermatol 2013;169(5):1071–80.

Knowles S, Shear NH. Clinical risk management of Stevens-Johnson syndrome/toxic epidermal necrolysis spectrum. Dermatol Ther 2009;22(5):441–51.

Lee HY, Dunant A, Sekula P, Mockenhaupt M, Wolkenstein P, Valeyrie-Allanore L, et al. The role of prior corticosteroid use on the clinical course of Stevens-Johnson syndrome and toxic epidermal necrolysis: a case-control analysis of patients selected from the multinational EuroSCAR and RegiSCAR studies. Br J Dermatol 2012;167(3):555–62.

Li K, Haber RM. Stevens-Johnson syndrome without skin lesions (Fuchs syndrome): a literature review of adult cases with Mycoplasma cause. Arch Dermatol 2012;148(8):963–4.

Lipowicz S, Sekula P, Ingen-Housz-Oro S, Liss Y, Sassolas B, Dunant A, et al. Prognosis of generalized bullous fixed drug eruption: comparison with Stevens-Johnson syndrome and toxic epidermal necrolysis. Br J Dermatol 2013;168(4):726–32.

Mittmann N, Knowles SR, Koo M, Shear NH, Rachlis A, Rourke SB. Incidence of toxic epidermal necrolysis and Stevens-Johnson syndrome in an HIV cohort: an observational, retrospective case series study. Am J Clin Dermatol 2012;13(1):49–54.

Naranjo CA, Shear NH, Lanctot KL. Advances in the diagnosis of adverse drug reactions. J Clin Pharmacol 1992;32(10):897–904.

Nigen S, Knowles SR, Shear NH. Drug eruptions: approaching the diagnosis of drug-induced skin diseases. J Drugs Dermatol 2003;2(3):278–99.

Paquet P, Pierard GE. New insights in toxic epidermal necrolysis (Lyell's syndrome): clinical considerations, pathobiology and targeted treatments revisited. Drug Saf 2010;33(3):189–212.

Phillips EJ, Chung WH, Mockenhaupt M, Roujeau JC, Mallal SA. Drug hypersensitivity: pharmacogenetics and clinical syndromes. J Allergy Clin Immunol 2011;127(3 Suppl):S60–6.

Pirmohamed M, Friedmann PS, Molokhia M, Loke YK, Smith C, Phillips E, et al. Phenotype standardization for immune-mediated drug-induced skin injury. Clin Pharmacol Ther 2011;89(6):896–901.

Reyes-Habito CM, Roh EK. Cutaneous reactions to chemotherapeutic drugs and targeted therapy for cancer: Part II. Targeted therapy. J Am Acad Dermatol 2014;71(2):217.

Romano A, Demoly P. Recent advances in the diagnosis of drug allergy. Curr Opin Allergy Clin Immunol 2007;7:299–303.

Roujeau JC, Stern RS. Severe adverse cutaneous reactions to drugs. N Engl J Med 1994;331(19):1272–85.

Sekula P, Liss Y, Davidovici B, Dunant A, Roujeau JC, Kardaun S, et al. Evaluation of SCORTEN on a cohort of patients with Stevens-Johnson syndrome and toxic epidermal necrolysis included in the RegiSCAR study. J Burn Care Res 2011;32(2):237–45.

Sekula P, Dunant A, Mockenhaupt M, Naldi L, Bouwes Bavinck JN, Halevy S, et al. Comprehensive survival analysis of a cohort of patients with Stevens-Johnson syndrome and toxic epidermal necrolysis. J Invest Dermatol 2013;133(5):1197–204.

Shiohara T. Fixed drug eruption: pathogenesis and diagnostic tests. Curr Opin Allergy Clin Immunol 2009;9(4):316–21.

Star K, Noren GN, Nordin K, Edwards IR. Suspected adverse drug reactions reported for children worldwide: an exploratory study using VigiBase. Drug Saf 2011;34(5):415–28.

Stern RS. Clinical practice. Exanthematous drug eruptions. N Engl J Med 2012;366(26):2492–501.

Struck MF, Hilbert P, Mockenhaupt M, Reichelt B, Steen M. Severe cutaneous adverse reactions: emergency approach to non-burn epidermolytic syndromes. Intensive Care Med 2010;36(1):22–32.

Valeyrie-Allanore L, Sassolas B, Roujeau JC. Drug-induced skin, nail and hair disorders. Drug Saf 2007;30:1011–30.

第48章

系统用药的原则

Cindy England Owen · Stephen E. Wolverton

要点

- 皮肤病的系统用药存在风险。
- 系统用药的选择需要评估疾病的严重程度，并进行风险分析，以平衡疾病风险与用药风险。
- 应使患者了解系统用药的食物和药品管理局（FDA）适应证及超说明书使用原则。
- 系统药物的选择除考虑患者偏好外，还应考虑到费用、治疗方案、患者使用的其他药物、药物基因学筛查结果（如有注明）。
- 应获得知情同意并形成文书。有关用药的平实语言信息手册，有助于此过程，并提高安全性监测。
- 适当的基线测试和明确的监测有助于早期发现不良反应。严重毒性更应严格监测。其他医学专家的帮助，有助于监测某些高风险用药。
- 已描述预防措施，用以减少可预见的不良反应。

尽管皮肤病系统用药的内容非常广泛，本章中我们将综述安全用药的重要原则。每个原则下均有支持概念和重要临床实例。用药选择和监测是覆盖这些原则的两大分类。

用药选择原则

原则1 具有一定风险的系统性药物是众多皮肤病的治疗必需

许多皮肤病治疗通过相对安全的外用途径给药。此外，还有一些系统性药物几乎不存在显著的风险，因此很少或不需要常规的不良反应监测（表48-1）。本章重点介绍通常用于治疗更严重皮肤病的具有显著风险的系统药物（表48-2）。

原则2 最初对皮肤病的严重程度做出合理的评估非常重要

许多皮肤病的严重程度和相关风险是显而易见的。大疱性疾病如寻常型天疱疮和大疱性药疹如中毒性表皮坏死松解症（toxic epidermal necrolysis，TEN）已有明确的风险。开始发病时就表现为多中心受累的恶性肿瘤，如皮肤T细胞淋巴瘤（蕈样肉芽肿），则是另一个高风险皮肤病的例子。有时皮肤风险是发现内脏疾病的重要线索。系统性红斑狼疮、结节病、药疹伴嗜酸性粒细胞增多和系统症状（drug reaction with eosinophilia and systemic symptoms，DRESS）和皮肌炎是典型的例子。瘢痕性类天疱疮中严重的不可逆性眼黏膜损伤，也是值得注意的风险。

在没有潜在危及生命的状况或严重的不可逆损害时，难以确定疾病的严重程度和危险性。皮肤科医师经常遇到伴有心理问题和/或功能障碍的严重痤疮或银屑病患者。此时，患者和医生必须共同确定是否使用具有一定风险的系统药物治疗。

有些皮肤病发病会导致患者丧失劳动力，这也证实使用具有潜在风险系统药物治疗的必要性。坏疽性脓皮病就是这样的一个例子。

原则3 风险-风险分析是通过比较特定疾病的风险（如前所定义的）与系统药物治疗的风险来实施的。治疗风险不应超过疾病本身的风险。

"风险-风险"分析可能优于传统的"风险-收益比"。根据之前提到的标准，即使严重的皮肤病，皮肤科医师也比其他大多数专科医生面临较低的死亡风险和重症风险。大多数下，"风险-风险"分析存在显著的主观因素。患者在决策过程中起着核心作用。

原则4 知道使用药物的FDA官方批准的适应证和临床上普遍接受但未经批准或"超说明书使用"的适应证，非常重要

美国食品药品管理局（FDA）官方批准意味

着特定用途的药物已经具有足够的安全性和有效性数据，可以保证其用于特定疾病的治疗。安全数据通常适用于已普遍接受的适应证，而非"超说明书使用"者。"超说明书使用"的适应证所缺乏的有效性数据，需由制药公司向 FDA 官方提交。但每种"新用法"的申请，需花费相当大的费用。通常，系统用药的"超说明书使用"依据来源于重要的个人经验或医学文献。

系统药物治疗通常具有一定风险，在药物超说明书使用时，应让患者充分知情。

原则 5　系统性药物选择的优先顺序应个体化。药物的费用、治疗方案的简易程度、药物固有的风险和患者偏好等因素均应考虑

当所有其他因素一致时，应使用相对便宜、治疗简单和相对安全的药物。理想的情况下，这种药物应在 FDA 批准的适应证范围或有充足的临床数据和经验支持。如果此治疗方法无效，可以尝试具有风险的更昂贵、复杂或新颖的治疗。通常患者偏好由多种因素决定，如药物费用、患者收入、时间、交通和患者对风险的承受度等。

对于育龄期女性患者，系统性药物治疗之前应讨论妊娠计划。对于潜在致畸药物，应讨论避孕方法并记录于图表中。开始系统治疗之前，医师还应询问患者是否为母乳喂养。

表 48-1　一些用于皮肤科的很少或不需要常规监测的系统用药

抗生素
青霉素
头孢菌素
四环素
多西环素
复方新诺明
红霉素
氟喹诺酮类

抗病毒药
阿昔洛韦
伐昔洛韦
泛昔洛韦

抗真菌药
灰黄霉素

抗组胺药

血管活性药物

续表

己酮可可碱
硝苯地平
阿司匹林
双嘧达莫

其他
碘化钾
烟酰胺
非那雄胺
阿普斯特

表 48-2　需要选择性使用具有一定风险系统用药的重要皮肤病

银屑病——阿维 A、抗 IL-12/23 制剂、环孢素、甲氨蝶呤、PUVA、T 细胞调节剂、肿瘤坏死因子 -α（TNF-α）拮抗剂、乌司奴单抗、苏金单抗

寻常痤疮——异维 A 酸、米诺环素、口服避孕药、螺内酯

血管炎——硫唑嘌呤、秋水仙碱、糖皮质激素、氨苯砜

红斑狼疮——抗疟药（羟氯喹、氯喹、奎纳克林）、硫唑嘌呤、糖皮质激素、环孢素、氨苯砜、甲氨蝶呤、吗替麦考酚酯、维 A 酸类、沙利度胺

坏疽性脓皮病——阿达木单抗、TNF-α 拮抗剂、糖皮质激素、环孢素、氨苯砜、英夫利昔单抗、静脉注射免疫球蛋白、吗替麦考酚酯、沙利度胺

寻常型天疱疮——硫唑嘌呤、糖皮质激素、环孢素、静脉注射免疫球蛋白、吗替麦考酚酯、利妥昔单抗

大疱性类天疱疮——硫唑嘌呤、糖皮质激素、环孢素、氨苯砜、甲氨蝶呤、利妥昔单抗

疱疹样皮炎——氨苯砜、磺胺吡啶

蕈样肉芽肿——贝扎罗汀和其他维 A 酸类、甲氨蝶呤、PUVA 罗米地辛、伏立诺他、地尼白介素（denileukindiftitox）

角化异常——系统用维 A 酸类

特应性皮炎，严重——硫唑嘌呤、糖皮质激素、环孢素、吗替麦考酚酯、PUVA

严重的皮肤不良反应：

DRESS——系统糖皮质激素、静脉注射免疫球蛋白、环孢素

SJS/TEN——静脉注射免疫球蛋白、环孢素、TNF-α 拮抗剂、系统糖皮质激素

婴儿血管瘤——普萘洛尔

* 每个标题下列出的药物都是本章重点介绍的药物，并不是详尽的治疗方案。药物排列顺序并不意味着治疗选择顺序

PUVA，补骨脂素联合 A 波紫外线疗法；DRESS，药疹伴嗜酸性粒细胞增多和系统症状；SJS，Stevens-Johnson 综合征；TEN，中毒性表皮坏死症

原则 6　知道采用药物基因组学生物标记物，评估患者个体化用药安全

药物基因组学在识别特定不良事件风险的患者以及识别潜在的无应答者方面起着重要作用。在皮肤病学中，两个重要的药物基因组学检测例子分别是通过葡萄糖-6-磷酸脱氢酶（G6PD）水平，评估服用氨苯砜的患者中 G6PD 的缺乏程度，以及检测硫唑嘌呤甲基转移酶，以评估硫唑嘌呤使用者中的中等或不良代谢者（参见 FDA 网站列出的药物基因组学生物标志物的推荐阅读）。

原则 7　系统性药物治疗皮肤病时，确认药物之间的相互作用

越来越多的患者在皮肤科就诊前，已经接受了多种非皮肤科问题的系统用药。知悉患者的完整用药情况，有助于提高系统药物的安全性，特别是当患者使用环孢素或甲氨蝶呤治疗时。记录和更新患者的完整用药情况，有助于减少药物间潜在相互作用的风险。我们建议在每次就诊时，应监测和记录当前的治疗药物。电子医疗记录提醒医师注意图表中记录的药物与药物之间的潜在相互作用，有助于降低药物相互作用的风险。但这不应该代替皮肤科医师在使用系统药物时，警惕潜在药物相互作用所作出的努力。在治疗期间，使患者明确药物的关键相互作用药物和应避免的药物，也很重要。

用药监测原则

原则 1　知情同意是一个沟通过程，并非仅仅在一张纸上签名。恰当而完整的知情同意是安全系统用药的一个重要步骤

知情同意是重要的法医学基础。此沟通让患者充分意识到推荐治疗方案的风险、益处和替代方案。一般来说，医生对讨论的图表记录已足够。临床试验需要患者签署同意书。此外，作为 iPledge 计划的一部分，FDA 强制要求不论男女使用异维 A 酸，均应签署知情同意书。

知情同意交流过程的医学基础更加重要。此讨论可使患者更加了解特定的风险以及报告出现的重要体征和症状。有时患者在了解风险后，决定不使用特定药物。而从长远来看，对于不断关注治疗潜在风险的患者来说，这可能更有利于治疗。

原则 2　处方药的特色患者信息手册是强化各方面监测过程的重要方法

患者信息手册应强调前述知情同意过程的所有内容。更重要的是，明确列出用药之后可能出现的症状和体征，可让患者知情，何时需要报告以及明白出现什么情况时需要治疗。手册需明确指出使用某种药物后，应进行的随访、实验室检查、X 线检查和非皮肤科专科检查。

这种信息手册的来源包括美国皮肤病学会、美国银屑病基金会、美国风湿病医学会、各制药公司、DSP DI 药物信息手册年检的患者分卷以及美国医学会患者医学教育。具有足够经验的临床医生可以制定自己的患者信息手册。信息手册的分发应记录在病历中。

原则 3　监测皮肤科系统用药相关不良反应以降低用药风险为依据，在早期可逆阶段预防和监测药物引起的不良反应

完全避免系统用药的风险是不可能的，尽管如前所述，更有利的"风险-风险"比是可以实现的。监测过程中最重要的是发现潜在严重后果的亚临床表现。一个典型的例子是长期接受甲氨蝶呤治疗的患者，出现轻度肝纤维化，并有后续潜在肝硬化的可能。此外，轻度无症状白细胞减少症或转氨酶升高，如果缺乏监测，后续可能出现严重并发症。最后，应用 DEXA 扫描早期监测糖皮质激素引起的骨质疏松症，并尽可能用维生素 D、钙和双膦酸盐预防（参见美国风湿病学会推荐阅读指南）。与糖皮质激素引起的骨质疏松症一样，对于可预见或常见的不良反应，尤其是高危患者，可通过提前治疗或共同治疗来预防。其中一个例子即建议使用贝扎罗汀治疗之前，调节甘油三酯和甲状腺功能至正常水平。

原则 4　监测过程中所有的测试和监测，均应有基线标准

基本实验室检测常有助于解决以下问题：
- 确定哪些患者不能接受特定的药物治疗。
- 确定哪些患者具有高风险，需要更密切的随访监测。
- 可使临床医生明确预先存在的药物治疗不

良反应，避免被追究责任。
- 可作为后续随访检验结果的比较基础。

原则5 "严重毒性反应"定义为任何可能致命或潜在不可逆严重并发症的药物不良反应。系统用药监测中，应首先关注这些不良反应。

以下不良反应符合"严重毒性反应"的定义：
- 肝毒性
- 血液系统毒性（粒细胞缺乏症，再生障碍性贫血或血小板减少症）
- 诱发恶性肿瘤
- 致畸
- 药疹伴系统症状，例如 Stevens-Johnson 综合征
- 机会性感染（如结核病再激活或播散）
- 下丘脑－垂体－肾上腺轴抑制
- 生长抑制
- 肾毒性
- 高脂血症
- 眼部毒性（视网膜病变，白内障）
- 骨骼毒性（骨质疏松症或骨坏死）

原则6 通过使用良好的监测指南，来降低用药风险

使用一致的药物监测指南，医师和患者都会受益。系统的制定实验室检查、X线检查和特殊检查能最大限度减少因监测不足造成的疏漏。例如，在用肿瘤坏死因子-α（TNF-α）抑制剂治疗之前，除检查乙肝表面抗原外，建议最初及定期通过结核菌素纯化蛋白衍生物（或干扰素γ释放实验）来监测结核。经过培训的护士可以帮助跟踪和记录这些结果。

具体指南可以在引用的推荐阅读参考文献部分找到。这些指南通常来源于讨论单一或多种药物的共识性文章，或来自制药公司或FDA的用药指南。

原则7 监测指南基于低危患者的正常检查数据而制定，对于高危患者和检查结果显著异常的患者，更频繁的监测是必要的

一个高危患者的典型例子是可能需要接受甲氨蝶呤治疗的患者，伴有以下任何一种情况：轻度肝功能异常、非酒精性脂肪肝发生概率增加（由肥胖、酒精滥用或糖尿病引起）、肝炎病史、肾脏疾病或免疫抑制。非常高危的患者通常不应该接受该药物治疗。

用药后出现的检验结果异常需要更频繁的监测，如维A酸诱导的轻中度甘油三酯水平升高以及氨苯砜诱导的轻中度溶血。

原则8 对于特质性的严重毒性反应或具有潜病情快速而严重进展者，尤其需要密切随访

中毒性肝炎和粒细胞缺乏症是两种严重的毒性反应，在此需要特别指出。中毒性肝炎可发生于轻中度无症状转氨酶水平升高之后，而粒细胞缺乏症发生之前，可能有轻度白细胞减少。这两种情况的患者均应密切随访，多数情况下需要停药。皮肤科医生最常用的可能诱发中毒性肝炎的药物包括甲氨蝶呤、硫唑嘌呤、伊曲康唑、氨苯砜和米诺环素。氨苯砜和甲氨蝶呤是皮肤科系统用药导致粒细胞缺乏症风险最高的药物。硫唑嘌呤也可引起白细胞水平明显下降，尽管可以通过检测硫嘌呤甲基转移酶水平来预测，避免与别嘌醇联用。

与这些严重毒性反应相比，轻度惰性改变也可能会引起显著的并发症。如低剂量甲氨蝶呤引起的肝硬化，抗疟药物的眼毒性，以及光化学疗法治疗患者（PUVA）的非黑素瘤皮肤癌和黑素瘤。在使用这类药物时，应通过特殊检查方法，长期进行监测。

原则9 与其他相关学科专家共同承担药物不良反应的监测责任

很多情况下，医疗活动是一种团队行为，需要各科医生相互协作。监测系统性用药的不良反应更应如此。接受抗疟药治疗的患者，咨询眼科医师就是一个典型例子。与相关专科医师进行协作，评估接受甲氨蝶呤治疗患者的肝功能异常结果和肝纤维化情况，非常重要。初级保健医师在监测免疫抑制剂治疗导致的潜在恶性肿瘤风险方面，起到非常重要的作用。

也要强调与学术中心皮肤科医师合作的必要性。我们相信，在许多情况下，使用有风险的系统性药物治疗时，通过学术中心的皮肤科医师协助判定风险，初级皮肤科医师对正在进行的药物

监测过程将发挥主要作用。

原则 10　通过采用与其他系统药物的辅助治疗、外用或局部治疗，如果可能，改变疾病的促成因素，将尽系统性药物治疗的风险最小化

不含糖皮质激素的经典药物，如硫唑嘌呤和甲氨蝶呤，可用于减少糖皮质激素系统治疗的剂量和相关风险。口服维 A 酸类联合 PUVA 治疗银屑病，是系统药物联合治疗具有较低治疗风险的另一例子。

在需要系统糖皮质激素治疗的情况下，同时外用和 / 或皮损内糖皮质激素治疗，可减少系统糖皮质激素的用量。同理，改变银屑病、特应性皮炎和痤疮患者的促成因素，可提高系统用药的疗效和安全性。

（袁立燕、薛汝增　译，杨斌、张锡宝　审校）

推荐阅读

Grossman JM, Gordon R, Ranganath VK, Deal C, Caplan L, Chen W, et al. American College of Rheumatology 2010 recommendations for the prevention and treatment of glucocorticoid-induced osteoporosis. Arthritis Care Res Hoboken November 2010;62(11):1515–26.

Wolverton SE, editor. Comprehensive dermatologic drug therapy. 3rd ed. London: Elsevier 2012. Table of Pharmacogenomic Biomarkers in Drug Labeling. http://www.fda.gov/Drugs/ScienceResearch/ResearchAreas/Pharmacogenetics/ucm083378.htm.

索 引

α1-抗胰蛋白酶缺陷性脂膜炎　101
Addison 病　238
ANCA 相关的血管炎　34
AESOP 综合征　175
Bannayan-Ruvalcaba-Riley 综合征　140
Bazex 综合征　135
Beau 线　403
Bence Jones 蛋白　180
Birt-Hogg-Dubé 综合征　140
BRAF 抑制剂　157
Brunsing-Perry 型　127
B 细胞淋巴瘤　208
CD34+ 祖细胞　190
CD4+T 淋巴细胞　208
CD4+ 淋巴细胞　45
CD8+ 淋巴细胞　45
Churg-Strauss 变应性肉芽肿性血管炎　113
Cobb 综合征　367
CREST 综合征　25
Crosti 淋巴瘤　170
Crouzon 综合征　134
Crow-Fukase　180
Cushing 综合征　237
C 神经纤维　104
Darier 病　124
Darrier-Roussy 结节病　315
DLE-SLE 亚型　5
EB 病毒　274
Ehlers-Danlos 综合征　117, 330, 377
Gardner-Diamond 综合征　113
Gardner 综合征　256
Gleich 综合征　84
Gottron 丘疹　14
Graves 病　227
G 蛋白偶联受体　104
Hailey-Hailey 病　124
Hand-Schuller-Christian 病　190
Hashimoto-Pritzker 病　190
Heerfordt-Waldenström 综合征　315, 320
IDLs 升高　233
IL-1 受体拮抗剂缺乏症　62

Ⅰ型干扰素　14
IgA 冷凝集素疾病　179
IgA 血管炎　34
Ito 色素减退症　368
Ⅰ型冷球蛋白血症　175
Ⅰ型浆细胞样树突状细胞　172
Jo-1 抗体　13
Kaposiform 血管内皮瘤　203
Kasabach-Merritt 综合征　116, 199
Koplik 斑　272
Kyrle 病（获得性穿通性皮肤病）　338
LDLs 升高　233
Letterer-Siwe 病　190
Lhermitte-Duclos 病　140
Lindsay 甲　338
Löfgren 综合征　314
Lynch 综合征 Ⅱ 型　137
Majocchi 肉芽肿　346
Mary Joseph 结节　162
Mees 线　403
Miescher 结节　99
Mikulicz 综合征　315
Mondor 病　99
Muckle-Wells 综合征　59, 84, 186
Muehrcke 线　405
Muir-Torre 综合征　137, 142
Noonan 综合征　330
Omenn 综合征　108
Osler-Weber-Rendu 综合征　199, 200
PAPA 综合征　43
Parry Romberg 综合征　23
Peutz-Jeghers 综合征　142, 258
POEMS 综合征　175, 180
PTEN 错构瘤综合征　140
Richter 综合征　173
Rowell 综合征　94
Schmid 三联症　100
Schnitzler 综合征　62, 84, 175, 179
Séary 综合征　108
Senear-Usher 综合征　123
Sézary 综合征　165, 167

459

Sjögren 综合征　116
Snedden-Wilkinson 病　123
Stage-Weber 综合征　199
Stevens-Johnson 综合征　90, 441, 449
Still 病　51
Sturge-Weber 综合征　365
Sweet 综合征　40, 139, 174
Takatsuki 综合征　180
Terry 甲　405
Trousseau 综合征　138
Valsalva 样动作　113
VLDLs 升高　233
Vogt-Koyanagi-Harada 综合征　368
von Hippel-Lindau 综合征（OMIM#193300）　368
Von Recklinghausen 病　142
Waardenburg 综合征（OMIM#193500）　368
Wegener 肉芽肿　34
Wilson 病　268
X 连锁显性原卟啉病　250

A

阿弗他口腔炎　124
凹槽现象　29

B

巴西天疱疮　122
靶向治疗　144
靶形红斑　92
白塞病　39
白癜风　139, 221
白细胞碎裂性血管炎　31
白血病　108
斑块型银屑病　46
瘢痕性类天疱疮　126
瘢痕性秃发　395
半桥粒　121
孢子丝菌病　287
鼻咽癌　136
扁平黄瘤　234
扁平苔藓　221
扁平苔藓类天疱疮　127
变异性卟啉病　251
变应性血管炎　34
表皮生长因子受体（EGFR）抑制剂　154
丙种球蛋白病　177
病原相关模式分子　59

玻片压诊法　117
剥脱性皮炎　137
播散性淋球菌感染　313
博来霉素　159
卟啉病　377
哺乳动物雷帕霉素靶蛋白抑制剂　157

C

肠阿米巴病　297
肠病性肢端皮炎　258, 376
肠相关皮肤病　43
常染色体显性癌综合征　141
超说明书使用　453
称对半甲　338
迟发性皮肤卟啉病　245, 339
迟发性皮肤卟啉症　128, 136
迟发性皮肌炎　16
迟发性压力性荨麻疹　83
持久性隆起性红斑　36
杵状指　406
川崎病　31, 55
传染性红斑　273
垂体功能减退症　242
垂体功能亢进症　241
雌激素受体下调剂　158
促黄体生成激素释放激素（LHRH）激动剂　159
促凝血酶原激酶时间　119
醋酸甲地孕酮　159
簇状血管瘤　203
脆甲　404
毳毛增多症　137
错构瘤性息肉病综合征　258

D

"倒香槟酒瓶"样外观　24
大斑块型副银屑病　167
大疱性红斑狼疮　127
大疱性类天疱疮　125
大疱性类天疱疮抗原　126
大血管相关血管炎　31
带状疱疹　276
丹毒　282
丹毒样癌　162
单纯疱疹病毒　276, 341
单纯疱疹病毒感染　375
单纯性闭塞　118

单纯性出血　112
单纯痣　204
单克隆丙种球蛋白病　175
单克隆代谢异常　177
单克隆蛋白　177
单克隆免疫球蛋白　180
单克隆免疫球蛋白病　177
胆碱能性荨麻疹　84
胆汁淤积　103
胆汁淤积性瘙痒　105
弹力纤维假黄瘤　253，331，377
弹性纤维假黄瘤　117
登革热　279
低补体血症荨麻疹性血管炎　35
低肌病性皮肌炎　17
低温蛋白相关周期综合征　84
滴虫病　295
底部重影　163
地方性斑疹伤寒　285
点滴型银屑病　46
点蚀　404
淀粉样变性　183
动静脉畸形　200
动脉性溃疡　421，428
冻疮样狼疮　5，316
对半甲　405
多瘤病毒　278
多发性错构瘤综合征　225
多发性大动脉炎　34
多发性黑子综合征　330
多发性内分泌腺瘤　141，224
多发性皮肌炎　13
多毛症　239，398
多形红斑　137
多形性红斑　90
多中心卡斯特莱曼病　208
多中心网状组织细胞增生症　138

E

恶性 Down 症　137
恶性淋巴瘤　165
恶性外耳炎　221
恶性萎缩性丘疹病　329
恶性组织细胞增多症　190
耳垂折痕　329
二期梅毒　308

F

发疹型药疹　446
发疹性黄瘤　235
法布瑞症　199
反甲　405
反向性银屑病　46
反应性或继发性淀粉样变性　185
泛发皮肤癣菌感染　108
泛发性播散性组织细胞瘤　192
泛发性红皮病　108
泛发性硬斑病　23
芳香化酶抑制剂　158
非瘢痕性秃头症　15
非典型创伤　429
非典型或大疱性坏疽性脓皮病　42
非霍奇金淋巴瘤　108，136
非激素分泌性胰腺癌　264
非朗格汉斯细胞组织细胞增多症　190
肥大细胞病　382
肥大细胞增生症　382
肥厚型盘状红斑狼疮　2
风疹　273
风湿热　281
蜂窝织炎　282
辐射诱发的硬斑病　24
复发性多软骨炎　329
副球孢子菌病　291
副银屑病样斑块　167
副蛋白血症　175
副肿瘤天疱疮　123
副肿瘤性天疱疮　135，174
副肿瘤性血管炎　136
副肿瘤性肢端角化症　135
腹股沟肉芽肿　311

G

钙化防御　336
干皮症　340
肝硬化　266
肝豆状核变性　268
高 IgD 综合征　65
高丙种球蛋白血症性紫癜　113
高黏度综合征　177
高黏血症　178

高乳糜微粒血症 232
高嗜酸性粒细胞综合征 71
弓形虫病 298
共济失调-毛细血管扩张症（Louis-Bar综合征） 367
骨膜增生厚皮症 139
骨髓瘤蛋白血症 136
骨髓增生异常综合征 108
固定型药疹 450
关节炎综合征 43
光化性紫癜 117
鬼影细胞 100

H

海绵状血管瘤 203
寒冷性荨麻疹 80
黑棘皮病 134, 213
黑蝇蚋 123
亨-许氏紫癜 31
亨特利丘疹 219
红斑狼疮 1, 376
红斑型天疱疮 123
红酒样丘疹 117
红皮病 107, 137
红皮病型银屑病 47
红皮病样银屑病 108
红人综合征 167
红细胞生成性原卟啉病 250
华氏巨球蛋白血症 179
滑膜炎-痤疮-脓疱病-骨肥厚-骨髓炎综合征 67
化脓性关节炎、脓皮病和痤疮综合征 66
化脓性肉芽肿 203
坏疽性臁疮 284
坏疽性脓皮病 41, 139
坏疽性脓皮病、痤疮和化脓性汗腺炎 67
坏死松解性游走性红斑 140
坏死性溃疡性牙龈炎 414
环境"二次刺激"假说 123
环状肉芽肿 221
黄斑部毛细血管扩张症 200
黄斑性红斑 221
黄色皮肤和指甲 220
混合结缔组织病 25
混合性结缔组织病 29
混合性冷球蛋白血症 113
获得性穿通性皮肤病 214
获得性大疱性表皮松解症 128, 135
获得性血管性水肿 84
获得性鱼鳞病 137, 174

霍奇金病 108

J

"结节病-淋巴瘤"综合征 174
肌病 16
肌酸激酶 16
基底膜带 121
基底细胞癌 350
基孔肯雅热 279
激素疗法 144
急性发热性嗜中性皮病 40
急性发热性中性粒细胞性皮肤病 139
急性泛发性发疹性脓疱病 108, 448
急性皮肤红斑狼疮 7
急性荨麻疹 78
棘层松解 124
继发性嗜酸性粒细胞增多症 69
加德纳综合征 141
家族性的 Rosai-Dorfman 病 192
家族性地中海热 64
家族性寒冷抗炎综合征 84
家族性寒冷性自身炎症综合征 59
甲分离 406
甲周毛细血管扩张 220
甲状舌管囊肿 224
甲状腺癌 224
甲状腺功能减退症 228
甲状腺功能亢进症（Hyperthyroidism） 225
甲状腺髓样癌 224
假性卟啉病 339
假性卟啉症 448
尖锐湿疣 375
间隔型脂膜炎 97, 99
间质性肉芽肿性皮炎 54
渐进坏死性黄色肉芽肿 138, 182
腱黄瘤 234
浆细胞样单核细胞 172
浆细胞样树突状细胞瘤 172
交错树突状细胞肉瘤 195
交界性和营养不良型大疱性表皮松解症 127
角化棘皮瘤 137
疖 283
接触性荨麻疹 83
结节病 314
结节病-淋巴瘤综合征 315, 319
结节性动脉炎 31
结节性多动脉炎 34
结节性红斑 97, 377

结节性黄瘤　234
结节性血管炎　100
结节性痒疹　103
结节性肉芽肿　174
结节性硬化症　377
结节性硬结症综合征（Bourneville 病）　361
进行性半侧颜面萎缩　23
晶体巨噬细胞增多症　175
精神性紫癜　113
胫骨斑　215
静脉溃疡　419
静脉性溃疡　426
局部瘙痒　103
局部脂肪萎缩　101
局限性皮肤系统性硬皮病　25
局限性硬皮病　22
巨球蛋白血症　182
巨细胞病毒　278, 343
巨细胞性动脉炎和大动脉炎　31

K

卡波西肉瘤　208, 343
卡萨巴赫 - 梅里特综合征　203
铠甲状癌　162
抗表皮整联配体蛋白瘢痕性类天疱疮　135
抗代谢药　151
抗磷脂抗体综合征　328
抗磷脂综合征　328
抗肿瘤治疗　144
考登病　140
可触性紫癜　113
口腔干燥症　414
口腔盘状红斑狼疮　2
口腔色素沉着　414
口周坏疽性脓皮病　42

L

莱姆病　285
蓝莓松饼样婴儿　163
蓝色橡皮泡痣综合征　204
狼疮性脂膜炎　2, 4
朗格汉斯细胞肉瘤　195
朗格汉斯细胞组织细胞增多症　190
老年突变型转甲状腺素蛋白淀粉样变性　186
老年性紫癜　117
雷诺现象　29

类癌综合征　140, 329
类风湿结节　52
类风湿性关节炎　51
类风湿性血管炎　36, 53
类风湿因子　51
类军刀伤　23
类脂质渐进性坏死　216
冷冻纤维蛋白原血症　179
冷凝集素疾病　177, 179
冷球蛋白　177
冷球蛋白血症　178
冷球蛋白血症性血管炎　35
立克次体痘　286
利什曼病　295
利妥昔单抗　158
良性高丙种球蛋白血症性紫癜　182
良性头部组织细胞增多症　192
良性血管肿瘤畸形　202
裂片状出血　405
淋巴瘤样丘疹病　169
淋巴细胞转化试验　444
淋巴增生性恶性肿瘤　135
鳞状细胞癌　350
滤泡树突状细胞肉瘤　195
卵石指　219
落基山斑疹热　285
落叶型天疱疮　122

M

麻疹　272
麻风　375
马尔堡 / 埃博拉病毒　279
马方综合征　377
慢性 B 型淋巴细胞性白血病　173
慢性复发性非瘙痒性荨麻疹　84
慢性皮肤红斑狼疮　2
慢性瘙痒　102
慢性色素性紫癜　113
慢性自发性荨麻疹　80
慢性自身免疫性荨麻疹　80
猫抓病　284
毛霉病　292
毛发红糠疹　108
毛囊角化症　219
毛细血管扩张症　199
毛增多症　397
冒烟型骨髓瘤　177
梅毒　307

弥漫性脓疱型银屑病 47
弥漫性皮肤系统性硬皮病 25
弥散性大B细胞淋巴瘤 171
免疫疗法 144
免疫性大疱性皮肤病 120
免疫抑制相关性毛囊营养不良 352
面部潮红斑 220
米尔罗伊病 211

N

内分泌药物 158
脑膜炎球菌血症 284
脑颜面血管综合征 204
念珠菌病 293
尿毒症霜 340
凝血级联反应系统 113
牛肚掌 139
脓皮病 174
脓疱疮 282
脓疱型药疹 448
脓疱型银屑病 47
挪威疥疮 108

P

盘状红斑狼疮 1,2
疱疹性咽峡炎 274
疱疹样脓疱病 374
疱疹样皮炎 130,136,260
皮肤T细胞淋巴瘤 108,138
皮肤边缘区淋巴瘤 170
皮肤钙质沉着 336
皮肤骨髓性白血病 173
皮肤和系统性浆细胞增多症 181
皮肤霍奇金淋巴瘤 174
皮肤间变性大细胞淋巴瘤 169
皮肤浆细胞瘤 181
皮肤局限性淀粉样变性 186
皮肤滤泡中心型淋巴瘤 170
皮肤弥漫性大B细胞淋巴瘤，腿型 171
皮肤脓疱性血管炎 44
皮肤小血管血管炎 136
皮肤血管免疫母细胞T细胞淋巴瘤 173
皮肤药物不良反应 441
皮肤异色病 15
皮肤异色症 201
皮肤转移癌 161
皮肌炎 13,136,376

皮下结节性迁移性脂膜炎 99
皮下脂膜炎样T细胞淋巴瘤 170
匐行性回状红斑 137
葡萄球菌性烫伤样皮肤综合征 283

Q

浅表游走性血栓性静脉炎 99
桥粒 120
桥粒芯糖蛋白补偿理论 122
轻链相关淀粉样变性 177
轻微闭塞综合征 118
球孢子菌病 289
曲霉病 292
曲妥珠单抗 157
全身性青少年特发性关节炎 53
全硬化性硬斑病 22
缺血性坏死 118

R

热蛋白编码发热基因 65
热性荨麻疹 83
人类白细胞抗原 39
人类免疫缺陷病毒感染的瘙痒 105
人类免疫缺陷综合征 299
人类锥虫病 297
妊娠多形疹 379
妊娠类天疱疮 378
妊娠期肝内胆汁淤积症 377
妊娠瘙痒性毛囊炎 380
妊娠痒疹 380
日光性荨麻疹 83
溶血磷脂酸 105
溶血磷脂酸（LPA） 105
肉芽肿性唇炎 413
乳房佩吉特病 138
乳房外佩吉特病 138
乳腺癌皮肤转移癌 162
软腭瘀斑 273
软下疳 311

S

三期梅毒 309
瘙痒 102
色素失禁症 368
色素性紫癜 220

沙利度胺 159
上皮样体血管肉瘤 212
深在性红斑狼疮 4
神经纤维瘤病 357
舍格伦综合征 57
肾上腺性征综合征 241
肾源性系统性纤维化 30, 338
生长期停滞 392
生长抑素类似物 159
史 – 约综合征 108
是抗 Ro（SS-A）抗体 6
嗜铬细胞瘤 239
嗜酸细胞相关皮肤病 72
嗜酸细胞性蜂窝织炎 74
嗜酸细胞性筋膜炎 28
嗜酸性粒细胞 69
嗜酸性粒细胞颗粒蛋白 74
嗜酸性粒细胞肉芽肿 190
嗜酸性粒细胞增多综合征 71, 72
手掌红斑症 219
手足口综合征 273
双氯乙亚硝脲 150
水痘 275
水痘 – 带状疱疹病毒 342
水痘 – 带状疱疹病毒感染 375
水性荨麻疹 83

T

苔藓化 103
糖尿病 213
糖尿病大疱 214
糖尿病后天性鱼类样改变 219
糖尿病厚皮 219
糖尿病手综合征 218
糖尿病相关瘙痒症 219
糖尿病性关节病 219
糖尿病性皮肤病 214
糖尿病足 215
糖皮质激素过多 237
糖皮质激素过少 238
特发性多发性皮肤色素肉瘤 208
特应性皮炎 374
天疱疮 121, 376
痛风 58
秃发 390
腿部静脉性溃疡 416
脱屑性牙龈炎 126
拓扑异构酶抑制剂 152

W

瓦尔登斯特伦氏巨球蛋白血症 175
外阴阴道念珠菌病 375
烷化剂 144
网状或青斑 118
危险相关分子模式 59
微血管综合征 113
未定义嗜酸性粒细胞增多症 69
无肌病性皮肌炎 16, 17
物理性荨麻疹 79

X

荨麻疹 78, 79
荨麻疹型药疹 447
荨麻疹性疾病 78
荨麻疹性血管炎 80
系统性淀粉样变性家族综合征 186
系统性硬化性硬皮病 25
系统性硬化症 376
系统性硬皮病 22, 25
细胞毒性反应 90
细胞毒性化疗 144
细菌性毛囊炎 221
细菌性血管瘤病 203
先天梅毒 310
先天性红细胞生成性卟啉病 251
先天性甲状腺功能减退症 229
先天性淋巴水肿患者的下肢 211
先天性脂肪代谢障碍 134
先天性自愈性网状组织细胞增生症 190
鲜红斑痣 204
线性硬斑病 23
线状 IgA 大疱性皮肤病 132
线状毛细血管扩张 199
腺瘤性息肉综合征 256
小腿斑 214
小腿获得性鱼鳞病样改变 219
小血管相关的动脉炎 31
小叶型脂膜炎 100
新生多系统炎症性疾病 84
新生儿多系统炎性疾病 59
新生儿红斑狼疮 7
猩红热 281
性病性淋巴肉芽肿 313
胸腺瘤 135

466 索引

雄激素活性不足　241
雄激素活性过多　239
雄激素性秃发　394
雄激素源性脱发　329
休止期脱发　390
选择性雌激素受体调节剂　158
血管肉瘤　211
血管畸形　203
血管内压力峰值　113
血管肉瘤　199
血管水肿　78, 79
血管炎　31
血管炎亨-舒（Henoch-Schönlein）综合征　113
血管肿瘤　203
血清病样反应　447
血色沉着症　268, 329
血小板功能异常　112
血小板减少症　112
血液透析相关的淀粉样变性　186
寻常型天疱疮　122
蕈样肉芽肿　108, 138, 167

Y

牙龈增生　415
芽生菌病　290
亚急性结节性迁移性脂膜炎　97
亚急性皮肤红斑狼疮　1, 5
恙虫病　286
药物超敏反应综合征　108
药物超敏综合征　446
一期梅毒　307
胰高血糖素瘤　263
胰高血糖素瘤综合征　140
胰腺性脂膜炎　100
胰腺炎　263
移植物抗宿主病　352
移植肘　345
遗传性出血性毛细血管扩张症　199, 255, 377
遗传性非息肉性结直肠癌　137
遗传性粪卟啉病　251
遗传性平滑肌瘤病与肾细胞癌　141
遗传性嗜酸性粒细胞增多症　69
遗传性血管性水肿　83
异位促肾上腺皮质激素综合征　140
银屑病　45, 221
银屑病性关节炎　45, 49
隐球菌病　291
婴儿玫瑰疹/幼儿急疹　274

婴儿血管瘤　203
樱桃状血管瘤　203
硬皮病　22
硬斑病　22
硬斑病（局限性硬皮病）　22
硬红斑　100
硬化性黏液水肿　177
硬化性黏液性水肿　182
硬皮病　136, 217
硬皮病样皮肤改变　218
痈　283
游走性红斑　285
游走性结节性红斑　97
游走性血栓性静脉炎　138
幼年性黄色肉芽肿　192
诱导性荨麻疹　80
瘀斑　112
瘀点　112
瘀点样单纯性出血　112
瘀伤　112
鱼鳞病相关综合征　369
原发或特发性系统性血管炎　31
原发皮肤小/中等的实体 CD4$^+$ T 细胞淋巴瘤　170
原发性胆汁性肝硬化　267
原发性干燥综合征　36
原发性积液淋巴瘤　208
原发性巨球蛋白血症性紫癜　116
原发性皮肤 CD30$^+$ 淋巴组织增生性疾病　169
原发性皮肤 T 细胞淋巴瘤　167
原发性皮肤淋巴瘤　165
原发性嗜酸性粒细胞增多症　69
原发性韦格纳肉芽肿　113
原发性皮肤 B 细胞淋巴瘤　170

Z

增殖型天疱疮　122
掌跖点状角皮症　139
掌跖盘状红斑狼疮　2
掌跖砷角化病　139
疹性黄瘤病　216
正圆形糠秕疹　138
脂肪萎缩　101
脂膜炎　97
脂性硬皮病　24
蜘蛛血管瘤　200
蜘蛛痣　200
蜘蛛状毛细血管扩张　200
植物性脓性口炎　42

趾爪畸形　215
治疗　283，284，295
中等大小血管相关的血管炎　31
中毒性表皮坏死松解症　90，108，441，449
中毒性休克综合征　284
中小动脉坏死性血管炎　34
中性粒细胞性荨麻疹　175
中性粒细胞性血管炎　34
终末期肾性瘙痒　104
肿瘤坏死因子受体相关周期性综合征　64
肿瘤性脱发　162
肿胀性红斑狼疮　4
重叠综合征　25
注射部位反应　24

转移性黑素瘤　162
紫癜　112
紫癜样皮损　117
自身红细胞致敏（Gardner-Diamond）综合征　117
自身免疫性溶血性贫血　177
自身免疫性孕酮性皮炎　374
自体血浆皮肤试验　85
自体血清皮肤试验　85
棕榈状中性粒细胞和肉芽肿性皮炎　55
纵向黑甲带（黑甲）　404
组织胞浆菌病　289
组织细胞肉瘤　195
组织细胞增多症　190